atmen

atmen

Die Kunst
der pflegerischen
Unterstützung der
Atmung

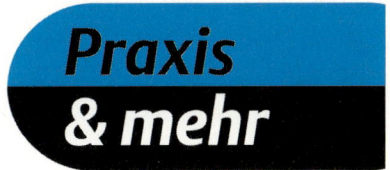
Praxis & mehr

Herausgegeben von
Christel Bienstein,
Gerd Klein, Gerhard Schröder

Bearbeitet von
B. Anderl-Doliwa, I.-M. André, S. Bänsch, K.-J. Bamler,
P.C. Bauer, M. Beckmann, H.P. Bertram, A. Besendorfer,
Ch. Bienstein, S. Borker, F.-J. Burbaum, G. Enderling,
B. Friesel, B.J. Güntert, D. Gustorff, O. Inhester, P. Klaas,
G. Klein, B. Konietzko, R. Lampert, M. Leschke,
B. Mersmann, Th.M. Mertz, G. Meyer, J. Osterbrink,
Ch. Plenter, I. Reuther, F. Riehl, R. Rost, M. Schlaud,
G. Schröder, H. Schröder, A. Schürenberg, A. Schwalen,
S. Schwalen, P. Sefrin, A. Sensmeyer, F. Sitzmann,
U. Steffen, M. Traub, E. Trowitzsch, F.v. Rheinbaben,
M.H. Wolff, A. Zegelin-Abt

121 Abbildungen, 78 Tabellen

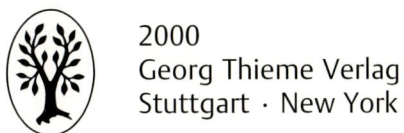
2000
Georg Thieme Verlag
Stuttgart · New York

Umschlaggestaltung:
Cyclus DTP Loenicker, Stuttgart

Zeichnungen:
G. Bosch, Münsingen
V. Constantinescu, Bukarest
R. Köder, Stuttgart

Die Deutsche Bibliothek – CIP-Einheitsaufnahme

Bienstein, Christel:
atmen : die Kunst der pflegerischen
Unterstützung der Atmung / Christel Bienstein ;
Gerd Klein ; Gerhard Schröder. – Stuttgart ;
New York : Thieme, 2000
   (Praxis & mehr)

© 2000 Georg Thieme Verlag
Rüdigerstraße 14, D-70469 Stuttgart
Unsere Homepage: http://www.thieme.de

Printed in Germany

Satz: Hagedorn Kommunikation
D-68519 Viernheim (gesetzt mit 3B2)
Druck: Gulde-Druck, D-72072 Tübingen

ISBN 3-13-118131-1

Wichtiger Hinweis: Wie jede Wissenschaft ist die Medizin ständigen Entwicklungen unterworfen. Forschung und klinische Erfahrung erweitern unsere Erkenntnisse, insbesondere was Behandlung und medikamentöse Therapie anbelangt. Soweit in diesem Werk eine Dosierung oder eine Applikation erwähnt wird, darf der Leser zwar darauf vertrauen, dass Autoren, Herausgeber und Verlag große Sorgfalt darauf verwandt haben, dass diese Angabe **dem Wissensstand bei Fertigstellung des Werkes** entspricht.

Für Angaben über Dosierungsanweisungen und Applikationsformen kann vom Verlag jedoch keine Gewähr übernommen werden. **Jeder Benutzer ist angehalten,** durch sorgfältige Prüfung der Beipackzettel der verwendeten Präparate und gegebenenfalls nach Konsultation eines Spezialisten festzustellen, ob die dort gegebene Empfehlung für Dosierungen oder die Beachtung von Kontraindikationen gegenüber der Angabe in diesem Buch abweicht. Eine solche Prüfung ist besonders wichtig bei selten verwendeten Präparaten oder solchen, die neu auf den Markt gebracht worden sind. **Jede Dosierung oder Applikation erfolgt auf eigene Gefahr des Benutzers.** Autoren und Verlag appellieren an jeden Benutzer, ihm etwa auffallende Ungenauigkeiten dem Verlag mitzuteilen.

Geleitwort
zur Reihe
„Praxis & mehr"

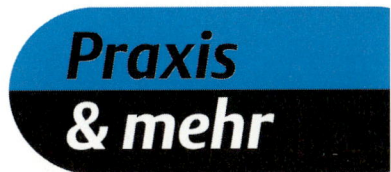

Liebe Leserin, lieber Leser,

Sie haben mit einem sicheren Griff ins Bücherregal ein neues Buch unserer Reihe „Praxis & mehr" ausgewählt. Fragen Sie sich jetzt, was Ihnen der Titel dieser Reihe eigentlich sagen will?
Dann schauen Sie sich unser Reihenlogo an: Wir nehmen die Pflege unter die Lupe – für diejenigen, die sich mit bestimmten Fragestellungen intensiver auseinandersetzen wollen. Ausgehend von einem großen Thema, das Ihnen aus der Pflegepraxis bestens vertraut ist, werden Sie in die Tiefe geführt – hin zu den neuesten Informationen aus der Pflegewissenschaft und damit verknüpfter Wissenschaftsfelder.
Kompetente Autoren ermöglichen Ihnen, auf abwechslungsreiche und spannende Weise, ein umfassendes Verständnis verschiedenster Zusammenhänge. Daher eignet sich diese Reihe nicht nur für examinierte Pflegekräfte, sondern insgesamt für all diejenigen, die ihr Interesse an einem bestimmten Thema mit anderen teilen und ihr Wissen weitergeben möchten.

„Praxis & mehr" wird Ihnen ein idealer Begleiter auf Ihrem Weg zu mehr Professionalität sein!

Viel Spaß beim Lesen wünscht Ihnen ihr Pflegeteam bei Thieme!

Geleitwort

Schon ein erster Blick auf dieses Buch hat mich fasziniert. Hier kommt mir entgegen, was so oft als bloßes Schlagwort missbraucht wird: Ganzheitlichkeit. Das Inhaltsverzeichnis verspricht eine vielfältige und differenzierte Bearbeitung des Themas.

Dem „Atmen als Lebensprozess" in seiner Vielschichtigkeit entspricht auch der Weg vom Gesunden zum Kranken, wie auch die Orientierung an der konkreten, individuellen Lebens- und Leidenssituation eines Menschen. Die Fallstudien aktualisieren Erinnerungen und eigene Pflegeerfahrungen, wodurch das Mitdenken und die eigenen Problemlösungsstrategien miteinbezogen werden.

Beim punktuellen Lesen des Buches wurde ich bestärkt in der Hoffnung, dass hochqualifiziertes Pflegewissen, wo es sich verbindet mit einer Orientierung am Menschen, einen ganz besonderen Stellenwert im Praxisfeld der Pflege finden kann. In diesem Sinn wünsche ich dem Buch aufgeschlossene und neugierige Lehrende und Lernende. Sie werden eine kostbare Fundgrube entdecken.

Sr. Liliane Juchli

Vorwort der Herausgeber

Seit Jahren haben wir festgestellt, dass es keine Literatur über Atemstörungen gibt, die das Thema **nicht** technisch anspricht. Im Verlauf unserer jeweils mehr als 20-jährigen beruflichen Laufbahn stießen wir immer wieder auf Lebensgeschichten von Menschen, die uns subjektiv über ihre Krankheit und ihr Leben erzählten. Sie werden häufig in Büchern als „Pat." bezeichnet. Das hat uns gestört und wir haben uns gefragt, warum nicht derjenige im Mittekpunkt eines Buches steht, um den es geht?

Diese spannenden Lebensgeschichten der vielen Menschen sind nicht anatomisch oder physiologisch. Sie stellen einen Teil eines Menschenlebens dar. Jede für sich ist einzigartig. Einige von ihnen leben nicht mehr.

Viele Erfahrungen „passen" nicht in unser bisheriges medizinisches Denken. Dennoch halten wir sie für sehr wichtig, uns damit näher zu beschäftigen. Deshalb haben wir ein Buch geplant, das es in dieser Form noch nicht gibt: Im Mittelpunkt steht der Mensch mit seiner Lebensgeschichte, die er am Anfang eines Kapitels schildert. Anschließend widmen wir uns den einzelnen Betrachtungsweisen, um Erklärungen auch aus den anatomischen und physiologischen Lehrbereichen zu bekommen. Erklärungen, warum dies oder jenes bei einem Menschen geholfen hat, bei dem anderen nicht. Dadurch wird jeder Stoff lebendig, weil er durch die Geschichte eines Menschen belebt wird.

Drei Jahre lang haben wir inzwischen viel Arbeit, Zeit, Engagement und immer wieder neue Ideen in dieses Thema gesteckt. Wir sind deshalb Ihnen, sehr geehrte Leserin und sehr geehrter Leser, für Ihre Rückmeldung dankbar. So können Sie an der weiteren Entwicklung dieses Buches teilhaben.

In einem Vorwort dankt „man" üblicherweise tausenden Menschen, die die Leser nicht kennen. Allen bekundet man Dank für verschiedene Hilfen, so auch den Ehemännern bzw. -frauen, die mal wieder vernachlässigt wurden. Damit wollen wir Sie nicht langweilen.

Wir widmen dieses Buch den Menschen, die uns ihre ganz persönlichen Lebensgeschichten mitgeteilt haben. Mit ihrer jeweils eigenen Art.

Wir haben viel aus ihren Lebensgeschichten gelernt – dafür danken wir!

Ahlbershausen, Göttingen und Witten im Dezember 1999

Christel Bienstein, Gerd Klein und Gerhard Schröder

Anschriften

Herausgeber:

Christel Bienstein
Institut für Pflegewissenschaft
Universität Witten/Herdecke
Stockumer Str. 12
58453 Witten

Gerd Klein
Werner-Schule vom DRK
Reinhäuser Landstr. 19–21
37083 Göttingen

Gerhard Schröder
Arenborner Str. 1
37170 Uslar-Ahlbershausen

Mitarbeiter:

Brigitte Anderl-Doliwa
Westfälisches Zentrum für Psychiatrie und
Psychotherapie
Im Schloßpark 20
45699 Herten

Ina-Maria André
Georg-August-Universität Göttingen
Schule für Physiotherapie
Humboldtallee 11
37073 Göttingen

Sabine Bänsch
Krankenhaus Lenglern
Poppelweg 5
37120 Bovenden

Dr. med. Karl-Joachim Bamler
Girondellenstr. 8
45134 Essen-Stadtwald

Dr. med. Peter C. Bauer
Ruhrlandklinik
Abt. Pneumologie und Allergologie
Tüschener Weg 40
45239 Essen

Professor Marlies Beckmann
Fachhochschule Frankfurt/Main
FB Pflege u. Gesundheit
Nibelungenplatz 1
60318 Frankfurt/Main

Professor Dr. Hans Peter Bertram
Universität Witten/Herdecke
Lehrstuhl für Pharmakologie und Toxikologie
Stockumer Str. 10
58453 Witten

Andrea Besendorfer
Sandfuhrstr. 18
44797 Bochum

Siegfried Borker
Institut für Pflegewissenschaft
Universität Witten/Herdecke
Stockumer Str. 12
58453 Witten

Franz-Jörg Burbaum
Bochumer Str. 5
44575 Castrop-Rauxel

Georg Enderling
Prozessionsweg 11
48317 Drensteinfurt

Barbara Friesel
Pater-Delp-Str. 18
47877 Willich

Professor Dr. Bernhard J. Güntert
Universität Bielefeld
Fakultät für Gesundheitswissenschaften
Universitätsstr. 25
33615 Bielefeld

Professor Dr. Dagmar Gustorff
Universität Witten/Herdecke
Institut für Musiktherapie
Alfred-Herrhausen-Str. 50
58448 Witten

Otto Inhester
Hervester Str. 26
46286 Dorsten-Wulfen

Petra Klaas
Angeraue 32
40489 Düsseldorf

Beate Konietzko
Universitäts-Kinderklinik Essen
Hufelandstraße 55
45122 Essen

Dr. med. Reinhard Lampert
Klinikum Wuppertal
Institut für Anästhesie und Intensivmedizin
Heusnerstr. 40
42283 Wuppertal

Professor Dr. med. Matthias Leschke
Städtische Kliniken Esslingen
Chefarzt der Klinik für Kardiologie
Hirschlandstr. 97
73730 Esslingen

Dr. med. Berthold Mersmann
Schloßstr. 174
45355 Essen

Thea M. Mertz
Straßbergerstraße 40
80809 München

Gerhard Meyer
Südostring 37
48329 Havixbeck

Dr. Jürgen Osterbrink
Klinikum Nord/Süd
Schulzentrum für Krankenpflegeberufe
Heimerichstr. 58
90419 Nürnberg

Christel Plenter
Bernhard-Ernst-Str. 13
48155 Münster

Dr. med. Ingrid Reuther
Ringener Str. 30
53501 Grafschaft-Karweiler

Frank Riehl
Therapiezentrum Middelburg
Schulungszentrum DRK
Middelburger Str. 1
23701 Süsel

Renate Rost
Schule für Physiotherapie
Orthopädische Universitätsklinik
Marienburgstr. 2
60528 Frankfurt

Dr. med. Martin Schlaud
Medizinische Hochschule Hannover
Abt. Epidemiologie, Sozialmedizin und
Gesundheitssystemforschung
Carl-Neuberg-Str. 1
30625 Hannover

Professor Dr. Hartmut Schröder
Hammersteinstr. 1a
14199 Berlin

Ansgar Schürenberg
Auf der Klippe 40
58453 Witten

Dr. med. Andreas Schwalen
Heinrich-Heine-Universität Düsseldorf
Klinik für Kardiologie, Pneumologie und
Angiologie
Moorenstr. 5
40225 Düsseldorf

Priv.-Doz. Dr. med. Susanne Schwalen
JANSSEN-CILAG GmbH
Raiffeisenstr. 8
41470 Neuss

Professor Dr. med. Peter Sefrin
Universität Würzburg
Klinik für Anästhesiologie
Sektion für präklinische Notfallmedizin
Josef-Schneider-Str. 2
97080 Würzburg

Alrun Sensmeyer
Neuer Weg 11
69118 Heidelberg

Franz Sitzmann
Gemeinschaftskrankenhaus
Gerhard-Kienle-Weg 4
58313 Herdecke

Dr. Ulrich Steffen
Wessin & Berenberg-Gossler
Neuer Wall 44
20354 Hamburg

Markus Traub
Klinikum Ludwigshafen
Pflegedirektion Ressort Atemtherapie
67063 Ludwigshafen

Professor Dr. med. E. Trowitzsch
Vestische Universitäts-Kinderklinik
Abt. Kardiologie
Postfach 1351
45704 Datteln

Priv.-Doz. Dr. Dr. Friedrich von Rheinbaben
VTB Mikrobiologie der HENKEL KGaA
Henkelstr. 67
40589 Düsseldorf

Professor Dr. rer.nat. Manfred H. Wolff
    Universität Witten/Herdecke
    Institut für Mikrobiologie und Virologie
    Stockumer Str. 10
    58453 Witten

Angelika Zegelin-Abt
    Institut für Pflegewissenschaft
    Universität Witten/Herdecke
    Stockumer Str. 12
    58453 Witten

Inhaltsverzeichnis

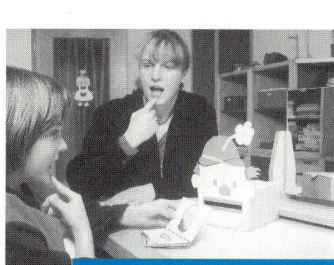

1 atmen und Leben

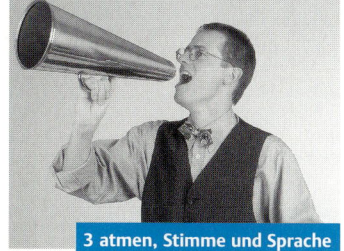

2 atmen in der Sprachgeschichte und im Sprachgebrauch

3 atmen, Stimme und Sprache

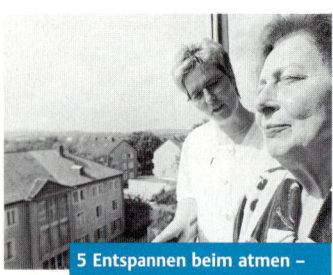
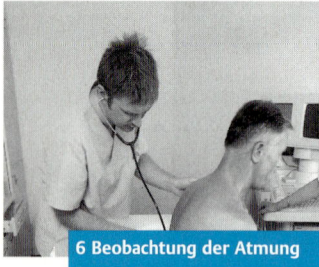

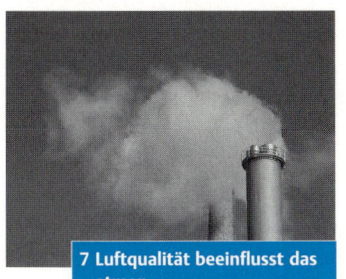

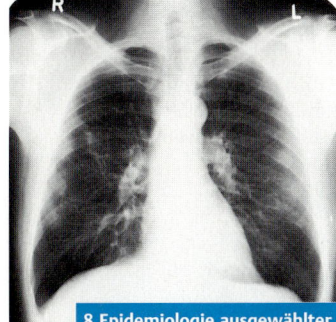

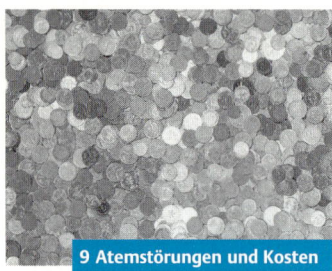

9 Atemstörungen und Kosten

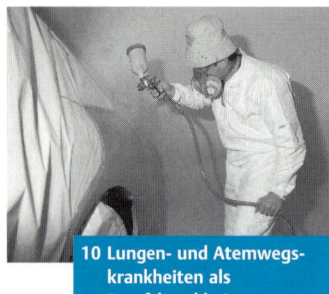

**10 Lungen- und Atemwegs-
krankheiten als
Berufskrankheiten**

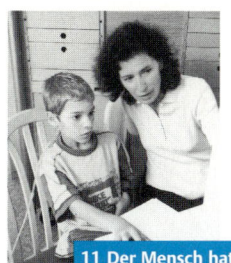

11 Der Mensch hat Luftnot – Fallbeispiel

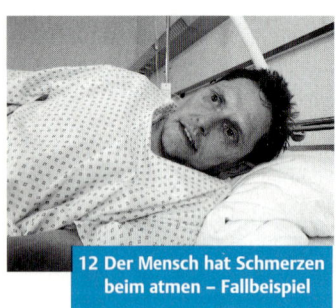

12 Der Mensch hat Schmerzen beim atmen – Fallbeispiel

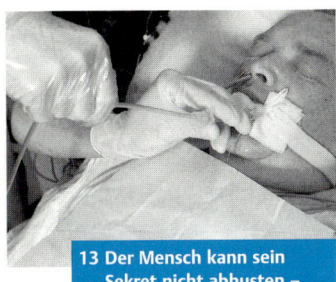

13 Der Mensch kann sein
Sekret nicht abhusten –
Fallbeispiel

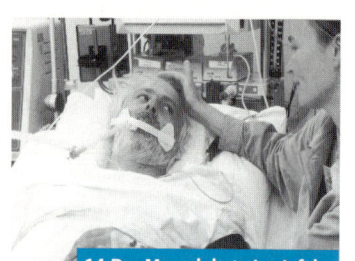

14 Der Mensch hat eine Infektion, die ihn beim atmen beeinträchtigt – Fallbeispiel

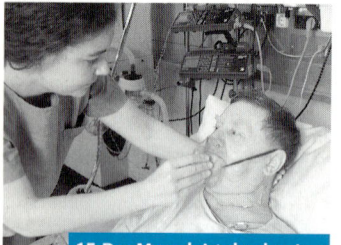

15 Der Mensch ist durch seine Atemveränderung bewegungseingeschränkt – Fallbeispiel

16 Der Mensch hat psychische Veränderungen, die sein atmen beeinträchtigen – Fallbeispiel

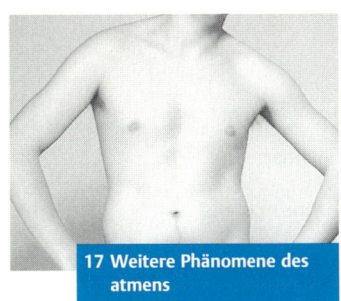

17 Weitere Phänomene des atmens

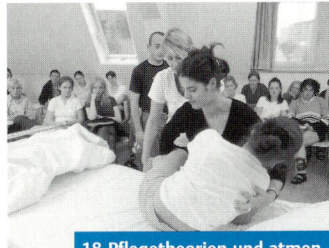

18 Pflegetheorien und atmen

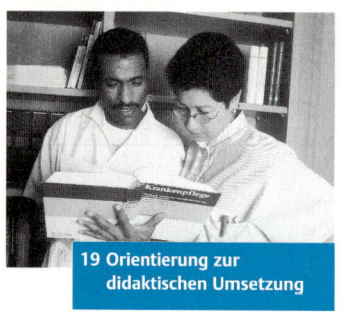

19 Orientierung zur didaktischen Umsetzung

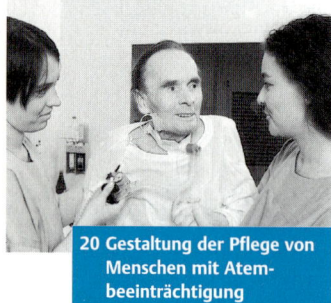

20 Gestaltung der Pflege von Menschen mit Atembeeinträchtigung

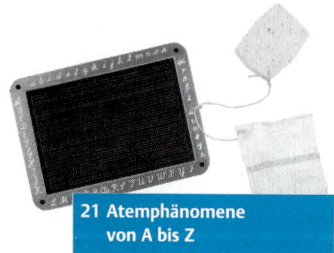

21 Atemphänomene von A bis Z

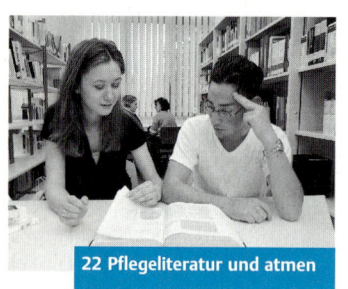

22 Pflegeliteratur und atmen

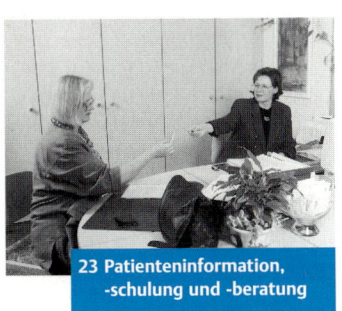

23 Patienteninformation,
-schulung und -beratung

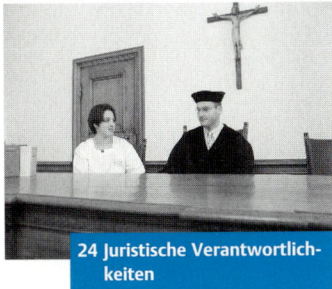

24 Juristische Verantwortlichkeiten

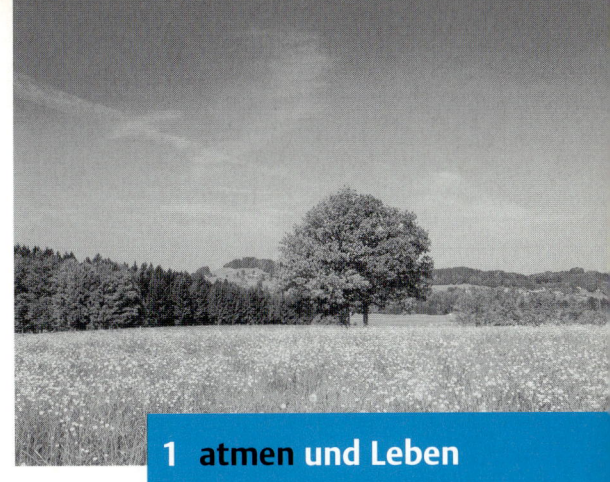

1 atmen und Leben

Otto Inhester

Zusammenfassung

Die spirituellen, sozialen und psychischen Dimensionen des Atemgeschehens werden zusammenhängend betrachtet, um eine rein physiologische Sichtweise des Themas zu überwinden. Die Darstellung der Atmung als psychosoziales Geschehen bildet den Schwerpunkt. Dies geschieht mit der Absicht, über die unmittelbare Hilfe und Unterstützung bei Atemstörungen hinaus, die Unabdingbarkeit kultur- und gesellschaftskritischer Analysen körperlicher Vorgänge als Voraussetzung pflegerischen Handelns zu belegen. Das ist außerdem notwendig, um zu verschiedenen Atemschulen und Atemtherapieformen verantwortlich Stellung beziehen zu können.

» Atem allein bedeutet noch nicht, daß man lebt. Es ist wie ein Zeichen für die anderen, welcher Körper beerdigt werden kann und welcher nicht! Nicht alle Menschen, die Atmen, sind auch lebendig.«

(Morgan 1995)

Luft holen ist lebensnotwendig

Allein diesem Erfordernis des tierischen Stoffwechsels nachzukommen, ist noch kein atmen. Wie die moderne Medizin zeigt, ist der Nachweis einer ventilierten Lunge (äußere Atmung) als Voraussetzung eines funktionierenden Zellstoffwechsels (innere Atmung) kein sicheres Zeichen mehr dafür, dass ein Mensch lebt. Allenfalls bei einem Neugeborenen gilt der erste Schrei, dem ein erster Atemzug vorausgeht, als **Lebenszeichen**.

» Der Beginn des Atmens markiert den ersten Moment der Autonomie des Organismus, und damit wird der Zusammenhang von Atmung – Autonomie zum Symbol unserer Existenz, ...«

(Navarro 1986)

Die oben behauptete Befreiung der Atmung von der Funktion eines offensichtlichen Lebenszeichens scheint dem zu widersprechen. Solange zumindest, wie man Fragen nach den „verborgenen Geheimnissen" des Lebens und ihres Zusammenhanges mit der Atmung als ein physiologisches Problem auffasst. Vergegenwärtigt man sich das Ausmaß der gesellschaftlichen Vereinnahmung des Individuums, wie sie sich u. a. in der technischen Kultur zeigt, ändert sich das

Bild. Dann erhalten Fragen einen erkenntnisleitenden Sinn für den Alltag, wie:

- In welchem Zustand befindet sich ein Mensch, der sein Leben nicht aushauchen kann, weil die Maschinerie der Intensivmedizin seinen endgültigen Tod verhindert?
- In welchem Zustand befindet sich seine Seele, wenn durch künstliche Beatmung der Körper, der ihr zuvor noch als Wohnung gedient hat, weiterhin funktionsfähig gehalten wird?

1.1   Atmung – Urprinzip des Lebendigen

Eine vielseitige Betrachtung der menschlichen Atmung, wie sie in diesem Buch angestrebt wird, geht über die Beschreibung physiologischer Prozesse und ihrer Störungen hinaus. Bei dem mühsamen Weg, innerhalb des herrschenden Medizinsystems und unter dem Einfluss moderner naturwissenschaftlichen Denkens die Zusammenhänge zwischen atmen und Leben für den Alltag von Gesunden und Kranken nutzbar zu machen, ist der Rückgriff auf traditionelle fernöstliche Denkweisen ein inzwischen breit akzeptiertes und zusehends stärker nachgefragtes Hilfsmittel (s. 12.2, S. 192).

In den klassischen chinesischen Lehren einer gesunden Lebensführung und der therapeutischen Beeinflussung krankmachender Ungleichgewichte kommt der Atmung eine zentrale Bedeutung zu. Bemerkenswert dabei ist, dass die Atmung fast immer im Zusammenhang mit Bewegung behandelt wird.

Die taoistische Erkenntnistheorie stellt den Begriff des Ch'i (Qi oder Tschi) zur Verfügung, um die umfassende Bedeutung der Atmung dem Denken zugänglich zu machen. Mit Ch'i ist nicht nur der alveoläre Gasaustausch oder die zelluläre, energiespendende Oxidation gemeint, sondern auch Luft, Gas, Dunst, Einfluss, Macht, Lebenskraft, Energie, Hauch, Geist; Wesen, Leere oder Zustand. Diese Bedeutungsvielfalt entspricht der chinesischen Tradition, stets auf mehreren Ebenen gleichzeitig zu denken. Der Gewinn gegenüber dem westlichen Bedürfnis nach der Sicherheit eindeutiger Sprachregelung liegt darin, mit wenigen Worten stets auch das Mitdenken des Interaktionspartners zu fordern, um so den vorhandenen Freiraum eigenverantwortlich zu füllen. Nur annähernd vergleichbar mit dem Wort Ch'i sind daher Übersetzungen, die den Wortsinn durch entsprechende antike

abendländische Konzepte der Atmung wie beispielsweise Pneuma, Spiritus, Vis vitalis, Odem oder Lebenshauch (Stiefvater u. Stiefvater 1980) wiedergeben.

1.1.1   Das chinesische Schriftzeichen Ch'i

Ein tieferes Eindringen in die reichhaltige Bedeutung des mit Ch'i Gemeinten, ein Lernprozess über die symbolische Dimension der Atmung, ermöglicht die Betrachtung der Gestalt des Schriftzeichens Ch'i in seiner älteren Ausführung (Stiefvater u. Stiefvater 1980). Sich selbst bei der Betrachtung des Schriftzeichens inspirieren zu lassen entspricht als Erkenntnistätigkeit bereits in besonderer Weise dem symbolischen Gehalt des Schriftzeichens (Zimmermann u. Inhester 1992). Der Leser kann beispielsweise zu anderen als den vorgestellten Ideen über die Bedeutung des Schriftzeichens gelangen, indem ein bisher ihm unbewusster Gedanken belebt wird. Gleich dem plötzlichen Einfall, der sich scheinbar wie von selbst einstellt, weil er in der Luft liegt, so durchdringt in diesem Moment das Prinzip des Ch'i den Menschen, belebt ihn und stellt Leben in einen umfassenden Zusammenhang.

Das chinesische Schriftzeichen Ch'i (Abb. 1.**1**) setzt sich aus zwei Zeichen zusammen: einmal aus dem Zeichen für Dampf, aufsteigendem Dunst, Wolke oder Himmel (Abb. 1.**2 a**) und dem Zeichen für Flamme (Abb. 1.**2 b**). Die bildliche Wahrnehmung des Letzteren lässt als Analogie außer einer brennenden Kerze auch eine Nasenspitze mit Scheidewand und zwei schemenhaft angedeutete Nasenlöcher zu. Ebenfalls kann auf der bildlichen Ebene die schematische Darstellung des Bronchialbaums mit zwei ange-

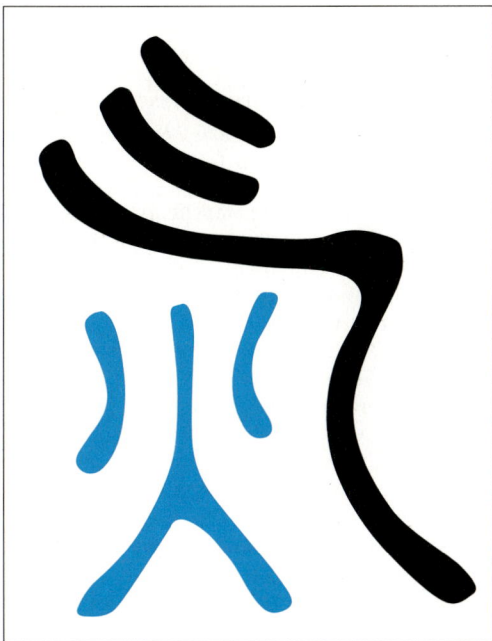

Abb. 1.1   chinesisches Schriftzeichen Ch'i

deuteten Lungenflügeln gesehen werden. Auf der symbolischen Betrachtungsebene (Inhester 1995) hingegen tritt die mehrfache Dreiteilung des Schriftzeichens in den Vordergrund. Die Basis bildet ein nach unten offenes Dreieck. Dieses wird aus zwei starren Linien gebildet und steht für die Erdverbundenheit des Seins, für die materielle Eingebundenheit der Atmung. Die Spitze des Dreiecks geht in die mittlere Ebene über.

1.1.2 Bezug des Chi'i auf den Menschen

Bezogen auf die Topographie des Menschen befinden wir uns im Körperstamm mit der Wirbelsäule und zwei Hohlräumen, Bauchraum und Brustkorb. Mit der Vereinigung unbelebter Stoffe beginnen hier Transformationsprozesse, die aus dem harten, strukturbildenden und strukturerhaltenden Aspekt in Gestalt der Geraden, mit den gebogenen, frei schwebenden Seiten gänzlich neue Aspekte hervorbringen. Diese sind in ihrer Charakteristik völlig entgegengesetzt zu ihrem Ursprung. Das harte, männliche Prinzip wird durch das weiche, weibliche Prinzip ergänzt. Aus der Vereinigung fester Stoffe entsteht eine flüchtige, ungebundene Substanz: **Energie**. Sie ist nicht mehr unmittelbar an Körper und an materielle Vorgänge gebunden, son-

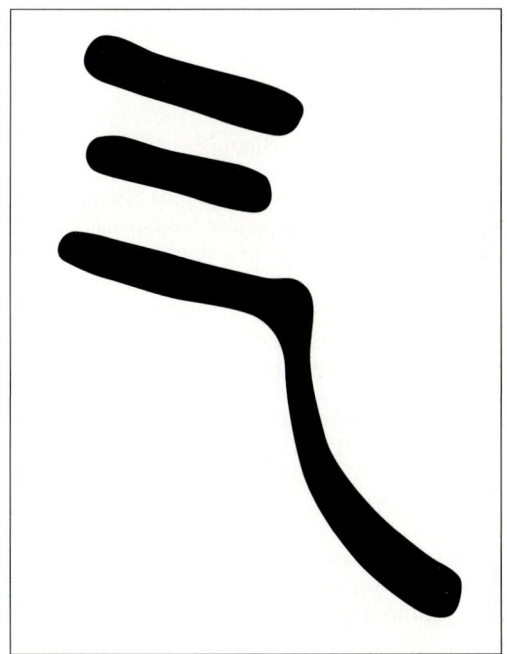

Abb. 1.2 a   chinesisches Schriftzeichen „Himmel"

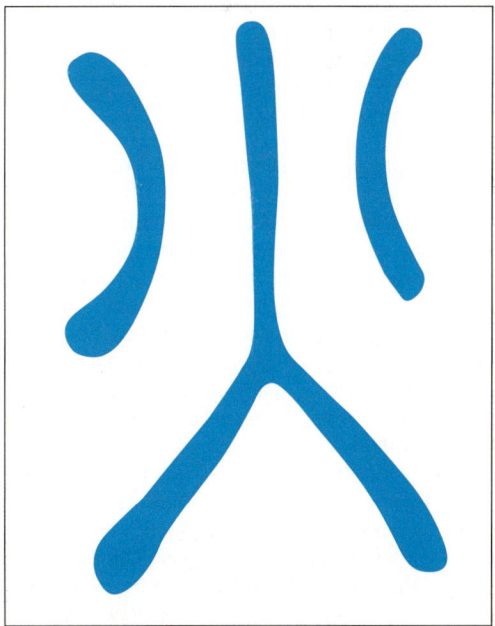

Abb. 1.2 b   chinesisches Schriftzeichen „Flamme"

dern frei verfügbar für immaterielle Vorgänge wie Wollen, Denken oder Lieben. So mündet schließlich der Lebensprozess in die dritte, die oberste Ebene.

Diese dritte Ebene wird durch den zweiten Teil des Schriftzeichens verdeutlicht. Dessen Gestalt und Anordnung beeindruckt durch seine Gegensätzlichkeit zum ersten Teil. Der Himmel, so die Bedeutung des Schriftzeichens, ist ebenfalls dreigeteilt. Bezogen auf den darunter liegenden Vorgang, erscheint der Himmel sowohl als Ziel wie auch als Begrenzung der Bewegung. Die unterste Ebene des Himmels ist mit den materiellen Lebensgrundlagen verbunden und umfasst alle drei Stufen der Transformation. Die wichtigsten Naturkreisläufe Wasser (Regen), Luft (Sauerstoff) und menschliches Leben (Tod) entsprechen dieser Bewegung des Aufsteigens und Absteigens, wie auch der damit verbundenen Veränderung der Aggregatzustände. In diesen Kreisläufen zeigen sich die fundamentalen Gesetzmäßigkeiten des Lebensprozesses:

》*Der Weg (Tao) schuf die Einheit.*
Einheit schuf Zweiheit.
Zweiheit schuf Dreiheit.
Dreiheit schuf die zehntausend Wesen.
Die zehntausend Wesen tragen das dunkle Yin auf dem Rücken,
das lichte Yang in den Armen.
Der Atem (Ch'i) des Leeren macht ihren Einklang.《
(Tao-te-ching (zitiert nach Kaptchuk 1983)

In der Atmung verkörpert sich die Urerfahrung des Menschen von der **Einheit der Gegensätze**: Bei aller Polarität und Gegensätzlichkeit, in denen die menschliche Existenz erfahrbar ist, durch das Erleben des eigenen Atemrhythmus erhalten wir ein (Vor-)Bild für die mögliche Harmonie eines zyklischen Ganzen, dass durch die Spannung inhärenter Widersprüchlichkeit lebt. Auf diese Weise bringt Ch'i Gesundheit und Krankheit hervor, je nachdem, wie es sich aus der Konstellation des Ganzen ergibt.

1.2 Die Verkörperung der Atmung in der technisierten Zivilisation

! Das Bild von der Atmung als einem allumfassenden Stoff- und Energiekreislauf mit dem Menschen als integriertem Bestandteil entspricht nicht mehr der Realität.

! Mit dem Energieverbrauch steigt der Verbrauch an Atemluft.

1.2.1 Ursprung und Entwicklung

Die Entwicklung der Dampfmaschine als dem Ursprung unserer technischen Zivilisation verkörpert einen neuen Typus des „Atemgeschehens", der nicht durch die Idee des chinesischen Schriftzeichens erfasst wird. In dem Maße, in dem energieliefernde Maschinen Primärenergie, die aus dem Kreislauf des Ch'i stammt, nutzlos verbrauchen, kommt es zu Störungen der Harmonie. Nutzlos bezieht sich hier nicht nur auf die mögliche Fragwürdigkeit der Produkte und Leistungen, die mit Verbrennungsmaschinen erzeugt werden, sondern auch auf die Effekte, die in elementarer Weise mit der Thermodynamik (Entropie) zusammenhängen: der Verbrauch von Energie für die Aufrechterhaltung einer künstlichen und naturwidrigen Ordnung (negative Entropie).

Es gibt meines Erachtens kein stärkeres Bild für die Atemstörung unserer Erde, als die pervertierte Verteilung des Sauerstoffes: Ozonüberschuss unten, Ozonmangel oben. Ebenfalls als **globale Atemstörung** ist der Treibhauseffekt zu betrachten, der sich mit seiner Temperaturerhöhung nicht nur auf die Stoffkreisläufe der Erdkruste auswirkt, sondern eine Zunahme an kinetischer Energie darstellt, die die atmosphärischen Luftströmungen verändert.

Die im Mittelalter entstandene Redewendung „Stadtluft macht frei" deutet auf weitere soziale Dimensionen der Atmung hin, wobei sich die dem Sprichwort ursprünglich zugrunde liegenden Tatsachen ebenfalls revolutioniert haben. Mit der Transformation der Städte in Industriemetropolen durch die Konzentration **industrieller Atmungsprozesse** veränderten sich die Lebensbedingungen. Hohe Wohndichte und schlechte Luft mit ihrer krankmachenden Wirkung besonders auf die Atmungsorgane lassen zu Beginn der Industrialisierung Tuberkulose (Schwindsucht) als typische Zivilisationskrankheit entstehen, oft begünstigt durch rachitische Thoraxdeformationen und andere Lungenaffektionen infolge der Luftverunreinigung.

Heute stehen allergische und psychosomatische Atemwegserkrankungen im Vordergrund (eine leichte Zunahme der Tuberkulose ist ebenfalls zu beobachten), begünstigt durch *dicke Luft* als einem Gemisch aus den Abgasen verfeinerter industrieller Selbstvergiftung und freigesetzten psychischen Energien der **Ruhe- und Atemlosigkeit urbaner Lebensstile**.

Diese sind gekennzeichnet durch die um sich greifende Angst des Einzelnen, Leben zu verpassen. Wettbewerb, Konkurrenz, Neid, Missgunst sowie Gefühle der Benachteiligung und Lieblosigkeit führen zu einer nie endenden Jagd nach neuen Herausforderungen in Beruf oder Freizeit, verbunden mit einem entsprechenden Verbrauch an Energie und einem unstillbaren „Lufthunger". Die Kurzlebigkeit von Konsumgütern wird zum beherrschenden Modell. Widerstandskraft ist nicht gefragt. Sinnleere, Unverbindlichkeit und Beliebigkeit der liberalen postmodernen Gesellschaft unterdrücken den langen Atem beharrlich verfolgter Selbstverwirklichung. Stattdessen bereiten ein stampfender, **kurzatmiger Beat** und Drogen ekstatische Wochenendvergnügen, die in ihrer Atemlosigkeit zu Vergessen und Besinnungslosigkeit führen. So wird Körperbeherrschung zum Mittel der Beherrschung des Einzelnen.

1.2.2 Sozialisation

Die Anpassung des Menschen an die industrielle Lebensweise verlangt eine **tiefgreifende Disziplinierung von Körper und Geist** (Erben et al. 1986; Elias 1992), die auch das Atemgeschehen umfasst. Noch 1874 beklagten die Herren der aufstrebenden Industrie die mangelhafte Internalisierung industrieller Sachzwänge durch Arbeiter, die sich in einer allgemeine Abneigung gegen Arbeit in „geschlossenen Räumen" (Schmoller, Die Natur des Arbeitsvertrags und der Contractbruch, 1874, zitiert nach Flohr 1991) äußerte.

Der Weg in die Fabrik und die Disziplinierung der Arbeitskräfte vermittelt sich u. a. durch die Entkopplung von Körperwahrnehmung und Bedürfnisbefriedigung.

> **!** Leitend ist die Zerstörung der Einheit von Wahrnehmen und Agieren durch die Unterdrückung spontanen Verhaltens, was schließlich dazu führt, dass das Wahrnehmen des eigenen Körpers gänzlich verlernt wird.

Dabei wurde die Atmung „schon immer als Mittel wahrgenommen, die körperliche Erregung unter Kontrolle zu halten, damit die sozial geforderte Selbstdisziplin leichter zu verwirklichen ist." (Neubeck 1992). Während die versklavten Baumwollarbeiter Amerikas durch Gesang ihrem Elend Ausdruck verliehen und ihn gleichzeitig nutzten, um einen gemeinsamen Rhythmus zu finden, waren und sind Fabriken so laut, dass es einem die Sprache verschlägt. Das notwendigerweise laute Schreien fungiert als ein wirksames Mittel der Energieabfuhr, sofern nicht bereits die übrige körperliche Belastung den Arbeiter atemlos und mundtot macht.

1.2.3 Soziale und gesundheitliche Auswirkungen

> **!** Die Unfähigkeit, den eigenen Körper wahrzunehmen und seine Mitteilungen richtig zu verstehen, stellt eine wesentliche Ursache für Zivilisationskrankheiten dar.

Beispielsweise werden dadurch so paradoxe Verhaltensweisen wie das **Rauchen** verständlich, bei dem auf „Atemlosigkeit" mit Inhalation künstlich verschlechterter Atemluft reagiert wird. Ein ähnliches Phänomen stellt das Motorrad fahren in atemberaubendem Tempo dar: Hier wird ein unmittelbarer Kontakt mit heftigem Wind als einem befreienden Element gesucht. Tatsächlich unterdrücken Körperhaltung wie Art der Erregung beim Rasen ein befreiendes Aufatmen.

Die Thematisierung von Freiheitsgefühlen im Zusammenhang mit atmen hat in der Zigarettenwerbung eine lange Tradition. Angefangen vom „HB"-Männchen, das in die Luft geht, bis hin zu den Bildern von Hochseejachten, die mit geblähten weißen Segeln, hart vorm Wind unter blauem Himmel das offene Meer erobern. Oder sie zeigt Panoramaaufnahmen einer endlos, weiten Prärie, in der Cowboys, ganz allein auf sich gestellt, ursprüngliches Leben zelebrieren. Als körperliche Ausdrucksform menschlicher Autonomie ist das Atemgeschehen eng mit dem Thema Freiheit bzw. Fremdbestimmung verbunden und zeigt eine gewisse Affinität zu den gewählten Bildern. Die Kontrolle dieser Bildersprache ist, wie die Kontrolle der nonverbalen Körpersprache, ein Mittel gesellschaftlicher Machtentfaltung.

Die Desavouierung einer authentischen Körpersprache im Prozess der Zivilisation setzt ein mit der oben angesprochenen Leugnung ihrer Validität durch Unterdrückung spontaner Reaktionen auf Körpersignale. Die Beherrschung des rechtlich Freien als lohnabhängige Arbeitskraft und korrekten Staatsbürger wird im zweiten Schritt fortgesetzt durch die Kontrolle konformer Haltungs- bzw. Bewegungsmuster: „Nicht aus der Reihe tanzen".

Die besondere Relevanz dieser Historie für die Atmung vermittelt sich über die Muskulatur des Körperstammes, die zugleich auch Atemhilfsmuskulatur ist. Anschaulich tritt dies in der militärischen Haltung „Bauch rein – Brust raus" hervor. Diese Körperhaltung ist der einer entspannten Bauchatmung genau entgegengesetzt. Über ihre Bedeutung als Drohgebärde („sich aufblasen") hinaus bewirkt diese Haltung, wie jeder sofort an sich selber ausprobieren kann, eine erschwerte Beweglichkeit in der oberen Körperhälfte: Brustkorb, Schultergürtel, Hals und damit das Gesichtsfeld werden fixiert, der Kehldeckel ist geschlossen, Bewegungsimpulse werden unterdrückt.

Andere Prozesse der Sozialisation wie das Einüben des Stillsitzens in Kindergarten und Schule stellen eine weitaus bedeutsamere Form motorischer Fremdbestimmung dar. Sie berühren die

» Kernfrage bei der Verhaltenskontrolle (ist), ob die selbsttätige Atemsteuerung nur vorübergehend aufgehoben oder dauerhaft gestört wird. Jeder Versuch, sich zu einem bestimmten Verhalten zu zwingen, dass den inneren Empfindungen widerspricht, bedeutet bewusste Einflussnahme auf die Atemsteuerung.«

(Neubeck 1992)

! Über die Unterdrückung von Bewegungsimpulsen wird die Verfügbarkeit über den Körper erhöht und auf mehrfache Weise die Atmung ungünstig beeinflusst.

So wird durch das Sitzen auf Stühlen die Atemmittellage nach oben verschoben, sodass die Thoraxatmung zur Normalatmung wird.

» An dieser Art der Atmung ist unmittelbar abzulesen, daß sie die Funktion hat, den Kontakt mit dem animalischen Bereich im Bauchzentrum abzuschnüren. Das angespannte Zwerchfell wirkt praktisch wie ein Schutzschild gegen die Energieströme aus dem Unterleib.«

(Neubeck 1992)

Gleiches gilt auch für andere Angst erzeugenden Vorgänge in der Sozialisation des Menschen, die über muskuläre Verspannungen zu einer erschwerten Körperwahrnehmung und Atemveränderungen führen. Die hier angesprochenen Befunde werden in eindrucksvoller Weise durch die Fußreflexzonen bestätigt (s. 12.4, S. 210).

Die Redewendung vom „Dampf ablassen" stellt nicht nur eine Beziehung zwischen Atmung und gestauter Energie her, sondern greift auch auf das Bild der Dampfmaschine vom Beginn der Überlegungen zurück. Die Technisierung unseres Lebens, deren ideologische Grundlage mit der Aufklärung im Sinne von Descartes und der Trennung von Körper und Geist begann, stellt mit ihren Maschinen neue Modelle für die Erklärung des Körpers bereit: „Nun kann man sich vorstellen, dass das Herz und die Arterien, die die Spiritus animales in die Kammern des Gehirns unserer Maschine stoßen, wie die Blasebälge dieser Orgeln sind, welche die Luft in die Windladen stoßen" (Descartes 1664/1969). Redewendungen wie: „mit Volldampf arbeiten", „unter Dampf stehen", „jemandem Dampf machen" belegen die Verbreitung dieses Technikmodells zur Interpretation psychosomatischer Vorgänge.

Umgekehrt finden wir den Atmungsvorgang auch bei der Interpretation technischer Vorgänge: „Der Vergaser ist die Lunge des Motors, die Zündung ist das Zentralnervensystem …" (Fürst 1924/1985). Diese Bilder sind Ausdruck des Verhältnisses des Menschen zu seinem seiner Wunder beraubten Körper, dessen augenscheinliche Durchschaubarkeit erhöhte Verfügbarkeit verspricht.

1.3   Atmung als Mittler von Körper und Psyche

Der griechische Wortstamm des Wortes Psyche mit den Bedeutungen Seele, Gemüt einerseits und psycho = *ich atme* andererseits, verweist auf die Bedeutung der Atmung in der Leiblichkeit des Menschen (Middendorf 1986). Wenn man sich in die Lage eines Menschen, dem das stetig steigende Wasser „bis zum Hals steht", versetzt wird verständlich, wie die Atemfunktion mit existenziellen Angstgefühlen verbunden ist.

Anders als beispielsweise bei dem Vernichtungsgefühl eines Herzinfarktes, dass von innen kommt – zerreißend oder einengend – und vom Individuum als unbeeinflussbar erlebt wird, und somit ein resignatives „sich fügen" als angst- und schmerzreduzierende Verhaltensweise erlaubt, weckt eine Bedrohung der Atemfunktion den Behauptungswillen und provoziert Widerstandshandlungen. Während beim Infarkt eine Krankengeschichte durchaus ein Ende finden kann, bleibt das Atemgeschehen Schauplatz, Ursache und Mittel zugleich im Ringen um Selbstbehauptung. Dieser Unterschied ist in der Funktionsweise der Atmung innerhalb der menschlichen Physiologie angelegt. Hier nimmt sie eine einzigartige Mittlerstellung zwischen unwillkürlichen vegetativen Vorgängen und der Möglichkeit intentionaler Einflussnahme ein.

Autonom gesteuert werden Atemfrequenz, Atemtiefe und Atemmechanik:
* in Abhängigkeit verschiedener, über das Blut vermittelter biochemischer Parameter,
* durch Einflüsse aus subkorticalen Zentren, welche durch die Verarbeitung emotionaler Reaktionen auf nervöser und hormoneller Ebene miteinander verbunden sind sowie
* über Dehnungsrezeptoren und neuronengebundene Reflexbögen, die die Atemmuskulatur umfassen.

Die Atemmuskulatur besteht aus quergestreifter, der willkürlichen Bewegung zugänglicher Muskulatur des Körperstammes und des Zwerchfelles. Vergegenwärtigt man sich den engen Zusammenhang zwischen Atmung und Sprache, bei der Sprache wiederum die Aspekte der verbalen und nonverbalen Kommunikation, so ist die Muskulatur des Gesichtes sowie der Mund- und Rachenhöhle in unserem Zusammenhang ebenfalls als zur Atemmuskulatur dazugehörig zu betrachten. Beim Gähnen, Lachen, Husten oder Seufzen wird dies deutlich: sie können sowohl

spontan geäußert werden, als auch aufgrund willentlicher Anstrengung.

Diese Funktionsweise der Atmung generiert dem modernen Menschen zwei Problemfelder: Ideologisch abgesichert durch das aufklärerische Technikmodell – multimedial aufbereitet und verbreitet – wird eine bewusste Kontrolle der Atmung angestrebt, indem sie von ihren unwägbaren, vegetativ-emotionalen Grundlagen entkoppelt wird. An die Stelle von Körpersignalen treten die alltäglichen Erlebniswelten, die tragischerweise auch echte Gefühle vermitteln, die allerdings ohne körperbezogene Authentizität sind. So erst wird es möglich, negative Gefühle und Unlust mithilfe von „Verwöhnaroma", angenehme Aufregung versprechenden Parfüms oder wohldosierten ätherischen Ölen zu vertreiben. Der eigene Geruchssinn, der instinkthaft gute Riecher, verdirbt (gerade im übertragenen Sinn) nicht nur durch eine physiologische Adaption der Reizschwellen, sondern ebenso durch eine funktionelle Inaktivitätsatrophie. Wenn der Geruch des Nächsten – sein Schweiß, sein Nestgeruch, seine Ausdünstungen vegetativer Reaktion (z.B. Angst, sexuelle Erregung) – durch artifizielle Düfte unkenntlich gemacht wird, reduziert die Nase ihre Funktion und kann sie schließlich ganz einstellen, denn was zu Riechen übrig bleibt ist ohne physiologische Wahrheit.

Im Gegensatz zu dem bereits angesprochenen Prozess gesellschaftlicher Bevormundung der Atmung durch die Kontrolle von Bewegung und Körperhaltung reagiert bei akuter Bedrohung und bei chronischer Einengung die Atmung direkt: Der Atem stockt vor Schreck, die drohende Gefahr verlangt gespannte Aufmerksamkeit (Luftanhalten), ist die Bedrohung vorüber, findet ein erleichtertes Aufatmen statt. Das Leben in einer vergifteten Atmosphäre lässt keine Luft zum atmen und provoziert eine verstopfte Nase. Es versteht sich von selbst, dass ein Gift weiterwirkt, auch wenn es nicht mehr wahrgenommen wird. Hat jemand einen „guten Riecher" und kann sich auf seine Nase verlassen, geht er immer „seiner Nase nach" und meidet Menschen, die er „nicht riechen kann".

Mit der Entfremdung der Atemfunktionen von der Leiblichkeit sehen sich die vor- und unbewussten, die verdrängten und unterdrückten, die vegetativen und emotionalen Anteile des Menschen einer validen Ausdrucksform beraubt. Wie aber soll sich die Psyche verhalten, wenn sie sich nicht mehr mittels des Körpers ausdrücken kann? Und wie soll sich der Körper verhalten, wenn er für sich selbst nicht mehr als Ausdrucksmittel zur Verfügung steht?

Das zweite Problemfeld ergibt sich aus der *Eindrucksfunktion*, also der Rückwirkung der Atmung auf zahlreiche körperliche Vorgänge. Dazu zählen:

- die Rückkopplungen auf die oben angesprochenen Parameter der Atemregulation,
- die mechanische Wirkung der Atemmechanik auf die Brustorgane (venöser Blutstrom herznaher Gefäße), die Bauchorgane (Darm) und die Blase (Blasendruck) sowie
- die Verbindung zum Stoffwechsel und Energiehaushalt.

Die ateminduzierten Veränderungen modifizieren das Erleben des eigenen Körpers, womit sich im Sinne eines Feedbacks der Kreis zwischen Ausdrucks- und Eindrucksfunktion schließt. Als Beispiel sei auf das Gähnen verwiesen. Häufig mit Müdigkeit in Verbindung gebracht, ist Gähnen auch ein Zeichen für Entspannung und die Abwesenheit von Aggression. In „face to face"-Situationen signalisiert das Gähnen eine friedliche Stimmungslage und löst beim Interaktionspartner unbewusst eine gleichsinnige Reaktion aus, sofern ein gewisses Maß an Bereitschaft vorhanden ist. Die weite Öffnung der Atemwege ermöglicht einen tiefen, energiesparenden Atemzug. Häufig verbunden mit dem Strecken des Oberkörpers, einer offenen, auf Abwehr verzichtenden Körperhaltung, wird die Bedeutung dieses Vorgangs unmittelbar kommuniziert. Beachtenswert ist die Tatsache, dass Gähnen häufig negativ als Unhöflichkeit oder Desinteresse interpretiert wird, obwohl das Atmungssystem hier sehr feinfühlig auf die Wirkungen personaler Beziehungen reagiert.

1.4   Über den Wert von Atemtherapien aus pflegerischer Sicht

Aufgrund der existentiellen Bedeutung der Atmung ist ein unübersichtlicher Markt von Ratgebern, Anleitungen und Kursen für „richtiges" atmen entstanden. Die verantwortliche Nutzung dieses Angebotes bedarf einer sorgfältigen Abwägung, da der Einstieg in eine unpassende Richtung zusammen mit falschen Erwartungen bestehende Probleme eher vergrößert als mildert.

Das Erkenntnisinteresse des Pflegeberufes an der Atmung muss grundlegend verschiedene Situationen unterscheiden. Bereits als Krankheit manifestierte und klassifizierte Atemstörungen sind ein Aufgabengebiet der Medizin und entsprechender therapeutischer Berufe. Neben ihrer Assistenzfunktion sieht sich die Pflege mit komplementären Aufgabenfeldern konfrontiert: eines bezieht sich auf die unbearbeiteten Felder bei der Inanspruchnahme medizinischer Dienstleistungen, dass andere befasst sich mit unerwünschten Folgen und Nebenwirkungen (z. B. Pneumonieprophylaxe). In diesen Feldern wird pflegerisches Handeln im Wesentlichen durch die naturwissenschaftliche und juristische Logik der Medizin bestimmt. Als Feld eigenverantwortlichen Handelns bleibt der Pflege **eine kritische Analyse des Gesamtprozesses**, soweit die Medizin aufgrund der ihr eigenen Handlungszwänge, ihres professionellen Selbstverständnisses und den damit einhergehenden Immunisierungstendenzen (gegen übergeordnete Gesichtspunkte) dazu nicht in der Lage ist. Im Gegensatz zu rein soziologischen Ansätzen der geforderten Analyse wird im pflegewissenschaftlichen Vorgehen stets der Aspekt des Körperlichen mit einbezogen.

Das eigentliche Erkenntnisinteresse der Pflege – hier weniger als Beruf denn als anthropologische Konstante verstanden – liegt in der **Pflege der Gesundheit** bzw. in der Pflege der gesunden Anteile des Kranken, also jener Situationen, in denen keine manifeste Atemstörung vorliegt, sondern Ursachen für körperliches oder psychisches Unwohlsein auf dem Hintergrund von Alltagswissen (was allerdings in hohem Maße medikalisiert ist) angenommen werden. Zu Selbstbehandlungsmaßnahmen außerhalb medizinischer Institutionen treten Pflegehandlungen hinzu, die sich auf die Abwehr von Erkrankungen beziehen, sei es durch Vermeidung schädlicher Situationen, sei es durch Verbesserung der körperlichen und psychischen Verfassung hinsichtlich der Anfälligkeit oder zur besseren Überwindung nicht vermeidbarer Erkrankungen. Ohne dass also überhaupt eine explizite Indikation vorliegt, um mit atemtherapeutischen Übungen zu beginnen, wird hier weder die Bedarfsfeststellung noch die Beurteilung aus rein medizinisch-biologischen Tatsachen erfolgen können.

Als Teil des Ganzen hat die bewusste Auseinandersetzung mit dem Atemgeschehen das vorrangige Ziel, die Authentizität des Zusammenspiels von Körper und Psyche wieder herzustellen bzw. zu sichern. Die Pflege des eigenen atmens kann sich daher nicht allein an Gesundheitskonzepten oder physiologischen Normen vom „richtigen" atmen orientieren. Die bisher aufrechterhaltene Trennung in Eindrucks- und Ausdrucksfunktion der Atmung sollte überwunden werden. Überhaupt ist es fraglich, ob eine isolierte Behandlung der Atmung als Gesundheitsproblem pflegerischer Zielsetzung entsprechen kann.

Jede Form der Pflege bzw. Selbstpflege setzt mit der Schaffung des notwendigen Freiraumes ein. Ob die Inanspruchnahme eines institutionalisierten Freiraumes, z. B. eines Volkshochschul-Kurses, langfristig wirklich „mehr Platz zum freien atmen" verschafft, hängt von dem Transfer der gemachten Erfahrungen in die alltägliche Lebenswelt ab. Die Behandlung der Atmung sollte daher auf jeden Fall Themen aus den intimen, familiären und gesellschaftlichen Interaktionsfeldern umfassen. Für die berufliche Pflege erwächst aus der hier dargelegten Sichtweise des Atemholens ein neues Aufgabenfeld, wenn sie sich als kultur- und zivilisationskritische Instanz versteht und Wege aufzeigt, wie der körperlichen und psychosozialen Deformation durch die vorgefundenen Lebensbedingungen entgegenzuarbeiten ist.

Ein zweites Kriterium bei der Beurteilung der praktischen Anwendung atemtherapeutischer Übungen ist die Frage, ob mit ihrer Hilfe eine äußere Kontrolle der Atmung erfolgt oder ob die Verfahren als Weg genutzt werden, die eigene Spontanatmung zu erfahren. Das bloße Antrainieren gewünschter Atemmuster darf nicht die Anbindung an die unbewussten psychosomatischen Anteile der Person abschnüren. Die Korrektur einer „falschen" Atmung ist weder das Ziel einer Atempflege noch einer Pflege durch die Atmung, sondern in beiden Fällen ihr Medium. Darum sind Methoden indirekter Atembeeinflussung zu bevorzugen.

Einer der vielseitigsten und schönsten Wege bewusster Atemführung ist das Singen oder Spielen eines Blasinstrumentes. Einfache und preiswerte Instrumente wie beispielsweise eine Mundharmonika leisten wertvolle Dienste. Mit der wachsenden Fertigkeit des Spielers korrespondiert der Klang des Instrumentes nicht mehr nur mit der Atemtechnik, sondern ermöglicht darüber hinaus emotionale Selbstvergewisserung. Ähnliches gilt für den Zusammenhang zwischen Atmung und Bewegung in Form von Tanzen oder meditativer Bewegungsabläufe. Eine Sonderstellung nehmen die Verfahren ein, die die Existenz von Reflexzonen, Druck- oder Akupunkturpunkten zur Atembeeinflussung nutzen.

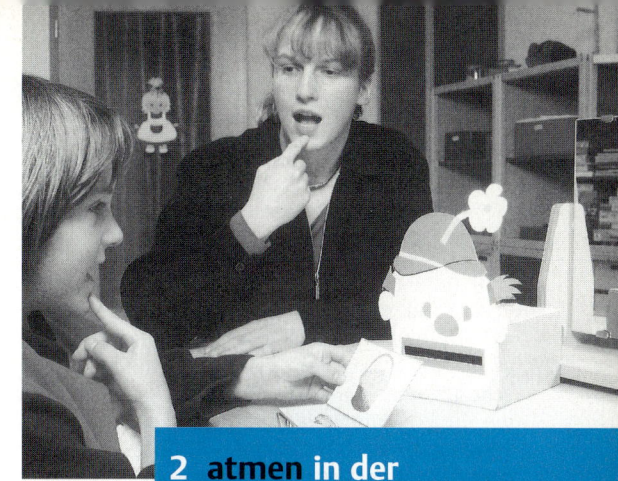

2 atmen in der Sprachgeschichte und im Sprachgebrauch

Hartmut Schröder

Zusammenfassung

Es wird das Wortfeld Atem/atmen ausgehend von der deutschen Sprache mit seinen wichtigsten Grund- und Nebenbedeutungen erfasst, seine Etymologie dargestellt und ein Vergleich mit den älteren Sprachen sowie mit anderen modernen Sprachen versucht. Ausgegangen wird von der Annahme Jacob und Wilhelm Grimms, dass in allen Sprachen die sinnlichen Begriffe des atmens mit den Vorstellungen für Geist und Seele verbunden sind. Die Vielschichtigkeit des Wortfelds Atem/atmen und seine zentrale Bedeutung für den Menschen in körperlicher, seelischer und geistiger Hinsicht werden durch ausgewählte Redewendungen der deutschen Sprache demonstriert.

»Im Atemholen sind zweierlei Gnaden:
Die Luft einziehen, sich ihrer entladen;
Jenes bedrängt, dieses erfrischt;
So wunderbar ist das Leben gemischt.
Du danke Gott, wenn er dich preßt,
Und dank' ihm, wenn er dich wieder entläßt.«

(Johann Wolfgang von Goethe,
West-östlicher Diwan)

2.1   atmen – Leben – Sein

Das Leben beginnt und endet mit dem atmen: „Mit dem ersten Atemzug beginnen wir unser Leben, mit dem letzten Atemzug beenden wir es." (Dethlefsen u. Dahlke 1989). atmen ist allerdings keineswegs ein rein medizinischer Forschungsgegenstand. Als Phonationsatmung, bei der die Einatmung verkürzt und die Ausatmung verlängert wird (Knobloch 1986), bildet es einen unverzichtbaren „Teil der physiologischen Voraussetzungen für die Lautbildung und den Sprechprozess", sodass Aristoteles die menschliche Stimme auch als „Luxusprodukt" der Atmungsorgane begreift (Keding 1992). Darüber hinaus wird das atmen in vielen Kulturen „als Instrument zur Gewinnung spiritueller Erfahrung" und im Zusammenhang mit religiösen Konzepten gesehen (Kasper 1993). So geht das Yoga von einem engen Zusammenhang zwischen Körper, Atem und Geist aus, wobei die Atmung in die Yogapraxis einbezogen und als eine Grundlage des körperlichen, seelischen und geistigen Erlebens gesehen wird. In der (christlichen) Schöpfungsgeschichte wird der aus einem Klumpen Erde geformte Mensch erst durch das Einhauchen des göttlichen Odems zu einem Seelenwesen. Das ist in dieser oder ähnlicher Weise ebenfalls aus den Schöpfungsgeschichten anderer Kulturen und Religionen bekannt, sodass eine gewisse transkulturelle Gemeinsamkeit angenommen werden kann. Die – hier nur kurz angedeutete – Multifunktionalität des atmens führt zur Frage nach der Herkunft und Bedeutung des Wortes Atem bzw. atmen, der im Folgenden nachgegangen wird.

2.2   Das Wortfeld Atem/atmen im Deutschen

Ein Blick in das *Wörterbuch der deutschen Gegenwartssprache* (Klappenbach u. Steinitz 1980) lässt bereits erkennen, dass die **Bedeutung der Worte Atem und** atmen weit über das Ein- und Ausatmen der Lebewesen hinausgeht und sehr vielschichtig ist. atmen kann zumindest in der gehobenen Sprache sogar auf unbelebte Gegenstände übertragen werden und die Bedeutung „etwas zum Ausdruck bringen, ausströmen" annehmen, z.B. „Hier atmet alles Sauberkeit und Ordnung"; „Der Brief atmet eine so reine und ruhige Stimmung". Im Deutschen können durch die Verwendung von Präfixen (an-, auf-, aus-, be-, durch-, ein-) auch neue Verben gebildet werden, deren Semantik mehr oder weniger stark von der Grundbedeutung abweicht. Für das Substantiv „Atem" nennt das *Wörterbuch der deutschen Gegenwartssprache* (Klappenbach u. Steinitz 1980) vier Bedeutungen:

1. ein- und wieder ausgeatmete Luft,
2. das Atmen,
3. Hauch (im übertragenen Sinn bzw. in der gehobenen Sprache), z.B. „des Meeres leiser Atem"; „ein Atem von Freundlichkeit und Verständnis ging ihr voran"; „der heiße Atem einer ruhelosen Epoche",

4. (umgangssprachlich) in einem, in dem gleichen, in demselben Atem, d.h. zur gleichen Zeit.

Das *Synonymwörterbuch* (Görner u. Kempcke 1975) weist darüber hinaus unter dem Stichwort „Atem" euphemistische Wendungen für sterben („den letzten Atem aushauchen") sowie für bankrottieren, zurückbleiben („jemandem geht der Atem aus") aus.

Was die **Herkunft des Wortes „Atem"** betrifft, so sieht Kluge (1995) diese als dunkel an und verweist darauf, dass die von Martin Luther bevorzugte Form *Odem* „auf die religiöse u. gehobene Sprache beschränkt geblieben" ist. Das *Etymologische Wörterbuch des Deutschen* (Pfeiffer et al. 1989) leitet Atem über das Mittelhochdeutsche aus dem Althochdeutschen *atum* und dieses schließlich aus dem Altindischen (Sanskrit) *atma* her, wo es Hauch, Seele, Selbst bedeutet und als „Zentralwort der altindischen Philosophie" gilt. Das philosophische Konzept „Atman", das die Nähe zum deutschen Wort atmen unschwer erkennen lässt, kommt aus dem Sanskrit, wo es als Reflexivpronomen *selbst*, aber auch in der Bedeutung von *das Selbst* verwendet wird und „das Eigentliche von etwas, insbesondere das Eigentliche des Menschen" meint (Ritter 1971).

Dethlefsen u. Dahlke (1989) weisen bezüglich der altindischen Philosophie darauf hin: „daß der Atem der Träger der eigentlichen Lebenskraft ist, die der Inder *prana* nennt." Etymologisch betrachtet lassen sich für die Worte Atem bzw. atmen folgende Bedeutungskomponenten belegen:

1. ein physiologischer Vorgang,
2. die Seele des Menschen,
3. das Selbst bzw. das Eigentliche des Menschen,
4. Hauch und Geist.

Die letzte Bedeutungskomponente kann für das Deutsche in Luthers Übersetzung der biblischen Schöpfungsgeschichte belegt werden, wobei Luther sich für das Wort „Odem" entschieden hatte, das heute als veraltet bzw. als eher dichterischer Ausdruck gilt. Die Bedeutungskomponente „Geist" findet sich besonders deutlich in den älteren Sprachen sowie in vielen modernen Sprachen, worauf im Folgenden einzugehen ist.

2.3   Das Wortfeld Atem/atmen in anderen Sprachen

Die Sprachwissenschaftler Jacob und Wilhelm Grimm fassen in ihrem *Deutschen Wörterbuch* (1854/1984) unter dem Stichwort *Athmen* ihre sprachhistorischen und sprachvergleichenden Studien wie folgt zusammen:

»Alle sprachen leiten aus den sinnlichen begriffen des wehens, hauchens, blasens, athmens, da die seele dem menschen eingeblasen und wieder von ihm ausgeblasen wird, auch die vorstellung des geistes und der seele her.«

Diese Annahme der Gebrüder Grimm kann zwar nicht im strengen Sinne verifiziert werden, da nur ein kleiner Teil der modernen und bereits untergegangenen Sprachen linguistisch dokumentiert und unter diesem Aspekt untersucht worden ist, doch scheint die Argumentation durchaus nachvollziehbar, wenn verschiedene Sprachen in Bezug auf die Worte Atem und atmen befragt werden. So lässt sich für das Englische, das sich in diesem Bereich über das Französische an das Lateinische anlehnt, in den Wörtern *respiration* und *inspiration* die Doppelbedeutung gut erkennen, die bei *inspiration* auch im aktuellen Sprachgebrauch als „Einatmung" und „Eingebung" verankert bleiben. Im Schwedi-

schen, das hier anders als das Englische nicht auf lateinische Spracheinflüsse zurückgeht, heißt atmen *andas* und Atem *anda*, was gleichzeitig auch Geist und Sinn bedeutet. Das ähnlich lautende *ande* bedeutet Geist (im Sinne eines übernatürlichen Wesens oder einer großen Persönlichkeit) und Seele, wobei interessanterweise Atem in der Bedeutung von Atemzug durch Komposita mit *ande* und nicht mit *anda* gebildet wird: *andedräkt* bzw. *andetag* (Bonniers Svenska Ordbok 1994). Im Russischen ist die Entsprechung für atmen *dyschat'* und hängt mit *duscha*, dem Wort für Seele eng zusammen. Im modernen Arabisch hat das Wort *nafs* mit der Grundbedeutung Atmung die Nebenbedeutung Ego, was wohl darauf zurückgeht, dass die arabische Mystik für Ego und Atmen das gleiche Wort benutzte. Auch in nichtindoeuropäischen Sprachen bezeichnen die Entsprechungen für Atem bzw. atmen mehr als nur den physiologischen Vorgang. Im Ungarischen steht das Substantiv *lélek* sowohl für Atmung als auch für Seele, und im Finnischen erscheint das Wort *henki*, das Atem und Geist (im religiösen Sinn) bedeutet, auch in den Wörtern für Atmen als *hengittäminen* und für Person als *henkilö* (Suomen kielen perussanankirja 1990).

2.4   Das Wortfeld Atem/atmen in den älteren Sprachen

Dass viele Sprachen für Atem dasselbe Wort wie für Seele oder Geist benutzen, wird besonders offensichtlich, wenn man die älteren Sprachen

betrachtet. So verwendete bereits das Altägyptische das gleiche Zeichen für Seele und Atmung. Im Hebräischen kann *ruach* Hauch, Atem, Wind,

Geist, Gewissen oder Gesinnung bedeuten, und *näfäsch* bedeutet nicht nur Seele, sondern auch Atem, Leben, Verlangen, Empfinden, Mensch und Wille (Lapide 1986). Das abstrakt-bedeutungsvolle *näfäsch* kann aber im konkret-körperlichen Sinn auch Kehle bedeuten. Schroer u. Staubli (1998) weisen darauf hin, dass Kehle und Atem zu einem Wort verschmelzen und es am Ende der Psalmen 103 und 104 in der hebräischen Bibel eigentlich heißt: „Lobe den Herren, meine Kehle! Halleluja!", wobei hallelu-ja auch als Aufforderung zu johlen übersetzt werden kann: „Die *näfäsch* steht also für das Leben schlechthin. Wo keine *näfäsch* ist, da ist auch kein Leben." (Schroer u. Staubli 1998). Im Latein kann das Lexem *spiritus* folgende Bedeutungen annehmen:

1. Luft, Atem, Atemzug, Lebenshauch, Leben,
2. Seele, Geist, Gesinnung, Begabung (Werner 1989).

Darüber hinaus kann es aber auch Wille, Gedanke, Selbstbewusstsein, Stolz, Anmaßung, Schwung, Begeisterung, Unwille bedeuten (Helms et al. 1986). Im Altgriechischen steht *pneuma* für Wehen, Hauch, Atem bzw. „die Luft oder das Atmen betreffend" (Latein und Griechisch im deutschen Wortschaft 1982) und bedeutet:

1. „luftartige Substanz, die als Lebensprinzip angesehen wurde (Philos.)"
2. „Geist Gottes, Heiliger Geist (Theol.)" (Duden Fremdwörterbuch 1990).

2.5   Redewendungen im Deutschen

Die verschiedenen Bedeutungsnuancen der Worte Atem und atmen leben im heutigen Sprachgebrauch fort und werden insbesondere durch Redewendungen zum Ausdruck gebracht, auf die am Beispiel des Deutschen abschließend eingegangen werden soll.

In einigen Redewendungen beziehen sich die Begriffe auf die „innere Kraft" und „das Selbst" des Menschen: Wenn etwas ungewöhnlich erregend, spannend oder schnell ist, so wird es bezeichnet als „atem(be)raubend", als „etwas, das einem den Atem verschlägt" und „uns in Atem hält", sodass wir „vor Schreck den Atem anhalten", d. h. handlungsunfähig bzw. sprachlos werden. Erst wenn die Spannung gelöst ist, können wir wieder „aufatmen". Wenn wir einen „langen", bzw. „den längeren Atem haben", so halten wir es bei einer Auseinandersetzung lange bzw. länger als der Gegner aus. Ist der Gegner hingegen stärker, so „reicht der Atem nicht", d. h. wir „haben einen kurzen bzw. zu kurzen Atem" und laufen Gefahr, dass uns „der Atem ausgeht", wir mit unserer Kraft und unseren Mitteln am Ende angelangt. (Beispiele und Erklärungen aus: Duden. Das große Wörterbuch der deutschen Sprache 1976; Kempcke et al. 1984).

In anderen Redewendungen beziehen sich die Worte Atem und atmen auf abstraktere Sachverhalte, die über das Individuum hinausgehen und stärker in die Richtung der Beseelung von Gegenständen und des Makrokosmos weisen, d. h. metaphorisch verwendet werden: So kann ein Buch den „Geist der Vergangenheit atmen" und eine bestimmte Situation „Verlassenheit und Einsamkeit atmen". Die Welt kann sogar „den Atem anhalten" und einer Bank kann „der Atem langsam ausgehen" (Beispiele und Erklärungen aus: Duden. Das große Wörterbuch der deutschen Sprache 1976; Kempcke et al. 1984).

Allerdings treten Bildungen mit Atem oder atmen auch als Euphemismen auf: „das Atmen vergessen" kann sterben bedeuten, wenn der Betreffende an Vergesslichkeit gestorben ist (belegt ab 1800); „falsch atmen" ist seit 1955 für „Darmwinde entweichen lassen" belegt (Küpper 1982).

Durch Sprichwörter wird darüber hinaus das Abgrenzende und Trennende deutlich, dass das *Eigene* (Ego) konstituiert und das *Andere* als Zumutung erscheinen lässt: „Fremder Atem stinkt immer." (Beyer u. Beyer 1987).

2.6 Das Geheimnis des atmens

Bei der Vielschichtigkeit der Bedeutungen des Wortfelds und deren Reflektionen in Redewendungen scheint der zentrale Stellenwert des atmens für den Menschen in körperlicher, geistiger und seelischer Hinsicht anschaulich demonstriert zu sein. Dennoch bleibt das atmen in mehrfacher Hinsicht – einerseits als Schwelle zwischen Leben und Tod, gesund und krank sowie andererseits als Voraussetzung der menschlichen Stimme – ein Geheimnis. Mit dem Mittel der Sprache können wir eigentlich gar nicht genau fassen, was wir mit Atem oder atmen genau bezeichnen und meinen, da diese Wörter – anders als Wörter für Gegenstände und Tätigkeiten – über die einfache Referenz hinaus einen metaphysischen Bezug haben. Er macht sie in der Tat – wie das *atma* im Sanskrit – zu einem philosophischen Grundbegriff, denn: „Der Atem gehört nicht zu uns, noch gehört er uns. Der Atem ist nicht in uns, sondern wir sind im Atem" (Dethlefsen u. Dahlke 1989).

Literatur

Beyer, A., H. Beyer: Sprichwörterlexikon. VEB Bibliographisches Institut, Leipzig 1987

Bonniers Svenska Ordbok. Bökförlaget Bonnier Aba, Stockholm 1994

Dethlefsen, T., R. Dahlke: Krankheit als Weg. Bertelsmann, München 1989

Duden. Das große Wörterbuch der deutschen Sprache, Bd. 1. Dudenverlag, Mannheim 1976

Duden Fremdwörterbuch, 5. Aufl. Dudenverlag, Mannheim 1990

Görner, H., G. Kempcke: Synonymwörterbuch. VEB Bibliographisches Institut, Leipzig 1975

Grimm, J., W. Grimm: Deutsches Wörterbuch, Bd. 1. dtv, München 1984

Helms, P., et al.: Schüler-Duden Lateinisch – Deutsch. VEB Verlag Enzyklopädie. Lizenzausgabe für Bibliographisches Institut, Mannheim 1986

Kasper, W.: Lexikon für Theologie und Kirche, Bd. 1, 3. Aufl. Herder, Freiburg 1993

Kempcke, G., et al.: Handwörterbuch der deutschen Gegenwartssprache. Akademie-Verlag, Berlin 1984

Klappenbach, R., W. Steinitz: Wörterbuch der deutschen Gegenwartssprache, Bd. 1. Akademie-Verlag, Berlin 1980

Kluge, F.: Etymologisches Wörterbuch der deutschen Sprache, 23. Aufl. de Gruyter, Berlin 1995

Knobloch, J.: Sprachwissenschaftliches Wörterbuch, Bd. 1. Winter, Heidelberg 1986

Küpper, H.: Illustriertes Lexikon der deutschen Umgangssprache, Bd. 1. Klett, Stuttgart 1982

Lapide, P.: Ist die Bibel richtig übersetzt? Gütersloher Verlagshaus Gerd Mohn, Gütersloh 1986

Latein und Griechisch im deutschen Wortschatz, 3. Aufl. Volk und Wissen Volkseigener Verlag, Berlin 1982

Pfeiffer, W., et al.: Etymologisches Wörterbuch des Deutschen, Bd. A–G. Akademie-Verlag, Berlin 1989

Ritter, J.: Historisches Wörterbuch der Philosophie, Bd. 1. Wissenschaftliche Buchgesellschaft, Darmstadt 1971

Schroer, S., T. Staubli: Die Körpersymbolik der Bibel. Wissenschaftliche Buchgesellschaft, Darmstadt 1998

Suomen kielen perussanankirja, Ensimmäinen osa. Valtion painatuskeskus, Helsinki 1990

Ueding, G.: Historisches Wörterbuch der Rhetorik, Bd. 1. Niemeyer, Tübingen 1992

Werner, H.: Lexikon der Lateinischen Sprache. Lateinisch – Deutsch. Bechtermünz, Eltville/Rh. 1989

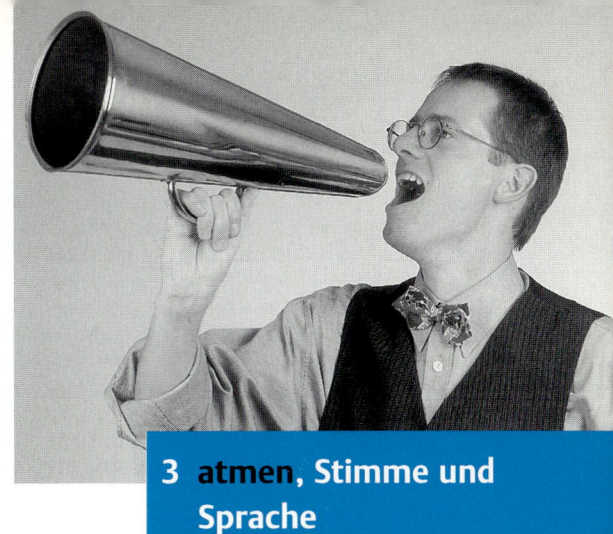

3 atmen, Stimme und Sprache

Thea M. Mertz

Zusammenfassung

Im Folgenden wird erörtert, dass atmen, Stimme und Sprache integrierte Bestandteile der Persönlichkeit sind. Es soll betrachtet werden, wie sich über die Atmung die Strukturen von Stimme und Persönlichkeit bilden, welche charakteristischen Ausprägungen dabei entstehen und dass die Qualität der Atmung Auswirkungen auf die körperliche und psychische Befindlichkeit hat.

Die Zusammenhänge zwischen Atmung und Gefühlen werden dargestellt, und gezeigt, dass die Stimme neben der Sprache nonverbale Signale setzt, die sowohl kongruent als auch konträr sein können. In der Triade atmen – Stimme – Stimmung besteht eine Wechselwirkung von Mechanismen, die zwar beobachtet, jedoch bewusst nur schwer beeinflusst werden können.

Einleitung

Eines Menschen Leben beginnt mit einem Schrei, der den ersten Atemzug einleitet, und endet mit einem Seufzer, der den letzten Atemzug beendet. Nach dem reflexartig ausgelösten ersten Schrei dringt der Atem tief ein und dehnt und bewegt den gesamten Rumpf. Das Neugeborene schreit mit weit offenem Mund. Es ist nur Stimme und Bewegung. Die Stimme als Hauptkommunikationsmittel ist reich an Modulation und Obertönen. Sie verändert sich vom primären Ausdruck von Hunger und Unbehagen mit den sich zunehmend ausdifferenzierenden Bedürfnissen und Gefühlen. Das Kind ist „Opfer" dieser Bedürfnisse und Gefühle, es kann sie nicht steuern oder selbst erfüllen, es ist abhängig. Bei Frustration ist jedoch das Erste, was es lernt, seine unerträglichen Gefühle zu kontrollieren. Dies geschieht über eine Reduzierung der Atmung. Aus forderndem Schreien wird resigniertes Wimmern. Der Körpertonus verringert sich oder der Körper wird starr bei einem dünnen, hohen, ängstlichen Wimmern. Wimmernde Säuglinge atmen flacher, bewegen sich weniger und lernen später laufen (Pierrakos 1987). Die Unterdrückung weiterer Gefühle wie z. B. Wut hat eine vertiefende Wirkung.

Kinder werden nicht belohnt oder gelobt, wenn sie laut sind und ihre Gefühle ausdrücken, sondern wenn sie lieb, süß und nett sind (vor allem Mädchen) und bei einem Wutanfall heißt es: „Nun halt aber mal die Luft an." Das tut das Kind dann auch in der Regel und opfert die ungehemmte Ausdruckskraft seiner Gefühle der sozialen Anpassung. Der Atem wird abgebremst, die freie Stimme domestiziert. Sie tritt in den Hintergrund: die Worte, die Sprache steuern die Kommunikation. Die „Persönlichkeit" bildet sich heran. Was „durch klingt" (per sona; Moses 1956) ist die „Rolle", die dieser Mensch in seinem Leben übernimmt, eine reduzierte Form seines umfassenden Potentials. Bei Schulbeginn sind diese reduzierten Formen bereits angelegt. Sie erhalten ihre „charakteristische" Ausprägung in der Pubertät, bilden so den „Charakter", die Persönlichkeit, „die Schnittmenge aus allen Rollen, die man im Leben spielt" (Christoph Daum).

3.1   Atmung und Persönlichkeit

Die Atmung stellt den Mittelpunkt einer mehrdimensionalen Vernetzung des komplexen Systems Mensch dar. Sie bildet einen äußerlich sicht- und hörbaren sowie einen nicht sichtbaren Regelkreis.

Die Atmung ist maßgeblich an allen Körperfunktionen beteiligt. Sie steuert den Stoffwechsel, macht Bewegung möglich und verändert sich wiederum durch die Dynamik der Bewegung. Auch die Körperhaltung hängt von der Atmung ab und umgekehrt. Es gibt eine fast nicht einzugrenzende Vielzahl von Wechselwirkungen.

Der Atem ist die Verbindung zwischen innen und außen. Die Atmung ist die Schnittstelle zwischen Bewusstem und Unbewusstem. Sie beeinflusst die Persönlichkeitsentwicklung und die innere Haltung. Sie verbindet Gedanken und Gefühle und formt daraus Kommunikation durch Stimme und Sprache (Abb. 3.**1**)

Die Art, wie ein Mensch atmet, bestimmt sein Leben. „Ich atme, also bin ich", könnte man in Abwandlung von Descartes „Ich denke, also bin ich" sagen, denn nach dem reflexartig ausgelösten ersten Atemzug atmet der Mensch – im Idealfall ohne Unterbrechung, auch im tiefen Schlaf, in der Bewusstlosigkeit – *ein – aus – Pause* … ein Leben lang.

Ohne willentliche Steuerung, aber vom autonomen Nervensystem gesteuert, strömt der Atem *ein* und *aus* und in der danach entstehenden *Pause* – wenn sie entsteht – setzt der Reflex ein, der den neuen Zyklus einleitet: *ein* (Spannung) – *aus* (Entspannung) – *Pause*: zehnmal in der Minute, 24 Stunden, 365 Tage, 60, 70, 80 Jahre lang! Unglaublich! In einem feinen Zusammenspiel zwischen dem Atemzentrum im Gehirn und dem Zwerchfell wird so für eine optimale Sauerstoffversorgung des Blutes gesorgt, wie es

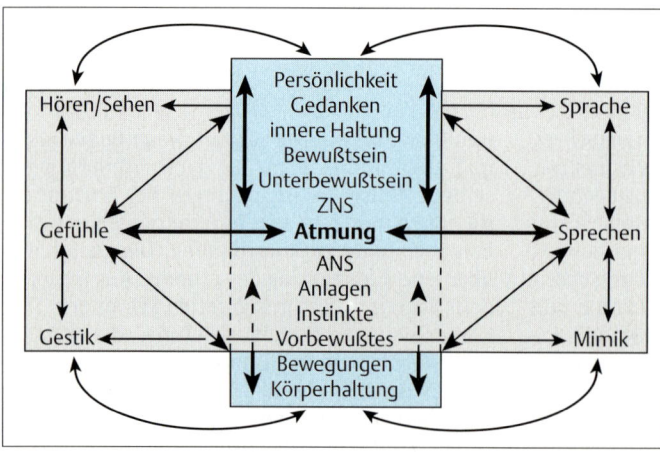

Abb. 3.**1**   Der komplexe, mehrdimensionale Regelkreis Atmung

eine bewusst gesteuerte Atmung niemals könnte – solange dieser Ablauf nicht gestört wird.

Zunächst gilt es jedoch festzuhalten, dass die Atmung in unterschiedlicher Dynamik geschieht:

Ausgangspunkt ist die **Ruheatmung**, die in der oben beschriebenen Dynamik abläuft. Die Phasen von Ein- und Ausatmen sind dabei ungefähr gleich lang. Bei der gesunden Atmung senkt sich das Zwerchfell bei der Einatmung, der Bauch wölbt sich vor, der Brustraum weitet sich. Bei der Ausatmung entspannt sich die gesamte Atemmuskulatur, Bauch- und Brustraum sinken ein. Durch den Reflex wird der nächste Atemzug eingeleitet. Als pathologische Form der Atmung ist die **paradoxe Atmung** bekannt, bei der die Luft in den Brustraum hineingepumpt wird. Der Bauch wird beim Einatmen eingezogen, und er erschlafft beim Ausatmen bei gleichzeitigem Anspannen des Zwerchfells, das das reflektorische Einatmen verhindert. Bei der **Sprechatmung** ändert sich die Dynamik. Hierbei verkürzt sich die Einatmung – wenn sie reflektorisch geschieht – auf bis zu 0,2 Sekunden. Die Ausatmung folgt der Artikulation, die den Stimmton in gesprochene Worte gliedert. Bei der **Leistungsatmung** folgen Ein- und Ausatmung rasch aufeinander, auch die Phasen selbst können sehr kurz sein. Im **Gefühlsausdruck** verstärkt sich die Atmungstiefe bei expansiven Gefühlen wie Freude, Lust, aber auch Wut. Sie wird reduziert bei Angst und Schmerz. Ein wohliges Gefühl lässt den Atem eher langsamer werden. Das Gegenteil ist ein hektisches atmen unter Stress.

Dies alles gilt solange dieser natürliche Ablauf nicht gestört wird. Wodurch kann er gestört werden?

Zur Erhaltung des Gleichgewichts und als Gegenspannung gegen die Schwerkraft benötigt der Mensch beim aufrechten Gang – im Gegensatz zum Liegen – eine gewisse Spannung des Zwerchfells. Denken bzw. die gedankliche Einstellung auf Sprechen erhöht die Zwerchfellspannung. Beim Sprechen wird die Ausatmung abgebremst. Dadurch können die Pause und die reflektorische Einatmung verloren gehen, bis hin zu einer „Atemlosigkeit" beim Sprechen, die ein aktives Einatmen erfordert. Als Folge ist ein Teufelskreis von Spannung im Atemablauf.

Hinzu kommt ein wesentlicher Faktor, durch den sich der Mensch von den anderen Säugetieren unterscheidet: Wir können den Atem willentlich steuern, ihn anhalten oder vertiefen, z.B. um eine besondere Leistung zu vollbringen oder um Gefühle zu kontrollieren.

> **!** Die Gefühle finden nicht nur ihren Ausdruck oder ihre Einschränkung über die Atmung, sie geschehen durch die Atmung.

Durch Tramatisierung bzw. Prägung formen sie in Verbindung mit den Erbanlagen den menschlichen Charakter:

Der Wiener Psychoanalytiker Wilhelm Reich war der erste, der in den 20er Jahren für Freuds Neurosenlehre die Entsprechungen auf der körperlichen Ebene definiert hat, und gilt deshalb als Begründer der Körperpsychotherapie (1983). Er stellte fest, dass frühkindliche Traumen wie Angsterlebnisse, Einschränkungen, Zurückweisungen oder Überbehütung nicht nur in der Seele des Kindes, sondern auch im Körper Spuren hinterlassen. Er unterteilte den Körper in sieben horizontale Segmente, die den vertikalen Energiestrom blockieren können (Reich 1983). Diese Segmente bilden funktionale Ringe auf der Höhe von Augen, Mund, Kehle, Brust, Zwerchfell, Bauch und Becken (Abb. 3.**2**). Kiefer und Becken bzw. Kehlkopf und Zwerchfell bilden dabei funktionale Paare. Der zentrale Muskel, der diese Vorgänge steuert, ist das Zwerchfell, dessen

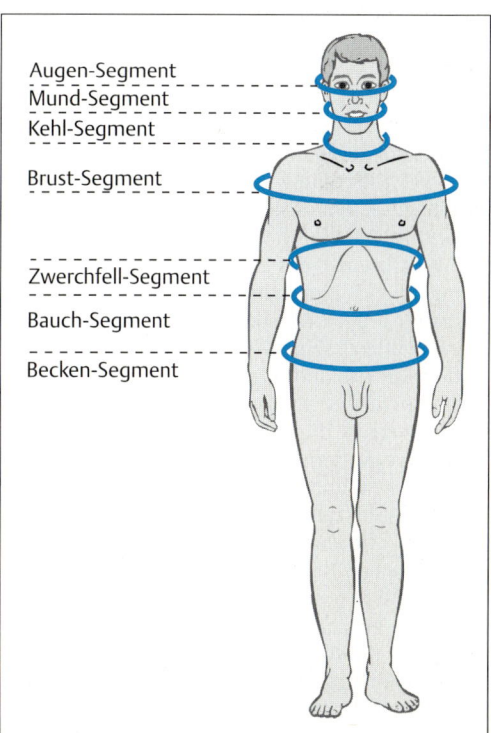

Augen-Segment
Mund-Segment
Kehl-Segment

Brust-Segment

Zwerchfell-Segment

Bauch-Segment

Becken-Segment

Abb. 3.**2**   Die segmentale Anordnung des Muskelpanzers (nach Reich 1983)

Aktivität – wie bereits erwähnt – die einzige Körperfunktion ist, die sowohl unwillkürlich ablaufen, als auch bewusst gesteuert werden kann. Mit ihm kontrollieren wir unsere Atmung und unsere Gefühle. Beides hat Auswirkungen auf die Körperhaltung, auf unsere „innere Haltung", auf die Stimmung und schließlich auf die Stimme. Der Kehlkopf ist eine weitere Schwelle zwischen Bewusstem und Unbewusstem: was oberhalb liegt, kann bewusst gesteuert werden (z. B. kann Essen wieder ausgespuckt werden). Was den Kehlkopf passiert hat, ist willkürlich nicht mehr erreichbar und nur noch gewaltsam zu entfernen. Auch unerwünschte Gefühle werden „hinuntergeschluckt". Durch die Kontrolle von Gefühlen entstehen Spannungsmuster, die in Zusammenhang mit gewohnheitsmäßigem Verhalten chronisch werden können. Reich bezeichnet sie als „Muskelpanzer". Je nach Art und Zeit der Prägung entstehen unterschiedliche Strukturen (Reich 1983; Lowen 1983; Kurtz 1985), die das Leben eines Menschen bestimmen. (In diesem Rahmen ist es nicht möglich, näher darauf einzugehen. Es wird deshalb auf die weiterführende Literatur verwiesen.)

Erwähnt werden sollen jedoch die wesentlichen Grundgefühle in ihrer jeweiligen Dynamik und Ausprägung:

Bei *Angst* liegt die Dynamik auf der Einatmung, die kontrolliert flach ist. Der Atem wird hörbar in den oberen Brustraum eingesogen und das Zwerchfell in einem Hochstand gehalten. Dies kann zu einer paradoxen Atmung führen, bei der die Einatmung aktiv bei eingezogenem Bauch geschieht. Die Haltung kann sehr starr wirken.

Die *Wut* bremst das Zwerchfell bei der Ausatmung ab. Es bleibt in einer tieferen Stellung gespannt. Der Brustkorb kann aufgeblasen, „geschwollen" sein. Die Spannung pflanzt sich in den Rücken und in die Beine fort, sodass die Haltung wie ein gespannter Bogen wirken kann.

Bei *Schmerz* ist die Atmung insgesamt reduziert. Bei relativ großem in den Luftwegen gehaltenem Luftvolumen und gespanntem Zwerchfell pendelt der Atem nur kurz ein und aus. Diese Dynamik ist häufig von Seufzen begleitet. Die Haltung des Menschen ist oft gebeugt und wirkt belastet. Moses (1956) beschreibt ausführlich den Zusammenhang zwischen Gefühlen und Atmung und detailliert die Auswirkung der Einschränkungen auf den Ebenen von Atemtiefe, Atemvolumen, Atemfrequenz und Atemrhythmus.

Warum ist hier nur die Rede von „negativen" Gefühlen? Ganz einfach: die „positiven" schränken die Atmung nicht ein. Allen drei genannten Beispiele liegt eine Beeinträchtigung der Atmung zugrunde, die in der Regel die reflektorische Einatmung behindert. Jeder Mensch erlebt diese Gefühle im Affekt und kann die unterschiedliche Ausprägung bzw. Beeinträchtigung der Atmung wahrnehmen.

> **!** Jede Beeinträchtigung der Atmung hat eine Auswirkung auf das seelische und körperliche Wohlbefinden des Menschen.

Durch Traumatisierung kann eine Fixierung auf eine bestimmte Dynamik eintreten, die an der Bildung der Charakterstruktur beteiligt ist. Das heißt konkret: Bestimmte Gefühle sind zu überwältigend und müssen ausgeblendet werden. Das geschieht über die Kontrolle der Atmung, was zu einem bestimmten Spannungsmuster führt. Dieses beeinflusst die Körperhaltung und fixiert damit eine bestimmte einseitige Gefühlshaltung, eine „Lebenshaltung", die das Überleben sichert.

Selbstverständlich kommen diese Strukturen in der Realität nicht lehrbuchhaft vor. Es gibt vielmehr eine unendliche Vielfalt von Mischungen und Varianten. Ebenso gibt es vielfältige Kompensationsformen, die die primäre Fixierung überdecken. Wichtig ist jedoch, dass jeder Mensch auf die eine oder andere Art geprägt ist. Diese Prägung ist Teil seiner Überlebensstrategie (Kelley 1975). Er ist durch die Panzerung nicht mehr Opfer seiner Gefühle, er kann sie in gewissem Umfang kontrollieren und steuern. Je nach Ausprägung der Panzerung wird er aber zum Opfer dieser Blockierungen und hat nur noch geringe Wahlmöglichkeiten für einen freien Gefühlsausdruck und eigenständiges Handeln (Mertz 1991–1994; Müller-Schwefe 1995).

Eine Sequenz von Bertolt Brecht (1963/64) definiert sehr deutlich, was hier geschieht:

>> *Unsere Haltung kommt von unserer Handlung, unsere Handlungen kommen von der Not. Wenn die Not geordnet ist, woher kommen dann unsere Handlungen? Wenn die Not geordnet ist, kommen unsere Handlungen aus der Haltung.*《

3.2   Atmung und Stimme

Die Stimme ist über die Sprache hinaus das wichtigste menschliche Kommunikationsmittel. Sie ist ein integrierter Bestandteil der Persönlichkeit. Sie drückt gewollt oder ungewollt die Gefühle aus, die unsere Worte begleiten. Strömt ein freier Atem aus einem wohlgespannten Körper durch einen freien Stimmtrakt, gerät die Luft im Kehlkopf in harmonische Schwingungen. Eine solche Stimme hat Umfang und ist reich an Vibrationen und Obertönen. Sie wird im Artikulationsbereich nur so weit gegliedert, wie es zur Bildung der Wörter notwendig ist, ohne sie zu behindern. Viele Stimmen bleiben in der Kehle, in der Zunge oder im Kiefer hängen und kommunizieren nicht wirklich.

Auf die Stimme bezogen bedeutet das obige Zitat, dass nur ein habituell freier und offener Stimmausdruck in einer bestimmten Situation angemessen, befreiend, pulsierend und kommunikativ reagieren kann. Ist er jedoch gewohnheitsmäßig eingeschränkt oder unter Druck, wird er situativ unangemessen, eingeschränkt oder überschießend, das heißt kommunikativ unbefriedigend sein, was sich wiederum auf das emotionale Befinden auswirkt.

Die von der *Angst* geprägte Stimme ist meist relativ hoch, dünn und schwach, kann aber auch schrill und hektisch werden. In extremer Form kann die Stimme mechanisch und monoton sein. Die in der *Wut* gefangene Stimme steht unter hoher Spannung. Sie ist oft in die Tiefe gedrückt und resonanzreich, aber schwach in der Höhe und kaum zu Nuancen fähig. Sie kann befehlend sein. Die Stimme des *Schmerzes* ist tief, gedehnt, schwach, oft verhaucht oder klagend. Diese Stimme hat wenig Resonanz. Am deutlichsten verändert ist die Stimme der *Depression*. Die gesamte Energie der Person scheint im Zwerchfell gebunden, in dem unerwünschte heftige Gefühle festgehalten werden.

Diese Stimme ist kraftlos, tonlos und schwach, kann aber sehr schnell ins Gegenteil umschlagen.

Stimmen können jedoch auch kompensiert, maskiert sein. Es heißt zwar: „Die Stimme lügt nicht", mit Worten könnten wir lügen, aber nicht mit unserer Stimme, sie verrate uns. Das stimmt nur begrenzt. Sicher zeigt der Lügendetektor an, wenn mit einer Stimme etwas nicht stimmt. Dem primären Stimmimpuls kann aber durch Kompensation eine sekundäre Maske übergestülpt werden. Das führt jedoch auch zu sekundären Gefühlen und statt zu einer Identität zu einem Leben aus zweiter Hand.

Es gibt eine große Zahl von Maskenstimmen, Rollenstimmen, hinter denen Menschen ihre Gefühle und Stimmen verstecken können. Wir kennen die typische Soldatenstimme mit Kommandoton, die Arztstimme, die Krankenschwesternstimme, die Priesterstimme, die Lehrerinnen- und Lehrerstimme usw. Der eine übernimmt die Stimme des Vaters, um auch wirklich dessen Erwartungen gerecht zu werden, die Tochter die Stimme der Mutter, wenn sie es nicht vorzieht, Vaters kleines Mädchen zu bleiben und sich bis ins Frauenalter hinein eine kindliche Stimme zu erhalten.

Manch einer versteckt seine Angst hinter der Maske einer scheinbar festen Stimme. Nur geht ihm dadurch auch der sensible Anteil der Stimme verloren und sein Gefühlsleben bleibt unbefriedigend. Eine Frau mag ihre Wut hinter einem Jammern verstecken und sich wundern, warum sie nicht ernst genommen wird. Oder ein Mann deckt seine Angst mit den aggressiven Anteilen seiner Stimme zu und wirkt abweisend. Denn in unserer Gesellschaft ist es für Männer angemessen, wütend zu sein, und für Frauen, ängstlich zu sein oder zu weinen, aber auf keinen Fall umgekehrt!

3.3   Stimme und Stimmung

Kehren wir zum Anfang zurück. Das Leben beginnt mit einem Schrei. Das Neugeborene ist jedoch, wie mittlerweile bekannt ist (Tomatis 1990 u. 1994; Dolto 1989), kein unbeschriebenes Blatt. Es hatte zur Mutter nicht nur den biologischen Kontakt über die Nabelschnur, sondern über deren Stimme auch Kontakt zu ihren Gefühlen, denn das Gehör des Fötus ist ab dem 6. Schwangerschaftsmonat funktionsfähig. Es ist mittlerweile erwiesen, dass ein Neugeborenes auf die Stimme der Mutter eindeutiger reagiert und sogar Geschichten bevorzugt, deren Klang es im Mutterleib ausgesetzt war. Der neue Mensch wird so auf das Leben „eingestimmt". Dies scheint auch zu erklären, warum Frauenstimmen höher sind als Männerstimmen und wir instinktiv zu kleinen Kindern mit extrem hoher Stimme sprechen: die niederen Frequenzen sind bzw. waren durch die Geräusche des Körperinneren (z. B. Verdauungsgeräusche, Atmung, Herzschlag) besetzt. Zur großen Bedeutung des Ohres und des Hörens für innere und äußere Haltung, Gefühle und Stimme verweise ich auf Tomatis (1990).

Jede sprachliche Äußerung enthält einen mehr oder weniger großen Gefühlsanteil, sei er nun bewusst oder nicht (Bühler 1934; Schulz von Thun 1981). In dem Maße, in dem die Stimme reduziert ist, reduziert sich auch die Botschaft oder sie wird verfälscht. Wer ständig seine Aggressionen mit einem Lächeln kaschiert und mit einem nicht kongruenten Stimmausdruck überdeckt, verhindert die adäquate immanente Entladung und hält so einen Spannungsmecha-nismus aufrecht, der zu Entfremdung von anderen und vom Selbst führt.

 Viele unserer Gefühle werden vorwiegend über die Stimme ausgedrückt.

Gefühle sind in unserer Menschheitsentwicklung sicher vor der Sprache entstanden, als innere Bewegung, die durch den Atem transportiert, vom Körper wiederklingend – resonierend – über die Stimme ausgedrückt werden. Knurren, kreischen, schreien, lachen sind stimmliche Gefühlsäußerungen, aus denen sich erst sehr viel später Sprache entwickelt hat (Jonas u. Jonas 1982). Wenn wir heute lachen, weinen, schreien sind dies immer noch Gefühlsäußerungen, die ohne Sprache auskommen. Es sind Entladungen, die ein Gefühl ausdrücken. Zunächst als Ausdruck des Selbst, dann erst kommunizierend. Nach der Entladung tritt ein Entspannungszustand in eine andere Stimmung ein. Die Situation reinigt sich und wird frei für neue Impulse und eine neue Aufladung (Abb. 3.3).

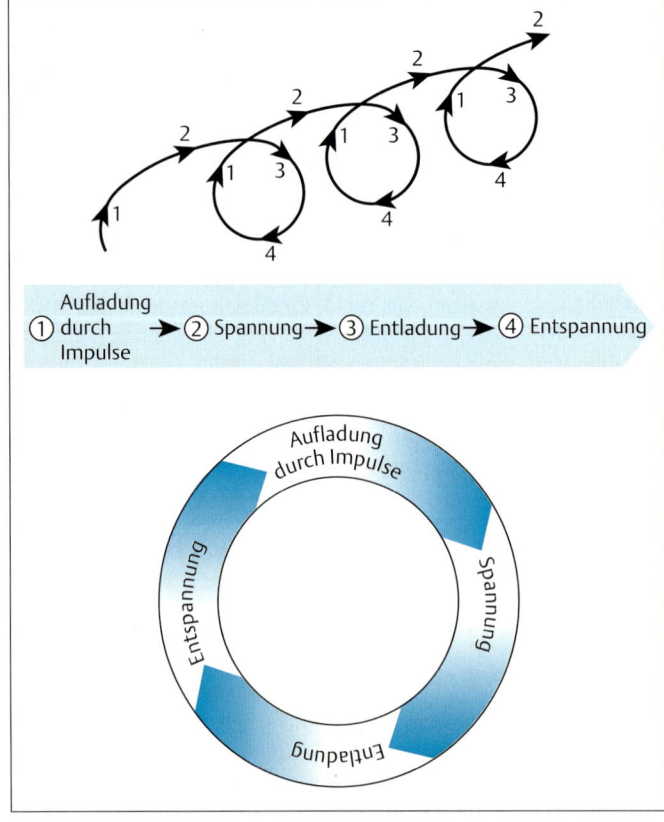

Abb. 3.**3** Kreislauf für Lebensenergie und Handlungen (nach Reich 1983)

Geschieht dies nicht, bleiben Schlacken zurück, die die neue Ladung belasten und verfälschen. Wer beispielsweise ständig seine Wut unterdrückt oder hinter Freundlichkeit versteckt, wird unter Stress ausrasten und sehr viel mehr Wut zum Ausdruck bringen, als es der augenblicklichen Situation entspricht. Die Folgen eines solchen Ausbruchs können gravierend sein. Wenn die Stimme sich vom Gefühl, von der primären Energie trennt, wird sie entsprechend verformt, stumpf und kommuniziert nur noch bedingt. Das Spektrum der Stimme verringert sich, der Umfang der Obertöne nimmt ab. Die Körperhaltung verändert sich mit der Veränderung des Tones: der Tonus verändert sich. Die Stimme hat die Qualität, die der Körper ihr erlaubt zu haben, und die Kommunikation trägt so weit, wie die Stimme trägt. Sie transportiert aber auch alle Einschränkungen und Verformungen. Was nur bedingt mitschwingt, bleibt hängen, trägt nicht weit, verbindet nicht mehr. Was zurück „klingt" ist ein Widerhall dessen, was ausgesandt wurde. Je mehr an Schwingung verloren geht, umso mehr reduziert sich in der Wechselwirkung das Gefühlserleben, umso ärmer wird die Lebensqualität.

Mit dem Verschwinden der gregorianischen Gesänge zum Ende des Mittelalters ging das Bewusstsein für die Macht des stimmlichen Klangs verloren. Die Stimme mutierte zum Kunstobjekt oder degenerierte mehr und mehr zum Hintergrund für Sprache. Erst das New Age hat die Bedeutung der Kraft im stimmlichen Spektrum und in Tönen und Klängen wiederentdeckt (Hamel 1992; Berendt 1985 u. 1988). In unserer aktuellen Klangwelt überdeckt Rhythmus weitgehend die Melodik, deren Spektrum wie das unserer Stimme reduziert ist. Nur selten hat in unserer heutigen Kommunikation die Stimme Vorrang vor der Sprache. So tragen Schlachtrufe dazu bei, Aggressionen zu verstärken und Mut zu machen, ebenso wie lautes Singen bei Angst. Klagelieder haben die Aufgabe einer intensiven Entladung von Schmerz und Trauer. Die Kraft von hypnotischen Stimmen ruft einen veränderten Bewusstseinszustand hervor, dringt tief ins Unterbewusste ein und kann tiefgreifende Veränderungen bewirken (s. 4.3, S. 30). Schamanen heilen mit der Kraft der Stimme und der darin enthaltenen Obertöne. Noch immer singen Mütter ihre Kinder mit einem Schlaflied in den Schlaf. Wir suchen Stimulanz über die Stimme durch Summen und Singen. Das Erste hat niedere Frequenzen und entspannt, das Zweite ist obertonreich und lädt auf (Tomatis 1990). Beides verändert Tonus und Stimmung. Die meisten dieser Ausdrucksformen sind von heftigen Körperbewegungen begleitet, die die Entladung verstärken. Im Ausdruck der Freude und Liebe pulsiert die Stimme, auch in der Wut dehnt sie sich aus. Im Hass und in der Angst erstarrt sie.

3.4   Stimme, Sprechen und Sprache

Alle bisher betrachteten Parameter bilden die Grundlage für das Sprechen von Sprache. Eine kontrollierte und gewohnheitsmäßig blockierte Atmung, eine daraus resultierende gespannte oder schlaffe Körperhaltung haben einen einschränkenden Einfluss auf die Stimme. Ein beeinträchtigter Atemrhythmus hat nicht nur Auswirkungen auf Sprechtempo, Sprechrhythmus und Melodik, sondern auch auf
- die Artikulation,
- die Wortfindung und den Redefluss,
- die Klarheit des Denkens,
- die Klarheit der Kommunikation und damit
- auf die gesamte Qualität der sprachlichen Äußerung und des zwischenmenschlichen Kontakts.

Friedrich Nietzsche fasst dies wie folgt zusammen:

» Das Verständliche an der Sprache ist nicht das Wort selber, sondern Ton, Stärke, Modulation, Tempo, mit dem eine Reihe von Worten gesprochen wird – kurz, die Musik hinter den Worten, die Leidenschaft hinter dieser Musik, die Person hinter dieser Leidenschaft, alles also, was nicht geschrieben werden kann.«

3.5   Therapeutische Ansätze

1. Der eigenen Atmung, Stimme und dem Sprechverhalten sollte Aufmerksamkeit geschenkt werden.
   – Die eigene harmonische Atmung stimuliert die Atmung anderer.
   – Es ist von starker positiver Wirkung, wenn die Kommunikation mit einem kongruenten Stimmausdruck stattfindet, d. h. die Stimme passt im Ausdruck zu dem, was gesagt wird. Es kann zur Gewohnheit werden, eine „professionelle Helferstimme" zu kultivieren, die die Kommunikation beeinträchtigt.
   – Die Stimme kann außerdem zu leise, zu laut, zu monoton oder zu schnell sein.
2. Berührung kann, wenn sie angemessen ist, die Atmung vertiefen oder weiter einschränken, wenn sie unangemessen ist.
   – Einer Berührung zur Harmonisierung der Atmung sollte stets eine verbale Kontaktaufnahme vorausgehen. Ein zu schnelles Vorgehen kann als unangemessen empfunden werden und kontraproduktiv sein.
   – Berührung beginnt in der Regel an Händen und Armen. Bei größerer Vertrautheit und guter Akzeptanz kann die Berührung auf Füße und Gesicht ausgedehnt werden.
   – Direkte Beeinflussung der Atmung geschieht in der Regel durch Auflegen der Hand auf den bekleideten Bauch zwischen Brustbein und Nabel. Die Hand sollte jedoch in jedem Fall so weit oben liegen, dass die Atembewegung darunter zu spüren ist. Mit zunehmender Entspannung bzw. Vertiefung der Atmung wandert die Hand mit der sich nach unten verlagernden Atembewegung nach unten. Die Hände können auch an den Seiten oder in Bauchlage auf dem Rücken angelegt werden. Das Ziel ist, jeweils den Grenzbereich zu stimulieren, an dem noch Atmung zu spüren ist.
3. Verbale Stimulation durch sorgfältigen und gezielten Einsatz der Stimme ist sehr wirkungsvoll. Sehr hilfreich ist dabei auch die Arbeit mit Imagination und Bildern, die das freie Fließen und Strömen von Atem und Stimme unterstützen.

3.6   Fazit

Aus den bisherigen Ausführungen ergibt sich:
- die Atmung beeinflusst nicht nur alle Körperfunktionen, sie ist zentral an den Gefühlen sowie am Stimm- und Kommunikationsverhalten beteiligt;
- Blockierungen der Atmung beeinflussen die gesamten Äußerungen;
- eine Vertiefung der Atmung ist wesentlich für jegliche therapeutische Intervention zur Veränderung bestehender Unausgewogenheiten;
- jeder Eingriff in die Atmung greift in die Überlebensstruktur ein und kann daher zunächst zu Abwehrreaktionen führen;
- die Einsicht in die Zusammenhänge der Blockierung ist für das therapeutische Vorgehen ebenso hilfreich wie für eine effektive Kommunikation.

Nach Kristin Linklater (1997) sollte für jeden

» … das Ziel eine Stimme sein, die in direktem Kontakt mit den Gefühlsimpulsen ist, geformt durch den Intellekt, aber nicht durch ihn behindert. Solch eine Stimme ist ein integrierter Bestandteil des Körpers mit einem angeborenen Potential für eine weite Tonhöhenspanne, umfangreiche Harmonien und kaleidoskopische stoffliche Qualitäten. Sie kann für eine klare Sprache als Ergebnis von klarem Denken und dem Wunsch nach Kommunikation eingesetzt werden. Die natürliche Stimme ist durchscheinend – nicht beschreibend; sie enthüllt innere Impulse von Gefühlen und Gedanken direkt und spontan. Die Person wird gehört, nicht die Stimme.«

Literatur

Berendt, J.-E.: Nada Brahma – Die Welt ist Klang. Rowohlt, Reinbeck 1985

Berendt, J.-E.: Das Dritte Ohr – Vom Hören der Welt. Rowohlt, Reinbek 1988 (+ Toncassettenwerk SWR Baden-Baden)

Brecht, B.: Schriften zum Theater. Suhrkamp, Frankfurt/M. 1963/64

Coblenzer, H., F. Muhar: Atem und Stimme. ÖBV Pädagogischer Verlag, Wien 1994

Dolto, F.: Alles ist Sprache. Beltz, Weinheim 1989

Garfield, L. M.: Der heilende Klang. Goldmann, München 1988

Gilligan, C.: In a different Voice. Cambridge Ma., London 1993

Gundermann, H.: Phänomen Stimme. Reinhardt, München 1994

Hamel, P. M.: Durch Musik zum Selbst. Bärenreiter, Kassel 1992

Jonas, D. F., A. D. Jonas: Das erste Wort. Ullstein, Frankfurt/M. 1982

Keleman, S.: Bioenergetisch leben. Kösel, München 1982

Kelley, C. R.: Opening the Feelings. The Radix-Institute, Ojai Ca. 1975

Kurtz, R.: Körperzentrierte Psychotherapie. Synthesis, Essen 1985

Linklater, K.: Die persönliche Stimme entwickeln. Reinhardt, München 1997

Lodes, H.: Atme richtig. 4, Aufl. Ehrenwirth, München 1990

Lowen, A.: Bioenergetik. Scherz, München 1983

Lowen, A.: Der Verrat am Körper. Rowohlt, Reinbek 1982

Mertz, T.: RADIX REVIEW I–IV (1991–1994)

Moses, P. J.: Die Stimme der Neurose. Thieme, Stuttgart 1956

Müller-Schwefe, R.: Mit Leib und Seele. Mensch Sein. (1995) 18

Pierrakos, J.: Core Energetik. Synthesis, Essen 1987

Reich, W.: Die Entdeckung des Organs, I. Fischer, Frankfurt/M. 1981

Reich, W.: Charakteranalyse. Kiepenheuer + Witsch, Frankfurt/M. 1983

Schulz von Thun, F.: Miteinander Reden, Teil 1. Rowohlt, Reinbek 1981

Tomatis, A.: Der Klang des Lebens. Rowohlt, Reinbek 1990

Tomatis, A.: Klangwelt Mutterleib. Kösel, München 1994

Beispiele für Obertonmusik:

Vetter, M.: Overtones. Vergo, München 1982

Stockhausen, K. H.: Stimmung. Avant Garde, Deutsche Grammophon

Gabon: Musique des Pygmées Bibayak. Harmonia mundi, France 1985

Le Mystére des Voic Bulgare. Disque cesquecelliers

Vocal Musik from Mongolia. Tanget Records Ltd., London

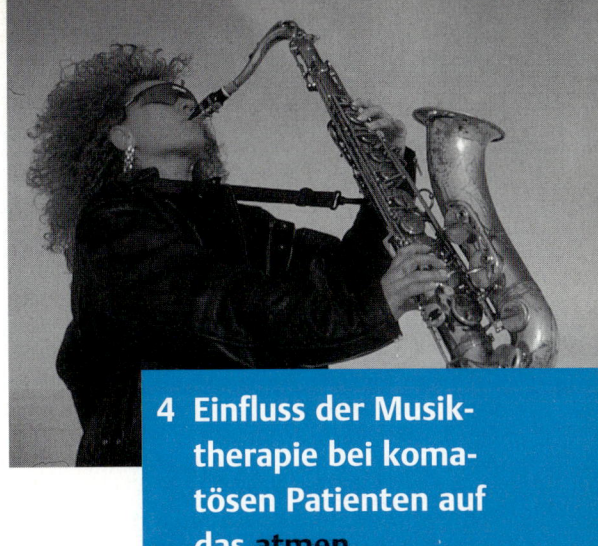

Dagmar Gustorff

4 Einfluss der Musiktherapie bei komatösen Patienten auf das atmen

Zusammenfassung

Dieses Kapitel gewährt einen Einblick in die Möglichkeiten der Musiktherapie, Kontakt zu komatösen Patienten herzustellen. Dem Kranken wird eine seiner besonderen Situation angemessene Form der Begegnung und Begleitung angeboten. Der Atemrhythmus als „Kommunikationsform" des komatösen Menschen bietet dem Musiktherapeuten die Möglichkeit, die Sprach- und Bewusstlosigkeit vom Patienten gelenkt zu überbrücken. Auf den Einsatz von Musikinstrumenten wird dabei verzichtet, da die eigene Stimme als das flexibelste Instrument für den direktesten Zugang gilt.

Die Reaktionen der Patienten und ihre Erinnerung an diese Begegnung zeigen, dass Bewusstlosigkeit nicht mit Erlebnislosigkeit gleichzusetzen ist. Die Musiktherapie ermöglicht einen Zugang zu einer Dimension, die sich dem Wort entzieht.

» Musik beginnt da, wo das Wort unfähig ist, auszudrücken. Musik wird für das Unaussprechliche geschrieben; ich möchte sie wirken lassen, als ob sie aus dem Schatten heraustrete und von Zeit zu Zeit wieder hinein zurückkehrte.«

(Claude Debussy)

4.1   Musiktherapie mit bewusstlosen Menschen

Traditionelle musiktherapeutische Arbeitsbereiche waren lange Zeit die Kinder-, Jugend- und Erwachsenenpsychiatrien. Seit einigen Jahren findet die Musiktherapie darüber hinaus auch Eingang in andere klinische Felder, etwa in die innere Medizin, Psychosomatik, Gynäkologie, Onkologie, Pädiatrie und Neurologie. So wurde die Musiktherapie in manchen neurologischen Abteilungen, z. B. im Gemeinschaftskrankenhaus Herdecke, zum Bestandteil des Behandlungskonzeptes. Es stellte sich dort die Aufgabe, komatöse Patienten in Zusammenarbeit mit Intensivmedizinern zu betreuen. Alle gemeinsam waren auf der Suche nach Möglichkeiten der Begegnung mit bewusstlosen Menschen, Begegnungen, die über den rein körperlichen Zugang hinausgehen.

Im Hinblick auf die Betreuung bewusstloser Patienten war und ist es unser Ziel, eine Form der Begegnung und Begleitung zu finden und anzubieten, die der besonderen Situation und Lebensform des Kranken angemessen ist. Es wird versucht, seinen Zustand und sein Dasein nicht als defizitär zu betrachten, sondern gerade das, was ihm derzeit möglich ist, als Ausgangspunkt und Angebot zu therapeutischem Handeln zu verstehen.

Diese Art der Therapie beruht auf dem Prinzip der Mitbewegung, nicht der Manipulation – sie versucht zu fördern statt zu fordern. Sie sucht das Individuum auf, den Kranken jenseits seiner Funktionen.

Anders als in der Arbeit mit aktiv musizierenden Patienten stehen wir hier einem Menschen gegenüber, der sich im Hinblick auf seine Erscheinung und sein Verhalten stark von dem, was wir aus dem menschlichen Miteinander des alltäglichen Lebens kennen, unterscheidet. Diese Patienten wirken häufig passiv, vor allem seelisch wenig belebt, sind meist stumm, nicht aber taub. Sie sind fremdbestimmt, vollkommen auf Hilfe angewiesen. Sie reagieren kaum oder gar nicht, wenn man sie anspricht oder berührt. Das kann dazu führen, dass auch der motivierteste und liebevollste Angehörige oder Mitarbeiter irgendwann Kontaktversuche einschränkt oder gar aufgibt. Es kommt zu Sprachlosigkeit auf beiden Seiten.

Gerade unter den in vieler Hinsicht extremen Bedingungen auf der Intensivstation kann beim professionellen Umgang mit komatösen Patienten die Begegnung mit ihnen ungewollt in den Hintergrund treten, oft zugunsten einer Subjekt-Objekt-Beziehung. Auf beängstigende Weise zeigt sich diese Tendenz in den angewandten Tests zur Beurteilung des Bewusstseins:

»Es wird erwartet, dass der Kranke auf definierte Stimuli von außen in einer beobachtbaren, weitgehend starren Weise reagiert und das möglichst identisch mit anderen Patienten. Über die Objektivierung des anderen geht das Verhältnis um das Einmalige verloren.«

(Hannich 1993)

Es ist wohl jedem bewusst, dass zu menschlichem Leben mehr gehört als die adäquate schematische Reaktion auf Stimuli oder das Funktionieren von Organsystemen und Stoffwechselvorgängen.

Alles in allem wecken komatöse Patienten in uns Betreuenden Gefühle der Macht- und Hilflosigkeit, der Unsicherheit. Wir wissen bis heute wenig darüber, was und wie die uns anvertrauten Kranken wahrnehmen. Zu ihren Erlebnissen haben wir keinen oder nur wenig Zugang. Um es auf die Spitze zu treiben: auf beiden Seiten herrscht „Bewusstlosigkeit".

Um der drohenden Deprivation und Vereinsamung etwas entgegenzustellen und einen zusätzlichen, bedeutungsvollen Zugang zum Patienten zu finden, wurde die Musiktherapie angefragt. Ein folgerichtiger Schritt, da für die Betreuung der Nichtansprechbaren ein nichtverbaler Weg sinnvoll erscheint. Zudem werden in der Musiktherapie seit jeher auch die im weitesten Sinne Sprachlosen betreut. Parallelen zur Arbeit mit autistischen Kindern drängen sich auf. Häufig werden sie anfangs nicht in dem Sinne musikalisch aktiv, dass sie etwa ein Instrument spielen oder ihre Stimme einsetzen. Beim Versuch, mit diesen Kindern Kontakt aufzunehmen, ist man häufig auf zunächst unscheinbar wirkende Äußerungen angewiesen: den Atemrhythmus, Augenzwinkern, erste verdeckte Fingerbewegungen und anderes mehr. Die musikalische Gestaltung dieser diskreten Vorgänge führt oftmals zur ersten Begegnung. So kann ein wie zufällig wirkendes heftiges Ausatmen des Kindes als Angebot zum Summen aufgefasst werden. Der Musiktherapeut erwidert das stimmhafte Ausatmen summend, das Kind erwidert spielerisch, und schon ist ein erstes quasi melodisches Geben und Nehmen initiiert, das den Weg zum zwischenmenschlichen Dialog ebnet. Danach kann der weitere therapeutische Weg gemeinsam gegangen werden.

4.2   Atem und Stimme

Auch dem komatösen Patienten stehen Äußerungen zur Verfügung, die für eine musikalische Begegnung unmittelbar zugänglich sind: hier ist vor allem der Atemrhythmus zu nennen. Er kann vom Musiktherapeuten sehr genau wahrgenommen und mit der Stimme zum Klingen gebracht werden. Der Patient wird musikalisch da abgeholt, wo er derzeit steht. Einer seiner ureigensten, lebensspendenden Rhythmen wird von einem anderen Menschen aufgenommen und mit ihm geteilt.

Der Atemrhythmus hat viele musikalische Parameter: Tempo, Rhythmus, Dynamik, Lautstärke, Ausdruck (z. B. kräftig, flüchtig, flach, hastig). Außerdem haben viele Patienten eine leicht stimmhafte Ausatmung, sodass ein Ton zu hören ist, der zum Finden einer Tonart oder eines Zentraltones führen kann. Dies alles lässt sich in der Gesangsimprovisation mit dem Patienten in den entstehenden Melodien musikalisch umsetzen. Die Musik entwickelt sich mit dem Kranken, er ist gemeint. Wenn er innehält, Pausen macht, intensiver oder weniger intensiv atmet, wird dies von der Therapeutin unmittelbar mitvollzogen.

! Selbst der künstlich beatmete Patient oder der mit maschineller Unterstützung Atmende zeigt bei der Gestaltung des Atemrhythmus Individualität.

Die gesangliche Improvisation, die sich gemeinsam mit dem Patienten entwickelt, richtet sich vollkommen nach dessen Möglichkeiten. Es wird leise gesummt – ohne Worte – im Rhythmus seiner Atmung. Die improvisierten Melodien müssen klar phrasiert und erinnerbar sein, um gegebenenfalls in Teilen wiederholt werden zu können. Tonart und Stil – romantisch, liedhaft, choralartig, auf der Grundlage dur-molltonaler, spanischer, orientalischer, mittelalterlicher oder moderner Tonskalen – richten sich nach dem Charakter der Atmung.

Die Atmung ist somit Ausgangspunkt der therapeutischen Begegnung. Sie ist die Äußerung, die der Therapeut als Begegnungsangebot des Patienten auffasst. Im Weiteren lenkt und beeinflusst der Patient die entstehende Beziehung in der oben beschrieben Weise über sein atmen. Er erlebt, wie sein atmen hörbar gemacht wird, zum Klingen kommt. Die entstehende Nähe hilft ihm bei der Beziehungsaufnahme und -gestaltung, was sich auch in der Atmung ausdrücken kann: eine zunächst flache und unbewusste Atmung wird tiefer und intensiver – das Anhalten des Atems am Ende einer musikalischen Phrase zeigt die innere Beteiligung des Patienten – und eine scheinbar angstvolle betonte Einatmung kann bei der sorgfältigen melodischen Arbeit des Therapeuten in eine gelöste Ausatmung finden. Wenn es stimmphysiologisch möglich ist, kommt es vor, dass ein Patient, lange bevor er wach wird, bereits mitsummt.

! Aus Sicht der Patienten ist wesentlich, dass eine individuelle, angstfreie, emotional bedeutsame Beziehung entstehen kann – ein erster Kontakt zur Welt.

So oder ähnlich wird von erwachten Patienten beschrieben, was sie im Rahmen der musiktherapeutischen Betreuung erlebt haben und woran sie sich erinnern können.

Der zusätzliche Einsatz von Musikinstrumenten wurde bisher ausgeklammert. Ein Instrument würde als Objekt zwischen Patient und Therapeut treten und den ohnehin erschwerten Kontakt eventuell stören. Auch die Überlegung, bestimmte Schwingungen könnten hilfreich sein, erscheint in unserem Zusammenhang nicht wesentlich, begebe man sich so doch wieder in die kausale Kette von Stimulus und Reaktion, der der Patient zur Genüge ausgeliefert ist. Die eigene Stimme scheint das persönlichste und am flexibelsten einsetzbare „Instrument", das sich am besten und genauesten auf den Patienten einstellen kann und den direkten Kontakt von Mensch zu Mensch ermöglicht.

4.3 Die Musiktherapiesitzung

Vor der ersten Begegnung mit einem neuen Patienten tragen mit den Angehörigen geführte Gespräche über das soziale und emotionale Umfeld des Kranken sowie den biographischen Stellenwert der jetzigen Erkrankung zum Gesamtbild bei. Die dabei gewonnenen Eindrücke fließen in die musikalische Begegnung mit ihm ein.

Bevor eine Musiktherapiesitzung beginnt, wird für die Dauer der Begegnung und einige Zeit danach für größtmögliche Ruhe im Krankenzimmer gesorgt – ein auf Intensivstationen zeitweise äußerst schwieriges Unterfangen. Der Patient sollte in Rückenlage gelagert sein, bei Seitenlage muss wenigstens ein Ohr frei bleiben (eventuelle Schwerhörigkeit abklären!).

Die folgenden Darstellungen sind der Einfachheit und Verständlichkeit wegen in der Ich-Form, aus der Sicht der Therapeutin, beschrieben:

Mein Platz am Bett ist dort, wo ich Gesicht und Brustkorb des Patienten gut sehen kann. Ich berühre den Patienten, nehme seine Hand, spreche ihn mit Namen an, stelle mich vor und erkläre ihm, dass ich singen werde, was dann in der bereits beschriebenen Weise geschieht. Alle Äußerungen – etwa Veränderungen der Atmung oder Bewegung – beeinflussen die Art des Gesangs.

Nach etwa zehn Minuten schließe ich die Musiktherapie ab, indem ich, allmählich leiser werdend, die Improvisation beende, mich beim Patienten bedanke und von ihm verabschiede. Die Verabschiedung und Lösung vom Patienten ist häufig schwierig, wenn er nach meiner Hand gegriffen hat, was auch im Zustand tiefsten Komas oft geschieht, da er diese nicht loslassen mag. Ideal ist es, wenn ein Angehöriger oder ein Mitarbeiter als „Ablösender" kommt.

Die Zeit von zehn Minuten mag kurz erscheinen. Leider ist es mir persönlich kaum möglich, die nötige hohe Konzentration länger aufrechtzuerhalten. Die musikalisch-menschliche Begegnung kostet beide Beteiligte viel Kraft.

Die Musiktherapie sollte nach Möglichkeit täglich erfolgen. Wenn sie nicht videotechnisch dokumentiert werden kann, werden die wichtigsten musikalischen Themen notiert sowie eine kurze Beschreibung der in der Begegnung mit dem Patienten wahrgenommenen Phänomene angefertigt. Hierbei sieht man sich häufig der Frage gegenüber, ob beispielsweise ein Reflex immer als negative, defizitär zu beurteilende oder „unintelligente Äußerung" zu verstehen ist oder ob man ihn als dem Zustand angemessene, adäquate Reaktion ansieht und wertfrei als Gebärde rein äußerlich beschreibt.

Auf den gesamten Gesundungsprozess bezogen, kann die Arbeit des Musiktherapeuten auf der Intensivstation beendet sein, wenn der Patient wach, orientiert und kräftig genug ist, um andere Begegnungsformen pflegen zu können. Bei solchen Patienten mache ich auch weiterhin Besuche und singe auf Wunsch. Es kann sehr sinnvoll sein, die Musiktherapie während einer längeren Rehabilitation beizubehalten, wobei der Patient nach und nach selbst instrumental oder vokal aktiv werden kann.

4.4 Beobachtungen

Beobachter der musiktherapeutischen Situation beschreiben die Entstehung einer ungewöhnlich dichten Atmosphäre, die oftmals tiefe Betroffenheit auslöst, selbst wenn der Patient nicht erkennbar reagiert. Häufig sind Reaktionen wie „unbeschreibbar – dafür finde ich keine Worte" ein deutlicher Hinweis dafür, dass sich hier im Künstlerischen etwas Musikalisch-Menschliches ereignet. Wir bewegen uns in Dimensionen, die sich dem Wort entziehen. Außerdem zeigt sich dem Betrachter das Bild von zwei Menschen, die sich, trotz der übergroßen, zum Teil beängstigenden Menge an Technik, begegnen – ein für den Alltag auf Intensivstationen nicht alltägliches Bild. Wie oft wird *am* Patienten gehandelt statt mit *ihm*!

Für Mitarbeiter auf Intensivstationen ergibt sich aus der Zusammenarbeit mit einem Musiktherapeuten oft die Möglichkeit einer erweiterten Wahrnehmung des Patienten. So kommt es durchaus vor, dass Pflegende an sich selbst beobachten, wie ihnen die Qualität der Atmung eines

Patienten vermehrt über die direkte Beobachtung und das Mitatmen zugänglich wird. Das Monitoring wird dadurch nicht ersetzt, aber ergänzt. Viele empfinden die Mitarbeit eines Musiktherapeuten als hilfreiche Unterstützung, als Entlastung und als Möglichkeit zur Entwicklung einer besonderen Kultur im Umgang mit bewusstlosen Menschen.

Die Äußerungen der Patienten seien – bei allem Unbehagen gegenüber Verallgemeinerungen – zusammenfassend dargestellt:

Bei fast allen Patienten zeigt sich, unabhängig von der Komatiefe und dem ursprünglichen Krankheitsbild, zu Beginn der Begegnung ein mehr oder weniger ausgeprägter Abfall der Herzfrequenz. Im weiteren Verlauf erhöht sie sich deutlich. Nach der Musiktherapie pendelt sich der Herzschlag wieder auf der gewohnten Frequenz ein.

Die Atmung der meisten Patienten wird unter der Musiktherapie tiefer, d. h. langsamer und ein weniger oberflächlich. Ausnahmen bilden pathologisch veränderte Atemmuster. Hier ist eine besondere Herangehensweise nötig. Weitere mögliche Äußerungen über den Atem wurden bereits zuvor beschrieben.

Manche Patienten versuchen, dem Therapeuten den Kopf zuzuwenden, die Augen zu öffnen und die Hand festzuhalten. Es werden Ganzkörperstreckbewegungen und Suchbewegungen mit Gliedern, die manchmal bis dahin als gelähmt galten, beobachtet.

Auch der psychogalvanische Hautreflex fand sich in Untersuchungen der Uniklinik Münster bei komatösen Patienten während der Musiktherapie deutlich verändert. Dies alles zeigt einmal mehr, wie stark Seelisches und Körperliches ineinandergreifen (Gustorff 1992).

Patienten, deren Bewusstsein langsam zurückkehrt, entwickeln mehr und mehr Persönlichkeit. Die musikalische Begegnung fällt dadurch leichter. Der Mensch wird deutlicher spürbar und erreichbar.

Diese Reaktionen, oder besser Äußerungen, werden gemeinhin als Anzeichen passiven Erlebens bezeichnet. Dabei stellt sich die Frage, ob es dies im Zusammenhang mit dem Erleben von Musik geben kann. Wir alle wissen um die hohe intentionale, also aktive Leistung, die wir selbst beim bloßen Hören von Musik während des inneren Mitvollziehens und Mitgestaltens vollbringen. Die Musik wird so zu einem lebendigen ganzheitlichen Erlebnis. Dies möchte ich auch komatösen Patienten nicht absprechen.

Nicht wenige aus der Bewusstlosigkeit erwachte Patienten können Erinnerungen an Erlebnisse aus dieser Zeit ihrer Erkrankung mitteilen. Dies ist schon des Öfteren in der wissenschaftlichen Literatur dargestellt worden (Schnaper 1975; Tosch 1988). Es sollte also davon ausgegangen werden, dass Bewusstsein nicht mit Wachheit identisch ist. Ebensowenig kann Bewusstlosigkeit mit Erlebnislosigkeit gleichgesetzt werden.

Dass Kommunikation über das atmen und die Musik zumindest angebahnt werden kann, sollte in diesem Text deutlich werden. Sie wird da möglich, wo die Musik ihre Stärken hat: jenseits des Wortes.

Dank an die Patienten

Sie alle haben mich auf vielfältige Weise während meiner Arbeit beschenkt:

- das junge Mädchen, das langsam die Augen öffnete – nicht auf laute Aufforderungen hin, sondern während ich durch leises Singen in Beziehung zu ihr trat,
- der Patient, der einen Finger im Takt des Gesanges bewegte und mir zu verstehen gab: „Ich höre dich",
- ein älterer Mann, der mir erwachend ein erstes verschmitztes Lächeln schenkte – „Wir kennen uns",
- eine junge, immer schwächer werdende Frau, auf deren gequältem Gesicht sich Frieden und Ruhe zeigten.

Literatur

Ansdell, G.: Music for Life. Aspects of Creative Musik Therapy with Adult Clients. J. Kingley, London 1995

Gustorff, D.: Musiktherapie mit komatösen Patienten auf der Intensivstation. Inauguraldissertation Universität Witten/Herdecke, 1992

Hannich, H.-J.: Bewußtlosigkeit und Körpersprache. Prax. Psychother. Psychosom. 38 (1993) 219

Nordoff, P., C. Robbins: Schöpferische Musiktherapie. Gustav Fischer, Stuttgart 1986

Schnaper, N.: The psychological implications of severe trauma: emotional sequelae to unconsciousness. J. Trauma. 15 (1975) 94

Tosch, P.: Patients recollections of their posttraumatic coma. J. Neurosci. Nurs. 20 (1988) 223

Erstveröffentlichung dieses Artikels in: Aldridge, D., I. Kairos: Beiträge zur Musiktherapie in der Medizin. Hans Huber, Bern 1997

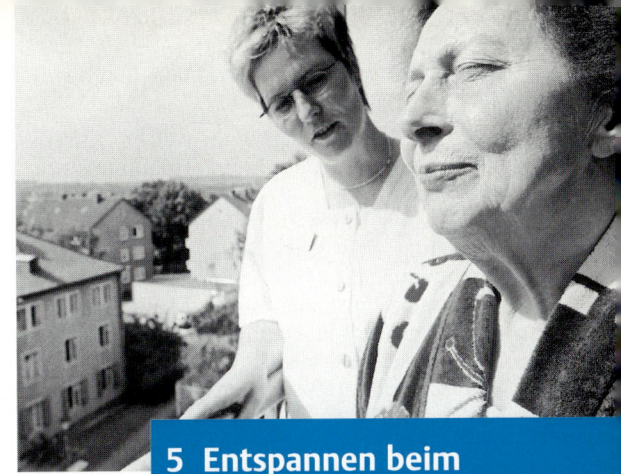

Zusammenfassung

Entspannungsübungen und -verfahren sind hilfreiche Methoden, um die Atmung zu beeinflussen. Die psychischen und physischen Wirkungsweisen der Ruhigstellung des Körpers und des Geistes sind messtechnisch nachgewiesen (Vaitl u. Petermann 1993). Die gleichen biologischen Veränderungen ergeben sich auch durch die willentliche Regulierung des Atemstroms in Richtung Atemverlangsamung. Der Entspannungszustand entsteht durch das Zusammenspiel vieler muskel- und hirnphysiologischer Prozesse und der Situation des Übenden. Zahlreiche Entspannungsverfahren mit unterschiedlichen Schwerpunkten eignen sich für präventive und therapeutische Anwendungen. Die Atmung ist immer die „Seele" der Entspannung.

Im praktischen Teil dieses Kapitels werden Übungen zur Atemwahrnehmung und Beruhigung beschrieben. Aktive und passive Entspannungsmethoden zeigen verschiedene Ansätze, die letzten Endes zum gleichen Ziel führen. Als Beispiele für klassische Übungsverfahren werden die progressive Relaxation und das autogene Training vorgestellt.

5.1   Entspannung und Atmung

5.1.1   Was ist Entspannung?

Entspannt sich der Mensch, ändert sich seine Atemtätigkeit. Die Beruhigung von Körper und Geist führt zu einer Verlangsamung der Atmung, gleichzeitig wird sie flacher und gleichmäßiger. Ebenso ist es möglich, durch willkürliche Beeinflussung des Atemrhythmus einen Ruhezustand zu erreichen.

Was ist Entspannung, und welche Kriterien dienen zur Festlegung einer Entspannungssituation?

Entspannung ist ein Zustand des Gelöstseins, die Aufhebung von physischer und psychischer Anspannung. Mit dem Nachlassen von Spannung erfolgt eine Umstellung von Erregung auf Ruhe. Sie wird deutlich im Empfinden von Gelassenheit, Behaglichkeit und friedlicher Stimmung (Peter u. Gerl 1977; Ohm 1992; Müller 1987). Entspannung ist ein natürlicher Vorgang im Leben des Menschen und zur Aufrechterhaltung der Energiebilanz unbedingt notwendig. Ist der Mensch über sein Normalmaß tätig, sei es geistig oder körperlich, intensiv oder länger dauernd, d. h. im Stressbereich, braucht er eine Pause. Sie ist als Verhaltensweise angeboren und dient der Erholung. Als Kompensation zur Lebenstätigkeit sorgt sie neben dem Schlaf als Regeneration zur Aufrechterhaltung der Homöostase, des energetischen Fließgleichgewichts. Würde man diese Pause nicht wahrnehmen oder übergehen, käme es in der Summation zu Erschöpfungszuständen oder Krankheiten (Müller 1987; Peter u. Gerl 1977).

> **!** Die Atmung ist ein ständiger Begleiter unserer Körper-, Geist- und Seelenzustände.

Sie passt sich den Tätigkeiten der Anspannung und der Erholung an, indem sie sich vertieft und beschleunigt bei erregenden Prozessen und flacher und langsamer wird in Ruhephasen. Dies ist ein autonomer physiologischer Vorgang zur Regulierung aller Spannungszustände des Organismus. Die Anpassung geschieht ohne unser bewusstes Zutun von alleine. Andererseits kann die Atmung auch willentlich beeinflusst werden.

Befindet sich der Mensch auf einer niedrigen Erregungsebene, z. B. durch das Einnehmen einer Entspannungshaltung (Vaitl u. Petermann 1993; Peter u. Gerl 1977), verändern sich die Parameter, die seinen Energieumsatz bestimmen. Dazu müssen die geistige und körperliche Anspannung unter das Normalniveau absinken. Wissenschaftliche Untersuchungen, vor allem zum autogenen Training, zeigen deutlich messbare Veränderungen bei der Entspannung im organischen Bereich.

Aufgrund ihrer komplexen psychologischen und physiologischen Wirkungen werden Entspannungsmethoden in Prävention und Therapie untersucht und gezielt angewendet. Dies gilt vor allem für die Bereiche Psychotherapie, innere Medizin, Psychosomatik, Geburtsvorbereitung, Neurologie, prä- und postoperative Situationen sowie in der Schmerztherapie.

5.1.2 Physiologische Veränderungen bei der Entspannung

Abnahme des Spannungszustands der Skelettmuskulatur

Zwischen Entspannungszustand und niedrigem Muskeltonus besteht eine Korrelation. Das Elektromyogramm (EMG) dient der Aufzeichnung solcher neuromuskulärer Aktivitäten. Die für die Entspannungshaltungen bevorzugten Körperpositionen wie Sitzen oder Liegen benötigen relativ geringe Muskelarbeit. Dadurch kann die Tätigkeit der Muskel- und Gelenkspindeln mit ihren Druck- und Zug-Schmerzrezeptoren reduziert werden. Eine gewisse Mindestanspannung der Muskulatur sollte erhalten bleiben, ein sogenannter Biotonus. Sinkt der Muskeltonus unter dieses Niveau, regelt sich die Spannung durch autogene Entladungen wie Zuckungen oder Kontraktionen. Es kann auch vorkommen, dass einzelne Körperteile nicht mehr wahrgenommen werden.

Herz- und Kreislaufsystem

Die Herzfrequenz gilt als bevorzugter messbarer Indikator für Aktivierungs- und Entspannungsprozesse. Während bei körperlicher und emotionaler Belastung die Anzahl der Herzschläge pro Minute stark ansteigen kann, führt die Umschaltung von niedriger Belastung auf Ruhe nur zu einem geringen Abfall der Herzfrequenz (Müller 1987; Vaitl u. Petermann 1993). Es können vier bis sechs Schläge pro Minute sein. Dies wird durch den Einfluss des parasympathischen Nervensystems bei generell niedrigem Aktivierungsniveau erklärt.

Die Fähigkeit zu entspannen führt neben der Verminderung der Atemfrequenz und des Sauerstoffverbrauchs zu einer Abnahme des arteriellen Blutdrucks. Die periphere Vasodilatation senkt den Gefäßwiderstand, was kurzfristig eine Blutdruckveränderung bewirken kann. Dies ist vor allem günstig bei Menschen mit Hypertonie. Ein Wärmegefühl, vor allem in den Armen und Beinen, ist ein sicheres Zeichen von Entspannung. Auch Empfindungen wie Kribbeln und angeschwollene Extremitäten sind möglich. Hier spielt vor allem die mentale Beeinflussung, z. B. das Vorstellen von Wärme, eine große Rolle.

Atmung

Körperliche und geistige Ruhigstellung üben einen dämpfenden Effekt auf Atemfrequenz und Atemzugvolumen aus. Die Atmung wird langsamer und gleichmäßiger. Zwischen Ein- und Ausatmung verlängern sich die Pausen. Gleichzeitig erfolgt eine Zunahme der abdominellen Atmung (Bauchatmung) gegenüber der thorakalen Atmung (Brustatmung). Untersuchungen liegen auch hier vor allem zum autogenen Training vor, bei dem durch instruktive Satz- und Wortwiederholungen („Atemformel") eine solche Wirkung erreicht werden kann (s. 5.4.2, S. 51).

Zunahme des Hautwiderstands

Ein Entspannungszustand dämpft die Sympathikus-Aktivität. Der Hautwiderstand nimmt kontinuierlich zu, je besser die Entspannung gelingt. Diese Tatsache wird beim Biofeedback-Verfahren genutzt, wobei physiologische Prozesse, die normalerweise unwillkürlich ablaufen, in optische oder akustische Signale umgesetzt werden. Feedback-Methoden werden häufig, um eine größere Effektivität zu erzielen, mit Entspannungsverfahren kombiniert.

Veränderungen der Hirnstromaktivität

Aufzeichnungen des Elektroenzephalogramms (EEG) gestatten Rückschlüsse auf den Aktivitätszustand der Großhirnrinde. Bestimmte Wachheitszustände von Erregung und Anstrengung bis zum Tiefschlaf können charakteristischen Wellenmustern zugeordnet werden (Abb. 5.1).

Bei der Entspannung zeigen sich vor allem Alpha- und Theta-Wellen, wobei Alpha-Wellen bereits beim Schließen der Augen im Ruhezustand erscheinen. Theta-Wellen sind eher typisch für Langzeit-Trainierte. Aufzeichnungen bei Zen- und Yoga-Schülern, die Atemübungen durchführten, zeigten ein spontanes Umschalten der Hirnstromwellen, wenn eine Ruhehaltung eingenommen wurde.

Weitere physiologische Veränderungen

In der Entspannung erfolgt eine Senkung des Grundumsatzes beim ruhenden und nüchternen Menschen. Durch die vagotone Wirkung ergeben sich gastrointestinale Veränderungen (Parasympathikus-Aktivität). Im hormonellen Bereich werden die Senkung des Serum-Cholesterinspiegels, die Reduktion einer Schilddrüsen-Überfunktion und die Erhöhung des Blutzuckerspiegels hervorgerufen.

5.1.3   Psychische Veränderungen bei der Entspannung

Die Neuordnung der physiologischen Komponenten bei der Entspannung bewirkt ebenso eine psychische Angleichung. Voraussetzung für eine organische Umschaltung ist die Bereitschaft des Übenden, den Entspannungsprozess zu verinnerlichen und seelisch zu begleiten. Mental aktiver Einsatz, z.B. durch die Konzentration auf die Hinwendung zu sich selbst, erleichtert den Einstieg in die Entspannung. Ebenso hilfreich ist das „Loslassen" vom Denken, das soge-

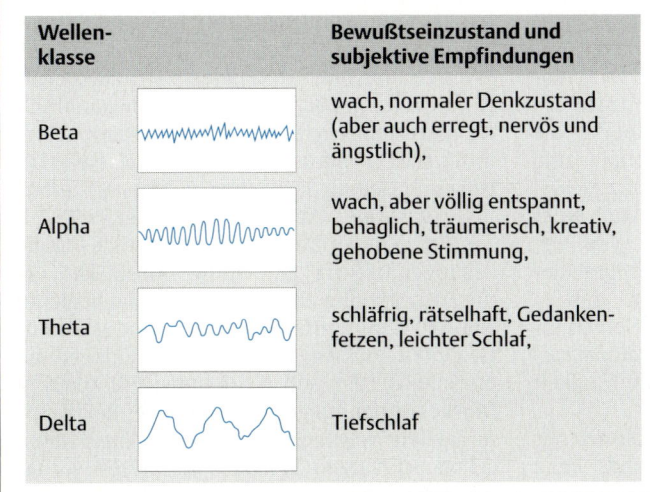

Wellen-klasse	Bewußtseinzustand und subjektive Empfindungen
Beta	wach, normaler Denkzustand (aber auch erregt, nervös und ängstlich),
Alpha	wach, aber völlig entspannt, behaglich, träumerisch, kreativ, gehobene Stimmung,
Theta	schläfrig, rätselhaft, Gedankenfetzen, leichter Schlaf,
Delta	Tiefschlaf

Abb. 5.1 Charakeristische Wellenmuster der Gehirnstromkurve bei bestimmten Wachheitszuständen (aus Peter, B., W. Gerl: Entspannung. Goldmann, München 1977)

nannte „Abschalten" und das Hingeben an die Ruhesituation. Das Gefühl der Gelöstheit, des Wohlbefindens und der Desaktivierung kann sich relativ schnell einstellen (Müller 1987; Vaitl u. Petermann 1993; Schulte 1989). Dies trifft vor allem für Geübte zu. Gleichgültigkeit gegen Außenreize und die Unlust, darauf zu reagieren, sind typische Zeichen eines stark verminderten Aktivierungszustands. Die Wahrnehmungsschwelle für akustische Reize ist häufig erhöht, vor allem bei geschlossenen Augen, provoziert jedoch keine geistigen und körperlichen Reaktionen. Mit dem Vertiefen des Entspannungszustands verändert sich die Körperwahrnehmung. Gefühle wie Schwerelosigkeit, Leere, „Nichts" oder das „Zerfließen" der Körperumrisse können auftreten. Es werden größtenteils angenehme Empfindungen registriert bis hin zur Euphorie, aber auch Angstreaktionen sind möglich. Sie indizieren einen Abbruch der Entspannungssituation.

Weitere psychische Auswirkungen sind Ruhe und Gelassenheit, körperliche und geistige Frische, ein Erholungsgefühl und Stärkung des Selbstvertrauens. Schädigende Stresssituationen werden langfristig besser verkraftet und emotionale Überreaktionen gemildert. Die Entspannungsfähigkeit kann sich stabilisieren und im Alltag mehr oder weniger spontan verfügbar werden und damit eine echte Hilfe zur Lebensbewältigung sein.

5.1.4   Ausbildung des Entspannungszustands

Ein Entspannungszustand entsteht auf der Basis von peripheren neurovegetativen und zentralnervösen Veränderungen. Erstgenannte regulieren sich über die Stimulation bestimmter Hirnareale, die unter anderem im vorderen Hypothalamus lokalisiert sind. Von dort überträgt das parasympathische Nervensystem Impulse, die zu Muskeltonussenkung, Blutdruckabfall und Atemverlangsamung führen. J. H. Schultz (1989) spricht beim autogenen Training von einer „Umschaltung". Diese ist abhängig von der Anzahl, Funktionsfähigkeit und Sensibilität der Rezeptoren. Man geht heute davon aus, dass in der Entspannung die sympathischen Nervenimpulse lediglich reduziert sind *(Sympathikolyse)* und nicht, wie früher angenommen, die Tätigkeit des Parasympathikus überwiegt.

Der neuropsychologische Erklärungsansatz zur Entstehung eines Entspannungszustands kann vor allem mit EEG-Aufzeichnungen nachvollzo-

gen werden (Vaitl u. Petermann 1993). Unterschiedliche Wellen zeigen den Verlauf von Wachzustand bis Tiefschlaf. Die für den Entspannungszustand charakteristischen Alpha-Wellen verdeutlichen den Bereich des entspannten Wachseins zwischen Hellwachsein und Einschlafen. Beim normalen Einschlafvorgang werden diese Stadien relativ schnell durchlaufen. In der Entspannung versucht der Übende, dieses Vorstadium des Einschlafens möglichst lange aufrechtzuerhalten und dem Einschlafen zu widerstehen. Bei längerem Verweilen in dieser Phase können emotionale Erlebnisse unterschiedlicher Art auftreten. Über kollaterale Verbindungen zu den neurovegetativen Zentren im Gehirn wird auch auf diesem Weg eine Dämpfung der Sympathikusaktivität erreicht (z. B. Atemverlangsamung). An ihr lässt sich jedoch nicht die Tiefe eines Entspannungszustands ableiten.

5.1.5   Schwierigkeiten bei der Entspannung

Erstaunlich viele Menschen haben eine Abneigung gegen Entspannungsübungen oder sind nicht in der Lage, für sich einen Entspannungszustand herbeizuführen. Hierfür gibt es zahlreiche Ursachen, von denen viele behoben werden können.

PRAXIS-TIPP   Man sollte als erstes die äußeren und inneren Voraussetzungen prüfen, die eine Entspannung begünstigen oder verhindern. ■

Oft es es sinnvoll, einen Plan zu erstellen, um Tages- und Uhrzeit für die Übungen festzustellen, da unter Zeitdruck keine Entspannung herbeizuführen ist. Außerdem muss der wirkliche Wunsch und Wille vorhanden sein, damit „ruhigen Gewissens Zeit geopfert" werden kann. Häufig setzt man sich aber schon hiermit wieder unter Leistungsdruck, sodass eine gelassene Haltung und Geduld ausbleiben. Räumliche Verhältnisse wie Stille, Wärme, Ungestörtheit (z. B. Telefon und Klingel abstellen) sind gerade für den Anfänger wichtig. Eine ruhige Musik kann auf die Entspannung einstimmen oder sie begleiten. Muskelkrämpfe und Schmerzen sind genau das Gegenteil dessen, was in der Entspannung erreicht werden soll. Sie können vor allem bei Muskelanspannungen (progressive Relaxation) provoziert werden. Sind vor der Entspannung schon Schmerzen in einem Körperteil vorhanden, sollte man diesen bei der Entspannungsübung aussparen. Am anfälligsten für Krämpfe sind die Waden- und Fußmuskulatur. Sie sollte dann nur leicht angespannt werden und dafür etwas länger. Man kann sich auch vorstellen, Entspannungsgefühle oder die Ausatmung in diesen Muskel fließen zu lassen. Entwickelt sich ein Muskelkrampf, sollte man tief atmen, den Muskel dehnen und anschließend lockern.

Kurze unwillkürliche Muskelzuckungen treten manchmal vor dem Einschlafen auf. Auch in der Entspannung sinkt der Muskeltonus häufig von einem hohen auf ein extrem niedriges Spannungsniveau. Diese reflexhaften motorischen Entladungen werden durch längeres Üben immer seltener. Ähnlich verhält es sich mit Muskelzittern und anderen unwillkürlichen Bewegungen.

Weitere Störfaktoren bei der Entspannung sind Husten, Niesen, Schlucken oder Juckreiz. Häufig erfordert es mehr Kraft, einen solchen Reiz zu unterdrücken als ihm nachzugeben. Vermehrter Speichelfluss und Darmgeräusche sind Zeichen des Parasympathikuseinflusses und sollten nicht als peinlich empfunden werden, wenn man in der Gruppe übt.

Die Folgen vegetativer Funktionsänderungen sind subjektive Empfindungen wie Schwere, Wärme, Prickeln und Kälte. Sie sind typisch für die Entspannung und können bis zum vorübergehenden Sensibilitätsverlust führen. Allerdings sind Kältegefühle unangenehm und hinderlich für den Entspannungszustand. Sie treten auf, wenn der Raum zu kalt ist oder sich die Blutversorgung des Bauchraumes so erhöht, dass die Hautdurchblutung besonders an Händen und Füßen verringert ist. Mit einer Decke oder warmen Socken kann man dies meist verhindern. Auch wenn der Mensch beschäftigt oder konzentriert ist, durchkreuzen immer wieder störende Gedanken seine Tätigkeit. Dies gilt vor allem für die passiven Methoden. Auf diese Weise können alle möglichen Gedanken oder Gefühle die Entspannung verhindern. Wenn man die geistige Ablenkung registriert, sollte man ruhig zur Konzentration bei der Entspannung zurückkehren und sich nicht ärgern, dass es nicht immer gelingt.

PRAXIS-TIPP   Jeder aktive Versuch, die Gedanken zu analysieren und zu interpretieren, führt von der Entspannung weg. ∎

In Stadien tiefer Entspannung oder Meditation können Empfindungen auftreten, die Wahrnehmungstäuschungen ähneln. Hände, Arme, Beine oder Gesicht können überdimensioniert groß erscheinen oder Gliedmaßen verlängert oder verkürzt anmuten. Körpergrenzen lösen sich auf. Ungeübte erleben diese Phänomene oft in Verbindung mit Ängsten, Erfahrene genießen sie als Bewusstseinsbereicherung. Aus Angst, die Kontrolle über sich selbst zu verlieren, wird die Entspannung meist abgebrochen. Eventuell sollten diese traumähnlichen Wahrnehmungen therapeutisch bearbeitet werden.

PRAXIS-TIPP   Will die Entspannung gar nicht gelingen, sollte man versuchen, sich vorher zu ermüden. So gelingen Entspannungen am besten nach sportlicher Betätigung. In der Therapie können Muskelanspannungen oder ein Spaziergang die Entspannung gut vorbereiten. ∎

5.1.6   Entspannungsverfahren

Methoden der Entspannung gibt es seit alters her. Schon immer mussten sich die Menschen mit den Kräften der Natur, mit Krankheiten und Schmerz auseinandersetzen. Dazu war eine Stärkung von Körper und Geist erforderlich. Entspannungsmethoden wie Meditation und Versenkung wurden und werden ebenso für spirituelle Prozesse eingesetzt. Sie sind meist eingebunden in philosophische oder religiöse Systeme (z. B. Exerzitien, Zen, Sufismus, Yoga) und dienen der „inneren Reinigung" und Bewusstseinserweiterung. Der räumliche und geistige Rückzug in sich selbst und das Einnehmen bestimmter Körperhaltungen sind für Entspannungsverfahren typisch.

Äußere Ruhe und Abgeschiedenheit begünstigen die innere Ruhe und Sammlung. Im 20. Jahrhundert entwickelten sich zahlreiche „moderne" Entspannungstechniken und -methoden. Relativ früh waren dies die Weiterentwicklung der Hypnose, das autogene Training von J. H. Schultz und die progressive Relaxation von E. Jacobson. Sie finden zur Zeit auch die größte Anwendung. Andere westliche Methoden verbinden beispielsweise Bewegungs-, Atem- und Psychotherapie.

Asiatische Versenkungsmethoden wurden im Westen vor allem in der Nachkriegszeit bekannt. Aber auch in Deutschland entwickelten sich meditative Praktiken (z. B. J. H. Schultz, C. J. Jung, H.-C. Leuner). Neuere Entspannungsverfahren sind z. B. die funktionelle Entspannung, die konzentrative Bewegungstherapie, die Feldenkrais-Methode, die Eutonie, das Biofeedback, die Musiktherapie, die Lösungstherapie. Yoga, Tai Chi, Qigong (s. 12.2, S. 192) und Shiatsu gibt es seit vielen hundert Jahren in asiatischen Ländern und sie haben sich auch im Westen etabliert.

Rein imaginative Verfahren sind Traum-, Märchen- und Phantasiereisen und das katathyme Bilderleben.

5.1.7 Atmung und Atemübungen in Entspannungsverfahren

Der Stellenwert des Atemprozesses ist in den verschiedenen Entspannungsverfahren von mehr oder weniger großer Bedeutung. Die Beruhigung des Atemstroms ist Ziel aller therapeutischen Anwendungen. Einige Systeme basieren auf einer rhythmischen Verbindung von Atmung und Bewegung (z. B. Yoga, Tai Chi, Qigong), andere lenken das Bewusstsein auf die Beobachtung der Atemtätigkeit (autogenes Training). Atemübungen und Körperwahrnehmung finden sich bei Middendorf, dem Psychohygiene-Training und Feldenkrais. Bei fast allen Meditationsformen helfen Atemübungen als Einstieg in die Entspannung durch Sammlung und Konzentration auf den Atemvorgang. Zum Beenden von Entspannungsübungen wird eine vertiefte Atmung eingesetzt, etwa beim autogenen Training oder der progressiven Relaxation. Sie dient dem Heben des Aktivitätsniveaus, dem „Zurückholen", häufig verbunden mit dem Schließen der Hände, dem Strecken und Räkeln des Körpers sowie herzhaftem Gähnen.

> ❗ Atemübungen, Atementspannung oder Atemtherapie existieren nicht als festgelegte Methode. Gerade deshalb können sie vielfältig variiert und angewendet werden, z. B. passiv beobachtend oder aktiv regulierend.

In der Atemtherapie orientiert man sich an einer Wiederherstellung oder Verbesserung der ökonomischen Atmung: Die Atementspannung liegt im bewussten Erleben des **atmens** in verschiedenen Entspannungshaltungen, auch in Kombination mit Dehnung, Lockerung und Kräftigung der Atemmuskulatur. Dabei kann sich die Aufmerksamkeit allein beobachtend auf den Atemvorgang an sich richten, ohne ihn zu verändern, oder es werden bestimmte Atemtechniken, beispielsweise Brust-, Bauch- oder Flankenatmung zur Wahrnehmung und Entspannung durchgeführt. Hierbei muss auf das ruhige Fließen der Atmung geachtet werden. Pressatmung, Hyperventilation, flaches **atmen** und Atemanhalten sollen vermieden werden, sie behindern den Entspannungsprozess.

5.1.8 Körperwahrnehmung

In zahlreichen Entspannungsverfahren ist die Körperwahrnehmung von herausragender Bedeutung. Sie ist gekennzeichnet durch die Einengung des Bewusstseins auf den ganzen Körper, einzelne Körperteile oder bestimmte Körperfunktionen. Durch die selektive Konzentration auf Sinnesempfindungen der Oberflächen- und Tiefensensibilität der Haut und Muskulatur wird ein Ruhezustand hervorgerufen. Aktives Muskelanspannen und -lösen sowie die Wahrnehmung des Atemrhythmus können diesen Prozess begleiten. Ohne den Körper zu bewegen, wird so das „Hineinspüren" in Körperteile zum Empfinden von Temperatur, Druck, Zug und anderem bewirkt.

Ziele der Körperwahrnehmung sind neben dem angestrebten Entspannungszustand eine bessere Empfindungs- und Wahrnehmungsfähigkeit. Das Gefühl für Empfindungen bildet sich vorwiegend über die Reizaufnahme durch das Sinnesorgan, den Rezeptor und die afferente Weiterleitung zum Gehirn. Die Wahrnehmung hingegen schließt die subjektiv erfahrene Vorstellung und Bewertung der Reizqualität mit ein.

Bewusstes, aber vor allem Unbewusstes, bestimmt die Körperwahrnehmung, das limbische System lässt Emotionen mit einfließen. So kommt es, dass gleiche Bedingungen von den Übenden ganz unterschiedlich wahrgenommen werden. Das Empfinden beispielsweise von Temperatur, Lautstärke oder Bewegung beruht auf Erfahrungen, die wir gespeichert haben, und der augenblicklichen körperlichen, geistigen und seelischen Situation. Durch die Körperwahrnehmung erfolgt eine affektive (gefühlsmäßige) und eine kognitive (gedanklich erfasste) Anreicherung von Beziehungsabläufen im Körper und deren Rückmeldung. Die dreidimensionale Vorstellung der eigenen Körperräume und der Haut ergeben, emotional bewertet, das Körperbild. Dies ist um so ausgeprägter, je mehr Körpererfahrung und -wahrnehmung bereits gesammelt wurde. Dabei sind auch taktile Berührungen mit anderen Menschen notwendige Reize. Dies ist vor allem in der Entwicklung des Kindes wichtig. Gefühls- und Gemütsbewegungen begleiten die Hautkontakte: Wohlsein, Weichheit und Schmerz werden im Gehirn gespeichert. In der Formatio reticularis werden nachfolgend durch zentralnervöse Umschaltungen vegetative Reaktionen ausgelöst. So beeinflusst die sensorische Wahrnehmung unter anderem die Atmung, die Konzentrationsfähigkeit, die Schmerzempfindung und den Muskeltonus.

> **!** Ein intaktes Nerven- und Sinnessystem bei organischer Gesundheit nimmt jede Empfindung des Körpers auf. Das Körperbild ist einer ständigen Wandlung unterworfen, jede neue Erfahrung ändert es.

Atemübungen schulen die Körperwahrnehmung, indem sie den Atemvorgang mit Einatmung, Ausatmung und Atempause bewusst machen. Verschiedene Atemräume im Körper können gezielt erspürt werden. Das Auflegen der eigenen Hände oder der eines Therapeuten erleichtern die Atemwahrnehmung. In verschiedenen Körperhaltungen werden Atembewegungen und Atemtiefe anders erfahren. So können Unterschiede in der Atemwahrnehmung festgestellt werden. Im Gegensatz zu den Körperorganen kann das atmen auch in völligem Ruhezustand wahrgenommen werden.

5.1.9 Entspannungshaltungen und Atembewegung

Grundsätzlich kann Entspannung in verschiedenen Körperhaltungen geübt werden (Abb. 5.2). Hierfür eignen sich jedoch in erster Linie das Liegen und das Sitzen. Bestimmte Übungsformen implizieren eine spezielle Position, z. B. der Kutschersitz beim autogenen Training oder der Sitz mit gekreuzten Beinen bei der meditativen Entspannung.

Wird die Atmung als Regulativ bei der Entspannung eingesetzt, ist zu beachten, dass sich die Atemmechanik mit der Körperhaltung ändert. Die Rückenlage (Abb. 5.2 a) wird von den meisten gesunden Übenden bevorzugt, die gewünschten physiologischen Reaktionen erfolgen hier am schnellsten, ebenso entsteht ein Gefühl des Ausruhens und Abschaltens. Der Nachteil des Liegens besteht darin, dass das Einschlafen begünstigt wird. In der Rückenlage braucht keine Muskelkraft aufgewendet werden, um den Körper aufrecht zu halten. Jedoch hat das Zwerchfell hier eine größere Arbeit zu leisten als

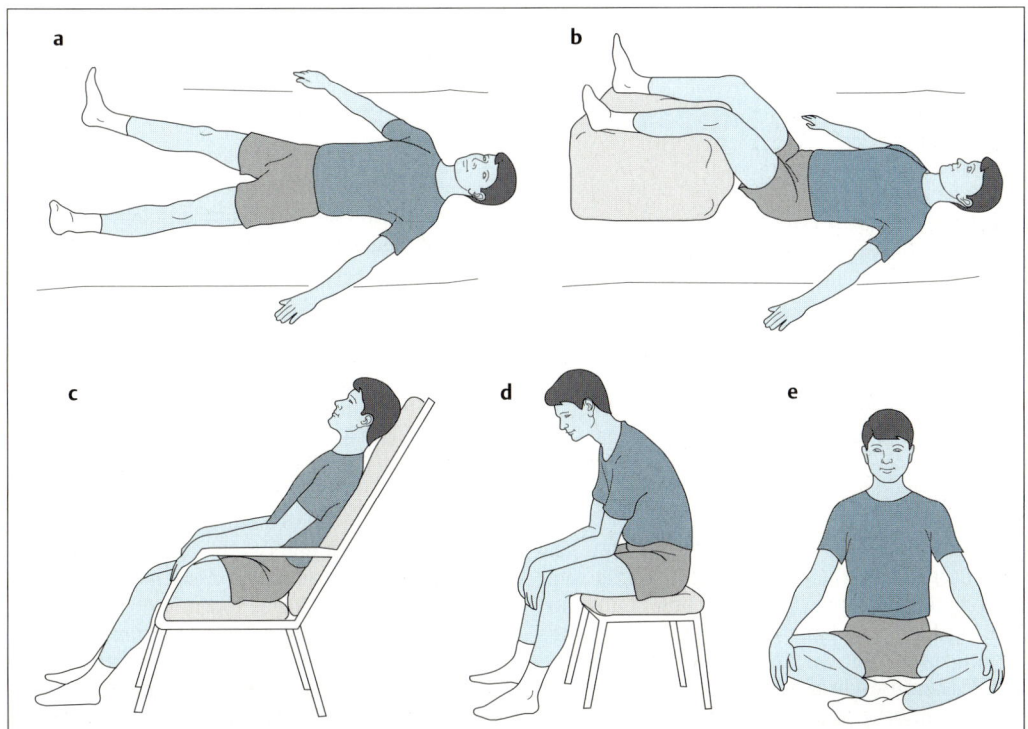

Abb. 5.2 Entspannungshaltungen: **a** Rückenlage, **b** Rückenlage mit Beinhochlagerung, **c** Entspannte Sitzhaltung, **d** Kutschersitz, **e** Meditationshaltung im Schneidersitz

im Sitzen, die abdominale Atmung (Bauchatmung) überwiegt. Das Unterlegen eines kleinen Kissens unter Kopf und Knie wird von vielen Übenden als angenehm empfunden. Auch können die Beine insgesamt höher gelagert werden, sodass die Lendenwirbelsäule entlastet ist (Abb. 5.2 b). Die Arme sollten seitlich neben dem Körper liegen, die Beine leicht gespreizt. Eine angenehme Raumatmosphäre und etwas abgedunkeltes Licht erleichtern den Einstieg in die Entspannung. Es empfiehlt sich, die Entspannung nach längerem Üben in Rückenlage auch im Sitzen durchzuführen, da die Effekte so praktikabler auf den Alltag übertragen werden können. Bevorzugt werden hierfür Sessel, bei denen man den Rücken und eventuell den Kopf anlehnen kann (Abb. 5.2 c). Das Zwerchfell arbeitet so unter erleichterten Bedingungen, zur Einatmung wird nur geringe Kraft benötigt. Eine weitere Atemerleichterung bieten Armlehnen, da der Brustkorb vom Gewicht des Schultergürtels und der Arme entlastet wird.

Beim Kutschersitz wird der Oberkörper nach vorne gebeugt und die Beine geöffnet, die Unterarme stützen sich auf die Oberschenkel (Abb. 5.2 d). Häufig wird der Kopf schwer und sein Gewicht als unangenehm empfunden. Die für die eher kurzfristige Entspannung vorgesehene Sitzhaltung bedeutet für die Atemtätigkeit eine Einschränkung der Zwerchfellbeweglichkeit. Ihre atemtechnische Wirkung bezieht sich mehr auf den Flanken- und Rückenbereich. Auch der aufrechte Sitz auf einem Hocker oder Stuhl erlaubt eine gute Atmung in allen Lungenbereichen, erfordert allerdings in isometrischer Haltearbeit die muskuläre Balance des Oberkörpers. Wer keine Knieprobleme hat, kann im Fersensitz oder Schneidersitz entspannen (Abb. 5.2 e).

Steht die Atemtätigkeit als therapeutische Maßnahme im Vordergrund, wird die Körperhaltung darauf abgestimmt. Dann sind alle Variationen von Horizontallagerungen (Rückenlage, Bauchlage, Seitenlage), Sitzen, Hocken, Vierfüßlerstand und eventuell Stehen angezeigt. Die Wahl der Körperstellung ist abhängig von unterschiedlichen Faktoren:

- der Leistung des kardiopulmonalen Systems,
- dem Körperbau und dem Zustand des aktiven und passiven Stützapparates,
- der psychischen Verfassung,
- der angestrebten Veränderung oder dem Behandlungsziel.

5.2 Atem- und Entspannungsübungen

5.2.1 Übungen zur Atem- und Körperwahrnehmung

Übungen in Rückenlage oder im Sitzen

ÜBUNG

Diese Übungen helfen, das **atmen** bewusst wahrzunehmen und Atemveränderungen zu spüren:

- Den Atemfluss beobachten, ohne ihn zu verändern, und dabei den Weg des Atemstroms gedanklich durch Nase, Rachen, Luftröhre, Bronchien und Lungen mit der Einatmung und zurück mit der Ausatmung verfolgen.
- Die Hand/Hände auf den Brustkorb legen und die Atembewegung wahrnehmen.
- Die Hand/Hände auf den Bauch legen und die Atembewegung spüren.

- Eine Hand auf die Brust und eine auf den Bauch legen, die Hände wechseln und Unterschiede in der Atemwahrnehmung beobachten.

ÜBUNG

Diese Übungen verlängern den Atemzyklus und vertiefen die Atmung:

- Beide Hände auf den Bauch legen, mit der Einatmung die Hände ca. 10–20 Zentimeter vom Bauch wegführen, beim Ausatmen die Hände wieder auf den Bauch legen.
- Beim Atmen zählen, z.B. einatmen – „eins", ausatmen – „zwei" usw. bis zehn oder zwanzig, dann wieder bei „eins" anfangen.
- Beim Einatmen denken: „ein", beim Ausatmen: „aus", ebenso mit „Ru" – „he", „Frie" – „den", „ich bin" – „entspannt".

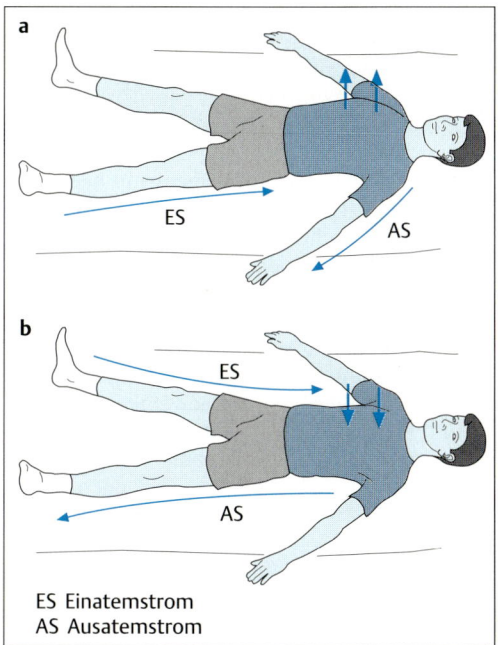

ES Einatemstrom
AS Ausatemstrom

Abb. 5.**3** Übungen zur Beruhigung und Sammlung

- Während eines Atemzyklus an ein Körperteil denken, mit jedem Atemzyklus das Körperteil wechseln. Dabei kann auch eine bestimmte Reihenfolge eingehalten werden, z. B. Hand, Unterarm, Oberarm, Schulter, Kopf.

Zur Verlängerung der Atemphasen und zur Beruhigung und Sammlung den Ein- und Ausatemstrom gedanklich durch Arme oder Beine fließen lassen (Abb. 5.**3**), z. B. vom Fuß in Richtung Oberschenkel oder von der Schulter zur Hand (Abb. 5.**3 a**). Den Atem an einer Körperseite „hochziehen" und an einer anderen „hinabgleiten" lassen und umgekehrt (Abb. 5.**3 b**).

ÜBUNG

In Rückenlage die Beine anziehen und die Füße bequem aufstellen, sodass Knie und Füße etwa hüftbreit auseinander sind. Die Arme neben den Körper legen. Mit der Einatmung die gestreckten Arme vor dem Körper über den Kopf führen oder am Boden entlang ziehen, bis sie hinter dem Kopf liegen, und mit der Ausatmung auf gleichem Weg zurückführen. Die Arme einzeln anheben und wieder ablegen. Am Ende des Ausatmens den Kopf anheben und mit einem „Pfff"- oder „Sch"-Laut den restlichen Atem langsam ausströmen lassen. Danach können die Beine ausgestreckt werden.

ÜBUNG

In Rückenlage mit unterlagerten oder aufgestellten Beinen zunächst den Atem beobachten, dann die Stellung der Arme verändern und dabei in jeder Haltung die Atembewegung vergleichend erspüren (Abb. 5.**4**):

- Die Arme liegen neben dem Körper (Abb. 5.**4 a**).
- Die Arme liegen in Verlängerung der Schlüsselbeine (Abb. 5.**4 b**).

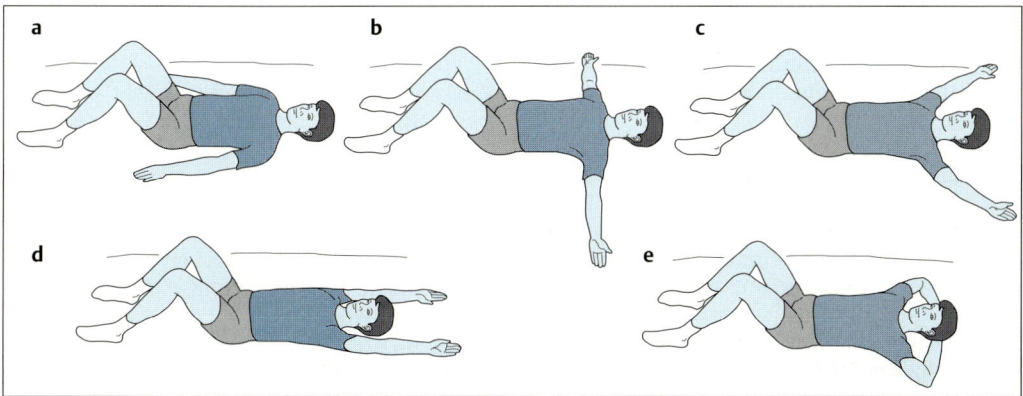

Abb. 5.**4** Armhaltungen zur Beobachtung der Atembewegung: **a** Die Arme liegen neben dem Körper,
b Die Arme sind abgespreizt, **c** Die Arme sind schräg nach oben gestreckt, **d** Die Arme liegen neben dem Kopf,
e Die Arme sind hinter dem Kopf verschränkt

- Die Arme liegen schräg nach oben gestreckt (Abb. 5.**4c**).
- Die Arme liegen parallel neben dem Kopf (Abb. 5.**4d**).
- Die Arme liegen verschränkt hinter dem Kopf (Abb. 5.**4e**).
  Dieselben Übungen in umgekehrter Reihenfolge durchführen.

Pendelübungen im Stehen

Diese Übungen dienen der Körper- und Atemwahrnehmung und führen zur Beruhigung. Am besten werden sie barfuß oder in Strümpfen durchgeführt, weil guter Bodenkontakt sensible Rückmeldungen gibt. Die Augen können zur besseren Konzentration geschlossen werden.

ÜBUNG

1. Aufrecht stehen, Füße parallel und hüftbreit, die Arme hängen neben dem Körper. Mit den Füßen durch leichten Druck der Zehen, Fersen, Außen- und Innenkanten die Verbindung zum Boden aufnehmen, ohne die Füße vom Boden abzuheben. Die Zehen anheben, spreizen und wieder ablegen. Nun das Gewicht des gesamten Körpers im Wechsel nach vorne auf den Vorfuß und nach hinten auf den Rückfuß verlagern, ohne in der Hüfte abzuknicken. Der ganze Fuß soll immer Bodenkontakt halten. Nach einigen Wiederholungen den Atem rhythmisch mit der Pendelbewegung fließen lassen, z. B. vorpendeln – einatmen, zurückpendeln – ausatmen. Nach einer Weile stehen bleiben und nachspüren.
2. Nun wird das Körpergewicht nach rechts und links gependelt, wobei die Außen- bzw. Innenkanten der Füße belastet werden. Die Füße nicht vom Boden abheben! Auch diesmal den Atem- und Bewegungsrhythmus kombinieren.
3. Die vier Bewegungsrichtungen werden miteinander verbunden: Es erfolgt mit dem Körper eine Kreisbewegung, wobei die Füße wieder fest auf dem Boden bleiben. Eine Koordination der Atembewegung ergibt meist eine Ein- und Ausatmung während einer Kreisbewegung. Auch zur anderen Seite kreisen. Die Rhythmisierung der Atmung soll nicht vorgegeben werden, sondern von alleine entstehen. Aus- und Einatmung können unterschiedlich mit der Bewegung kombiniert werden.

4. Sind mehrere Übende in einer Gruppe zusammen, kann man die rechte und linke Pendelbewegung auch im Schulterkreis ausführen. Dies erfordert ein gutes Zusammenarbeiten und viel Feingefühl: Die Teilnehmer stellen sich so eng zusammen, dass sich die Schultern und Oberarme berühren (nicht die Hände). Die Füße sind hüftbreit geöffnet, leicht gebeugte Knie erleichtern das Abfangen einer zu heftigen Bewegung. Die Füße bleiben fest auf dem Boden. Alle Teilnehmer verlagern gleichzeitig ihren Oberkörper nach rechts und links, sodass eine rhythmische Wiegebewegung entsteht. Der Atem fließt mit der Bewegung. Hat sich der Kreis gut eingependelt, kann man die Augen schließen und genießen. Langsam wieder zur Ruhe kommen und noch einen Moment stehen bleiben, die Entspannung spüren.

5.2.2   Atemübungen

Im Stehen

Aufrecht stehen mit festem Kontakt zum Boden, die Füße hüftbreit. Die Arme hängen neben dem Körper, Körperhaltung spüren, den Atem wahrnehmen. Einige Male ein- und ausatmen, in Gedanken den Atemstrom von unten nach oben bis unter die Achseln ziehen. Mit jeder Einatmung die Arme heben, mit der Ausatmung senken. Dies kann mehrmals mit der gleichen Armhaltung geschehen.

ÜBUNG

- Einatmen und die Arme schräg nach unten vom Körper wegführen.
- Einatmen und die Arme waagrecht anheben.
- Einatmen und die Arme schräg nach oben führen.
- Einatmen und die Arme senkrecht nach oben führen.
- Einatmen und die Arme senkrecht nach oben führen, die Handflächen berühren sich.
- Dieselben Übungen in umgekehrter Reihenfolge durchführen.

Damit die Atmung nicht zu schnell und tief wird, kann zwischen den Armhaltungen ein Atemzyklus ohne Armbewegung erfolgen. Die Übungen können auch so ausgeführt werden, dass beim

Einatmen und Anheben der Arme die Handflächen nach oben drehen und beim Senken der Arme wieder nach unten zeigen.

Im Sitzen

Um zu erfahren, wo die Atembewegung gut oder schwach zu spüren ist, zunächst eine Hand nacheinander auf verschiedene Stellen des Brustkorbs und der Bauchdecke legen und „in die Hand atmen".

ÜBUNG

- Mit dem Oberkörper nach rechts und links wiegen, dabei rhythmisch atmen.
- Den Oberkörper nach rechts neigen, den linken Arm seitlich bis über den Kopf anheben und mit den Bewegungen ein- und ausatmen, anschließend die Seite wechseln.
- Beide Arme vor dem Körper bis auf Augenhöhe anheben und einatmen, senken und ausatmen.
- Dann die Arme seitlich anheben – einatmen, senken – ausatmen.
- Die Arme vor dem Körper bis über den Kopf anheben – einatmen, über die Seite senken – ausatmen.
- Die Hände in den Schoß legen, die Fingerspitzen berühren sich – entspannen.
- Die Hände beim Einatmen vor dem Körper verschränken, Handflächen nach außen drehen, die Arme strecken und über den Kopf

anheben, beim Ausatmen die Hände öffnen und die Arme seitlich senken.
- Die Einatemphase zunächst wiederholen, dann aber zur Seite beugen und ausatmen, zurück zur Mitte und einatmen, nun erst die Hände öffnen und die Arme beim Ausatmen senken.
- Die Übung abwechselnd zur rechten und linken Seite durchführen.

Im Liegen

ÜBUNG

Diese Übungen in der Rückenlage sind auch Dehnübungen für den unteren Rücken (Abb. 5.**5**):

- Die Füße aufstellen, das Becken vor- und zurückbewegen, mit der Atmung kombinieren (Abb. 5.**5 a**).
- Beide Knie an die Brust ziehen, mit den Händen umfassen (Abb. 5.**5 b**). Beim Einatmen die Knie vom Körper wegdrücken und die Arme strecken. Beim Ausatmen die Knie heranziehen und die Arme beugen.
- Die Füße aufstellen, beide Knie nach rechts und dann nach links bis zum Boden senken (Abb. 5.**5 c**). Die Arme vom Körper wegspreizen, damit die Knie Platz haben. Diese Bewegungen mit der Atmung verbinden.

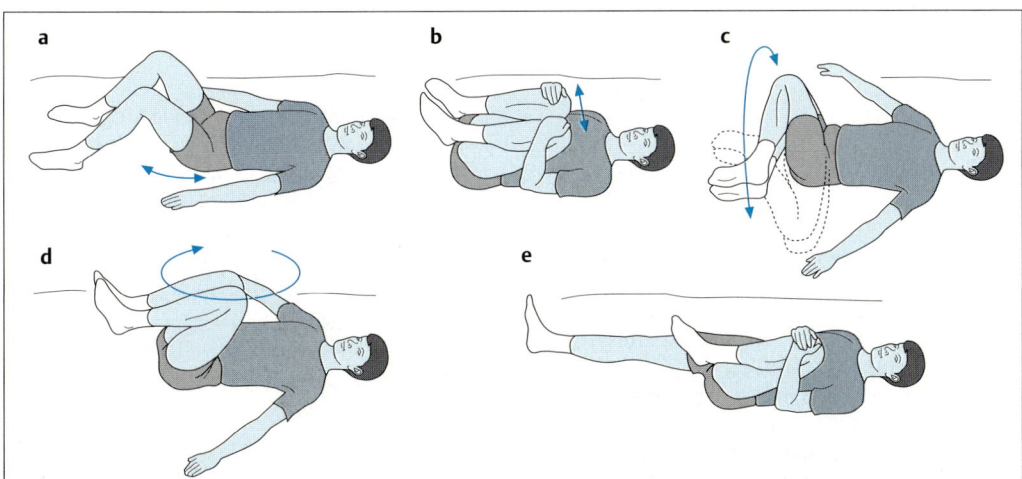

Abb. 5.**5**   Atemübungen im Liegen: **a** Die Atmung wird mit der Bewegung des Beckens kombiniert, **b** Beim Wegdrücken der Knie einatmen, beim Anziehen an den Körper ausatmen, **c** Die Atmung mit der Bewegung der Knie kombinieren, **d** Ein- und Ausatmen im Rhythmus mit dem Kreisen der Knie, **e** Ausatmen beim Anziehen des Beines, Einatmen beim Strecken

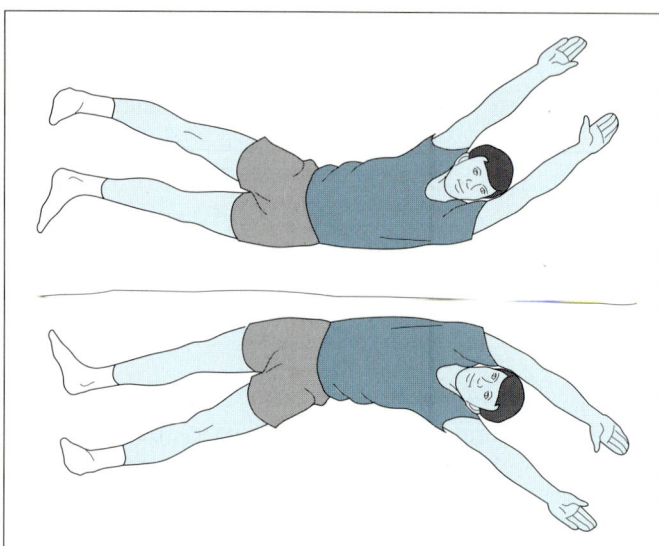

Abb. 5.**6**   Halbmondlage

- Beide Knie zur Brust ziehen, die Hände umfassen die Knie einzeln oder können auf dem Boden liegen bleiben. Mit den Knien einen Kreis beschreiben. Pro Kreis einmal ein- und ausatmen (Abb. 5.**5 d**).
- Ein Bein aus der Rückenlage heranziehen, mit den Händen umfassen und an den Brustkorb drücken, ausatmen (Abb. 5.**5 e**). Das Bein ablegen, einatmen, das Bein wechseln.
- Den rechten Arm vom Boden abheben und einatmen, senken und ausatmen. Die Übung mit den anderen Gliedmaßen durchführen.
- Den rechten Arm und das linke Bein gleichzeitig anheben und wieder senken. Der Atem begleitet die Bewegungen. Mit dem linken Arm und dem rechten Bein wiederholen.

5.2.3   Atemübungen in Dehnlagen

Dehnlagen sind Körperpositionen, die einige Minuten beibehalten werden können. Sie sind Entspannungshaltungen, weil die Aufmerksamkeit auf Körperlage, Atembewegung und Dehnung eingegrenzt wird. Da in der Endstellung keine Bewegung stattfindet, hat der Übende Zeit zur Selbstbeobachtung und -regulierung. Die längere Dehnung bewirkt eine Herabsetzung des Muskeltonus und der Gewebswiderstände, besonders der Haut und Muskulatur im Brustkorbbereich. Damit wird die Atmung vertieft, verstärkt, gleichmäßiger und langsamer.

Der Halbmond

ÜBUNG

Aus der Rückenlage die Arme seitlich oder über dem Kopf so ablegen, dass sie bequem am Boden liegen. Beide Beine gleiten mit den Fersen nacheinander nach rechts, die linke Körperseite wird dabei gedehnt, die rechte komprimiert. Nach einigen Atemzügen mit dem Oberkörper zur gleichen Seite rutschen, sodass die Dehnung der linken Körperhälfte stärker wird (Abb. 5.**6**). Das Becken und die Schultern bleiben entspannt auf dem Boden liegen. Die Atmung ist in der linken Brustkorbhälfte verstärkt. Man kann eine Hand an die linke Flanke legen und dort die Atembewegung spüren. Diese Atementspannung kann bis zu einigen Minuten gehalten werden. Langsam zur Ausgangsposition zurückgleiten und nachspüren. Die rechte und linke Seite auf unterschiedliche Wahrnehmung vergleichen. Nach einer Weile die andere Seite dehnen.

Drehdehnübungen in Rückenlage

ÜBUNG

Ausgangsstellung ist die Rückenlage. Die Arme seitlich vom Körper weglegen. Die Schultern und Arme sollen bequem am Boden liegen bleiben, der Kopf dreht immer zur Gegenseite der Beine. Eine Hand kann auch unter den Kopf

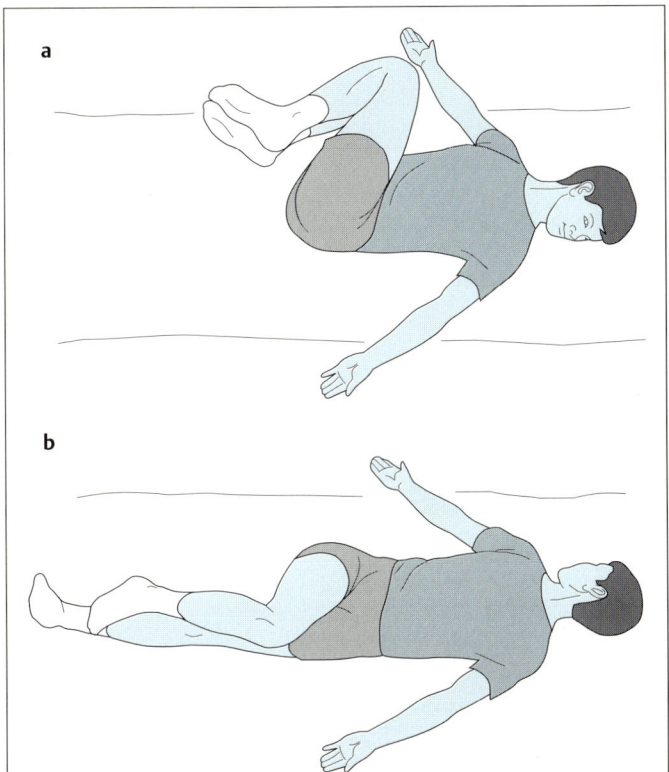

Abb. 5.**7**   Drehübungen in Rücken-lage: **a** Mit angezogenen Beinen, **b** Mit überkreuzten Beinen

gelegt werden. Für die Drehdehnlagen gibt es unterschiedliche Beinhaltungen (Abb. 5.**7**). Hier einige Beispiele:

- Beide Beine an den Brustkorb ziehen, zur rechten Seite ablegen, die linke Beckenseite hebt sich, Kopf dreht nach links (Abb. 5.**7 a**).
- Das linke Bein ausstrecken, das rechte Knie anziehen und über das linke Bein Richtung Boden schieben (Abb. 5.**7 b**). Der Kopf dreht nach rechts.
- Das linke Bein ausstrecken, das rechte Bein gestreckt über das linke legen.
- Die Übungen jeweils zur anderen Seite wiederholen.

In der Dehnlage die Atmung spüren. Nach jeder Seite in die Ausgangsstellung drehen und nachspüren, wie sich die Atembewegung verändert hat.

Drehdehnübungen in Seitenlage
ÜBUNG

Ausgangsstellung ist die Seitenlage (Abb. 5.**8**). Das untere Bein ist gestreckt, das obere Bein in Hüfte und Knie gebeugt. Der untere Arm ist angewinkelt und die Hand liegt unter dem Kopf (Abb. 5.**8 a**). Bei der nun folgenden Drehung zur Rückenlage bleibt das obere Knie auf dem Boden liegen. Der obere Arm bewegt sich in Richtung Boden, bis beide Schultern am Boden liegen. Ist dies zu schwierig, kann der Arm unterlagert werden, bis später die Dehnung erreicht ist. Der Kopf dreht mit (Abb. 5.**8 b**). In der Endstellung wird die Atembewegung gespürt. Langsam in die Seitenlage zurückdrehen, dann in der Rückenlage Körperseiten vergleichen. Ebenso auf der anderen Seite vorgehen.

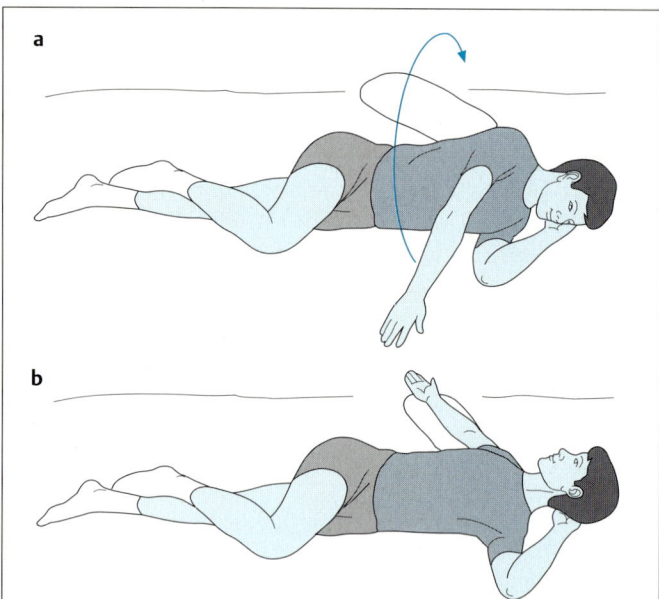

Abb. 5.**8**　Drehübungen in Seitenlage: **a** Ausgangsstellung, **b** Endstellung

Dehnübungen aus dem Fersensitz

ÜBUNG

Aus dem Fersensitz den Oberkörper vorbeugen, bis er auf den Oberschenkeln liegt (Abb. 5.**9**). Die Arme nach vorne ausstrecken. Der Kopf liegt zwischen den Oberarmen (Abb. 5.**9 a**). Mit den Händen am Boden nach rechts weiterwandern bis die linke Flanke ausreichend gedehnt ist (Abb. 5.**9 b**). Die Atmung im unteren Rücken und auf der linken Brustkorbseite spüren. Nach einigen Minuten zur Mitte zurückgleiten und nachspüren (Abb. 5.**9 c**). Die gleiche Übung zur anderen Seite ausführen.

ÜBUNG

Den Oberkörper auf den Oberschenkeln ablegen. Die Unterarme liegen parallel quer vor den Knien, der Kopf liegt auf den Unterarmen. Diese können auch auf einer Unterlage abgelegt werden, um den Brustkorb-Achsel-Bereich stärker zu dehnen.

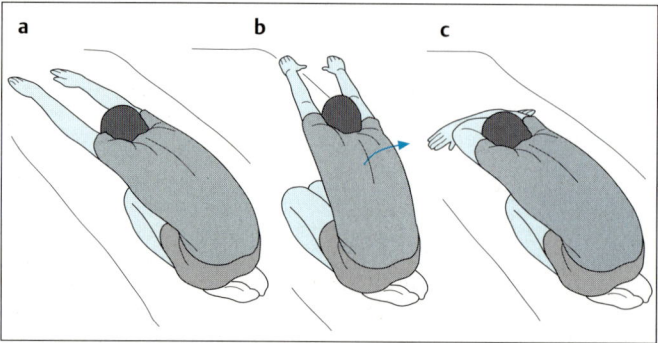

Abb. 5.**9**　Dehnübungen aus dem Fersensitz: **a** Ausgangsstellung, **b** Dehnung der linken Seite, **c** Ruhestellung

5.2.4 Entspannung für Nacken und Schultern

Die Übungen im Sitzen mit der Vorstellung beginnen, wie die warme Sonne auf den Nacken scheint oder wie man unter der Dusche steht und das warme Wasser über Nacken, Schultern und Arme läuft.

ÜBUNG

In der Rückenlage, mit ausgestreckten oder aufgestellten Beinen, abwechselnd die rechte und linke Schulter vom Boden abheben und senken. Einen Arm senkrecht zur Decke strecken und anheben, bis sich die Schulter vom Boden abhebt, dann wieder senken. Die Übung mit dem anderen Arm und danach mit beiden Armen durchführen. Dabei werden die Schultern und Arme schwer und können besser zum Boden sinken und entspannen.
Einen oder beide Arme frei über dem Körper bewegen ("dirigieren") und sich vorstellen, die Arme seien Schlingpflanzen, die im Wasser hin und her wiegen. Die Übung mit entspannender Musik durchführen. Danach die Arme neben den Körper legen und die Schwere der Schultern und Arme spüren. Mit Atemübungen kombinieren.
Beide Unterarme parallel vor dem Körper festhalten und über dem Körper hin und her wiegen. Ohne die Arme loszulassen diese zu den Seiten bewegen, bis die Ellenbogen den Boden berühren. Dann die Arme zum Bauch und über den Kopf führen, dabei können Figuren (z. B. Kreise, Achter) beschrieben und der Atemfluss mitkoordiniert werden.
Aufsetzen, Schultern und Nacken spüren, Schultern vor und zurück bewegen und kreisen lassen.

Die Übungen mit dem Kopf nicht ruckartig, sondern langsam ausführen. In der jeweiligen Dehnhaltung kann einige Atemzüge lang verharrt werden:

ÜBUNG

Den Kopf nach vorne auf das Brustbein führen und ausatmen, den Kopf aufrichten und einatmen. Bei den weiteren Übungen die Ein- und Ausatmung mit der Bewegung koordinieren und jeweils die Körperseite wechseln. Den Kopf zur Seite neigen, das Ohr zieht zur Schulter. Den Kopf nach links, zur Mitte, nach rechts und wieder zur Mitte drehen, dabei das Kinn bis zur Schulter führen.
Im Sitzen eine Hand auf das Brustbein, die andere auf den Oberbauch legen und beim Ausatmen den Kopf und Rücken leicht nach vorne sinken lassen. Beim Einatmen den Rücken und Kopf strecken. Die Schultern locker lassen.
Aufrecht sitzend eine Schulter einige Male nach vorne und nach hinten ziehen. Anschließend die Schulter nach unten ziehen und sie dann nach hinten mit dem Schulterblatt in Richtung Wirbelsäule bewegen. Die Bewegungsrichtungen verbinden und mit der Atmung koordinieren. Übt man erst mit einer Seite, kann sie danach mit der anderen verglichen werden. Die bearbeitete Schulter hängt lockerer und tiefer. Ein Helfer kann von hinten die Hände auf die Schultern des Übenden legen und die Bewegungen mitführen.
Sitzend, mit den Händen auf den Oberschenkeln, einen Arm gestreckt nach oben außen führen und einatmen. Dabei den Kopf mitdrehen und in die Handinnenfläche schauen, beim Zurückbewegen ausatmen. Zur Steigerung den Oberkörper zur gleichen Seite rotieren. Die Übung einige Male wiederholen und dann die Seite wechseln.
Nun aus der gleichen Ausgangsposition beim Einatmen beide Arme nach oben strecken, den Brustkorb "öffnen" und das Brustbein nach vorne schieben. Beim Ausatmen die Hände über Kreuz auf den Oberschenkeln ablegen. Danach die Schultern lockern und den Kopf vor der Brust nach rechts und links pendeln.

5.2.5 Körperreise

Diese Entspannungsübung kann vorgelesen oder auf Kassette gesprochen werden. So kann unabhängig von anderen Personen, Zeit und Räumlichkeit die Körperreise durchgeführt werden. Die Anleitung erfolgt in der "Du"-Form, damit der/die Übende sich direkt angesprochen fühlt:
"Lege dich bequem auf den Rücken in die Entspannungslage. Wenn du möchtest, schließe die Augen oder fixiere einen Punkt an der Decke. Höre noch einmal auf die Außengeräusche und bleibe dann mit deinen Gedanken bei dir. atme einige Male tief ein und lass beim Ausatmen ein leichtes Seufzen oder Stöhnen mitklingen. Spüre, wie der Atem in deinem Körper einströmt, wie er durch Nase, Rachen und Luftröhre in den Lungen verteilt wird. Beim Ausatmen geht er

den gleichen Weg zurück. Dein Körper hebt und senkt sich mit der Atmung. Spüre, wie du mit jedem Atemzug mehr entspannst.

Fühle, wie dein Kopf liegt, deine Arme, Rumpf und Beine. Lenke die Aufmerksamkeit zu deinen Füßen: Spürst du deine Füße, liegen sie gleich oder unterschiedlich auf dem Boden? Welche Teile der Fersen liegen auf? Fühlst du die Fußsohlen, die Fußrücken? Spüre deine Zehen, du kannst sie auch leicht bewegen. Gehe in Gedanken zu deinen Unterschenkeln, sind die Fußgelenke entspannt? Wie liegen die Waden auf? Liegen die Knie locker? Beobachte nun die Oberschenkel, liegen sie mit der Rückseite auf? Ist der Bodenkontakt rechts und links gleich? Schau noch einmal deine Beine an, vergleiche ihre Lage und andere Empfindungen wie Wärme, Schwere und Größe.

Wandere nun weiter zum Becken, wie liegt das Gesäß auf? Wenn du es besser spüren möchtest, kannst du es auch ein wenig anspannen. Fühle, wie sich der Bauch mit der Atmung bewegt. Spüre den unteren Rücken. Liegt er auf dem Boden auf? Kannst du feststellen, wo die Rippen Bodenkontakt haben? Spüre nun die ganze Länge und Breite deines Rückens, das rechte und linke Schulterblatt. Ist eine Seite fester oder deutlicher am Boden? Spüre deinen Brustkorb, das Auf und Ab der Rippen mit der Atmung.

Stell dir in der Mitte des Körpers deine Wirbelsäule vor. Beginne dabei ganz unten im Beckenbereich. Wandere in Gedanken das Kreuzbein, die Lendenwirbelsäule, Brustwirbelsäule und Halswirbelsäule hinauf. Spüre, wie dort der Hals in den Kopf übergeht. Fühle die Auflagefläche deines Kopfes. Liegt der Kopf in der Mitte? Spüre deine Haare, dein Gesicht. Fühle die Stirn, die Augen, die Wangen, die Nase und den Mund. Entspanne dein Gesicht. Lass Ober- und Unterkiefer locker und lächle dir selbst zu.

Gehe nun weiter über Hals und Schultern zu den Armen. Wie liegen die Arme auf dem Boden, welche Teile des Oberarmes, des Unterarmes und der Hand liegen auf? Liegen die Handrücken am Boden oder die Handinnenflächen? Berühren sich die Finger? Entspanne die Hände, Ellenbogen und Schultern, entspanne den ganzen Körper. Genieße das Nichtstun, das Wohlbefinden. Ruhe dich noch einige Minuten in der Entspannung aus.

Nun mache dich langsam bereit, die Entspannung zu beenden. atme einige Atemzüge tiefer, bewege Hände und Füße, Arme und Beine, räkele und strecke dich und öffne nach und nach die Augen. Rolle dich auf die Seite und komme langsam zum Sitzen hoch."

5.3   Progressive Relaxation (PR)

5.3.1   Methode

In den 30er Jahren entwickelte der amerikanische Physiologe Edmund Jacobson die Methode der progressiven Muskelentspannung (PME). Sie ist auch als Tiefenmuskelentspannung (TME) oder Muskeltiefenentspannung bekannt. Das Prinzip dieser aktiven Entspannungsmethode beruht auf der Anspannung der Skelettmuskulatur und dem anschließenden Wahrnehmen des Loslassens der Körperspannung. Jacobson ging davon aus, dass sich zentralnervöse Prozesse und muskuläre Veränderungen gegenseitig beeinflussen. So kann sich Ärger oder Angst beispielsweise als muskuläre Verkrampfung oder als Magengeschwür manifestieren. Auf den Entspannungseffekt hin betrachtet heißt dies, dass die willentliche Spannungsminderung in der Muskulatur auch eine Beruhigung des mentalen Systems verursacht. Im Laufe der Anwendung

der progressiven Relaxation soll das Kontrahieren der Muskulatur immer mehr reduziert werden, um den Übenden auch für minimale Anspannungen zu sensibilisieren.

Die Anspannung der Muskulatur geschieht in einer vorgegebenen Reihenfolge, ist allerdings formal nicht so klar konzipiert wie das autogene Training. Es kann im Liegen oder Sitzen geübt werden, individuell oder in der Gruppe. Die Entspannung jeder Muskelgruppe wird in drei Phasen ausgeführt:

1. Anspannen
2. Halten der Spannung
3. Entspannung

Die progressive Relaxation ist eine Methode, die relativ schnell erlernt wird und große Akzeptanz findet. Aktive Muskelanspannung fällt vielen Übenden leichter als ein passiv-mentales Loslassen. Wie bei allen Entspannungstechniken ist ein stetes Wiederholen notwendig. Durch die aktive Mitarbeit des Übenden wird das Einschlafen meist verhindert. Unter pädagogischem Aspekt ist es sinnvoll, vor dem Üben der Methode die Technik der Anspannung zu lernen. Es gibt je nach Ausgangsstellung mehrere Möglichkeiten, um Arme oder Beine anzuspannen. Hände und Füße können in verschiedene Richtungen gebeugt oder gedreht werden, so werden die Kontraktionen variiert. Es genügt aber auch, sich auf eine oder zwei Modifikationen festzulegen, da letzten Endes nur das Loslassen geübt werden soll.

Für das Erlernen der Methode ist ein Lehrer oder Therapeut zu empfehlen. Unter fachlicher Anleitung können während der Entspannung auftretende Ereignisse (s. 5.1.5, S. 36) besprochen werden. Auch kann so eine spezielle Variante der progressiven Relaxation, die auf den Übenden abgestimmt ist, eingesetzt werden.

Jacobsons Originalfassung von 1938 beschreibt ein detailliertes Programm, wobei die Instruktionen so aufgebaut sind, dass nacheinander die Muskelgruppen der Extremitäten und des Rumpfes bis zur Kopfregion hin angespannt und danach entspannt werden. Die Intensität der Kontraktion soll möglichst gering sein, damit einzelne Muskelgruppen besser wahrgenommen werden können. Die Dauer der Anspannung beträgt nach Jacobsons Vorgaben ein bis zwei Minuten, die Pausen zwischen den Kontraktionen drei bis vier Minuten. So ergibt sich eine Übungszeit von circa einer Stunde, die täglich durchgeführt, nach drei bis sechs Monaten beherrscht werden soll. Schließlich soll das gelernte Entspannungsverfahren auch auf alltägliche Betätigungen angewendet werden. Eine Erweiterung oder Vereinfachung seiner Methode schloss Jacobson nicht aus. So haben sich im Laufe der Jahre zahlreiche Varianten der progressiven Relaxation herausgebildet. Die Übungswahl oder -ergänzung richtet sich u. a. nach den Personen bzw. Patienten, den gewünschten Effekten, den zu entspannenden Muskelgruppen und der zur Verfügung stehenden Zeit.

5.3.2 Übungstechniken

Für gewöhnlich dauert ein Übungsprogramm etwa 20 Minuten, wobei nach längerem Üben auch wenige Minuten ausreichen können, um einen Entspannungszustand herbeizuführen. Die Anspannung der Muskulatur kann fünf bis sieben Sekunden, aber auch länger dauern.

Dabei spielt die Atmung eine wichtige Rolle. Synchron mit der isometrischen Anspannung der Muskulatur verläuft das Einatmen und Anhalten des Atemstroms, was bei längerer Dauer eine Pressatmung zur Folge haben kann. Herzpatienten sollen aus diesem Grund nur relativ kurz anspannen (drei bis fünf Sekunden). Mit der Ausatmung weicht die Spannung aus der Muskulatur. Wird die Kontraktion länger gehalten, muss im natürlichen Atemrhythmus weitergeatmet werden, auch darf das Anspannen nicht mit maximaler Kraft erfolgen. Kräftige Kontraktionen bewirken jedoch eher eine Ermüdung der Muskulatur und eine anschließende bessere Wahrnehmung der Spannungsunterschiede. Mit fortschreitender Entspannungsfähigkeit soll dann die Intensität der Muskelanspannung immer mehr reduziert werden, bis das Entspannungsgefühl ganz passiv ohne vorherige Anspannung wahrgenommen werden kann.

Bei übermäßig starker Kontraktion besteht die Gefahr eines Muskelkrampfs, der durch Dehnen der betroffenen Muskulatur und tiefes atmen wieder gelöst werden kann. Betroffen sind hiervon häufig die Fußsohle und die Zehen sowie die ischiocrurale Muskulatur (Oberschenkel-Rückseite). Die Pausen zwischen den Anspannungen sollen ausreichend lang sein, damit das Entspannungsgefühl wahrgenommen werden kann. Sie können 20 Sekunden bis drei Minuten dauern.

Man beginnt normalerweise mit dem Anspannen der dominanten Hand, weil sie am leichtesten anzuspannen und zu entspannen ist. Die Übungen werden im Liegen durchgeführt.

ÜBUNG

Hier einige Beispiele für die Reihenfolge der Muskelübungen:

Entspannung der Arme:
- Die Hand zur Faust ballen,
- die Hand nach hinten beugen, die Fingerspitzen zeigen nach oben,
- das Handgelenk nach unten drücken,
- den Ellenbogen anwinkeln und den Bizeps anspannen,
- den Ellenbogen nach unten drücken.

Entspannung der Beine:
- Den Fuß nach oben beugen,
- die Fußspitze nach unten strecken,
- den Fuß anheben,
- die Ferse in den Boden drücken,
- den Oberschenkel anspannen,
- das ganze Bein anspannen.

Entspannung von Rumpf und Kopf:
- Den Bauch einziehen,
- den Bauch herausdrücken (Hohlkreuz),
- einatmen, einige Sekunden die Luft anhalten, die Brustkorbspannung spüren,
- die Schulterblätter zum Boden drücken,
- die Schultern anheben,
- die Hände vor der Brust zusammendrücken,
- den Hinterkopf gegen die Unterlage drücken,
- den Kopf anheben und das Kinn zum Brustbein führen.

Entspannung des Gesichts:
- Die Augenbrauen hochziehen,
- die Stirn runzeln,
- die Augen fest schließen und öffnen,
- die Augen schauen nach oben, unten, rechts, links und kreisen,
- die Lippen spitzen und auseinander ziehen,
- die Zunge gegen den vorderen Gaumen drücken,
- die Zähne zusammenpressen,
- eine Grimasse schneiden.

Variationen von rechter und linker Körperseite, Armen und Beinen einzeln oder zusammen oder über Kreuz (z. B. rechter Arm und linkes Bein) sind möglich. Für Anfänger ist das Üben mit kleinen Muskelgruppen empfehlenswert, da die Entspannung besser gespürt wird. Eine Muskelgruppe kann auch mehrmals angespannt werden. Es gibt eine Vielzahl von Übungskassetten zu dieser Methode, deren Verwendung sinnvoll ist, wenn die progressive Muskelrelaxation beherrscht wird. Auch kann man sich selbst einen Text auf Band sprechen, der den eigenen Übungsvorstellungen entspricht.

Ein Beispiel einer Ansage der progressiven Relaxation für die rechte Hand:

„Spüren Sie Ihre rechte Hand. Schließen Sie Ihre Finger zusammen und ballen Sie die Hand zur Faust. Spannen Sie die Faust an, bis sie ganz fest ist. Halten Sie die Spannung einen Moment und atmen Sie dabei ganz ruhig weiter. Beobachten Sie, dass Sie nur die Faust anspannen und sonst nichts in Ihrem Körper. Nun entspannen Sie wieder. Öffnen Sie die Faust, lassen Sie alle Anspannung los. Das Öffnen der Hand geschieht von allein – einfach loslassen. Fühlen Sie, wie die Hand locker wird und alle Anspannung hinausweicht."

5.4   Autogenes Training

5.4.1   Methode

Etwa zur gleichen Zeit wie E. Jacobson entwickelte J. H. Schultz in Deutschland das autogene Training. Diese bekannteste Entspannungsmethode ist eine sogenannte Selbsthypnose, also ein autosuggestives Verfahren. Der Übende versetzt sich hierbei durch das Sprechen formelhafter Satz- oder Wortwiederholungen in einen schlafähnlichen Entspannungszustand. Empfindungen von Ruhe, Schwere und Wärme – aus der Hypnose bekannt – bilden die Grundstufe des autogenen Trainings. Weitere Organübungen für Herz, Atem, Leib und Kopf ergänzen die Selbstentspannung. Die Wirkungsweise des autogenen Trainings beruht darauf, dass die konzentrative gedankliche Sammlung eine physiologische Veränderung im Sinne einer Sympathikusdämpfung hervorruft, die sogenannte „organismische Umschaltung". So kann bei der Wärmeübung ein Temperaturanstieg in den Gliedmaßen von ein bis zwei Grad Celsius festgestellt werden.

Das autogene Training wird in sechs Schritten erarbeitet:

1. Schwereübung
2. Wärmeübung
3. Herzübung
4. Atemübung
5. Sonnengeflechtübung
6. Stirnübung

Vor, während und nach den aufgeführten Teilen der Entspannungsmethode wird die Ruheübung formuliert. Am Ende der Entspannung erfolgt das sogenannte Zurücknehmen, d. h. tiefes atmen, Beugen und Strecken der Arme. Es dient der Kreislaufanregung und dem Anstieg des Muskeltonus auf Normalniveau. Die Augen öffnen sich.

Der Begriff autogenes Training vermittelt, dass dieses Verfahren gelernt und geübt werden muss. Ein Lehrer sollte anfangs die Übungen ansagen, damit der Lernende in passiver Konzentration entspannen kann. Die Auswahl und Reihenfolge der Übungen ist zwar wie bei der progressiven Relaxation festgelegt, kann aber auch situations- und personenabhängig variiert werden. Neben den Grund- oder Unterstufen-Übungen gibt es eine Oberstufe des autogenen Trainings, die den meditativen Übungen des Yoga ähnelt.

Das autogene Training kann alleine oder in der Gruppe gelernt werden, sollte zwei- bis dreimal täglich einige Minuten geübt und später in Kurzform angewendet werden. Die Formelsätze verkürzen sich dabei zu Wörtern wie Ruhe – Schwere – Wärme usw. Die (Selbst-)Instruktionen erfolgen kurz und monoton und werden bis zu sechsmal wiederholt.

5.4.2 Übungen

Die einleitende Ruheübung mit der Formel „Ich bin vollkommen ruhig und entspannt" oder „Ich bin ganz ruhig" senkt das Erregungsniveau und dient als Leitmotiv der gesamten Entspannung. Sie wird zwischen den Standardübungen und am Ende gesprochen.

Die Schwereübung

Ihr Ziel ist die neuromuskuläre Entspannung. Man beginnt dabei mit dem dominanten Arm und der Formel „Mein rechter (linker) Arm ist schwer." Es folgen die Instruktionen für den linken (rechten) Arm und beide Arme. Für die Arme erfolgt nun die Zurücknahme. Die Übung wird dann für die Beine wiederholt.
Werden diese Übungen beherrscht, können sie in der Kurzformel „Arme und Beine sind schwer" übermittelt werden.

Die Wärmeübung

Sie dient der Gefäßentspannung in Armen und Beinen mit der Formulierung: „Mein rechter (linker) Arm ist warm". Schwere- und Wärmesensationen treten oft gleichzeitig auf. Das bereits beschriebene Entspannungsgefühl und ein Kribbeln in den Gliedmaßen sind typisch. Ein Temperaturanstieg von ein bis zwei Grad Celsius in den Gliedmaßen, vor allem in den Händen, wurde durch Messungen nachgewiesen. Die Vorstellung eines warmen Fuß- oder Wannenbades hilft, wenn das Wärmegefühl schwer realisierbar ist.

Die Herzübung

Diese Übung schult die Empfindung für den Herzschlag. Die Formel lautet: „Mein Herz schlägt ruhig und gleichmäßig". Sie kann eine Überreaktion des Übenden beispielsweise bei Herzneurosen auslösen, da durch die besondere Konzentration auf den Herzschlag Irritationen auftreten können. Dann soll die abschwächende Leitvorstellung „Puls schlägt ruhig und gleichmäßig" vorgesagt werden. Bei Herzpatienten wird diese Übung häufig übergangen oder nach der Atemübung instruiert.

Die Atemübung

Der Atem ist willentlich relativ leicht zu manipulieren. Hier kommt es darauf an, sich dem spontanen Atemverlauf zu überlassen und ihn passiv-konzentriert zu beobachten. Mit der Formel „Atmung ruhig und gleichmäßig" oder das häufiger verwendete „Es atmet mich" wird der Atem langsamer, die Atemphasen länger und die Bauchatmung intensiviert.

Die Sonnengeflechtübung

Das „Sonnengeflecht" im Oberbauch ist als Nervenknoten (Ganglion) eine wichtige Umschaltstelle des parasympathischen Nervensystems, das die inneren Organe versorgt. Es wird im Oberbauch zwischen Brustbein und Nabel lokalisiert. Mit der Instruktion „Mein Sonnengeflecht ist strömend warm" wird die Durchblutung im Bauchraum gefördert. Im Magen-Darmbereich, wo sich Anspannungen mit Vorliebe festsetzen, werden die biologischen Steuerungsprozesse optimal beeinflusst. Das Wärmeerlebnis im Bauchraum erfordert längere Übungszeit, dauert aber länger an als in den Extremitäten.

Die Stirnübung

Ein „rechter" Mensch hat ein „warmes" Herz und einen „kühlen" Kopf, was den klaren Verstand bei Emotionen verdeutlichen soll. Kühle Kompressen auf der Stirn beruhigen hyperaktive Patienten. Bei der Vorstellung während dieser Übung hilft das Gefühl eines Windhauches auf der Stirn, z. B. durch einen Fächer verursacht. Die traditionelle Formel „Stirn angenehm kühl" kann durch „Kopf bleibt leicht und klar" ersetzt werden. Verstärken sich Kopfschmerzen durch die Stirnübung, sollte sie wegfallen oder durch „Schulter und Nacken strömend warm" ersetzt werden.

Mit der mehrmals wiederholten Ruheformel und dem Zurücknehmen wird das autogene Training beendet.

Zusammengefasst ist folgender Ablauf des autogenen Trainings möglich:
- Ich bin vollkommen ruhig und entspannt (2–3-mal).
- Mein rechter Arm ist schwer (6-mal).
- Ruheformel.
- Mein linker Arm ist schwer (6-mal).
- Ruheformel.
- Beide Arme sind schwer (6-mal).
- Ruheformel.

Danach erfolgt entsprechend die Anleitung für die Schwereübung der Beine und für die Entwicklung des Wärmegefühls. Daran schließen sich die anderen Übungen an:
- Herz schlägt ruhig und gleichmäßig (6-mal).
- Ruheformel.
- Es atmet mich (6-mal).
- Ruheformel.
- Sonnengeflecht strömend warm (6-mal).
- Ruheformel.
- Stirn angenehm kühl (6-mal).
- Ich bin vollkommen ruhig und entspannt (2–3-mal).

Am Ende erfolgt das Zurücknehmen.

Literatur

Edel, H., K. Knauth: Atemtherapie. Ullstein Mosby, Berlin 1993

Haase, H., H. Ehrenberg, M. Schweizer: Lösungstherapie in der Krankengymnastik. Pflaum, München 1985

Krahmann, H., G. Haag: Die Progressive Relaxation in der Krankengymnastik. Pflaum, München 1987

Müller, E., S. Augustin: Entspannung in der Rehabilitation. perimed, Erlangen 1987

Ohm, D.: Progressive Relaxation. TRIAS, Stuttgart 1982

Peter, B., W. Gerl: Entspannung. Goldmann, München 1977

Petermann, F., D. Vaitl: Handbuch der Entspannungsverfahren, Bd. 2. Beltz, Weinheim 1994

Schultz, J. H.: Übungsheft für das Autogene Training. TRIAS, Stuttgart 1989

Vaitl, D., F. Petermann: Handbuch der Entspannungsverfahren, Bd. 1. Beltz, Weinheim 1993

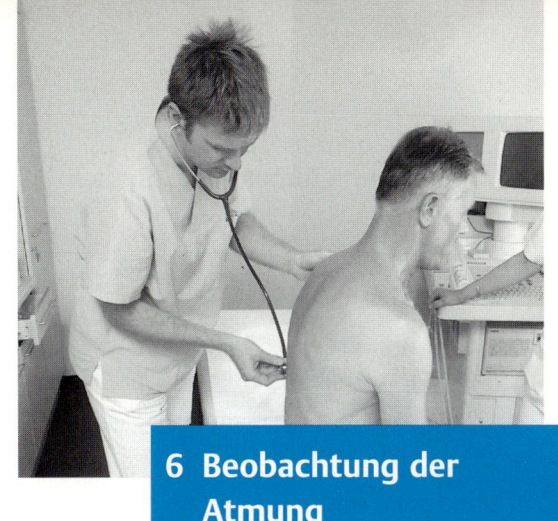

Franz Sitzmann

6 Beobachtung der Atmung

Zusammenfassung

In Anlehnung an Rudolf Steiner werden hier die 12 Sinne des Menschen in ihrer Beziehung zur Atmung vorgestellt und besprochen. Einführend wird auf Faktoren hingewiesen, die unsere Wahrnehmung beeinflussen. Bei der Darstellung der Sinne mit ihren Auswirkungen auf die Atmung wird immer wieder der pflegerische Aspekt hervorgehoben. Dabei wird das Zusammenspiel und die Wechselwirkung der Sinne im Zusammenhang mit Lebensqualität deutlich. Die Notwendigkeit, sich seiner Wahrnehmung bewusst zu werden, sie zu reflektieren und das Gegenüber nicht selektiv, sondern umfassend wahrzunehmen, ist nicht nur für die Pflege eine Herausforderung.

6.1 Wahrnehmung und Atmung

Im Zusammenhang mit dem Thema ist es wichtig, sich bewusst zu machen, dass eine rein selektive Wahrnehmung der Atmung nicht erfolgt. Ohne Absicht wird bei Begegnungen, Gesprächen und Beobachtungen das Gegenüber in ein Wertesystem eingeordnet. Diese Zuordnung kann nonverbal und unbewusst geschehen, bestimmt aber ebenso das Umgehen mit dem Menschen wie eine direkte, sprachlich ausgedrückte. Es wird eine Verhaltensqualität beurteilt, die es notwendig macht, sich als Pflegender dieser Tendenzen bewusst zu werden und den eigenen Umgang damit zu reflektieren. Oft sind schwierige Situationen nur dadurch lösbar, dass der eigene Anteil an dem entstandenen Problem erkannt und bedacht wird und man zur Entschärfung beiträgt.

6.1.1 Phänomene, die die Wahrnehmung beeinflussen

Matthiessen (1990) wies auf verschiedene Faktoren hin, die eine objektive Wahrnehmung erschweren:

Objektivität – Subjektivität

Wir müssen als Beobachter realisieren, dass jede unserer Beurteilungen subjektiv ist. In der Medizin mit ihrer naturwissenschaftlich-technischen Orientierung wird durch die Bevorzugung von apparativ erhobenen (objektiven) Befunden versucht, diese Subjektivität auszuschließen, dabei aber häufig vergessen, dass jeder Mensch anders empfindet. So zeigte eine Studie zur Kernspintomographie (Meyer 1994) Befunde der Lendenwirbelsäule, die jeden Chirurgen eine Indikation für eine Operation hätte stellen lassen, die jedoch nicht in Beziehung zu den Rückenbeschwerden der Patienten standen. Die Patienten litten weniger unter ihrer Erkrankung, als ihnen der Befund des Neurochirurgen vermittelte.

Wir sehen oft, was wir sehen wollen. Das *Befinden* des Kranken ist auf einer objektiven Ebene prinzipiell nicht abbildbar und damit technisch nicht messbar und berechenbar. Eine verkümmerte interpersonale Wahrnehmungskultur fördert auf Seiten des Patienten das Gefühl, nicht ernst genommen zu werden, und auf Seiten der Gesundheitsberufe die Entfremdung von den eigentlichen Aufgaben der Patientenbetreuung.

Soziale Komponenten

Wir sind Menschen mit einer eigenen Biographie, die unsere Wahrnehmungen und Beurteilungen prägt: Wir haben individuell ausgeprägte Persönlichkeitsfaktoren (Mut, Feigheit, Zivilcourage), persönliche Erfahrungen und Vorurteile. Wir spüren Sympathie oder Antipathie. Wir sind kulturell geprägt. Wir verwechseln Tatsachen und Deutung.

Kontrast-Effekt

Für die Wahrnehmung spielt eine Rolle, wie sich der Beobachter selbst einschätzt. Ein „schwieriger Patient" (Helber 1991) hat nicht selten hinsichtlich seines Charakters oder Temperaments eine polar entgegengesetzte Struktur zur Persönlichkeit des Pflegenden.

Milde-Effekt

Gegenüber bestimmten Menschentypen neigt man dazu, negative Urteile möglichst zu vermeiden. Der zu Beurteilende wird aus irgendeinem Grunde besonders günstig eingeschätzt.

Befangenheit

Befangenheit kann die Handlungsfreiheit von Pflegenden und Patient einschränken, was sich auch in der Verhaltensbeurteilung auswirkt. Jeder kann seine persönlichen Befangenheiten haben.

So kann bei der Betreuung enger Bekannter, Berufskollegen oder Bezugspersonen die Offenheit fehlen, alle notwendigen Dinge anzusprechen. Der Pflegende möchte Professionalität und Können beweisen, eine spannnungsfreie Beziehung wird jedoch erschwert.

Projektion eigener Vorstellungen

Wünsche, Vorstellungen oder Eigenschaften des Beurteilers, die seine eigene Person betreffen und die er selbst vielleicht nicht wahrhaben will, werden auf die zu beurteilende Person übertragen.

6.2 atmen und seine Beziehungen zu den 12 Sinnen

Unsere Wahrnehmung ist auf einer Vielzahl von Sinnen begründet. Wer der Meinung ist, seine Umwelt mit fünf Sinnen wahrzunehmen, muss erleben, dass ihm in manchen Situationen ein sechster Sinn geholfen hat, sich vor einer Gefahr zu schützen. Und dann gibt es immer wieder Menschen, die ihre fünf Sinne nicht zusammen haben. Eine Differenzierung der Sinne muss also viel umfangreicher sein als die Einteilung nach rein anatomischen Aspekten.

Gegenüber der traditionellen Darstellung der bekannten fünf Sinne des Menschen lassen sich heute etwa 10 bis 12 Wahrnehmungsbereiche beschreiben. Rudolf Steiner war der Erste, der diese Weite in die Sinnesphysiologie brachte. Eigentlich kann kein einzelnes Sinnesorgan ohne Kenntnis aller anderen beschrieben werden. Niemals ist ein Sinnesorgan für sich allein tätig. Am Beispiel der Lebensfunktion atmen kann die gegenseitige Abhängigkeit deutlich gemacht werden. Die Atmung ist ihrer Natur nach das Lebensprinzip schlechthin (Götzfried 1992). Welche Sinnesqualitäten beeinflussen unsere Atmung?

6.2.1 Lebenssinn – Wahrnehmung des Befindens

Dieser Sinn ist der unbestimmteste und allgemeinste, der im Gegensatz zu den anderen Sinnen ohne ein bisher eindeutig definiertes Sinnesorgan besteht und der doch durch physiologische Experimente nachweisbar und für jeden erlebbar ist. Es ist der Sinn für die momentane Lebensqualität und er wird vom Menschen besonders dann bemerkt, wenn in seiner Leiblichkeit etwas nicht in Ordnung ist. Der Lebenssinn vermittelt die Befindlichkeit, das Wohlbehagen oder Missbehagen. Er ist es, der das Vorhandensein von Hunger, Durst, Müdigkeit, Vitalität oder Schlappheit fühlen lässt.

Mit dem Lebensgefühl der Menschen am engsten verbunden ist die Atmung. Eine erschwerte Atmung bedeutet für den Menschen eine elementare und existentielle Bedrohung. Die Atmung, das affektive Erleben und die Intensität der Körperwahrnehmungen stehen in einem engen Zusammenhang. Eine bewusste Verlangsamung der Atmung wirkt angstlösend. Bei Menschen, die über Störungen ihres Wohlbefindens klagen, wie Müdigkeit, Depressionen, körperlich-seelische Verspannungen oder psychosomatische Störungen, können immer auch Verspannungen der Atemmuskulatur und ein verändertes, meist zu flaches Atemmuster beobachtet werden. Wir erleben die Wirkungen des Lebenssinns bei Atemnot, bei Trauer und übermäßigen Trauerreaktionen.

Schürenberg (1993) weist auf den Zusammenhang zwischen Schlafen und atmen hin: „... niemand kann bei hoher Atemfrequenz ein- und durchschlafen."

In der Klinik empfindet der Patient am Tag die Ängste und Sorgen um die Zukunft durch vielerlei Aktivitäten nicht so deutlich, zur Nacht lassen sie sich nicht verdrängen und bewirken durch die Veränderung des atmens das Nicht-Einschlafen-Können. Therapien, wie äußere Anwendungen (Krause u. Uhlmann 1998) in Form von Ein-

reibungen, unterstützen, neben dem Effekt der Pneumonieprophylaxe, das Senken der Atemfrequenz und fördern das Einschlafen. Seufzen und Gähnen kommen schon beim Neugeborenen vor und sind als physiologische Einschlaferscheinungen aufzufassen. Diese Formen der Einatmung werden auch sichtbar bei Ermüdung und Langeweile. Stresssignale, also ein gestörter Lebenssinn, oder autonome Stabilität lassen sich bei Frühgeborenen gleichfalls an Veränderungen von Phänomenen der Atmung beobachten (Young 1997).

Die Funktion des Lebenssinns wird auch deutlich bei der Pflege schwerkranker pneumoniegefährdeter Patienten. Gelingt es, den Patienten zum Lachen oder vielleicht nur zum Schmunzeln zu bringen, erlebt er eine seelisch warme Atmosphäre und mit seiner inneren Beteiligung vollzieht sich eine Intensivierung der Ein- und Ausatmung (Heine 1995). Die Frage zur Bestimmung des Lebenssinns lautet hier: „Hat der Patient heute schon gelacht?"

Bei der Herzinsuffizienz – und der damit verbundenen Atemnot – wandeln sich die pathophysiologischen und therapeutischen Vorstellungen dramatisch (Petersen 1995). Wurde früher die absolute Ruhigstellung als unverzichtbar angesehen, werden inzwischen Studien erarbeitet, die auch für Patienten mit Herzinsuffizienz bei dosierter Bewegungstherapie mit Bewegungsübungen, Atemübungen und ergometrischen Übungen sowie Entspannung positive Einflüsse zeigen. Das Ausmaß der Bewegungstherapie kann über die beobachtete Dyspnoe geregelt werden. Auch hier gilt: Das Befinden ist wichtiger als der Befund!

6.2.2 Tastsinn – Haptische Wahrnehmung

Eine der wesentlichsten Sinnesempfindungen unseres Körpers ist die Berührung. Der Tastsinn besteht aus dem *protopathischen* und dem *epikritischen* Anteil. Das protopathische System unterscheidet leichte, bewegte Berührung, Druck und Schmerz in den oberen Hautschichten; das epikritische System nimmt Berührung und Druck in den tieferen Hautschichten und Muskeln wahr. Die Reaktion des protopathischen Systems ist Zurückziehen, Flucht, Abwehr und Angriff, die des epikritischen willkürliche Bewegung.

Diese Unterscheidung ist für die Pflege von Bedeutung, da Patienten auf verschiedene Arten der Berührung unterschiedlich reagieren und bei der Durchführung von äußeren Anwendungen, etwa in Form von atemprophylaktischen Einreibungen als rhythmische Einreibung von Rücken und Brust, keine punktuellen, oberflächlich-streifenden oder abgehackten, fliehenden Berührungen erfolgen sollten. Das Gleiche gilt für atemstimulierende Einreibungen im Sinne der basalen Stimulation (s. Kap. 11.5). Das leichte Auflegen der Hand auf dem zu behandelnden Gebiet als bewusste Fertigkeit ist eine Grundvoraussetzung einer effektiven Anwendung und bedarf häufiger Übung.

Auch das Känguruen bei Frühgeborenen direkt auf der Haut eines Erwachsenen fördert ebenfalls den Atemrhythmus.

6.2.3 Bewegungs- oder Lagesinn – Taktile Wahrnehmung

Dieses Sinnesorgan, auch Eigenbewegungssinn genannt, ist in Muskeln (Muskelspindeln), Sehnen und Gelenken ausgeformt und vermittelt, ob der Körper in Ruhe oder in Bewegung ist sowie die Beugung und Streckung der Gelenke. Die Spindeln übermitteln zum Kleinhirn Informationen über die jeweilige Länge des Muskels, über die Spannung in Muskeln, Sehnen und Gelenken sowie über die Geschwindigkeit der Streckung. Die eigenen, allerfeinsten Bewegungen werden wahrgenommen und mit großer Genauigkeit erlebt. Zusammen mit dem Tastsinn wird das taktil-kinästhetische Sinnessystem gebildet, das alles beinhaltet, was wir berühren, spüren, ertasten und über Sehnen, Muskeln und Gelenke wahrnehmen.

Auch diese Sinnesfunktion ist angewiesen auf Bewegtwerden; sie braucht sehr viel Gebrauch und Wiederholung. Einerseits sind entspannende und atemerleichternde Lagerungen bekannt, andererseits beobachtet man Menschen, die ohne Veränderung ihrer Körperhaltung zusammengekauert im Schaukelstuhl sitzen und diese Zwangshaltung nicht mehr selbst wahrnehmen. Sie können sie nicht korrigieren und spüren nicht die Behinderung der Atmung und die damit verbundene Pneumoniegefährdung.

6.2.4 Gleichgewichtssinn – Statomotorische Wahrnehmung

Der wache gesunde Mensch gebraucht den Gleichgewichtssinn pausenlos. Mit diesem Sinnesorgan gelingt es, sich nicht nur mit dem Kopf, sondern mit dem ganzen Körper im Raum

zu verhalten, sodass nicht das Gleichgewicht verloren wird. Mit dem Gleichgewichtsorgan, dem *Vestibularsystem* im Innenohr, ist die Registrierung von Beschleunigung und Lageveränderung und damit die Orientierung im Raum möglich. Die Bogengänge sind mit Flüssigkeit *(Endolymphe)* gefüllt. Bei jeder Veränderung der Körperlage verlagert sich auch die Flüssigkeit in diesen Bogengängen.

Bei geübten körperlich arbeitenden Menschen lässt sich die Beziehung zwischen Ein- und Ausatmung und (arbeitsbedingten) Bewegungsabläufen ihres Körpers gut beobachten. Es ist die wichtige Funktion der Steuerung der unwillkürlichen Motorik durch das extrapyramidal-motorische System. Zielgerichtete Bewegungen und automatisierte Bewegungsabläufe werden koordiniert, ohne dass diese Vorgänge bewusst werden. Dabei stellt sich auch ein gleichmäßiges Ein- und Ausatmen ein.

6.2.5 Geruchssinn – Olfaktorische Wahrnehmung

Das Organ des Geruchssinnes ist vergleichsweise einfach gestaltet. Das Riechen ist beschränkt auf einige Nischen im oberen Teil der Nasenhöhle, wo im differenzierten Riechepithel *(Regio olfactoria)* die Geruchsnerven in Form von Riechfäden hineinragen. Duftstoffe, die über die Atemluft periodisch herangetragen werden, gelangen an dieses für die Geruchswahrnehmung spezialisierte Sinnesepithel, das nur eine Fläche von 5 bis 7 Quadratzentimeter hat.

Wir können nur riechen, was verdunstet, versprüht oder verduftet ist. Die Empfindlichkeit für einzelne Stoffe ist sehr unterschiedlich. Auch werden partielle Geruchsblindheiten (= *partielle Anosmien)* beobachtet. In solchen Fällen sind die Reizschwellen für bestimmte Duftstoffe stark erhöht. In der Regel sind die Menschen jedoch sehr geruchsempfindlich, d.h. bereits sehr niedrige Konzentrationen bewirken Empfindungen. Geruch (und Geschmack) zeigen jedoch im Vergleich zu anderen Sinnen eine besonders ausgeprägte Adaption. Die Erregung in den afferenten Bahnen sinkt noch während des Reizes ab. Die Geruchswahrnehmung erlischt bereits nach kurzem Aufenthalt in einer duftstoffhaltigen Umgebung.

Klinisch von Bedeutung kann die Förderung des Geruchssinns in der Stimulation von Schwerkranken sein. Als oberstes Prinzip sollte dabei bedacht werden zu erhalten, was bekannt und geschätzt wird. Nicht die oft stark parfümierten

Pflegematerialien der Klinik müssen im Vordergrund stehen, sondern möglichst die durch Pflegeanamnese ermittelten Pflegemittel, die der Patient zu Hause benutzt hat. Oft zeigen uns Kinder, wie ein besonderes Lieblingstier, ein „Schnüffeltuch" oder ein Kleidungsstück mit dem bekannten Geruch von zu Hause, vom eigenen Körper oder den Eltern beruhigend in fremder Umgebung wirkt.

6.2.6 Geschmackssinn – Gustatorische Wahrnehmung

Der Geschmackssinn hat eine wichtige „Kundschafter"-Funktion für den Stoffwechsel, der die Nahrung in „gut" und „schlecht" einteilt. Auf dem Zungenrücken befindet sich eine große Zahl von Nervenendigungen, die es der Zunge ermöglichen, als empfindliches Tastorgan zu funktionieren und noch feinste Unebenheiten wahrzunehmen (taktile Aufgabe). Der Zungenrücken trägt zahlreiche verschiedenartige Papillen (Wärzchen), die größtenteils dem Geschmackssinn dienen.

Bei der Nahrungsaufnahme überlagern sich Geschmacks- und Geruchsempfindungen, da in geringem Maße eine Diffusion vom Mundraum durch die Choanen zum Riechepithel erfolgt. Die Erfahrung hat gezeigt, dass die vermeintlich große Vielfalt unserer Geschmacksempfindungen vorwiegend durch die Leistungsfähigkeit des Geruchssinns zustande kommt. Wird der Geruchssinn ausgeschaltet, etwa durch Zuklemmen der Nase, schmecken zerkleinerte Kartoffeln, Äpfel und Zwiebeln gleich, d. h. fast nach nichts. Erst der Geruchssinn und der Tastsinn machen sie unterscheidbar.

Der Geschmackssinn spielt heute zwar für den Pflegenden und den Arzt weder diagnostisch noch therapeutisch eine große Rolle. Für den Patienten hingegen ist die Geschmackswahrnehmung von größter Bedeutung, ist doch das Essen für viele Patienten die wichtigste, manchmal sogar die einzige lustbetonte Beschäftigung im Krankenhaus.

6.2.7 Sehsinn – Optische Wahrnehmung

Wirkliches Sehen, Blicken, Spähen und Schauen sind Tätigkeiten, durch die wir uns bewusst und aktiv der Welt zuwenden. Diese Zuordnungen kann nur ein wahrnehmungsfähiger Organismus herstellen. Somit ist der Sehsinn nicht identisch mit den Augen. Die Augen sind Sinnesorgane des Menschen und können als „Instrumente" dem Sehsinn dienen. Der Sehsinn kann durch Erziehung vielfältig aktiviert werden, er vermag die Teile zum Ganzen zu fügen.

Die Welt, die wir in unserer Wahrnehmung erschaffen, unterscheidet sich qualitativ von der physikalischen Welt, weil wir sie nur innerhalb der Grenzen unserer Sinne erfassen. Wir können uns aber auch durch die Funktion des Sehsinns dem Welteneindruck entziehen. Wir verändern unsere Atmung beim Beobachten von schrecklichen Geschehnissen, beim Erleben von Angst halten wir die Luft an. Wir sagen: „Das verschlägt mir den Atem." „Mir bleibt der Atem weg." „Mir ist der Hals wie zugeschnürt."

6.2.8 Wärmesinn – Thermische Wahrnehmung

Der Temperatur- oder Wärmesinn stellt die Fähigkeit der Haut des Menschen dar, Wärme und Kälte zu empfinden. Dabei werden Temperaturunterschiede, nicht aber die absoluten Temperaturen empfunden. Sie werden vermittelt durch temperaturempfindliche Nervenendigungen, die *Thermorezeptoren*. Diese Rezeptoren (Schmidt 1976) vermitteln uns nicht nur bewusste Wahrnehmungen, sondern sie dienen auch als Fühler für die Thermoregulation des Organismus.

Die Anregung der Stoffwechselprozesse durch äußere Anwendungen wie Auflagen, Kompressen, Wickel, Kataplasmen, Teil- und Ganzbäder, Packungen oder rhythmische Einreibungen sind bei vielen Erkrankungen förderlich. Durch gezielte, bewusste Berührungen mit der Hand kann es zur Begegnung kommen, Geborgenheit kann entstehen. Der Wärmeorganismus und die Lebenskräfte werden angeregt.

In der Neonatologie (Marcovich 1994) hat es sich als günstig erwiesen, Frühgeborene nach der Geburt zur Reduzierung des Sauerstoffbedarfs in warme Windeln zu legen und in der Nacht im Inkubator anzuziehen (somatische Stimulation und Rhythmusförderung).

Gerade im Pflegeberuf ist es wichtig, bei sich selbst auf ein fein abgestuftes Empfinden für Wärme und Kälte zu achten, erleben doch die Patienten kalte Hände des Pflegenden oder Auskühlung bei pflegerischen Verrichtungen, beispielsweise bei der Körperpflege, als sehr unangenehm.

6.2.9 Hören – Auditive Wahrnehmung

Der Hörsinn besitzt für die zwischenmenschliche Kommunikation eine große Bedeutung. Er hat für das Kleinkind die Funktion, die Sprache (Sprach- oder Wortsinn), aber auch das Denk- und Assoziationsvermögen (Begriffs- oder Gedanken-/Denksinn) zu fördern, stammen doch Anregungen für das Denken zum großen Teil aus akustischen Wahrnehmungen. Somit führt eine nicht rechtzeitig erkannte Taubheit oft zu Intelligenzverlusten.

Durch die *Eustachische Röhre* steht das Mittelohr mit den Atemwegen in Verbindung. Hier kommt es bei jedem Schluckvorgang zu einer Öffnung der Ohrtrompete und damit zu einem Druckausgleich zwischen dem Mittelohr und der Umgebungsluft. Dies ist für die auditive Wahrnehmung von großer Bedeutung, da sonst das gespannte Trommelfell auf die eintreffenden Schallwellen nicht adäquat reagieren kann.

Neben dem kommunikativen Anteil wird die Aufgabe eines guten Gehörs in der Diagnostik deutlich. Atemgeräusche sowie Dämpfungen bei der Auskultation und Perkussion weisen auf Veränderungen der Atmung hin. Die normale Atmung erfolgt ohne Anstrengung und ist geräuschlos. Bestimmte Störungen der Atemfunktion aber bewirken, dass der Patient zum atmen mehr Kraft aufwenden muss als bei normaler Atmung.

6.2.10 Weitere Sinne

Zusammen mit dem Hörsinn bilden der Sprach- oder Wortsinn, der Begriffs- oder Gedanken-/Denksinn und der Ich-Sinn die vier oberen Sinne des Menschen (Aeppli 1979). Stellen wir uns ein Gespräch vor (Göpfert 1983), in dem wir einem uns bekannten Menschen zuhören. Was wir normalerweise als „Hören" bezeichnen, wird nach Rudolf Steiner (1918/1990) in einen vierstufigen Vorgang eingeteilt:

- Wir nehmen zunächst den Klang der Stimme wahr = Gehör im eigentlichen Sinne – auditive Wahrnehmung.
- Wir erkennen im Gehörten Worte = Sprach- oder Wortsinn.
- Wir verstehen die in den Worten liegenden Gedanken = Begriffs- oder Gedanken-/Denksinn.
- Wir fühlen, dass ein Ich hinter dem Gesprochenen steht = Ich-Sinn.

Literatur

Die Bearbeitung dieses Kapitels erfolgte unter Nutzung von: Sitzmann, F.: Mit wachen Sinnen wahrnehmen und beobachten, Teil 1 u. 2. RECOM Verlag, Basel 1995 u. Baunatal 1996. Dank an den RECOM Verlag für die Verwendungsrechte.

Aeppli, W.: Sinnesorganismus Sinnesverlust Sinnespflege. Verlag Freies Geistesleben, Stuttgart 1979

Göpfert, C.: Die Erneuerung der Sprachkräfte als Aufgabe der Erziehung. Erziehungskunst. 47 (1983) 273

Götzfried, W.: Pflegerische Bedürfnisse sterbender Patienten. Abschlussarbeit Pflegefachseminar DBfK, Essen 1992

Heine, R.: Dekubitus-, Pneumonie- und Thromboseprophylaxe bei Schwerkranken. In: Heine, R, F. Bay: Pflege als Gestaltungsaufgabe. Hippokrates Verlag, Stuttgart 1995

Helber, A.: Der „schwierige" Patient. Dtsch. Krankenpfl.-Z. 10 (1991) 733

Krause, M., Uhlmann, B.: Äußere Anwendungen. In: Sitzmann, F.: Pflegehandbuch Herdecke, 3. Aufl. Springer, Berlin 1998

Marcovich, M.: Vortrag an der Universität Witten/Herdecke am 1. 9. 1994 zum Thema: Vom sanften Umgang mit Frühgeborenen

Matthiessen, P. F.: Das Krankenhaus der Zukunft – Perfektionierter Reparaturbetrieb oder Ort individueller Hilfeleistung? Natur- und Ganzheitsmedizin. 3 (1990) 160

Meyer, R.: Studie zur Kernspintomographie: Prolaps auch bei Gesunden. Dt. Ärztebl. 34/35 (1994) B 1660

Petersen, U.: Therapie im Wandel – Sport bei Herzinsuffizienz. Dt. Ärztebl. 40 (1995) B 1941

Schmidt, R. F.: Somato-viscerale Sensibilität: Hautsinne, Tiefensensibilität, Schmerz. In: Schmidt, R. F., Thews, G.: Einführung in die Physiologie des Menschen. Springer, Berlin 1976

Schürenberg, A.: Die atemstimulierende Einreibung als einschlafförderndes Mittel in der Klinik. Pflege. 2 (1993) 135

Steiner, R.: Das Wesen des dreigeteilten Menschen. Die zwölf Sinne. Vortrag vom 25. 8. 1918. In: Lindenberg, C.: Zur Sinneslehre, 3. Aufl. Verlag Freies Geistesleben, Stuttgart 1990

Young, J.: Frühgeborene – Fördern und pflegen. Ullstein Mosby, Berlin 1997

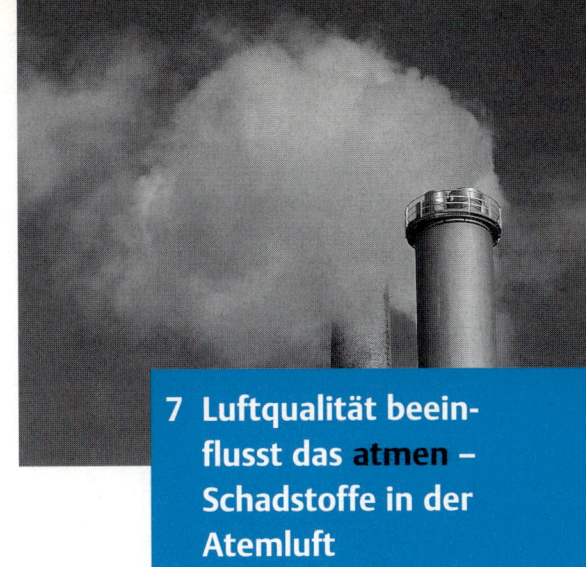

7 Luftqualität beeinflusst das atmen – Schadstoffe in der Atemluft

B. Mersmann

Zusammenfassung

Der erste Atemzug eines Menschen ist an jedem Ort dieser Welt ein beglückendes Erlebnis. Wir atmen das die Erde umgebende Gasgemisch bestehend aus 78,08 % Stickstoff, 20,95 % Sauerstoff, 0,93 % Argon, 0,03 % Kohlendioxid und vielen anderen Stoffen mehr ein.

7.1 Luftschadstoffe machen krank

7.1.1 Asthma und Pseudokrupp

Immer freitagabends zwischen 21 und 23 Uhr traten bei kleinen Kindern gehäuft Atemnotsituationen auf (Abb. 7.**1**). Bis zu 23-mal in der kurzen Zeit von nur zwei Stunden mussten 1980 im Einzugsbereich einer einzigen Kinderarztpraxis Asthma und Pseudokrupp behandelt werden.

Während beim **Asthma** die Verengung der peripheren Atemwege durch Schleimhautentzündung und eine spastische Kontraktion der Bronchialmuskeln die Ausatmung zunehmend erschwert, tritt der **Pseudokrupp** plötzlich in Erscheinung. Die Kinder ziehen geräuschvoll die Luft ein und husten dumpf bellend. An der engsten luftzuführenden Stelle, dem Kehlkopfbereich, ist eine Schleimhautschwellung entstan-

den. Dieses Ereignis ist für Kind und Eltern gleichermaßen schrecklich. Die Kinder sind ängstlich und die Eltern reagieren oft panisch. Jedoch genau das gegenteilige Verhalten bringt Linderung. Die Kinder sollen beruhigt werden und kühle frische Luft einatmen, beispielsweise aus dem Kühlschrank oder die heiße Dusche anstellen, bis sich Dampf entwickelt hat, dann die kalte Dusche laufen lassen. Kommt es so zu keiner Besserung oder verschlechtert sich der Zustand gar, dann kann Kortison in hohen Dosen rectal verabreicht oder Suprarenin als Inhalation lebensrettend sein. Da bei dem größten Teil der behandelten Kinder keine Infektionszeichen nachweisbar waren und keine gemeinsamen Aufenthaltsorte bekannt wurden (z. B. Kindergarten, Kindertagesstätte), wo sie sich gegenseitig mit einem Infekt hätten an-

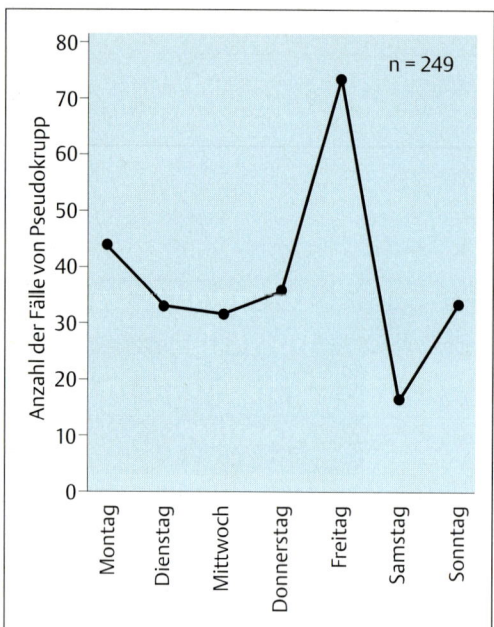

n = 249

Anzahl der Fälle von Pseudokrupp

Montag / Dienstag / Mittwoch / Donnerstag / Freitag / Samstag / Sonntag

Abb. 7.1 Anzahl der in einer Kinderarztpraxis behandelten Fälle von Pseudokrupp nach Wochentagen

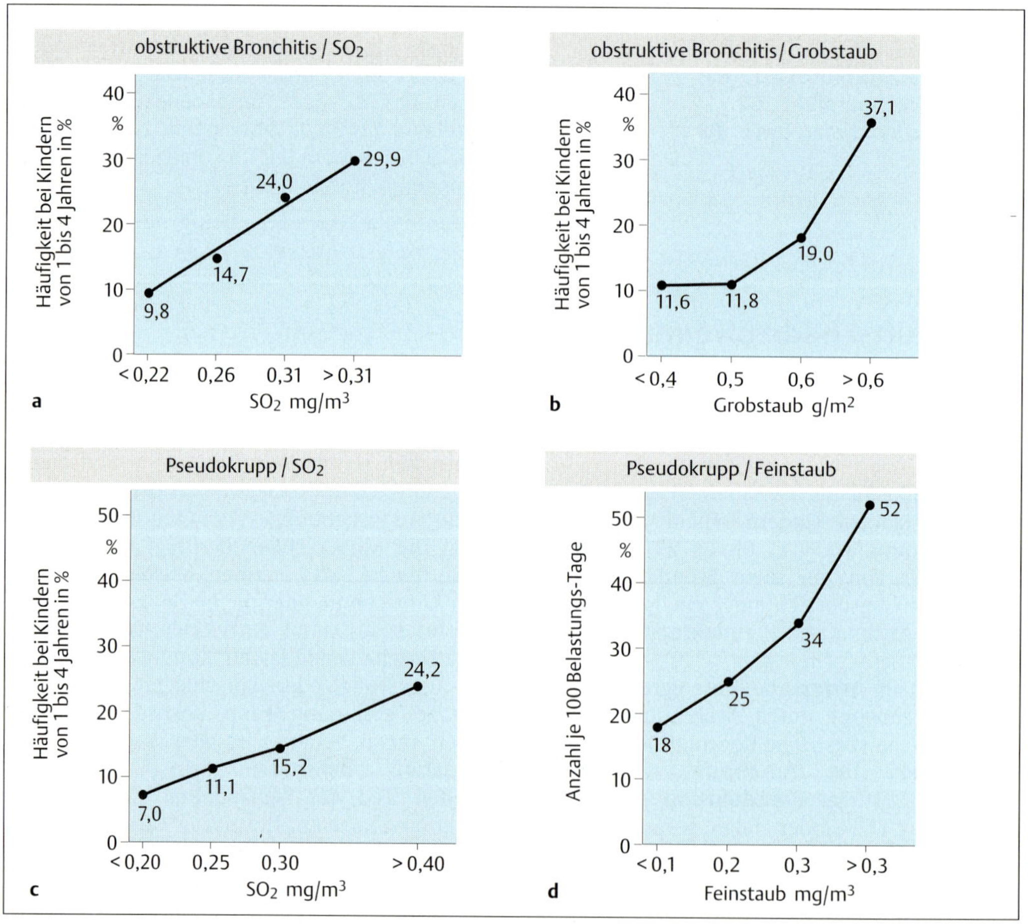

Abb. 7.2 Prozentuale Häufigkeit von obstruktiver Bronchitis und Pseudokrupp bei 1- bis 4-jährigen Kindern in Abhängigkeit von der Luftbelastung: **a** Häufigkeit von obstruktiver Bronchitis bei chronischer Belastung mit SO_2, **b** Häufigkeit von obstruktiver Bronchitis bei chronischer Belastung mit Grobstaub, **c** Häufigkeit von Pseudokrupp bei chronischer Belastung mit CO_2, **d** Häufigkeit von Pseudokrupp bei Belastung mit Feinstaub

obstruktive Bronchitis / SO_2

Häufigkeit bei Kindern von 1 bis 4 Jahren in %

29,9
24,0
14,7
9,8

< 0,22   0,26   0,31   > 0,31

a SO_2 mg/m³

obstruktive Bronchitis / Grobstaub

Häufigkeit bei Kindern von 1 bis 4 Jahren in %

37,1
19,0
11,6   11,8

< 0,4   0,5   0,6   > 0,6

b   Grobstaub g/m²

Pseudokrupp / SO_2

Häufigkeit bei Kindern von 1 bis 4 Jahren in %

24,2
15,2
11,1
7,0

< 0,20   0,25   0,30   > 0,40

c SO_2 mg/m³

Pseudokrupp / Feinstaub

Anzahl je 100 Belastungs-Tage

52
34
25
18

< 0,1   0,2   0,3   > 0,3

d   Feinstaub mg/m³

gesteckt haben können, lag der Verdacht nahe, dass eine unbekannte Substanz in der Luft die Beschwerden ausgelöst hatte. Nahezu alle diese Kinder wohnten am Hang und im Tal befanden sich die großen Verkehrsadern und Industrieanlagen.

1980 galten Umweltdaten als geheim und gefährlich (F. Farthmann). Umweltmediziner gab es nicht. Erst in einer großen Gemeinschaftsleistung von Ingenieuren, Medizinmeteorologen, Meteorologen, Arbeitsmedizinern, Hygienikern, Statistikern und Kinderärzten konnte wissenschaftlich belegt werden, dass Luftschadstoffe an der Auslösung der Krankheiten Pseudokrupp und Asthma beteiligt waren. Durch Einsicht in die Unterlagen dieser Erkrankungen in der Universitätskinderklinik konnte eindeutig belegt werden, dass in den oben beschriebenen Hanglagen bei hohen Fluor- und SO_2-Werten etwa dreimal soviel dieser Krankheitsfälle auftraten, als in anderen Stadtregionen.

In einer groß angelegten zweijährigen retrospektiven und zweijährigen prospektiven Studie in Zusammenarbeit mit allen Duisburger Kinderärzten und den Duisburger Kliniken wurden alle Fälle von Pseudokrupp und Asthma bei Kindern untersucht. Prof. H. Haupt kam zu dem Ergebnis, dass die 1- bis 4-jährigen Kinder je nach Belastung ihres Lebensraumes mit Luftschadstoffen seltener oder häufiger an Asthma und Pseudokrupp erkrankten. Die prospektive Studie kam mit hoher statistischer Sicherheit zu dem gleichen Ergebnis (Abb. 7.**2**).

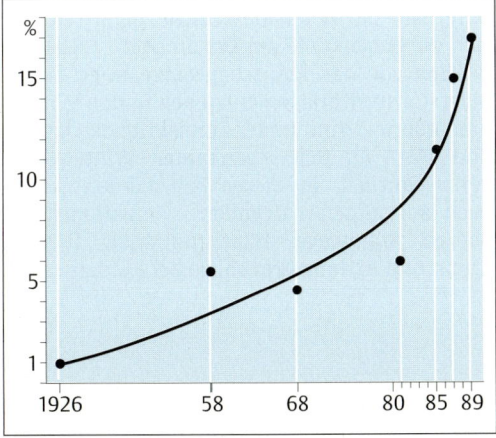

Abb. 7.**3** Häufigkeit von Pollinose in der Schweiz

7.1.2 Allergien

Seit den 80er Jahren berichten Kinderärzte über die ansteigende Zahl von Allergien. Wie stark die Zunahme ist, zeigen die Schweizer Daten über die Pollenallergie. Aus den Zahlen der Graphik (Abb. 7.**3**) lässt sich errechnen, dass im Jahre 2040 jeder Schweizer ein Allergiker sein müsste, wenn der Trend nicht gestoppt wird. Zur Zeit überschlagen sich Erkenntnisse wie: die Umwelt und die viralen Infektionen hätten Triggerfunktion, die nicht genetischen Faktoren würden immer bedeutungsvoller. Auch die Zwillingsforscher betonen die Bedeutung der Umweltbelastung bei der Allergieentstehung. Mindestens 34 % aller Jugendlichen in Deutschland leiden unter mindestens einer Allergie (K. Hurelmann 1994) und ein Drittel aller Säuglinge ist von einer Allergie bedroht.

Eine allergische Sensibilisierung ist ebenso wie die Luftbelastung im Umfeld eines Kindes ein Risikofaktor für eine Atemwegserkrankung. Treffen allergische Sensibilisierung und Luftverschmutzung aufeinander, dann addiert sich das Risiko, an Asthma zu erkranken. Das Risiko einer Lungenentzündung, Bronchitis oder Rhinitis erhöht sich synergistisch. Selbstverständlich sind nicht nur einatembare Schadstoffe an der weltweiten Zunahme der Allergien beteiligt. Den Nahrungsmitteln, Waschmitteln, Medikamenten, Kosmetika, dem Schmuck und anderen Substanzen kommen ebenfalls allergisierende Potenzen zu. Doch gerade in diesem Bereich ist dem Kraftfahrzeugverkehr mit seinen Emissionen ein hohes Potenzierungsfeld zuzuweisen. Die Allergisierung gegen Zedernpollen in Japan hat sich in der Nähe von Verkehrsadern vervielfacht. Luftverschmutzung wirkt direkt auf die Atemwege allergisierend, aber auch verändernd auf die Allergenität von Pollen. Die Zahl der Allergiker hat sich durch das hohe Verkehrsaufkommen verzehnfacht.

7.1.3 Andere Erkrankungen im Kindesalter

In den letzten Jahrzehnten haben nicht nur die allergischen Erkrankungen zugenommen. So hat sich zum Beispiel die durchschnittliche Zahl der Infektionen im Bereich der oberen Atemwege in den letzten Jahren von vier auf zwölf und mehr pro Jahr erhöht. 10 bis 15 % aller Kinder im Revier erleiden einen Pseudokruppanfall und 12 bis 16 % der Kinder im Ruhrgebiet sind Asthmatiker. Die Zahl der Lungenentzündungen sind

Abb. 7.**4**   Krebstote pro 100 000 Einwohner (alle Krebsarten)

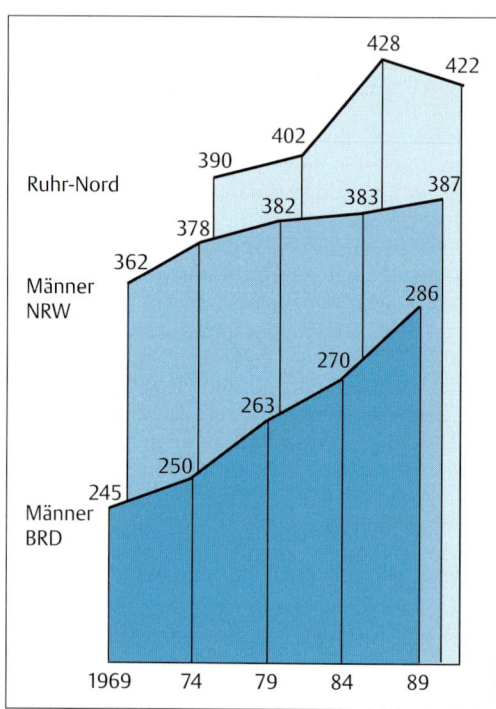

gerade in den letzten Jahren sprunghaft angestiegen. Die Koordinations-, Konzentrations- und Verhaltensstörungen nehmen an Zahl und Ausmaß zu, die Zahl der überaktiven Kinder ist auf 8 bis 12 % angestiegen.

7.1.4   Krebs

In Nordrhein-Westfalen wie in der übrigen Bundesrepublik sterben von Jahr zu Jahr mehr Menschen an Krebs. Das ist aber sicher nicht nur eine Folge der Luftbelastung. Dass aber die Männersterblichkeit an Krebs in Nordrhein-Westfalen um fast 50 % höher liegt als im übrigen Deutschland, könnte an der Luftbelastung liegen. Im Ruhrgebiet-Nord, dem eigentlichen „Ruhrgebiet" sterben sogar weitere 15 % mehr Männer an Krebs. Auch das dürfte mit der Luftbelastung im Revier zusammenhängen, denn die Rauch- und Essgewohnheiten unterscheiden sich nicht von denen in anderen Landesteilen (Abb. 7.**4**). Mit weitem Abstand ist der Bronchialkrebs der häufigste zum Tode führende Tumor bei Männern (Ackermann 1998).

7.2   Faktoren der Schadstoffbelastung

7.2.1   Inversionswetter und Schornsteinhöhe

Normalerweise nimmt die Temperatur in der Erdhülle mit der Höhe ab. Die Sonneneinstrahlung kann in der kalten Jahreszeit auch zu einer umgekehrten Situation führen (Abb. 7.**5**). Die Schornsteinemissionen, aber auch sekundär entstehende Emissionsprodukte wie Ozon, werden in riesigen Blasen, entsprechend der horizontalen Windgeschwindigkeit und den allgemeinen Windverhältnissen verlagert und von Ort zu Ort getragen (Abb. 7.**5 a**). Schichtet sich jedoch warme Luft über die kalte *(Inversion)*, dann findet an der Grenzfläche kalt/warm kaum noch ein Gasaustausch statt. Befinden sich die Schornsteinöffnungen oder andere Emissionsquellen unterhalb der Inversionsschicht, dann reichern sich die Schadstoffe am Ort an (Abb. 7.**5 b**) und werden von den Menschen eingeatmet. Solche Inversionswetterlagen entstehen in den Wintermonaten und sind in der Zeit zwischen Oktober und März für den sogenannten Winter-Smog verantwortlich. In dieser Zeit häufen sich – auch aus anderen Gründen – Infektionen der oberen Atemwege, Hautirritationen, Pseudokrupp und Asthma bronchiale bei Kindern.

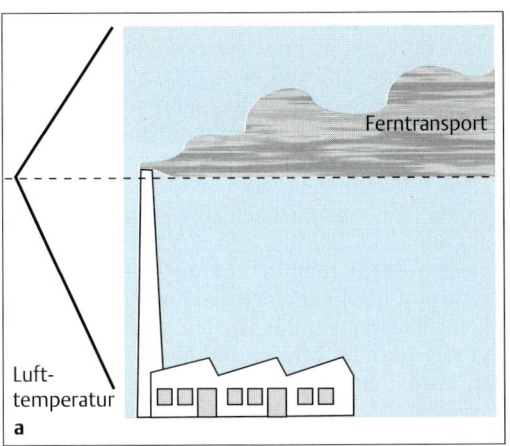 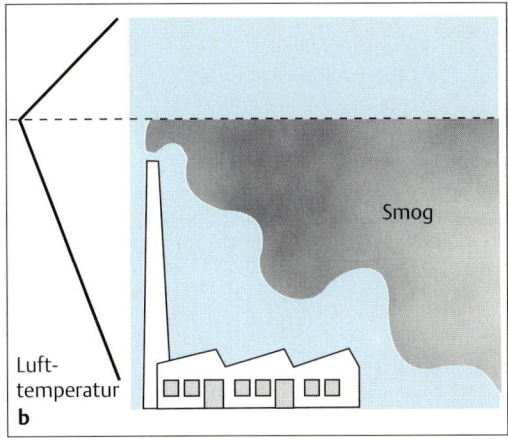

Abb. 7.**5**   Verteilung der Schadstoffemissionen bei Inversion: **a** Schornstein über Schichtung, **b** Schornstein unter Schichtung

7.2.2   Schadstoffmessungen

Bei Schadstoffmessungen muss man wissen, wer, wann, wo und wie gemessen hat. Verkehrsrelevante Schadstoffe werden größtenteils in etwa vier Meter Höhe gemessen. Die so gemessenen Werte sind etwa 30 % niedriger als jene, die in Kindernasenhöhe von circa einem Meter Höhe gemessen werden (Greenpeace, Sobek mündl. Mittlg). Ähnlich unterschiedliche Ergebnisse fanden Heits et al. (vom LA f. Ökologie) 1993 für NO_2, NO, CO und Benzol bei Messhöhen zwischen 1,5 und 3,5 Meter. Häufig werden 97-%-Werte   (97-Perzentilen-Werte)   angegeben. Dabei werden von 100 gemessenen Werten die drei höchsten nicht beachtet und aus den restlichen 97 Werten der Mittelwert gebildet. Da der Spitzenwert der schädlichste Wert ist, kann mit einem Perzentilenwert nur selten eine Korrelation zu gesundheitlichen Beeinträchtigungen gezogen werden. Bei den Fluorbelastungen in unserer Region ergab sich auf diese Weise ein Mittelwert von 3 $\mu g/m^3$ bei einem Spitzenwert von 129 $\mu g/m^3$. Ähnliche Fehldaten erhält man, wenn die Werte in einer Abluft nicht im Zentralstrom einer Emissionsquelle, sondern am Rand gemessen werden, oder wenn die Luftqualität nach einem Regenguss bestimmt wird, denn der Regen schlägt die Schadstoffe auf den Boden nieder.

7.3   Schadstoffe in der Luft

Erste Hinweise, dass Schadstoffe, die den Wald schädigen, möglicherweise auch dem Menschen schaden, liefert Prof. R. Meister mit seiner Beobachtung, dass die Menschen korreliert mit dem Baumsterben im Nord-Süd-Gefälle unterschiedlich stark und häufig husten, obgleich ihre Rauchgewohnheiten im Gesamtbereich der alten Bundesländer gleich sind (Abb. 7.**6**).

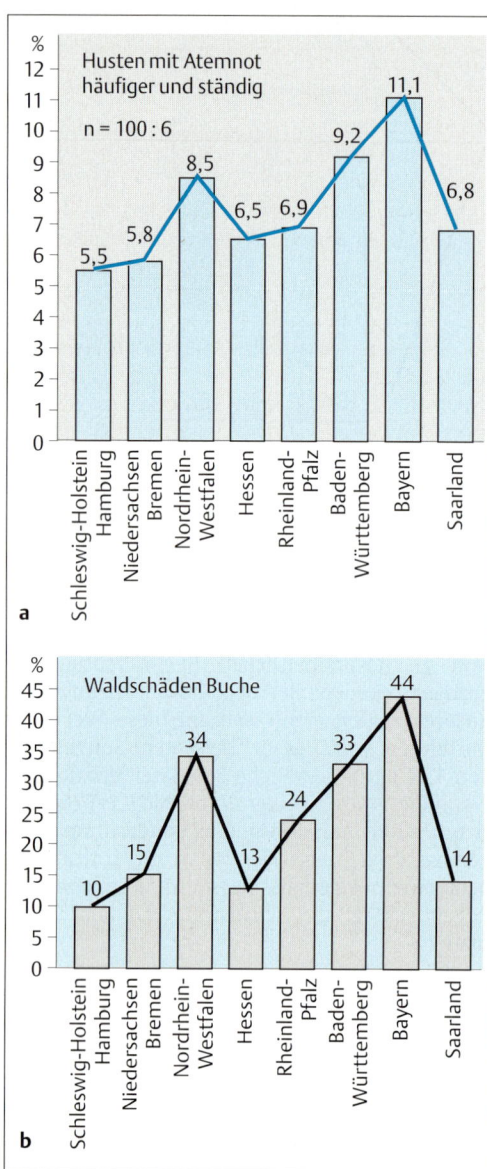

a

b

Abb. 7.**6** Korrelation von Menschen mit Husten und Waldschäden

7.3.1 Schwefeldioxid (SO$_2$)

Schwefeldioxid galt jahrzehntelang als Indikator für Luftverschmutzung. SO$_2$ ist in der Tat überall dort zu finden, wo Verbrennungsprozesse, besonders mit fossilen Brennstoffen, stattfinden. Seine Wirkung auf Menschen, Tiere, Pflanzen und Gebäude ist sehr gut erforscht. Das SO$_2$-Gas wandelt sich beim Auftreffen auf die Schleim-

häute in Schwefelsäure bzw. schweflige Säure um und wirkt ätzend. Vor allem betroffen sind die Schleimhäute von Augen, Nase, Nasenneben-höhlen, Rachen, Kehlkopf und Bronchien. Je nach Konzentration und Einwirkungszeit des Schad-stoffes kommt es zu Reizungen und entzündli-chen Schwellungen. Nach längerer Einwirkung gehen die oberflächlichen Gewebestrukturen zugrunde, so werden beispielsweise die bron-chialen Zilien zerstört und damit der Schleim-transport nach außen gestört, außerdem entste-hen Ulzerationen. Das wiederum bedeutet, dass unsere Haut für Erreger und Allergene durchläs-sig wird. Junge männliche und allergisch vorge-schädigte Menschen reagieren empfindlicher als ältere und weibliche (Islam Atemw Lungen-krankh. 20 [94] 656). In mit SO$_2$ hochbelasteten Gebieten findet man entsprechend häufig Augenentzündungen und Augenreizungen, Nasenschleimhautreizungen, Rachenentzündun-gen, Mittelohrentzündungen und Bronchialrei-zungen bis hin zum Asthma bronchiale. In sol-chen Gebieten treten auch häufiger Atemwegs-infektionen und allergische Reaktionen auf.

7.3.2 Staub

Der Staub – insbesondere der Feinstaub – hat in den letzten Jahren immer mehr an Bedeutung gewonnen. In ihm wurden bisher 500 bis 2000 verschiedene, meist organische Verbindungen nachgewiesen. Viele davon sind mutagen und kanzerogen (Fischbein 1990). Kleinere Staub-partikel sind schädlicher als größere. Die großen Partikel werden von den Makrophagen phagozy-tiert, die kleineren dagegen verbleiben im Inter-stitium und können dort, der Asbestfaser ähn-lich, mannigfaltig schädigend wirken. Durch ständige Reizung des umliegenden Gewebes können sie Krebs verursachen. Kohlenstaub wirkt mittelmäßig, Zinkoxidstaub dagegen hochgradig lungenreizend (Warheit 1994). Die-selabgase enthalten Stäube, die besonders kar-zinogen und mutagen sind. Der atmosphärische Schwebstaub führt bereits nach fünf Stunden bei Ratten zu Zilienschäden und Zilienverlust (95 u Hyg Ddf I Jahresb). Rußpartikel der Diesel-abgase schädigen die Makrophagen derart, dass sie bereits nach einer einzigen Staubbelastung deutlich an Zahl abnehmen. Die verbleibenden Zellen sind in ihrer Funktion gestört und phago-zytieren nicht mehr. Diese Fakten könnten bei immer noch zunehmendem Straßenverkehr eine Ursache für die steigenden Lungenaffektio-nen im Kindesalter sein. Hinzu kommt eine

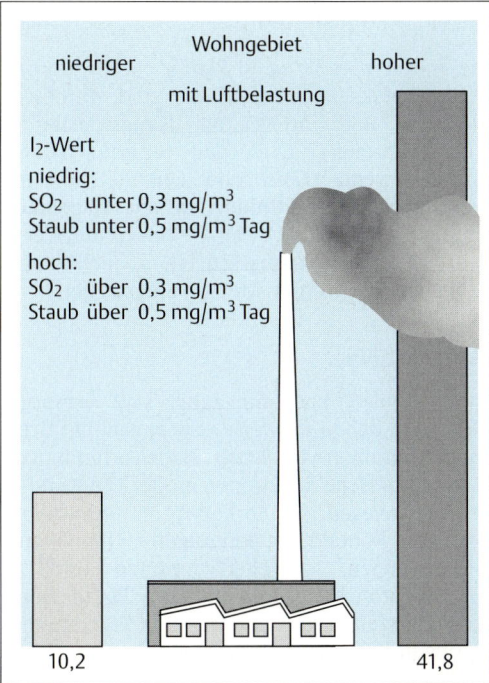

Wohngebiet
mit Luftbelastung
niedriger   hoher

I_2-Wert
niedrig:
SO_2 unter $0,3\,mg/m^3$
Staub unter $0,5\,mg/m^3$ Tag
hoch:
SO_2 über $0,3\,mg/m^3$
Staub über $0,5\,mg/m^3$ Tag

10,2   41,8

Abb. 7.7 Einfluss der Luftbelastung auf die Erkrankungshäufigkeit von Kindern an obstruktiver Bronchitis. Innerhalb der ersten vier Lebensjahre erkranken prozentual deutlich mehr Kinder, die in Gebieten mit hoher SO_2- und Staubbelastung leben, als Gleichaltrige in Gebieten mit niedriger Schadstoffkonzentration

synergistische Wirkung von Luftschadstoffen wie SO_2 und Staub (Abb. 7.7) (Haupt Jatros Pädiatrie 8 [1993] 9/12, Behrend 360 U Hg 27 1995). Diese Erkenntnisse lassen den Schluss zu, dass nicht nur die Menge der Schadstoffe die Giftigkeit bestimmt, sondern deren Zusammensetzung beziehungsweise ihre Summe die Schädlichkeit bewirkt.

7.3.3 Stickoxid (NO)

Stickoxid kann eine Gefäßschädigung im Sinne einer Vaskulitis hervorrufen und so eine Rolle bei der Entstehung der bakteriellen Meningitis spielen (Traystman RJ. Ea J Appl Physiol 71: 1185–95), denn der auslösende Faktor bei der Meningitis ist eine Störung der vaskulären Integrität der Hirngefäße, wodurch ein Eindringen der Bakterien erst möglich wird.

7.3.4 Stickstoffdioxid (NO₂)

Obgleich das Verkehrsaufkommen gestiegen ist, sind durch die Anstrengungen der Automobilindustrie in den letzten Jahren die Stickoxide in der Atemluft leicht gesunken. NO_2 entsteht zum größten Teil durch den Kraftfahrzeugverkehr. In Innenräumen kann dieser Wert durch Gasöfen und Rauchen ansteigen. Innenraummessungen haben gezeigt, dass ein Nichtraucher durch einen Raucher um das Doppelte mit NO_2 und anderen Schadstoffen belastet wird, durch den Straßenverkehr um das Vierfache und bei Inversionswetterlagen um das Neunfache (Umwhyg. Bd. 19, 9). Die NO_2-Außenluftkonzentration, die in Wohngegenden gemessen wird, gilt zur Zeit als das zuverlässigste Maß für die Luftbelastung durch den Verkehr. Kraftfahrzeugabgase enthalten zudem Benzol, Tuluol, Xylole, Ethylbenzol, Feinstaub und viele andere nicht regelmäßig gemessene Schadstoffe.
NO_2 wandelt sich an der feuchten Schleimhaut in salpetrige Säure um, wirkt ätzend und verstärkt die SO_2-Wirkung auf die Augen, den Hals-Nasen-Ohren-Bereich, den Kehlkopf und die Bronchien. NO_2 dringt anders als SO_2 tiefer in die Lunge ein, führt zu sehr heftigen Reaktionen und verursacht Lungenstrukturveränderungen. Dadurch wird der Gasaustausch und die Infektabwehr gegen Viren und Bakterien behindert. Unter NO_2-Einwirkung kommt es zu einer verminderten Lungenfunktion und zu Bronchialverengungen (Bronchokonstriktion). Beide Substanzen – SO_2 und NO_2 – wirken allergisierend (265 U Hyg. Bd. 19).

7.3.5 Kohlendioxid (CO₂)

Kohlendioxidquellen sind vor allem der Verkehr, die chemische Industrie und Waldrodungen. Ein geringerer Anteil stammt aus den vielen anderen Verbrennungsprozessen unserer modernen Industriegesellschaft. CO_2 wird von Pflanzen verbraucht und in Sauerstoff umgewandelt. Für eine ausreichende Rückverwandlung von Kohlendioxid in Sauerstoff ist jedoch der Bestand unserer Wälder und Grünflächen zu gering.
Dem Kohlendioxid wird eine Hauptrolle bei der Zerstörung der Ozonschicht zugeschrieben.

7.3.6   Kohlenmonoxid (CO)

Stickgas wird bei unvollständiger Verbrennung emittiert. Es besitzt eine so hohe Affinität zum roten Blutfarbstoff (Hämoglobin), dass es den Sauerstoff aus den roten Blutkörperchen verdrängt und so den Sauerstofftransport und die Sauerstoffabgabe an die Körperzellen behindert. Schon bei 2,5 % *Carboxyhämoglobin* (COHb) tritt eine Sauerstoffmangelversorgung auf. Die Folge kann eine Durchblutungsstörung des Herzens (Angina pectoris) sowie eine Einschränkung der körperlichen, geistigen und psychischen Leistungsfähigkeit sein. Der Gehalt des Blutes an COHb wird als Indikator für die verkehrsbedingte Belastung eines nicht rauchenden Menschen verwendet.

7.3.7   Ozon (O₃)

Ozon ist ein Stoff, der erst sekundär durch photochemische Umsetzung von Sauerstoff entsteht. Bei seiner komplexen Entstehung und seiner Zunahme ist der Kraftfahrzeugverkehr zu hohen Anteilen mit seiner NO- und NO_2-Emission beteiligt. Aus NO und Ozon entsteht NO_2 und Sauerstoff (O_2). Weil das Ozon mit dem NO stark reagiert, findet man es weniger konzentriert in Gebieten mit hohem Verkehrsaufkommen als am NO-ärmeren Rande der Stadt oder auf dem Land.

Unter Ozoneinwirkung, oft in Kombination mit den vorbeschriebenen Vorläufersubstanzen und deren Folgeprodukten kommt es zu Augen- und Nasen-Rachen-Reizungen. Die bisher bekannte Hauptwirkung des Ozons ist die funktionelle Störung der Atemwege und der Lunge mit einem Abfall der Vitalkapazität und der Einsekundenkapazität. Die typischen Symptome sind zu Beginn Kopfschmerzen, trockener Husten, Engegefühl im Thorax und Atemnot. Die körperliche Leistungsfähigkeit nimmt stark ab und der Mensch wird empfindlicher gegen Arzneimittel und Allergene. Es treten vermehrt Asthmaanfälle, chronische Bronchitis und Lungenemphysem auf. 10 bis 20 % der Bevölkerung reagieren besonders empfindlich auf Ozon. Die derzeitigen Grenzwerte sind aus der Sicht gesundheitlicher Vorsorge unerträglich. Bereits bei Werten um 100 bis 120 µg/m³ treten erste messbare Schäden auf. Derzeit wird jedoch erst bei 180 µg/m³ gewarnt und bei 360 µg/m³ eine Verkehrsbeschränkung eingeleitet. Vor allem Kinder sollten im Sommer wegen der Ozonbelastung nur in den Morgen- und Abendstunden Sport treiben.

7.3.8   Schwermetalle

Die Schwermetalle (z. B. Platin, Nickel, Chrom, Gold, Quecksilber, Beryllium) sind durchweg Allergene und fördern die Hypersensibilität eines Menschen (P. Griem Ddf). Sie können autoimmunisierend (Gold und Quecksilber) und krebserzeugend (Cadmium) wirken (Hagemann Limburg Uk Dbg 2.94). Metalle haben außerdem neurotoxische Wirkung. Zu einem nicht unerheblichen Teil werden Metalle eingeatmet.

Platinmetalle

Zahntechniker und mit Zahnersatz versorgte Menschen haben teilweise enorm erhöhte Urinkonzentrationen von Platin. Platinverbindungen lösen allergische Reaktionen an der Haut und in den Atemwegen aus. So kommt es unmittelbar nach dem Kontakt mit den Augen zu Bindehautentzündungen, zu Fließschnupfen und zu Asthma bronchiale. Zudem kann Platin Herzschädigungen, Knochenmark- und Nervenschädigungen hervorrufen (Roshchin, A. V. ea J. Hyg. Epidemiol. Microbiol. Immunol. 28 [84] 17–24). Damit stehen die Platinkatalysatoren, aber auch moderne Zahnersatzmittel erneut auf dem Prüfstand.

Cadmium

Cadmium hemmt schon in sehr geringer Dosierung die Histaminfreisetzung und verändert die Zellmembranen. Es wirkt auf das Immunsystem, das Nervensystem und die Nieren toxisch und verschiebt die Kupfer- und Zinkkonzentrationen in den verschiedenen Organen. Cadmium ist wahrscheinlich karzinogen. Es unterdrückt DNA-Reparaturmechanismen. Cadmium schädigt somit die Körperabwehr, die Nieren und auch Eiweißmoleküle.

Blei

Die Bleikonzentration im Blut von Kindern haben deutlich abgenommen, seitdem Blei nicht mehr als Antiklopfmittel im Kraftstoff verwendet wird. Dennoch sind in den Innenstädten noch deutlich hohe Bleikonzentrationen im Blut von Kindern nachweisbar. Blei schädigt die Abwehrfunktionen, hemmt das Wachstum, ist neurotoxisch und erniedrigt die Konzentrationsfähigkeit. Durch Messungen konnte ein Intelligenzabfall von zwei Prozent des Intelligenzquotienten (IQ) pro 10 µg pro Liter Blut ermittelt werden.

Quecksilber

Quecksilber wird nicht nur über den Darmtrakt und die Haut, sondern hauptsächlich über die Atemwege aufgenommen. Almalgamfüllungen der Zähne entlassen beispielsweise kontinuierlich gasförmiges Quecksilber, das über die Nieren mit dem Urin wieder ausgeschieden wird, sofern es nicht im Fettgewebe oder Zentralnervensystem sowie in Leber und Niere aufgenommen wird. Andere Quecksilberquellen sind etwa Abgase aus Müllverbrennungsanlagen oder das zerbrochene Quecksilberthermometer.

Schädigungen, die durch Quecksilber auftreten, sind Polyneuropathie mit Kopfschmerzen, Unruhe, Zittern, Reizbarkeit, Konzentrationsschwäche, Vergesslichkeit und Schlafstörungen trotz dauernder Müdigkeit. Weiter beobachtet man Immunschwäche mit rezidivierenden Infekten sowie Allergien und Pseudoallergien. Auch Fertilitätsstörungen werden diskutiert.

7.3.9 Benzol, Toluol und Xylol

Diese hauptsächlich den Kraftfahrzeugen zugeordneten Schadstoffe erhöhen die Zahl der Bronchitisfälle und der Hautekzematiker (Umwelthygiene Bd. 27 – ua 212).

7.3.10 Schadstoffkombinationen

Bei gleichzeitigem Auftreten mehrerer Schadstoffe in sehr kleinen Mengen, deren Konzentrationen als Einzelsubstanz als ungiftig angesehen werden, scheint sich eine neue toxikologische Dimension aufzutun. Toxische Substanzen können sich offenbar auch in geringsten Mengen synergistisch verhalten oder sich gegenseitig potenzieren und so zu Schädigungsfaktoren werden. Solche Zusammenhänge sind durch einfache epidemiologische Untersuchungen nicht mehr erfassbar. Das Problem scheint sich zur Zeit noch weitgehend dem wissenschaftlichen Denken zu entziehen. Hierfür müssen neue Wege zur Aufklärung gefunden und beschritten werden.

7.4   Schadstoffkonzentration im Wohnumfeld

7.4.1 Wohnen in Luftbelastungsgebieten

Häufig werden Asthmatiker bereits als Kinder in hochbelasteten Regionen sensibilisiert (Bergmann Iatros 10 [94] I u Longitudidanalstudie England 1990). Die Sensibilisierungsfähigkeit ist allerdings genetisch determiniert. Das Wheezing, ein Symptom für Atemwegsobstruktion bei Säuglingen, wurde in Holland bei hohen SO_2-, NO_2- und CO-Konzentrationen beobachtet (Limburg Ndl AVZ 28. 5. 92). Wintersmogluft führt bereits nach einstündiger Belastung zur Freisetzung von polymorphkernigen Grannulozyten und greift auch indirekt in das Abwehrgeschehen an den Entzündungszellen ein, da auch die Makrophagen in ihrer Aktivität und Kapazität nach einigen Stunden Einwirkung geschädigt werden. In Belastungsgebieten steht der Körper unter mehr Abwehrstress und es stellen sich mehr Infektionen ein, weil das Immunsystem chronisch geschädigt wird (Stiller 2.94 Vortrag UK Dbg.).

7.4.2 Wohnen an Hauptverkehrsstraßen

Das Wissen um die Wirkung von den auch vom Kraftfahrzeugverkehr emittierten Schadstoffen lässt ahnen, dass Kinder, die an einer Hauptverkehrsstraße wohnen, häufiger an den Atemwegen erkranken als Kinder in reinen Wohnstraßen und noch deutlicher als diejenigen, welche ländlich wohnen. Die NO_2-Konzentration sowie Benzol- und Toluolkonzentration sind an Hauptstraßen bedeutend höher als in Nebenstraßen (A Schupp BUGH Allergol 17 12 [95] 591–98). Der Radio-Allergo-Sorbent-Test (RAST), ein spezieller Bluttest zur Diagnostik von Allergien durch die Bestimmung spezifischer IgE-Antikörper, zeigt bei im Umkreis von 50 Meter von einer Hauptstraße wohnenden Menschen eine fünffach höhere Sensibilisierung gegen Pollen und Hausstaub als bei Menschen, die fernab einer Hauptstraße wohnen.

7.4.3 Klinische Beobachtungen in Luftbelastungsgebieten

Das vermehrte Vorkommen von Infektionen der oberen Atemwege, Haut- und Bindehautreizungen, Sinusitis, Bronchitis, Pseudokrupp und Asthma bronchiale sowie Lungenfunktionseinbußen wurden mannigfach beobachtet und auch mit verschiedenen Schadstoffen korreliert gefunden. Auch von Chromosomenaberrationen und genotoxische Schäden (Rössner P Prag 1994) sowie von Lernstörungen bei Schülern wurde berichtet (K Hundell Bohemia Czech UK Dgb 2.94 und Gebhart e a 1990). Über weitere Erkrankungen, die vermehrt in Gebieten mit hoher Luftbelastung auftreten, wurde bereits weiter oben berichtet.

7.4.4 Rauchen und Passivrauchen

Im aktiv wie im passiv eingeatmeten Zigarettenrauch sind etwa 4000 chemische Substanzen enthalten. Passiv mitrauchende Kinder atmen etwa 50 % der Schadstoffmenge (gemessen am NO_2) der rauchenden Eltern ein. Rauchen ist an der Entstehung von Asthma im Kindesalter maßgeblich beteiligt. Trotzdem schränken nur wenige Eltern das Rauchen ein. Eine Studie bestätigte: je mehr in der Familie geraucht wurde, umso mehr Kinder Asthmatiker waren. Die Verkehrsbelastung am Wohnort war bei dieser Untersuchung von untergeordneter Bedeutung.

Jeder weiß, dass Rauchen gesundheitsschädlich ist. In China, Großbritannien und Argentinien konnte belegt werden, dass Kinder rauchender Väter, die schon vor der Zeugung geraucht hatten, häufiger an Leukämie oder Hirntumoren erkrankten. Das Risiko stieg um 30 bis 50 %. Zigarettenrauch ist 700-mal stärker kanzerogen als 1000 Asbestfasern pro Kubikmeter Luft (U. Kaiser BGA). Passivrauchen fördert Atemwegsinfektionen und führt zum 30fach höheren Krebsrisiko.

7.4.5 Kinder sind besonders empfindlich gegenüber Schadstoffen

Auf dem allergologischen und umweltmedizinischen Sektor sind nicht von ungefähr viele Kinderärzte tätig, denn Kinder sind besonders gegen Umwelteinflüsse empfindlich. Kinder haben im Gegensatz zum Erwachsenen einen 3,5fach erhöhten Stoffwechsel, einen zweifach höheren Grundumsatz und ein 2,5fach größeres relatives Atemvolumen. Ihr Energiebedarf beträgt das Dreifache, ihr Wasserbedarf das Sechsfache. Eingeatmete Schadstoffe verweilen länger im Körper. Die Organe befinden sich im Reifeprozess. Die Grenzwerte für Kinder müssten somit viel niedriger als für Erwachsene sein. Dennoch werden selbst die bestehenden Grenzwerte für die Schwermetalle Blei, Cadmium und Quecksilber in vielen Belastungsregionen überschritten. Dies ist besonders für Kinder bedenklich.

7.5   Was kann man tun?

Das Wissen um Luftbelastungen und ihre Wirkungen auf die menschliche Gesundheit ist in den letzten 15 Jahren enorm gewachsen. Die Erkenntnis über das, was dagegen unternommen werden könnte, ist dagegen erbärmlich klein. Natürlich muss Allergikern, Asthmatikern und Infektanfälligen nach den Regeln der ärztlichen Kunst geholfen werden. Nach wie vor ist es hilfreich, atemwegs- und infektanfällige Personen von Infektionsherden fernzuhalten. Werden Kinder einige Wochen nicht in den Kindergarten geschickt, kann sich ihr Immunsystem erholen. Der Aufenthalt in Wartezonen, besonders beim Arzt, sollte so kurz wie möglich sein. Kuraufent-

halte in relativ reiner Luft sind bei Pseudokrupp-Anfälligen, Asthmatikern und Neurodermitikern hilfreich. Die Nordseeluft hat wegen ihrer hohen Windgeschwindigkeiten von der Seeseite her wenig Allergene, geringe Temperaturschwankungen und enthält heilsame Salzaerosole. Bei einem längeren Aufenthalt in Reinluftzonen kann sich die irritierte Innen- wie Außenhautauskleidung wieder regenerieren und hält den Angriffen am Wohnort über Monate stand.
Eine Vitamin-E-Gabe kann hilfreich sein, da hierdurch Entzündungsmediatoren positiv beeinflussbar sind. In vielen Belastungsfällen, etwa

durch Kleber, Isoliermaterialien, Holzschutzmittel oder Pilzsporen, besonders in Innenräumen, hilft häufig nur die Totalsanierung oder der Auszug aus der kontaminierten Wohnung.

Würde jeder Mensch in seinem Einwirkungsbereich so sparsam wie möglich mit Energie und Verbrauch von Ressourcen umgehen, dann hätten unsere Kinder und Kindeskinder eine bessere Chance, gute und gesunde Luft zu atmen.

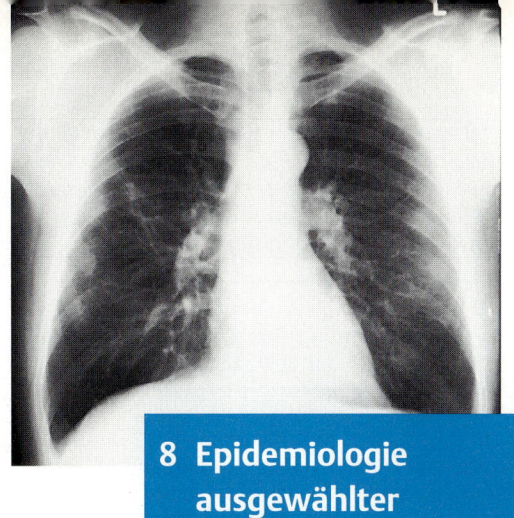

8 Epidemiologie ausgewählter Atemstörungen

Martin Schlaud

Zusammenfassung

In diesem Kapitel wird der Begriff Epidemiologie erklärt und die bedeutendsten Erkrankungen der Atemwege dargestellt, allen voran die Tuberkulose. Ursachen und Präventionsmaßnahmen von nosokomialen Infektionen – im Krankenhaus erworbene Infektionen mit Problemkeimen – sowie des Bronchialkarzinoms, das für fast ein Drittel aller Todesfälle bei Männern und zunehmend bei Frauen verantwortlich ist, werden dargestellt. Als bedeutendster Risikofaktor für den Lungenkrebs wird das Rauchen identifiziert. Das Asthma bronchiale ist die häufigste chronische Atemwegserkrankung im Kindesalter. Die Mukoviszidose ist eine angeborene Stoffwechselerkrankung, bei der sich zähe Sekrete u. a. in der Lunge stauen.

8.1   Epidemiologie – Was ist das?

8.1.1   Definition

Wie häufig treten Erkrankungen der Atemwege auf?

Nimmt Asthma bei Kindern zu?

Welche Personen haben ein besonders hohes Risiko, an Tuberkulose zu erkranken?

Sind bestimmte Risikofaktoren für Lungenkrebs bekannt, die vermieden werden können?

Solche und ähnliche Fragen können mit den Methoden der Epidemiologie beantwortet werden. Die Epidemiologie befasst sich dabei keineswegs nur mit übertragbaren Krankheiten, wie der Name zunächst vermuten lassen könnte. Tatsächlich beschäftigen sich Epidemiologen mit einer Vielzahl verschiedener Gesundheitsstörungen, wobei die Infektionskrankheiten in den westlichen Ländern eine eher untergeordnete Rolle spielen. Das Besondere der Epidemiologie liegt vielmehr in ihrer Perspektive: Nicht der einzelne Patient steht im Mittelpunkt des wissenschaftlichen Interesses, sondern die gesamte Bevölkerung oder einzelne Bevölkerungsgruppen. Eine gängige Definition lautet daher:

> **!** Die Epidemiologie beschreibt die Häufigkeit, Verteilung und Determinanten von Krankheiten in der Bevölkerung.

Um Aussagen zu Krankheiten in der Bevölkerung treffen zu können, müssen in wissenschaftlichen Studien zunächst Einzelpersonen untersucht oder befragt werden. Deren Angaben werden in geeigneter Weise zusammengefasst und daraus bevölkerungsbezogene Maßzahlen berechnet. Bei der Auswertung von Studien, die in der Regel keinen experimentellen, sondern ausschließlich beobachtenden Charakter haben, bedient sich die Epidemiologie neben ihres spezifischen Methodeninventars auch der Verfahren der deskriptiven und analytischen Statistik.

8.1.2 Wichtige Begriffe der Epidemiologie

Häufigkeit

Der Begriff Häufigkeit beschreibt, wie viele Personen im Verhältnis zur Gesamtbevölkerung zu einem bestimmten Zeitpunkt krank sind *(Prävalenz)* oder in einem bestimmten Zeitraum neu erkranken *(Inzidenz)* bzw. versterben *(Mortalität)*. Die *Letalität* dagegen gibt an, welcher Anteil unter den von einer bestimmten Krankheit Betroffenen in einem definierten Zeitraum versterben. Häufigkeiten werden meist in Prozent angegeben oder – bei selteneren Ereignissen – in Größenordnungen wie „5 pro 100 000 Personen". Beziehen sich die Häufigkeitsmaße auf einen Zeitraum (z. B.: „5 Neuerkrankungen pro 100 000 Personen pro Jahr"), so bezeichnet man sie als *Raten*.

Verteilung

Da viele Krankheiten nicht alle Teile der Bevölkerung in gleicher Weise betreffen, sondern bevorzugt oder ausschließlich in bestimmten Bevölkerungsgruppen auftreten, gibt die Verteilung von Krankheiten Hinweise auf besonders gefährdete Personengruppen. Solche Gruppen lassen sich über Merkmale charakterisieren (z. B. Geschlecht, Alter, Region, Beruf, Lebensstil) und damit die (ungleiche) Verteilung einer Krankheit beschreiben.

Determinanten

Determinanten wiederum sind solche Merkmale, die Gruppen mit erhöhter Erkrankungshäufigkeit von solchen mit geringerer Erkrankungshäufigkeit unterscheiden. Im epidemiologischen Sprachgebrauch sagt man, dass solche Merkmale mit einer erhöhten bzw. erniedrigten Erkrankungswahrscheinlichkeit *assoziiert* sind, also **Risikofaktoren** oder **protektive Faktoren** darstellen. Dabei ist ein Risikofaktor zunächst nichts anderes als ein beobachtbares Merkmal, dessen Träger ein erhöhtes Risiko aufweist, an einer bestimmten Gesundheitsstörung zu erkranken. Die Entscheidung, ob ein Risikofaktor eine Ursache der Erkrankung darstellt, bedarf viel epidemiologischer Erfahrung und sorgfältiger Abwägung aller wissenschaftlich bekannten Informationen. So wurde etwa seit den 50er Jahren in vielen Studien beobachtet, dass Raucher mit einer höheren Wahrscheinlichkeit von Lungenkrebs oder Herz-Kreislauf-Erkrankungen betroffen sind als Nichtraucher. Doch erst nach vielen Jahren kristallisierte sich durch wiederholte Studien und ergänzende experimentelle und molekularbiologische Forschungsanstrengungen heraus, dass bestimmte Bestandteile des Zigarettenrauchs die genannten Krankheitsbilder tatsächlich verursachen können. Dieser Erkenntnis, zu der nicht zuletzt auch Untersuchungen über die Mechanismen der Krebsentstehung auf zellulärer Ebene beigetragen haben, widersetzen sich heute allenfalls noch Vertreter einzelner Interessengruppen.

8.2   Ausgewählte Atemwegserkrankungen

8.2.1   Tuberkulose

Von allen Atemwegserkrankungen hat die Tuberkulose weltweit die größte Bedeutung. Für 1982 wurden global noch 7,7 Millionen Erkrankte und 3,3 Millionen Todesfälle geschätzt. Aktuell geht die Weltgesundheitsorganisation (WHO) davon aus, dass ein Drittel der Weltbevölkerung – das sind 1,7 Milliarden Menschen – mit dem Erreger der Tuberkulose infiziert sind. Angesichts dieser dramatischen Zunahme spricht die WHO von einem „globalen Notfall" und rief zu wirksamen Gegenmaßnahmen auf.

Übertragungswege und Diagnostik

Die Tuberkulose ist eine bakterielle Infektionskrankheit, meist mit dem Erreger *Mycobacterium tuberculosis*. Eine Ansteckung erfolgt durch Tröpfcheninfektion von Mensch zu Mensch, die Tröpfchen oder besser Aerosole entstehen beispielsweise beim Husten und geraten beim Einatmen tief in die Lunge Gesunder. In der Lunge vermehren sich die Erreger extra- und intrazellulär, befallen regionale Lymphknoten und können schließlich über das Blut im gesamten Körper verteilt werden. Die Tuberkulose kann also außer der Lunge auch andere Organe befallen, wie etwa Haut, Knochen und innere Organe. Der Erreger der Rindertuberkulose *(Mycobacterium bovis)* ist auch für den Menschen gefährlich und führt – über unpasteurisierte Milch übertragen – bevorzugt zu einer Darmtuberkulose. Wie die Krebserkrankungen gehört auch die Tuberkulose zu den „konsumierenden" Krankheiten, d. h. neben Husten können Mattigkeit und ein deutlicher Gewichtsverlust auftreten. Die Diagnosestellung erfolgt aufgrund typischer Veränderungen im Röntgenbild der Lunge und dem Bakteriennachweis in Sputum oder Bronchialsekret. Die Isolation der Erkrankten ist so lange sinnvoll, bis sie nicht mehr infektiös sind (s. 10, S. 101).

Gefährdete Bevölkerungsgruppen

Die Tuberkulose ist das klassische Beispiel einer Krankheit, die neben dem eigentlichen Erreger in hohem Maße von sozialen Faktoren determiniert wird. Der deutliche Rückgang, den die Verbreitung dieser Krankheit in Mitteleuropa seit dem Zweiten Weltkrieg erfahren hat, ist nicht allein der Einführung spezifisch wirkender Medikamente zu verdanken. Zu einem wesentlichen Teil haben Verbesserungen der allgemeinen Lebensbedingung die Krankheit zurückgedrängt, etwa in den Bereichen Hygiene, Wohnverhältnisse oder Ernährung.

Bevölkerungsgruppen mit einem erhöhten Krankheitsrisiko umfassen heute in den entwickelten Ländern folglich vor allem solche Personen, bei denen die genannten sozialen Faktoren weniger gut ausgeprägt sind, wie sozial Benachteiligte mit schlechter Wohn- und Ernährungssituation, Obdachlose oder Alkoholkranke. Auch sehr junge, alte oder andere Personen, deren Immunsystem noch nicht bzw. nicht mehr voll funktionstüchtig ist, stehen unter einem erhöhten Erkrankungsrisiko. Zur letztgenannten Gruppe zählen beispielsweise Multimorbide, durch Immunsuppressiva oder antiproliferative Chemotherapie behandelte Patienten oder Personen mit Immunschwächekrankheiten. So ist bei HIV-Infizierten das Risiko einer Tuberkulose-Erkrankung 80-mal und im Stadium AIDS 170-mal so hoch wie bei nicht HIV-Infizierten. Zudem ist eine Doppelinfektion mit HIV und Tuberkuloseerregern durch Wechselwirkungen für den Verlauf beider Erkrankungen besonders ungünstig. Daher hat die Verbreitung der HIV-Infektion insbesondere in Afrika und Asien erheblich zum Anstieg der Tuberkulose-Prävalenz beigetragen.

Durch den Umgang mit infektiösen Patienten haben auch Angehörige der Heil- und Pflegeberufe – trotz ihrer in der Regel guten sozialen Lage – ein erhöhtes Erkrankungsrisiko, dem mit geeigneten Maßnahmen begegnet werden muss.

Therapie der Tuberkulose

Mit ein Grund für die weltweite Zunahme der Tuberkulose-Prävalenz ist eine inadäquate Therapie. Tuberkulose-Erkrankungen sind heute grundsätzlich durch Arzneimittel heilbar, und zwar durch die Kombinationsbehandlung mit drei oder vier wirksamen Tuberkulostatika, typischerweise Isoniazid, Rifampizin und Pyrazinamid, evtl. ergänzt um Ethambutol oder Streptomycin (s. 10, S. 101). Nur durch konsequente Anwendung von Wirkstoffkombinationen in ausreichender Dosierung gelingt es, die Tuberkulose wirkungsvoll zu bekämpfen. Werden einzelne Medikamente der Kombinationstherapie nicht

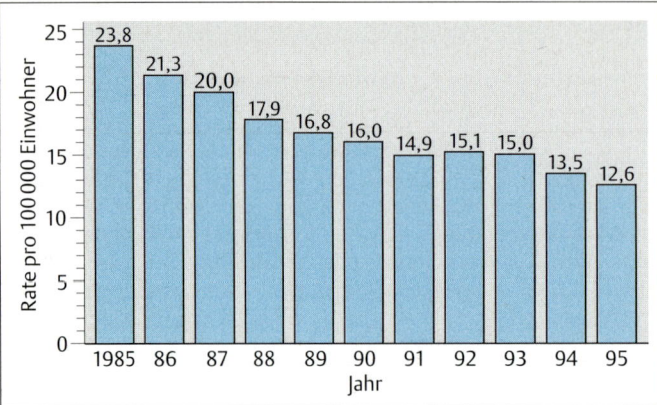

Abb. 8.1 Gemeldete Neuerkrankungsrate an Tuberkulose der Atmungsorgane von 1985 bis 1995 in Deutschland (nach Statistisches Bundesamt)

ausreichend dosiert, nur unregelmäßig eingenommen oder ganz fortgelassen, so kommt es bei der hohen Teilungsrate der Mikroorganismen durch Selektionseffekte zur Entwicklung von Erregerstämmen, gegen die die gängigen Medikamente wirkungslos sind. Resistente Stämme von *Mycobacterium tuberculosis* werden weltweit mit steigender Häufigkeit beobachtet und stellen ein ernst zu nehmendes medizinisches Problem dar.

Meldepflicht

Die Tuberkulose gehört zu den meldepflichtigen Krankheiten. Dies bedeutet, dass jeder Erkrankungs- und Todesfall nach dem Bundesseuchengesetz namentlich an das zuständige Gesundheitsamt gemeldet werden muss. Neben der Verfolgung und Unterbrechung von Infektionsketten und der kontrollierten Behandlung Erkrankter ist so eine (idealerweise) vollständige Erfassung der Inzidenz- und Mortalitätsraten möglich. Trotz ihres langfristigen Rückgangs (Abb. 8.1) zählt die Tuberkulose immer noch zu den häufigsten bakteriellen Infektionskrankheiten.

8.2.2 Nosokomiale Infektionen der Atemwege

Unter nosokomialen Infektionen versteht man Infektionen, die Patienten im Krankenhaus oder in anderen Versorgungseinrichtungen des Gesundheitswesens erwerben. Etwa 5 bis 10 % aller Krankenhauspatienten sind von nosokomialen Infektionen betroffen. Den Hauptanteil machen Harnwegsinfekte aus, gefolgt von Infekten der Atemwege, Wundinfektionen und generalisierten Infektionen.

Erreger nosokomialer Infektionen

Überwiegend sind Bakterien wie *Escherichia coli*, *Klebsiella pneumoniae*, Koagulase-negative Streptokokken, *Staphylococcus aureus* oder auch Pilze wie *Candida albicans* für nosokomiale Infektionen verantwortlich. Diese Keime besitzen häufig eine hohe Resistenz gegenüber den gebräuchlichen Antibiotika und sind entsprechend schwer zu behandeln. Aber auch durch Viren werden nosokomiale Infektionen verursacht.

So sind Erkrankungen mit RS-Viren *(Respiratory Syncytial Virus)* insbesondere in pädiatrischen Abteilungen der Krankenhäuser ein Problem. Die Viren verursachen schwere, mitunter lebensbedrohliche Infektionen des unteren Respirationstrakts mit Atemnot, Fieber und Husten. Betroffen sind vor allem immungeschwächte Kinder, Kinder mit angeborenen Fehlbildungen des Herzens und der großen Gefäße, Kinder mit bronchopulmonalen Problemen sowie Neu- und Frühgeborene. Infolge eines Ausbruchs von RS-Infektionen auf einer Krankenstation können mitunter sogar größere Teile des ärztlichen und des Pflegepersonals erkranken. Eine Übertragung der relativ umweltstabilen RS-Viren kann über Tröpfcheninfektion, über Schleimhautkontakt der Hände (z. B. Augenreiben) nach Berühren von Haut oder Schleimhäuten Infizierter bzw. nach Kontakt mit kontaminierten Oberflächen oder über Nadelstichverletzungen erfolgen. Daher reduzieren entsprechende Vorsichtsmaßnahmen das Infektionsrisiko.

Nosokomiale Pneumonie

Nosokomiale Pneumonien sind die am schwersten zu verhindernden Hospitalinfektionen. Die Letalität beträgt bis zu 50 %, und die so bedingten Sterbefälle machen etwa 15 % aller Sterbefälle in

Krankenhäusern aus. Die häufigsten Verursacher nosokomialer Pneumonien sind Bakterien wie *Pseudomonas aeruginosa* (17%), *Staphylococcus aureus* (15%) und *Enterobacter* (10%). Als besondere Risikofaktoren seitens der Patienten gelten hohes Alter, langer Krankenhausaufenthalt, schwere Krankheiten (z.B. Lungenerkrankungen, Herz-Kreislauf-Erkrankungen, Niereninsuffizienz, Krebs), ein geschwächtes Immunsystem, erhöhte Aspirationsgefahr bei Bewusstlosigkeit oder neurologischen Krankheiten, chirurgische Eingriffe im Brust- oder Bauchraum, assistierte oder kontrollierte Beatmung und andere medizinische Maßnahmen, die eine Keimbesiedlung der Atemwege fördern.

Prävention nosokomialer Infektionen

Verschiedene Maßnahmen können die Häufigkeit nosokomialer Infektionen verringern. Dazu gehören zunächst Maßnahmen der Hygiene wie die Verwendung steriler Instrumente und die konsequente Anwendung der Desinfektion von Oberflächen, Wäsche, Haut und Händen. Insbesondere bei pflegerischen Tätigkeiten muss eine Keimübertragung von Patient zu Patient so weit wie möglich ausgeschlossen werden. Um die Entwicklung hochresistenter Problemkeime zu verhindern, sind Antibiotika gezielt, in ausreichender Dosierung und über einen angemessenen Zeitraum hinweg anzuwenden. So können etwa durch Antibiogramme Resistenzen erkannt und Antibiotika gezielter eingesetzt werden.

Schließlich sind Infektionsketten innerhalb von Krankenhäusern (z.B. die Übertragung resistenter Keime von Intensiv- auf Normalstationen) gründlich zu untersuchen und zu unterbrechen. Hierbei helfen in jüngster Zeit Typisierungsmethoden, mithilfe derer sich ein „genetischer Fingerabdruck" von Mikroben bestimmen lässt, sodass Erregerreservoire und Infektionsketten genauer eingegrenzt werden können.

8.2.3   Bronchialkarzinom

Das Bronchialkarzinom – umgangssprachlich und nicht sehr trennscharf auch als Lungenkrebs bezeichnet – ist mit knapp 30% aller Todesfälle die häufigste Todesursache bei Männern, während es bei Frauen mit unter 10% noch eine weniger ausgeprägte Rolle spielt (Abb. 8.**2**). So betrug im Jahre 1993 laut Krebsregister Saarland die standardisierte Inzidenz bei Männern 104,0 pro 100 000 und bei Frauen 17,2 pro 100 000, die standardisierte Mortalitätsrate 119,8 pro 100 000 Männer und 16,9 pro 100 000 Frauen. Sowohl bei der Inzidenz als auch bei der Mortalität beträgt das Verhältnis zwischen Männern und Frauen deutlich über 5 zu 1.

Definition: Die **altersstandardisierte Inzidenz** oder Mortalität beschreibt bevölkerungsbezogene Häufigkeiten, bei denen mögliche Unterschiede in der Altersstruktur der Bevölkerung rechnerisch bereinigt sind. Die Häufigkeiten beziehen sich auf eine (fiktive) Standardbevölke-

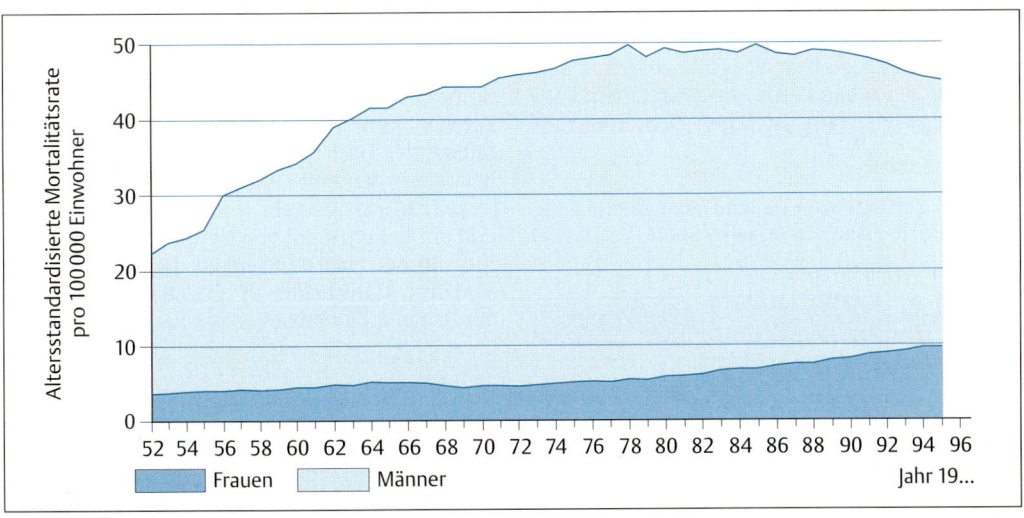

Abb. 8.**2**   Sterblichkeit an Bronchialkarzinom im zeitlichen Verlauf. Altersstandardisiert auf die deutsche Bevölkerung von 1995 (nach Becker u. Wahrendorf)

rung mit definiertem Altersaufbau, hier die der bundesdeutschen Bevölkerung im Jahre 1987. Erst durch eine solche Standardisierung werden bevölkerungsbezogene Häufigkeitsmaße über Zeit und Raum vergleichbar. ■

Bei den oben angegebenen Zahlen ist ein interessanter Trend festzustellen: Während Inzidenz und Mortalität bei Männern in den letzten Jahren leicht abnehmen, ist das Bronchialkarzinom bei Frauen seit den 50er Jahren konstant im Steigen begriffen. Dies wird im Wesentlichen auf eine Zunahme des Risikofaktors Rauchen bei Frauen zurückgeführt, auf den weiter unten noch näher eingegangen wird.

Nach begründeten Schätzungen erkranken in Deutschland jedes Jahr etwa 30 200 Männer und 7900 Frauen am Bronchialkarzinom. Die Heilungsraten hängen vom Zelltyp und der Tumorausbreitung bei Diagnosestellung ab, sind aber selbst bei intensiver Therapie insgesamt gering: Nur etwa 10 % der Patienten sind fünf Jahre nach Entdeckung der Erkrankung noch am Leben. Da eine deutliche Verbesserung der Heilungschancen für die nahe Zukunft nicht zu erwarten ist, sollte möglichst die Entstehung von Lungenkrebs verhindert werden. Eine Möglichkeit der Prävention besteht in der Verringerung von Risikofaktoren. Der wichtigste Risikofaktor ist hierbei das Rauchen.

Risikofaktor Rauchen

Seit den 30er Jahren wurden Berichte und Studien veröffentlicht, die auf das Zigarettenrauchen als mögliche Ursache von Lungenkrebs hinwiesen. Mittlerweile sind die Belege durch eine über Jahrzehnte gesammelte Fülle epidemiologischer Studien so eindeutig, dass von einem kausalen Zusammenhang zwischen Zigaretten rau-

chen und Lungenkrebs ausgegangen wird. Das Risiko, ein Bronchialkarzinom zu entwickeln, steigt mit der Zahl pro Tag gerauchter Zigaretten (Tab. 8.1), mit der Dauer des Rauchens, und ist umso höher, je früher mit dem Rauchen begonnen wurde. Bei Beendigung des Rauchens geht das Risiko für Bronchialkrebs bereits nach fünf Jahren erkennbar und nach zehn Jahren sehr deutlich zurück.

Dem Rauchen können 75 bis 90 % aller Lungenkrebsfälle bei Männern und 30 bis 60 % bei Frauen zugeschrieben werden. Dies bedeutet, ein Großteil der Lungenkrebsfälle wären zu verhindern, wenn nicht geraucht würde. Das Rauchen ist auch ein erheblicher Risikofaktor für weitere Erkrankungen, so etwa Krankheiten des Herz-Kreislauf-Systems (Atherosklerose, Herzinfarkt, Schlaganfall) und andere Krebserkrankungen. Rauchen in der Schwangerschaft schadet dem ungeborenen Kind. So erhöhen sich die Risiken für Untergewicht und für den plötzlichen Kindstod (SIDS) deutlich. Nach unseren Untersuchungen könnten bundesweit rund ein Drittel der SIDS-Fälle verhindert werden, würde keine Schwangere mehr rauchen. Das wären rund 250 Kinder pro Jahr.

In mehreren Studien – beispielsweise durch Langzeitbeobachtung nichtrauchender Ehefrauen von Rauchern – wurde belegt, dass auch das Passivrauchen mit gesundheitlichen Risiken verbunden ist. Die Daten deuten sowohl für Lungenkrebs als auch für Herzinfarkt auf ein rund 1,5fach erhöhtes Risiko hin.

Weitere Risikofaktoren

Weitere, wenn auch gegenüber dem Rauchen weit weniger bedeutende Risikofaktoren für das Bronchialkarzinom finden sich im beruflichen Bereich (z. B. Asbest, Schwermetalle, Abgase, radioaktive Gase oder Stäube), in der Schadstoffbelastung der Luft, im Bereich der Ernährung (regelmäßiger Verzehr von Obst und Gemüse und ein hoher Anteil von Vitamin E und Betakarotin in der Nahrung senken das Risiko) sowie in Form natürlicher Strahlenbelastung, etwa durch das radioaktive Edelgas Radon.

Tab. 8.**1** Zigarettenkonsum und relatives Risiko für die Entwicklung eines Bronchialkarzinoms (nach Law et al.)

Zigarettenkonsum pro Tag	Relatives Risiko*
0 (Nichtraucher)	1
1 bis 5	4
6 bis 15	10
16 bis 30	17
über 30	25

*) Erkrankungsrisiko von Rauchern bezogen auf das von Nichtrauchern

8.3   Atemwegserkrankungen im Kindesalter

Im Kindesalter sind Erkrankungen der Atemwege besonders häufig. Dies betrifft vor allem die infektionsbedingten Atemwegserkrankungen, die zum größten Teil durch Viren verursacht werden, auf die sich jedoch nicht selten eine bakterielle Superinfektion „aufpfropft". Neben diesen unspezifischen Erkrankungen der oberen und unteren Luftwege soll im Folgenden auf einige ausgewählte Krankheiten näher eingegangen werden.

8.3.1   Asthma bronchiale

Das Asthma bronchiale ist die häufigste chronische Atemwegserkrankung im Kindesalter und weist eine Prävalenz von 2 bis 10 % auf. Viele Untersuchungen deuten darauf hin, dass die Häufigkeit der Asthmaerkrankung in den meisten Industrieländern über die letzten Jahre zugenommen hat. Als mögliche Ursachen dieses Anstiegs werden die Luftverschmutzung, Innenraumbelastung, Ernährungs- und soziale Faktoren diskutiert.

Unter Asthma bronchiale versteht man eine chronische, entzündliche Erkrankung der Atemwege, die mit vermehrter Sekretbildung, Schwellung der Bronchialschleimhaut und einer Engstellung der Bronchialmuskulatur einhergeht. Diese reversible **Atemwegsobstruktion** erfolgt auf dem Boden einer Überempfindlichkeit gegenüber einer Vielzahl von allergischen und nichtallergischen Reizen, wie dem Einatmen von Stäuben, Pollen, Ausscheidungen der Hausstaubmilbe, Schimmelpilzsporen, Haaren oder Epithelien von Haustieren, Abgasen, Dämpfen, Tabakrauch sowie kalter oder trockener Luft. Mitunter genügt bereits die Einnahme bestimmter Medikamente (typischerweise Aspirin oder verwandte Schmerzmittel) oder körperliche Belastung (Laufen, Lachen, Husten), um einen Asthma-Anfall auszulösen.

> **!** Die bronchiale Reizempfindlichkeit bei Asthma kann durch Atemwegsinfekte oder psychische Konflikte gesteigert werden.

Symptome und Diagnostik

Die Symptome des Asthma bronchiale reichen von (häufig nächtlichem oder morgendlichem) Husten über Geräusche beim Einatmen (exspiratorisches Giemen und Brummen) bis zu höchster Atemnot. Hält ein Asthma-Anfall trotz Therapie länger an, so spricht man vom bedrohlichen *Status asthmaticus*.

Das Ausmaß einer Atemwegsobstruktion lässt sich – zumindest bei größeren Kindern – diagnostisch mittels Lungenfunktionstests objektivieren. Dabei kann auch die bronchiale Reizüberempfindlichkeit über einen Inhalationstest mit Histamin, Azetylcholin oder Kaltluft nachgewiesen werden.

Therapie des Asthma bronchiale

Die Therapie des Asthma bronchiale ist international weitgehend standardisiert und abhängig vom Schweregrad der Erkrankung. Sie hat zum Ziel, den chronischen Entzündungsprozess zu unterbrechen und das Auftreten von Anfällen zu verhindern. Nach Ermittlung der auslösenden Inhalationsantigene sollte eine Expositionsprophylaxe betrieben werden, das heißt, die auslösenden Substanzen sind zu meiden bzw. aus der Umgebung des Kindes zu entfernen. Auch eine Hyposensibilisierung kann helfen, die allergische Überempfindlichkeit gegenüber bestimmten Stoffen zu mindern. Schließlich ist eine konsequente medikamentöse Therapie einzuhalten, unter der die Patienten im günstigsten Fall sogar vollständig anfalls- und beschwerdefrei sein können.

Risikofaktoren

Warum manche Kinder an Asthma erkranken und andere nicht, konnte bis heute nicht ausreichend geklärt werden. Als sicher gilt, dass Kinder, deren Eltern selbst an Erkrankungen des atopischen Formenkreises (z. B. Asthma, atopisches Ekzem, Heuschnupfen) leiden, ein deutlich erhöhtes Erkrankungsrisiko aufweisen. In umweltepidemiologischen Zeitreihenanalysen ließen sich zudem Zusammenhänge mit Schadstoffkonzentrationen der Außenluft nachweisen, und zwar insbesondere mit Stickoxiden und feinsten Partikeln.

Durch die 40-jährige politische Teilung Deutschlands ergab sich nach der Wiedervereinigung die einmalige Situation, die Häufigkeit von Krankheiten in zwei praktisch identischen Populationen mit unterschiedlichen Lebensbedingungen systematisch zu untersuchen. Dabei zeigte sich, dass Kinder und Erwachsene aus Westdeutschland zu einem höheren Prozentsatz von Asthma und anderen atopischen Erkrankungen betroffen waren als entsprechende Personen aus Ostdeutschland. Dies ist insofern erstaunlich, als in der ehemaligen DDR eine weitaus höhere Luftverschmutzung herrschte als in der Bundesrepublik. Die Vermutung liegt nahe, dass weitere, bislang nicht ausreichend erforschte Faktoren des „westlichen Lebensstils" das Auftreten atopischer Erkrankungen mit beeinflussen können. Diese Vermutung wird auch durch die Beobachtung gestützt, dass sich die Prävalenz atopischer Erkrankungen in den neuen Bundesländern offenbar langsam denen der alten Länder angleicht.

8.3.2 Mukoviszidose

Die Mukoviszidose, auch zystische Fibrose (CF) genannt, ist mit einer Prävalenz von etwa 5 pro 10 000 die häufigste erblich bedingte Stoffwechselerkrankung der Neugeborenen. Durch einen autosomal-rezessiv vererbten Gendefekt am Chromosom 7 sind die von den meisten exokrinen Drüsen gebildeten Sekrete viel zähflüssiger als bei Gesunden und werden zudem in größeren Mengen produziert. Der erhöhten Viskosität des Schleims (lat. *mucus*) verdankt die Erkrankung ihren Namen „Mukoviszidose".

Symptome und Diagnostik

Die zähen Sekrete stauen sich in der Lunge und in der Bauchspeicheldrüse und führen zu schweren Komplikationen. Durch Keimbesiedlung des zähen Schleims in den Bronchien kommt es zu immer wiederkehrenden schweren Entzündungen und zur Zerstörung von Lungengewebe. Die Ablagerung hochkonzentrierten Sekrets in der Bauchspeicheldrüse hat Verdauungs- und Gedeihstörungen des Säuglings sowie eine

zystisch-fibrotische Umwandlung des Organs zur Folge. Wichtig ist eine frühe Diagnosestellung, die durch eine Schweißuntersuchung mit Nachweis erhöhter Konzentrationen an Elektrolyten (Natrium und Chlorid) einfach und zuverlässig möglich ist.

Therapie der Mukoviszidose

Die Mukoviszidose ist nicht heilbar. Durch therapeutische Maßnahmen können jedoch die Folgen der Sekretstörung gelindert werden. Durch Physiotherapie der Atmungsorgane (z. B. Klopf- und Lagerungsdrainage, Vibrationen, stoßartiges Abhusten von Sekret) wird der zähe Schleim gelöst und aus dem Bronchialtrakt herausbefördert. Inhalationen mit Kochsalzlösung und sekretlösende Medikamente können dies unterstützen. Bei den immer wiederkehrenden Entzündungen durch Keimbesiedlung ist eine rechtzeitige, auf den Erreger abgestimmte, hochdosierte intravenöse Antibiotikatherapie am wichtigsten. Verdauungsstörungen können durch diätetische Maßnahmen und die Gabe von Pankreasenzymen gebessert werden.

Die Lebenserwartung von Patienten mit zystischer Fibrose hat sich durch Früherkennung und konsequente Therapie in den letzten Jahrzehnten erheblich verbessert. Während früher die meisten Kinder noch vor Erreichen der Pubertät an den Komplikationen ihrer Erkrankung verstorben sind, erreichen heute die meisten Betroffenen das Erwachsenenalter. Mit längerer Überlebenszeit steigt bei gleichbleibender (oder sogar leicht fallender) Inzidenz die Prävalenz einer Erkrankung, die sich nach der Formel „Inzidenz × mittlere Erkrankungsdauer = Prävalenz" errechnet. Somit haben heute nicht mehr nur Pflegekräfte und Ärzte in der Kinderheilkunde mit CF-Patienten zu tun, sondern auch die Erwachsenenmedizin muss den Patienten eine optimale Versorgung bieten können.

Literatur

Becker, N., J. Wahrendorf: Krebsatlas der Bundesrepublik Deutschland 1981–1990. Springer, Heidelberg 1998
Braun-Fahrländer, C., U. Ackermann-Liebrich, J. Schwartz, H. P. Gnhem, M. Ruthishauser, H. U. Wanner: Air pollution and respiratory symptoms in preschool children. Am. Rev. Respir. Dis. 145 (1992) 42

Cantwell, M. F., M. T. McKenna, E. McCray, I. M. T. I. Onorato: Tuberculosis and race/ethnicity in the United States: impact of socioeconomic status. Am. J. Respir. Crit. Care Med. 157 (1998) 1016
Dockery, D. W., C. A. Pope III: Acute respiratory effects of particulate air pollution. Ann. Rev. Public Health 15 (1994) 107

Doll, R., A. B. Hill: Smoking and carcinoma of the lung. BMJ. (1950) 739

Gastmeier, P., G. Kampf, N. Wischnewski, T. Hauer, G. Schulgen, M. Schumacher, F. Daschner, H. Ruden: Prevalence of nosocomial infections in representative German hospitals. J. Hosp. Infect. 38 (1998) 37

Häußinger, K., R. M. Huber: Bronchialkarzinom (Lungenkrebs). Pneumologie. 50 (1996) 599

Hennekens, C. H., J.. Buring: Epidemiology in medicine. Little Brown and Company, Boston 1987

Higgins, B. G., H. C. Francis, C. J. Yates, C. J. Warburton, A. M. Fletcher, J. A. Reid et al.: Effects of air pollution on symptoms and peak expiratory flow measurements in subjects with obstructive airways disease. Thorax. 50 (1995) 149

Hoeprich, P. D., M. C. Jordan, A. R. Ronald: Infectious Disease – a treatise of infectious processes. Lippincott, Philadelphia1994

Kirsten, D.: Tuberkulose. Pneumologie 50 (1996) 595

Law, M. R., J. K. Morris, H. C. Watt, N. J. Wald: The dore-response relationship between cigarette consumption, biochemical markers and risk of lung cancer. Br. J. Cancer. 75 (1997) 1690

Lindemann, H.: Mukoviszidose/zystische Fibrose (CF). Pneumologie. 50 (1996) 588

Magnussen, H.: Asthma bronchiale. Pneumologie. 50 (1996) 578

McDonald, M.: The epidemiology of methicillin-resistant Staphylococcus aureus: surgical relevance 20 years on. Aust. NZ J. Surg. 67 (1997) 682

Mutius, E. v., S. K. Weiland, C. Fritzsch, H. Duhme, U. Keil: Increasing prevalence of hay fever and atopy among children in Leipzig, East Germany. Lancet. 351 (1998) 862

Nicolai, T., E. v. Mutius: Pollution and the development of allergy: the East and West Germany story. Arch. Toxicol. Suppl. 19 (1997) 201

Pablos-Mendez, A., M. C. Raviglione, A. Laszlo, N. Binkin, H. L. Rieder, F. Bustreo et al.: Global surveillance for antituberculosis-drug resistance, 1994–1997. World Health Organization – International Union against Tuberculosis and Lung Disease Working Group on Anti-Tuberculosis Drug Resistance Surveillance. N. Engl. J. Med.338 (1998) 1641

Rothmann, J. R., S. Greenland: Modern epidemiology, 2nd ed. Lippincott-Raven, Philadelphia 1998

Schlaud, M., W. J. Kleeman, C. F. Poets, B. Sens: Smoking during pregnancy and poor antenatal care: two major preventable risk factors for sudden infant death snydrome (SIDS). Int. J. Epidemiol. 25 (1996) 959

Schoni, M. H.: Tuberkulose. Ther. Umsch. 55 (1998) 26

Seidler, A., M. Schlaud, B.-P. Robra, F. W. Schwartz: NO_2-Konzentration der Außenluft und ambulante Arztkontakte asthmakranker Kinder. Pneumologie. 50 (1996) 889

Statistisches Bundesamt: Statistisches Jahrbuch für die Bundesrepublik Deutschland 1996. Metzler-Poeschel, Stuttgart 1996

Statistisches Landesamt Saarland: Krebsregister Saarland – Morbidität und Mortalität an Bösartigen Neubildungen im Saarland 1993. Sonderheft 186, Stuttgart 1996

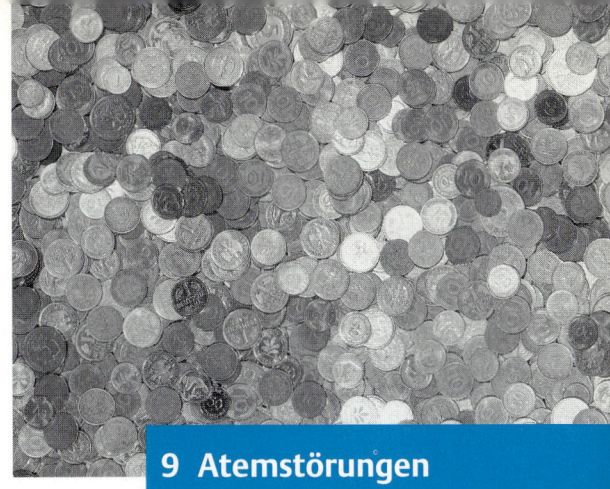

9 Atemstörungen und Kosten

Bernhard Güntert, Dieter Ahrens

Zusammenfassung

Krankheitskostenstudien spielen in der heutigen Zeit der Kostendämpfungspolitik im Gesundheitswesen eine wichtige Rolle. Sie liefern grundlegende Informationen für eine gesundheitspolitische Prioritätensetzung und bieten der Wirtschaftlichkeitsdiskussion der Kosten-Nutzen- und Kosten-Wirksamkeits-Analyse wichtige Argumente zur Unterstützung von bestimmten Behandlungskonzepten.

Die Methodik dieser Krankheitskostenstudien wird in diesem Kapitel dargestellt, wobei die grundsätzliche Unterscheidung von direkten und indirekten Kostenkomponenten erläutert und kritisch betrachtet wird. Am Beispiel von nationalen und internationalen Studien werden Kosten von chronischen Atemwegserkrankungen denen anderer Erkrankungen gegenübergestellt. Die Kosten des Asthma bronchiale, einer Krankheit, die aus gesundheitsökonomischer Perspektive eine große Rolle spielt, werden im Vergleich zwischen West- und Ostdeutschland aufgeführt und die Therapiekosten dieser Erkrankung – nach Schweregrad unterteilt – vorgestellt.

9.1 Notwendigkeit von Untersuchungen der Krankheitskosten

Die Rahmenbedingungen des Gesundheitswesens haben sich in den letzten Jahren erheblich gewandelt. Strukturbedingte Einnahmenausfälle aufgrund der wirtschaftlichen Probleme auf der einen Seite und ein steigender Bedarf auf der anderen haben dazu geführt, dass die Stabilität der Beiträge zum obersten gesundheitspolitischen Ziel geworden ist. Mit dieser strikten

Kostendämpfungspolitik, welche auch als „einnahmenorientierte Ausgabenpolitik" beschrieben werden kann, wird das Ziel einer Verbesserung der Wirtschaftlichkeit im Gesundheitswesen verfolgt. Dabei gilt es auch, die Frage zu beantworten, für welche Leistungen überhaupt Ressourcen verbraucht werden und welchen Nutzen diese für die Gesellschaft stiften. Verbesserte Wirtschaftlichkeit müsste also nicht zwangsläufig mit Kostensenkung verbunden sein, sondern könnte auch in einer Nutzenerhöhung bestehen.

In dieser Diskussion um Kostendämpfung im Gesundheitswesen können Untersuchungen der Krankheitskosten grundlegende Informationen für gesundheitspolitische Prioritätensetzungen liefern. Hierzu werden Methoden der Epidemiologie und Gesundheitsökonomie zur Berechnung oder Schätzung der direkten und indirekten Kosten von Krankheiten herangezogen. Die Definition und Aufteilung der Kosten in direkte und indirekte Bestandteile hilft bei gesundheitspolitischen Entscheidungen. Idealerweise orientieren sich Krankheitskostenstudien an volkswirtschaftlichen Kosten, um aus gesellschaftlicher Sicht Argumentations- und Handlungsspiel-

räume zu finden (Henke 1993). Sie liefern daher grundlegende Informationen für gesellschaftsbezogene Wirtschaftlichkeitsdiskussionen im Gesundheitswesen und bilden wesentliche Elemente für weiterführende Wirtschaftlichkeitsuntersuchungen in Form von Kosten-Nutzen- bzw. Kosten-Wirksamkeits-Analysen (Henke 1993). Krankheitskostenstudien sehen sich oft, etwa wegen des einseitigen Fokus auf die Kostenseite oder des ungelösten Problems der Bewertung der indirekten Kosten, methodischer Vorbehalte ausgesetzt. Dennoch sollten sie Berücksichtigung finden, wenn (Henke et al. 1997):

- über neue Prioritäten in der Gesundheitsversorgung nachgedacht werden soll,
- gezielte Kostendämpfungsmaßnahmen eingeleitet werden sollen,
- mit einer Kosteneinsparung verbundene Gefahren aufgezeigt werden sollen,
- der Zusammenhang von Gesundheit, Arbeitskosten und Beschäftigung diskutiert werden soll oder wenn
- krankheitsbezogener Forschungsbedarf dimensioniert werden soll.

9.2   Methodik der Krankheitskostenstudien

Wie oben bereits angedeutet, werden Kosten- und Nutzenbestandteile in ökonomischen Evaluationsstudien in direkte und indirekte Komponenten aufgeteilt und zugeordnet. Unter Kosten wird der bewertete Verbrauch bzw. Verlust von Ressourcen (Produktionsfaktoren) verstanden.

> **!** Als direkte Kosten wird der konkrete Ressourcenverbrauch in Form von Gesundheitsgütern und -leistungen bezeichnet. Der bewertete Ressourcenverlust infolge von Krankheit, Invalidität oder vorzeitigem Tod stellt indirekte Kosten dar (Rychlik 1999).

Zur Bestimmung der **direkten Kosten** ist der Verbrauch von Ressourcen für Prävention, Behandlung, Rehabilitation und Pflege zu ermitteln. Darüber hinausgehende Kostenarten wie etwa Fahrtkosten, Kosten für Diäten oder den Umbau von Wohnungen müssten ebenso berücksichtigt werden wie etwa die Kosten für die Aus- und Weiterbildung von medizinischem

und pflegerischem Personal sowie sonstiger Kosten, die mit der Erbringung von Gesundheitsleistungen in Zusammenhang stehen. Daher ist es unbestritten, dass die gesamten direkten Kosten von Krankheiten unterschätzt werden, wenn der über die sogenannten Kernkosten hinausgehende Ressourcenverbrauch unberücksichtigt bleibt. Die tatsächliche Ermittlung der Kosten ist aber aufgrund des unzureichenden Datenmaterials oft nicht möglich und unterbleibt daher (Henke 1993; Leidl 1998).

Die **indirekten Kosten** betreffen Veränderungen im Ressourcenverbrauch infolge von Krankheit (Morbidität) und vorzeitigem Tod (Mortalität). Er bemisst sich bei Erwerbstätigen im Ausmaß des Verlustes an menschlicher Arbeitskraft im Produktionsprozess und bei außerhalb der Erwerbstätigkeit stehenden Bevölkerungsteilen im Rahmen der regulären Funktionserfüllung (Leidl 1998). Transferzahlungen (z. B. Krankengeld, Lohnfortzahlung, Hinterbliebenenrenten, Steuerausfälle) stellen aufgrund dieser Definition keine indirekten Kosten infolge von Mortalität und Morbidität dar und ihre Berücksichtigung würde zu Doppelzählungen führen. Transferzahlungen sind lediglich Umverteilungen des Anspruchs auf die geschaffene Produktionsmenge. Sie tragen somit nicht direkt zu einer Erhöhung des Volkseinkommens bei. Ihre Erfassung in Krankheitskostenstudien ist daher unzulässig (Henke 1993).

Die häufigste, aber nicht unumstrittene Methode zur Ermittlung der indirekten Kosten ist der *Humankapitalansatz*. Ziel ist es, den vollständigen Verlust an Produktionspotential als Folge von Krankheit zu ermitteln. Als Indikator dient das durch Krankheit entgangene Einkommen, berechnet aus der *Zeit des Ausfalls* multipliziert mit einem *Lohnsatz pro Tag bzw. Jahr*. Die Arbeitsausfallzeit setzt sich zusammen aus Arbeitsunfähigkeitstagen, Erwerbsunfähigkeitszeit und dem Wegfall von Restlebensarbeitszeit durch Tod. Als Lohnsatz werden häufig alters- oder geschlechtsspezifische Durchschnittslöhne verwendet (Leidl 1998).

> **!** Nach dem Humankapitalansatz wird der Wert eines Menschen für die Gesellschaft anhand seines Produktionspotentials gemessen.

Bei einem funktionierenden Arbeitsmarkt erhalten Erwerbstätige ein Einkommen, das dem Wert ihrer Leistung entspricht. Deshalb wird häufig der Wert dieser Leistung in Einkommensströmen gemessen, die aufgrund der Bevorzugung des heutigen gegenüber dem künftigen Einkommen diskontiert werden müssen. Der Vorteil des Humankapitalansatzes besteht darin, Daten zum alters- und geschlechtsabhängigen Einkommen und zu krankheitsbedingten Arbeits- und Erwerbsausfällen sowie Todesziffern nutzen zu können (Kohlmeier et al. 1993).

Das Problem des Humankapitalansatzes im Kontext der ökonomischen Evaluation liegt in der möglichen Diskriminierung nicht erwerbstätiger Personen. Das Leben bzw. die gesundheitlichen Einschätzungen von Kindern, Rentnern, Hausfrauen/-männern usw. bleiben im Humankapitalansatz unbewertet. Abhilfe schafft hier die Verwendung von Hilfsgrößen für die Bewertung, z. B. für Hausarbeit die Durchschnittslöhne für „Fremdhilfe", oder einheitliche Durchschnittslöhne für alle krankheitsbedingten Ausfallzeiten (Leidl 1998). Ähnliche Lösungsversuche zeigen Kohlmeier et al. (1993) auf. Sie schlagen beispielsweise vor, das Sozialprodukt auf sämtliche potentiell Beschäftigte zu verteilen, um so eine

Diskriminierung zu verhindern. „Die Vermeidung von Diskriminierung geht aber dann zu Lasten des Ziels, den Produktionsausfall zu messen" (Leidl 1998).

Ein weiterer Kritikpunkt richtet sich gegen eine zweite Grundannahme des Konzeptes: die Vollbeschäftigung in einer Volkswirtschaft. In Zeiten konstanter struktureller Arbeitslosigkeit sind krankheitsbedingte volkswirtschaftliche Verluste, die aus lebenslangen, hypothetischen Ausfallzeiten und aus Durchschnittslöhnen resultieren, außerordentlich unrealistisch (John et al. 1996; Koopmanschap et al. 1995). Diesen Schwachpunkt versucht die Methode der *Friktionskostenrechnung* auszugleichen. Der Produktionsausfall durch Krankheit oder Tod ist in Ländern mit dauerhaft hoher Arbeitslosigkeit nicht durch die lebenslange Ausfallzeit begründet, sondern lediglich durch die Zeit, die bis zur Einstellung eines neuen Arbeitnehmers vergeht. Diese Zeit wird als Friktionsperiode bezeichnet. Aufgrund der sehr viel kürzeren Ausfallzeit (in den Niederlanden wurde die Friktionsperiode auf durchschnittlich etwa drei Monate geschätzt) ergeben sich, im Vergleich zum Humankapitalansatz, deutliche Unterschiede in der Bewertung der indirekten Kosten (Koopmanschap et al. 1995).

Der Vorteil dieses Ansatzes liegt in der relativ einfachen Kostenermittlung der Wiederbesetzung und in der Berücksichtigung der Arbeitsmarktsituation. Dadurch lassen sich realistischere Produktionsausfälle schätzen als mittels des Humankapitalansatzes. Der Vorwurf der ausschließlichen Produktionsorientierung und der Diskriminierung von nicht arbeitsfähigen Menschen bleibt aber auch hier erhalten (Leidl 1998). Zu den indirekten Kosten müssen neben dem Ressourcenverlust durch Produktionsausfall auch zusätzliche Warte- und Wegezeiten im Zusammenhang mit der Krankenbehandlung, unerwünschte Berufswechsel, verringerte Aufstiegschancen im Beruf oder eine verminderte Produktivität gerechnet werden. Die Einbeziehung dieser Komponenten wäre wünschenswert, ist aber oft aufgrund der Datenlage nicht zu realisieren. Ebenso müssen häufig jene indirekten Kosten ausgeklammert bleiben, die bei den nicht unmittelbar betroffenen Personen (z. B. Familie, Freunde) auftreten, etwa der Zeitaufwand für die private Betreuung und Pflege kranker Personen (Henke 1993).

Die Kosten in den Krankheitskostenstudien werden in der Regel unter Nutzung des *Prävalenzansatzes* errechnet. Dabei werden alle direkten und indirekten Kosten dem Basisjahr zugerechnet, in dem diese Kosten durch die Prävalenz der Krankheit und deren Folgen entstehen, und zwar unabhängig vom Zeitpunkt, an dem die Krankheit begonnen hat. Im Rahmen des *Inzidenzansatzes* werden nur die Kosten der Krankheitsfälle und ihrer Folgen ermittelt, deren erstmaliges Auftreten im Berichtsjahr festgestellt wird. Hierzu werden die direkten und indirekten Kosten im Berichtsjahr sowie die direkten und indirekten Kosten bis zur Heilung bzw. bis zum Tod ermittelt (Kohlmeier et al. 1993).

9.3 Kosten ausgewählter Atemwegserkrankungen

Akute Atemwegserkrankungen (Infektionen) sind die häufigste Ursache vorübergehender Arbeitsunfähigkeit. Als Risikofaktoren gelten Rauchen, berufliche Exposition, Luftverschmutzung oder ein schlechter Allgemeinzustand des Organismus beispielsweise infolge einer schwerwiegenden Begleiterkrankung oder hohen Alters (Trautner u. Berger 1998). *Chronische Atemwegserkrankungen* wie Bronchitis, Asthma und Emphysem gehören zu den häufigsten Gesundheitsbeeinträchtigungen. Sie führen aber nur selten direkt zum Tode. Pathophysiologisch unterscheidet man entzündliche, restriktive und obstruktive Lungenerkrankungen. Restriktive Erkrankungen (z. B. Silikose) schränken die Vitalkapazität ein, das heißt, es kann weniger Luft pro Atemzug aufgenommen werden. Sauerstoffmangel und Atemnot bei Belastung sind die Folge. Bei obstruktiven Erkrankungen (z. B. Asthma) besteht eine Einengung der Atemwege, die insbesondere das Ausatmen erschwert. Dies führt langfristig zu einer Überblähung der Lunge (Emphysem), was ebenfalls eine Einschränkung der Vitalkapazität bedeutet (Trautner u. Berger 1998). Als Ursache für Asthma werden neben Allergien auch häufige Atemwegsinfekte betrachtet. Insbesondere für den Verlauf sind psychosomatische Faktoren relevant (Trautner u. Berger 1998). Die Diagnose wird durch Anamnese, Laboruntersuchungen, Auskultation und Perkussion sowie Röntgenuntersuchung der Lunge gestellt. Die Sicherung der Diagnose erfolgt dann vor allem durch die Lungenfunktionsprüfung. Sie vermag durch eine Reihe von Kenngrößen restriktive und obstruktive Einschränkungen zu unterscheiden und zu quantifizieren (Forster 1996). Präventiv und therapeutisch sind in erster Linie die Vermeidung oder Verringerung belastender Expositionen anzustreben (z. B. Allergene, Rauchen, berufliche Noxen, Umwelteinflüsse). Medikamentös gibt man Antibiotika, Glukokortikoide (inhalativ und systemisch), Antihistaminika, Mastzellstabilisatoren sowie Medikamente, die einer Obstruktion der Atemwege, vor allem beim Asthmatiker, entgegenwirken (Trautner u. Berger 1998).

Im Folgenden werden verschiedene nationale und internationale Studien zu Krankheitskosten zu chronischen Atemwegserkrankungen vorgestellt und diskutiert. Sie können als Orientierung für die gesamtgesellschaftliche wirtschaftliche Relevanz dienen, erheben allerdings nicht den Anspruch der Vollständigkeit.

9.3.1 Krankheitskosten für Erkrankungen der Atmungsorgane

In einer für Deutschland bisher einzigartigen, auf dem Prävalenzansatz basierenden Krankheitskostenstudie von Kohlmeier et al. (1993) für das Jahr 1990 belegen die Kosten für Erkrankungen der Atmungsorgane (ICD 460–519) mit insgesamt 19,742 Milliarden Mark Rang 6 (Tab. 9.**1**).

Zu den Krankheiten der Atmungsorgane zählen die akuten Infektionen der Atmungsorgane (ICD 460–466), die sonstigen Infektionen der oberen Atemwege (ICD 470–478), die Pneumonien und Grippe (ICD 480–487), die chronisch obstruktiven Atemwegserkrankungen (ICD 490–496), die Pneumokoniosen und sonstige Krankheiten durch äußere Wirkstoffe (ICD 500–508) sowie die sonstigen Krankheiten der Atmungsorgane (ICD 510–519). Aus der Gruppe der chronisch obstruktiven Atemwegserkrankungen werden oftmals die chronische Bronchitis (ICD 491) und das Asthma (ICD 493) hervorgehoben, da sie relativ weit verbreitet sind und die Behandlung aufwendig sein kann.

Tab. 9.**1** Die Kosten von ausgewählten Krankheiten in der BRD, 1990 (nach Henke et al. 1997)

Kostenart (ICD-Nr.)	Krankheiten der Atmungsorgane (ICD 468–519)	Neubildungen (ICD 140–185)	Krankheiten des Skeletts, Muskeln und Bindegewebe (ICD 710–739)	Krankheiten der Verdauungsorgane (ICD 520–577)	Krankheiten des Kreislaufsystems (ICD 401–459)	Unfälle, Vergiftungen und Gewalteinwirkungen (o. A)
Direkte Kosten	9 648	7 046	13 687	30 009	22 884	10 469
Indirekte Kosten						
Todesfälle	45 500	176 372	2 557	32 216	346 887	32 620
verlorene Lebensjahre	399 057	2 313 035	24 590	440 105	2 983 666	810 137
verlorene Erwerbstätigkeitsjahre	37 626	305 971	1 903	80 117	231 150	336 403
Arbeitsunfähigkeit (Jahre)	259 470	52 813	414 167	131 473	123 576	299 832
Invalidisierungen (Jahre)	49 948	126 227	273 649	38 036	233 587	511 192
Indirekte Kosten (Mio. DM)	10 094	13 654	21 428	7 542	18 260	33 783
Gesamtkosten (Mio. DM)	19 742	20 700	35 115	37 551	41 144	44 252

9.3.2 Krankheitskosten von Asthma bronchiale

Detailliertere Krankheitskostenstudien zu chronischen Atemwegserkrankungen liegen überwiegend im Bereich der obstruktiven Erkrankungen vor. Hier sind insbesondere die Studien zu den Kosten des Asthma bronchiale zu nennen (Wettengel u. Volmer 1994; Hanpft et al. 1989; Schulenburg et al. 1996).

Die Asthmaerkrankung spielt in der Bundesrepublik Deutschland unter gesundheitsökonomischen Gesichtspunkten eine große Rolle. Wettengel und Volmer (1994) gehen in ihrer Krankheitskostenstudie von etwa vier Millionen Asthmapatienten aus. Die Prävalenz liegt demnach bei ca. 5 % der erwachsenen Bevölkerung. Die Autoren nehmen weiterhin an, dass die Prävalenz bei Kindern etwa doppelt so hoch ist, mit steigender Tendenz. Jährlich sterben in der Bundesrepublik etwa 6000 Menschen an Asthma und Folgeerkrankungen. Die jährlichen Gesamtkosten betrugen 1992 ca. 5,1 Milliarden Mark. Hiervon entfielen 3,1 Milliarden Mark auf direkte Kosten der Behandlung und ca. 2,0 Milliarden auf indirekte Folgen der Krankheit (Tab. 9.**2**).

Krankheitskostenanalysen dieser Art unterliegen zahlreichen Fehlermöglichkeiten. So ist die alleinige Konzentration auf monetäre Aspekte und die Nichtberücksichtigung sonstiger Leiden bzw. Lebensqualitätsaspekte problematisch. Andererseits muss darauf hingewiesen werden, daß die hier angegebenen Zahlen aufgrund konservativer Annahmen eher zu niedrig geschätzt sein dürften. So sind beispielsweise die Kosten der Selbstmedikation (1984 geschätzt ca. 675 Millionen Mark) nicht berücksichtigt worden (Nowak et al. 1996).

Schulenburg et al. (1996) konkretisierten diese Ergebnisse, indem sie eine Unterteilung der direkten Krankheitskosten nach Schweregrad der Erkrankung vornahmen. In ihrer Untersuchung kalkulierten sie die Kosten pro Jahr und Fall jeweils unterteilt nach Grad der Erkrankung, Geschlecht und Alter der Patienten (Tab. 9.**3**).

Die jährlichen Ausgaben für weibliche Patienten liegen etwa 800 Mark über den Ausgaben für Männer. Mit der Schwere der Erkrankung steigen bei Kindern vor allem die Medikamentenkosten, während bei Erwachsenen ein deutlicher Zuwachs bei der stationären Versorgung zu verzeichnen ist.

Tab. 9.**2**   Kosten von Asthma bronchiale in West-, Ost- und Gesamtdeutschland 1992 (aus Nowak, D., T. Volmer, R. Wettengel: Asthma bronchiale – eine Krankheitskostenanalyse. Pneumonologie 50, 1996)

Kostenart	Ausgaben West (Mio. DM)	Ausgaben Ost (Mio. DM)	Ausgaben Gesamt (Mio. DM)
Direkte Kosten			
Ambulante Behandlung	650	98	748
Arzneimittel	890	178	1068
Stationäre Behandlung	575	109	684
Rehabilitation	371	70	441
Krankengeld	185	28	213
Summe direkte Kosten	**2671**	**483**	**3154**
Indirekte Kosten			
Arbeitsunfähigkeit	760	80	840
Erwerbsunfähigkeit	570	46	616
Vorzeitige Todesfälle	433	87	520
Summe indirekte Kosten	**1763**	**213**	**1976**
Gesamtkosten	**4434**	**696**	**5130**

Tab. 9.**3**   Kosten der Asthmatherapie nach Schweregrad, 1994 (aus Schulenburg, J. Graf von der, W. Greiner, S. Molitor, H. Kielhorn: Kosten der Asthmatherapie nach Schweregrad – eine empirische Untersuchung. Med. Klinik. 10, 1996)

	Kosten in Stufe 1 (DM)	Kosten in Stufe 2 (DM)	Kosten in Stufe 3 (DM)
Erwachsene	3 339	5 260	12 016
Kinder	2 596	3 225	4 811

9.3.3   Kosten im internationalen Vergleich

Da die vorhandenen Krankheitskostenstudien zu Atemwegserkrankungen in Deutschland keine abschließende Beurteilung der wirtschaftlichen Relevanz zulassen, drängt sich ein Blick auf die Situation in anderen Ländern auf. Im internationalen Vergleich fällt auf, dass Atemwegserkrankungen fast überall zu den häufigsten Krankheiten gehören (OECD 1998). Daraus muss geschlossen werden, dass sie auch aus wirtschaftlicher Sicht zu den bedeutendsten Krankheiten zu zählen sind. Allerdings wird eine Übertragbarkeit der Ergebnisse durch international unterschiedliche Versorgungsstrukturen bzw. Kostendefinitionen erschwert.

Während die Kosten für die Medikation einigermaßen verglichen werden können, unterscheiden sich die Ausgaben für die ambulante Behandlung doch deutlich. Im internationalen Durchschnitt werden sie auf etwa 10 % der Gesamtkosten beziffert, während sie in Deutschland rund 25 % betragen. Das Verhältnis kehrt sich beim Vergleich der stationären Versorgung um. Hier liegen die internationalen Zahlen im Schnitt bei 60 % der Gesamtkosten, während dieser Anteil in Deutschland bei etwa 35 % anzusetzen ist (Nowak et al. 1996). Auch das Verhältnis zwischen direkten und indirekten Kosten variiert sehr stark. Im Falle von Asthma bronchiale beispielsweise betragen die direkten Kosten in den USA 54 %, in Australien 68 % und in Deutschland 61 %.

Diese unterschiedlichen Angaben sind auf differierende Berechnungsarten der Kosten zurückzuführen. Zum Teil werden bestimmte Kostenarten, wie etwa die Rehabilitationsleistungen in der amerikanischen Studie, nicht berücksichtigt. In anderen Studien werden Fahrzeiten oder die Produktionsausfälle für die Aufsicht erkrankter Kinder durch die Eltern ökonomisch bewertet.

Wie auch bei einigen anderen chronischen Erkrankungen konnte beim Asthma nachgewiesen werden, dass die Behandlungsqualität durch die Einführung von strukturierten Therapie- und Patientenschulungsprogrammen mit dem Ziel der Selbstkontrolle und Eigentherapie (z. B. selbständige Medikamentendosierung) erheblich verbessert werden konnte. Dies zeigte sich unter anderem in einer massiven Abnahme der Atemnotanfälle, der Hospitalisierungen und der Arbeitsunfähigkeitszeiten. Es wurde deutlich, dass dadurch schon ab dem zweiten Jahr Netto-Einsparungen sowohl im Gesundheitswesen als auch aus volkswirtschaftlicher Perspektive erzielt werden (Trautner et al. 1993). Durch die nicht standardisierte Erfassung von Kostenarten und die unterschiedliche Bewertung dieser Leistungen sind die Krankheitskostenstudien international nur eingeschränkt vergleichbar. Aus den Zahlen wird aber dennoch deutlich, dass Atemwegserkrankungen und insbesondere Asthmaleiden sind, die für die Patienten, das gesundheitliche Versorgungssystem und die gesamte Volkswirtschaft eine erhebliche Belastung darstellen. Damit lohnt es sich auch, aus gesundheitsökonomischer Sicht mit großer Priorität präventive Maßnahmen zu prüfen und belastende Expositionen zu reduzieren.

Literatur

Forster, A.: Erkrankungen der Atemwege, in: Münch, G.; J. Reitz: Krankheitslehre. de Gruyter, Berlin 1996

Groth, J., P. Oberender: Moderne Antibiotikatherapie von Atemwegsinfektionen: Kosteneinsparungen durch optimiertes Disease Management und Patientencompliance. Zeitschrift f. antimikrobielle antineoplastische Chemotherapie. 1 (1997) 35

Hanpft, R., A. Jenke, J. Brecht: Ökonomische Analyse der Arzneimitteltherapie chronisch-obstruktiver Atemwegserkrankungen. Institut für Gesundheitssystemforschung, Schriftenreihe Nr. 27 (1989)

Henke, K. D.: Die Kosten der Gesundheit und ihre Finanzierung. Zeitschr. f. d. gesamte Versicherungswissenschaft. 1/2 (1993) 97

Henke, K. D., K. Martin, C. Behrens: Direkte und indirekte Kosten von Krankheiten in der Bundesrepublik Deutschland 1980 und 1990. Zeitschr. f. Gesundheitswissenschaften 2, (1997) 123

John, J., U. Hofmann, H. Nagl, M. Schneider: Ökonomische Evaluation von Gesundheitsleistungen in Deutschland – Eine Bestandsaufnahme. Wirtschaftsverlag NW, Bonn 1996

Kohlmeier, L., A. Kroke, J. Pötzsch, M. Kohlmeier, K. Martin: Ernährungsabhängige Krankheiten und ihre Kosten, Schriftenreihe des Bundesministeriums für Gesundheit. Nomos, Baden-Baden 1993

Koopmanschap, M.A., F.H. Rutten, B.M. van Ineveld, L. van Roijen: The friction cost method for measuring indirect costs of disease. J. of Health Economics. 14 (1995) 171

Leidl, R.: Die Ausgaben für Gesundheit und ihre Finanzierung. In Schwartz, F.W., B. Badura, R. Leidl, H. Raspe, J. Siegrist, J.: Das Public Health Buch. Urban & Schwarzenberg, München 1998

Nowak, D., T. Volmer, R. Wettengel: Asthma bronchiale – eine Krankheitskostenanalyse. Pneumologie. 50 (1996) 364

OECD: Gesundheitsdaten. (internationale Datenbank) 1998

Rychlik, R.: Gesundheitsökonomie – Grundlagen und Praxis. Enke, Stuttgart 1999

Schulenburg, J. Graf von der, W. Greiner, S. Molitor, A. Kielhorn: Kosten der Asthmatherapie nach Schweregrad – eine empirische Untersuchung. Med. Klinik. 10 (1996) 670

Trautner, C., M. Berger: Medizinische Grundlagen der Gesundheitswissenschaften. In Hurrelmann, K., U. Laaser: Handbuch Gesundheitswissenschaften. Juventa, Weinheim 1998

Trautner, C., B. Richter, M. Berger: Cost-effectiveness of a structured treatment and teaching programme on asthma. Europ. Resp. J. 6 (1993) 1485

Wettengel, R., T. Volmer: Asthma – medizinische und ökonomische Bedeutung einer Volkskrankheit. Rapp, Stuttgart 1994

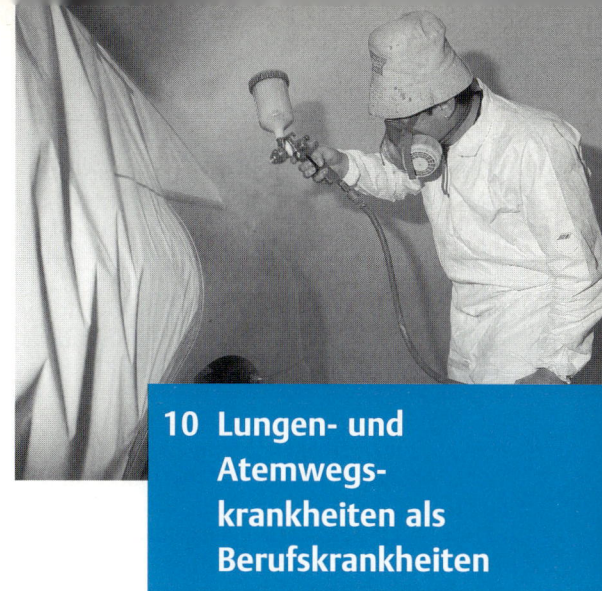

10 Lungen- und Atemwegs- krankheiten als Berufskrankheiten

Peter C. Bauer

Zusammenfassung

Es überrascht nicht, dass erste Zusammenhänge zwischen inhaliertem Schadstoff und Lungenerkrankungen in der Arbeitsmedizin beschrieben wurden, kommt es doch in der Arbeitswelt zu Konzentrationen, wie sie im allgemeinen Leben nicht beobachtet werden. Der Vater der Arbeitsmedizin Bernhard Ramazzini schrieb in seinem Werk *Die Krankheiten der Künstler und Handwerker* (de morbis artificium diatribe):

» Aller Staub, der in die Lungen gezogen wird, reizt sie, erregt Husten ... Keine Krankheiten sind daher bei Arbeitern, die mit staubigen Materien umgehen, häufiger und gefährlicher, als Lungenkrankheiten und der größte Teil der Arbeiter findet frühzeitig seinen Tod ...«

Inhalationen von Staubpartikel wie Quarz, Kohle oder Ruß waren das Problem in den vergangenen Jahrhunderten, heute kommen durch die innovativen Leistungen der chemischen Industrie eine fast unübersehbare Anzahl von festen und flüchtigen Substanzen hinzu. Jährlich muss man ca. 500 bis 1000 neue belastende Arbeitsstoffe zu den bereits etwa 50 000 industriell genutzten Arbeitsstoffen hinzurechnen. Ist der Nachweis einer potentiellen Lungentoxizität von Einzelsubstanzen schon schwierig genug, so wird das Problem von Kombinationsschäden, das heißt das Zusammenwirken mehrerer Schadstoffe, noch komplexer. Hinzu kommen weitere, nicht arbeitsplatzbezogene Noxen, wie das Zigarettenrauchen oder Luftschadstoffe (s. 7, S. 63f., 68).

Als **Berufskrankheiten** werden nur solche Krankheiten anerkannt, die in der *Berufskrankheitenliste des Bundesministeriums für Arbeit* aufgeführt sind. Diese Liste wird immer dann aktualisiert, wenn dem zuständigen Sachverständigenrat neue Erkenntnisse über berufsbedingte Ursachen von Erkrankungen vorliegen. Für die Aufnahme einer Erkrankung in die Berufskrankheitenliste ist folgendes gesetzliche Kriterium Richtschnur:

Die Krankheit ist nach den Erkenntnissen der Medizin durch besondere Einwirkungen verursacht, denen bestimmte Personengruppen durch ihre Arbeit in erheblich höherem Grade als die übrige Bevölkerung ausgesetzt sind.

Diese Liste umfasst zur Zeit 67 Berufskrankheiten, davon beziehen sich 16 nur auf Erkrankungen der Atemwege, der Lunge und des Rippenfells. Sie lassen sich in drei große Gruppen einteilen:

- Erkrankungen durch anorganische Stäube (alle Nummern, die mit 41 beginnen),
- Erkrankungen durch organische Stäube (alle Nummern, die mit 42 beginnen) und
- obstruktive Atemwegserkrankungen (alle Nummern, die mit 43 beginnen).

Weitere Berufskrankheiten können sich neben anderen Organen auch auf den Bereich der Atemwege und der Lunge beziehen wie Infektionen durch *Mycobacterium tuberculosis* oder Erkrankungen durch ionisierende Strahlen (Uranbergbau).

Von den Berufskrankheiten abzugrenzen sind **arbeitsbedingte Erkrankungen**. Diese sind meist nicht auf eine, sondern mehrere Ursachen zurückzuführen. Man versteht darunter Gesundheitsstörungen, die ganz oder teilweise durch Arbeitsumstände verursacht werden und eine enge Beziehung zu Belastungen und Beanspruchungen am Arbeitsplatz haben.

10.1 Silikose (Nr. 4101) und Siliko-Tuberkulose (Nr. 4102)

Die Staublungenerkrankung gehört zu den ältesten bekannten Berufskrankheiten. Schon in prähistorischen Leichen und ägyptischen Mumien sind silikotische Veränderungen nachgewiesen worden. Die Silikose wird durch Quarz (SiO_2), ein Mineral und seine kristallinen Ankömmlinge hervorgerufen. Voraussetzung für die Entstehung der Silikose ist die Alveolargängigkeit des quarzhaltigen Staubes, der einen Durchmesser von 5 [my][my]m oder weniger haben muss, um die letzte Strecke der Bronchioli terminales passieren zu können. In den Alveolen entsteht eine Entzündung, die im chronischen Verlauf in eine Fibrosierung übergeht. Das Ausmaß der Entzündung hängt von der Aktivität der Quarzoberfläche ab. Das tracheobronchiale Reinigungssystem der Lunge wird durch das dauernde Überangebot im Lauf der Jahre überfordert. Pathologisch-anatomisch ist das charakteristische quarzspezifische Merkmal der klassischen Silikose das *Silikoseknötchen*. Es handelt sich dabei um ein Granulom von etwa 2 Millimeter Durchmesser mit kollagenen Fasern, das von einem Granulationsgewebe mit staubbeladenen Fresszellen (Phagozyten) umgeben ist. Benachbarte Einzelherde konfluieren beim Fortschreiten der Erkrankung zu Konglomeratherden von Stecknadelkopfgröße und – bei weiterem Fortschreiten – zu den typischen groben, teilweise dichten *Silikoseschwielen*. Schrumpfungsvorgänge, kompensatorische Emphysembezirke, Deformierung und Vernarbung von Bronchien begleiten die Vorgänge. Auch in den Lymphknoten der Lungenabflussgebiete entstehen silikotische Veränderungen. Schwielen wie betroffene Lymphknoten können verkalken.

Die gesamten Umbauveränderungen haben Auswirkungen auf die Lungenstrombahn. Die Entwicklung einer Rechtsherzbelastung *(chronisches Cor pulmonale)* ist häufig Folge der fortgeschrittenen Silikose. Neben den beschriebenen Veränderungen finden sich als weitere Staubreaktionen chronische Bronchitis und Emphysem.

Viele Träger einer leichteren Silikose sind beschwerdefrei. Als erste Symptome imponieren Husten (chronische Bronchitis) und Giemen (Atemwegsobstruktion). Atemnot (Belastungsdyspnoe) ist bereits Ausdruck einer fortgeschrittenen Einschränkung der Lungenfunktion. Vermehrter Auswurf deutet auf Komplikationen wie akute Exazerbation der chronischen Bronchitis oder Bronchiektasen hin.

Der Verlauf der Silikose zeigt erhebliche Unterschiede in Abhängigkeit von der Intensität und Dauer der Staubeinwirkung, dem Alter bei Beginn der Staubexposition und dispositionellen

Faktoren. Jugendliche erkranken bereits durch geringere Staubmengen. 10 % der Silikosen manifestieren sich vor dem 45. Lebensjahr, 40 % zwischen 45. und 60. Lebensjahr, jedoch 50 % erst nach dem 65. Lebensjahr. Im Durchschnitt liegen 20 bis 30 Jahre Staubexposition vor, bis radiologisch fassbare silikosetypische Veränderungen vorliegen. Die Entwicklung der Silikose zieht sich meist über Jahrzehnte hin.

Die verbesserte Staubsituation an den Arbeitsplätzen blieb nicht ohne positive Auswirkungen auf die Erkrankungszahlen, die radiologischen Befunde wie auch auf die Ergebnisse von Funktionstests von Atmung und Kreislauf. Dennoch steht sie an erster Stelle der Berufskrankheiten der Atemwege und Lunge.

Auch die Lebenserwartung der Silikotiker, die in den 50er Jahren noch 10 % unter der von nicht belasteten Vergleichskollektiven lag, hat fast das Niveau der Durchschnittsbevölkerung erreicht. Andererseits muss darauf verwiesen werden, dass die Silikose in ca. 60 % Todesursache oder wesentliche Teilursache am Tode aller Quarzstaubexponierten ist.

Die Lungentuberkulose ist auch heute noch eine bedeutungsvolle Komplikation der Silikose.

Eine kausal wirksame Therapie der Silikose ist bisher nicht bekannt. Eine Behandlung ist daher auf die Folgeerscheinungen und Komplikationen gerichtet, wie die obstruktive Atemwegserkrankung und den Sekretverhalt.

10.2 Asbestinduzierte Erkrankungen von Lunge und Pleura

Der Werkstoff Asbest fasziniert durch drei Eigenschaften: Hitzestabilität, Korrosionsfestigkeit und Erhöhung der Dehnungsfestigkeit. Deshalb wurde er im Altertum auch als „Zaubermineral" angesehen. Der endgültige Siegeszug begann, als nach der Erfindung der Dampfmaschine säure- und hitzebeständige Dichtungen gebraucht wurden. Für die moderne Industrie wurde Asbest bald zum Stoff der tausend Möglichkeiten.

Asbest bezeichnet kein spezielles Mineral, sondern eine Familie von Silikaten. Man unterscheidet zwei Formen: die Serpentine und die Amphibole.

Exponiert für asbestinduzierte Erkrankungen waren im Wesentlichen drei Gruppen: die in der Asbestproduktion Tätigen, die in der Fertigung Beschäftigten und die Anwender. Bei 3000 asbesthaltigen Produkten, die sich auf dem Markt befinden, muss mit einer Asbestbelastung von etwa zwei Millionen Arbeitnehmern für die Bundesrepublik gerechnet werden. Hinzu kommen nicht berufsbedingte Kontakte mit Asbest, z. B. von Hobbyhandwerkern. Besondere öffentliche Aufmerksamkeit hat die Frage der Gefährdung der Allgemeinbevölkerung durch Asbest erlangt. Dabei ging es um die Frage, ob nichtberufliche Asbestexposition zu einem erhöhten Krankheitsrisiko führt. So fand man beispielsweise Faserkonzentrationen in asbestkontaminierten Schulgebäuden. Die gemessenen Werte lagen aber um drei bis vier Zehnerpotenzen unter denen von früher beschriebenen Arbeitsplätzen. Trotz fehlender epidemiologischer Untersuchungen über die Entstehung von Krebs bei solch niedrigen Asbestkonzentrationen hat man in mit vielen Fragezeichen versehenen Hochrechnungen eine jährliche Krebsrate (für Mesotheliom und Bronchialkarzinom zusammen) von 0,005 bis 0,09 pro eine Million Einwohner errechnet.

Das Schicksal der Asbestfaser hängt vom Verweilen im Respirationstrakt ab. Dabei beeinflussen zahlreiche Faktoren, ob eine Asbestfaser über die Reinigungsmechanismen der Atemwege und Lunge abtransportiert wird. Entscheidend sind auch die physikalischen Eigenschaften der Asbestfaser wie Länge, Breite und Form. Den Alveolarmakrophagen kommt bei der Entstehung asbestinduzierter Lungenerkrankungen eine Schlüsselrolle zu. Diese Zellen verleiben sich die nicht abtransportierten Fasern ein. Zwei folgenschwere biologische Auswirkungen können hier ihren Anfang nehmen: die Bindegewebsinduzierung (*fibrogene Wirkung der Asbestfaser*) und die Tumorentstehung (*onkogene Wirkung der Asbestfaser*).

Im Folgenden werden die asbestbedingten Erkrankungen, die beim Menschen gesichert sind, beschrieben.

10.2.1 Lungenasbestose und durch Asbeststaub verursachte Erkrankung der Pleura (Nr. 4103)

Unter Lungenasbestose ist eine generalisierte, basal betonte und durch Asbestfasern verursachte Fibrosierung der Lunge zu verstehen.

Die Latenzzeit zwischen Beginn der Asbestexposition und Krankheitsbeginn liegt zwischen 10 und 40 Jahren, im Mittel bei 17 Jahren. Die Dauer der Asbestexposition liegt selten unter 10 Jahren. Zwischen Asbestbelastung der Lunge – gemessen in Asbestkörperchen oder Fasern pro Gramm Lungentrockengewicht – und dem Schweregrad der Fibrosierung besteht eine lineare Beziehung. Entscheidend für die Ausbildung einer Lungenasbestose ist jedoch auch der Fasertyp und die Faserlänge. So sind lange Fasern stärker fibrinogen als kürzere, Amphibole stärker als Chrysotil. Ein Risikofaktor ist zweifelsohne das Zigarettenrauchen. Es führt zu einer stärkeren Deposition von Fasern in der Lunge, wahrscheinlich durch die Störung des Reinigungssystems der Lunge.

Klinisch imponiert die Diagnose Lungenasbestose durch die Trias Belastungsdyspnoe, Knisterrasseln (Lungenbasis) und Fibrosierung.

Das Röntgenbild des Thorax zeigt im Gegensatz zu den rundlichen Schatten bei der Silikose das Vorherrschen von unregelmäßigen, streifigen Strukturen. Häufig ist die Pleura mitbeteiligt (Pleuraplaque, diffuse Pleurafibrose). Dennoch kann das Röntgenbild trotz feingeweblicher Fibrosierung und funktioneller Einschränkung negativ sein. Deshalb hat die Computertomographie des Thorax eine zentrale Bedeutung bei der Erkennung und Gradeinteilung asbestinduzierter pleuropulmonaler Erkrankungen.

Die Lungenfunktion hat einen hohen Stellenwert bei der Lungenasbestose. Sie ist in der Frühdiagnostik sensitiver als die Röntgenaufnahme und zur objektiven Feststellung einer kardiopulmonalen Funktionsstörung unerlässlich. Das typische Funktionsmuster bei der Lungenasbestose ist die Restriktion infolge Lungenstarre. Dabei erweisen sich die Restriktion und die Lungencompliance als die sensitivsten Parameter. Störungen des Gasaustausches werden erst in fortgeschrittenen Stadien beobachtet. Die Atemwegsobstruktion ist nicht charakteristisch für diese Erkrankung und findet sich praktisch nur bei Rauchern.

Endoskopisch bioptische Verfahren sind gelegentlich zur Abklärung eines Krankheitsbildes mit generalisierter Lungenparenchymerkrankung erforderlich, aus sozialmedizinischer Sicht jedoch nicht duldungspflichtig. Die Bronchoskopie zeigt bei Patienten mit Lungenasbestose keine makroskopischen Besonderheiten, mit der bronchoalveolären Lavage (BAL) erhält man jedoch eine Reihe von zusätzlichen Informationen über Art und Ausmaß der Asbestbelastung (Asbestkörperchen oder Asbestfaserzählung).

Die Diagnose der Lungenasbestose ist dann eindeutig, wenn der Erkrankte eine langandauernde und intensive, fast immer berufliche Asbestexposition angibt, das Röntgenbild eine basal betonte Schrumpfung des Unterlappens und die Lungenfunktion Zeichen einer „steifen Lunge" aufzeigt sowie bei der Auskultation ein typisches endinspiratorisches Knistern zu hören ist. Differentialdiagnostische Probleme bestehen im Frühstadium mit geringen Ausfallserscheinungen und im Spätstadium mit fortgeschrittenem, meist honigwabigem Umbau der Lunge, die eine ätiologische Differenzierung nicht mehr ermöglicht.

Die Prognose der Lungenasbestose ist infolge besserer Arbeitsbedingungen günstiger geworden. So stieg die Lebenserwartung im Mittel von 49 Jahren in den 40er Jahren auf im Mittel 60 Jahre nach 1960. Tragischerweise erleben viele Patienten jetzt ein Alter, in dem sie an Lungenkrebs erkranken. Hauptodesursachen sind in fast 50 % Lungenkrebs und Mesotheliom, in nur 20 % liegt eine respiratorische Insuffizienz als Todesursache vor.

10.2.2 Lungenkrebs oder Kehlkopfkrebs in Verbindung mit asbestinduzierten Erkrankungen von Lunge und Pleura (Nr. 4104)

Im Gegensatz zum Mesotheliom hat die Asbestfaser bei der Entstehung des Bronchialkarzinoms nur den Charakter eines Kokanzerogens. Die Kanzerogene entstammen dem Zigarettenrauch und beide Risikofaktoren kumulieren. Pathologisch-anatomisch überwiegt das Adenokarzinom. Therapeutisch müssen operative Maßnahmen durch die gleichzeitig bestehende, funktionell eingeschränkte Lungenasbestose zurückgestellt werden. Die Prognose ist damit schlechter als bei Patienten mit Bronchialkarzinom ohne Asbestexposition.

10.2.3 Durch Asbest verursachtes Mesotheliom des Rippenfells (Nr. 4105)

Das Pleuramesotheliom entsteht als autochthoner bösartiger Pleuratumor aus Mesothelzellen. In der Allgemeinbevölkerung sehr selten tritt er bei Asbestexponierten 1000-mal häufiger auf.

Die Latenzzeit zwischen Exposition und Tumormanifestation liegt im Mittel bei 35 Jahren. Die meisten Mesotheliomkranken befinden sich im Rentenalter. Die Prognose ist schlecht. Meist erleben die Patienten den Jahrestag der Diagnosestellung nicht. Der Tod tritt meist durch respiratorische Insuffizienz infolge lokalem Tumorwachstum (Einmauerung der Lunge) ein.

10.3 Weitere Berufskrankheiten der Atemwege und der Lunge durch Arbeitsstoffe

Weitere Erkrankungen können entstehen bei Exposition und Einwirkung verschiedener Arbeitsstoffe. Sie spielen in der Häufigkeit des Auftretens eine untergeordnete Rolle oder haben aufgrund des Arbeitsprozesses keine Relevanz mehr (z. B. Thomasmehl). Zu den Arbeitsstoffen zählen Aluminium und seine Verbindungen (Aluminiumlunge, Nr. 4106), Metallstäube durch Hartmetalle (Hartmetalllunge, Nr. 4107), Thomasmehl (Nr. 4108), Nickel und seine Verbindungen (Bösartige Erkrankung der Atemwege und Lungen, Nr. 4109), Kokereirohgase (Bösartige Erkrankung der Atemwege und Lungen, Nr. 4110). Die Kokereirohgase beinhalten in erster Linie polyzyklische aromatische Kohlenwasserstoffe, die kanzerogen sind. Es wird deshalb erwogen, alle berufsbedingten Expositionen mit diesem Arbeitsstoff (z. B. Rauchgase, Dieselemissionen) in die Berufskrankheitenliste aufzunehmen.

10.4 Chronische obstruktive Bronchitis oder Emphysem von Bergleuten unter Tage im Steinkohlebergbau

Diese relativ neue (!) Berufskrankheit wird nur anerkannt, wenn der Nachweis vorliegt, dass eine Gesamtdosis von 100 Feinstaubjahren auf den exponierten Bergmann eingewirkt hat. Ein Feinstaubjahr berechnet sich aus der Konzentration der vor Ort aufgetretenen Stäube und der Dauer der Exposition.

10.5 Erkrankungen durch organische Stäube

Die **exogen allergische Alveolitis** (Nr. 4201) ist eine interstitielle Lungenerkrankung, die durch wiederholte Inhalation organischer Stäube hervorgerufen wird. Als spezifische Antigene kommen vor allem Vogeleiweiß und mikrobielle Proteine in Frage. Die Antigene müssen alveolengängig, das heißt kleiner als 5 [my][my]m sein. In Tierexperimenten ließ sich zeigen, dass nur feste Partikel und keine löslichen Substanzen dieses Krankheitsbild hervorrufen können.

Die Krankheit tritt nur bei besonders empfänglichen oder sensibilisierten Personen auf, wobei noch unklar ist, warum einige Exponierte zwar sensibilisiert werden, jedoch nicht manifest erkranken, andere, im gleichen Ausmaß den entsprechenden Antigenen ausgesetzte Personen jedoch das Vollbild der interstitiellen Lungenparenchymerkrankung entwickeln.

Die *Farmerlunge* ist am längsten bekannt. Allergenquellen sind thermophile Aktinomyzeten

(*Mikropolyspora faeni, Thermoactinomyces vulgaris*) und Schimmelpilze, insbesondere Aspergillen. Die Pilze entstehen, wenn Heu bei schlechter Witterung feucht eingefahren wird. Deswegen findet sich eine Häufung der Erkrankung in feuchten Gegenden wie den Alpen, dem Hochschwarzwald und den niedersächsischen Küstengebieten. In feuchtem Klima erkranken 2 bis 9 % der exponierten Landwirte. Die Sporen werden überwiegend bei der Tierfütterung in Millionen eingeatmet und führen deshalb meistens zu einer Symptomatik, sodass dem Landwirt häufig der Zusammenhang mit der beruflichen Tätigkeit bewusst wird. Andererseits sind auch chronische Fälle bekannt geworden mit ständiger Exposition gegenüber Schimmelpilzen.

In unseren Breiten ist die häufigste Form der exogen allergischen Alveolitis die *Vogelhalterlunge*. Innerhalb dieser Gruppe steht die Wellensittichhalterlunge an erster Stelle, gefolgt von Taubenzüchterlunge, Papageienzüchterlunge und anderen Vogelhalterlungen. Die Allergene sind Proteine aus dem Kot und den Federn der Tiere. Hühner- und Vogelzüchter, Vogelhändler, Tierärzte, Zoowärter sowie Federnleser sind als Berufe mit erhöhtem Risiko anzuführen.

Die *Befeuchterlunge* wird von Luftbefeuchtern, Klimaanlagen, Kaltverneblern, Kühlsystemen und anderen Geräten, welche Aerosole produzieren, verursacht. Fast immer dominiert die akute Verlaufsform mit Fieber, Schüttelfrost und akuter Atemnot. Beruflich sind insbesondere Druckereiarbeiter von der Befeuchterlunge betroffen.

Die Prognose der exogenen allergischen Alveolitis ist bei konsequenter Allergenkarenz günstig. Je kürzer die Symptomendauer, umso günstiger gestaltet sich der Verlauf. Rezidivieren die Alveolitisschübe jedoch im Lauf der Jahre, so hat dies zur Folge, dass sie schließlich in das Endstadium aller fibrosierenden Lungenerkrankungen, die Wabenlunge, mündet. Cor pulmonale und Spontanpneumothorax sind mögliche Komplikationen, die zum Tod führen können.

Für die Farmerlunge wird eine Letalität von 9 bis 17 % angegeben. Die durchschnittliche Erkrankungsdauer bis zum Tod beträgt hier 17 Jahre, als Todesursache wird meist ein Cor pulmonale genannt.

Bei der *Taubenzüchterlunge* ist die Letalität wesentlich geringer. Sie liegt hier während einer 5- bis 15-jährigen Beobachtungszeit unter 1 %.

Eine weitere durch organische Stäube verursachte Erkrankung ist die Byssinose (Nr. 4202). Betroffen sind die tieferen Atemwege durch Kontakt mit Rohbaumwoll-, Rohflachs- oder Rohhanfstäuben.

Schließlich fällt darunter auch das Adenokarzinom der Nasenhaupt- und Nasennebenhöhlen durch Stäube von Eichen- oder Buchenholz (Nr. 4203).

10.6 Asthma am Arbeitsplatz

10.6.1 Durch allergisierende Stoffe (Nr. 4301) und durch chemisch-irritative oder toxisch wirkende Stoffe (Nr. 4302) verursachte obstruktive Atemwegserkrankungen

Unter Asthma versteht man „eine Erkrankung mit erhöhter Empfindlichkeit der Atemwege gegenüber verschiedenartigen Reizen und mit einer Behinderung der Atmung, die entweder spontan oder infolge Behandlung im Schweregrad variabel ist". Diese Definition berücksichtigt die beiden Hauptmerkmale, nämlich die Hyperreagibilität der Atemwege und die anfallsweise auftretende Atemwegsobstruktion.

Epidemiologisch nimmt Asthma weltweit zu. Insbesondere betroffen sind die Industrieländer, darunter mit deutlichem Schwergewicht der angloamerikanische Raum. Prävalenzraten von 10 % und mehr werden angegeben. Man nimmt an, dass 20 % aller Asthmaerkrankungen auf beruflich bedingte Einwirkungen zurückzuführen sind. Die Prävalenz des berufsbedingten Asthmas zeigt eine große Schwankungsbreite. Sie ist in erster Linie erklärbar durch die unterschiedliche Aggressivität der einzelnen Antigene. Bis heute sind etwa 200 verschiedene Substanzen als Inhalationsnoxen bekannt. Hinzu kommen weitere 2000 Substanzen, von denen irritative Auswirkungen auf die Schleimhäute der oberen und unteren Atemwege bekannt sind, deren Folgen unter chronischer Exposition jedoch nicht oder nicht ausreichend fassbar sind.

Tab. 10.**1** Pathomechanismen bei berufsbedingtem Asthma bronchiale

Pathomechanismus der Antigen-Bronchostruktur	
IgE-vermittelt	Tierepithelien, -urinproteine Mehlstaub Enzyme Isocyanate
Entzündlich-toxisch	Rauche, toxische Gase Epoxi-Verbindungen Isocyanate
Biochemisch-toxisch	Plicatsäure (Komplementaktivierung) Isocyanate (Cholesterinesterase-Hemmung?)
Reflektorisch	Irritative Gase, Stäube, Dämpfe

Tab. 10.**2** Ursächliche und symptomatische Trigger zur Induktion oder Auslösung einer Hyperreagibilität in der Arbeitswelt. Sonstige relevante Trigger sind in eckigen Klammern angegeben

Ursächliche Trigger: Induktion einer Hyperreagibilität durch Entzündung	Symptomatische Trigger: Auslösen einer Bronchokonstriktion bei bestehender Hyperreagibilität
Allergene (Proteine)	Kaltluft
Niedermolekulare Antigene	Hyperventilation
(Isocyananate, Amine)	Zigarettenrauch
Irritative Gase, Aerosole, Rauche	Irritative Gase, Rauche
(Hohe Konzentration)	(Niedrige Konzentration)
[Virale Infekte]	[Pharmakologia]

Das berufsbedingte Asthma wird einerseits eingegrenzt durch die berufsbedingte Exposition inhalierbarer Substanzen, erfährt andererseits in der Diskussion um weitere Auslösemechanismen eine Erweiterung. Neben den bekannten Pathomechanismen der IgE-vermittelten und der reflexbedingten Bronchokonstriktion werden die Möglichkeiten der inflammatorisch-vermittelten und der biochemisch-toxisch bedingten Bronchokonstriktion diskutiert (Tab. 10.**1**).

Vier typische Reaktionsmuster lassen sich bei kontrollierter Exposition herausschälen: die Sofortreaktion, die verzögerte Sofortreaktion, die duale Reaktion und die rekurrierende Reaktion. Unter Arbeitsplatzbedingungen mit unterschiedlichen Expositionszeiten und -konzentrationen bestehen fließende Übergänge zwischen den einzelnen Reaktionsmustern. Auch eine eindeutige Zuordnung einzelner Reaktionsmuster zu den beschriebenen Pathomechanismen ist nicht immer möglich.

10.6.2 Unspezifische Hyperreagibilität

Als Ursache für die erhöhte Empfindlichkeit des Bronchialsystems ist zunehmend die Entzündung in die Diskussion gerückt. Sie ist neben anderen pathogenetischen Faktoren, wie Veränderungen im Bereich des autonomen Nervensystems, der glatten Bronchialmuskulatur und der pharmakologischen Rezeptoren einer der Faktoren, die netzwerkartig in einer Fülle von Interaktionen zum klinischen Bild einer bronchialen Hyperreagibilität führen.

Unter kausativen Triggern sind Substanzen zu verstehen, die eine bronchiale Hyperreagibilität induzieren, während symptomatische Trigger lediglich bei einer bestehenden Hyperreagibilität eine Bronchokonstriktion auslösen, aber keinen Rückschluss auf die primäre Ursache der Überempfindlichkeit zulassen (Tab. 10.**2**).

Praktisch alle Stimuli, die eine bronchiale Hyperreaktivität auslösen, verursachen auch eine akute Entzündungsreaktion der Bronchien. Unter arbeitsmedizinischen Gesichtspunkten zählen hierzu Arbeitsstoffe mit allergisierender und toxisch irritativer Wirkung.

Bei allergisierenden Arbeitsstoffen ist die isolierte verzögerte oder die duale Reaktion von entscheidender Bedeutung für die Induktion einer Entzündung, für die zelluläre Elemente verantwortlich sind. Die einmal durch die allergische Entzündung hervorgerufene Hyperreagibilität kann über Tage persistieren, selbst wenn eine weitere Exposition ausgeschlossen ist. Auch Substanzen, die biochemisch irritativ eine Entzündung verursachen, können den Verlauf einer nur langsam zurückgehenden Hyperreagibilität aufweisen. Im Gegensatz dazu scheint bei irritativen Substanzen, die primär über den Weg einer Bronchialepithel-Lockerung die Irritantrezeptoren reizen, nach Ausschaltung der Noxe relativ schnell eine normale Reagibilität wieder einzutreten.

10.6.3 Berufsnoxen und Reaktionsformen

Zwei große Gruppen von Antigenen sind zu unterscheiden: Antigene mit einer Proteinstruktur, wie sie der Allergologe aus der natürlichen Umgebung her kennt, mit einem Molekulargewicht von 5000 bis 40 000 Dalton und die hochreaktive Gruppe der organischen oder anorganischen Substanzen mit einem Molekulargewicht von unter 2000 Dalton, die in ihrer Ausgangsform zunächst als Haptene vorliegen und erst nach Koppelung mit einem Trägerprotein als Vollantigen anzusehen sind.

Die chemischen und physikalischen Unterschiede dieser beiden Gruppen schlagen sich auch in der Häufigkeit der Reaktionsformen nieder. Von wesentlicher Bedeutung sind hier die Sofortreaktion bei den Proteinen sowie die verzögerte Reaktion bei den niedermolekularen Substanzen. Die duale Reaktion ist gleichsinnig verteilt.

Aus Tab. 10.2 ist ersichtlich, dass gerade die niedermolekularen Substanzen auch eine entzündlich-toxisch bedingte Hyperreagibilität induzieren können, die bei weiter bestehender Exposition in eine Atemwegsobstruktion übergehen kann. So liegt beispielsweise in der Gruppe der Diisocyanate bei ca. 80 % der Atemwegsobstruktionen keine IgE-vermittelte Immunreaktion vor. Bei den meisten niedermolekularen Substanzen liegen nur entzündlich-toxisch bedingte Veränderungen vor. In den seltensten Fällen sind additive oder superadditive Effekte von zwei oder mehr irritativen Substanzen bekannt.

10.6.4 Häufigkeit

Für die am häufigsten verwandten und leicht identifizierbaren Arbeitsstoffe liegen aus Querschnittsuntersuchungen Prävalenzraten vor (Tab. 10.3), so insbesondere für die Arbeitsstoffe mit Proteincharakter, die fast ausschließlich dem 1gE-vermittelten Reaktionstyp zuzuordnen sind. Als prädisponierender Faktor ist der atopische Status anzusehen. Andere Verhältnisse liegen bei den niedermolekularen Substanzen vor; die Prävalenzraten liegen hier zwischen 15 und 57 %. Für einzelne Substanzen werden verschiedene Pathomechanismen diskutiert, eine atopische Vorbelastung scheint keine Rolle zu spielen. Häufig bereitet es bei der niedermolekularen Gruppe Schwierigkeiten, den relevanten, für die Atemwegsobstruktion verantwortlichen Arbeits-

stoff ausfindig zu machen, wenn die komplexen Arbeitsprozesse mit einer Vielzahl verschiedener Substanzen nicht im Detail bekannt sind. Viele dieser Substanzen verursachen in hohen Konzentrationen auch irritative Effekte am Bronchialbaum, die unmittelbar noch während oder kurz nach der Exposition reflektorisch über Bahnen des Nervus vagus zur Atemwegsobstruktion

Tab. 10.**3** Prävalenz- und Sensibilisierungsraten bekannter sensibilisierender Arbeitsstoffe (aus Bauer, P. C.: Asthma am Arbeitsplatz. In Konietzko, N., U. Costabel, P. C. Bauer: Lunge und Arbeitswelt. Springer Berlin 1990)

	Prävalenz in %	Sensibilisierung in %
Hochmolekulare Substanzen		
A. Tiere		
1. Labortiere		
– Kleintiere	7,5–69	14–18
– Ratte	17	13
2. Haustiere		
– Nutztiere	6	42
– Landwirtschaft	3	24
B. Pflanzliche Produkte		
Rhizinusstaub	41	
Getreidestaub	10	
Kraftfutterstaub	15	
Strohstaub	11	
Tabakstaub	8	
Mehle	11–18	15–52
C. Biologische Enzyme		
B. subtilis	4,5–50	64
Papain		34,5
Pilzamylase		2–4
D. Sonstige		
Kautschuk		51
Niedermolekulare Substanzen		
A. Diisocynate		
TDI	12,5–38	
B. Säureanhydride (Sa)		
Trimelit-Sa	29–36	
Phthalsäure-Sa	11–18	
C. Amine		
p-Phenylendiamin	30–57,5	
D. Holzstaub		
Mansonia	27	
E. Metallsalze		
Platinsalze	35–37	
Vanadium	33	

führen. Das Ausmaß der Atemwegsobstruktion folgt häufig dem Dosis-Wirkungs-Prinzip. Bei submaximalen Expositionswerten verliert dieses Prinzip an Gültigkeit, andere Störfaktoren wie Rauchen, Infekte und allgemeine Umweltirritanzien triggern das Ausmaß der Atemwegsobstruktion. Diese unterschiedlichen Faktoren erschweren erheblich die Aussagefähigkeit über Prävalenzraten für verschiedene irritative Arbeitsstoffe.

Zerealien (Getreidemehle) und Backverfeinerungsstoffe

Beim *Bäckerasthma* liegen die Sensibilisierungsraten unverändert bei 11 bis 28 %. Eine Änderung der Verhältnisse ist innerhalb der nächsten Zeit nicht abzusehen. Die Anerkennungsrate als Berufskrankheit ist zunächst weiter angestiegen, nachdem seit dem zweiten Quartal 1988 auch die allergische Rhinitis Einzug in die Berufskrankheitenverordnung gefunden hat. Auch andere, in der Vergangenheit selten benutzte Mehle scheinen an Bedeutung zu gewinnen, wie Sojamehl. Als weiteres relevantes Allergen hat sich neben den Mehlen das aus dem Schimmelpilz *Aspergillus oryzae* gewonnene Enzym α-Amylase herausgestellt. Die Sensibilisierungsrate bei Bäckern mit Krankheitssymptomen wird mit ca. 20 % angegeben.

Labortiere

Beruflich bedingter intensiver Kontakt mit Labortieren führt gehäuft zur Sensibilisierung. Prävalenzraten von 11 bis 30 % werden angegeben. Häufig bestehen Mehrfachsensibilisierungen. Unter den Nagetieren spielt die Ratte als Allergenträger die entscheidende Rolle, gefolgt von Kaninchen, Maus, Meerschweinchen und Hamster. Menschen mit einer gesteigerten Empfindlichkeit (Atopiker) entwickeln überdurchschnittlich häufig ein Asthma im ersten Jahr nach Expositionsbeginn. Die Latenzzeit – unabhängig vom utopischen Status – liegt zwischen zwei bis vier Jahren. Der Großteil der Atopiker entwickelt keine Symptomatik. Urtikaria und Rhinitis überwiegen bei der nichtatopischen Gruppe.

Isocyanate

Isocyanate als Monomere oder Präpolymere und die mehrwertigen Alkohole (Polyole) sind die beiden Hauptausgangsprodukte zur Herstellung von Kunststoffen. Unter den Isocyanaten spielt das Toluylendiisocyanat (TDI) arbeitsmedizinisch die wichtigste Rolle, in weit geringerem Maße auch das weniger reaktionsfreudige Diphenylmethan-4,4′-Diisocyanat (MDI).

Nichtraucher scheinen bei der Exposition gegenüber Isocyanaten empfänglicher für die Entwicklung eines berufsbedingten Asthmas zu sein als Raucher. Die Gruppe der Atopiker ist bei Patienten mit Isocyanatasthma nicht überdurchschnittlich häufiger vertreten als in der Negativgruppe. Für weitere niedermolekulare Agenzien gelten andere Wertigkeiten. Scheint Rauchen und utopische Belastung die Entwicklung eines Asthmas gegenüber dem Anhydrid der Tetrachlorphthalsäure zu begünstigen.

Die Ausgangsreaktivität vor Provokation mit Diisocyanaten beeinflusst nicht das Muster der asthmatischen Reaktion, sondern lediglich deren Schwere. Bei Nachuntersuchungen von Patienten mit Isocyanatasthma fällt auf, dass Patienten mit einer verzögerten Reaktion häufig über eine Persistenz der Beschwerdesymptomatik klagen, die im Durchschnitt drei bis vier Jahre nach Aufgabe des Arbeitsplatzes anhält. Der verzögerten Reaktion scheint damit eine prognostische Bedeutung zuzukommen. Diese Ansicht wird jedoch nicht durchweg geteilt.

Bei einzelnen Arbeitsstoffen ist ein Zusammenhang mit dem Umfang der Exposition und der Prävalenz des Asthmas augenfällig. So berichtet Brooks von einer deutlichen Zunahme der Atemwegsobstruktion, wenn aus der Arbeitsanamnese erhöhte akzidentelle Arbeitsplatzkonzentrationen von Isocyanaten eruierbar sind.

10.6.5 Nachweis einer Atemwegsobstruktion durch Arbeitsstoffe

Der erprobte Weg in der Allergologie, über die Stufendiagnostik Anamnese – Hautteste – Serologie – inhalative Provokationsteste zum Ziel zu kommen, kann nur dann erfolgversprechend angewandt werden, wenn die Allergene auch außerhalb der Berufswelt eine Rolle spielen. Screeninguntersuchungen durch Bestimmung des Gesamt-IgE sind untauglich, die Rate der falsch-positiven wie falsch-negativen Befunde ist zu hoch. Haben sich aus der Stufendiagnostik keine eindeutigen Zusammenhänge zwischen Exposition und Auftreten der Beschwerden ergeben, ist die letzte diagnostische Maßnahme der inhalative Provokationstest. Voraussetzung für eine inhalative Provokation mit Allergenlösungen ist eine reversible Atemwegsobstruktion ohne medikamentösen Einfluss. Eine Expositionsprophylaxe einige Tage zuvor sollte gewähr-leistet sein.

Für das Bäckerasthma gilt dieses Vorgehen unverändert, soweit Weizen-, Roggen- oder andere Mehle als auslösendes Allergen Gegenstand der Abklärung sind.

Für alle anderen nichtproteinhaltigen Substanzen verliert die Basisdiagnostik (Hautteste und Serologie) an Bedeutung bei der Suche nach dem inhalativen Allergen, es sei denn, der utopische Status des Patienten ist ungeklärt. In den Vordergrund schieben sich die Analyse des Arbeitsplatzes mit Isolierung der Inhalationsnoxe.

Häufig mag ein Zusammenhang zwischen Arbeitsplatz und Atemwegsobstruktion vermutet werden, der Bezug zur Tätigkeit jedoch noch nicht eindeutig sein. Als Screeningmethode bei der Exposition am Arbeitsplatz bietet sich die *Peakflow-Messung* an. Ohne großen apparativen Aufwand ist eine Verlaufskontrolle über längere Zeit möglich. Voraussetzung ist allerdings eine gute Compliance des Patienten. Diese Methode ist dann vorzuziehen, wenn im Tagesverlauf auch die abendlichen und nächtlichen Atemnotphasen in der Arbeitswoche erfasst werden sollen oder sich eine Symptomatik nur über Tage und Wochen entwickelt. Besonderes Augenmerk ist auf arbeitsfreie Tage oder das (in der Regel) arbeitsfreie Wochenende zu richten. Je nach Entwicklungscharakteristik der Symptome empfiehlt es sich, der Beobachtung unter Arbeitsbedingungen eine entsprechend lange Zeit als Ausgangsbestimmung ("Leerwert") vorauszuschicken. Erst diese beiden Vergleichszeiträume lassen eine Beurteilung einer arbeitsplatzbedingten Atemwegsobstruktion zu.

Der Nachweis eines berufsbedingten Asthmas wird häufig durch arbeitsplatzbezogene Provokationsteste durchgeführt. Diese Art der Provokation kann häufig nicht den gegebenen Arbeitsplatzverhältnissen entsprechen. Aus der allergologischen Arbeit wissen wir, dass eine Provokationstestung über längere Zeit mit unterschwelligen Dosen eines Allergens häufiger zu einer verzögerten Reaktion führt, als dies den Angaben von 5 % entspricht.

Ähnliches lässt sich auch bei der Provokation mit Isocyanaten nachweisen. Eine Exposition über die üblichen 15 Minuten kann nicht immer zum Nachweis eines positiven Befundes ausreichen. In seltenen Fällen kann eine Exposition von 3 Stunden bis zum positiven Ausfall notwendig sein. Insgesamt konnte in weniger als der Hälfte der Fälle das gleiche Reaktionsmuster wie das am Arbeitsplatz reproduziert werden.

Ein negatives Testergebnis mit einer definierten Substanz beim arbeitsplatzbezogenen inhalativen Provokationstest schließt häufig ein Asthma gegenüber diesem Agens weitgehend aus, widerlegt jedoch grundsätzlich nicht die Existenz eines berufsbedingten Asthmas. Um den tatsächlichen Expositionsverhältnissen gerecht zu werden, sollte man deshalb vor Provokationen am Arbeitsplatz nicht zurückschrecken – soweit sie organisatorisch möglich sind und der klinische Zustand des Patienten dies zulässt.

10.6.6 Therapie und Prävention

Antiobstruktive therapeutische Maßnahmen sind nur bei akut auftretenden Atemnotphasen sinnvoll und notwendig. Die Dauertherapie ohne Arbeitsplatzwechsel verbietet sich aus prognostischen Gründen und steht zudem im Widerspruch zur Berufskrankheitenverordnung. Selbst bei nicht gesichertem Nachweis einer Auslösung der Atemwegsobstruktion durch Arbeitsstoffe sollte immer der Versuch einer Expositionsprophylaxe durch die allergisierenden und irritativen Substanzen erreicht werden, da unabhängig von der Pathogenese des Asthma bronchiale die Möglichkeit der Triggerung besteht. Bei den irritativen Substanzen besteht am ehesten durch technische Umbaumaßnahmen die Möglichkeit, die Schadstoffexposition in einem Maße zu reduzieren, welche die Auslöseschwelle unterschreitet. Arbeitsprozesse, bei denen Stoffe in die Umwelt abgegeben werden, die der Gefahrstoffverordnung unterliegen (MAK-Werte) und gleichzeitig allergisierenden Charakter haben, greifen hier nicht, da die Sensibilisierung des Exponierten ein individueller Vorgang ist, der schon bei kleinsten, kaum messbaren Konzentrationen zu Beschwerden führen kann. Bei rein allergisierenden Substanzen bleibt einzig und allein der Arbeitsplatz- oder Berufswechsel.

10.7   Berufskrankheiten im Gesundheitswesen

Für den im Gesundheitswesen Tätigen sind besonders zwei Erkrankungen von Relevanz: die Latexallergie (Nr. 4301) und die Tuberkulose (Nr. 3101).

10.7.1 Latexallergie

Soforttypallergien auf Kautschuk bzw. Gummi wurden schon 1927 beschrieben. Es handelte sich bei der Erstbeschreibung um eine schwere, ein halbes Jahr bestehende Urtikaria, die mehrere Male durch ein bedrohliches Glottisödem kompliziert wurde. Erst nach der Entfernung einer Zahnprothese aus Kautschuk heilten die Veränderungen ab.

Latex ist eine kolloidale Dispersion von Kautschuk in Wasser. Es wird zwischen Natur- und Synthesekautschuk unterschieden, je nach der im Latex enthaltenen Kautschukart. Weltweit wurden 1984 über 13 Millionen Tonnen Kautschuk verbraucht. Der Anteil an synthetisch hergestelltem Kautschuk beträgt etwa 70 %. Im medizinischen Bereich werden vornehmlich aus Naturlatex gefertigte Schutz- und Operationshandschuhe verwendet. Sie werden – anders als die synthetischen Handschuhe – fast ausschließlich im sogenannten Tauchverfahren hergestellt, ähnlich wie Kondome. Dieses Verfahren bietet ausgezeichnete Verarbeitungsmöglichkeiten und führt zu sehr guten physikalischen Eigenschaften des Endprodukts. 1993 wurden in Deutschland etwa 100 Millionen Operationssowie etwa 700 Millionen Untersuchungshandschuhe aus Naturlatex verkauft.

Neben einer Kontakturtikaria können Rhinokonjunktivitis und Asthma durch Naturlatex ausgelöst werden. Auch generalisierte anaphylaktische Reaktionen bis hin zum vital bedrohlichen Kreislaufversagen können vorkommen.

Die Soforttypallergie auf Naturlatex (Typ I) ist streng von der Spättypallergie auf Gummi (Typ IV) zu unterscheiden. Bei letzterer können zwar auch Latexhandschuhe zu dem bekannten Kontaktekzem führen, hauptsächlich betrifft diese Allergie jedoch Haushaltsgummi und besonders Industriegummi. Hier dominieren Sensibilisierungen auf Alterungsschutzmittel, die dem Gummi beigemischt sind.

Aufgrund des täglich mehrstündigen Tragens von Latexeinmalhandschuhen hat die Entwicklung in medizinischen Berufen ein deutlich erhöhtes Risiko für Beschäftigte einer Latexallergie. Basierend auf internationalen Studien wurden Prävalenzen von 2,65 bis 17 % beschrieben (Tab. 10.4), wobei zusammenfassend davon auszugehen ist, dass derzeit mindestens 10 % der Beschäftigten in medizinischen Berufen von einer Latexallergie betroffen sind. Neuere Untersuchungen belegen, dass auch andere Berufsgruppen (z. B. Raumpflegerinnen, Gewächshausarbeiter, Friseure) bei regelmäßiger Latexhandschuhexposition erhöhte Prävalenzen aufweisen. Respiratorische Symptome können sich sowohl bei direktem Kontakt mit gummihaltigem Material entwickeln als auch indirekt bei Personen (besonders Krankenschwestern), in deren näherer Umgebung mit Handschuhen gearbeitet wurde, ohne dass sie selbst damit Kontakt hatten. Hiernach ist auch an einen inhalativen Übertragungsmodus zu denken. Ein Fallbeispiel verdeutlicht dies:

Ein 35-jähriger Arzt bemerkt nach 8-jähriger ärztlicher Tätigkeit in einem Krankenhaus zunächst bei Gebrauch von Einmallatexhandschuhen bei endoskopischen Untersuchungen Juckreiz im Gesicht und Rötung der Augen.

Tab. 10.**4** Prävalenzen der Typ-I-Allergien gegen Latex in medizinischen und nichtmedizinischen Berufen

Beruf	Anzahl der untersuchten Patienten	Anteil der Latexallergiker in %
Chirurgen	54	7,4
Krankenhausangestellte	512	2,9
Krankenhausangestellte (inkl. 51 Büroangestellte)	907	2,65
Angestellte in der Latexhandschuhproduktion	81	11
Ärzte (Anästhesisten, Radiologen, Chirurgen)	101	9,9
OP-Schwestern	197	10,7
Krankenhausangestellte	224	17
Zahnmedizinstudenten	206	8,7
Gewächshausarbeiter	418	5
Raumpflegepersonal	50	8
Friseure (mit regelmäßigem Handschuhkontakt)	41	12,1

Diese Symptomatik tritt nicht jedesmal auf, sondern in unregelmäßigen Abständen, obwohl nur Latexhandschuhe eines Herstellers verwendet werden. Im Laufe von acht Monaten nimmt die Symptomatik zu mit Auftreten von Asthma, generalisiertem Juckreiz und Kreislaufreaktionen. Nach Austausch der Handschuhe in der Endoskopie treten zunächst keine weiteren Beschwerden auf. Diese werden erst wieder bei Besuch von chirurgischen Stationen akut. Handschuhe wurden bei diesen Gelegenheiten nicht getragen. Bei näherer Untersuchung der Umstände kristallisiert sich heraus, dass die gleichen Handschuhe, die die Beschwerden auslösten, auf den jeweiligen chirurgischen Stationen verwendet werden. Auch hier treten die Symptome nicht immer auf. Nach gezielter Anfrage beim Hersteller wird bekannt, dass zwei verschiedene Naturlatexmaterialien für die Herstellung der Einmallatexhandschuhe verwendet werden. Beide Produktionslinien werden unter dem gleichen Namen und gleicher Bestellnummer verkauft. Lediglich die Chargennummer lässt Rückschlüsse auf die unterschiedlichen Ausgangsmaterialien zu. Ein Hauttest mit den Ausgangsmaterialien des Naturkautschuks bestätigt den Verdacht, dass nur eine Produktionslinie das sensibilisierende Allergen enthält.

Die Prognose der Latexsensibilisierung ist gut, wenn eine konsequente Allergenkarenz eingehalten wird. Bedrohlich sind lediglich die Akutfolgen des Kontaktes. Dies betrifft insbesondere operative Eingriffe. Der direkte Kontakt von Organen mit latexhaltigem Material intraoperativ hat häufiger eine anaphylaktische Reaktion zur Folge als der Kontakt über Haut- oder Schleimhautbarrieren unter Alltagsbedingungen.

Tab. 10.**5** Messungen der Latexallergenkonzentration in der Raumluft verschiedener Krankenhausbereiche (ng/m^3; Baur u. Chen 1998)

	Chirurgische Ambulanz	Kinderstation	Chirurgische Station
Initial	50	4	4–9
nach Umstellung	< 0,6*	< 0,6*	< 0,6–2**

*   Umstellung von allergenreichen gepuderten Handschuhen auf allergenarme ungepuderte Handschuhe
** Umstellung von allergenreichen gepuderten Handschuhen auf solche mit niedrigerem Allergengehalt

Auch Kreuzallergenitäten mit verschiedenen Obstsorten sind erwähnenswert, die jedoch individuell unterschiedlich stark ausgeprägt sind. Kreuzreaktionen mit Ananas, Avocado, Banane, Dattel, Esskastanie, Feige, Kartoffel, Kiwi, Mango, Melone, Papaya, Passionsfrucht, Pfirsich und Tomate sind bisher bekannt.

Präventionsmaßnahmen sind von entscheidender Bedeutung bei der Latexallergie. Trotz guter Erfolge mit „allergenarmen" Handschuhen (Tab. 10.**5**) wird langfristig die Verwendung von latexfreien Handschuhen sehr wahrscheinlich sein.

10.7.2 Lungentuberkulose

Tuberkulose ist eine akute oder chronische Infektionskrankheit, ausgelöst durch die Gattung Mycobacterium (s. 8, S. 73). Dabei ist das *Mycobacterium tuberculosis* für den Menschen der wichtigste pathogene Keim dieser Gattung. Alle Mykobakterien zeichnen sich durch Säurefestigkeit aus. Das bedeutet, dass einmal aufgenommener Farbstoff durch Mineralsäuren oder Alkohol nicht mehr aus den Bakterien herausgelöst werden kann.

In den Industrieländern hat die Tuberkulose vorwiegend durch hygienische Maßnahmen und die seit mehr als drei Jahrzehnten immer effektiver werdende Chemotherapie ihren Schrecken als Massenerkrankung („weiße Pest") verloren. Als Problem besteht sie weiter in weniger entwickelten Ländern und ist als opportunistische Infektion im Rahmen von AIDS wieder in geringem Umfang in die Industrieländer zurückgekehrt.

Die Aufnahme der Tuberkelbakterien erfolgt in den allermeisten Fällen aerogen. Relevant für eine Entzündungsreaktion sind jedoch nur die in den Alveolarbereich vorgedrungenen Keime. Sie werden von Makrophagen phagozytiert und vermehren sich. Eine lokale Entzündung mit intra- und extrazellulärer Bakterienvermehrung ist die Folge. Histologisch lässt sich in dieser Phase der hyperergischen Reaktion ein aus Epitheloidzellen und Langhans-Riesenzellen bestehendes spezifisches Granulom nachweisen. Je höher die Infektionsdosis und je stärker die Virulenz der Keime, desto stärker ist die Reaktion des Organismus. Die Bakterien können sowohl über das Lymph-, wie auch über das Blutgefäßsystem verbreitet werden. Hierbei kann eine Lymphknotentuberkulose entstehen. Lokal bilden sich pulmonale Herde, meist mit Lymphknotenbefall. In dieser Phase liegt noch eine **primäre Tuberkulose** vor. Die Herde entwickeln sich zu Tuberkulomen, die verkäsen und nach Jahren verkalken können. Eine Ausheilung in diesem Stadium ist möglich. Heilen die Herde nicht vollständig aus oder verflüssigen sie sich und bilden Kavernen mit Ableitung zu einem benachbarten Bronchus, ist das Stadium der **postprimären Tuberkulose** eingeleitet.

Ist der Organismus bereits durch eine Erstinfektion allergisiert, reagiert er auf eine Infektion hyperergisch und hemmt dadurch die Vermehrung. Eine Reinfektion gelingt meist nur durch eine massive Bakterienexposition („Superinfektion").

Typisch für die Primärtuberkulose sind hämatogen gestreute Tuberkuloseformen (z. B. Miliartuberkulose) und die Pleuritis exsudativa.

Oft erstreckt sich die Krankheit jedoch über Jahrzehnte und zeigt sehr unterschiedliche Verläufe. In der Regel handelt es sich dabei um eine postprimäre Tuberkulose. Für die Beurteilung des

Ausmaßes der Erkrankung spielt hier die Röntgen-Thoraxaufnahme eine wichtige Rolle.

Therapeutisch hat sich im letzten Jahrzehnt eine Zwei-Phasen-Therapie als sehr effektiv erwiesen:

1. Initialphase mit drei bis vier Medikamenten über acht Wochen (Tab. 10.**6**),
2. Intermittierende Therapie mit zwei Medikamenten über vier bis sechs Monaten.

Die Tuberkulintestung spielt heute im Rahmen der Diagnostik und Prävention eine wichtige Rolle. Die früher durchgeführten Röntgen-Reihenuntersuchungen haben angesichts der niedrigen Tuberkulose-Erkrankungsrate in den Industrieländern keine Berechtigung mehr, ebenso wenig die BCG-Impfung (virulenzgeschwächtes Tuberkulosebakterium der Spezies *Mycobakterium bovis*). Bei durchgeführter BCG-Impfung geht zudem die differentialdiagnostische Bedeutung des Tuberkulintests verloren.

Eine Chemoprophylaxe mit Isoniazid über drei Monate bei sicher exponierten Personen mit noch negativem Tuberkulintest verhindert eine Infektion. Liegt bereits ein positiver Tuberkulintest vor (Tuberkulinkonversion innerhalb der letzten beiden Jahre), ohne dass Krankheitszeichen vorhanden sind, so kann mit einer präventiven Chemotherapie mit Isoniazid über die Dauer von sechs Monaten die Erkrankung verhütet werden.

Durch den aerogenen Infektionsweg der Tuberkulose kommt einer gezielten Prävention besondere Bedeutung zu (Tab. 10.**7**).

Tab. 10.**6** Antituberkulotika für die Standardtherapie

Medikament	Kürzel	Standard-Dosis für Erwachsene
Isoniazid	INH	300 mg p. o.
Rifampicin	RMP	600 mg p. o.
Ethambutol	EMB	800–1600 mg p. o.
Pyrazinamid	PZA	1000–2000 mg p. o.
Streptomycin	SM	750–1000 mg i. m.

Tab. 10.**7** Isolierungsmaßnahmen bei Tuberkulose

Art der Erkrankung	Infektionsweg	Isolierung	Schutzkittel	Mundschutz	Handschuhe	Dauer der Maßnahmen
Offene Lungentuberkulose	Inhalation erregbarer Tröpfchen (Aerosol)	ja	ja	ja	ja[1]	Ca. 2–3 Wochen ab Beginn der Chemotherapie
Geschlossene Lungentuberkulose	–	nein	nein	nein	nein	–
Perforierter Lymphknoten	Sekret, Eiter	nein[2]	ja	nein	ja[1]	Bei Nachweis von Eiter, Sekret
Urogenitaltuberkulose		nein	nein	nein	ja[1]	

[1] Handschuhe notwendig bei Kontakt mit erregerhaltigem Material
[2] Einzelzimmer bei Kindern empfohlen

Literatur

Bauer, P. C.: Asthma am Arbeitsplatz. In Konietzko, N., U. Costabel, P. C. Bauer: Lunge und Arbeitswelt. Springer, Berlin 1990

Deutsche Gesellschaft für Pneumologie: Empfehlungen zur Prävention des Berufsasthmas. Pneumologie 52 (1998) 504

Fuchs, T.: Gummi und Allergie. Dustri, München 1995

Konietzko, N.: Asbestinduzierte pleuropulmonale Erkrankungen. In Konietzko, J., H. Dupuis: Handbuch der Arbeitsmedizin, Arbeitsphysiologie, Arbeitspathologie, Prävention. ecomed, München 1986

Die Idee dieses Buches geht auf reale Situationen zurück, die die Herausgeber in ihrer beruflichen Praxis erlebten. Eine professionelle Pflege lebt durch die Fähigkeit, Bezüge und Zusammenhänge herzustellen und das Erleben der Betroffenen zum Ausgangspunkt des Handelns zu machen. Um jedoch dem individuellen Erleben Raum geben zu können, ist es notwendig, Kenntnisse über Zusammenhänge und Fähigkeiten zur Bewältigung beeinträchtigender Situationen zu erwerben.

Pflegende müssen in komplexen Bezügen arbeiten und denken. Der Erfolg ihres Tuns hängt wesentlich davon ab, die leitenden Faktoren zu erkennen und ihr Handeln damit in Beziehung zu setzen. Jeder gesundheitlich beeinträchtigte Mensch bringt nicht nur *einen* Faktor in den Pflegeprozess mit ein, sondern mehrere.

Um die Vielfältigkeit deutlich zu machen, haben wir uns als Herausgeber entschlossen, durch Fallbeispiele die Komplexität des Pflegegeschehens aufzuzeigen.

Wir stellen in diesem Buch fünf in der Praxis erlebte und erfasste Patientensituationen vor, die den übergeordneten Kapiteln in diesem zweiten Teil vorgeschaltet werden. Die leitenden Symptome der jeweiligen Krankheitsbilder sind dabei:

- Luftnot,
- Schmerzen,
- Mangel an Expektoration,
- Infektion,
- Bewegungseinschränkung.

Alle Fallbeispiele machen deutlich, dass trotz eines in der jeweiligen Situation leitenden Symptoms der individuelle Kontext der Betroffenen immer erhalten bleibt, von Fall zu Fall jedoch eine andere Gewichtung erfährt.

So kann es aufgrund von Atemnot etwa zu Bewusstlosigkeit, Bewegungseinschränkung oder Ernährungsmangel kommen, während zum Beispiel bei Schmerzen die Gefahr einer Infektion im Vordergrund stehen kann.

Jede Situation stellt sich anders dar. Es ist jedoch notwendig, anhand eines Analyserasters die Bedeutung, Beziehungen und Beeinflussungen einzelner Symptome und Auswirkungen zu erkennen, um situationsgerecht reagieren zu können. Gleichzeitig ist für den Pflegenden notwendig, um die ständige Veränderung von Lebenssituationen zu wissen und diese Veränderungen auch mitzuinitiieren und tragbar zu machen.

Es bietet sich an, die Fallbeispiele während des Lesens der weiteren Texte des Kapitels im Hintergrund zu behalten, und nach der Erarbeitung jedes Schwerpunktthemas die geschilderte Situation nochmals zu reflektieren, beispielsweise unter folgenden Gesichtspunkten:

- Wie bahnt sich die Situation an?
- Was erlebt der Betroffene?
- Wie geht er mit der veränderten Situation um?
- Welche Konsequenzen ergeben sich für den Betroffenen und sein Umfeld?
- Wie erreichen Sie Akzeptanz durch höchstmögliche Autonomie für den Patienten?
- Welche Schritte müssen kurzfristig, welche mittelfristig und welche langfristig getan werden?
- Was erleichtert die Situation im geschilderten Beispiel?
- Was erschwert die Situation im konkreten Fall?

Während das Bestreben, „die Situation beherrschen zu wollen" (hohe Autonomie), im ersten Fall dominant ist, zeigt dieses Beispiel gleichzeitig, dass die Schulung des Patienten hinsichtlich der Einschätzung der Situation und des adäquaten Verhaltens in diesem Fall leitend sein sollte. Das stellt sich anders in den anderen Fallbeispielen dar.

Es würde uns freuen, wenn Sie Situationen Ihres Berufsalltages vor diesem Hintergrund reflektieren würden und dies Anlass zu einem Austausch mit anderen Pflegenden und Therapeuten wäre.

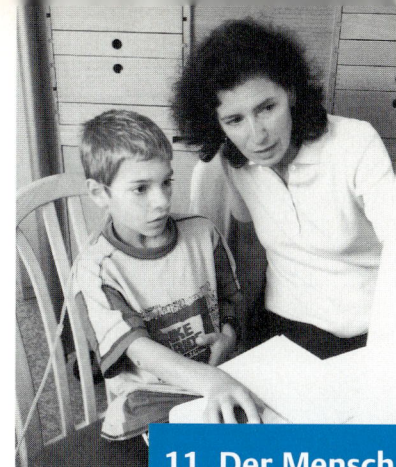

Gerd Klein

11 Der Mensch hat Luftnot – Fallbeispiel

Karin Hans wird mit schwerer Dyspnoe notfallmäßig ins Krankenhaus eingeliefert. Frau Hans befindet sich im Vollbild eines schweren Asthma-Anfalles, ist zyanotisch und weist eine beginnende Schock-Symptomatik auf.

Karin Hans ist 36 Jahre alt, 170 cm groß und 75 kg schwer. Seit dem Kindesalter leidet sie an einem allergischen Asthma bronchiale. Vor einigen Jahren wurden Allergien gegen Hausstaub (Milben), Tierhaare, Pollen und Gräser nachgewiesen.

Bei Frau Hans werden in der Notaufnahme unmittelbar therapeutische Sofortmaßnahmen eingeleitet. Die Atem- und später auch die Kreislaufsituation verbessern sich zunehmend. Zur weiteren Behandlung und Überwachung wird Frau Hans stationär aufgenommen.

Zwei Tage nach der Aufnahme schildert Frau Hans die Entwicklung des Asthma-Anfalles so:

„Dieser Anfall wurde durch Kontakt mit Tierhaaren ausgelöst und begann mit leichter Atemnot durch allergisches Niesen und Husten.

Mein Mann und ich waren bei einer befreundeten Familie eingeladen. Ich wusste nicht, dass die Familie inzwischen eine Katze hatte, die anlässlich meines Besuches – unsere Bekannten wissen von meiner Allergie – in den Keller gesperrt wurde. Nachdem ich einige Zeit in der Wohnung war, hatte ich das Gefühl, dass immer weniger Luft in meine Lunge kommt, was durch das Husten und Niesen noch verstärkt wurde. Ich setzte mich in eine Position, von der ich glaubte, dass so die Atemwege freier würden. Ich stützte die Hände seitlich neben dem Körper auf und hielt den Oberkörper ganz gerade. Dabei wollte ich möglichst wenig Aufsehen erregen und hoffte auf eine vorübergehende Atemnot.

Diese verschlimmerte sich jedoch, und ich wechselte meine Position. Ich stand auf und stützte mich mit hochgezogenen Schultern an der Wand ab. Dabei verspannte sich mein Körper immer mehr und die Lunge tat weh.

Ich versuchte alles, um besser Luft zu bekommen: Ich stellte mich aufgestützt an das offene Fenster, versuchte ruhig zu werden und Atemtechniken wie „Kerze auspusten" zu machen.

Inzwischen bemerkte mein Mann meine Unruhe. Ich musste, begleitet von pfeifenden und rasselnden Geräuschen, bei jedem Atemzug zunehmend nach Luft ringen und wiederholte in immer kürzeren Abständen die Anwendung meines Dosier-Aerosols (Berotec).

Die Atemnot wurde jedoch immer größer und inzwischen bemerkten auch die anderen Gäste meine Situation, was mir sehr unangenehm war. Ich nahm noch mehr Dosier-Aerosol. In meinen Ohren begann es zu rauschen, meine Hände zitterten, mir wurde schwindelig, heiß und kalt, und ich nahm meine Umgebung nur noch wie durch einen Nebel wahr. Mein Mann verabreichte mir auf meine Bitte die von mir immer mitgeführte Trinkampulle Theophyllin, aber es ging mir immer schlechter. Ich bekam kaum noch Luft, hatte Todesangst und willigte erst jetzt – im Nachhinein betrachtet zu spät – ein, dass der Notarzt gerufen wurde.

Als der Rettungswagen kam, konnte ich meine Umgebung kaum noch wahrnehmen. Erinnern kann ich mich noch an den Transport in den Rettungswagen und das Aufsetzen einer Sauerstoffbrille.

Der Stationsarzt hat mir mitgeteilt, dass ich nun noch etwa eine Woche im Krankenhaus bleiben müsse. Ich fühle mich zwar immer noch sehr schwach und habe am ganzen Körper Schmerzen, aber das Gefühl, wieder nahezu frei atmen zu können, überdeckt all diese Probleme.

Natürlich hätte ich mir viel früher helfen lassen müssen. Aber ich bin mit meiner Erkrankung groß geworden und musste damit oft allein zurechtkommen. Ich dachte, dass ich es auch dieses Mal schaffen würde."

11.1 Atemspende

Peter Sefrin

Zusammenfassung

Die Spende des Atems ist für den Empfänger im Bedarfsfall von existentieller Bedeutung. Dies begründet besondere Anforderungen an den potentiellen Spender. Potentieller Atemspender ist jeder. Insbesondere müssen die Kompetenzen zur Atemspende bei den Angehörigen der an Therapie und Pflege beteiligten Berufsgruppen vorausgesetzt werden.

In diesem Kapitel werden nach einem kurzen historischen Überblick die verschiedenen Methoden der Atemspende beschrieben. Die Mund-zu-Mund- und die Mund-zu-Nase-Beatmung werden hinsichtlich ihrer jeweiligen Vorteile und auch ihrer möglichen Probleme einer kritischen Betrachtung unterzogen. Als Ergebnis dieser Betrachtung wird festgestellt, dass die Atemspende ein taugliches Verfahren zur primären Oxygenierung bei Ausfall der Eigenatmung darstellt, das leicht erlernbar und überall einsetzbar ist.

11.1.1 Geschichte der Atemspende

Im Rahmen der Wiederbelebung spielt die Atemspende eine zentrale Rolle. Bereits 3000 Jahre vor Christus haben Hebammen bei asphyktischen Neugeborenen eine Mund-zu-Mund-Beatmung durchgeführt, ohne die physikalischen Zusammenhänge dieser Maßnahme zu kennen. In der Bibel ist die erfolgreiche Reanimation eines Neugeborenen durch hebräische Hebammen beschrieben, ebenso eine erfolgreiche Wiederbelebung mittels Atemspende, die der Prophet Elisa um 900 vor Christus bei einem Knaben durchführte.

Nach der Entdeckung des Blutkreislaufes durch Harvay (1628) dauerte es bis 1755, bis Hunter feststellte, dass „die Wiederbelebung der Atemfunktion eine Grundvoraussetzung für eine Wiederbelebung des Herzens ist". Obwohl sich die Atemspende in zahlreichen Untersuchungen und auch in der Praxis als effektiv erwiesen hatte, wurde ihre Wirksamkeit zu Beginn der 70er Jahre des 18. Jahrhunderts nach der Entdeckung des Sauerstoffes durch Scheele und Priestley und nachdem Lavoisier Sauerstoff als „Betriebsmittel des lebenden Organismus" definierte, in Frage gestellt. Hinzu kamen ästhetische Bedenken. Daraus resultierte eine vielgestaltige Entwicklung von Beatmungsgeräten auf der Basis des Blasebalges.

1796 wurde die 1. Deutsche Rettungsgesellschaft gegründet, die sich der am Wasser verunglückten Menschen annahm und Rettungshäuser und Stationen entlang der Flussläufe einrichtete. Auch hier wurden Geräte zur Beatmung benutzt, die aus einem Blasebalg bestanden.

Aufgrund der bei der Beatmung mittels Blasebalggerät auftretenden Probleme, die häufig durch eine Verlegung der Atemwege bedingt waren, kam das Verfahren in Misskredit, und es wurde nach alternativen Methoden gesucht, die in großer Zahl entwickelt wurden. Bis zum Beginn dieses Jahrhunderts waren vor allen Dingen manuelle Methoden im Einsatz. Es konnte nachgewiesen werden, dass sowohl die Silvester- wie die Holger-Nielsen-Methode, bei der in Bauchlage für die Einatmung die Oberarme vom Körper weggeführt wurden und die Ausatmung durch Druck auf die hinteren seitlichen Thoraxpartien unterstützt wurde, als manuelle Beatmungsmethoden keine auch nur annähernd ausreichende Beatmung sicherstellen konnten.

Die große Renaissance erlebte die Atemspende im Jahre 1960, als Kouwenhoven, Jude und Knickerbocker in Baltimore die moderne Reanimation mittels Herzmassage und Atemspende in die Notfallmedizin einführten. Seit dieser Zeit ist die Atemspende ein unverzichtbarer Bestandteil einer jeden Wiederbelebung.

Maßstab für die **Wirksamkeit** einer Beatmungs-methode ist das geförderte Atemvolumen beziehungsweise des Atemminutenvolumen und die daraus resultierende Oxygenierung. Untersuchungen an relaxierten Versuchspersonen zeigten nicht nur die Wirksamkeit der Atemspende durch den Anstieg des Sauerstoffpartialdruckes (p_aO_2) und der Sauerstoffsättigung im Blut durch Messung der Blutgase, sondern auch die Laientauglichkeit der Methode.

11.1.2 Methoden der Atemspende

> **!** Unter Atemspende wird heute ein Verfahren der Beatmung verstanden, bei dem die Ausatemluft des Helfers in die Lungen des Betroffenen eingeblasen wird.

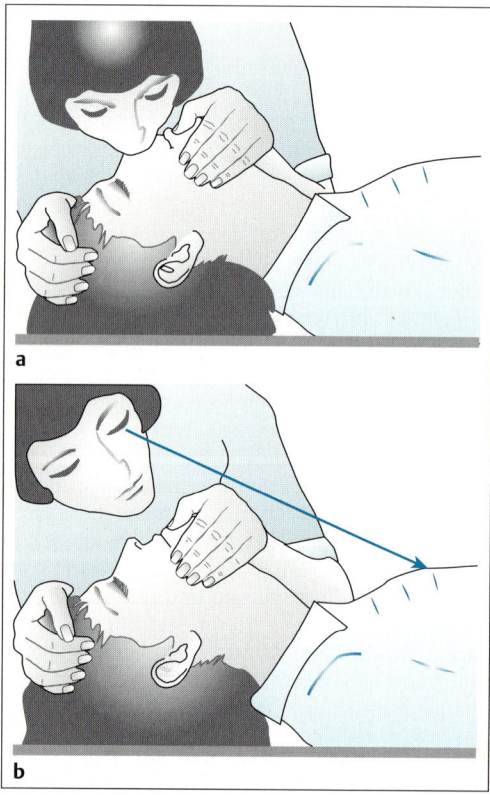

a

b

Abb. 11.**1**   Vorgehen bei der Mund-zu-Nase-Beatmung. **a** Kopf überstrecken, Mund verschließen und über die Nase Luft einblasen. **b** Nach der Beatmung den Kopf zur Seite drehen und auf das Zurücksinken des Brustkorbes achten

Grundsätzlich werden zwei Methoden unterschieden: die Mund-zu-Nase-Beatmung und die Mund-zu-Mund-Beatmung.

Mund-zu-Nase-Beatmung

Zum Freimachen der oberen Luftwege wird der Kopf des auf dem Rücken liegenden Patienten nach hinten gebeugt und der Hals überstreckt. Der Helfer kniet neben dem Patienten in Kopfhöhe. Eine Hand liegt flach auf der Stirnhaargrenze, die andere Hand umfasst den Unterkiefer, zieht diesen nach vorne und drückt mit dem Daumen die Unterlippe gegen die Oberlippe, um den Mund fest zu verschließen, damit keine Luft nach außen entweichen kann (Abb. 11.**1**). Nach dem Einatmen wird der eigene Mund weit geöffnet und um die Nase des Betroffenen herum fest auf das Gesicht aufgesetzt und die Exspirationsluft vorsichtig in die Lunge des Betroffenen eingeblasen (Abb. 11.**1 a**). Anschließend wird der Kopf gehoben und zur Seite gedreht (Abb. 11.**1 b**), um erneut selbst einatmen zu können, wobei durch Beobachten des Zurücksinkens des Brustkorbes und des Oberbauches bei gleichzeitigem Erkennen der entweichenden Luft die Effektivität der Insufflation geprüft wird. Jede Reanimation beginnt mit einer zweimaligen Atemspende, wobei die Dauer jeweils etwa 1 bis 1,5 Sekunden betragen sollte. Als Beatmungsfrequenz sollten 12 Atemspenden pro Minute durchgeführt werden.

Mund-zu-Mund-Beatmung

Während das Freimachen der oberen Luftwege in gleicher Weise wie bei der Mund-zu-Nase-Beatmung erreicht wird, verschließt der Helfer nicht den Mund des Betroffenen, sondern öffnet diesen 1 bis 1,5 cm bei gleichzeitigem Vorziehen des Unterkiefers. Eine Hand liegt wiederum an der Stirnhaargrenze und hält den Kopf überstreckt. Daumen und Zeigefinger der auf der Stirn liegenden Hand verschließen die Nase. Nun den geöffneten Mund um den Mund des Betroffenen herum fest aufsetzen und insufflieren. Ein Entweichen von Beatmungsluft durch die Nase ist dabei zu verhindern. Für die Ausatmung des Patienten wird der Mund freigegeben und die Nase kann zusätzlich geöffnet werden, um den exspiratorischen Widerstand so niedrig wie möglich zu halten.

Die Beatmungsfrequenz und das Atemzeitverhältnis entsprechen der Mund-zu-Nase-Beatmung.

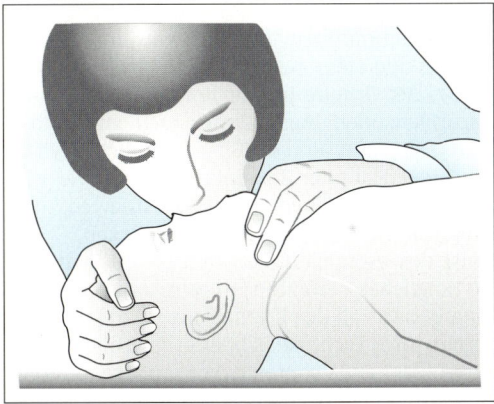

Abb. 11.**2**   Beatmung von Säuglingen und Kleinkindern

Neugeborene und Säuglinge können über Nase und Mund gleichzeitig beatmet werden (Abb. 11.**2**), da eine differenzierte Beatmung wegen der anatomischen Größenverhältnisse nicht möglich ist. Die Atemfrequenz muss altersentsprechend auf 20 bis 40 pro Minute erhöht und das insufflierte Volumen gesenkt werden.

Vorteile der Mund-zu-Nase-Beatmung gegenüber der Mund-zu-Mund-Beatmung

Gründe für die Bevorzugung der Mund-zu-Nase-Beatmung bei geschlossenem Mund sind:
- Die Atemwege sind optimal geöffnet.
- Die Technik ist einfacher.
- Die Nase lässt sich mittels des Mundes besser abdichten.
- Die Regurgitationsgefahr ist durch eine Druckminderung beim Einblasen über die Nase geringer.
- Die Ästhetik ist besser.

Es besteht aber kein Zwang, ausschließlich die Mund-zu-Nase-Beatmung durchzuführen.

11.1.3 Probleme bei der Atemspende

Für den Empfänger

Schwierigkeiten bei der Durchführung können entstehen, wenn es unter der Atemspende zu einer **Verlagerung des Kopfes** kommt. Bei der Insufflation entsteht dann der Eindruck, als seien die Atemwege verlegt. In diesem Fall muss die Kopflage korrigiert werden. Dazu wird der Kopf des Patienten gerade gelegt, der Hals erneut überstreckt und die Atemspende fortgesetzt.

Als weitere Komplikation kann zu hoher Inspirationsdruck nicht nur zu einer Insufflation in die Lungen, sondern auch zu einem **Einströmen von Luft in den Magen** führen. Ein luftgefüllter Magen erhöht nicht nur das Risiko für ein Zurückfließen von Mageninhalt (Regurgitation) und die damit verbundene Aspirationsgefahr, sondern führt über einen Zwerchfellhochstand auch zu einer weiteren Abnahme der Dehnbarkeit des Lungengewebes (Compliance). Kommt es unter der Beatmung zu einer Regurgitation von Mageninhalt, wird der Kopf des Patienten zur Seite gedreht und der Mund gereinigt. Lässt sich der Patient infolge der Magenüberblähung nicht mehr beatmen, so wird er gleichfalls zur Seite gedreht und der Helfer versucht, durch eine abdominelle Kompression die Luft zu entfernen. In dieser Situation muss das Risiko einer Regurgitation und Aspiration in Kauf genommen werden. Ein kontinuierlicher Druck auf das Abdomen zur Verhinderung einer Magenüberblähung sollte jedoch wegen der Gefahr der Leberverletzung in keinem Fall ausgeführt werden.

Ist das **Beatmungsvolumen zu klein**, so ist eine ausreichende Aufnahme von Sauerstoff und eine Abgabe von Kohlendioxid nicht sichergestellt.

Um eine suffiziente Insufflation im Rahmen der Atemspende als Basis für eine ausreichende Ventilation zu kontrollieren, sollte
- das Heben und Senken des Thorax beobachtet und
- das Entweichen der Luft während der Exspiration gefühlt oder gehört werden.

Aus Sicht des Spenders

Der Durchführung der Atemspende stehen Ängste des Helfers gegenüber, sich durch diese Maßnahme anzustecken. Diesbezüglich hat die Deutsche Interdisziplinäre Vereinigung für Intensiv- und Notfallmedizin (DIVI), in der sämtliche medizinischen Fachgesellschaften zusammengeschlossen sind, eine Stellungnahme zur Durchführung der Atemspende abgegeben, in der festgestellt wird, dass das **Risiko einer Infektion** bei der Durchführung der Atemspende zwar nicht mit letzter Sicherheit ausgeschlossen werden kann, aber nach dem derzeitigen Wissensstand extrem gering ist.

> **!** Die Atemspende als Methode der Wahl bei der Ersten Hilfe kann uneingeschränkt empfohlen werden.

Einschränkungen ergeben sich lediglich bei erkennbar erhöhtem Infektionsrisiko (z. B. bei prädisponierten Patienten) oder bei Intoxikationen mit Kontaktgiften (z. B. E 605).

Die Mund-zu-Nase-Beatmung ist, bezogen auf das Infektionsrisiko gegenüber der Mund-zu-Mund-Beatmung, nach dem derzeitigen Wissensstand das sichere Verfahren.

Sofern der Helfer trotzdem aus **ästhetischen Gründen** eine Beatmung eines Fremden nicht durchführen will oder kann, sind verschiedene Hilfsmittel auf dem Markt, die einen direkten Kontakt zum Patienten umgehen. Beatmungstücher und -ventile sind geeignet, einen unmittelbaren Kontakt zu vermeiden.

Umsetzungsschwierigkeiten bei der Atemspende ergaben sich bei entsprechenden Untersuchungen bezüglich des Erreichens eines mittleren Atemminutenvolumens von mindestens 4 Litern und einer ausreichenden Beatmungsfrequenz. Als Gründe hierfür wurden neben einer unzureichenden Ausbildung auch die hohen Erwartungen an den Helfer aufgeführt. Deshalb sollte der Hauptansatzpunkt für mögliche Verbesserungen in einem lernzielorientierten, individualisierten Trainingsprogramm liegen.

Es ist erwiesen, dass die Atemspende nicht nur ein taugliches Verfahren zur primären Oxygenierung bei Ausfall der Eigenatmung darstellt, sondern in ihrer Technik leicht erlernbar und überall einsetzbar ist. Es sollten daher größere Anstrengungen zur wiederholten Vermittlung dieser Methode gemacht werden.

Literatur

AWH – Praxis der Notfälle
Reihe „Notfallmedizin", Fa. Hoechst, 1995

11.2   Chronisch obstruktive Atemwegserkrankungen: Asthma bronchiale

Andreas Schwalen, Matthias Leschke

Zusammenfassung

Die chronisch obstruktiven Atemwegserkrankungen (Asthma bronchiale, chronisch obstruktive Bronchitis und Lungenemphysem) betreffen eine Vielzahl von Patienten, die hierdurch in ihrer Atemfunktion häufig schwer beeinträchtigt sind. Dieses Kapitel gibt eine Übersicht über diese Gruppe von Erkrankungen, das diagnostische Vorgehen und die Behandlungsmöglichkeiten.

11.2.1 Einleitung

Die chronisch obstruktiven Atemwegserkrankungen haben weltweit eine große Bedeutung, da sie aufgrund ihrer Häufigkeit und der mit ihnen verbundenen Krankheitsfolgen wie Arbeitsunfähigkeit, Krankenhausaufenthalte und Sterbefälle (Tab. 11.1) für den Einzelnen schwer belastend sind und volkswirtschaftlich zu erheblichen Aufwendungen für die Gemeinschaft führen (s. 84).

Der Begriff „chronisch obstruktive Atemwegserkrankungen" beschreibt eine Gruppe von Lungenerkrankungen, die ätiologisch im Einzelfall nicht immer sicher zuzuordnen sind, bei denen jedoch typische Symptome in einer charakteristischen Zusammenstellung vorkommen. Diese sind Husten, Auswurf und Luftnot, zumeist unter Belastung, teilweise aber auch in Ruhe auftretend. Zu diesem Kollektiv von Krankheiten zählen das Asthma bronchiale, die chronisch obstruktive Bronchitis und das Lungenemphysem. Gemeinsam ist diesen Erkrankungen, dass sie zu einer **Atemwegsverengung** (Obstruktion) führen, wobei die Ausprägung, Dauer und Häufigkeit wie auch der anatomische Ort im Atemwegssystem unterschiedlich und charakterisierend sind.

Es sind jedoch eine Vielzahl von Überschneidungen zwischen Asthma, Bronchitis und Emphysem. Auch kommen diese Erkrankungen häufig nebeneinander oder ineinander übergehend vor, sodass die genaue Zuordnung der Symptome zu einer dieser drei unterschiedlichen Erkrankungen nicht immer problemlos möglich ist. So lassen sich oft sowohl chronische Bronchitis als auch Emphysem – zwei unterschiedliche Krankheitsprozesse – bei Patienten mit chronischer Bronchialobstruktion finden.

Die chronische Bronchitis wird aufgrund der Anamnese diagnostiziert und die Bronchialobstruktion lungenfunktionsanalytisch-apparativ erfasst, während das Lungenemphysem zuverlässig nur an der präparierten Lunge durch den Pathologen nachgewiesen werden kann.

Tab. 11.1   Volkswirtschaftliche Bedeutung der chronisch obstruktiven Atemwegserkrankungen

Krankheitsfolgen	Anzahl	Rang	Tage/Patient
Arbeitsunfähigkeit pro 10 000 Einwohner (AOK-Pflichtmitglieder, 1987)	732	2	22,0
Krankenhausaufenthalte pro 10 000 Einwohner (AOK-Pflichtmitglieder, 1987)	32,9	8	19,4
Sterbefälle pro 100.000 Einwohner (1986)	27,7	5	–

11.2.2 Chronisch obstruktive Bronchitis

Definition und Ätiologie

Die chronische Bronchitis ist folgendermaßen definiert worden (Ciba-Guest-Symposium 1958):

» Als chronisch oder rezidivierend wird eine Bronchitis dann bezeichnet, wenn die vermehrte Schleimsekretion an den meisten Tagen, mindestens aber während drei Monaten in jedem von zwei aufeinanderfolgenden Jahren vorhanden ist.«

Es handelt sich um einen Zustand, der in Verbindung mit länger dauernder Exposition gegenüber unspezifischen bronchialen Reizen auftritt und mit einer Mehrproduktion von Schleim und bestimmten strukturellen Veränderungen der Bronchien einhergeht.
In der Regel ist das Auftreten der chronischen Bronchitis verbunden mit langjährigem Zigarettenkonsum, der den wichtigsten Risikofaktor darstellt.

 Über 90 % aller Bronchitiker sind oder waren Raucher.

Bei einem Drittel der Zigarettenraucher kommt es zum Auftreten einer chronischen Bronchitis mit klinischen Symptomen, hingegen scheinen berufliche Belastung und Umweltverschmutzung einen im Vergleich geringeren Einfluss zu haben. Hier gelten als Hauptschädigungsfaktoren Gase wie Schwefeloxide (SO_2), Stickoxide (NO_2) und Ozon (O_3). Auch berufliche Schadstoffe (z. B. Chlorgase, Nitrosegase, Ammoniak, Rauch, Stäube) können, in höherer Konzentration über längere Zeit eingeatmet, zu einer chronischen (obstruktiven) Bronchitis führen (s. 10, S. 89ff). Ebenso können wiederholt auftretende Atemwegsinfekte durch die Verschlechterung der Funktion der Flimmerepithelien eine Entstehung oder Verschlimmerung der chronischen Bronchitis bewirken.
Hauptmechanismus bei der Entwicklung der chronischen Bronchitis ist die mangelnde Funktion der Flimmerepithelien, die zu einem weitgehenden Verlust der körpereigenen bronchialen Reinigungsfunktion mit nachfolgend deutlich erhöhter Gefahr einer infektiösen oder nichtinfektiösen Entzündung führt.

Klinik

Hauptsymptome sind der meist morgendliche Husten und der Auswurf, der weißlich-schaumig bis gelblich-eitrig-zäh sein kann. Diese Sekretproduktion kann von feuchten Rasselgeräuschen bei der Auskultation der Lunge begleitet sein. Kommt es zum Auftreten einer Atemwegsobstruktion, so hört man meist trockene Rasselgeräusche (Brummen, Giemen), die auf eine Verengung der Atemwege einerseits und auf das Vorhandensein eines zähen Schleims andererseits zurückzuführen sind.
Hinzu tritt Atemnot, die zunächst belastungsabhängig auftritt, insbesondere bei feuchter und kalter Witterung auch unvermittelt und plötzlich.
Im Spätstadium findet man auch in Ruhe bestehende Luftnot sowie eine Zyanose (insbesondere der Lippen) als Zeichen der Unterversorgung des Blutes mit Sauerstoff.

Diagnostik

Wichtigste Hinweise auf das Vorliegen einer chronisch obstruktiven Bronchitis gibt die Anamnese. Laboruntersuchungen sind nur hilfreich im Falle einer akuten entzündlich bedingten Verschlechterung (Infektexazerbation). Röntgenaufnahmen der Lunge zeigen in der Regel erst in Spätstadien richtungsweisende Veränderungen.
Die Lungenfunktionsdiagnostik ermöglicht die Unterscheidung zwischen einer obstruktiven und einer nichtobstruktiven Form, die Bestimmung des Ausmaßes der Funktionsminderung und die quantitative Beurteilung des therapeutischen Effektes bestimmter antiobstruktiv wirkender Medikamente.
Die Blutgasanalyse zeigt, wie effektiv die Sauerstoffversorgung und Kohlendioxidabgabe des Blutes über die Lunge erfolgt. Eine wesentliche Einschränkung, zunächst lediglich in Form einer Sauerstoffpartialdruckabnahme (respiratorische Partialinsuffizienz), später zusätzlich kombiniert mit einer Zunahme des Kohlendioxidpartialdruckes (respiratorische Globalinsuffizienz), findet sich meist erst in den Spätstadien der Erkrankung.

Therapie

Eine chronisch obstruktive Bronchitis, die klinisch manifest geworden ist, kann meist nicht mehr vollständig ausheilen. Ziel der Therapie ist:

- die Minderung der Krankheitssymptome,
- die Abnahme von Häufigkeit und Schwere der (Infekt-)Exazerbationen sowie
- die Verzögerung des Eintritts von Spätkomplikationen wie Lungenemphysem und Cor pulmonale.

Hierzu dienen einerseits prophylaktische Maßnahmen wie weitestgehende Schadstoffkarenz (Raucherentwöhnung!), aber auch Impfungen insbesondere gegen Grippeviren, die schon im Kindesalter den Grundstock für die Entwicklung dieser Erkrankung legen können. Andererseits sollten Infektionen der Atemwege bei Patienten mit chronisch obstruktiver Bronchitis antibiotisch behandelt werden. Hierzu wird abhängig vom Schweregrad der Erkrankung ein aufgrund klinischer Erfahrungswerte mögliches Erregerspektrum im Sinne eines Stufenplanes mittels oraler oder intravenöser Medikamentengabe therapiert.

Sekretolytika werden in inhalierbarer, oraler oder intravenöser Form angeboten, wobei letzteres bei zähem Sekret wirkungsvoller erscheint.

Gegen die Atemwegsobstruktion werden gezielt inhalierbare β_2-Sympathomimetika (z. B. Fenoterol, Salbutamol, Terbutalin) oder Parasympatholytika (z. B. Ipatropiumbromid), eventuell als Kombinationspräparate (z. B. Berodual), eingesetzt. Zusätzlich kann die Gabe von Theophyllin sinnvoll sein. Insbesondere bei gesteigerter Empfindlichkeit des Bronchialsystems (bronchiale Hyperreagibilität) ist der Einsatz von inhalierbaren Kortikosteroiden (z. B. Beclomethason, Flunisolid, Budenosid) empfehlenswert. Bei schweren Krankheitsverläufen ist die orale Gabe von Kortison (4–20 mg Prednisolonäquivalent) unter Umständen dauerhaft nötig.

11.2.3 Lungenemphysem

Definition und Ätiologie

Das Lungenemphysem ist nach der Definition der Weltgesundheitsorganisation (WHO) von 1961 eine Erkrankung, die auf einer irreversiblen Erweiterung der Lufträume jenseits der Bronchioles terminales mit Zerstörung ihrer Wände beruht. Diese pathologisch-anatomische Definition erfüllen fast 50 % aller obduzierten Patienten; das Statistische Bundesamt gibt für 1989 eine Zahl von über 9000 Menschen an, die an Lungenemphysem verstarben.

Ursächlich für diese Erkrankung ist mutmaßlich ein Ungleichgewicht zwischen Proteasen (eiweißauflösende Enzyme) und Antiproteasen zugun-

sten der Proteasen. Wenn eine angeborene Unterproduktion von Antiproteasen vorliegt, spricht man vom *α₁-Proteaseninhibitor-Mangel-Emphysem* (1 bis 2 % aller Emphyseme). Hierbei kommt es frühzeitig zum Auftreten von Krankheitserscheinungen. Viel häufiger ist die *erworbene Form des Lungenemphysems*, die überwiegend durch jahrelanges inhalatives Zigaretten rauchen verursacht wird. Hierbei kommt es zu einer Zunahme der Proteasen (aus Alveolarmakrophagen, bei Infekten zusätzlich aus Granulozyten), die zu einer Zerstörung der elastischen und kollagenen Fasern des Lungengewebes führen. Zusätzlich greifen die im Zigarettenrauch befindlichen Stoffe (Oxidantien) die im Blutserum vorhandenen Antiproteasen an und führen zu ihrer Inaktivierung, sodass sie ihrer schützenden Funktion nicht mehr nachkommen können. Des Weiteren können eine Reihe von Bakterien, die den Atemwegstrakt besiedeln, Proteasen synthetisieren. Das Lungenemphysem kann auch Endstadium einer chronisch obstruktiven Bronchitis sein.

Klinik und Diagnostik

Für die Diagnosestellung „Lungenemphysem" kann die klinische Untersuchung nützliche Hinweise bieten, letztendlich kann die Erkrankung aufgrund ausschließlich klinischer Aspekte (Tab. 11.2) nur vermutet, nicht jedoch gesichert werden. Dazu sind zusätzliche radiologische und lungenfunktionsanalytische Untersuchungen notwendig, um die Diagnose hinreichend sicher zu stellen.

Klinisches Leitsymptom ist die Dyspnoe, wobei auch diese fehlen kann. Tritt sie auf, verläuft sie in der Regel progressiv. Husten und Auswurf können auftreten, sind jedoch eher Zeichen einer begleitenden (chronischen) Bronchitis.

In der bildgebenden Diagnostik ist die Röntgenuntersuchung bei fortgeschrittenem Lungenemphysem geeignet, entsprechende Veränderungen zu erkennen (Tab. 11.3):

Tab. 11.2 Wichtige klinische Zeichen des Lungenemphysems

- Fassförmiger Thorax mit geringen Atemexkursionen
- Weite Zwischenrippenräume mit horizontal stehenden Rippen
- Tiefstehende Zwerchfellgrenzen
- Einziehung der Zwischenrippenräume bei der Einatmung
- Hypersonorer Klopfschall und abgeschwächtes Atemgeräusch

Tab. 11.**3**   Röntgenologische Zeichen des Lungenemphysems

- Tiefstehende und abgeflachte Zwerchfellgrenzen
- Erhöhte Strahlentransparenz
- Reduzierung der peripheren Gefäßzeichnung
- Erweiterung der Räume hinter dem Brustbein
  und hinter dem Herzen
- Darstellung von Emphysemblasen

Leichtere oder mittelschwere Formen des Lungenemphysems entziehen sich jedoch zumeist
der röntgenologischen Diagnostik. Empfindlicher sind computertomographische Verfahren,
wobei insbesondere die hochauflösende Computertomographie geeignet ist, auch beginnende
Veränderungen mit ausreichender Sicherheit zu
erfassen. Hierbei werden sowohl strukturelle
Abweichungen vom Normalbefund wie auch die
Bestimmung der globalen Dichte des Lungengewebes, das bei Patienten mit Emphysem reduziert ist, in die Beurteilung mit einbezogen.
Zur Beurteilung des Schweregrades im Sinne der
für den Patienten zu Beeinträchtigungen führenden Funktionsverluste ist die Lungenfunktionsprüfung erforderlich (Tab. 11.**4**).
Ein leichtes Lungenemphysem wird zu keiner
messbaren Verschlechterung der oben aufgeführten Funktionsparameter führen. Nimmt der
Schweregrad jedoch zu, kommt es parallel zu
den subjektiven Beschwerden zu einer zunehmenden Verschlechterung der Messwerte,
wobei ein Abfall des Sauerstoffpartialdruckes
erst bei erheblichen Veränderungen der Lunge
auch in Ruhe auftritt.

Tab. 11.**4**   Wichtige Parameter der Lungenfunktionsprüfung

Parameter	Bedeutung
Residualvolumen $\uparrow$	Lungenüberblähung
Compliance $\uparrow$	Lungendehnbarkeit $\uparrow$
$FEV_1 \downarrow$, $FEV_1/VK \downarrow$ R_{tot}	Instabilität der Atem-wege
$DL_{co} \downarrow$, $p_aO_2 \downarrow$ (insb. unter Belastung)	Zerstörung der Gasaustauschfläche

FEV_1 = Einsekundenkapazität, R_{tot} = Atemwegswiderstand (gesamt), DL_{CO} = Diffusionskapazität, p_aO_2 =
Sauerstoffpartialdruck im Blut, VK = Vitalkapazität

Therapie

Das Kernproblem der therapeutischen Überlegungen beim Lungenemphysem ist die Tatsache,
dass den Beschwerden ein irreversibler und
nicht reparabler Verlust von Lungenstruktur
zugrunde liegt. Behandelt werden können jedoch
die Begleitsymptome beziehungsweise Begleiterkrankungen, wie die Atemwegsobstruktion
oder eine möglicherweise zugrunde liegende
Entzündung des Bronchialsystems. Hier kommen
inhalative β_2-Sympathikomimetika und Vagoly-
tika, inhalative und systemisch verabreichte Kortikosteroide und Antibiotika zum Einsatz.
Beim seltenen α_1-Proteaseninhibitor-Mangel-
Emphysem ist die Substitution der Antiproteasen als wöchentliche Infusion (Prolastin) therapeutisch essentiell und führt zu einem wesentlich langsameren Fortschreiten der Erkrankung.
Einen wichtigen Beitrag zur Lebensqualitätsver-
besserung leistet die Sauerstofflangzeittherapie,
die – richtig angewandt – die Atemnot lindert
und die Folgeerkrankungen, insbesondere das
Cor pulmonale, in ihrem Fortschreiten bremst.

PRAXIS-TIPP   Atemtherapeutische   Maßnahmen wie die Lippenbremse können zur Senkung
der Atemnot beitragen. ■

Der effektive Einsatz der Lippenbremse führt zu
einer Erhöhung des intrabronchialen Druckes
während der Ausatmung, wodurch der exspiratorische Atemwegskollaps verzögert auftritt.
Steigerungen der Leistungsfähigkeit sind durch
isometrische Übungen und Training unter Sauerstoffgabe möglich.
Zuletzt gibt es auch einige operative Möglichkeiten, wie die Bullektomie (Entfernung der
Emphysemblasen), die Lungenvolumenredukti-
onsoperation (zur Reduktion der Überblähung)
sowie in bestimmten Fällen die Lungentrans-
plantation, die geeignet sein können, die durch
das Lungenemphysem verursachten Beschwerden zu mindern.
Insgesamt muss die Prognose von Patienten mit
fortgeschrittenem Lungenemphysem jedoch als
schlecht beurteilt werden. Diese Menschen sind
meist nicht mehr arbeitsfähig. Es kommt zu
gehäuften Infekten, die zum einen aufgrund der
geringen Atemreserven eine schwere Beeinträchtigung der Patienten bewirken, zum anderen ein Fortschreiten der Erkrankung begünstigen. Nicht selten sind Komplikationen wie Pneumothorax und Lungenembolie. Der Lungenpa-
renchymverlust wie auch die Hypoxie führen
zum Cor pulmonale mit zunehmender Belastung
des rechten Herzens.

11.2.4 Asthma bronchiale

Definition

Der Begriff „Asthma" bezeichnet eine Erkrankung, die durch eine variable und reversible Atemwegsobstruktion infolge Entzündung und Hyperreagibilität der Atemwege gekennzeichnet ist. Eine moderne Definition des Asthma bronchiale hat eine internationale Expertengruppe jüngst festgelegt (Schulze-Werninghaus 1995):

»Asthma ist eine chronisch-entzündliche Atemwegserkrankung, bei der viele Entzündungszellen, einschließlich Mastzellen und eosinophile Granulozyten, eine Rolle spielen. Bei disponierten Individuen führt diese Entzündung zu Symptomen. Diese sind mit einer generalisierten, variablen – und oft entweder spontan oder infolge Behandlung reversiblen – Atemwegsobstruktion sowie mit einer gesteigerten Atemwegsempfindlichkeit gegen zahlreiche Reize verbunden.«

Schon im Altertum wurde die Bezeichnung „Asthma" für Symptome wie Atemnot und Kurzatmigkeit gebraucht. Auch findet man gelegentlich immer noch die Verwendung des Ausdrucks „Asthma cardiale" („Herzasthma"), der auf die oben genannten Symptome zurückgreift, jedoch mit dem Krankheitsgeschehen des Asthma bronchiale nichts gemeinsam hat und deshalb auch nicht mehr verwendet werden sollte. Asthma ist somit heute gleichbedeutend mit **Bronchialasthma**. Eine schwere Form der Atemnot beim Asthma bronchiale, die auf die üblichen antiasthmatischen Behandlungsformen nicht anspricht, wird als *Status asthmaticus*, besser jedoch als *schwerer Asthmaanfall* bezeichnet.

Asthmaformen und -schweregrade

Die Einteilung der verschiedenen Formen des Asthma bronchiale beruht auf der jeweiligen Ätiologie (Tab. 11.**5**). Die letzten vier Formen

Tab. 11.**5**   Asthmaformen

- Allergisches (extrinsisches) Asthma mit Nachweis von Allergien gegen Inhalations-, aber auch Ingestitionsallergene (über den Magen-Darm-Trakt aufgenommen), Medikamenten- und Insektenallergene
- Nichtallergisches (intrinsisches) Asthma ohne nachweisbare Allergien
- Anstrengungsinduziertes Asthma
- Chemisch-irritatives bzw. toxisch induziertes Asthma
- Pseudoallergisches Asthma, z. B. als Reaktion auf bestimmte Medikamente (besonders bekannt ist hierbei Aspirin)
- Berufsasthma, kann allergisch oder chemisch-toxisch verursacht sein

Tab. 11.**6**   Einteilung des Asthma bronchiale nach Schweregraden

Schwere-grad	Symptome vor Therapie	Lungenfunktion	Üblicherweise ausreichende Medikation
gering	• kurz dauernd < 1–2×/Woche • nächtliche Symptome < 2×/Monat • zwischenzeitlich beschwerdefrei	• PER > 80 % des Sollwertes • PEF-Schwankungen < 20 % • PEF nach Bronchodilatation normal	• inhalativ kurz wirksame β_2-Sympathomimetika bei Bedarf
mäßig	• Anfälle >1–2×/Woche • nächtliche Symptome > 2×/Monat • β_2-Sympathomimetika fast täglich erforderlich	• PEF 60–80 % des Sollwertes • PEF-Schwankungen 20–30 % • PEF nach Bronchodilatation normal	• täglich antientzündliche Medikamente • täglich langwirksame Bronchodilatatoren
schwer	• häufige Anfälle • ständig Symptome • Einschränkung der Leistungsfähigkeit • früherer schwerer Asthmaanfall • stationäre Asthmabehandlung im Vorjahr notwendig	• PEF < 60 % des Sollwertes • PEF-Schwankungen > 30 % • PEF nach Bronchodilatation eingeschränkt	• täglich hochdosierte antientzündliche Medikation • täglich langwirksame Bronchodilatatoren • häufiger Einsatz systemischer Kortikosteroide

PEF = Peak Expiratory Flow (maximale Ausatemstromstärke)

(anstrengungsinduziertes, chemisch-irritatives bzw. toxisches, pseudoallergisches und Berufsasthma) gelten als Sonderformen, wobei es sich beim Berufsasthma häufig um ein allergisches Asthma bronchiale handelt.

Die Einteilung des Schweregrades des Asthmas erfolgt nach einer Stadieneinteilung, deren aktuelle Version 1992 im *International Consensus Report on Diagnosis and Management of Asthma* vorgeschlagen wurde (Tab. 11.**6**). Es erfolgt eine Einteilung in drei Schweregrade (der schwere Asthmaanfall kann als vierter Schweregrad angesehen werden), wobei diese Einteilung erhebliche, aus der Tabelle ersichtliche therapeutische Konsequenzen hat.

Pathophysiologie

Einem klinisch manifesten Asthma bronchiale liegt immer eine Hyperreagibilität des Bronchialsystems zugrunde. Diese wird meist im Rahmen einer bronchialen Infektion erworben. Folge dieser Überempfindlichkeit ist eine abnorme Reaktion der Bronchialmuskulatur, die sich auf verschiedenste Reize hin stark kontrahiert und somit einen Teil der Atemwegsverengung ausmacht.

Ein zweiter Aspekt bei der Entstehung der Luftnot beim Asthma ist die Entzündungskomponente, die entweder durch eine allergische Reaktion ausgelöst sein kann oder aber durch nichtallergene Auslöser wie zum Beispiel toxische Substanzen oder bestimmte Medikamente bewirkt wird. Eine zusätzliche Verschlimmerung der Entzündungsreaktion kann durch eine bakterielle oder virale Superinfektion ausgelöst werden. Die Entzündungskomponente führt neben der Aktivierung der Bronchialmuskulatur über die Hyperreagibilität zu einer Schwellung der Bronchialschleimhaut sowie zu einer vermehrten Absonderung von sehr zähem Schleim (Dyskrinie), das nur schwer abhustbar ist. Die asthmabedingte Luftnot basiert also auf drei Komponenten (Tab. 11.**7**). Infolge der immer wieder auftretenden Anfälle kommt es zu einer Verdickung der glatten Bronchialmuskulatur und Vergrößerung der bronchialen Schleimdrüsen. Im Bronchialsekret wie auch in der Bronchialschleimhaut findet man

Tab. 11.**7** Komponenten der asthmabedingten Luftnot

- Atemwegsverengung (muskulär)
- Bronchialschleimhautschwellung
- Dyskrinie

eine Vielzahl von Entzündungszellen (Makrophagen, eosinophile Granulozyten, aktivierte Monozyten), wobei deren Häufigkeit vom Ausmaß der bronchialen Hyperreagibilität abhängig zu sein scheint.

Epidemiologie und Genetik

In Deutschland muss mit einer Asthmahäufigkeit von 5 % bei Erwachsenen und 10 % bei Kindern gerechnet werden. Dabei sind im Kindesalter geschlechtsspezifische Unterschiede festzustellen: Jungen sind etwa doppelt so häufig wie Mädchen betroffen. Insgesamt ist eine Zunahme der Häufigkeit des Asthma zu beobachten.

Die Wahrscheinlichkeit, an einer Allergie zu erkranken, ist deutlich erhöht, wenn bei einem oder beiden Elternteilen Allergien bekannt sind (s. 11.3, S. 122). Diese familiär gehäuften Allergien äußern sich insbesondere in Form von Milchschorf, allergischer Rhinokonjunktivitis (Heuschnupfen) und Asthma bronchiale. Die familiäre Belastung ist jedoch keine notwendige Voraussetzung für die Entwicklung einer Allergie. So werden etwa 20 bis 25 % der Mitteleuropäer im Laufe ihres Lebens gegenüber Pollenallergenen sensibilisiert. Bei Berufsallergien ist die Häufigkeit der Sensibilisierung noch höher (Tab. 11.**8**).

Tab. 11.**8** Häufige Allergene, die zu einem Asthma bronchiale führen

- Hausstaubmilben
- Gräser-, Strauch- und Baumpollen
- Pilzsporen
- Insektengifte
- Haustiere (z. B. Katzen, Hunde, Pferde)
- Berufsallergene (z. B. Mehlstaub)
- Nahrungsmittelallergene (z. B. Milch, Fisch, Hülsenfrüchte, Nüsse, Obst)

Klinik

Die Krankheitserscheinungen beim Asthma bronchiale beruhen auf den oben genannten Veränderungen in den Atemwegen. Zu Beginn zeigen sich Atembeklemmung, Husten und eventuell zäher weiß-gelblicher Auswurf. Bei zunehmender Atemwegsverengung nimmt die Luftnot zu, insbesondere die Ausatmung wird deutlich erschwert und verlängert. Es entstehen die typischen Atemgeräusche wie Pfeifen, Giemen und Brummen, die zum Teil ohne Hilfsmittel hörbar sind und akustische Phänomene darstellen, die durch die Verengung der Atemwege und die Pro-

Tab. 11.**9**   Klinische Differentialdiagnose zwischen allergischem und nicht allergischem Asthma bronchiale

Merkmal	allergisch	nicht allergisch
Krankheitsbeginn	< 30. Lebensjahr	> 30. Lebensjahr
Familienanamnese für allergische Erkrankungen	+	-
Heuschnupfen	+	-
Nasenpolypen	-	+
Milchschorf/allergische Dermatitis	+	-
Jahreszeitlich abhängige Beschwerden	+	-
Beschwerden bei Allergenkontakt	+	-
asymptomatische Intervalle	+	-
Immunglobulin E im Blutserum	+ bis +++	-
Hauttests auf Allergene	+	-
Prognose	meist günstig	oft ungünstig

+ = häufig, +++ = sehr häufig, − = selten vorkommend

duktion des sehr zähen Sekretes, das im Atemluftstrom vibriert, hervorgerufen werden. Durch die stark erschwerte Atemarbeit kann es zur Entwicklung von gürtelförmigen Brustschmerzen kommen. Häufig wird die Atemhilfsmuskulatur durch Aufstützen der Arme eingesetzt. Die Pulsfrequenz steigt an, die Haut ist zunächst schweißig-feucht und kann bei weiterer Verschlechterung grau-zyanotisch werden.

Für die Einleitung einer Dauertherapie ist die Zuordnung der Asthmaform in allergisches und nichtallergisches Asthma bronchiale erforderlich.

Diagnostik

Neben der Anamnese und der körperlichen Untersuchung sollten Blutuntersuchungen, Röntgenaufnahmen und vor allem Lungenfunktionsuntersuchungen, eventuell kombiniert mit Broncholyse- oder Bronchoprovokationstests durchgeführt werden.

Blutuntersuchungen können unspezifische Entzündungsreaktionen (z. B. Leukozytose, erhöhte Blutkörperchensenkungsgeschwindigkeit) zei-

gen. Die Erhöhung der Anzahl der eosinophilen Granulozyten korreliert insbesondere beim nichtallergischen Asthma mit dem Schweregrad der Atemwegsentzündung, während die Erhöhung des Immunglobulin E auf eine allergische Komponente der Erkrankung hinweist.

Die Röntgenuntersuchung der Lunge ermöglicht neben dem Nachweis einer Lungenüberblähung bei schwerem Asthma den Ausschluss einer eventuellen anderen Ursache der Luftnot wie Tumor, Pneumonie oder Tuberkulose.

Lungenfunktionsanalytisch wird der Schweregrad der Atemwegsverengung, das Ausmaß der Lungenüberblähung und der Grad der Störung des Gasaustausches bestimmt. Mittels einfacher *Spirometrie* (Abb. 11.**3**, Abb. 11.**4**) kann eine Abnahme der Einsekundenkapazität (FEV_1) erfasst werden. Liegt hierbei eine normale oder nur leicht erniedrigte Vitalkapazität (VK: Volumen zwischen maximaler Aus- und Einatmung) vor, so ist dies ein Zeichen für eine obstruktive Atemstörung. Zusätzlich kann die Fluss-Volumen-Kurve registriert werden, die bei Vorliegen einer Atemwegsobstruktion einen typischen

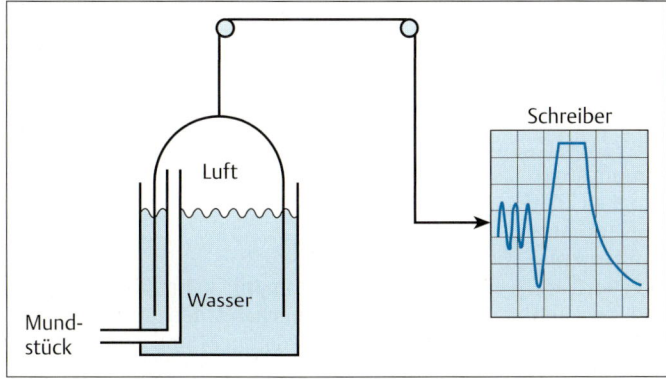

Abb. 11.**3**   Glockenspirometer. Geschlossenes System der Lungenfunktionsprüfung

Der Proband atmet in eine Spirometerglocke, die in einen Wasserbehälter luftdicht abgeschlossen eintaucht, ein und aus. Dadurch ändert sich das Luftvolumen innerhalb der Glocke, sodass diese sich proportional zur geatmeten Luftmenge hoch und herunter bewegt. Die Bewegungen werden auf ein Schreibersystem übertragen; nach entsprechender Eichung können exakte Volumina abgelesen werden

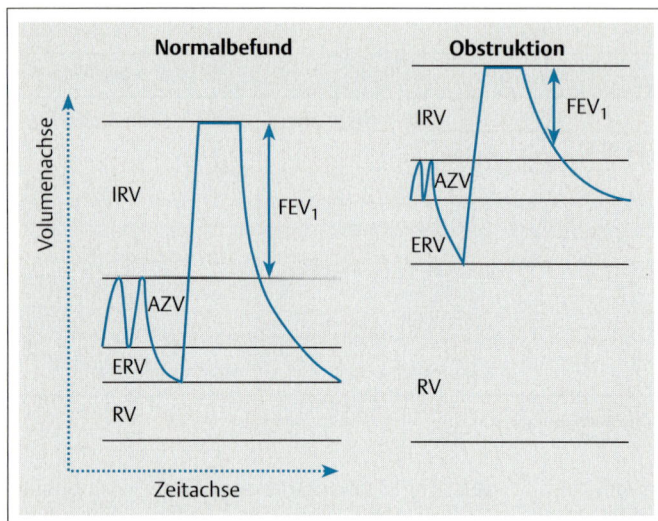

Bei einer Obstruktion (z. B. Asthma
bronchiale) sind Einsekundenvolumen (FEV$_1$) und das Verhältnis von
Einsekundenvolumen zur Vitalkapazität (FEV$_1$/VK) vermindert. Die
Vitalkapazität kann normal oder
vermindert sein; ist das Residualvolumen (RV) vergrößert, so liegt
gleichzeitig eine Überblähung vor

Verlauf zeigt. Hierbei kann der Peakflow (PEF, Peak Expiratory Flow), der die maximal erzeugbare Atemstromstärke darstellt, registriert werden. Diesen Wert ermittelt auch das kleine, handliche, unkompliziert zu bedienende und relativ preiswerte Peak-Flow-Meter, das der asthmakranke Patient zur Selbstmessung einsetzen kann.

Bei einer Untersuchung im Bodyplethysmographen kann zusätzlich der Atemwegswiderstand (R$_{tot}$, Resistance) und das nach maximaler Exspiration in der Lunge verbleibende Luftvolumen (RV, Residualvolumen) bestimmt werden.

Eine wesentliche Bereicherung der Lungenfunktionsanalysen sind Funktionstests, mit denen die Rückbildungsfähigkeit einer bestehenden Atemwegsverengung (Bronchospasmolysetest) oder das Vorhandensein einer Hyperreagibilität des Atemwegssystems quantifiziert werden können.

Bei einem *Bronchospasmolysetest* wird die Besserung einer Obstruktion oder die Abnahme einer Lungenüberblähung nach Inhalation eines β$_2$-Sympathikomimetikums gemessen. Die Untersuchung dient einerseits zur Unterscheidung reversibler Ventilationsstörungen (z. B. bei Asthma bronchiale, teilweise auch bei chronischer Bronchitis) von nichtreversiblen Ventilationsstörungen (z. B. beim Lungenemphysem). Zum anderen kann die Therapiefähigkeit der Erkrankung nachgewiesen werden. Liegt aufgrund der Krankengeschichte eine obstruktive Atemwegserkrankung vor, zeigt jedoch der Lungenfunktionstest einen Normalbefund, so kann eine möglicherweise vorliegende Atemwegshyperreagibilität durch Inhalation bestimmter Sub-

stanzen (Histamin, Metacholin, Azetylcholin, Carbachol) in niedriger Dosierung aufgedeckt werden. Diese Substanzen führen bei Personen ohne Überempfindlichkeit in der üblicherweise eingesetzten Konzentration zu keiner Reaktion, können aber bei Patienten mit überempfindlichem Atemwegssystem eine deutliche Atemwegsobstruktion, im Extremfall sogar einen schweren Asthmaanfall auslösen.

Liegt eine bronchiale Hyperreagibilität vor, so kann mittels gezielter Bronchoprovokation mit bestimmten Substanzen, die anamnestisch für das Asthma relevant erscheinen, Bedeutung und Ausmaß der Reaktion bezüglich dieser Stoffe erfasst werden.

Therapie

Grundsätzliche Ansatzpunkte für die Therapie des Asthma bronchiale stellen

1. die Primärprävention durch Vermeidung krankheitsauslösender Faktoren,
2. die Hyposensibilisierungstherapie,
3. die medikamentöse antientzündliche und antiobstruktive Therapie sowie
4. Begleitmaßnahmen (z. B. Atemtherapie, Psychotherapie) dar.

Primärprävention

Eine Asthmasymptomatik kann über drei verschiedene Triggermechanismen ausgelöst werden: Allergie, Bronchialinfekt und chemisch-irritative Noxen.

PRAXIS-TIPP   Die Triggerfaktoren zu vermeiden, sollte oberstes Gebot in der Asthma-Therapie sein. ■

Für das exogen-allergische Asthma bronchiale bedeutet dies, eine möglichst umfangreiche **Allergenkarenz** anzustreben. Handelt es sich um klar abgrenzbare Allergene, wie z. B. Katzenhaare oder Vogelepithelien, so ist die Allergenkarenz durch Abschaffung der Haustiere und Vermeidung eines Kontaktes mit solchen Tieren häufig leicht durchführbar. Schwieriger wird es bei Allergenen, die in unserer Umgebung praktisch überall vorkommen, insbesondere den Hausstaubmilben. Hier können umfangreiche Änderungen des häuslichen Umfeldes erforderlich sein, wie die Entfernung von Teppichböden und Einrichtung von Parkett- oder Steinfußböden, Beendigung von Haustierhaltung, Entfernung von Tierfellen, Sanierung von feuchten Bereichen der Wohnung oder die Meidung von Daunendecken oder -kopfkissen. Zusätzlich können Substanzen zur Abtötung der Milben eingesetzt werden (z. B. Acarosan). Eine zuverlässige, aber selten praktikable Expositionsprophylaxe ist der zeitweilige oder dauerhafte Umzug in Höhen von mehr als 1400 Meter, da dort die Hausstaubmilbe nicht lebensfähig ist.
Die Meidung chemisch-irritativer Noxen setzt die Kenntnis der auslösenden Substanzen voraus. Häufig handelt es sich um Zigarettenrauch, Auspuffabgase oder Küchendämpfe, die zu Anfällen führen und gemieden werden sollten.

Hyposensibilisierung

Liegt eine Allergie vor, gegen die eine Allergenkarenz nicht durchführbar ist, so kann unter bestimmten Voraussetzungen eine spezifische Hyposensibilisierung versucht werden. Die Behandlung ist jedoch relativ mühsam, erfordert vom Patienten eine zuverlässige Mitarbeit und ist nicht ungefährlich. Ein solcher Therapieversuch kann sinnvoll sein bei Pollenallergien und Insektengiftallergien, eventuell auch bei Hausstaubmilbenallergien, in jedem Fall jedoch nur bei kurzer Allergieanamnese, wenigen (einem bis maximal drei Einzelallergenen) und relativ jungen Patienten (Tab. 11.**10**).

Medikamentöse Therapie

Bei der medikamentösen Asthmatherapie wird zwischen antiobstruktiver (symptomatischer) und antientzündlicher Behandlung unterschieden. Die Wirkung der **antiobstruktiven Medikation** ist – insbesondere bei inhalativer Anwendung – schnell einsetzend und bezüglich ihrer prophylaktischen Komponente ausgeprägter als die der antientzündlichen Substanzen. Die größte Bedeutung haben in diesem Bereich die β_2-Sympathikomimetika. Ihre Wirkdauer ist bei den bislang eingesetzten Präparaten (z. B. Berotec, Sultanol, Bronchospasmin) nur kurz, nicht länger als 4 bis 6 Stunden. Es gibt jedoch neuere langwirksame Substanzen wie Formoterol (Oxis), Salmeterol (Aeromax), die über 12 Stunden einen ausreichenden Wirkspiegel aufbauen und insbesondere beim nächtlichen Asthma deutliche Vorteile bieten. Die bronchiale Hyperreagibilität sowie die Entzündungsreaktion wird durch diese Substanzen nicht wesentlich beeinflusst.
Antiobstruktiv wirken auch Theophylline, die in Tablettenform oder als Injektions- oder Infusionslösungen angeboten werden. Die Wirkung ist jedoch von Patient zu Patient unterschiedlich, der Wirkbereich ist gering und eine Überdosierung mit erheblichen Nebenwirkungen schnell möglich. Möglicherweise besteht eine antientzündliche Wirkung. Die in mehreren Untersuchungen nachgewiesene Veränderung des Verhaltens der Entzündungszellen ist jedoch in ihrer klinischen Bedeutung letztendlich nicht geklärt.
Eine neuere Stoffgruppe stellen die Leukotrien-Antagonisten dar, die sowohl eine antiobstruktive wie auch eine antientzündliche Wirkung aufzuweisen scheinen.
Antientzündliche Medikamente führen durch die Verminderung der Entzündungsprozesse in den Atemwegen auch zu einer Abnahme der bronchialen Hyperreagibilität. Wichtige Substanzen, die insbesondere bei leicht bis mäßig schwerem Asthma zum Einsatz kommen, sind

Tab. 11.**10**   Hyposensibilisierungstherapie

- Stellenwert bei Asthma bronchiale umstritten
- Keine grundsätzlichen Unterschiede in der therapeutischen Effektivität zwischen Pollen, Milben, Tierepithelien und Schimmelpilzextrakten
- Angemessene Kriterien für eine optimale Patientenselektion fehlen
- Lange Therapiedauer
- Große Anzahl von Kontraindikationen, nicht unerhebliches Risiko der Therapie

→ Angesichts einer gut steuerbaren Therapie mit nebenwirkungsarmen, prophylaktisch zu verabreichenden Medikamenten ist die Hyposensibilisierung nicht die Therapie der ersten Wahl beim Asthma.

DNCG (Dinatriumchromoglycinsäure) und Nedocromil-Natrium, die vor allem die Mastzell-Reaktionen reduzieren und damit eine entscheidende Entzündungskomponente blockieren. Eine vorhandene Atemwegsobstruktion durch Verengung der Atemwegsmuskulatur wird durch diese Substanzen jedoch nicht beeinflussbar, sodass sie lediglich prophylaktisch, nicht aber zur Anfallsbeseitigung eingesetzt werden können.

Antihistaminika besitzen infolge bestimmter antientzündlicher Eigenschaften ebenfalls eine antiasthmatische Wirksamkeit. So wirkt Ketotifen vorbeugend gegen die allergische Sofortreaktion, aber auch beim Anstrengungsasthma. Eine atemwegserweiternde Wirkung, die diese Substanzen für die Anfallstherapie geeignet machen würde, besteht jedoch nicht.

Tab. 11.**11** Klinische Wirkungen der Kortikosteroide beim Asthma bronchiale (nach Schulze-Werninghaus)

- Bronchodilatation
- Vorbeugung einer allergischen Sofort- oder verzögerten Sofortreaktion
- Verminderung der bronchialen Hyperreagibilität
- Verminderung der vermehrten Schleimsekretion
- Steigerung der Wirkung der β_2-Sympathikomimetika

Einen entscheidenden Stellenwert in der Asthmatherapie haben die Glukokortikosteroide (Tab. 11.**11**). Sie führen sowohl zur symptomatischen Besserung, als auch zur Verhinderung von Sekundärveränderungen der Schleimhaut. Heute wird die Anwendung in Form von Dosieraerosolen empfohlen, wobei sowohl ein frühzeitiger Beginn wie auch eine dauerhafte Fortsetzung der Therapie sinnvoll sind. Es kommt kaum zu systemischen Nebenwirkungen; lokale Nebenwirkungen wie Heiserkeit und Pilzinfektionen im Nasen-Rachen-Raum können durch Einsatz von Inhalationshilfen (Spacer) sowie durch neuere Applikationsformen wie den Turbohaler und durch regelmäßige Spülung des Mund- und Rachen-Raumes nach der Inhalation verhindert werden. Reicht die inhalative Form der Kortisonmedikation nicht aus, so muss häufig zusätzlich in Tablettenform behandelt werden. Hierbei kommt es jedoch, insbesondere bei höheren Dosierungen, zu erheblichen Nebenwirkungen wie Osteoporose, Hautatrophien, Cushing-Syndrom, Diabetes mellitus und Infektionsgefährdung, die eine möglichst geringe Dosis erforderlich machen. Häufig ist jedoch eine hochdosierte systemische Kortisonmedikation, insbesondere beim schweren Asthma bronchiale, nicht vermeidbar (Tab. 11.**12**).

Sekretolytika, die den zähen Schleim abbauen oder verdünnen sollen, spielen in der Therapie des Asthma nur eine untergeordnete Rolle, zumal durch eine Kortisontherapie eine gute Sekretionsverminderung erreicht werden kann.

Tab. 11.**12** Stufenplan der medikamentösen antiasthmatischen Therapie (nach International Consensus Report on Diagnosis and Management of Asthma)

Stufe 1: gering	Stufe 2: mäßiggradig I	Stufe 3: mäßiggradig II	Stufe 4: schwer
• kurz wirksame β_2-Agonisten bei Bedarf ($\leq$ 3×/Woche) • kurz wirksame β_2-Agonisten oder DNCG vor Anstrengung oder Allergenkontakt	• inhalative antientzündliche Medikamente: – inhalative Steroide oder DNCG – evtl. inhalative Steroide oder lang wirksame β_2-Agonisten bei nächtlichen Symptomen und • kurz wirksame β_2-Agonisten bei Bedarf ($\leq$ 4×/Tag)	• inhalative Steroide und • Theophyllin oder β_2-Agonisten (Tabletten) oder lang wirksame β_2-Agonisten (inhalativ), evtl. Anticholinergika (inhalativ) und • kurz wirksame β_2-Agonisten bei Bedarf ($\leq$ 4×/Tag)	• inhalative Steroide und • Theophyllin und/oder β_2-Agonisten (Tabletten) oder lang wirksame β_2-Agonisten (inhalativ), evtl. Anticholinergika (inhalativ) und • orale Steroide (tägliche Anwendung, Einmalgabe; evtl. anfangs verteilte Gaben) und • kurz wirksame β_2-Agonisten bei Bedarf ($\leq$ 4×/Tag)

Begleitmaßnahmen

An physikalischen Maßnahmen zur Sekretbeseitigung kommen Lagerungsgymnastik, Vibrationsmassage und Expektorationsgymnastik in Frage. Hierauf wird in weiteren Kapiteln dieses Buches detailliert eingegangen. Im schweren Anfall kann die bronchoskopisch durchgeführte Bronchiallavage sinnvoll sein.

Nicht selten wird die Erkrankung durch psychische Faktoren getriggert und die Atemnot verstärkt. Hier kann eine gezielte psychotherapeutische Behandlung hilfreich sein.

Literatur

Brewis, R. A. L., G. J. Gibson, D. M. Geddes: Respiratory Medicine, Baillière Tindal, London 1990

International Consensus Report on Diagnosis and Management of Asthma. 3 (1992)

Konietzko, N.: Bronchitis. Urban & Schwarzenberg, München 1995

Matthys, H.: Spirometrie. Diagnostik. 6 (1973) 431

Nolte, D.: Asthma: das Krankheitsbild, der Asthmapatient, die Therapie, 5. Aufl. Urban & Schwarzenberg, München 1991

Nolte, D., G. Schulze-Werninghaus: Asthma bronchiale: Klinische und therapeutische Fortschritte für die Praxis. Urban & Schwarzenberg, München 1990

Petro, W., N. Konietzko: Atlas der pulmonalen Funktionsdiagnostik. Steinkopff, Darmstadt 1989

Schulze-Werninghaus, G.: In Konietzko, N.: Erkrankungen der Lunge. de Gruyter, Berlin 1995

Straub, P. W. (Hrsg.): Harrison: Prinzipien der Inneren Medizin, 11. Aufl. Schwabe & Co., Basel 1989

Sulyma, M. G., R. Heister: Asthma, Bronchitis, Emphysem von A bis Z, 2. Aufl. Medikon, München 1993

Ukena, D., A. Keller, D. Nolte: Theophyllin – Controller und Reliever bei Asthma und COPD. Dustri-Verlag, München 1996

11.3   Allergien beeinflussen die Atmung des Menschen

Karl-Joachim Bamler

Zusammenfassung

Allergien belasten den Menschen besonders stark, wenn ihre Auswirkungen die Kreislauffunktion und auch die Atmung beeinträchtigen.
In diesem Kapitel wird die Basis gelegt für das fachliche Verständnis einer „... Fehlleistung eines an sich nützlichen Abwehrmechanismus ..." (Kallos 1937)
Nach der Vorstellung der verschiedenen Allergietypen wird der Schwerpunkt auf die diagnostischen Verfahren und die therapeutischen Möglichkeiten gelegt.

11.3.1 Geschichtliche Entwicklung des Allergiebegriffes

Aufgrund seiner klinischen Beobachtungen bei der Serumkrankheit und ähnlichen Erscheinungen bei der von ihm eingeführten intra- und perkutanen Tuberkulinreaktion schlug der Wiener Pädiater Clemens v. Pirquet 1906 den Begriff „Allergie" als Ausdruck einer veränderten Reaktionsform des Organismus vor und schuf damit die Grundlage der Allergieforschung. Pirquet erkannte richtig, dass Allergie eine erworbene, qualitativ veränderte Reaktivität des Organismus nach Kontakt mit einem Antigen ist, und stellte einen Zusammenhang zwischen dem allergischen Zustand und der Produktion und dem Vorhandensein spezifischer Antikörper her. Diese bildeten einerseits den Infektionsschutz, waren jedoch ein anderes Mal offenbar auch verantwortlich für das Auftreten einer anaphylaktischen Reaktion des Organismus.
Die Allergieterminologie umfasste die heterogene Reaktivität des Organismus von Pirquet. Seither wurde immer wieder versucht, eine exaktere Abgrenzung zu schaffen und die Zusammenhänge deutlicher einzuordnen. Schloss Pirquet in seiner Definition alle Phänomene der spezifischen Überempfindlichkeit ein, so lernte man Jahre später die Unterscheidung zweier prinzipiell verschiedener Formen der Allergie: die allergische **Sofortreaktion** (z. B. Rhinitis, Asthma bronchiale, Urtikaria, Quincke-Ödem, Nahrungs- und Arzneimittelallergie), für die Coca 1923 den Begriff „Atopie" empfahl, und die langsam sich entwickelnde und länger

bestehende sogenannte **verzögerte Reaktion**, deren wichtigste Manifestationen die Tuberkulinreaktion, die Kontaktallergie und das allergische Ekzem darstellen.
Die heute allgemein gültige Einteilung der Erscheinungsformen der allergischen Reaktivität ist das in vier Grundtypen eingeteilte Schema von Gell und Coombs.

11.3.2 Krankheiten verschiedenen Allergietyps

> **!** Allergische Krankheiten sind Ausdruck einer geänderten Reaktionslage des Organismus gegenüber verschiedenen Umweltstoffen.

Dieser allergische Vorgang, das heißt die Reaktion zwischen einem Allergen, dem korrespondierenden Antikörper und/oder spezifisch aktiven Lymphozyten ist erworben und setzt einen Sensibilisierungsvorgang gegen das spezielle Allergen voraus. Diese **Sensibilisierung** kann sofort beim ersten Kontakt mit dem Allergen erfolgen oder erst nach mehrfacher Allergenresorption. Immer jedoch ruft eine erneute Allergeninvasion nach Abschluss der klinisch stummen so genannten „Sensibilisierungsphase" einen Ausbruch allergischer Krankheitssymptome hervor.
So ist Allergie genau genommen keine Erkrankung, sondern ein pathogenetisches Prinzip.

! Allergenpotenz hat grundsätzlich jeder Stoff. Jeder Stoff kann also zu einer Sensibilisierung führen. Manche Substanzen sind jedoch fast obligat allergen (z. B. Rizinusbohnenstaub), andere hingegen bergen für verschiedene Individuen eine unterschiedliche Sensibilisierungsgefahr.

Gell und Coombs teilten die verschiedenen allergischen Reaktionsarten in vier Grundtypen ein.

Allergietyp I

Er ist gekennzeichnet durch die Bildung von Reaginen – Immunglobulinen der IgE-Klasse –, die die allergische Sofortreaktion verursachen. Das klinische Krankheitsbild dieser allergischen Reaktion wird hervorgerufen durch die Freisetzung von endogenen Mediatoren aufgrund der Antigen-Antikörper-Reaktion. Die pharmakologische Aktivität dieser Mediatorsubstanzen, zu deren wichtigsten das Histamin zählt, bestimmt das klinische Bild der allergischen Sofortreaktion. Sie tritt lokalisiert in Form von Rhinitis, Konjunktivitis, Urtikaria, Angioödem (Quincke-Ödem) und Asthma bronchiale oder generalisiert mit Schockfragmenten bis zur letalen Anaphylaxie auf.

Diese Typ-I-Allergie ist für den Allergologen die wichtigste Allergiegruppe, da er sich mit der Prophylaxe und Therapie der Krankheitsbilder dieser Gruppe am meisten befassen muss.

Allergietyp II

Hierbei führt die Antigen-Antikörper-Reaktion an Zelloberflächen zur Komplementaktivierung und durch die Schädigung der Zellmembran zur Zytolyse. Charakteristische Krankheitsbilder dieser Allergiegruppe sind beispielsweise die Blutgruppen-Inkompatibilität, die autoimmunhämolytische Anämie, die autoallergische Thrombozytopenie und die wichtige Gruppe der durch Arzneimittel verursachten immunhämatologischen Syndrome.

Allergietyp III

Die Krankheiten des dritten Allergietyps werden als *Immunkomplexkrankheiten* bezeichnet. Durch an Kapillarwänden präzipitierende (Niederschlag bildende) Immunkomplexe kommt es zur Aktivierung von Komplement, wobei anschließend über die Bildung von chemotaktischen Faktoren und die Einwanderung von neutrophilen Granulozyten Entzündungsmediatoren und lysosomale Enzymen freigesetzt werden, die ihrerseits durch eine akute Entzündung zum Gewebeschaden (z. B. Glomerulonephritis, Vaskulitis, Arteriitis) führen.

Typische Erscheinungsformen dieses Allergietyps sind das sogenannte Arthus-Phänomen (lokale Entzündung nach subkutanem Einspritzen von Antigenen bei sensibilisierten Personen), die akute Serumkrankheit und allergische Pneumonien, wie die Farmer- oder Taubenzüchterlunge.

Allergietyp IV

Diese allergische Spätreaktion wird durch spezifische aktive Lymphozyten vermittelt und besonders bei mykobakteriellen, Streptokokken- und viralen Infektionen sowie bei parasitären und mykotischen Erkrankungen beobachtet. Aus diesen spezifischen Lymphozyten werden durch direkte Reaktionen mit dem Allergen Lymphokinine frei, die eine chronische Entzündungsreaktion hervorrufen (monozytäre Infiltration).

Typische Krankheitsbilder sind neben den genannten die Kontaktdermatitis und autoallergische Prozesse.

11.3.3 Die wichtigsten Inhalationsallergene

Allergisch bedingte Erkrankungen gewinnen durch ihre ständige Zunahme immer mehr an sozialmedizinischer Bedeutung.

Der weitaus größte Anteil der Allergien wird durch Inhalationsallergene hervorgerufen, deren Invasion in den Organismus über die Schleimhaut des Respirationstraktes erfolgt und die dort die typischen Reaktionsformen der Typ-I-Allergie hervorrufen. Etwas weniger häufig sind die Digestionsallergene, also Nahrungsmittelallergene, die beim sensibilisierten Organismus typische Reaktionen des Gastrointestinaltraktes verursachen.

Blütenpollen

Den prozentual größten Teil der Inhalationsallergien bedingen die Pollen der Blütenpflanzen, besonders der Blütenstaub der verschiedenen Gräserarten. In Mitteleuropa sind ca. 400 verschiedene Pollenarten für eine Allergisierung relevant. Der *Heuschnupfen* oder das *Heufieber* sind geläufige Bezeichnungen der Symptomatik, die die Pollen der Blütenpflanzen als wichtigster Bestandteil des Luftplanktons auslösen. Das

Aeroplankton ist durch den saisonalen Unterschied der Blütezeit der einzelnen Pflanzen nicht nur jahreszeitlich, sondern auch tageszeitlich in seiner Zusammensetzung verschieden. Da der Pollenflug das auslösende Moment ist, sollte besser der Begriff „Pollinosis" Verwendung finden.

Als **Pollen** werden die männlichen Gameten der Blütenpflanzen (Spermatophyten) bezeichnet, die als Aeroplankton bis in Höhen von 4000 Meter und über Entfernungen von mehreren hundert Kilometer durch die Luft fortgetragen werden. Dies ist eine Erklärung dafür, warum auch in weiter Entfernung von größeren Vegetationsgebieten (z. B. in Großstädten) relativ hohe Pollenkonzentrationen nachgewiesen werden können. Während des Transportes durch die Luft befindet sich das Pollenkorn im physiologischen Ruhezustand. Der Kontakt mit einem wässrigen Milieu führt zur Keimung des Pollenkornes mit dem Austritt von Substanzen mit Proteincharakter, die das eigentliche Allergen darstellen. Nicht das Pollenkorn selbst ist also das Allergen, sondern ist lediglich der Träger für freigesetzte, allergisch wirksame Eiweißsubstanzen, die relative Molekülmassen zwischen 20 000 und 80 000 haben. Die Pollenallergene erreichen nicht nur durch das atmen die äußeren Schleimhäute des Respirationstraktes, sondern können auch durch perorale Aufnahme in den Verdauungstrakt gelangen.

Allergologisch besonders wichtig für die Sensibilisierung potentieller Atopiker sind in erster Linie blühende Gräser. In diesem Zusammenhang ist es wichtig, anamnestisch eine **Saisonbindung des allergischen Beschwerdebildes** herauszuarbeiten, durch die allein schon oft eine Gräserpollenallergie entdeckt werden kann. Unter den Getreidearten kommt hauptsächlich der Roggen in Frage, andere Getreidesorten spielen wegen ihres eng begrenzten Pollenfluges eine untergeordnete Rolle. Daneben treten jedoch häufig auch Allergien gegen Pollen von frühblühenden Bäumen, besonders von Birke, Erle, Esche, Pappel, Ulme und Haselnuss – mit Erkrankungsgipfel im zeitigen Frühjahr – auf und gegen Kräuter wie Beifuß, Goldrute und Spitzwegerich mit besonderer Häufigkeit im späteren Sommer.

Die Pollenallergie manifestiert sich in der Regel erstmals im Schulalter, der Häufigkeitsgipfel liegt zwischen dem 20. und 30. Lebensjahr. Nach dem 5. bis 6. Lebensjahrzehnt klingen die Krankheitserscheinungen meist deutlich ab.

Die Ausprägung der klinischen Symptomatik der Pollenallergie ist neben der Pollendichte abhängig von metereologischen Faktoren wie beispielsweise Wind, Sonne und Luftfeuchtigkeit. Betroffen sind vorwiegend, wie bei allen Inhalationsallergien, die oberen Luftwege und die Bindehaut. Neben heftigen Niesattacken kommt es zu oft massiver wässriger Nasenschleimsekretion mit Behinderung der Nasenatmung. Die Augen sind meist mitbetroffen: Juckreiz, Rötung und Tränenfluss mit Anschwellen der Bindehäute stellen sich ein. Auch klagen die Patienten oft über Juckreiz am Gaumen und im Rachen, gelegentlich sogar in den Gehörgängen. Oft besteht ein ausgeprägtes allgemeines Krankheitsgefühl. Pollinotiker werden stärker beeinträchtigt, wenn im Rahmen der Erkrankung die intrathorakalen Luftwege mitreagieren. Dieses führt entweder zu einer allergischen Tracheobronchitis – bei Kindern bisweilen zu einer stenosierenden Laryngotracheobronchitis mit Heiserkeit und inspiratorischem Stridor – oder im weiteren Verlauf zum typischen exogenallergischen Asthma bronchiale mit all seinen Komplikationen (s. 11.2, S. 115). Die Entwicklung vom „einfachen" Heuschnupfen bis zum Asthma bronchiale ist natürlich nicht obligat und der Prozentsatz lässt sich nur schätzungsweise ermitteln. Durchschnittlich dauert diese Entwicklung 5 bis 10 Jahre.

Weitere Komplikationen der Pollinosis sind eine Sinusitis, oft auch eine Sinubronchitis mit bakterieller Superinfektion, oder Störungen des Magen-Darm-Traktes, die sich durch Verschlucken pollenartigen Sputums in Form einer Enteritis äußern können.

Hausstaub

Die zweite wichtige Gruppe der Inhalationsallergene stellt der Hausstaub und die in ihm lebenden Hausstaubmilben *Dermatophagoides pteronyssinus* und *Dermatophagoides farinae* dar. Bei genauer Untersuchung erweist sich der Hausstaub als ein durch den Menschen erzeugtes, heterotrophes Ökosystem mit einem großen Anteil organischer Substanzen wie menschlicher Hautschuppen, Pflanzensporen und Arthropoden (Gliederfüßer).

Die stärksten Allergene des Hausstaubs sind Hautschuppen der Katze und Gräserpollen, gefolgt von verschiedenen Milbenarten und den Hautschuppen des Hundes.

J. van Bronswijk entdeckte 1964, dass der Hausstaub von Milben bewohnt ist. Die Hausstaubmilben gehören zu den wenigen Organismen, die stark an das eher feuchte Hausstaubmilieu angepasst sind und in ihm, sich hauptsächlich von Hautschuppen ernährend, leben. Wichtigste ökologische Faktoren für alle Hausstaubbewohner sind der Wassergehalt der Baumaterialien und die Feuchtigkeit der Rauminnenluft.

> **!** Die Feuchtigkeit ist die maßgebende Größe für die Anzahl der Organismen, die im Hausstaub die eigentlichen Allergene darstellen.

Optimal ist ein Wassergehalt von 10 bis 30 %. Hinsichtlich des räumlichen Vorkommens in Häusern ist festzustellen, dass Hausstaubmilben innerhalb der Räumlichkeiten ubiquitär vorkommen. Die höchste Anzahl wird jedoch in Bettmatratzen gefunden und an zweiter Stelle in gepolsterten Möbeln. Grund hierfür dürfte die für die Entwicklung der Hausstaubmilben günstige Feuchtigkeit sein, die in Bettmatratzen den geringsten Schwankungen unterliegt.
Der Hausstaub ist eine der wichtigsten Quellen für das Entstehen von inhalativen Allergenen. Nach Durchführung von Hauttests mit den Extrakten der Einzelbestandteile des Hausstaubes stellte sich heraus, dass die Hausstaubmilben *Dermatophagoides pteronyssinus* und *Dermatophagoides farinae* am häufigsten positive Reaktionen zeigen und somit am meisten für das Entstehen einer Hausstaubmilbenallergie verantwortlich sind. Inzwischen konnte ermittelt werden, dass insbesondere die Ausscheidungsprodukte der Milben als eigentlich auslösende Allergene anzusehen sind. So können Asthma bronchiale, Rhinitis allergica und auch die atopische Dermatitis eine Typ-I-allergische Reaktion auf das Allergen Hausstaub mit seinen Komponenten sein.
Wie bei der Pollinosis ist eine genaue Anamnese zur Ursachenfindung unabdingbar. Hinsichtlich der therapeutischen Möglichkeiten der Hausstauballergie steht hier jedoch vor jedem Therapiebeginn an erster Stelle ein Zurückdrängen der Hausstauballergene in der Wohnung. Dies bedeutet auf Seiten der Architekten die ausschließliche Verwendung von Baumaterialien, die eine trockene Rauminnenluft gewährleisten, auf Seiten der Bewohner:

- die (möglichst) tägliche gründliche Reinigung mit dem Ziel größtmöglicher Staubfreiheit, besonders im Schlafbereich,
- Idealtemperatur im Schlafraum 18 °C,
- die Verwendung von Staubsaugern mit Mikrofiltern und
- die Verwendung von synthetischen Materialien im Bettbereich.

Schimmelpilze

Monoallergien gegen die dritte Gruppe der Inhalationsallergene, die Schimmelpilze, sind im Vergleich zu den oben genannten Gruppen relativ selten. Pilzsensibilisierungen haben eher den Charakter von Konsekutivallergenen, sind jedoch im Rahmen der Typ-I-Allergie recht häufig.
Das eigentliche Allergen der Schimmelpilze sind die von ihnen in großen Mengen gebildeten Sporen, ihre vegetative Vermehrungsform. Die Bildung der Sporen ist auf eine Verbreitung durch die Luft abgestimmt.
Bei der Austestung von Patienten mit perennialer Allergiesymptomatik wurde die unterschiedliche Häufigkeit positiver Hautreaktionen auf verschiedene Schimmelpilzextrakte deutlich: Alternaria und Aspergillus rufen am häufigsten positive Reaktionen hervor, gefolgt von Neurospora, Pullularia und Sporobolomyces.
Ein wichtiger Aspekt ist auch das häufige Nebeneinander von Hausstaubmilben und Schimmelpilzen. So wurde bei Versuchen mit Matratzenstaub festgestellt, dass Milben und Pilze stets in etwa gleichem Verhältnis vorhanden waren, nämlich 1:500.

Tierepithelien

Die vierte Gruppe der Inhalationsallergien stellen die verschiedenen Tierepithelien dar. 1570 wurde die erste Schilderung eines durch Katzen ausgelösten Asthmaanfalles von Mattioli beschrieben. Heute ist die Gefahr einer möglichen Allergisierung durch Tierkontakte medizinisches Allgemeingut, in der Literatur hat dies jedoch weit weniger Beachtung erfahren als etwa die Untersuchung und Forschung in den anderen Allergiegruppen. Rudolph (et al. 1981) zeigte in groß angelegten Untersuchungen an Berliner Patienten, dass eine direkte Abhängigkeit zwischen der Zahl der Tiere, denen die Patienten exponiert waren, und der Sensibilisierung bestand. Auch zeigte sich, dass einzelne Tiergruppen unterschiedliche Sensibilisierungsquoten aufwiesen.
Bei den realtiv seltenen Monoallergien fand sich gegenüber allen anderen Spezies eine deutlich erhöhte Allergenpotenz des Meerschweinchens (42 %), dem mit deutlichem Abstand Katze (16 %), Goldhamster (8,5 %), Hund (8,2 %) und Pferd (5,7 %) folgten. Bei einer Aufschlüsselung der Hunderassen wiesen Boxer und Schnauzer gegenüber den anderen eine überdurchschnittliche Sensibilisierungshäufigkeit auf, was den Verdacht auf rassenspezifische Allergene lenkt. Bis-

her konnten nur bei Streifenhörnchen keinerlei Allergisierungen nachgewiesen werden. Dagegen sind selbst Löwenepithelien-Allergien bei Dompteuren bekannt.

Bezüglich der Sensibilisierungsrate gegen Vögel ist festzustellen, dass neben Tauben Papageien und Wellensittiche die größte Häufigkeit aufweisen. Hinzuweisen ist schließlich noch auf die Allergisierungsgefahr durch die zunehmende Zahl ungefärbter Tierfelle als Wohnungsschmuck, besonders in Schlafräumen, die oft die Ursache für Allergien bis dahin ungeklärter Ätiologie darstellen, sowie durch Roßhaarmatratzen, Fohlenmäntel und andere Pelzmäntel (z. B. Persianer, Mohair), durch Teppiche, in denen neuerdings zunehmend Schweineborsten verarbeitet werden, und oft auch durch schafwollene Kleidungsstücke.

11.3.4 Digestionsallergien

1903 berichteten Schlossmann und Moro erstmals über das Auftreten von Nahrungsmittelallergien und beschrieben neben Durchfall und Erbrechen auch allergische Erscheinungen außerhalb des Gastrointestinaltraktes.

Die durch Nahrungsmittel verursachten klinischen Krankheitsbilder sind sehr vielfältig und komplex. Es wird eine Vielzahl von Symptomen angegeben, die von allergischen Hauterscheinungen über Rhinitis und Asthma bis zum anaphylaktischen Schock reichen.

Als häufigste Nahrungsmittelallergene treten Hühnereiklar, Kuhmilch, Fischeiweiß, Nüsse und andere Gemüsesorten hervor, die kurze Zeit nach dem Genuss zu Tränenfluss, Augenrötung, Niesattacken und Hustenreiz bis hin zu einer bronchialen Obstruktion führen.

11.3.5 Reaktionsmechanismus der Typ-I-Allergie auf zellulärer Basis

Im Folgenden soll noch einmal kurz auf den Reaktionsmechanismus der Typ-I-Allergie auf zellulärer Basis eingegangen werden, da dieser Mechanismus die Grundlage sowohl der kutanen Testmethoden als auch der Provokationsteste bei der Allergiediagnostik ist.

Das Immunglobulin E ist Träger der allergischen Reaktion vom Soforttyp (Typ I). Seine Konzentration beträgt im Serum normalerweise bis 0,7 mg/ml, kann bei Allergikern jedoch Werte bis zu 2700 mg/ml erreichen. Die wichtigste biologische Eigenschaft von IgE ist seine Fähigkeit, sich

an Rezeptoren von basophilen Granulozyten und Mastzellen der gleichen Spezies zu binden (homozytotroper Antikörper). Nach Bindung von IgE-Antikörpern sind die Zellen sensibilisiert.

Stark vereinfacht kann gesagt werden, dass, wenn eine sensibilisierte Zelle mit dem homologen Antigen in Kontakt kommt, zwei juxtaponierte, zellständige IgE-Moleküle genügen, um nach Bindung des korrespondierenden Allergens die Mediatorsubstanzen aus den Zielzellen freizusetzen.

Dieser Brückenschlag zwischen zwei benachbarten IgE-Molekülen durch das homologe Antigen, der den Freisetzungsmechanismus der Entzündungsmediatoren startet, wird als *Aktivierung der Mastzelle* bezeichnet.

Mit der Freisetzung der Mediatorsubstanzen ist die immunologische Phase der allergischen Sofortreaktion abgeschlossen. Das klinische Bild wird nun durch die pharmakologische Wirkung der Mediatoren bestimmt, wobei dessen unterschiedliche Ausprägung einerseits durch die Menge der freigesetzten Mediatoren, andererseits durch die Organlokalisation bedingt ist.

An dieser Stelle sei jedoch darauf hingewiesen, dass die geschilderte Typ-I-Reaktion nach dem derzeitigen Wissensstand nur ein kleiner Stein im Mosaik der pathogenetischen Bezüge darstellt. Vielfältige pathogenetische Faktoren führen zu einem wesentlich komplizierteren Schema.

Ein weiterer wichtiger Aspekt ist die im klinischen Verlauf atopischer Sensibilisierungen oft beobachtete Verflechtung mit Infektionen der Mukosa, die einen zusätzlichen komplizierenden pathogenetischen Faktor bilden.

Aufgrund dieses Mosaiks pathogener Bezüge mit ständiger Wechselwirkung meint Wortmann (1981), dass z. B. die spezifische Hyposensibilisierung als *einzige* therapeutische Maßnahme nur in den seltensten Fällen genügen dürfte.

11.3.6 Methoden der Allergiediagnostik

Eine exakte Allergiediagnostik muss immer auf vier Grundpfeilern basieren: Anamnese, Hauttest, In-vitro-Diagnostik und Provokation (Abb. 11.**5**).

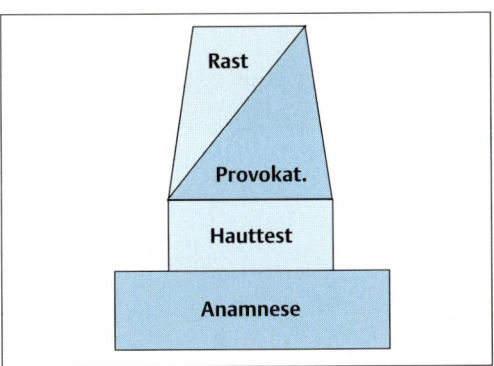

Abb. 11.**5**   Klinische Allergiediagnostik

Anamnese

Die Erhebung der Anamnese kann bei der Erforschung eines Allergens nicht ausführlich genug sein und erfordert vom Allergologen ein Maximum an Geduld und Erfahrung. Damit nicht wichtige Einzelheiten vergessen werden, empfiehlt es sich, nach der mündlichen Erhebung der Vorgeschichte und vor dem Beginn der Austestung den Patienten standardisierte Fragebögen auszuhändigen, deren gewissenhafte Beantwortung verlangt werden sollte.

Auch der Familienanamnese fällt eine wichtige Bedeutung zu, da in sogenannten Allergikerfamilien oft gleiche oder ähnliche Manifestationsformen der meist dominant vererbten Anlage zur Sensibilisierung gefunden werden (Tab. 11.**13**).

Vorerkrankungen auf nicht allergischer Basis, z. B. Infekte, können oft Wegbereiter sein für eine nachfolgende Sensibilisierung des betreffenden Organs. Wichtig ist auch die Erhebung der Berufsanamnese.

In-vivo-Methoden

Hautteste

Wie bereits erläutert, löst der Kontakt eines spezifischen Allergens mit dem sensibilisierten Organismus entzündliche Vorgänge aus. Das Ziel aller allergischen Hautteste ist es, diese charakteristischen entzündlichen Erscheinungen mit der kleinstmöglichen Allergenmenge in der Haut hervorzurufen. So bleibt die allergische Reaktion lokal begrenzt und zeigt sich als Typ-I-Reaktion in einer durch die Mediatoren hervorgerufenen urtikariellen Reaktion.

Der **Pricktest** wurde schon 1926 von Lewis und Grant angegeben und ist heute wegen seiner einfachen Handhabung und seiner Ungefährlichkeit die Testmethode der Wahl in der Praxis. Er wird fast ausschließlich für die Gruppen der Inhalations- und Nahrungsmittelallergene durchgeführt, insbesondere bei der Pollenallergie.

Für den Pricktest wird ein Tropfen des standardisierten Allergenextraktes auf die Haut gebracht, dann durch diesen hindurch mit einer Pricknadel die Haut oberflächlich durchstochen, ohne dass Blut austritt. Beim **modifizierten Pricktest** sticht man die Nadel in einem spitzen Winkel in die Haut und hebt sie etwas an, wodurch eine geringfügig größere Allergenmenge in die Haut eindringen kann. Dies hat den Vorteil einer größeren Empfindlichkeit. Als Ort für den Pricktest wählt man am besten die Beugeseite des Unterarms (Abb. 11.**6**).

Obligat ist das Aufbringen einer Leerkontrolle mit dem Lösungsmittel des Allergens sowie eine positive Kontrolle mit einer Histaminlösung 1:1000. Ab etwa der dritten Minute entwickelt sich eine Quaddel mit umgebenem Erythem, die nach 10 bis 20 Minuten maximal entwickelt ist

Tab. 11.**13**   Familiäre Häufigkeit des Auftretens von Allergien

Allergie bei den Eltern	Anteile der an Allergie leidenden Kinder (in %)
Bei beiden Elternteilen keine Allergie bekannt	12,5
Allergie bei einem Elternteil	19,8
Allergie bei beiden Elternteilen	42,9
Allergie der gleichen Manifestationsform bei beiden Elternteilen	72,2

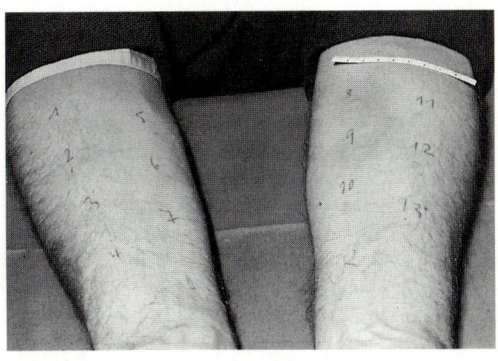

Abb. 11.**6**   Pricktestung an den Unterarmen

und nach dieser Zeitspanne abgelesen werden kann. Für die Auswertung der Reaktion wird die Stärke der Lokalreaktion im Vergleich zur Nullreaktion und zur eindeutig positiven Reaktion der Histaminlösung bestimmt.

Die Bewertung des Pricktests erfolgt durch das Abmessen des Durchmessers der gebildeten Quaddel und des umgebenden Erythems:

- Keine Quaddel, Erythem bis 2 mm. Bewertung: 0
- Angedeutete Quaddel, Erythem bis 5 mm. Bewertung: +
- Quaddel bis 3 mm, Erythem bis 10 mm. Bewertung: ++
- Quaddel bis 6 mm, Erythem bis 20 mm. Bewertung: +++
- Quaddel über 6 mm und/oder Pseudopodien, Erythem über 20 mm. Bewertung: ++++

Aufgrund seiner hohen Empfindlichkeit ist die diagnostische Aussagekraft des **Intrakutan-testes** sehr groß. Allerdings sollte er bei der Austestung von aggressiveren Allergenen nur nach negativem oder unklarem Ausfall der Pricktestung vorgenommen werden. Die technische Durchführung ist der des Pricktestes ähnlich. Mit einer 18er oder 20er Kanüle wird mittels einer Tuberkulinspritze 0,05 ml des betreffenden Allergens (Gruppen oder Einzelextrakt) am besten in die Rückenhaut streng intrakutan injiziert. Bei wenigen Intrakutantestungen können auch die Beugeseiten der Unterarme genommen werden (Abb. 11.**7**).

So können in einer Sitzung 20 bis 30 Einzeltests in Sechser-Reihen durchgeführt werden. Zusätzlich wird wieder physiologische Kochsalzlösung zwecks Leerkontrolle und eine Histaminlösung 1:10 000 (Maximalreaktion) injiziert. Es wird ebenfalls nach 10 bis 20 Minu-

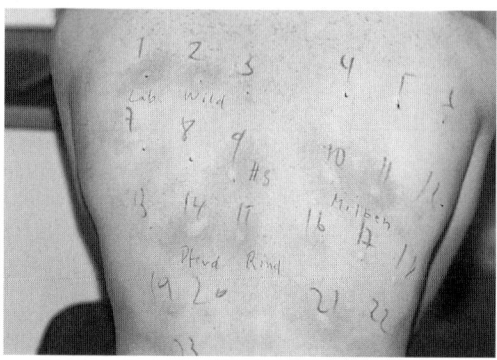

Abb. 11.**8**   Ergebnis einer Intrakutantestung auf dem Rücken

ten abgelesen und wie beim Pricktest quantitativ beurteilt (Abb. 11.**8**). Ist so mit einem oder mehreren der geprüften Gruppenextrakte eine positive Reaktion erzielt worden, wird anschließend in einer zweiten Sitzung die so genannte *Aufsplitterung* mit den der Gruppe angehörenden Einzelextrakten vorgenommen. Die Verwendung von Gruppenextrakten führt manchmal zu unspezifischen Reaktionen im Sinne eines Summationseffektes unterschwelliger Allergene, aber letztlich muss sie doch aus kostensparenden Gründen befürwortet werden.

Für den seltener durchgeführten **Reibtest** findet das verdächtige Allergen in nativer Form Verwendung, z. B. Tierhaare, Obst, Früchte oder seltene, nicht im Testprogramm vorhandene Substanzen. Es wird hierbei die Haut der Palmarseite des Unterarmes mit dem Allergen etwa 10-mal kräftig eingerieben. Eine positive Reaktion tritt meist schon nach 1 bis 2 Minuten auf, mit einem Maximum nach ca. 20 Minuten. Es können stecknadelkopfgroße urtikarielle Effloreszenzen auftreten bis zu konfluierenden großpapulösen Quaddeln. Der Reibtest eignet sich als risikoarme Vorprobe bei Verdacht auf einen hohen Sensibilisierungsgrad und zeigt stets eine aktuelle Sensibilisierung an. Er ersetzt jedoch keinesfalls bei negativem Reaktionsausfall andere Testmethoden.

Beim **Scratch-Test** werden auf iatrogenen Skarifikationsstellen der Haut mit dem Finger Tropfen eines Allergenextraktes oder eines nativen Allergens verteilt. Die Reaktionsbewertung erfolgt analog dem Pricktest. Der Scratch-Test besitzt zwar die geringste Belastung für den Patienten, er ist jedoch zu unempfindlich und die Allergen-

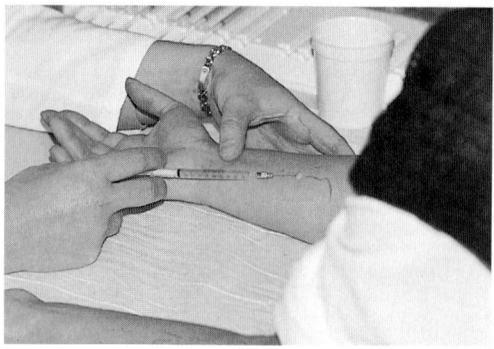

Abb. 11.**7**   Intrakutantest am Unterarm

menge nicht exakt dosierbar. Er sollte deshalb nur in Sonderfällen, beispielsweise bei hohem Sensibilisierungsgrad, noch zur Anwendung kommen.

Große diagnostische Bedeutung hat der **Epikutantest** bei Chemikalien, die eine Kontaktdermatitis verursachen können. Er wird vollständigkeitshalber hier erwähnt, da nur in den seltensten Fällen die Atmung des Menschen bei diesen Krankheitsbildern behindert wird.

Besonders geeignet ist der Hauttest auch für die Bestimmung einer Sensibilisierung gegenüber bestimmten Antibiotika.

Nebenwirkungen bei Hauttestungen

Unerwünschte Begleitreaktionen sind bei sachgemäß durchgeführter Allergiediagnostik äußerst selten. In der Literatur existieren keine exakten Angaben, lebensbedrohliche Komplikationen sind durch eingehende klinische Untersuchungen fast immer zu vermeiden. Es können jedoch im Einzelfall mehr oder weniger starke Begleiterscheinungen bis zu Schockfragmenten auftreten. Diese sind auch bei epikutanen Testungen angegeben worden (Tab. 11.**14**).

PRAXIS-TIPP Eine übersteigerte Lokalreaktion sollte lokal mit Antihistaminika- oder Kortikosteroidsalben behandelt werden. Des Weiteren ist eine genaue Beobachtung des Patienten zum Ausschluss eines weitergehenden Schockgeschehens unumgänglich. ■

Sollte ein Schock eintreten, sind entsprechende therapeutische Maßnahmen mit Hilfe der Schockapotheke vonnöten.

Tab. 11.**14**   Allergische Begleitreaktionen bei Hauttestungen (nach Gronemeyer 1967)

Stufe	Reaktion
1	übersteigerte Lokalreaktion
2	milde Allgemeinreaktion wie Augenjucken, Rhinitis und leichte bronchiale Obstruktion
3	allgemeine Schockreaktionen

Provokationsteste

Oft kann die Frage, ob die ermittelten Hautteste und In-Vitro-Testergebnisse einem klinisch „aktuellen" Allergen entsprechen, nur durch eine direkte Prüfung am Manifestationsorgan selbst durch einen Provokationstest geklärt werden. Provokationsteste haben den großen Vorteil, dass das klinische Syndrom exakt reproduzierbar ist. So kann bei nicht eindeutigen Hautergebnissen oder bei anderen Fragestellungen (z. B. Klärung der Entschädigungspflicht bei berufsbedingtem allergischem Asthma) der Provokationstest eine entscheidende Klärung der Ätiologie bringen. Bei Provokationsproben sind jedoch exakte Voruntersuchungen, die die schon beschriebenen Testmethoden beinhalten, und quantitative In-vitro-Proben vorauszusetzen.

Sämtliche Provokationsteste sind im krankheitsfreien Intervall durchzuführen. Ebenfalls ist darauf zu achten, dass mindestens 12 Stunden vor dem Test alle beeinflussenden Medikamente und Inhalationen abgesetzt werden. Gerade bei den Provokationsmethoden kann es zu schweren allgemeinen Schockerscheinungen kommen.

Mit dem **intranasalen Provokationstest** (INP) wird die allergische Pathogenese einer Rhinopathie praktisch bewiesen. Die Anwendung von Pumpdosier-Sprays ist empfehlenswert, da hierdurch die standardisierte Applikation relativ genau definierter Testlösungen ermöglicht wird. Bei positivem Test treten Niesreiz, Niesanfälle, Rhinorrhoe und Nasenschleimhautschwellungen auf. Auch Ohren- und Gaumenjucken, Hustenreiz und Dyspnoe sind Anzeichen einer positiven Reaktion.

Die Sensibilisierung der Konjunktiva wird als Provokationsmethode durch direktes Einbringen von verdünnten Allergenextrakten auf die Bindehaut nachgewiesen. Etwa 15 Minuten nach Allergenapplikation wird die Reaktion der Augenbindehaut abgelesen in einer graduellen Abstufung von einer schwachen Reaktion mit Rötung und leichtem Jucken bis zur hochgradigen Reaktion mit Lidödem (Chemosis), heftigem Juckreiz, Tränenfluss und Lichtscheu.

Charles Blackley unternahm 1873 als Erster im Selbstversuch einen **inhalativen Provokationstest** zum Beweis der Kausalität der von ihm vermuteten Erregerstoffe. So wie dieser erste Versuch waren auch alle weiteren Provokationsteste mit unkontrollierbaren, stärkeren und länger anhaltenden allergischen Reaktionen behaftet. Erst als in der modernen Lungenfunktionsdiagnostik ein exakter apparativer Mechanismus gefunden wurde, der genaue reproduzierbare Ergebnisse erbrachte, wurde die Methode häufiger verwendet und gehört heute zu den Standardmethoden der Allergiediagnostik.

Anwendung findet der inhalative Provokationstest vor allem für die Differentialpathogenese des multikausalen asthmatischen Formenkreises.

Messprinzip ist bei allen Geräten, dass der Kontakt eines ätiologisch relevanten spezifischen Allergens mit der Bronchialschleimhaut zu einer Bronchialobstruktion mit Lungenfunktionseinbuße führt.

Indikationen für einen inhalativen Provokationstest sind:

- eine deutlich hinweisende Anamnese, auch ohne entsprechend positive Hautreaktionen und niedrige IgE-Titer,
- eine deutlich positive Hautreaktion ohne anamnestischen Bezug,
- das Vorliegen von Kontraindikationen für die kutane Testung,
- in Zweifelsfällen zur Erbringung des Nachweises der Pathogenität eines Allergens vor Beginn der Hyposensibilisierung und
- die quantitative Erfolgsbeurteilung im Verlauf oder nach Abschluss einer Hyposensibilisierung.

Kontraindikationen inhalativer Provokationsproben mit Allergen-Aerosolen sind:

- ein fortgeschrittenes Krankheitsstadium mit deutlicher Einschränkung der pulmokardialen Leistungsbreiten (z. B. höhergradiges Emphysem),
- jeder akute oder subakute Krankheitszustand sowie chronisches Asthma,
- das Vorliegen eines anamnestisch überhöhten Sensibilisierungsgrades (z. B. Asthmaanfälle allein durch Fischgeruch, Blumenduft etc.),
- gefährliche Allergene oder ein hoher Sensibilisierungsgrad,
- Kleinkinder und
- das Vorliegen einer akuten oder chronischen Obstruktion.

Hier ist dem RAST bzw. den serologischen Methoden der Vorzug zu geben.

Intestinale Provokationsproben. Vollständigkeitshalber wird erwähnt, dass zur Ermittlung krank machender Nahrungsmittelallergene die Provokationsproben am Magen und Darm dienen.

In-vitro-Methoden

Die im Weiteren angeführten serologischen Methoden sind eine wertvolle Ergänzung der allergologischen Diagnostik. Es sind einfache, ungefährliche und zuverlässige Methoden, die zudem unabhängig von einer Prämedikation sind. Besondere Indikationen sind die Undurchführbarkeit von Hauttests und Provokationsmethoden sowie die Untersuchung von Kleinkindern. Eine weitere Bedeutung haben die In-vitro-Methoden bei der Abklärung sogenannter Allergene mit hoher Allergenpotenz (z. B. Insektengifte, Fisch).

Allerdings muss darauf hingewiesen werden, dass die serologischen Methoden – also auch die RAST-Ergebnisse – für sich allein keinerlei Aussagekraft für das Vorliegen einer Allergie bei einem Patienten haben. Hier kann nur deren Verbindung mit Haut- und Provokationstests zur exakten Diagnose führen.

Radio-Allergo-Sorbens-Test (RAST)

Der RAST misst das jeweils allergenspezifische IgE.

Eine mit dem Allergenextrakt behaftete Papierscheibe (Träger) wird mit dem Patientenserum inkubiert, sodass sich die spezifischen IgE-Antikörper an das Antigen binden und einen Komplex bilden können. Dem an die Papierscheibe gekoppelten Antigen-IgE-Komplex wird ein radioaktiv markiertes Anti-IgE zugeführt und ebenfalls inkubiert. Das radioaktiv markierte Anti-IgE bildet mit dem an die Papierscheibe und an das Antigen gebundenen spezifischen IgE einen Komplex (Abb. 11.**9**). Der Überschuss des radioaktiven Anti-IgE wird ausgewaschen und die Radioaktivität des verbliebenen Komplexes gemessen. Diese gemessene Radioaktivität ist direkt proportional zu dem allergenspezifischen IgE-Gehalt im Serum.

Die Ergebnisse werden in fünf Klassen semiquantitativ eingestuft:

- Klasse 0: negativ

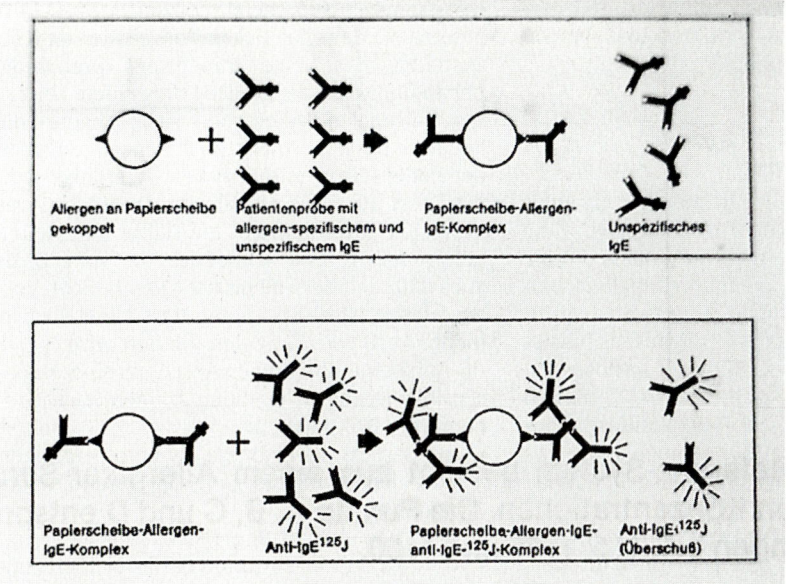

Abb. 11.**9**   Prinzip der RAST-Untersuchung

- Klasse 1: fraglich, schwach positiv, geringe IgE-Mengen vorhanden
- Klasse 2: positiv
- Klasse 3: stark positiv
- Klasse 4: sehr stark positiv

Falsch-positive RAST-Ergebnisse sind selten und am ehesten auf mangelhafte Extrakte oder fehlerhafte Methodik zurückzuführen.

Ein negativer RAST schließt eine Sensibilisierung am Manifestatitionsorgan nicht aus. So können nur sporadisch einwirkende Allergene, eine längere Antigenkarenz oder auch eine erst beginnende Sensibilisierung das RAST-Ergebnis negativ ausfallen lassen. Auch ist anzumerken, dass die Wertigkeit der RAST-Klassen für bestimmte Allergene unterschiedlich ist. So kann bei Schimmelpilzen die RAST-Klasse 1 eine deutliche Sensibilisierung anzeigen, wobei RAST-Klasse 2 schon beweisend ist. Etwas unsicher ist noch die Bewertung der Nahrungsmittelallergien.

Zuletzt soll noch einmal auf die **Indikation** des RAST eingegangen werden, dessen Anwendung in der modernen Diagnostik insgesamt eine echte und nicht mehr wegzudenkende Bereicherung ist.

- Ergänzung bei unklaren Vorbefunden (häufigster Einsatz des RAST),
- Suchtest: problematisch wegen der hohen Kosten, nur anzuwenden, wenn Hautteste

versagen oder nicht möglich sind und der Patient dringend laufender antiallergischer Medikation bedarf,
- Bestätigungstest bei Verdacht auf höchsten Sensibilisierungsgrad (z. B. Insektengift),
- Kontrolluntersuchung der Hyposensibilisierungstherapie.

11.3.7 Spezifische Hyposensibilisierung bei Inhalationsallergien

Theoretische Grundlagen

Trotz der noch nicht im Detail geklärten immunologischen Grundlagen herrscht weitgehende Einigkeit über die klinische Wirksamkeit der Methode. Prinzip der Hyposensibilisierung ist – so der derzeitige Wissensstand –, dass sich bei der Injektion von steigenden Mengen eines Allergens neben den an die Gedächtniszellen gebundenen Immunglobulinen vom Typ IgE auch solche vom Typ IgG bilden, die frei im Serum und im Gewebe zirkulieren. Die „blockierenden" Antikörper können mit dem Allergen reagieren und dieses abfangen. Für eine Reaktion mit IgE sind dann nicht mehr genügend Allergene vorhanden und die Histaminfreisetzung aus den Gedächtniszellen ist geringer oder unterbleibt ganz. Letztlich ist der Vorgang, auf dem der klinisch gesicherte Wirkungseffekt beruht, noch unklar. Weit kompliziertere Interaktionen sind jedoch zu vermuten und werden auch immer häufiger publiziert.

Praktische Durchführung der Hyposensibilisierung

Ist eine Allergenkarenz nicht möglich, dann ist die spezifische Hyposensibilisierung die Methode der Wahl. Dies trifft besonders auf die Pollinosis zu, aber auch auf andere Inhalationsallergien. Die grundsätzliche Voraussetzung für eine erfolgreiche spezifische Hyposensibilisierung ist die sichere Feststellung des auslösenden Allergens durch die beschriebenen Verfahren Anamnese, Hauttestungen, Provokationsmethoden und im RAST. Diese Maßnahmen sollten zu der eindeutigen Diagnose einer aktuellen Allergie geführt haben.

Die Hyposensibilisierung kann mit wässrigen Allergenextrakten, mit Semi-Depot-Extrakten, bei denen das Allergen an Aluminiumhydroxid adsorbiert ist, und oral erfolgen. Die orale Behandlung führt beim Erwachsenen meistens nicht zu dem gewünschten Erfolg, sie ist nur für Kinder bis zum 6. Lebensjahr geeignet. Die Dosierung ist individuell und kann nur annähernd schematisch vorgegeben werden. Im Allgemeinen werden – möglichst in der symptomfreien Zeit – in langsam steigender Dosierung wöchentliche Injektionen subkutan an der *Streckseite* des Oberarmes durchgeführt, bis die Toleranzgrenze erreicht ist (Abb. 11.**10**).

Danach wird mit der zuletzt tolerierten Dosis in größerem zeitlichen Abstand (z. B. bei Semi-Depot-Präparaten monatlich) weiter therapiert.

Bei interkurrent (zwischenzeitlich) auftretenden Krankheiten muss die Hyposensibilisierung für die Dauer der Erkrankung unterbrochen und danach mit entsprechend reduzierter Dosis fortgesetzt werden. Zur Behandlungsdauer ist festzustellen, dass eine mindestens dreijährige Behandlungszeit die größte Erfolgsquote zeigt.

Bei saisonalen Allergenen wird heute die Behandlungsserie meist nicht mehr während der Pollensaison unterbrochen. Allerdings wird die Dosis auf etwa ein Viertel der Höchstdosis im ersten Jahr, dann auf die Hälfte im zweiten Jahr reduziert und schließlich die volle Dosis auch während der Pollensaison verabreicht. Voraussetzung ist dabei immer, dass diese Höchstmenge auch vom Patienten toleriert wird.

Als Anhaltspunkte für den Abschluss einer Hyposensibilisierungsbehandlung können nach Gronemeyer (1979) gelten:

- mindestens zweijährige Symptomenfreiheit oder deutlicher Rückgang der Symptome um mindestens 80 %,
- negativer Ausfall von Provokationstests mit der Extraktkonzentration der erreichten Enddosis,
- deutliche Reduktion der Ergebnisse in der Nachtestung (kutan und serologisch).

Wie bei der Austestung kann es besonders bei der Hyposensibilisierung über stärkere Lokalreaktionen hinaus auch zu einem allergischen Schockgeschehen kommen. Entsprechende Vorsichtsmaßnahmen (z. B. Schockapotheke) sind auch hier zu ergreifen.

Folgende **Kontraindikationen** sind bei der spezifischen Hyposensibilisierung zu beachten:

- eitrige Infekt- und Entzündungsprozesse am Reaktionsorgan
- Gravidität
- akute Lungentuberkulose
- Autoimmunerkrankungen
- ausgeprägte sekundäre Veränderungen am Schockorgan, z. B. hochgradiges Lungenemphysem
- zerebrale Krampfanfälle

Therapieergebnisse der spezifischen Hyposensibilisierung

Bei vielen Allergieformen zeigt die spezifische Hyposensibilisierung gute Ergebnisse:

- Ein guter bis sehr guter Behandlungserfolg bei der Hyposensibilisierung mit Gräserpollen liegt nach 3 Jahren bei 82,80 % der Behandelten vor.
- Der Behandlungserfolg der Hyposensibilisierung mit frühblühenden Bäumen (z. B. Birke, Erle, Hasel) ist nach 3 Jahren gut bis sehr gut bei 76,19 % der Patienten.

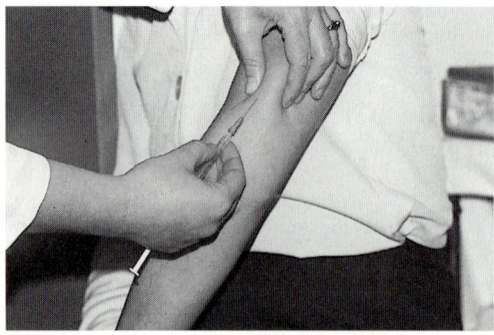

Abb. 11.**10**   Technik der Hyposensibilisierung

- Der Behandlungserfolg der Hyposensibilisierung bei Hausstaub und Hausstaubmilben liegt mit gutem bis sehr gutem Erfolg bei 91,80 % nach 3 Jahren.
- Bei Insektengiften wie Biene und Wespe liegt der Behandlungserfolg bei nahezu 100 %, sodass man hier von einer Desensibilisierung statt Hyposensibilisierung sprechen kann.

11.3.8 Zwischenfälle in der allergologischen Sprechstunde

Trotz sorgfältigster Spritztechnik kann es zu leichten bis sehr schweren Zwischenfällen in der allergologischen Sprechstunde kommen. Schockreaktionen sind extrem selten, man muss aber damit rechnen und eine entsprechende Schockapotheke vorhalten. Im Folgenden sind die Therapien von leichten Allgemeinreaktionen bis hin zum protrahierten (verzögerten) Verlauf tabellarisch aufgeführt (Tab. 11.15).

Tab. 11.15 Behandlung von Zwischenfällen bei der Diagnostik und Hyposensibilisierung von Allergien

Symptome	Behandlungsmaßnahmen
Leichte Lokal- und/oder systemische Allgemeinreaktionen	1. Umspritzung der Injektionsquaddel i. c. + s. c. mit Adrenalin (Suprarenin) 1:1000, 0,25 bis 0,5 ml 2. Verabreichung eines Sympathico-Mimeticums als Dosier-Aerosol (z. B. Alupent, Berotec, Sultanol o. Ä.) 3. Hydrocortison-Salben
Gesteigerte Lokal- bis mittelstarke systemische Allgemeinreaktionen	1. Flügelkanüle i. v. 2. RR-Kontrolle 3. Adrenalin 1:1000 i. m. oder s. c. 0,25 bis 0,5 ml oder: 1 ml Adrenalin in 10 (oder 20) ml NaCl verdünnen und davon 0,25 bis 0,5 ml langsam i. v. injizieren 4. Antihistaminica i. v., z. B. 1–2 Amp. Tavegil 5. Wasserlösliches, spritzfertiges Corticoid i. v. 250 mg oder Volon-A i. v. 80 mg Theophyllin (z. B. Euphyllin) i. v. 1 Amp. à 10 ml = 240 mg
Schwere systemische Allgemeinreaktionen	1. Pat. lagern! Sofort Hilfe holen! (2. Arzt) 2. RR-Kontrolle 3. i. v. Kanüle fixieren 4. Adrenalin 1:1000 1 ml Adrenalin mit 10 (oder 20 ml) NaCl verdünnen und davon 0,25 bis 0,5 ml langsam i. v. injizieren! Notfalls nach 15 Minuten wiederholen 5. Antihistaminica i. v., z. B. 1 bis 2 Amp. Tavegil 6. Wasserlösliches, spritzfertiges Corticoid i. v. 250 bis 1000 mg 7. Theophyllin i. v. (z. B. Euphyllin 240 mg)
Bei protrahiertem Verlauf	Einweisung in die Klinik bis dahin 1. Volumenersatz mit NaCl oder Plasmaexpander (Rheomakrodex) 2. O_2-Inhalation 3. Beatmungshilfe (am besten Intubation) 4. Analgetica und Cardiaca 5. Herzmassage am geschlossenen Thorax

Literatur

Bamler, K.-J.: Erfahrungen bei der Hyposensibilisierung mit Depotsuspensionen. Allergie-Kolloquien Dome Hollister Stier. (1983) 35

Brill, N., W. Rüdiger: Zur nasalen Provokation durch Allergentestlösungen mittels Pumpdosierungsspray. Allergologie.4(1981) 151

Bronswyk, J.. van: Hausstaubmilben. Vorkommen und Bedeutung. Allergologie. 1 (1978) 55

Bronswyk, J.. van: Ökologie der Allergene. Allergologie. 2 (1979) 212

Bruchhausen, D.: Prick- und Intrakutantest in der Praxis. Allergologie. 2 (1979) 218

Debelic, M.: Der RAST in der praktischen Diagnostik. In Werner, M., V. Ruppert: Praktische Allergiediagnostik, 3. Aufl. Thieme, Stuttgart 1979

Enzmann, H.: Intranasale Provokation als Allergensuchtest. Allergologie. 6 (1983) 349

Freemann, J.: Further observations on the treatment of hay fever by hypodermic inoculations of pollen vaccine. The Lancet. (1911) 814

Freemann, J.: Vaccination against hay fever. The Lancet. (1914) 1178

Fuchs, E.: Spezifische Provokationsproben am Manifestationsorgan. In Werner, M., V. Ruppert: Praktische Allergiediagnostik, 3. Aufl. Thieme, Stuttgart 1979

Fuckennieder, K.: Der Graspollengehalt der Luft von Mitteleuropa. Berichte des Umweltbundesamtes. 9 (1976) 1

Gonsior, E.: Bronchiale und nasale Provokationstests-Richtlinien. Allergologie. 7 (1984) 238

Gronemeyer, W.: Indikationen für die inhalative Provokationstestung mit Allergenaerosolen. Allergologie 2 (1979) 1

Jorde, W., H. F. Linskens: Pollen als Allergieträger. Allergologie. 1 (1978) 7

Kallos, P.: Allergie und allergische Krankheiten. Tropon-Schriftenreihe, 1978

Kallos, P.: Entwicklungen der Allergielehre. Allergologie. 4 (1981) 158

Kallos, P.: Gegenwärtiger Stand der Allergielehre. Allergie-Kolloquien Hollister Stier. (1982) 1

Kersten, W.: Die Korrelation von Hauttest – Provokationstest – RAST beim Hausstauballergen. Allergologie. 1 (1978) 81

König, W.: Immunologische Grundlagen der klinischen Allergologie. Allergologie. 2 (1979) 223

Linskens, H. F.: Pollen und Polenallergie. Allergologie. 2 (1979) 210

Lustgraaf, B. van de, R. Rijchaert, H. F. Linskens: Ökologie der Hausstaub-Allergene. Allergologie. 1 (1978) 61

Maucher, O. M.: Urtikaria. Allergologie. 5 (1982) 1

Noon, L.: Prophylactic Inoculation against hay fever. The Lancet. 1 (1911) 1572

Ohnsorge, P.: Das Erscheinungsbild „Schnupfen" bei Pollenallergie. Allergologie. 1 (1978) 23

Reimann, H., J. Lewin, U. Schmidt: Klinische Manifestation der Nahrungsmittelallergie außerhalb des Gastrointestinaltraktes. Allergologie. 7 (1984) 295

Ring, J.: Diagnostische Probleme bei Nahrungsmittel-Allergien. Allergologie. 7 (1984) 364

Rudolph, R.: Schimmelpilz-Allergien in der Großstadt. Allergie-Kolloquium Hollister Stier. (1982) 55

Rudolph, R., G. Kunkel, B. Blohm et al.: Zur Häufigkeit und klinischen Bedeutung von Allergien gegen Tierepithelien. Allergologie. 4 (1981) 179

Ruppert, V.: Pricktest – Besonderheiten der Allergendiagnostik in der ärztlichen Praxis. In Werner, M., V. Ruppert: Praktische Allergiediagnostik, 3. Aufl. Thieme, Stuttgart 1979

Schadewaldt, H.: Geschichtliche Entwicklung des Allergiebegriffes. Allergie-Kolloquien Hollister Stier. (1982) 7

Tschaikowski, L. K.: Diagnostik gastrointestinaler allergischer Reaktionen. Allergologie. 2 (1979) 239

Werner, M.: Einführung in die Allergiediagnostik. In Werner, M., V. Ruppert: Praktische Allergiediagnostik, 3. Aufl. Thieme, Stuttgart 1979

Wortmann, F.: Allergische Reaktionsmechanismen. Allergologie. 4 (1981) 304

Wüthrich, B.: Nahrungsmittelallergie. Allergologie. 4 (1981) 320

11.4   Lagerungen und Sitzpositionen

Petra Klaas

Zusammenfassung

Lagerungen sind eine effektive und wenig belastende Möglichkeit, die Durchblutung und Belüftung einzelner Lungenabschnitte zu verbessern. Für die in diesem Kapitel beschriebenen Lagerungen und Sitzpositionen benötigt man nur wenige Hilfsmittel – meistens nur Kopfkissen. Damit können wirksame regionale Belüftungsstörungen behandelt und somit Pneumonieprophylaxe betrieben werden. Weitere Lagerungen und Sitzpositionen können zur Atemunterstützung bei Atemnot therapeutisch eingesetzt werden.

11.4.1 Einleitung

Eine der bedrohlichsten Störungen der Atemfunktion ist die *Atelektase*. Eine Atelektase ist ein Lungenbezirk, der zwar durchblutet wird, aber durch Sekretansammlung oder Minderbelüftung nicht mehr am Gasaustausch teilnimmt. Die betroffenen Alveolen sind luftleer und die Alveolarwände liegen aneinander. Oft müssen solche Atelektasen mittels Fiberbronchoskopie behandelt werden, was für Menschen, die unter Atemnot leiden, eine zusätzliche Belastung bedeutet. Besonders atelektasegefährdet sind bewegungeingeschränkte Menschen, Menschen, die aufgrund von Schmerzen eine flache Atmung haben, und natürlich Menschen mit Lungenerkrankungen.

Um Belüftungsstörungen, die durch eine fehlende Dehnung einzelner Lungenbezirke bedingt sind, vorzubeugen, wurden unter der Leitung von Christel Bienstein verschiedene Lagerungen entwickelt. Welche Auswirkungen eine unphysiologische Lagerung auf das atmen haben kann, belegt eindrucksvoll die Untersuchung von Wirth-Kreuzig und Frauenknecht (1992). So verbesserte sich das Atemzugvolumen der untersuchten Patienten um durchschnittlich 40,8 %, nachdem die Sitzhaltung korrigiert wurde.

11.4.2 Atemunterstützende Lagerungen

Die A-, V-, I- und T-Lagerung dienen der Dehnung einzelner Lungenbezirke. Dabei wird davon ausgegangen, dass gedehnte Lungenanteile besser belüftet werden und dass gut belüftete Lungenanteile weniger pneumonie- und atelektasegefährdet sind.

Das bedeutet für die Pflegeperson, zunächst herauszufinden, welcher Lungenanteil ungenügend gedehnt wird. Die folgenden Fragen sollen dem Pflegenden helfen, die passende Lagerungsart auszuwählen:

- Bevorzugt der Patient Bauch- oder Brustatmung?
- Hat der Patient Schmerzen und wirken sie sich möglicherweise auf das atmen aus?
- Bleibt die Ausdehnung des Brustkorbes während der Inspiration auf einer Seite zurück?
- Gibt es Hinweise auf eine Belüftungsstörung, z. B. im Röntgenbild?

Für alle Lagerungen (Abb. 11.**11–14**) werden lediglich zwei dünne Kopfkissen (80 × 80 cm) benötigt. Am besten eignen sich ausgediente Federkissen. Zur Unterstützung des Kopfes braucht der Patient normalerweise zwei Kopfkissen oder ein Kopfkissen und ein kleines Kissen, das sogenannte „Fritzchen".

Je flacher das Kopfende des Bettes ist, desto stärker ist die Dehnung im Thoraxbereich. Allerdings tolerieren nicht alle Patienten eine flache Lagerung, sodass häufig das Kopfende etwas erhöht werden muss.

Die A-Lagerung

Die A-Lagerung führt zur Dehnung der oberen Lungenanteile.
Zwei nicht zu prall gefüllte Federkissen werden durch Ineinanderstülpen zu „Schiffchen" geformt und A-förmig hinter den Patienten gelegt (Abb. 11.**11**). Die Spitze des „A" soll sich beim liegenden Patienten zwischen den Schulterblättern befinden und so die oberen Lungenbezirke dehnen. Der Kopf wird bequem mit zwei Kissen unterstützt.

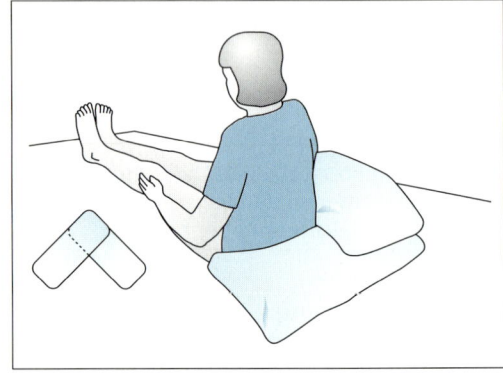

Abb. 11.**11**   A-Lagerung

Die V-Lagerung

Durch die V-Lagerung erzielt man eine Dehnung der unteren Lungenanteile.
Auch hier werden die Schiffchenkissen benötigt. Die Kissen werden V-förmig hinter den Patienten gelegt, so dass sich die Spitzen unter dem Becken überlappen (Abb. 11.**12**).
Die praktische Erfahrung mit dieser Lagerung zeigte, dass sie von großen Patienten mit breitem Thorax gut toleriert wird. Kleine, schmale Menschen geraten durch die großen Kissen oft in ein starkes Hohlkreuz. Für diese Menschen eignet sich die I-Lagerung besonders gut.

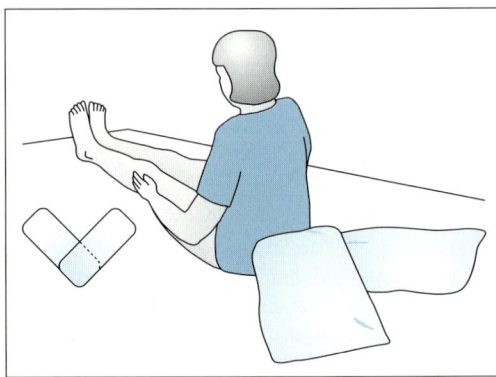

Abb. 11.**12**   V-Lagerung

Die I-Lagerung

Diese Lage eignet sich für kleine, schmale Menschen. Hier ist nur ein Schiffchenkissen erforderlich. Das Schiffchen wird unter die Wirbelsäule gelegt (Abb. 11.**13**). So erreicht man eine leichte Dehnung des gesamten Brustraumes.

Die T-Lagerung

Die T-Lagerung kann die A- und V-Lagerung ersetzen. Besonders Patienten, die mit der V-Lage nicht zurecht kommen, tolerieren die T-Lage meist problemlos. Mit ihr kann eine Dehnung der unteren, mittleren und oberen Lungenanteile erreicht werden.
Auch hier werden wieder zwei Schiffchenkissen hinter den Patienten gelegt und zwar T-förmig. Der Patient wird so gelagert, dass er mit der Wirbelsäule auf dem Längskissen liegt. Je nachdem, welcher Lungenbezirk gedehnt werden soll, wird das Querkissen weiter oben oder weiter unten positioniert (Abb. 11.**14**).

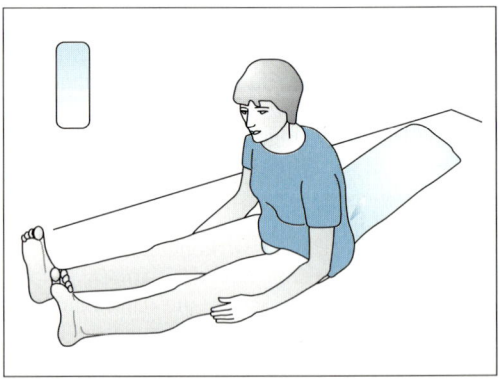

Abb. 11.**13**   I-Lagerung

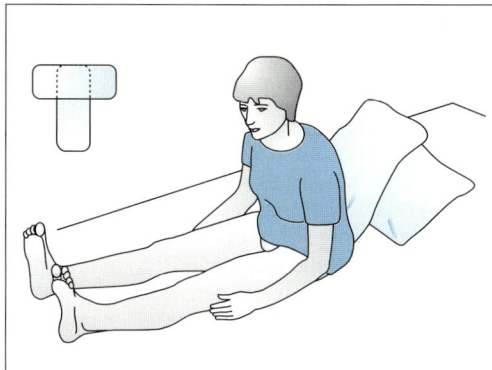

Abb. 11.**14** T-Lagerung

Die Halbmondlagerung

Bei der Halbmondlagerung legt der Patient die rechte Hand hinter den Kopf. Den linken Arm zieht er so weit wie möglich am linken Bein nach unten. Die Beine werden geschlossen zur nicht gedehnten Seite gelegt. Dies bewirkt eine Dehnung der oberen und seitlichen Lungenanteile. Für die Dehnung der anderen Seite gilt Entsprechendes.
Die Halbmondlagerung eignet sich allerdings nur für Patienten, die im Wirbelsäulen- und Hüftbereich noch sehr beweglich sind.
Kontraindikationen für die oben beschriebenen Lagerungen gibt es nicht, es sei denn, der Patient toleriert die Lagerung nicht. Die Dehnung und somit die bessere Belüftung wirken natürlich nur so lange, wie der Patient in der entsprechenden Position bleibt. Diese speziellen Lagerungen dürfen allerdings nicht die einzigen Pflegehandlungen sein, um prophylaktisch und therapeutisch mit dem Patienten bezüglich der Atmung zu arbeiten.
Leider gibt es keine Untersuchung, aus der hervorgeht, wie lange und wie oft diese speziellen Lagerungen eingenommen werden sollten. Die Arbeit mit Patienten zeigte, dass dreimal täglich für 10 bis 20 Minuten von den meisten akzeptiert wurde.

Lagerungswechsel

Auch einfache Positionswechsel dienen ebenso wie die oben beschriebenen Lagerungen der Prophylaxe und der Therapie von Atelektasen und Pneumonien.
So werden oben liegende Lungenanteile besser belüftet und unten liegende besser durchblutet. Das bedeutet, dass bei Patienten, die zur Dekubi-

tusprophylaxe beispielsweise in eine 30°-Lage gebracht werden, gleichzeitig eine Pneumonieprophylaxe durchgeführt wird.
Die Lagerungen stellen eine Möglichkeit zur Behandlung regionaler Belüftungsstörungen dar. Da oftmals mehrere Probleme gleichzeitig bei einem Menschen in Bezug auf seine Atmung auftreten, ist eine sinnvolle Kombination verschiedener Handlungen häufig erforderlich.

11.4.3 Sitzpositionen und Lagerung zur Atemerleichterung bei Atemnot

Die folgenden Sitzpositionen erhöhen die funktionelle Residualkapazität, und dadurch nimmt die Bronchialweite zu. Je weiter die Bronchien sind, desto geringer ist der Atemwegswiderstand und das Gefühl der Luftnot verringert sich. Außerdem bewirkt die Entlastung des Thorax vom Gewicht des Schultergürtels eine Kraftersparnis, und durch die Fixierung des Schultergürtels wird ein effektiver Einsatz der Atemhilfsmuskulatur ermöglicht.
Viele von Atemnot betroffene Patienten nehmen oft automatisch atemerleichternde Positionen ein.

Der Reitersitz

Hierbei sitzt der Patient verkehrt herum auf einem Stuhl. Die Unterarme werden auf der Rückenlehne abgelegt.

Der Kutschersitz

Im Sitzen stützt der Patient die Ellenbogen auf die Knie und beugt den Oberkörper nach vorn.

Sitzen vor dem Tisch

Ebenso kann der Oberkörper des Patienten auf einen Tisch gestützt gelagert werden. Die Arme können bei Bedarf mit Kissen unterstützt werden.

Lehnen an der Wand

Der Patient lehnt sich an die Wand. Die Füße stehen etwas von der Wand entfernt und die Arme liegen locker auf den Oberschenkeln.

Sitzen an der Bettkante

Viele Patienten, die unter Asthma leiden, setzen sich an die Bettkante, um ihre Atemnot zu mindern. Die Hände sind dabei seitlich aufgestützt, um den Thorax vom Schultergürtel zu entlasten und durch dessen Fixation den Einsatz der auxiliären Atemmuskulatur zu ermöglichen. Die Füße sollten entweder auf dem Fußboden oder einem Fußbänkchen abgestellt werden, damit keine Haltearbeit erforderlich und einem Abrutschen von der Bettkante vorgebeugt wird.

Atemerleichternde Lagerung im Bett

Bei der Lagerung im Bett gilt das Prinzip: Weniger ist mehr. Viele Patienten fühlen sich von zu vielen Kissen eingeengt und ihre Atemnot verstärkt sich.

Folgende Prinzipien leiten die Lagerung bei Luftnot im Bett:

- Thorax möglichst frei lagern. Dies wird durch eine A-Lagerung oder durch ein Kissen, das weit in den Rücken geschoben wird, erreicht.
- Ein Herunterrutschen im Bett vermeiden. Falls ein modernes Bett mit verlängertem Rückenteil und angepasstem Hüftknick nicht zur Verfügung steht, kann mit der Unterpolsterung der Sitzbeinhöcker durch kleine Handtücher oder Waschlappen ein Herunterrutschen vermieden werden. Die Handtücher oder Waschlappen müssen regelmäßig, spätestens nach 2 Stunden entfernt werden, da durch den erhöhten Druck Dekubitusgefahr besteht.
- Entlastung des Thorax vom Schultergürtel. Durch die Unterstützung der Arme mit Kissen wird das Gewicht des Schultergürtels vom Brustkorb genommen.

Literatur

AVR-Film: Video Atmen. AVR-Film Schrader, Stolzenau
Bienstein, C., G. Schröder, M. Braun, K,-D. Neander: Dekubitus. Thieme, Stuttgart 1997
Cegla, U. H.: Atem-Techniken. TRIAS, Stuttgart 1992

Klaas, P.: Probleme mit der Atmung. In Bienstein, C., A. Zegelin: Handbuch Pflege. Verlag selbstbestimmtes leben, Düsseldorf 1995

11.5 Atemstimulierende Einreibungen

Ansgar Schürenberg

Zusammenfassung

Das Kapitel setzt sich primär mit der Durchführung der atemstimulierenden Einreibung auseinander. Es werden verschiedene Möglichkeiten der Lagerung bei gleichbleibendem Einreibungshandling vorgestellt. Weiterhin werden Indikationen für eine atemstimulierende Einreibung erörtert und auf bereits durchgeführte, systematisch erfasste Erfahrungsberichte hingewiesen.

11.5.1 Das atmen stimulieren

Die atemstimulierende Einreibung will – wie der Name schon sagt – die Atmung stimulieren, stärken, bewusst machen.

Die Atmung zu stimulieren kann bei drei Problembereichen für Menschen von Vorteil sein:

- Der Mensch erlebt durch seine aktuelle Atmung Defizite etwa bei obstruktiven Lungenerkrankungen, einer geschwächten Atemmuskulatur, z. B. bei allgemeiner Schwäche oder als Medikamentennebenwirkung, bei Pneumonie, Lungenödem und anderen Erkrankungen der Atemwege.
- Somatische oder psychische Zustände bedingen eine defizitäre Atmung, beispielsweise bei Angst, Isolation, Resignation, Aufregung, Schmerz, Anstrengung, Fieber, Operationen, Koronarerkrankungen und Verschiebungen im Elektrolyt- und Säure-Basen-Haushalt.
- Der Mensch ist sich seiner Atmung zu wenig bewusst und kann so deren Kraft und Rhythmus nicht nutzen, etwa bei Desorientierung, Demenz, Somnolenz, Bewusstlosigkeit, Schlaflosigkeit, Unruhe oder der Entwöhnungsphase bei Respiratorbeatmung.

Eine Stimulierung der Atmung meint hier nicht, durch spezifische Reize eine Reaktion auszulösen, wie es lange Zeit fälschlicherweise mit Franzbranntwein versucht wurde. Die atemstimulierende Einreibung will den Menschen nicht reizen, sondern ihn durch An-reize unterstützen und fördern.

Die von C. Bienstein für die Basale Stimulation® in der Pflege entwickelte atemstimulierende Einreibung soll eine Anregung und ein Angebot zur Kommunikation über den Körper mit der Person sein.

- Ich nehme die Einreibung demnach nicht *an dem Patienten vor*, sondern erlebe sie *mit ihm gemeinsam*. Das setzt Offenheit und Zugewandtheit beim Einreibenden voraus, gibt ihm aber auch eine *Atem*-Pause in dem häufig stressigen Arbeitsablauf.

11.5.2 Wirkungen der atemstimulierenden Einreibung

Die Auswirkungen der atemstimulierenden Einreibung wurden in vielen Untersuchungen und Beobachtungen von Pflegekräften belegt:

- In einer vom Autor vorgelegten Studie (1993) konnte gezeigt werden, dass die atemstimulierende Einreibung bei Menschen mit Einschlafstörungen das Ein- und Durchschlafen fördern. Es konnte selbst bei schlafmittelabhängigen Patienten zum teil auf die Medikation verzichtet werden.
- Die Auswirkungen der atemstimulierenden Einreibung als präoperative Pflegemaßnahme untersuchte M. Lengauer (1992). Sie empfiehlt die atemstimulierende Einreibung als Operationsvorbereitung. In ihrer Untersuchung konnte zum Teil auf Tranquillizer als Prämedikation verzichtet werden. Die eingeriebenen Patienten kamen trotzdem sehr beruhigt und – im Gegensatz zu den nicht eingeriebenen Patienten – meist schlafend in den Operationssaal.
- A. Lehmann (1994) konnte neben der einschlaffördernden Wirkung bei desorientierten Patienten eine eindeutige Verbesserung der

Orientierung und eine Beruhigung fest-stellen.

- Eine Konzentrations- und Wahrnehmungsför-derung bei Patienten nach Apoplexie gibt G. Geppert (1994) an.
- J. Pfister (1994) untersuchte die Auswirkung der atemstimulierenden Einreibung auf Patienten und ihre Befindlichkeit während der Umkehrisolation bei Chemotherapien und konnte positive Ergebnisse vorweisen.

Darüber hinaus wurden eine zeitweise verbes-serte Artikulation, ein gestärktes Selbst-Be-wusstsein, Stimmungsaufhellungen und andere unspezifische Wirkungen beobachtet.

Die Bedeutung und der Einfluss der Atmung auf Körper und Psyche durch die wechselseitige Wirkung von Hypothalamus und limbischem System wird an anderer Stelle ausführlich beschrieben (s. 1, 5; Fröhlich, 1996). Daher wird hier nur auf die Regulierung der Atmung mit Hilfe der atemstimulierenden Einreibung einge-gangen.

11.5.3 Beeinflussung des atmens

Der Atemvorgang ist einer der wenigen Körper-vorgänge, die sich direkt beeinflussen lassen. Die Dickdarmpassage ist im Vergleich dazu bei der Darmmassage durch die Bauchdecke nur relativ unspezifisch zu verändern.

> **!** Die Lungenbewegung ist als einzige lebenswichtige Organfunktion durch den Willen leicht manipulierbar und gleichzeitig ein elementares Bindeglied zwischen körper-licher und psychischer Befindlichkeit und deren Ausdrucksform.

Wegen des direkten Einwirkens über den knö-chernen Thorax und die Skelettmuskulatur sowie die indirekte Anregung verschiedener Regulationssysteme bestehen neben den enor-men Möglichkeiten bei der atemstimulierenden Einreibung ebenso viele Gefahren, die ein hohes Maß an Verantwortung voraussetzen.

11.5.4 Die Basale Stimulation®

Die Basale Stimulation will den in ihrer Wahr-nehmung veränderten Menschen, z. B. Frühgebo-rene, stark bewegungseingeschränkte, desorien-tierte, somnolente, komatöse oder behinderte

Menschen, Hemiplegiker und Menschen mit Morbus Alzheimer oder ähnlichen Erkrankungen über ein deutliches, angenehmes Körpergefühl beziehungsweise Körperbewusstsein die Mög-lichkeit geben, in Beziehung zur Umwelt zu tre-ten. Sie möchte Angebote zur Kommunikation und Orientierung machen. Dies kann während der alltäglichen Pflegetätigkeiten, die größten-teils mit Berührung einhergehen, stattfinden.

Nach A. Fröhlich, dem Begründer der Basalen Sti-mulation, begreift sich der Mensch in erster Linie über seinen Körper. Fröhlich bezieht sich dabei auf A. Adler und sagt: „Das primäre ICH ist ein Körper-Ich" (1996). Gerade in Krisensituationen brauchen wir jemanden, der uns hilft, uns unse-res Körper-Ichs gewahr zu werden. „Der Mensch wird am DU zum ICH." (Buber 1983). D. Anzieu (1992) bezeichnet beispielsweise „Asthma als Versuch, die das Körper-Ich bildende Hülle von innen heraus zu erleben". Mit der atemstimulie-renden Einreibung helfen wir dem Asthmakran-ken, sein Körper-Ich deutlicher, angenehmer und auch von außen zu spüren.

Auch Bewegungseinschränkung, Desorientie-rung und Somnolenz gehen mit einer veränder-ten Wahrnehmung oder, wie Fröhlich es aus-drückt, einem veränderten *Gewahrwerden* des Körpers einher. Somit müsste in den Anamnese-bögen neben „orientiert: zeitlich, örtlich, zur Person" auch „körperlich" dokumentiert werden. In den eingangs erwähnten Situationen von Menschen mit Atemnot fehlt das klare Körperge-fühl, die Energie, der gleichmäßige, ruhige und tragende Rhythmus des Körpers, insbesondere der der Atmung und des Brustkorbes.

Für die atemstimulierende Einreibung fügte C. Bienstein dem Konzept der Basalen Stimula-tion Elemente aus anderen Bereichen wie des erfahrbaren Atems, der rhythmischen Einrei-bung, der schwedischen Massage, dem Shiatsu und der Biomechanik hinzu.

Zusätzlich haben sich Aspekte, wie sie unter anderem in der basalen Kommunikation, beschrieben werden, bewährt (Mall 1995, Uex-küll 1994).

11.5.5 Durchführung der atem-stimulierenden Einreibung

Der Einreibende sollte 5 bis 10 Minuten aus-schließlich für diese Maßnahme Zeit haben. Es empfiehlt sich daher, sich bei den Kollegen abzu-melden und ein Schild „Bitte nicht stören" an der Zimmertür aufzuhängen. Falls auch noch andere Pflegemaßnahmen (z. B. Gang zur Toilette, Verbandswechsel) durchgeführt werden sollen, stelle man sie der atemstimulierenden Einreibung voran, um deren Wirkung nicht zu schmälern. Wenn Entspannung, Ausgeglichenheit, eine gute Atmung und gestärkte Aufmerksamkeit für spezielle Maßnahmen wie beispielsweise physikalische Therapie, Logopädie oder Untersuchungen förderlich sind, ist es sinnvoll, dem Patienten die Einreibung als Vorbereitung anzubieten.

Während der atemstimulierenden Einreibung sollte der Patient so sitzen, dass die Pflegekraft Zugang zum Rücken hat (Abb. 11.**15**) und er selbst den Oberkörper ablegen oder sich mit den Armen leicht abstützen kann. Der Patient sitzt beispielsweise auf einem Hocker vor dem Tisch, rittlings auf einem Stuhl mit Rückenlehne oder auf der Bettkante mit einem davor geschobenen Stuhl mit hoher Rückenlehne. Es empfiehlt sich, dem Patienten zusätzlich ein Kissen oder Ähnliches als Polsterung anzubieten (Abb. 11.**15**). Grundsätzlich ist auch eine 135°-Bauchlagerung oder eine 90°-Seitenlage bei der atemstimulierenden Einreibung möglich (Abb. 11.**16**), die aber vom Asthmatiker meist nur ungern eingenommen werden.

Eingerieben wird mit einer Wasser-in-Öl-Körperlotion, die nach Möglichkeit vorgewärmt sein sollte.

Um die angestrebte Wirkung zu erreichen, sind einige aus der Basalen Stimulation stammende Prinzipien zu beachten:
- Die Einreibung wird nicht *am* Patienten vorgenommen, sondern *mit* ihm als Dialog durchgeführt.
- Der Hautkontakt bleibt vom Auftragen der Creme bis zum Abschlussausstrich kontinuierlich erhalten.

- Die Berührung soll immer
  - möglichst großflächig,
  - mit gleichmäßigem, deutlichem Druck,
  - mit geschlossener Hand bei angelegtem Daumen,
  - den Körper nachformend und
  - „horchend"

sein.

Zuerst wird die Creme mit oben beschriebener Berührungsqualität symmetrisch in überlappenden Streifen auf Rücken und Flanken aufgetragen.

Ohne den Kontakt zu unterbrechen, versucht die Pflegeperson, die Atmung des Patienten zu erspüren, indem sie beispielsweise die Hände auf die Flanken oder die Schultern legt. Meist ist der Atemrhythmus auch unüberhörbar. Nun versucht der Einreibende diese Atmung zu übernehmen. Wenn es ihm möglich ist, atmet er im gleichen Rhythmus wie der Patient und bewegt sich synchron dazu. Dies erfordert ein gutes Gefühl für die eigene Atmung und deren Regulationsmöglichkeiten. Kann sich der Einreibende auf die Atmung des Patienten nicht einlassen, vielleicht weil er sie als problematisch oder beängstigend empfindet, atmet und bewegt er sich etwas langsamer oder gleichmäßiger als der Patient, aber an ihm orientiert.

Von den Schultern ausgehend wird in kreisenden Bewegungen zu der Atmung passend der Rücken ausgestrichen und durch das Streichen entlang der Wirbelsäule und den Rippen der Thorax

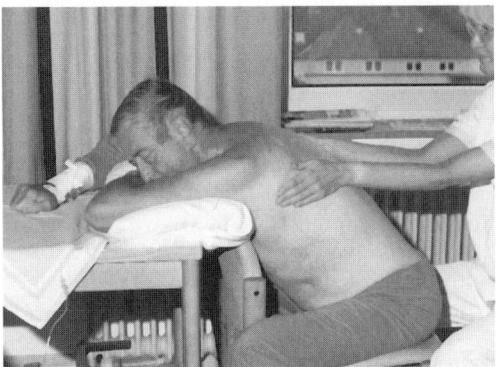

Abb. 11.**15** Lagerung des Patienten für die atemstimulierende Einreibung. Der Patient sitzt rittlings auf einem Stuhl und legt den Oberkörper auf einem Tisch ab

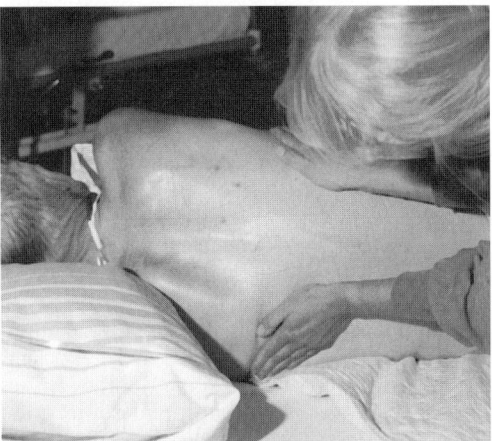

Abb. 11.**16** Der Patient liegt in Seitenlage im Bett. Wichtig ist, dass der Rücken frei zugänglich ist und der Patient sich wohl fühlt und entspannen kann

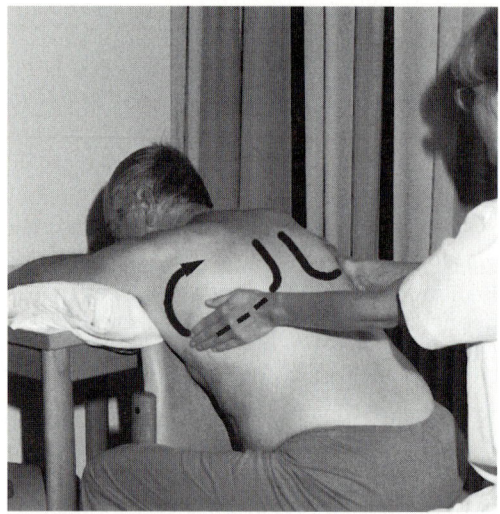

Abb. 11.**17**   Der Rücken wird mit großflächigen, kreisenden Bewegungen ausgestrichen. Die parallel zu den Rippen liegenden Hände geben den Impuls für die Einatmung

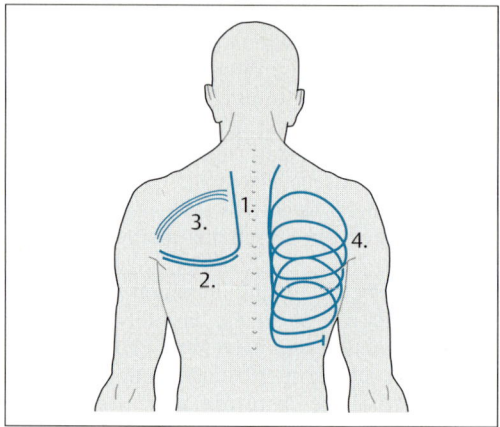

Abb. 11.**18**   Durchführung der atemstimulierenden Einreibung.
Die Hände streichen mit erhöhtem Druck in Daumen und Zeigefinger (<12>) parallel zur Wirbelsäule, lassen aber die Dornfortsätze frei
Die Fingerspitzen fallen nach außen, während die Handballen einen kleinen Kreis beschreiben. Der Druck in den kleinen Fingern und der Kleinfingerkante (<10>) ist erhöht. Phase 1 und 2 markieren die Ausatmung
Die Finger heben die Rippen und drehen wieder mit gleichmäßigem, geringem Druck der ganzen Hand (<11>) zur Wirbelsäule zurück. Die Einatmung wird forciert
Die Kreise ziehen spiralig von der Schulter bis zum Rippenbogen. Nach 4 bis 7 Kreisen wird wieder an der Schulter begonnen

komprimiert. Durch das Zurückdrehen der Fingerspitzen in Richtung Wirbelsäule erhalten die Rippen den Impuls, sich zu heben, und damit wird die Einatmung forciert (Abb. 11.**17**). Nach 5 bis 6 Kreisen sind die Hände an den unteren Rippenbögen angelangt und werden, statt sie in Richtung Wirbelsäule zu drehen, in dieser Einatemphase im Wechsel wieder auf die Schultern gelegt, um zur Ausatmung wieder entlang der Wirbelsäule streichen zu können. Während des Wechselns der Hände zu den Schultern ist darauf zu achten, dass der Hautkontakt erhalten bleibt. Dies wird mehrmals wiederholt.
Langsam, aber kontinuierlich wird dem Patienten eine etwas langsamere oder tiefere, gleichmäßigere Atmung durch die entsprechenden Bewegungen der Hände, wie die Verlangsamung der Einreibung oder das Verlängern der „Ausatembewegungen", angeboten. Während der ganzen Einreibung üben die Hände einen deutlichen, gleichmäßigen Druck aus, zu dem aber in Phase 1 ein spezifischer, stärkerer Druck in Daumen und Zeigefinger beziehungsweise in Phase 2 in Kleinfinger und Kleinfingerkante hinzukommt (Abb. 11.**18**). Die Hände passen sich der „Rückenlandschaft" an und bilden keine Hohlhand. Dies bedarf einer gewissen Übung und sollte unter Anleitung erlernt werden.

Nach ca. 5 bis 10 Minuten wird die Einreibung abgeschlossen, indem der Rücken, ähnlich wie am Anfang, großflächig von der Schulter zum Becken hin mit mehreren überlappenden Streifen ausgestrichen wird. Die Hände „verabschieden" sich deutlich am unteren Rücken.
Der Patient nimmt diese unterstützende Atembegleitung in der Regel gut an, da er die bessere Atmung spürt, ohne das Gefühl zu haben, man habe sie ihm aufgezwungen.
Oft lohnt es sich, den Angehörigen die atemstimulierende Einreibung zu vermitteln. Das spart Zeit und kommt der Beziehung zwischen Patient und Angehörigen zugute.
Gerade bei stark atembeeinträchtigten Patienten empfiehlt es sich, zusätzlich zu dieser Maßnahme weitere atemfördernde Pflegemaßnahmen aus der Basalen Stimulation, wie die atemunterstützende Waschung, in die Pflegeplanung aufzunehmen.

Literatur

Anzieu, D.: Das Haut-Ich. Suhrkamp, Frankfurt 1992

Bienstein, C., Fröhlich, A.: Basale Stimulation in der Pflege. Verlag selbstbestimmtes Leben, Düsseldorf 1991

Buber, M.: Ich und Du. Lambert Schneider, Heidelberg 1983

Fröhlich, A.: Wahrnehmungsstörungen und Wahrnehmungsförderung. Edition Schindele, Heidelberg 1996

Geppert, G.: Die rhythmische Einreibung bei Patienten nach Apoplex im Hinblick auf Wahrnehmung und Konzentration. DBfK, München 1994 (unveröffentlicht)

Hauschka, M.: Rhythmische Massage nach Dr. Ita Wegman. 1972
Verlag: Schule für künstlerische Therapie und Massage

Lehmann, A.: Basale Stimulation in der Pflege verwirrter Patienten am Beispiel der Atemstimulierenden Einreibung. DBfK, München 1994 (unveröffentlicht)

Lengauer, M.: Die atemstimulierende Einreibung (nach C. Bienstein) als Bestandteil der präoperativen Vorbereitung von kardiochirurgischen Patienten. DBfK, Essen 1992 (unveröffentlicht)

Middendorf, I.: Der Erfahrbare Atem – Eine Atemlehre. Junfermann, Paderborn 1984

Montagu, A.: Körperkontakt. Klett-Cotta, Stuttgart 1987

Pfister, I.: Berühren ist Begegnen – Wohlbefinden fördern durch ASE am Beispiel von Patienten in Umkehrisolation. DBfK, Essen 1994

Schürenberg, A.: Die atemstimulierende Einreibung als einschlafförderndes Mittel in der Klinik. Pflege. Bern 2 (1993) 135–143

11.6 Sauerstofftherapie

Peter Sefrin

Zusammenfassung

In diesem Kapitel wird die Applikation von Sauerstoff als therapeutisches Verfahren dargestellt. Die Vorstellung der technischen Möglichkeiten zur suffizienten Verabreichung von Sauerstoff folgt der Darstellung von wesentlichen physiologischen und pathophysiologischen Grundlagen.

11.6.1 Einleitung

Die Zufuhr von Sauerstoff (O_2) bei respiratorischen Störungen ist ein Standardverfahren im Bereich der Notfallmedizin, das leider oft vernachlässigt wird. Sauerstoffmangel entsteht, wenn die Atmung sistiert, dem Gefäßsystem nicht genügend Blut oder Flüssigkeit zur Verfügung steht oder wenn das Herz die Zirkulation nicht in ausreichendem Maße antreibt.

Der Organismus benötigt zum Ablauf der einzelnen Stoffwechselschritte auf zellulärer Ebene neben einer ausreichenden Perfusion (Durchblutung) ein Sauerstoffangebot von ca. 200 bis 300 ml O_2 pro Minute. Pro Tag verbraucht der Körper etwa 500 l O_2, das Gehirn benötigt bei nur 2 % der Gesamtkörpermasse alleine 100 l. Beides, Oxygenation (Sauerstoffanreicherung des Gewebes) und Perfusion, sind bei Notfallpatienten häufig gefährdet und stellen damit einen zentralen Ansatzpunkt der Notfalltherapie dar.

Da die Speicherkapazität des Organismus für Sauerstoff nur etwa 1000 ml beträgt und der Vorrat in Ruhe gerade den Bedarf für maximal 5 Minuten, bei Belastung nur für 0,5 bis 2 Minuten decken kann, ist eine exogene Zufuhr häufig geradezu zwingend. 400 ml O_2 befinden sich in der Alveolarluft der Lunge, 800 ml sind an das Hämoglobin des Blutes gebunden, 250 ml an das Myoglobin der Muskulatur und 50 ml sind in den Körperflüssigkeiten gelöst. Werden unter Notfallbedingungen der Sauerstofftransport über das Blut und die Sauerstoffzufuhr über die Atemwege unterbrochen, können weder diese Reserven noch die Umschaltung vom aeroben auf den anaeroben Stoffwechsel eine längerfristige Überbrückung garantieren.

11.6.2 Physiologische Grundlagen

Zum Verständnis der therapeutischen Beeinflussung eines Sauerstoffmangels sind einige Anmerkungen zum Sauerstofftransport im Organismus erforderlich: Durch die aktive muskulärbedingte Inhalation von Raumluft erfolgt die Sauerstoffaufnahme in den Lungen und Alveolen und von dort per diffusionem der Gasaustausch mit dem Blut. Die Sauerstofftransportkapazität des Blutes ist von einer ausreichenden Herzleistung (Herzminutenvolumen) und Zirkulation sowie von der Bereitstellung von Hämoglobin (Hb) in den Erythrozyten abhängig. Die Sauerstofftransportkapazität ist damit eine direkte Funktion der Hämoglobinmenge.

Unter Sauerstoffsättigung versteht man das Verhältnis von oxygeniertem Hämoglobin zu nichtoxygeniertem Hämoglobin. Für die Versorgung des Gewebes mit O_2 durch die direkte Abgabe an die einzelne Zelle ist die Affinität des O_2 an das Hämoglobin verantwortlich.

Für den Fall eines Sauerstoffmangels hält der Körper Kompensationsmechanismen bereit. Einer besteht in der **anaeroben Atmung**. Statt Traubenzucker über Pyruvat zu Wasser und Kohlendioxid (CO_2) zu veratmen, verläuft der Weg der Energieproduktion bei Sauerstoffmangel über Pyruvat zu Laktat. Das in der Zelle produzierte Laktat führt zu einer Übersäuerung des Organismus.

Ein zweiter Kompensationsmechanismus ist die Erhöhung der **arterio-venösen O_2-Differenz (AVD)**. Bei einer normalen arteriellen Sauerstoffsättigung von 97 % liegt diese im venösen System bei 75 %. Daraus ergibt sich eine arterio-venöse O_2-Differenz von 22 %. Ein mehr theoretischer Schutzmechanismus ist die Regulation der Hämoglobinkonzentration, was gerade im Notfall mit erheblichen Schwierigkeiten verbunden ist.

Der Antransport des Sauerstoffs zu den peripheren Geweben lässt sich aus dem Produkt des Herzzeitvolumens, multipliziert mit dem arteriellen Sauerstoffgehalt, errechnen. Bei einem Herzminutenvolumen von 5 l pro Minute und einem arteriellen Blutgehalt von 18–20 ml O_2/100 ml Blut verlassen jede Minute 900–1000 ml O_2 das Herz, um an das Gewebe abgegeben zu werden. Aus den Größen Herzzeitvolumen (5 l), Hämoglobin (15 g%), der arterio-venösen Sättigungsdifferenz (97 %–75 % = 22 %) und einem Faktor 13,8 lässt sich der Sauerstoffverbrauch in der Peripherie mit 228 ml pro Minute errechnen.

Hierdurch wird ersichtlich, dass eine suffiziente Sauerstofftherapie immer auch an eine ausreichende Herz-Kreislauf-Funktion gebunden ist und keinesfalls isoliert gesehen werden kann. Umgekehrt kann eine Steigerung des Herzzeitvolumens als wesentlicher Faktor zum Ausgleich einer anderen Sauerstofftransportstörung beitragen.

11.6.3 Ursachen für Sauerstoffmangel

Die Indikation zur Anwendung von Sauerstoff in der Notfallmedizin ist immer dann gegeben, wenn es sich um eine *Hypoxämie* (herabgesetzter Sauerstoffpartialdruck im arteriellen Blut mit Sauerstoffmangel im Gewebe), eine *Hypoxie* (Verminderung des Sauerstoffs im Blut) oder eine *Hypoxygenation* (unzureichende Sauerstoffsättigung des Blutes in der Lunge) handelt.

Ursachen einer Hypoxie sind z. B. Ertrinken, Verschütten, Ersticken aber auch Inhalation von Gasen wie Kohlendioxid. Störungen in der Sauerstoffversorgung treten auch bei einer Atemdepression im Rahmen von Intoxikationen, bei Schädel-Hirn-Trauma oder apoplektischem Insult auf. Die Hypoxie kann auch Folge einer Verlegung der Atemwege durch Fremdkörper, Erbrochenes oder eine Schleimhautschwellung sein, aber auch durch eine Widerstandserhöhung im Bereich der oberen Luftwege hervorgerufen werden. Veränderungen des knöchernen Thoraxskeletts lösen ebenso wie muskuläre Dysfunktionen hypoxische Zustände aus. Das Gleiche gilt für neuromuskuläre Erkrankungen und thorakale Verletzungen.

Eine Vergrößerung der Diffusionsstrecke findet sich bei Fibrosen, Asbestosen und Lungenödem – speziell bei Reizgasinhalation –, während sich eine Störung der Diffusion im alveolo-kapillären Bereich im Rahmen von Atelektasen, Emphysem und Zystenbildung abspielt.

Auf der kardiozirkulatorischen Seite führen insbesondere Einengungen der Lungenstrombahn im Rahmen von Thrombose und Embolie, Veränderungen der Sauerstofftransportkapazität des Blutes bei Schock, Hypovolämie und Anämie sowie pathologische Hämoglobinverbindungen zu hypoxämischen Zuständen. Eine Störung des Ventilations-Perfusions-Verhältnisses schließlich liegt beispielsweise bei Gefäßobstruktion und einem Verlust von Lungengewebe vor.

Eine Steigerung des Sauerstoffangebotes erfolgt je nach Intensität des Mangels in einzelnen Stufen. Die Anreicherung der Inspirationsluft zur Aufsättigung des Sauerstoffspeicher steht im Mittelpunkt der therapeutischen Bemühungen, wobei eine Hypoxie durch die Sauerstoffapplikation per inhalationem nur dann nachhaltig beeinflusst werden kann, wenn eine ausreichende Spontanatmung vorhanden ist.

Bei Notfallpatienten mit chronisch obstruktiven Lungenerkrankungen wie Bronchitis, Asthma oder Emphysem wird die Gefahr gesehen, dass aus einer Sauerstoffgabe eine Minderung der Spontanatmung resultieren könne. Im Akutfall besteht gewöhnlich eine Hypoxämie und eine Hypokapnie (Verminderung des Kohlendioxidpartialdruckes im Blut). Wie gering die Kompensationsfähigkeit der mit Sauerstoff gefüllten Lunge ist, zeigt die Tatsache, dass im Rahmen einer Inhalationstherapie bei Umschalten von O_2 auf Luft der Sauerstoffpartialdruck (paO_2) innerhalb von 2 Minuten wieder auf den Ausgangswert abfällt.

11.6.4 Methoden zur Verabreichung von Sauerstoff

Zur Sauerstoffapplikation stehen verschiedene Systeme zur Verfügung, die zu bestimmten inspiratorischen Sauerstoffkonzentrationen führen (Tab. 11.**16**). In Abhängigkeit von der Atemtiefe und Atemfrequenz sind mit verschieden hohen Sauerstoff-Flows verschiedene arterielle Sauerstoffkonzentrationen zu erreichen (Tab. 11.**17**).

Die einfachste Form der Applikation erfolgt über eine *Nasensonde* (abgedichtet mit Schaumstoff) oder einen *Nasopharyngealkatheter*. Bei der freiliegenden Nasensonde ist die Sauerstoffkonzentration nur unzureichend kontrollierbar, allerdings ist die Anfeuchtung ausreichend. Beim Nasopharyngealkatheter ist dagegen die Anfeuchtung mangelhaft, was auch vom Patienten als unangenehm empfunden wird, aber die Dosierbarkeit besser. Wird der Katheter zu tief

Tab. 11.**16**   Sauerstoffanreicherung und inspiratorische Sauerstoffkonzentrationen bei verschiedenen Systemen

% O$_2$-Anreicherung	Inspiratorische O$_2$-Konzentration (in %)
50 % durch Nasopharyngealkatheter und Sauerstoffbrille	29–40
50 % über Nasensonde	35–46
100 % durch Nasopharyngealkatheter	40–59
100 % über Sauerstoffbrille	38–54
100 % über Nasensonde	46–62

Tab. 11.**17**   Sauerstoff-Flows und inspiratorische Sauerstoffkonzentrationen während der Insufflation

	Flow (in l/min)	Inspiratorische O$_2$-Konzentration (in %)
1. Nasensonde	4	30
	6	40
	8	50
2. Nasopharyngealkatheter	6	
3. Plastikmaske ohne Beutel	6–8	35–45
	10	45–55
4. Plastikmaske mit Beutel	6	40–50
	8	50–60
	10	70–90
5. Gut abgedichtete Gummimaske mit Beutel und Nichtrückatemventil	8	80

Tab. 11.**18**   Sauerstoff-Stufentherapie

I. Stufe:	O$_2$-Inhalation (Nasensonde)
II. Stufe:	O$_2$-Inhalation aus Reservoir (Gesichtsmaske mit Beutel)
III. Stufe:	Assistierte Beatmung mit Luft/O$_2$-Gemisch mittels Beatmungsbeutel
IV. Stufe:	kontrollierte Beatmung mit festem O$_2$-Anteil (evtl. mit PEEP)

eingeführt, kann es zu einer gastralen Insufflation mit Magenblähung bis zur Magenruptur kommen. Am schlechtesten ist die Dosierbarkeit bei einer *Sauerstoffbrille*. Eine ausreichend hohe Sauerstoffkozentration wird mit einer abgedichteten Sonde erreicht, wobei bei reiner Sauerstoffatmung 45 bis 65 Vol% O$_2$ in der Inspirationsluft erreicht werden können. Eine dichtschließende *Sauerstoffmaske*, die von kooperativen Patienten selbst gehalten werden kann, erlaubt bei einer Atmung aus einem Reservoir und einem Zufluss von 8 l pro Minute einen FiO$_2$ (inspiratorischen Sauerstoffanteil) von 0,8 z. B. bei einer CO-Intoxikation.

Auch bei einer assistierten Beatmung stellt ein Beutelreservoir eine probate Möglichkeit der effektiven Steigerung des Sauerstoffpartialdruckes dar.
Insgesamt erfolgt die Sauerstoffapplikation in der Notfallmedizin nach einer Stufenkonzeption je nach Intensität der zugrunde liegenden Störung (Tab. 11.**18**).
Bei nicht ausreichender Spontanatmung muss durch eine *assistierte Beatmung* eine alveoläre Ventilation sichergestellt werden. Hierbei ist es zunächst nicht erforderlich, die inspiratorische Sauerstoffkonzentration höher als 35 bis 45 Vol% zu steigern, was durch die Zuleitung von O$_2$ im

Bypass geschieht. Eine Steigerung des Sauerstoffanteils ist auch bei der Beatmung durch die Verwendung eines Sauerstoffreservoirs möglich, was jedoch meist der kontrollierten Beatmung vorbehalten bleibt.

Eine *kontrollierte Beatmung* mit fest eingestelltem Sauerstoffanteil ist bereits im präklinischen Bereich mit maschinellen Beatmungsgeräten möglich unter der Voraussetzung, dass der Patient intubiert ist.

PRAXIS-TIPP   Beim geringsten Zweifel, ob die Atemtätigkeit ausreichend sein könnte, sollte keine Zeit durch Sauerstoffinhalation vergeudet, sondern unverzüglich eine Beatmung mit zusätzlicher Sauerstoffanreicherung begonnen werden. ■

11.6.5 Klinische Beurteilung der Sauerstofftherapie

Die Beurteilung der Dosierung des Notfallmedikamentes „Sauerstoff" und seiner Effektivität kann nur an klinischen Kriterien erfolgen.

> **!** Kontraindikationen in der Notfallmedizin für die Sauerstofftherapie gibt es nicht.

Gefahren, die unter klinischen Bedingungen beobachtet und nachgewiesen wurden, treffen im Notfall nicht zu. Zwar kann O_2 oberhalb bestimmter Konzentrationen und über einen längeren Zeitraum appliziert toxisch wirken, was jedoch bei der kurzfristigen Notfallapplikation vernachlässigt werden kann. Kurzzeitige hohe Sauerstoffkonzentrationen sollen zu einer Vasokonstriktion der Herz-, Hirn-, Nieren- und der retinalen Gefäße führen, die größere Gefahr für den Betroffenen besteht jedoch im Fortbestehen des Sauerstoffmangels.

11.6.6 Fazit

Zusammenfassend kann die frühzeitige Sauerstoffapplikation durch die Anreicherung der Atemluft bei ausreichender Spontanatmung oder mittels Beatmung bei Notfallpatienten den Sauerstoffgehalt der Sauerstoffspeicher, besonders in der Lunge, deutlich erhöhen und damit die Voraussetzung für eine nachfolgende gezielte Therapie schaffen. O_2 kann im Rahmen des Gesamttherapiekonzeptes nur einen Teilbereich potent ausfüllen, das Ziel der Notfalltherapie muss aber die Gesamtrehabilitation des Patienten sein.

11.7 Tracheostomapflege

Christel Plenter

Zusammenfassung

Die Beatmung oder Atmung durch ein Tracheostoma stellt einen gravierenden Eingriff für den betroffenen Menschen dar und macht besondere pflegerische Maßnahmen notwendig. Das folgende Kapitel bietet eine grundlegende Orientierung darüber, bei welchen Indikationen ein Luftröhrenschnitt angezeigt ist, welche postoperativen Komplikationen möglich sind und wie eine adäquate Behandlung und Unterstützung aussieht. Ein Schwerpunkt der Ausführungen liegt auf der Darstellung der besonderen Bedürfnisse von Menschen mit einem Luftröhrenschnitt unter Berücksichtigung der Möglichkeiten und Grenzen der Selbstpflege.

11.7.1 Ein Tracheostoma, was ist das?

Geht man von der Wortbedeutung aus, so ist ein Tracheostoma ein Luftröhrenschnitt oder Luftröhrenmund. Dieser künstliche „Mund" wird im Allgemeinen bei Erwachsenen in Höhe des dritten Trachealsegmentes unterhalb des Schild- und Ringknorpels angelegt (Abb. 11.**19**). Über diese Öffnung atmet der betroffene Mensch direkt Luft in die Luftröhre ein. Die Umgehung der Nase, des Mundes und des Rachenraumes führt entsprechend auch zum Verlust ihrer Funktionen hinsichtlich der Atmung, sodass eine Umgewöhnung auf eine neue Atmungsform notwendig wird. Es entfallen die Erwärmung, Befeuchtung und grobe Reinigung der Atemluft. Es wird unterschieden zwischen einem Luftröhrenschnitt *mit oder ohne Kehlkopfresektion*. Ein einfacher Luftröhrenschnitt kann zeitlebens angelegt sein, aber auch jederzeit wieder rückgängig gemacht werden. Die Sprachfähigkeit geht vorübergehend verloren. Muss zusätzlich der Kehlkopf entfernt werden (Abb. 11.**20**), kann auch auf Dauer nicht mehr ohne Hilfsmittel beziehungsweise nicht ohne Erlernen einer speziellen Sprachtechnik verbal kommuniziert werden.
Unterschieden wird ferner auch zwischen Tracheostomie und Tracheotomie. Bei einer *Tracheotomie* wird der Wund- oder Granulationskanal von den verschiedenen Gewebeanteilen der Halsweichteilschnittstellen gebildet. Das Dekanülement ist ohne weiteren operativen Eingriff durchführbar. Der noch nicht verheilte Tracheotomiekanal birgt allerdings die Gefahr der via falsa beim Kanülenwechsel. Außerdem besteht die Gefahr von Entzündungen, Blutungen und Verlegung des Stomas durch die Halsweichteile. Nach 8 bis 10 Tagen ist der Wundkanal epithelisiert, sodass kein Kulissenphänomen mehr zu befürchten ist.

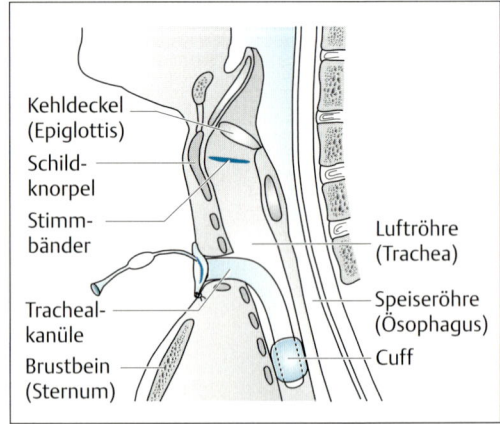

Abb. 11.**19** Über die geblockte Trachea/Kanüle atmet der Patient unter Umgehung des Mund-Nasen-Rachenraumes (nach Kremer et al.)

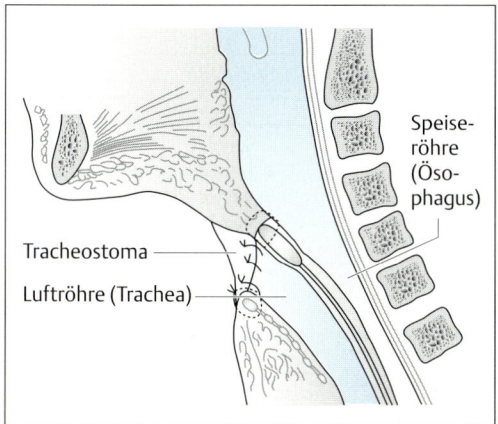

Abb. 11.**20**   Bei Entfernung des Kehlkopfes wird die Verbindung zwischen Luft- und Speiseröhre verschlossen (nach Naumann et al.)

Demgegenüber wird beim *Tracheostoma* die Haut an der eröffneten Trachea angenäht. Dieses plastische Stoma erleichtert den Kanülenwechsel, schützt besser vor Infektionen und Arrosionsblutungen und ist somit auch leichter zu pflegen. Der Nachteil ist allerdings, dass für den Verschluss des Stomas ein operativer Eingriff nötig ist (Knöbber 1991).

11.7.2 Daten und Fakten rund um das Tracheostoma

Indikationen für ein Tracheostoma

Ein Tracheostoma wird angelegt bei
- akuter Luftnot bei undurchführbarer Intubation. Hier wird meist zunächst eine Koniotomie durchgeführt, später dann eine Tracheotomie,
- Langzeitbeatmung, neurologisch oder toxikologisch bedingte Ateminsuffizienz und mangelnde Schutzreflexe. Gegenüber der oralen oder nasalen Intubation kann der Patient nach einer Tracheotomie essen, trinken und

die Zahnprothese tragen. Die Bronchialtoilette ist einfacher durchzuführen. Beim atmen ist ein kleiner Totraum zu überwinden und es besteht ein geringeres Risiko für eine Tracheomalazie. Außerdem kann in der Weaningphase (Entwöhnung vom Beatmungsgerät) bei ausreichender Spontanatmung eine Sprechkanüle verwendet werden (Knöbber 1991; Lamers-Abdella u. Ullrich 1996),
- großen Operationen im Kopf- sowie im Halsbereich,
- Behinderung der nasopharyngealen Passage (z.B. Trachealstenose) durch Traumen, Ödeme, Infektionen und Tumore,
- Laryngektomie,
- beidseitiger Recurrensparese,

Mögliche postoperative Komplikationen

Nach der Anlage eines Tracheostomas können auftreten:
- Blutungen,
- Infektionen (im Wundgebiet, Tracheobronchitis, Bronchopneumonie, Abszesse),
- tracheoösophageale Fistelbildung,
- Schluckbeschwerden und Aspiration,
- Verlegung des Luftweges durch Granulationen oder Verborkung der Kanüle,
- Ulzerationen, Stenosen und in seltenen Fällen Tracheomalazie,
- Emphysembildung, besonders bei Kanülenfehllage oder Cuffhernie.

Übersicht über unterschiedliche Arten von Trachealkanülen

Eine Trachealkanüle ist zunächst ein Rohr, das den Gewebskanal zwischen dem Halsschnitt und der Luftröhrenöffnung überbrückt und je nach Länge unterschiedlich weit in der Trachea platziert wird. Je nach gewünschter Funktion kann zwischen unterschiedlichen Modellen gewählt und auch variiert werden (Tab. 11.**19**; Knöbber 1991; Schäffler et al. 1997).

Tab. 11.**19**　Trachealkanülen

Kanülenart	Besonderheiten	Vorzüge	Nachteile
Silberkanüle	• jede Kanüle wird aus Silber mit eigener Innenkanüle gefertigt	• nicht so leicht deformierbar • zu Hause sterilisierbar • langlebig	• kann nicht geblockt werden • bei Bestrahlung nicht verwendbar • ca. 2,5 mal so teuer wie Kunststoffkanülen • wird bei längerem Gebrauch fleckig
Plastikkanüle	• Innen- u. Außenkanüle aus weichem, verformbarem Material	• bei Bestrahlung verwendbar • hautfarben oder durchsichtig • zu blockende u. nicht zu blockende Modelle	• zu Hause nicht sterilisierbar • bei Trachealstenosen Material zu weich
Cuffkanüle ohne Innenkanüle	• Kunststoffkanüle mit Low-pressure-Cuff	• Konnektoren für Ambubeutel, Beatmungen • längenverschiebbar, besonders bei Stenosen und Malazie • röntgendicht • auch mit Phonationsfenster lieferbar	• Einmalmaterial • für zu Hause ungeeignet
Sprechkanüle	• zu blockende und nicht zu blockende Modelle • Doppelkanüle ermöglicht Stimmbildung • nur bei ausreichender Spontanatmung und erhaltenem Kehlkopf sinnvoll	• verbale Kommunikation möglich	• erschwerte Exspiration möglich • erhöhter Atemwegswiderstand bei Kanülen unter Größe 9
Möglichkeiten zum Offenhalten desTracheostomas			
Stoma-Button	• kurzes Röhrchen mit Fixierungswulst zur Trachea hin und einer Scheibe zur Halsseite	• stabilisiert Stomaöffnung	• direktes Absaugen nicht möglich
Kunststoff-Kurzkanüle	• kürzer und englumiger als andere Kanülen • auch gesiebt lieferbar	• hält Stoma etwas offen • Absaugen möglich	• kein direkter Aspirations- und Fremdkörperschutz

11.7.3 Pflegerische Besonderheiten bei Patienten mit Tracheostoma

Die existentielle Angst vor dem Ersticken

Bei vollem Bewusstsein Erstickungsgefühle zu verspüren gehört zu den existentiellen und somit wohl auch gravierendsten Ängsten. Ein Mensch, der unphysiologischerweise über den Hals atmen muss, hat natürlich Angst, im Schlaf oder auch im Wachzustand versehentlich den Zugangsweg für die Luft zu verschließen (z. B. durch Kleidungsstücke).

Zusätzlich können unabhängig von allen üblichen Ursachen für Luftnot bei einem tracheotomierten Patienten weitere Gründe zur Dyspnoe führen (Tab. 11.**20**).

Muss notfallmäßig beatmet werden und der Patient trägt noch keine blockbare Kanüle, so wird bei Laryngektomierten direkt über die Halsöffnung beatmet. Bei tracheotomierten Patienten mit erhaltenem Kehlkopf müssen bei der

Tab. 11.**20**   Ursachen und Maßnahmen bei Dyspnoe bei tracheotomierten Patienten
Grundsätzlich gilt: Erhöhung der O_2-Zufuhr

Symptomatik	Mögliche Ursache	Abhilfe
plötzliche Luftnot nach dem Kanülenwechsel	via falsa oder Kulissenphänomen	Kanüle sofort entfernen
langsam zunehmende Luftnot	• Obstruktion durch Sekret • Obstruktion durch verklebte „feuchte Nase" • Obstruktion durch Verborkung der Kanüle • Obstruktion durch Cuffhernie (Cuffprolaps vor das Kanülenende) • Kanüle ist disloziert	• Absaugen • Wechsel derselben • Wechsel u. Reinigung der Innenkanüle, für Befeuchtung sorgen • Cuff entblocken und Kanüle wechseln • Lage korrigieren

Halsbeatmung der Mund und die Nase verschlossen werden (Stoll 1981).
Eine fundierte Krankenbeobachtung und Betreuung von Tracheotomierten sind zwingend erforderlich. Ein Anstieg der Herz- und Atemfrequenz, unphysiologische Atemgeräusche, Unruhe oder auch Schwitzen des Patienten sowie zyanotische Hautverfärbungen können auf Atembeschwerden hinweisen. Durch Pulsoximetrie oder Blutgasanalyse können diese bestätigt werden.

PRAXIS-TIPP Neben den in der Tabelle erwähnten Sofortmaßnahmen sorgen manchmal auch schon Lageveränderungen, Atemtraining, Inhalationen oder atemstimulierende Einreibungen für eine Linderung der Atemnot. ■

Die Bereitstellung von Ersatzkanülen und eines Spekulums zur notfallmäßigen Spreizung sind obligat.

Defizite in der verbalen Kommunikation

Es ist ein Grundbedürfnis des Menschen sich mitzuteilen. Kommunikation kann auf verschiedene Art und Weise stattfinden (Börsig u. Steinacker 1993).
Fällt die Sprache aus, so gibt es verschiedene Hilfsmittel, um sich verbal mitzuteilen. Die Bandbreite reicht hier von Zettel und Stift über Tafel und spezielle Schreibtafeln bis hin zu elektronischen Kommunikationsgeräten und Sprechkanülen bei ausreichender Spontanatmung.
Für laryngektomierte Patienten sollte schon präoperativ Logopädie angeboten werden, um elektronische Sprechhilfen, Stimmprothesen oder auch die Ösophagus-Ersatzsprache kennen zu lernen.

PRAXIS-TIPP Die Information des Patienten über die Möglichkeiten der Kommunikation erleichtert es, gemeinsam mit ihm die für ihn passende Bewältigungsstrategie und Kommunikationsweise zu finden und ihm dadurch wieder auf Dauer zu größtmöglicher Unabhängigkeit zu verhelfen (Drerup 1993). ■

In der Übergangsphase sollte man auf die jeweils zur Situation passende Methode der Kommunikation (Abb. 11.**21**) zurückgreifen. Beispielsweise sollte bei noch eingeschränkter Feinmoto-

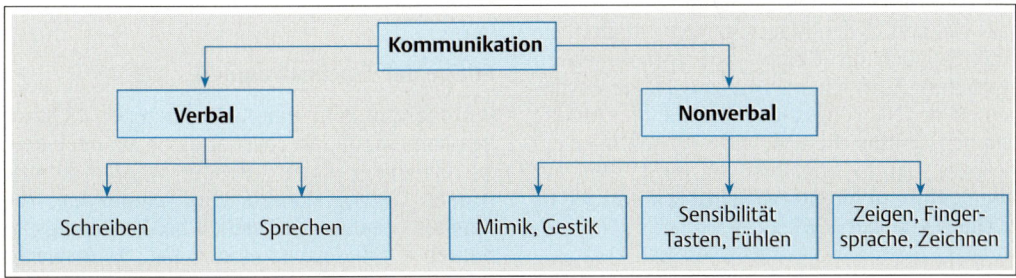

Abb. 11.**21**   Wege der Kommunikation

rik des Patienten keine Schreibtafel angeboten werden, sondern eine Rückmeldung über seine Gestik und Mimik stattfinden. So kann das betreuende Personal Kommunikationsbereitschaft zeigen und dem Patienten deutlich machen, dass er Mitteilungsfähigkeiten besitzt und nicht über, sondern mit ihm entschieden wird. Dieses Vorgehen setzt ausreichendes Wissen über Kommunikationszusammenhänge (Börsig u. Steinacker 1993) und eine uneingeschränkte Bereitschaft und Zeit zum Informationsaustausch voraus (Juchli 1997).

Einschränkung von sensorischen und motorischen Fähigkeiten

Eine Tracheotomie bedeutet für den betroffenen Menschen auch eine kosmetische Veränderung, die sich auf seine Körperwahrnehmung und sein Selbstkonzept auswirken kann. Insbesondere bei Dauerkanülenträgern ist eine Anleitung zur Selbstpflege erforderlich. Eine Einbeziehung des Patienten und seiner Angehörigen in die spezielle Pflege des Tracheostomas kann die Selbstwahrnehmung fördern. Darüber hinaus bieten Selbsthilfegruppen gute Unterstützung sowohl beim Austausch von praktischen Tipps, wie etwa das Tragen von Halstüchern oder Schalkrawatten zur Verdeckung der Dauerkanüle, als auch bei der gemeinsamen Verarbeitung der veränderten Lebenssituation.

Durch die Halsatmung wird die Geruchs- und Geschmackswahrnehmung reduziert, das Essen schmeckt fade wie bei einer starken Erkältung. Appetitlich zubereitete Speisen können zumindest optisch die Freude am Essen erhöhen.

Der fehlende Glottisschluss erschwert die Betätigung der Bauchpresse. Dies macht Schnäuzen unmöglich bei gleichzeitig gesteigerter Sekretproduktion durch die Reizung der Trachea durch die Kanüle. Der Stuhlgang wird erschwert. Daher ist darauf zu achten, diesen weich und regelmäßig zu ermöglichen.

Eine weitere Veränderung stellen Schluckstörungen dar. Diese können nicht nur dazu führen, dass viel Luft in den Magen gelangt, sondern sie erhöhen auch die Gefahr, Speisestückchen zu aspirieren. Ausreichend Zeit und kleine Portionen bei der Nahrungszufuhr können hier Abhilfe schaffen. Sollten die Schluckstörungen oder ein kloßiges Gefühl anhalten, so muss dies auf jeden Fall differentialdiagnostisch abgeklärt werden (Knöbber 1991).

Spezielle Pflege des Tracheostomas

Für die Infektionsprophylaxe sowie den Ersatz der Erwärmung, Befeuchtung und Reinigung der Luft im Mund-, Nasen- und Rachenraum gelten neben einer gründlichen Mund- und Nasenpflege folgende Pflegehinweise:

Pflege des Tracheostomas

In den ersten postoperativen Tagen kann ein leichtes Nachbluten normal sein. Solange der Wundkanal nicht ausreichend epithelisiert oder noch gereizt ist, sollte ein möglichst aseptischer Verbandswechsel stattfinden. Der Stomarand kann durch Absaugen von Sekret befreit werden. Schwitzt der Patient stark oder liegt eine vermehrte Sekretproduktion vor, sollte die Verbandskompresse mehrmals täglich gewechselt werden (Schäffer et al. 1997).Die Kompressen dürfen nicht zu klein sein, um nicht versehentlich aspiriert zu werden (Knipfer u. Wigger 1998). Empfehlenswert sind Metallinekompressen, die nicht mit der Wunde verkleben.

Während der Reinigung oder Desinfektion sollte das Stoma auf Entzündungszeichen, Hautemphysem und Mazerationen untersucht werden. Die Hautumgebung kann mit Babyöl gereinigt und dann mit medizinischem Olivenöl oder Zinksalbe geschützt werden (Knöbber 1991). Eine exakte Dokumentation erleichtert den Pflegeprozess (Lamers-Abdella u. Ullrich 1996).

Kann der Patient sich schon wieder selbst waschen, so sollten weder Seife (Hustenreiz) noch Watte (Flusenaspiration) im Halsbereich verwendet werden. Bei der Rasur muss ebenfalls darauf geachtet werden, dass keine Haare in das Tracheostoma gelangen. Handdusche und Duschschutz zur Vermeidung der Aspiration sind für das Duschen zu empfehlen. Warme Duschen, eine Zimmerluftfeuchtigkeit um 50 % und täglich mehrmalige Inhalationen zur Befeuchtung der Atemluft und zur Vermeidung von Verborkungen und Infektionen des neuen Luftkanales sind ratsam (Juchli 1997).

Pflege der Trachealkanülen

Postoperativ sollte innerhalb der ersten 48 Stunden kein Kanülenwechsel erfolgen, da noch kein ausreichender Kanal gebildet werden konnte (Larsen 1994). Danach wird empfohlen, die Kanülen – außer Cuffkanülen bei Beatmungspatienten – mindestens einmal täglich zu wechseln. Hierbei kann zur Vermeidung von Druckstellen zwischen zwei unterschiedlich langen

Kanülen variiert werden (Schäffler et al. 1997). Grundsätzlich gilt für die Kanülenpflege ein sicheres Handling, da es um die existentielle Luftzufuhr für den betroffenen Menschen geht. Weiterhin sind ein keimarmes Vorgehen, die Möglichkeiten zum Absaugen und zur ausreichenden Befeuchtung wichtige Punkte.

Ist der Patient dazu in der Lage, sollte er den Kanülenwechsel selbständig vor dem Spiegel durchführen. Einbeziehen der Angehörigen erhöht nicht nur die Sicherheit des Patienten, sondern fördert auch einen unkomplizierten Umgang aller Beteiligten mit der veränderten Situation.

Prinzipiell darf die Innenkanüle von jedem gewechselt werden, die Außenkanüle jedoch nur von examiniertem Pflegepersonal mit entsprechender Qualifikation (Knöbber 1991). Bei Doppelkanülen wird zunächst die Innenkanüle herausgenommen und gereinigt, anschließend kann das Kanülentrageband gelöst und auch die Außenkanüle entfernt werden. Jetzt kann die Tracheostomapflege erfolgen und anschließend

wird eine gereinigte Kanüle eingesetzt und fixiert. Für die Fixierung empfiehlt sich ein Wäscheband, das den Hals so umfassen sollte, dass zwei Finger darunter Platz haben (Schäffler et al. 1997).

PRAXIS-TIPP   Für eine notfallmäßige Dekanülierung sollte immer eine Schere in Reichweite liegen. ■

Die Kanülenreinigung als solche hängt vom Material ab. Silberkanülen können ausgekocht, Plastikkanülen lediglich desinfiziert werden. Beide sollten bei Bedarf mit kleinen Bürsten auch von innen gereinigt und nach der Verwendung von Desinfektionsmitteln mit Wasser abgespült werden (Segmayer u. Maletzki 1995). Um ein besseres Gleiten zu ermöglichen, kann die Innenkanüle mit etwas Öl eingerieben werden. Im ambulanten Bereich muss die Entsorgungsfrage des verwendeten Materials (kein Hausmüll!) mit der Sozialstation abgesprochen werden.

Literatur

Börsig, A., I. Steinacker: Kommunikation und Kommunikationshilfen zwischen Patient und Personal. In: Neander, K. D., G. Meyer, H. Friesacher: Handbuch der Intensivpflege. ecomed, Landsberg 1993

Drerup, E.: Modelle der Krankenpflege. Bd. 1. Lambertus, Freiburg 1993

Juchli, L.: Pflege: Praxis und Theorie der Gesundheits- und Krankenpflege. Thieme, Stuttgart 1997

Lamers-Abdella, A., L. Ullrich: Checkliste Intensivpflege. Thieme, Stuttgart 1996

Knipfer, E., T. Wigger: Pflegeleitfaden Anästhesie, Intensivpflege. Urban & Schwarzenberg, München 1998

Knöbber, D. F.: Der tracheotomierte Patient. Springer, Berlin 1991

Kremer, K., V. Schumpelick, G. Hierholzer: Chirurgische Operationen. Thieme, Stuttgart 1992

Larsen, R.: Anästhesie und Intensivmedizin für Schwestern und Pfleger. Springer, Berlin 1994

Naumann, H. H., C. Herberhold, W. R. Panje: Kopf- und Hals-Chirurgie, 3. Aufl. Thieme, Stuttgart 1998

Schäffler, A., N. Menche, U. Bazlen, T. Kommerell: Pflege heute. Gustav Fischer, Ulm 1997

Stegmayer, A., W. Maletzki: Klinikleitfaden Pflege. Jungjohann, Neckarsulm 1995

Stoll, W.: Erste Hilfe bei Halsatmern. Der Rettungssanitäter. (1981)

11.8   Pneumoniegefahr

Christel Bienstein

Zusammenfassung

Neben der Möglichkeit einer perkutan-endosko-pischen Gastrostomie (PEG) wird im klinischen Alltag das Legen einer nasoenteralen oder naso-gastralen Sonde immer wieder erforderlich. Diese Sonden führen aufgrund vielfältiger Fakto-ren rasch zu einer Pneumonie, die oftmals erst sehr spät – aufgrund von Temperaturverläufen – erkannt wird. Wegen der Gefahr einer stillen Aspiration, der Translokation von Magen- oder Rachenbakterien, des Reflexes und anderen Fak-toren muss hier die Pflege sehr sorgfältig durch-geführt werden. Hierauf liegt der Fokus dieses Kapitels.

11.8.1   Einleitung

Zwischen den nosokomial erworbenen Pneumo-nien (ca. 120 000 pro Jahr in Deutschland) und einem nicht sachgerechten Umgang mit der Nüchternheit sowie der Ernährung mittels gastroenteraler Sonden besteht ein direkter Zusammenhang. Pneumonien, die durch die Aspiration von Sondenkost entstehen oder eine andere pflegerisch zu verantwortende unsachge-mäße Versorgung zurückgeführt werden kön-nen, wären zum größten Teil zu vermeiden, wenn einige Grundvoraussetzungen geschaffen würden. Hierzu gehört neben dem umfangrei-chen Fachwissen und Handling der Pflegenden die umfassende Information und Beratung des Patienten und seiner Angehörigen.

1910 beschrieb Max Einhorn erstmalig die Anwendung einer nasoduodenalen Ernährungs-sonde. Bis in unsere Zeit entwickelte sich das enterale Ernährungsangebot mittels Sonde zu einer eigenen fachspezifischen pflegerischen Disziplin. Pflegekräfte, die sich in diesem Bereich weitergebildet haben, werden häufig als Ernäh-rungs-Schwestern oder Fachschwestern/-pfleger für künstliche Ernährung bezeichnet.

Von den verschiedenen Formen des Zuganges zu Magen und Darm ist besonders die nasogastrale Sonde, häufig einfach als Magensonde bezeich-net, prädestiniert, pulmonale Probleme auszulö-sen.

11.8.2   Indikationen für eine künstliche enterale Ernährung

Meist führen absehbare Probleme bei der natür-lichen Nahrungsaufnahme aufgrund beispiels-weise von schweren Schädel-Hirn-Traumen, Mangelernährungszuständen oder von Unver-träglichkeiten von natürlichen Speisen oder, um den Magen und Darm zu entlasten, zur Entschei-dung für eine Sonde.

Bei allen Sondenformen zur enteralen Ernährung bedarf es einer differenzierten Indikationsstel-lung. Kurzfristig wird als Unterstützungs- oder als Entlastungsmaßnahme zumeist der nasale Zugang gewählt. Sind längerfristige Probleme bei der Nahrungsaufnahme abzusehen, wird meist eine PEG erwogen.

Nasale Zugänge sollten bei neurologischen Prob-lemen nicht gelegt werden. Schon das Legen der Sonde könnte aufgrund des möglichen Fehlens des Schluckreflexes oder sogar des Hustenrefle-xes zu Komplikationen führen.

11.8.3   Pneumoniegefahr bei Sondenernährung

> **!** Eine Pneumoniegefährdung geht grund-sätzlich von allen nasal-gastral oder nasal-enteral liegenden Sonden aus.

Aspiration von Mageninhalt

Schon beim Einführen kann es aufgrund des Würgereizes zur Aspiration von Mageninhalt oder Magensaft kommen. Verstärkt wird die Aspirationsgefahr durch eine Kehldeckellähmung oder -teillähmung sowie durch Schluckstörungen.

PRAXIS-TIPP   Schon vor dem Legen der Sonde sollte eine dichte Kontrolle Aufschluss über die vorhandenen Fähigkeiten und Defizite des Betroffenen geben. ■

Der Magen reagiert auf eine nasale Sonde wegen ihres ständigen Druckes (Fremdkörperreaktion) auf den Magensphinkter im Magenfundus mit Weitstellen. Das bedeutet, dass der Magen in Richtung Speiseröhre immer leicht geöffnet ist, damit hier keine Druckstelle entsteht.

Besonders bei einer horizontalen Lage auf dem Rücken oder der rechten Seite besteht die Gefahr einer „stillen" Aspiration. Aufgrund der Sonde tritt innerhalb von 24 Stunden nach dem Legen eine Reizschwellensenkung im pharonasalen Bereich ein. Würgen und Husten sind reduziert und eine langsame Aspiration von Mageninhalt kann stattfinden, ohne dass dies klinisch sichtbar wird. Erschwerend kommt der nächtlich oder aufgrund zunehmenden Alters reduzierte Schluckreflex hinzu.

Schlucktraining bei einer nasalen Sonde sollte vermieden werden, da auch hier eine erhöhte Aspirationsgefahr besteht.

Weiterhin führt eine nasale Sonde rascher zu einem Reflux als eine PEG.

Verabreichung von Sondenkost

Während die Lagerung des Patienten bei einer nasalen Sonde gezielter Beachtung bedarf – der Betreffende ist nie horizontal, sondern immer mit leicht erhöhtem Oberkörper zu lagern –, ist die Diskussion der Verabreichung der Sondenkost als Bolusgabe oder kontinuierlich für die betroffenen Menschen ebenfalls von großer Bedeutung.

Die *kontinuierliche Sondenkostgabe* entspricht nicht der natürlichen Ernährung. Wird sie über längere Zeit durchgeführt, verschwindet das Hungergefühl und es können Probleme beim Schlucktraining und Entwöhnungsprobleme auftreten. Eine *Bolusgabe* entspricht mehr der natürlichen Ernährung, kann aber leichter zu Erbrechen und zu Aspiration führen. Beide Aspekte müssen im Einzelfall gegeneinander

abgewogen werden. Eine pneumonieprophylaktische Pflege ermöglicht das Erhalten der natürlichen Gefühle, stellt jedoch höhere Anforderungen an die Kompetenz der Pflegenden.

Die Mundpflege sollte nicht nach der Verabreichung der Sondenkost erfolgen, damit nicht ein Erbrechen provoziert wird. Sondenkost verbleibt je nach Zusammensetzung unterschiedlich lange im Magen: Kohlenhydrate 1 bis 2 Stunden, Eiweiße 2 bis 3 Stunden, Fette 5 und mehr Stunden.

Ästhetische Faktoren

Wird ersichtlich, dass die Sonde länger als 7 Tage verbleiben muss, sollte eine PEG gelegt werden. Neben der Reduzierung der Pneumoniegefahr (z. B. bei schwerst erkrankten Menschen aufgrund einer bakteriellen Infektion der Lunge durch Magenbakterien oder Nasen-, Rachen- oder Mundbakterien) ist die deutlich sichtbare Sonde im Gesicht des Patienten für diesen auch psychisch belastend. Daher sollte so rasch wie möglich Abhilfe angestrebt werden.

11.8.4 Nüchternheit und Pneumonie

„Bundesdeutsche" Nüchternheit bedeutet nicht das Nichtvorhandensein von Alkohol im Blut, sondern sie ist meist ritualisiert und durch folgende Faktoren gezeichnet:

- Keine Aufnahme von Nahrung und
- von Nikotin

in einem Zeitraum von mindestens 6 Stunden.

Dabei beginnt die Errechnung dieser 6 Stunden in der BRD zumeist nachts ab 24 Uhr. Um diese Zeit liegt oftmals das Klinikabendbrot schon Stunden zurück und der Operations- oder Diagnostiktermin erst am Tag darauf mittags oder gar nachmittags. Leicht ergeben sich dadurch Zeiträume von 10 bis 16 Stunden Dauer und mehr.

Eine Pneumonie durch Aspiration ist eines der Horrorszenarien in jedem Narkoseverlauf. Dabei ist es wichtig zu wissen, dass ein nüchterner Magen einen pH-Wert zwischen 1 und 3 hat und damit hoch aggressiv ist. Je länger ein Mensch nüchtern bleibt, umso mehr nehmen die peristaltischen Aktivitäten des Magens zu (Magenknurren), die gleichzeitig zu einem weiteren Produzieren von Magensaft führen.

Diese Mengen an Magensaft können während einer Narkose zu einer erhöhten Gefahr für die Lunge werden.

Ein gesunder Mensch kann eine Nüchternheit von 1 bis 5 Tagen gut überstehen und genügend sauren Magensaft produzieren. Stark abwehrgeschwächte Menschen hingegen sind dazu nicht in der Lage. Der pH-Wert des Magensaftes steigt an, er ist pepsinreich und eine Translokation der Magenbakterien kann schneller auftreten. Dies führt immer wieder zu Pneumonien, die aufgrund der allgemeinen Abwehrschwäche häufig tödlich verlaufen.

In einigen europäischen Staaten wird den Patienten bei einer erforderlichen präoperativen Nüchternheit 6 Stunden vor dem Eingriff eine leichte Mahlzeit gereicht. Ist beispielsweise eine Operation für 11.00 Uhr vormittags angesetzt, erhält der Patient um 5.00 Uhr morgens ein kleines Frühstück. Neben dem gefahrenreduzierenden Aspekt ist besonders der Gesichtspunkt der *Zunahme des Wohlbefindens* des Patienten hier von großer Bedeutung.

Es wäre einen Versuch wert, auch unsere Patienten mit dieser Vorgehensweise zu beglücken!

Literatur

Balogh, D., A. Benzer: Klinisch praktische Probleme der enteralen Ernährung. Aktuelle Ernährung und Medizin. 20 (1995) 84

Montecalvo, M.A. et al.: Nutritional outcome and pneumonia in entical care patients randomized to gastric versus jejunal tube feedings. Critical Care Medicin. 20 (1992) 1377

Mullan, H., R. A. Roubenoff, A. Roubenoff: Risk of pulmonary aspirating among patients receiving enteral nutrition support. IPEN 16 (1992) 160

Reichenberger, S.: Künstliche Ernährung für Schwerkranke und Pflegebedürftige. Springer, Berlin 1993

Schäffler, A., N. Menche, U. Bazlen, T. Kommerell: Pflege heute. Gustav Fischer, Ulm 1997

Schwegler, J. S.: Der Mensch – Anatomie und Physiologie. Thieme, Stuttgart 1996

Tryba, M.: The gastro pulmonary route of infection – fast or fiction. American Journal of Medicin 91 (1991) 135

11.9 Bülau-Drainage

Gerhard Meyer

Zusammenfasung

Die Kenntnisse der Pflege und Therapie mit der Bülau-Drainage sind deshalb wichtig, weil falsche Maßnahmen zu lebensbedrohlichen Komplikationen führen können. In diesem Kapitel werden insbesondere physiologische Kenntnisse vermittelt, damit die Wirkprinzipien der Bülau-Drainage klar werden. Einstellbare Sog-Grenzen können dadurch begründet werden. Die pflegerische Beobachtung des gefürchteten Hautemphysems und anderer Komplikationen sowie vorbeugende Maßnahmen werden ausführlich beschrieben.

11.9.1 Definition und Indikation

Die Bülau-Drainage ist ein Ableitungssystem, das nach dem Hamburger Internisten Gotthard Bülau (1835–1900) benannt ist (Paetz u. Benzinger-König 1994). Sie ist eine im Pleuraspalt liegende Thoraxdrainage (Abb. 11.**22**) mit Saugeinrichtung (Abb. 11.**23**) zur Aufrechterhaltung des intrapleuralen negativen Drucks (Unterdruck). Neben Luft (Pneumothorax) können auch angesammelte Flüssigkeiten wie Blut (Hämatothorax), seröse Flüssigkeit (Pleuraerguss), Eiter (Pleuraempyem) und seltener Lymphe (Chylothorax) und Infusionslösungen (Infusionsthorax) aus dem Pleuraspalt abgeleitet werden, um eine Kompression des Lungengewebes durch Tamponadenwirkung zu verhindern.

> **!** Die Bülau-Drainage gewährleistet in den oben genannten Fällen die lebensnotwendige Entfaltung der Lungen zur Aufrechterhaltung des atmens und des Gasaustausches.

Ohne Unterdruck im Pleuraspalt stellt die betroffene Lungenhälfte eine einzige Atelektase dar.
Die Diagnose des Pneumothorax erfolgt meist klinisch, da keine Zeit mehr zum Röntgen bleibt. Bei den Patienten besteht eine massive Dyspnoe, verbunden mit einer Einfluss-Stauung und einer erheblichen Zyanose (Ehmer 1996).

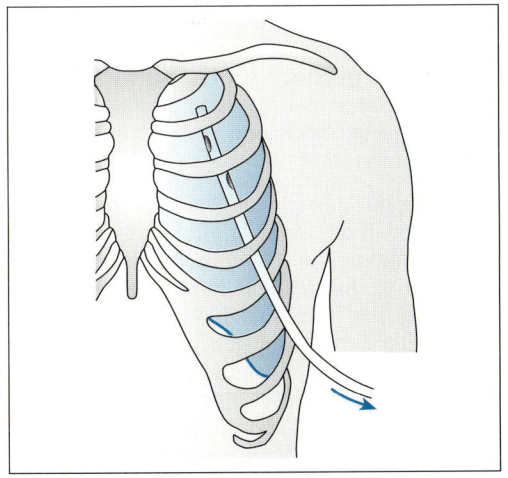

Abb. 11.**22** Bülau-Drainage. Die Thoraxdrainage liegt im Pleuraspalt und wird an eine Saugvorrichtung angeschlossen

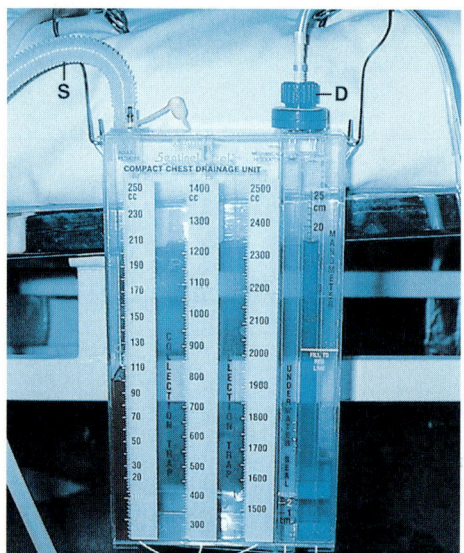

Abb. 11.**23** Bülau-Drainage. Industrieller Ableitungsbehälter mit drei Kammern
1 = Auffangbehälter. Von der Thoraxdrainage im Patienten wird das Sekret über den Verbindungsschlauch (S) in den Behälter abgeleitet. Drei Unterkammern mit fortlaufender Skala ermöglichen das Ablesen von kleinen und großen Sekretmengen
2 = Wasserschloss. Trennt die Unterdruckkammer vom Reservoir. Aufsteigende Wasserblasen (Sprudeln) in dieser Kammer zeigen ein Leck im Drainagesystem an (Lungenparenchymfistel oder Undichtigkeit in der Schlauchverbindung zum Patienten)
3 = Manometerkammer. Sie ist mit einem Schlauch an den Vakuum-Wandanschluss angeschlossen. Mit dem blauen Drehknopf (D) wird die Sogstärke eingestellt. Je höher die blau gefärbte Wassersäule, desto größer ist der Sog an der Bülau-Drainage. Übliche Einstellung bei minus 15–20 cm Wassersäule.

11.9.2 Prinzip und Funktion der Bülau-Drainage

Der intrapleurale Druck beträgt normalerweise atemabhängig –3 bis –6 cm Wassersäule. Wird die Pleurahöhle von außen verletzt, z. B. durch eine Stichverletzung, so verliert sich der Unterdruck durch einen Druckausgleich mit dem atmosphärischen Druck. Ebenso kann eine Verletzung des Lungengewebes den Unterdruck aufheben, indem aus den Alveolen Luft in den Pleuraspalt übertritt. Beide Phänomene führen dazu, dass das geblähte und nicht verankerte Lungengewebe kollabiert und kaum noch belüftet und durchblutet ist, folglich funktionslos wird. Ebenso führt die Kompression des Lungengewe-

bes durch Flüssigkeit im Pleuraspalt, je nach Ausprägung, zu schwerer Atemnot.
Die Bülau-Drainage wird im Pleuraspalt zwischen *Pleura visceralis* und *Pleura parietalis* eingelegt. Der Zugang erfolgt meistens über den 5.–7. Interkostalraum.

> **!** Eine Thoraxdrainage muss immer an Sog (im Mittel 18 cm Wassersäule) angeschlossen sein, sonst droht ein erneuter Pneumothorax.

Beim Transport des Patienten ist sicherzustellen, dass sich die Sogwirkung nicht verliert. Die heute handelsüblichen Ableitungsbehälter besitzen eine über längere Zeit anhaltende, integrierte Saugwirkung auch nach Abkopplung vom Vakuum-Wandanschluss durch einen Ventilmechanismus.

PRAXIS-TIPP   Die Diskonnektion des geschlossenen Systems mit Abklemmen des patientennahen Schlauchsystems sollte schon aus hygienischen Gründen wegen der Gefahr der aufsteigenden Infektion nicht mehr durchgeführt werden. ■

Prinzipiell darf die Bülau-Drainage bei beatmeten Patienten wegen der Gefahr eines Spannungspneumothorax nie abgeklemmt werden. Da die Lunge durch den Respirator ausgedehnt wird, würde bei einer Bronchusfistel Luft in den Pleuraspalt gepresst, ohne dass sie nach außen über das Drainagesystem entweichen könnte (Frowein 1996; Maxion-Bergemann et al. 1998).

11.9.3 Pflegetherapeutische Richtlinien

Pflege und Beobachtung der Drainage

Patienten mit einer Bülau-Drainage sind insbesondere in ihrer Atemaktivität und Bewegung eingeschränkt. Die regelmäßige Beobachtung der Atmung hinsichtlich ihrer Frequenz, dem Rhythmus, der Tiefe, Atemgeräuschen und atemabhängigen Schmerzen geben Aufschluss über die Funktion der Maßnahme.
Subjektive Beschwerden des Patienten müssen erfragt und im Gesamtbild analysiert werden. Veränderungen der Ventilationsfunktion, plötzliche Atemnot oder zunehmende Thoraxschmerzen deuten auf eine Diskonnektion oder ungenügende Sogstärke des Absaugsystems hin. Die Durchgängigkeit des geschlossenen Systems ist

regelmäßig zu überprüfen. Bei Sekretfluss ist es unerlässlich, vergleichbare Bilanzen über festgelegte Zeitintervalle zu erstellen, um den Verlauf der Sekretproduktion feststellen zu können. Ein plötzliches Sistieren lässt eine Verlegung des Ablaufsystems vermuten.

Bei guter Durchgängigkeit des Drainageschlauches ist ein Pendeln der Flüssigkeit analog zur Atmung (Inspiration/Exspiration) zu beobachten. Schwankt die Flüssigkeit nicht mehr, könnte die Drainage verstopft oder der Sog unzureichend sein (Ehmer 1996). Mit Hilfe der Schlauchrollerpumpe werden die Schläuche regelmäßig durchgängig gehalten (Abb. 11.**24**). Abgesonderte Flüssigkeiten sind nach Quantität und Qualität (eventuell labordiagnostisch) zu ermitteln und zu dokumentieren.

Auch ist die vorgegebene **Sogstärke** regelmäßig zu kontrollieren. Sie liegt bei ursächlichen Parenchymschädigungen zwischen –15 und –18 cm Wassersäule. Bei Pneumektomien (Entfernung eines Lungenflügels) darf wegen der Gefahr der Mediastinalverschiebung eine maximale Sogstärke von –3 cm Wassersäule nicht überschritten werden.

Die Inspektion und vor allem die Palpation der Haut gibt Aufschluss über ein eventuell vorliegendes *Hautemphysem* bei mangelnder Sogleistung des Ableitungssystems. Speziell die Einstichstelle der Drainage ist auf „Luftkissen" wie auch auf allgemeine Infektionszeichen regelmäßig zu untersuchen. Ein sich ausbreitendes Hautemphysem im Bereich des Halses und des Kopfes (Grenzzonen für die Verlaufskontrolle markieren!) ist therapiebedürftig und kann eine Neuanlage der Drainage erzwingen.

Lagerung und Mobilisation

In Abhängigkeit zum operativen Eingriff ist der Patient nach einem durchdachten Konzept zu lagern und zu mobilisieren. Bei der Lagerung ist die physiologisch günstige mit der individuell gewünschten Liegeposition abzuwägen.

PRAXIS-TIPP   Wichtig ist es, den Patienten über die physiologisch günstigste Lagerung aufzuklären. ■

Hierbei gilt die Maxime, dass unten liegende Lungenabschnitte besser durchblutet, aber weniger gut ventiliert werden, folglich oben liegende Lungenareale besser ventiliert und schlechter durchblutet sind. Primär leitend für das Vorgehen ist die Ventilation, sodass die **atemerleichternde Lagerung**, die Oberkörperhochlagerung mit Unterstützung der Unterarme durch Kissen, Zielsetzung jeglicher Lagerung ist. Unter Sicherstellung der Sogleistung und der individuellen Belastbarkeit des Patienten ist eine Frühmobilisation am 1. bis 2. operativen Tag anzustreben. Schonhaltungen und eine schmerzinduzierte Schonatmung des Patienten müssen durch eine entlastende Lagerung und eine adäquate Schmerzbehandlung vermieden werden.

Sollte eine Diskonnektion des geschlossenen Systems erforderlich sein, etwa zum Austausch

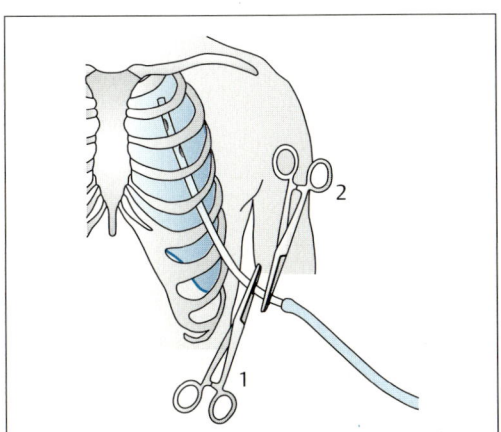

Abb. 11.**24**   Abklemmen der Bülau-Drainage. Das Abklemmen erfolgt mit zwei Klemmen, die körpernah direkt an der Drainageaustrittsstelle gegensinnig angebracht werden

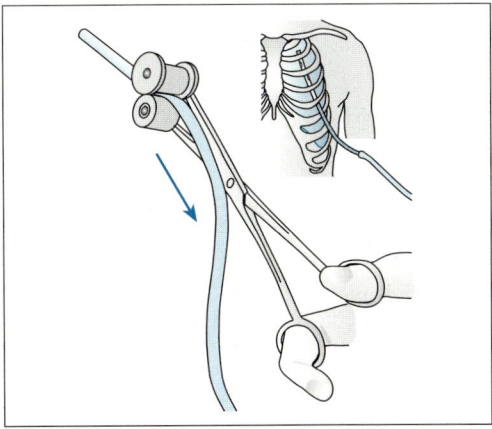

Abb. 11.**25**   Schlauchrollerpumpe. Sie wird immer körpernah am Drain angesetzt und zum Ausstreichen des Schlauchinhaltes nach körperfern abgerollt

des Auffangbehälters, ist wegen der Gefahr des Zurückschnellens von Luft und Sekret ein kurzfristiges Abklemmen mit zwei Klemmen (s. Abb. 11.**25**) – patientennah und gegenläufig – für die Zeit der Manipulation vorzunehmen. Diese Abklemmtechnik wird auch zur Vorbereitung auf die Entfernung der Drainage angewendet, um den Verlauf ohne Sog und Ableitung zu beurteilen.

Die objektive Kontrolle der richtigen Lokalisation der Drainage erfolgt durch ein Röntgenbild. Sie ersetzt jedoch niemals die permanente Beobachtung und Beurteilung der körperlichen und psychischen Befindlichkeit des Patients sowie die Funktionstüchtigkeit der eingesetzten Apparaturen.

Bei Patienten mit einer Bülau-Drainage ist wie bei allen anderen Patienten auch ein **individuelles Physiotherapiekonzept** erforderlich. Hierbei muss das therapeutische Team die Vielzahl der notwendigen Maßnahmen nach dem Befinden des Patienten aufeinander abstimmen, um den gewünschten Effekt der Prophylaxe und Therapie ohne Komplikationen erzielen zu können.

Literatur

Bliemeister, G. et al.: Chirurgie. Urban & Schwarzenberg, München 1996

Ehmer, B.: Chirurgie. Lehrbuch für Pflege und Studium, 4. Aufl. Schattauer, Stuttgart 1996

Frowein, M.: Grundwissen Chirurgische Krankenpflege. Gustav Fischer, Stuttgart 1996

Maxion-Bergemann, S. et al.: Pflege in der Chirurgie. Kohlhammer, Stuttgart 1998

Paetz, B., B. Benzinger-König: Chirurgie für Pflegeberufe, 18. Aufl. Thieme, Stuttgart 1994

11.10 Lungenversagen (ARDS)

Reinhard Lampert

Zusammenfassung

Das akute Versagen der Lungenfunktion (ARDS) bedingt unmittelbar einen lebensbedrohlichen Zustand für den betroffenen Menschen.
Die Suche nach erfolgversprechenden therapeutischen Strategien zum ARDS stellt zur Zeit eine der großen medizinischen (und pflegerischen) Herausforderungen dar.

Die therapeutischen Strategien müssen mit einer offensiven Prävention beginnen. Denn trotz der dargestellten – vielfach sehr aufwendigen – therapeutischen Verfahren ist die Letalität eines ARDS nach wie vor hoch.

Einleitung

Mit der Entwicklung therapeutischer Strategien zur Überwindung eines Kreislaufschocks vor mehr als 30 Jahren wurden schwere Organfunktionsstörungen für Patienten erlebbar, und es begann das Zeitalter der modernen Intensivmedizin. Einen besonderen Stellenwert hat in diesem Zusammenhang die Entwicklung eines *Adult Respiratory Distress Syndrome* (ARDS), im deutschen Sprachraum auch als *Akutes Lungenversagen* (ALV) bezeichnet. Es handelt sich hierbei um eine akute respiratorische Insuffizienz, die als Komplikation prädisponierender Erkrankungen wie Schock jeglicher Genese, Sepsis, Pankreatitis, schwerer Pneumonie oder massiver Bluttransfusionen auftritt.

Das Krankheitsbild ist gekennzeichnet durch eine arterielle Hypoxämie unterschiedlichen Schweregrades, radiologisch nachweisbare diffuse Infiltrationen, eine verminderte Dehnbarkeit (Compliance) und eine erniedrigte funktionelle Residualkapazität der Lunge. Ein alleiniges Versagen der Lunge ist extrem selten, vielmehr manifestiert sich ein ARDS häufig im Rahmen eines Multiorganversagens.

11.10.1 Klinisches Bild des Lungenversagens

Das klinische Bild des ARDS ist gekennzeichnet durch eine *akut einsetzende Ateminsuffizienz* mit rascher Progredienz. Es entwickelt sich eine schwere Gasaustauschstörung mit Hypoxämie (Abnahme des Sauerstoffpartialdruckes) und Hyperkapnie (Zunahme des Kohlendioxidpartialdruckes). Klinisch äußert sich dies in zunehmender Luftnot und einer Tachy- oder Orthopnoe. Aufgrund einer gesteigerten Totraumventilation und einer Verminderung der Compliance durch Flüssigkeitseinlagerungen in die Lungen kommt es zu einem starken Anstieg der Atemarbeit, die vom Patienten unter Spontanatmung nicht mehr bewältigt werden kann. Dies macht eine frühzeitige Intubation und Beatmung unabdingbar.

Die Diagnosestellung eines schleichend beginnenden ARDS ist bei den unspezifischen Erstsymptomen Dyspnoe, Tachypnoe und milde respiratorische Alkalose stark erschwert. Möglicherweise überdeckt darüber hinaus die Problematik des prädisponierenden Krankheitsbildes die ersten klinischen Zeichen eines Lungenversagens.

Tab. 11.**21** Murray-Score

	0 Punkte	1 Punkt	2 Punkte	3 Punkte	4 Punkte
Röntgenbefund der Lunge	keine alveolären Verschattungen	alveoläre Verschattungen in 1 Quadranten	alveoläre Verschattungen in 2 Quadranten	alveoläre Verschattungen in 3 Quadranten	alveoläre Verschattungen in 4 Quadranten
Hypoxämie-Score p_aO_2/ F_iO_2	> = 300 mmHg	225–229 mmHg	175–224 mmHg	100–174 mmHg	< = 100 mmHg
PEEP (sofern beatmet)	< = 5	6–8	9–11	12–14	> 15
Compliance des respiratorischen Systems	80 ml/cm H_2O	60–79 ml/cm H_2O	40–59 ml/cm H_2O	20–39 ml/cm H_2O	< 19 ml/cm H_2O

Der definitive Scorewert errechnet sich als Summe der erzielten Punkte, dividiert durch die Anzahl der betrachteten Gruppen. Folgender Bewertungsmaßstab hat sich durchgesetzt:
- keine Lungenschädigung 0
- leichte bis mäßige Lungenschädigung 0,1–2,5
- schwere Lungenschädigung (ARDS) > 2,5

11.10.2 Definition des ARDS

Die Diagnose des ARDS wird nach klinischen Kriterien nach Ausschluss anderer Lungenerkrankungen wie Atelektase, Pneumonie oder Lungenödem gestellt. Eine exakte, allgemein anerkannte Definition existiert nicht. Der Schweregrad der Gasaustauschstörung wird mit Hilfe des Murray-Scores (Tab. 11.**21**) festgelegt.
Die durchschnittliche Letalität liegt zwischen 50 und 80 % und ist abhängig von Zahl und Schwere begleitender zusätzlicher Organfunktionsstörungen.

11.10.3 Pathophysiologie

Der Entwicklung eines ARDS liegt eine *Entzündungsreaktion* der Lunge auf dem Boden pulmonaler und nichtpulmonaler prädisponierender Erkrankungen zugrunde, die humorale und zelluläre vermittelte Abwehrreaktionen des Organismus maximal stimulieren können. Das pulmonale Gefäßbett stellt als kapillärer Filter im Hauptstrom des Blutkreislaufes eine prädestinierte Ansatzstelle aktivierter Makrophagen oder Granulozyten dar. Vermittelt durch an der Gefäßwand exprimierte Adhäsionsmoleküle bilden sich Thromben aus polymorphkernigen Granulozyten, welche die pulmonale Mikrozirkulation beeinträchtigen. Freigesetzte zytotoxische Mediatoren wie Sauerstoffradikale, Metabolite des Arachidonsäurestoffwechsels und Interleukine schädigen Endothel und Alveolarzellen. Die Folge ist ein vermehrter Einstrom von Flüssigkeit in das Interstitium (Kapillarleck-Syndrom), der sich in einer Verminderung der pulmonalen Compliance und einer Verschlechterung des Gasaustausches über eine Verlängerung der Diffusionsstrecke zwischen Kapillare und Alveole manifestiert. Die vermehrte Flüssigkeitseinlagerung in das pulmonale Gewebe und eine verminderte Surfactant-Produktion erhöhen die Gefahr eines Alveolarkollapses insbesondere in den basal gelegenen Lungenarealen.
Im Computertomogramm sind die basalen Flüssigkeitseinlagerungen eindrucksvoll zu erkennen. Im Röntgen-Thoraxbild fallen im progredienten Krankheitsverlauf diffuse, nicht zwingend homogene, beidseitige Verschattungen auf. Darüber hinaus bewirkt das Zusammenspiel vasokonstriktorisch wirkender Mediatoren mit der Rarefizierung (Abnahme) der pulmonalen Strombahn durch Mikrothromben die Entwicklung einer pulmonalen Hypertonie mit einer Rechtsherzbelastung unterschiedlichen Ausma-

ßes. Als Versuch einer Kompensation des gesteigerten pulmonalen Widerstandes kommt es zu einer Eröffnung arteriovenöser Shunts auf pulmonaler Ebene. Die nicht unerhebliche Beimischung venösen Blutes in das arterielle System führt zu einem weiteren Abfall der arteriellen Sauerstoffsättigung. Das Zusammenspiel der pathophysiologischen Abläufe zieht eine hochgradige Gefährdung der Oxygenierung des Blutes und somit auch der Sauerstoffversorgung des gesamten Organismus auf zellulärer Ebene nach sich.

Je länger die Entzündungsreaktion anhält, desto größer wird die Gefahr eines fibrotischen Umbaus des Lungenparenchyms und der Ausbildung hyaliner Membranen im Bereich der Alveolarwand. Die schwere Gasaustauschstörung wird zementiert, therapeutische Ansätze zur Wiedereröffnung kollabierter Alveolarbezirke werden limitiert.

11.10.4 Therapeutische Strategien zur Verhinderung oder Behandlung des ARDS

Prävention

Zur Vermeidung eines Lungenversagens müssen die prädisponierenden Krankheitsbilder frühzeitig und aggressiv therapiert werden. Folgende Schwerpunkte sind hierbei zu setzen:
- bei Schockzuständen: schnelle und kompetente Kreislaufstabilisierung (cave: Überprüfung des Volumenstatus des Patienten, keine „Kreislaufkosmetik" mit Katecholaminen bei Hypovolämie!),
- Beseitigung der auslösenden Ursachen (z. B. Fokussanierung beim septischen Schock),
- frühzeitige, schonende maschinelle Beatmung,
- Infektionsprophylaxe, Antibiotikatherapie, wenn möglich nach Keimisolierung und Resistogramm.

Beatmung

Eine kontrollierte maschinelle Beatmung führt per se zu einer Minimierung der Atemarbeit des Patienten. Sie hat zum Ziel, die Oxygenierung des Blutes sicherzustellen, ohne dass durch den intermittierenden Überdruck im Thorax eine zusätzliche mechanische Schädigung der Lungen auftritt. Die Grundzüge der Ventilationstherapie umfassen:

- eine drucklimitierte Beatmung (Beatmungsspitzendruck < 35 cm H_2O) zur Vermeidung von Barotraumatisierungen (Alveolareinrisse mit bronchopulmonalen Fisteln als Ursache von Pneumothoraces),
- eine Anpassung des Atemzugvolumens (AZV) an die verminderte Compliance (bei schwerem ARDS Reduktion des AZV auf 6–8 ml/kg Körpergewicht),
- Tolerierung eines pCO_2-Anstieges auf bis zu 80 mm Hg (permissive Hyperkapnie),
- eine Beatmung mit einem für den Patienten optimalen positiven endexspiratorischen Druck (PEEP) und verlängerter Inspirationszeit, um kollabierte Alveolen wieder eröffnen und in der Folge den notwendigen inspiratorischen Sauerstoffanteil (FiO_2) reduzieren zu können,
- eine Reduktion der FiO_2 unter 0,6, um die toxische Wirkung von hohen Sauerstoffkonzentrationen zu vermeiden und die Bildung sogenannter *Resorptionsatelektasen* zu begrenzen.

Unterstützende Maßnahmen
Sicherstellung eines ausgewogenen Verhältnisses von Sauerstoffangebot und Sauerstoffverbrauch

Die Lungenfunktion stellt neben dem Herzzeitvolumen (C. O.) und der Hämoglobinkonzentration (Hb) die entscheidende Determinante für das Sauerstoffangebot (AO_2) an den Organismus dar.

Die Definition des Sauerstoffangebots (AO_2) lautet:

$AO_2 = C. O. \cdot (Hb \cdot SaO_2 \cdot 1,39 + 0,003 \cdot paO_2)$

SaO_2 = arterielle Sauerstoffsättigung, 1,39 = Hüfnersche Zahl, 0,003 = Bunsenscher Löslichkeitskoeffizient, paO_2 = arterieller Sauerstoffpartialdruck.

Reicht das Sauerstoffangebot zur Deckung des Sauerstoffverbrauches (VO_2) nicht aus, so müssen vermehrt weniger effiziente anaerobe Stoffwechselwege zur Bereitstellung energiereicher Phosphate genutzt werden. Die Gefahr der Entwicklung einer Gewebehypoxie steigt deutlich an.

Eine Verbesserung des Gasaustausches beim ARDS ist nur in engen Grenzen erreichbar, sodass zur Steigerung des Sauerstoffangebotes primär eine Optimierung der Hämodynamik durch eine bedarfsgerechte Flüssigkeitstherapie, kombiniert mit der Applikation von kreislaufstützenden Substanzen (Katecholaminen), notwendig wird. Darüber hinaus wird ein Anheben der Hämoglobinkonzentration auf Werte über 12 g/dl empfohlen.

Um für ein ausgewogenes AO_2/VO_2-Verhältnis zu sorgen, ist eine Reduktion des Sauerstoffverbrauchs beim schweren ARDS unabdingbar. Therapeutische Ansätze zum Erreichen dieses Ziels sind eine tiefe Analgosedierung, Relaxation und ein aggressives Senken erhöhter Körpertemperaturen.

Flüssigkeitsentzug und Hämofiltration

Zur Reduktion des interstitiellen Lungenödems sollte, falls hämodynamisch toleriert, eine negative Bilanzierung des Flüssigkeitshaushaltes erfolgen. Ziel ist dabei, die alveolokapilläre Diffusionsstrecke des Sauerstoffs zu verringern. Eine Reduktion des extravasalen Lungenwassers trägt darüber hinaus zu einer Verminderung des pulmonalvaskulären Widerstandes und somit zur Entlastung des rechten Herzens bei. Führt eine Therapie mit Schleifendiuretika nicht zum erwünschten Erfolg, so wird der frühzeitige Einsatz von extrakorporalen Blutreinigungsverfahren, wie z. B. der kontinuierlichen venovenösen Hämofiltration (CVVH), empfohlen.

Die CVVH ermöglicht eine von der Nierenfunktion und vom arteriellen Mitteldruck unabhängige negative Bilanzierung des Patienten. Als positiver Begleiteffekt des Verfahrens ist die Abkühlung der Körpertemperatur um 1 bis 2 °C und damit eine Reduktion des Sauerstoffverbrauches durch den extrakorporalen Blutkreislauf zu werten. Auf eine kreislaufstabilisierende Wirkung der CVVH aufgrund der Elimination von kleinmolekularen zytotoxischen Substanzen wurde in der Literatur mehrfach hingewiesen.

Lagerung

Interstitielle Flüssigkeitseinlagerungen führen zu einem unausgewogenen pulmonalen Ventilations-Perfusions-Verhältnis, wobei eine Zunahme von arteriovenösen Kurzschlussverbindungen aufgrund von Mikroatelektasen in den abhängigen Lungenpartien von besonderer Bedeutung ist. Durch eine frühzeitige Lagerung des Patienten vor Einsetzen von fibrotischen Umbauprozessen können durch Mobilisation des extravasalen Lungenwassers Alveolen rekrutiert und das Ventilations-Perfusions-Verhältnis verbessert werden. Vielfach publiziert wurde der Effekt einer *Bauchlagerung* bei ARDS-Patienten. Hier wird bereits nach kurzer Zeit eine deutliche Verbesserung des pulmonalen Gasaustau-

sches gesehen, der eine Reduktion des inspiratorischen Sauerstoffanteils ermöglicht. Diese Effekte sind allerdings nicht bei allen Patienten zu erzielen und auch nur vorübergehend reproduzierbar. Es wird empfohlen, bei einer wieder beginnenden Verschlechterung der paO_2-Werte, den Patienten auf den Rücken zurückzudrehen.

Stickstoffmonoxid-Applikation, Prostacyclin-Applikation, Surfactant-Substitution

Adjuvante Therapiestrategien werden derzeit untersucht, ohne das bislang in größeren Patientengruppen eine eindeutige Verbesserung der Überlebenschancen hätte verzeichnet werden können. Mit Hilfe der inhalativen Zufuhr von Stickstoffmonoxid (NO), einem hochpotenten, lokal wirkenden Vasodilatator, gelingt es, den pulmonalvaskulären Widerstand zu entlasten. In Bereichen eines funktionellen Totraums kann diese Therapie zu einer Verbesserung des Ventilations-Perfusions-Verhältnisses und damit auch der Oxygenierung führen. Da die Abbauprodukte von Stickstoffmonoxid potentiell toxische Wirkungen entfalten können, ist eine vorsichtige Dosierung angezeigt. Die notwendigen technischen Voraussetzungen lassen den Einsatz des Verfahrens nur in Schwerpunktkliniken zu. Die Stickstoffmonoxid-Applikation muss ausschleichend beendet werden, da ein abruptes Absetzen mit einem dramatischen Anstieg der rechtsventrikulären Nachlast einhergehen kann. Im ungünstigsten Fall kann daraus ein akutes Rechtsherzversagen resultieren.

Prostacyclin (PG I_2) ist ebenfalls ein potenter Vasodilatator, der systemisch oder per inhalationem verabreicht werden kann. Bei einer systemischen Therapie besteht die Gefahr der Steigerung des Rechts-Links-Shunts mit Abfall der arteriellen Sauerstoffsättigung und Hypotonie. Wirkungen wie beim Stickstoffmonoxid – bei allerdings geringerer Toxizität – lassen sich durch die Verneblung und Inhalation der Substanz erreichen.

Die Substitution von Surfactant beim ARDS zur Verminderung der alveolären Oberflächenspannung und Erleichterung eines alveolären Recruitments (Steigerung der Durchblutung) wird in der Pädiatrie erfolgreich zur Therapie des kindlichen Atemnotsyndroms (IRDS) eingesetzt. Für Erwachsene liegen derzeit keine größeren kontrollierten Studien vor, die einen Einsatz von Surfactant, der mit einem sehr hohen Kostenaufwand verbunden ist, rechtfertigen könnten.

11.10.5 Extrakorporale Lungen-unterstützung

Bei diesem Verfahren wird zur Ruhigstellung der insuffizienten Lungen der Gasaustausch im Wesentlichen von einer extrakorporalen Membranlunge übernommen. Eine Beatmung wird dabei nur mit geringer Atemfrequenz und niedrigem Atemminutenvolumen durchgeführt. Das Verfahren ist sowohl technisch aufwendig als auch sehr invasiv und kann nur in wenigen Spezialkliniken realisiert werden. Die Indikation wird nur bei schwerstem ARDS nach Ausschluss spezifischer Kontraindikationen gestellt, nachdem differenzierte konservative Behandlungs-konzepte nicht zum Erfolg geführt haben. Die Mortalität der so behandelten Patienten liegt bei ca. 50%. Eine erfolgreiche Therapie ist nur möglich, wenn gleichzeitig die ARDS-auslösende Grunderkrankung saniert werden kann.

Moderne Beatmungsstrategien – erweitert um die oben angeführten Behandlungsansätze – haben dazu geführt, dass eine therapiefraktäre Hypoxie nur noch in Ausnahmefällen zum Tode eines Intensivpatienten führt. Dagegen gelten als Ursachen der nach wie vor unvermindert hohen Letalität eines ARDS eine sich nahezu regelhaft komplizierend entwickelnde Sepsis und therapieresistente multiple Organinsuffizienzen.

Frank Riehl

Zusammenfassung

Die Entwöhnung (Weaning) von einem Beatmungsgerät gestaltet sich in vielen Fällen ausgesprochen schwierig. Die Atemform CPAP ist zumeist die Spontanatmungsphase in einer modernen Beatmungstherapie, an die sich die Extubation anschließt.
Die Konfrontation mit immer pflegeintensiveren Patienten hat zur Folge, dass auch in allgemeinen Pflegebereichen CPAP angewendet wird. Diese Atmungsform sollte neben den erforderlichen technischen Voraussetzungen von Kompetenz, Konsequenz, Einfühlungsvermögen und Vertrauen zwischen den betreuenden Therapeuten und dem Patienten geprägt sein.

11.11.1 Was ist CPAP?

Die Abkürzung CPAP bedeutet *Continuous Positiv Airway Pressure*. Atmet ein kranker Mensch CPAP, so ist bei dieser Atmungsform durch einen stetig herrschenden positiven Atemwegsdruck die Ausatemphase erschwert (Abb. 11.**26**). Dies ist hinsichtlich einer dadurch betriebenen Atelektasenprophylaxe und einer Verbesserung der Sauerstoffversorgung erwünscht.
Bei CPAP sorgt der untere positive Atemwegsdruck – vergleichbar mit einem eingestellten PEEP *(Positive Endexpiratory Pressure)* – für eine höhere funktionelle Residualkapazität, das heißt das Luftvolumen, das sich nach der normalen Ausatmung noch in der Lunge befindet, ist erhöht. Durch den erhöhten Druck in den Alveolen steigt der Sauerstoffdruck an; der Gasaustausch wird verbessert.

11.11.2 Anwendung von CPAP

Indikationen für CPAP

Bei folgenden Krankheitsbildern kann CPAP angewendet werden:
- bei einem Lungenparenchymversagen begleitet von einer Hypoxämie,
- in der Entwöhnungsphase innerhalb einer Beatmungstherapie (Weaning),
- bei kardiogenem Lungenödem,
- bei Pneumonien und
- bei Atelektasen.

Voraussetzungen für die Durchführung von CPAP

Um CPAP in der Intensivtherapie oder im Pflegebereich durchführen zu können, müssen bestimmte Voraussetzungen des Patienten und der räumlichen Gegebenheiten auf der Station erfüllt sein:
- Eine ausreichende Spontanatmung des Patienten ist vorhanden.
- Das anfallende Kohlendioxid wird genügend abgeatmet.

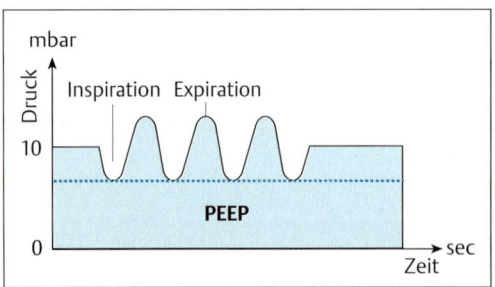

Abb. 11.**26**   Bei CPAP bleibt auch während der Einatmung ein positiver Druck in der Lunge erhalten

- Der Patient leistet Atemarbeit.
- CPAP kann über einen Tubus, aber auch über eine Maske geatmet werden.
- Ein CPAP-Gerät ist vorhanden.
- Es gibt einen Druckluft- und Sauerstoffanschluss im Zimmer.

Mögliche Komplikationen

Bei einer Verschlechterung der Atmung unter CPAP zeigen sich folgende Veränderungen:
- Der Sauerstoffpartialdruck (pO$_2$) nimmt ab.
- Die Atemfrequenz steigt an.
- Beim Patienten stellt sich Unruhe ein, begleitet von vermehrtem Schwitzen und dem Anstieg von Herzfrequenz und Blutdruck.
- Der Kohlendioxidpartialdruck (pCO$_2$) ist zunächst erniedrigt (kompensatorische Hyperventilation) und nachfolgend durch eine Hypoventilation erhöht.

Auf den sich durch diese Veränderungen ankündigenden Erschöpfungszustand des Patienten muss frühzeitig reagiert und Beatmungsformen mit einer höheren maschinellen Unterstützung (z. B. BIPAP) angeboten werden.
Eine labile Atmung kann das mehrmalige Wechseln zwischen verschiedenen Atmungs- und Beatmungsformen notwendig machen.

 Der Verlauf von CPAP ist von Patient zu Patient unterschiedlich.

Mitunter müssen Patienten in kurzen Intervallen an die Spontanatmung herangeführt werden mit dem Ziel, rechtzeitig vor der Erschöpfung eine adäquate Beatmungsform im Rahmen einer Intensivtherapie zu wählen.

CPAP auf Intensiv- und allgemeinen Pflegestationen

Nicht nur im Intensivtherapiebereich, sondern zunehmend auch in anderen Pflegebereichen findet die CPAP-Atmung ihren Einsatz. Durch die Entwicklung in den letzten Jahren werden viele Pflegestationen mit immer pflegeintensiveren Patienten konfrontiert. Oft werden Patienten früh von Intensivstationen auf die weiterpflegenden Stationen verlegt, wenn die wenigen Therapieplätze auf den Intensivstationen dringend für andere Patienten benötigt werden. So werden häufig Patienten nach kardiochirurgischen Eingriffen sehr schnell auf Normalstationen verlegt, wo dann nicht selten respiratorische

Komplikationen auftreten. Und nicht zuletzt behindern postoperative Schmerzen die Atmung. Präoperative atemtherapeutische Maßnahmen werden diesen Patienten zu selten angeboten, sodass sie zumeist erst postoperativ lernen können, diese Einschränkung zu beherrschen.
Nach der Verlegung von der Intensivstation sollte die eingeleitete Atemtherapie (z. B. CPAP) weitergeführt werden.
Bei vielen Patienten ist die Atmung schwer gestört, sie müssen unter Anleitung der Pflegenden ihren eigenen normalen Atemtyp wiederfinden.
Atemprotokolle (Abb. 11.**27**) sind bei der Pflege von in ihrer Atmung beeinträchtigten Patienten hilfreich.

Datum		Atemtherapie							
Name:		Vorname:			Geb.:				
Uhrzeit									
Atmung: ohne									
/mit CPAP									
Sauerstoff l/Min.									
Sauerstoff %									
Gasfluss l/Min.									
Blutdruck									
Atem- frequenz									
Herz- frequenz									
Sauerstoff- sättigung									
Atemsti- mulierende Einreibung									
Lagerung									
Beobach- tungen									

Abb. 11.**27**   Alle wichtigen, mit der Atmung in Zusammenhang stehenden Parameter werden im Atmungsprotokoll erfasst

11.11.3 CPAP-Systeme

In der Praxis werden zwei verschiedene CPAP-Systeme angewendet: das *Demand-Flow-CPAP* und das *Continuous-Flow-CPAP*, das sich auch für den Einsatz auf allgemeinen Pflegestationen eignet.

Demand-Flow-CPAP

Moderne Respiratoren, wie das Beatmungsgerät Evita der Firma Dräger, arbeiten im CPAP-Modus mit einem Demand-Flow (Gasfluss im Bedarfsfall; Abb. 11.**28**).
Mikroprozessoren im Gerät messen und überwachen den herrschenden Druck im Atemsystem. Ein ventilgesteuerter Gasfluss sorgt dafür, dass das CPAP-Niveau exakt beibehalten wird. Um einzuatmen, muss der Patient durch aktive Atemarbeit ein Ventil im Gerät öffnen. Die nach dem Öffnen des Flow-Ventils gelieferte Gasmenge entspricht dem Atemvolumen des Patienten. Alle Vorgänge werden von dem Gerät gemessen und mittels optischer und akustischer Alarme überwacht.

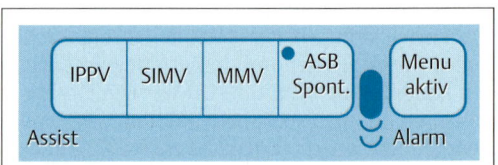

Abb. 11.**28**   Moderne Beatmungsgeräte bieten die Auswahl zwischen verschiedenen Formen der Beatmung. Bei diesem Gerät ist die assistierte Spontanatmung eingestellt

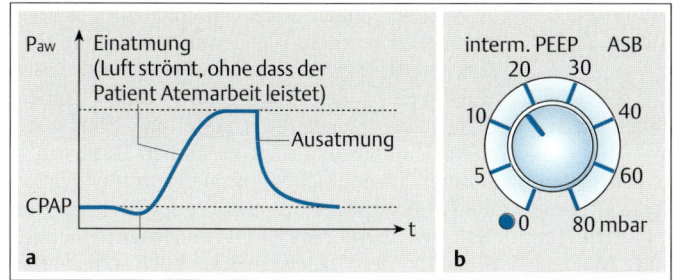

Abb. 11.**29**   Assisted Spontaneous Breathing (ASB) **a** Beginnt der Patient mit einem Atemzug, lässt die Maschine bis zum festgelegten Druck (ASB) Luft in die Lungen des Patienten strömen **b** Die Höhe des PEEP kann je nach den Erfordernissen eingestellt werden

ASB – Assisted Spontaneous Breathing

Bei der maschinellen CPAP-Atmung unterstützt der eingestellte Hilfsdruck (ASB) die Atemaktivitäten des Patienten. Die Einatmung wird durch ASB erleichtert. Die Höhe der Druckunterstützung muss sich an den Bedürfnissen des Patienten orientieren.

Der Patient löst durch seine Atemarbeit einen Einatemzug aus. Das Gerät liefert nun, ohne auf weitere Aktivitäten des Patienten angewiesen zu sein, das Atemgas. Dies geschieht so lange, bis der eingestellte ASB-Wert (z. B. 25 mbar) erreicht ist (Abb. 11.**29**).

Die Atemfrequenz bestimmt der Patient selber; die Menge an Luft, die pro Atemzug eingeatmet wird, richtet sich nach der Dehnbarkeit des Atemapparates, der Compliance.

Continuous-Flow-CPAP

Benzer 1991: » Das ideale CPAP-System hat keine resistiven Schläuche oder Ventile, es verfügt über ein ausgewogenes kompliantes Volumenreservoir im Einatemschenkel.«

Beim Continuous-Flow-CPAP wird das Luftgemisch von Druckluft und Sauerstoff über Mess-röhrenmischer eingestellt. Die Flussgeschwindigkeit der Atemluft wird um das Zwei- bis Dreifache höher eingestellt als das Atemminutenvolumen des Patienten. Die gewählte Einstellung deckt den größten Teil des inspiratorischen Flows ab. Um den Spitzenflow abzudecken, befindet sich im Inspirationsteil ein Reservoir. Aus diesem möglichst hochelastischen Volumenspeicher kann der Patient jederzeit Atemluft entnehmen.

Im Exspirationsteil befindet sich zumeist ein manuell einzustellendes PEEP-Ventil, das die Ausatmung erschwert und dadurch für einen verbesserten Gasaustausch sorgt (Abb. 11.**30**).

CPAP kann über eine Maske oder über einen endotrachealen Atemschlauch (z. B. eine Tracheoflexkanüle) geatmet werden.

Beim Continuous-Flow-CPAP muss der Patient keine Ventile eröffnen, wodurch die Atemarbeit gering gehalten werden kann.

Masken-CPAP

In der Praxis haben sich luftgepolsterte Masken als günstig erwiesen. Durch Zugabe oder Ablassen von Luft aus dem Polster können sie den Gesichtskonturen des Patienten angepasst werden.

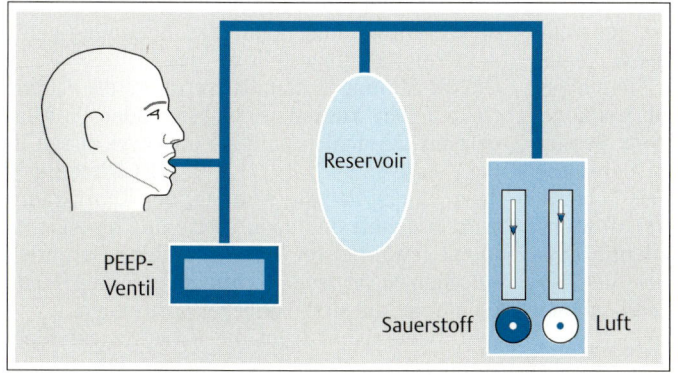

Abb. 11.**30**   Continuous-Flow-CPAP-Modell

Der Patient sollte bei Masken-CPAP seine Prothese tragen, sie gibt dem Kiefer eine bessere Form. ■

Eine falsch sitzende Maske kann Augenverletzungen verursachen.
Die Maske sollte nicht mit einem Halteband fixiert werden. Sollte es zu einer Regurgitation (Erbrechen) kommen, so würde der Patient das Erbrochene aspirieren. Eine liegende Magensonde wird abgeleitet.
Wie bei jeder Atemtherapie müssen die Auswirkungen auf den Kreislauf mittels Pulskontrolle beziehungsweise peripherer Sauerstoffsättigungsmessung überwacht werden. Da mit einer Kreislaufbelastung und Übelkeit gerechnet werden muss, sollten die Pflegenden ein Signal mit dem Patienten absprechen, um frühzeitig die Beatmung unterbrechen zu können. Mobile, kooperative Patienten können nach einer gezielten Anleitung die Maske selber halten.
Zu Anfang sollten kurze Übungsintervalle angeboten werden, die nach Verträglichkeit ausgedehnt werden können.

Gasflusseinstellung bei einem Continuous-Flow-CPAP

Um optimale Ergebnisse zu erreichen, muss darauf geachtet werden, dass
- die Höhe des eingestellten Gasflusses die Ausatmung nicht behindert,
- die Einstellung so gewählt wird, dass am Ende der Einatmung gerade noch Luft über das PEEP-Ventil entweicht.

11.11.4 Beispiel einer Entwöhnung vom Beatmungsgerät

Das folgende Beispiel macht deutlich, dass bei der Entwöhnung von einem Beatmungsgerät nicht allein die Technik eine Rolle spielt.
Eine 52 Jahre alte Frau erleidet einen generalisierten Krampfanfall. Vom Notarzt wird sie sediert, intubiert und beatmet. Zum Ausschluss einer Gehirnblutung, die sich nicht bestätigt, wird sie ins Krankenhaus eingeliefert. Bereits vor zehn Jahren wurde sie an einem Gehirntumor operiert und hat seitdem eine schlaffe Hemiparese der rechten Körperhälfte. 14 Stunden nach der Aufnahme wird die Patientin weiterhin intermittierend maschinell beatmet. Sie hat keine weiteren sedierenden Medikamente erhalten.

Im Zimmer liegen außer ihr noch drei weitere beatmete Patienten. Die Geräuschkulisse in dem Zimmer ist enorm, es fallen die vier asynchron arbeitenden Beatmungsgeräte und andere Geräusche erzeugende Geräte auf. Durch die offene Zimmertür dringt zusätzlich Lärm in das Zimmer. Ein deutliches Stimmengewirr ist hörbar. Die Patientin liegt mit erhöhtem Oberkörper im Bett. Der Oberkörper ist im Lendenwirbelbereich gebeugt; der Bauch drückt nach oben. Ihre Augen sind geschlossen und es sind keine Körperbewegungen zu beobachten. Auf das Geräusch der Absauganlage reagiert die Frau mit einem Anstieg der Herzfrequenz und des Blutdruckes.
Der betreuende Arzt verfolgt das Ziel, sie von der SIMV/ASB-Beatmung auf eine CPAP-Atmung umzustellen, um sie anschließend extubieren zu können. Die Patientin wird mehrfach laut angesprochen mit den Worten „Luft holen" und „atmen". Eine Zunahme der Spontanatmung ist nicht zu beobachten. Die gesamte Situation wirkt wie ein einziges „Wahrnehmungsdesaster". Folgende Veränderungen werden schließlich getroffen:
- Die Umgebungsgeräusche werden auf ein Minimum reduziert.
- Für alle weiteren therapeutischen Maßnahmen wird die linke Schulter als Initialberührungspunkt ausgewählt. Die Initialberührung wird vor und nach jeder Tätigkeit an der Patientin durchgeführt.
- Mit Kinästhetik wird die Patientin zum oberen Bettende bewegt und anschließend in eine 135°-Lage gebracht.
- Durchführung einer atemstimulierenden Einreibung (s. 11.5, S. 139) am Rücken.

Nach 5 Minuten zeigt die Patientin erste Ansätze, selbst zu atmen. Die atemstimulierende Einreibung wird zeitlich ausgedehnt. Nach weiteren 19 Minuten übernimmt die Patientin den größten Teil ihrer Atmung wieder selbst. Während dieser Entwicklung kann das Beatmungsgerät auf CPAP/ASB umgestellt werden.
Um die Atmung zu stabilisieren, wird die Patientin auf den Rücken in halbsitzender Position gelagert. Zusätzlich wird sie auf zwei Kissen in die V-Lage gebracht (s. 11.4, S. 135). Diese Lagerung unterstützt die Atmung, der Thoraxraum wird erweitert und dadurch ist eine freie Einatmung gewährleistet. Um das erneute Herunterrutschen zu vermeiden, wird ein gerolltes Handtuch unter die Sitzbeinhöcker positioniert.
2 Stunden später kann die Patientin extubiert werden.

Fazit

Die Möglichkeit, adäquat und selbstständig zu atmen, basiert zu einem großen Teil auf einer weitestgehend normalen Körperwahrnehmung. So kann ein erhöhter Brustkorbwiderstand, z. B. durch eine spezielle Kissenlagerung, die Atemmechanik wesentlich bewusster machen. Vielerorts wird versucht, Menschen mit umgebungsbedingter Wahrnehmungsstörung durch lautes Zurufen von „Luft holen" oder „atmen" zum atmen zu stimulieren. In der Praxis gelingt diese Methode nur selten. Pflegende haben vielmehr die Möglichkeit, mit ihrem Verständnis und dem professionellen Einsatz ihrer Hände entscheidende Lebenshilfe zu geben.

Als Fazit lässt sich damit feststellen, dass nicht nur die Einstellung des Beatmungsgerätes über den Erfolg einer Entwöhnung entscheidet. Vielmehr sind das Gesamtbild und die sinnvollen Aktivitäten aller für den Erfolg maßgebend.

Literatur

Kilian, J., H. Benzer, F. W. Ahnefeld: Grundzüge der Beatmung. Springer, Berlin 1991

Droll, L., F. Repschläger: Evita-Fibel

Bienstein, C., G. Schröder: Dekubitus, DBfK

Fa. Dräger: Informationsschrift über Evita 2

Oczenski, W., A. Werba, H. Andel: Atmen/Atemhilfen. Blackwell, Wien 1994

11.12   Trainingsgeräte und Atemprogramme

Georg Enderling

Zusammenfassung

Im Folgenden wird eine Übersicht über die Bandbreite der ventilationsverbessernden Methoden im Sinne einer prophylaktischen oder therapeutischen Maßnahme gegeben. Weiterhin werden die Rolle und die Aufgaben der Pflegekraft bei der Durchführung dieser Maßnahmen dargestellt. Verschiedene Techniken mit und ohne Geräte werden ausführlich beschrieben und die jeweiligen Vor- und Nachteile benannt.

Die verschiedenen auf dem Markt befindlichen Geräte werden insbesondere vor dem Hintergrund einer routinemäßigen Anwendung kritisch beleuchtet. Ergebnis ist die individuelle Beurteilung und die gemeinsame Planung der Maßnahmen mit dem Patienten.

11.12.1 Das Atemtraining

Die zentralen Aspekte der Pneumonieprophylaxe sind die Ökonomisierung der Ventilation und die Verbesserung der Expektoration. Diese Effekte können durch verschiedene Methoden erzielt werden. Die Methoden sollten, um eine effektive Prophylaxe zu erreichen, gemeinsame Grundprinzipien wie Entspannungsübungen, Muskeltraining, die Erhöhung der funktionellen Residualkapazität, die Übernahme von Atemarbeit und die Beeinflussung der Gasdistribution gewährleisten (Weindler u. Zapf 1997).
Ein weiterer wichtiger Aspekt ist die Anwendbarkeit für den Patienten. Kann die entsprechende Methode selbstständig im häuslichen Bereich durchgeführt werden?

Warum Atemtraining?

Durch Bettlägerigkeit und Mobilitätseinschränkungen kann die Atmungsqualität eines Patienten wesentlich beeinträchtigt werden. Wie Wirth-Kreuzig/Frauenkrankheiten (1997) beschreibt, können Bewegungseinschränkungen und die daraus resultierende Verkleinerung der Bewegungsräume zu Atemvolumenverlusten von bis zu 41 % führen.
Diese Atemvolumenverluste begünstigen die Entstehung einer alveolären Hypoventilation. Die Folgen können das Verschließen der Alveolen in minderbelüfteten Bezirken der Lungen, mit dem daraus resultierenden Abfall der Sauerstoffsättigung und einem Anstieg des Kohlendioxidgehaltes im Blut, sein.
Zusätzlich erschwerend ist die Ansammlung von Sekreten im Bronchialsystem, die einen idealen Nährboden für Keime darstellen und dadurch schließlich zu einer Pneumonie führen können.
Deshalb sollte eine gezielte Beratung, Anleitung und Durchführung eines *individuellen* Atemtrainingprogrammes stattfinden, das in der Regel vom Pflegepersonal mit dem Patienten und einem Physiotherapeuten erstellt wird.
Durch ein individuell erstelltes Atemtraining sollen die Patienten in die Lage versetzt werden, ohne großen Aufwand das Programm bei Bedarf auch im häuslichen Bereich selbstständig durchzuführen.

PRAXIS-TIPP   Grundsätzlich muss gemeinsam mit dem Patienten ein nach seinen individuellen Bedürfnissen und Ressourcen ausgerichtetes Atemtraining gefunden werden. ■

Ziele des Atemtrainings

Es gilt in erster Linie, durch ein gezieltes, individuell auf den Patienten zugeschnittenes Atemtraining eine suffiziente bronchopulmonale Funktion mit verbesserter Leistungsfähigkeit zu erreichen.
Wie Mang und Rügheimer (1993) feststellten, kann eine perioperative Atemtherapie das Risiko respiratorischer Komplikationen deutlich redu-

zieren. Hieraus ergibt sich als Konsequenz, pneumoniegefährdete Patienten frühestmöglich zu erfassen, um eine erfolgreiche Pneumonieprophylaxe durchführen zu können.

Welche Patienten benötigen ein Atemtraining?

Der erste Schritt zu einer adäquaten Atemunterstützung ist die Erfassung der individuellen Situation des Patienten. Eine Hilfe zur Einschätzung des Pneumonierisikos stellt die Atemskala dar. Alle Patienten, die nach dem Ergebnis der Atemskala Pneumonie gefährdet oder hochgradig Pneumonie gefährdet sind, brauchen ein entsprechendes Atemtrainingsprogramm.

Aufgaben des Pflegepersonals beim Atemtrainingsprogramm

Die Erfassung des Pneumonierisikos und eine kompetente Beratung des Patienten durch die betreuende Pflegekraft stehen hier an erster Stelle. Es gilt, gemeinsam mit dem Patienten das richtige Trainingsprogramm entsprechend seinen Bedürfnissen und Ressourcen zu erstellen.

So macht es zum Beispiel keinen Sinn, einem Patienten mit einem geringen Pneumonierisiko ein Atemtrainingsprogramm zu empfehlen, das für einen Patienten mit einem hohen Pneumonierisiko geeignet ist, wohingegen ein Patient mit einem hohen Pneumonierisiko sicherlich falsch mit dem Programm eines gering Gefährdeten beraten wäre.

Als weitere Aufgabe ist die Anleitung und Betreuung des Patienten beim Atemtraining zu sehen. Hier kann die Pflegekraft dem Patienten Tipps und Tricks zu seinem Programm geben, auf Fehler hinweisen und adäquate Lösungsvorschläge bei Problemen anbieten.

Voraussetzungen für ein adäquates Atemtrainingsprogramm: Schmerzfreiheit

Patienten mit Schmerzen neigen dazu, eine Schonhaltung und möglicherweise auch eine Schonatmung einzunehmen. Dies führt zu einer Verkleinerung des Atemvolumens.

Eine adäquate Schmerzbehandlung sollte im therapeutischen Team thematisiert werden. Wenn der Patient nicht in der Lage ist, seine Schmerzen deutlich zu machen, leistet eine Schmerzskala (McCaffrey 1997) wertvolle Hilfe.

Die Analgesierung des Patienten muss mit dem behandelnden Arzt besprochen und konsequent durchgeführt werden. Die Wirksamkeit des Analgetikums muss gezielt von der Pflegekraft – eventuell mit Hilfe der Schmerzskala – regelmäßig überprüft werden. Die Dokumentation der Ergebnisse muss lückenlos erfolgen.

Die Körperhaltung

Neben der praktischen Anleitung zum Atemtraining muss der Patient gezielte Hinweise zu seiner Körperhaltung erhalten (Abb. 11.**31**).

Ist der Oberkörper unphysiologisch gebeugt (Abb. 11.**31 a**), verringert sich das Atemvolumen beträchtlich. Die Körperlage sollte eine größtmögliche Ausdehnung des Thorax und des Zwerchfells ermöglichen (Abb. 11.**31 b**).

Dieses Problem muss mit dem Patienten besprochen werden. Hier ist die für ihn optimale Körperhaltung, eventuell unter Mithilfe eines Physiotherapeuten, zu finden und der Patient anzuleiten, diese einzunehmen. Bei Patienten, die ihre Körperhaltung nicht selbstständig verändern können (z. B. Bewusstlose, Gelähmte), müssen die Pflegenden durch eine regelmäßige Kontrolle und (Um-)Lagern eine optimale Körperhaltung des Betroffenen gewährleisten.

Das Umfeld

Häufig wird der Atmosphäre, in der ein Patient das Atemtraining durchführen soll, von den Pflegekräften zu wenig Beachtung geschenkt.

So ist es wichtig, auf eine ausreichende Belüftung des Raumes zu achten. Juchli (1997) bemerkte hierzu: „Lüften ist eine Pflegehandlung, das Vernachlässigen folglich ein Pflegefehler!"

Des Weiteren wird ein Atemtraining nicht den gewünschten Erfolg bringen, wenn es in einer unruhigen und lauten Umgebung durchgeführt werden muss, da die Ablenkungsgefahr zu groß ist.

Auch ist der Zeitpunkt, wann das Training stattfinden soll, von Bedeutung. Ein Training zwischen „Tür und Angel" (z. B. zwischen zwei Untersuchungen oder nach eingeleiteten Abführmaßnahmen) lässt dem Patienten keine Zeit, sich auf sein atmen einzulassen.

Grundsätzlich sollte die Pflegekraft dem Patienten die Möglichkeit verschaffen, sein atmen bewusst zu erfahren, um Veränderungen bewusst wahrzunehmen und hierdurch die Atmung aktiv beeinflussen zu können.

Abb. 11.**31** Auswirkungen der Körperhaltung auf die Atmung (nach Bienstein et al.) **a** Diese typische unphysiologische Körperhaltung eines bettlägerigen Patienten führt zu einer wesentlichen Verkleinerung des Atemzugvolumens durch erhöhten abdominellen Druck auf das Zwerchfell und eine funktionelle Verkleinerung der Brustmuskulatur **b** Durch eine Korrektur der Körperhaltung wird der abdominelle Druck auf das Zwerchfell reduziert und die Brustmuskulatur kann den Thorax besser dehnen. Diese Effekte bewirken eine wesentliche Verbesserung der Ventilation der Alveolen bei gleichzeitigem verstärktem Einsatz der Atemmuskulatur

Beachtung der Interessen, Bedürfnisse und Ressourcen des Patienten

Ein informierter, in den Entscheidungsprozess eingebundener Mensch wird eher die Bereitschaft zur konsequenten Durchführung des Atemtrainings haben. Das bedeutet, dass der Patient möglichst verschiedene Methoden zur Auswahl erhält, um selber die für ihn richtige bestimmen zu können.

Führt der Patient das Programm nicht (richtig) durch, muss von Seiten der Pflegekraft evaluiert werden, wo die Ursachen dafür liegen. Eine Verhaltensänderung kann durch eine kompetente Beratung erreicht werden.

11.12.2 Techniken des Atemtrainings

Grundsätzlich gibt es zwei Gruppen von Atemtrainingsprogrammen:
- Trainingsmethoden zur prophylaktischen Anwendung und
- Trainingsmethoden zur therapeutischen Anwendung.

Trainingsmethoden zur prophylaktischen Anwendung

Entspanntes, ruhiges atmen mit Ausatmung über die Lippenbremse

Häufig führen Anspannungen und Verkrampfungen zu einer flachen Atmung, wodurch das Atemvolumen deutlich reduziert wird. Das entspannte, ruhige atmen mit Ausatmung über die Lippenbremse führt zu einer Entspannung und verändert das falsche Atemmuster. Hierdurch erweitert sich das Bronchialsystem, was zu einer Senkung des Atemwegswiderstandes (Resistance) führt.

Die Exspiration kann durch die Anwendung der Lippenbremse (Abb. 11.**32**) verlängert werden. Dadurch bleiben die Atemwege länger in einem Zustand der Überblähung, was der Öffnung des Alveolarsystems dient. Der Gasaustausch kann folglich durch eine verlängerte Diffusionszeit wesentlich verbessert werden.

Für die Durchführung sollte der Patient dazu aufgefordert werden, sich ganz bewusst auf seine Atmung zu konzentrieren. Der Atemzyklus soll

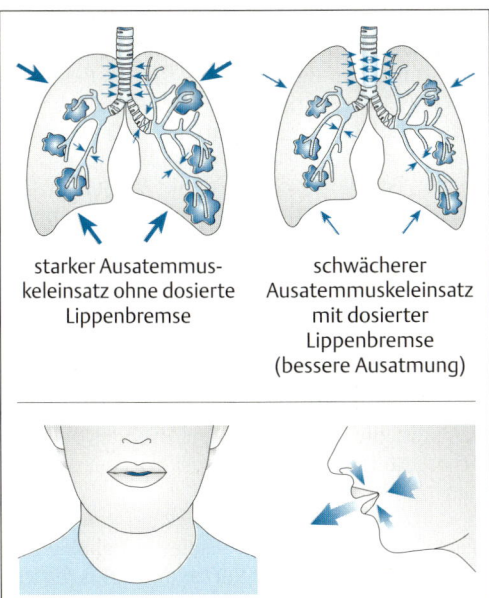

starker Ausatemmus-
keleinsatz ohne dosierte
Lippenbremse

schwächerer
Ausatemmuskeleinsatz
mit dosierter
Lippenbremse
(bessere Ausatmung)

Abb. 11.**32**   Das entspannte, ruhige Atmen mit
Ausatmung über die Lippenbremse (nach Juchli) **a** Bei
der Lippenbremse liegen die Lippen ohne Druck nur
leicht aufeinander, sodass die Luft nur durch einen
schmalen Spalt entweichen kann **b** Mit Hilfe der
dosierten Lippenbremse wird ein Zusammenrücken
der erschlafften Atemwege vermieden. Hierdurch
wird der Ausatemwiderstand vermindert, die Ausatmung erleichtert und die Lungenentlüftung verbessert

bewusst langsam, ruhig und *tief* durchgeführt
werden. Hierbei ist zu beachten, dass der Inspi-
ration durch die Nase eine kurze inspiratorische
Pause folgt. Die inspiratorische Pause ermöglicht
einen besseren Gasaustausch durch eine längere
Verweildauer des Atemgases in den Alveolen.
Die Expiration erfolgt über den Mund mit der
Lippenbremse (Abb. 11.**32 a**). Hierzu werden die
Lippen ohne Druck leicht aufeinandergelegt.
Jetzt kann die Ausatemluft über einen kleinen
Lippenspalt entweichen. Wichtig ist, dass die
Ausatmung passiv abläuft. Der Patient soll die
Luft nicht aktiv herauspressen (Abb. 11.**32 b**).
Zu beachten ist auch, dass die Atemluft den phy-
siologischen Weg in den Körper nimmt. Eine
Anfeuchtung, Erwärmung und Reinigung der
Luft wird somit gewährleistet.
Bei der Atemübung ist für ein ruhiges Umfeld zu
sorgen.

PRAXIS-TIPP   Je nach Möglichkeit und Wunsch
des Patienten kann die Entspannung durch ruhige
Musik im Hintergrund unterstützt werden. ∎

Diese Übung kann jederzeit vom Patienten, auch
zu Hause, selbstständig durchgeführt werden.
Die **Vorteile** dieser Methode liegen darin, dass

- die Technik die Grundprinzipien der Pneumonieprophylaxe erfüllt,
- leicht erlernbar ist,
- schnell durchgeführt werden kann und
- jederzeit im häuslichen Lebensbereich
anwendbar ist.

Der **Nachteil** besteht in der Hyperventilationsgefahr durch die tiefe Ein- und Ausatmung.
Zusammenfassend beurteilt stellt die Lippenbremse eine gute, schnell erlernbare prophylaktische Maßnahme dar. Sie setzt jedoch einen
kooperativen Patienten voraus. Der Patient sollte
möglichst frühzeitig mit der Anwendung dieser
Methode vertraut gemacht werden.

Kontaktatmungstechnik durch taktilen manuellen Reiz

Die Kontaktatmung (Abb. 11.**33**) dient der
bewussten oder unbewussten Atemsteuerung,
um die Lungenventilation zu steigern und die
Atemwegswiderstände zu verringern.
Bei einer Minderventilation der basalen Lungen-
bereiche sollte die **Zwerchfellatmung** gefördert
werden. Hierzu werden die angewärmten
Hände flach unterhalb des Zwerchfells gelegt.
Nun wird der Patient gefordert, während der
Inspiration die Hände „wegzuatmen". Bei der
Expiration, die mit der Lippenbremse durchgeführt werden sollte, erhöht die Pflegekraft den
Druck der Hände und unterstützt somit aktiv
die Ausatemphase.
Zu Förderung der **Thoraxatmung** legt die Pflegekraft ihre angewärmten Hände flach seitlich auf
den Thorax des Patienten (Abb. 11.**33 b**). Die
Hände folgen der In- und Expiration passiv. Bei
der Expiration kann ein leichter Druck die Funktion der Atemhilfsmuskulatur unterstützen.
Um die **Flankenatmung** zu verbessern, liegen
die angewärmten Hände in Höhe der Lungenbasis (Abb. 11.**33 c**). Auch hier soll der Patient
beim Einatmen die Hände „wegatmen", und die
Ausatmung wird durch leichten Druck unterstützt.
Die **Vorteile** der Kontaktatmung sind darin zu
sehen, dass

- sie auch bei bewusstseinseingeschränkten
Patienten durchgeführt werden kann, da die
angewärmten Hände einen Reiz auf die Dehnungsrezeptoren der Lungenmuskulatur ausüben und somit eine unbewusste Belüftung
der stimulierten Areale bewirkt wird,

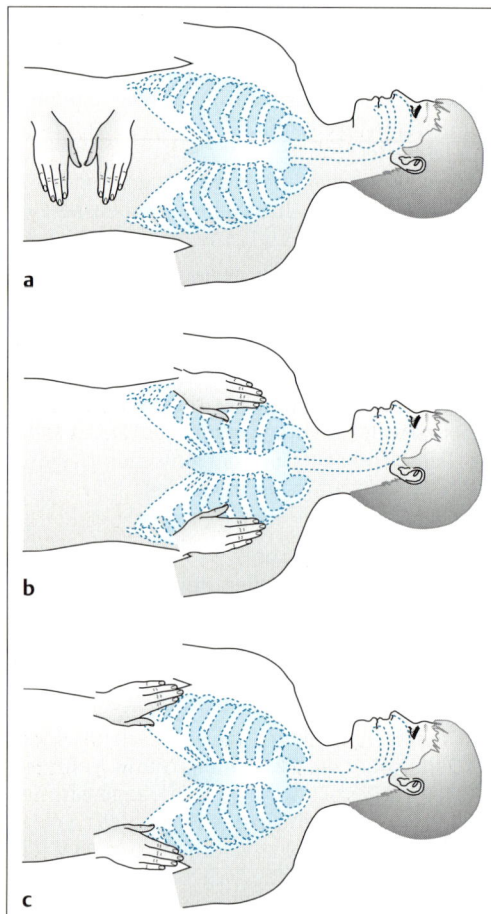

Abb. 11.**33** Kontaktatmungstechnik durch taktilen manuellen Reiz **a** Die unterhalb des Zwerchfells liegenden Hände stimulieren die Zwerchfellatmung **b** Um die Thoraxatmung anzuregen, werden die Hände seitlich auf den Brustkorb gelegt **c** Bei der Stimulation der Flankenatmung liegen die Hände auf den unteren Rippen

- die Atmung gezielt in minderbelüftete Bereiche gelenkt werden kann und
- die Grundprinzipien der Pneumonieprophylaxe erfüllt werden.

Ein **Nachteil** ist, dass die Kontaktatmung nicht allein vom Patienten durchgeführt werden kann.

> **!** Die Kontaktatmung ist eine ideale Methode, minderventilierte Lungenbereiche vermehrt zu belüften.

Günstig ist auch die Anwendung bei verwirrten Patienten, weil sie zur Entspannung durch Berührung, aber auch zu einer, für den Patienten unbewussten, Ventilationssteigerung führt.
Ungünstig ist, dass der Patient diese Methode schlecht alleine durchführen kann. Aus diesem Grunde ist, wenn die Methode im häuslichen Bereich fortgeführt werden soll, eine Schulung der pflegenden Angehörigen notwendig.

Ausatmen gegen Widerstand

Ziel dieser Atemtechnik ist die Verlängerung der Ausatmung mit anschließend zwangsweise tiefer Inspiration. Hierdurch wird die Resistance reduziert, die Ventilation der Alveolen deutlich verbessert und die Atemmuskulatur vermehrt beansprucht.
Bei der Atmung gegen einen Widerstand (positiver Druck) gibt es viele Möglichkeiten (Abb. 11.**34**), spielerisch vorzugehen. Aus diesem Grunde sind die nachfolgenden Methoden auch für die Anwendung in der Pädiatrie geeignet. Aber auch ein erwachsener Patient kann von dieser Methode profitieren.
Beispielsweise kann der Patient aufgefordert werden, einen Luftballon mit wenigen Atemzügen *langsam* aufzublasen (Abb. 11.**34 a**).
Ist kein Luftballon zur Hand, erfüllt ein eigens hierfür reservierter, *eingeschnittener* Sekretauffangbeutel den gleichen Zweck (Abb. 11.**34 b**).
Auch besteht die Möglichkeit, eine mit Wasser gefüllte Flasche mit einem Strohhalm oder einem abgeschnittenen Absaugschlauch anzubieten (Abb. 11.**34 c**). Hierbei atmet der Patient gegen den positiven Wasserdruck in der Flasche aus. Beachte: Je höher der Wasserspiegel und je tiefer der Strohhalm ist, desto mehr Atemarbeit muss der Patient leisten. Folglich muss die Pflegekraft hier darauf achten, dass der Wasserspiegel oder das Innenlumen des Strohhalms beziehungsweise des Absaugschlauches den Ausatemmöglichkeiten des Patienten angepasst ist. Der Patient darf die Luft nicht herauspressen!
Es gibt noch viele andere Möglichkeiten, die Exspirationsphase zu verlängern etwa mit einem Windrad (Abb. 11.**34 d**). Hier gilt: Der Phantasie des Patienten und der Pflegekraft sind keine Grenzen gesetzt.
Die **Vorteile** der Ausatmung gegen Widerstand bestehen darin, dass

- diese Atemtechnik die Grundprinzipien der Pneumonieprophylaxe enthält,

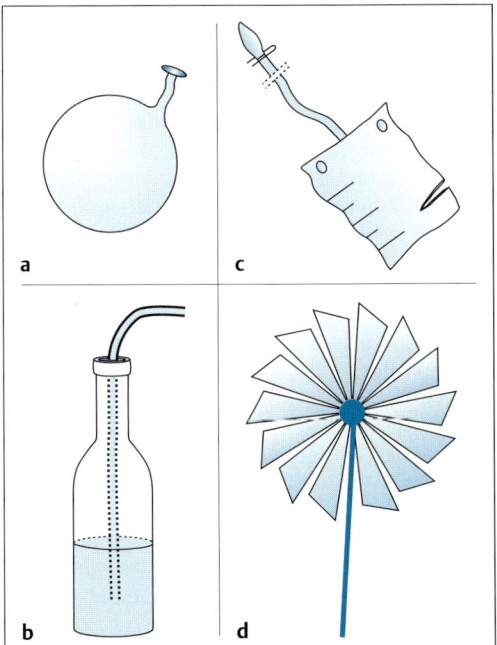

Abb. 11.**34**   Verschiedene Möglichkeiten des Ausatmens gegen einen Widerstand **a** Beim Luftballon entsteht der positive Druck durch den dehnbaren Hohlkörper **b** Beim Sekretbeutel wird der Widerstand durch den Hohlkörper erhöht **c** Das Wasser in der Flasche und der Hohlkörper bewirken einen positiven Druck **d** Bei dem Windrad entsteht der positive Ausatemwiderstand durch die Lippenbremse, die man anwenden muss, um das Windrad in Bewegung zu setzen

- die Methode vom Patienten jederzeit ohne großen Aufwand im häuslichen Lebensbereich angewendet werden kann,
- leicht erlernbar und
- für alle Altersstufen geeignet ist,
- geringen Kostenaufwand beinhaltet,
- keine oder geringe Umweltbelastungen durch Müll entstehen und
- der Spieltrieb des Menschen zum Nutzen für die Gesundheit ausgenutzt werden kann.

Nachteile sind
- die Hyperventilationsgefahr durch die tiefe In- und Expiration und
- die Gefahr der unkontrollierten intrathorakalen Druckerhöhung in pathologische Bereiche.

Die Methode der Ausatmung gegen Widerstand ist eine gelungene Methode, Spaß mit Nutzen zu verbinden. Sie ist nicht kostenaufwendig,

kann jederzeit im häuslichen Bereich eingesetzt werden und ist besonders für den pädiatrischen Bereich geeignet.

Totraumvergrößerung durch Giebelrohr

Das Atemzentrum des gesunden Menschen wird in der Regel über den Kohlendioxidgehalt (pCO_2) im Blut gesteuert. Das bedeutet, wenn der pCO_2 im Blut steigt, wird das Atemzentrum zu mehr Atemarbeit stimuliert. Das Atemminutenvolumen steigt und die Ventilation in der Lunge nimmt zu, um das überschüssige CO_2 auszuatmen.

Durch die Anwendung eines Giebelrohres ist es möglich, über den Anstieg des pCO_2 die Atemarbeit zu erhöhen. Das Giebelrohr verlängert künstlich den physiologischen Atemweg, das ausgeatmete CO_2 wird zwangsweise wieder eingeatmet, wodurch der pCO_2-Spiegel im Blut ansteigt.

Das Giebelrohr besteht aus mehreren Elementen (Abb. 11.**35**). Ein Element des Giebelrohres entspricht ca. 100 ml Totraum (physiologisch ca. 150 ml bei einem erwachsenen Menschen oder 2 ml/kg Körpergewicht pro Atemzug). Erwachsene Patienten erhalten etwa eine Totraumvergrößerung von meist 300 bis 500 ml, Kinder von etwa 200 bis 300 ml.

Bei der Anwendung des Giebelrohres muss darauf geachtet werden, dass die Atemfrequenz bei erwachsenen Patienten 20, bei Kindern bis 30 Atemzüge nicht überschreitet (Gefahr der Hyperkanie!). Die Ein- und Ausatmung erfolgt ausschließlich durch den Mund. Bei Patienten mit Nasenatmung muss die Anwendung einer Nasenklemme in Betracht gezogen werden.

Die **Vorteile** der Giebelrohranwendung liegen darin, dass
- der Körper die Atemzüge unbewusst vertieft und dadurch eine vermehrte Ventilation der Lunge stattfindet,
- die Anwendung leicht erlernbar ist,
- die Anwendung vom Patienten selbstständig durchgeführt werden kann und
- das Gerät wiederverwendbar ist.

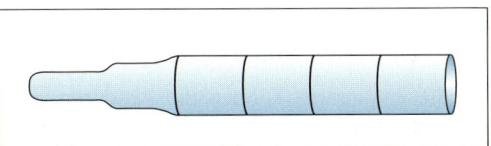

Abb. 11.**35**   Darstellung eines Giebelrohres mit 4 Elementen

Die Anwendung ist **kontraindiziert** bei
- verwirrten Patienten,
- Patienten mit hoher Atemfrequenz (Hyperkapniegefahr),
- Patienten mit einer chronisch obstruktiven Lungenerkrankung und bei
- Patienten mit ausgeprägter Herzinsuffizienz, Atemnot, Hyperkapnie und Hypoxie.

Die **Nachteile** der Anwendung des Giebelrohres sind
- die Erhöhung des intrazerebralen Druckes durch Vasokonstriktion,
- die Anwendung der Nasenklemme wird erfahrungsgemäß von den Patienten als unangenehm empfunden,
- die Anwendung verändert das Atemverhalten des Patienten nicht,
- die Ein- und Ausatmung über den Mund kann die Atemwege austrocknen und
- die selbstständige Anwendung im häuslichen Bereich ist wegen der fehlenden Überwachung ungeeignet.

Insgesamt ist die Anwendung des Giebelrohres, bedingt durch die Nebenwirkungen und Kontraindikationen, als sehr kritisch zu betrachten. Aus diesen Gründen sollte diese Atemtrainingsmethode hinter die andere weitaus ungefährlicheren Methoden gestellt werden. Des Weiteren ist die Anwendung im häuslichen Bereich kritisch, da der Patient durch eine falsche Handhabung eine Hyperkapnie erleiden kann.

Trainingsmethoden zur therapeutischen Anwendung SMI-Trainer

SMI steht für *Sustained Maximal Inspiration* und bedeutet eine anhaltend maximale Inspiration. Das Prinzip dieser Trainer ist die gleichmäßige Belüftung der Lungen mit Erfolgskontrolle durch optische Kontrollfunktionen. Hierfür bietet die Industrie Geräte (Abb. 11.**36**) an, die im klinischen Alltag ihren festen Platz haben.
Es gibt zwei verschiedene Betriebsarten: die Volumen-/Floworientierten Geräte und die Floworientierten Geräte.

Volumen-/Floworientierte Trainer

Bei diesen Geräten können die Patienten oder das Pflegepersonal das eingeatmete Atemzugvolumen über einen Kegel oder Kolben ablesen. Manche Geräte (z.B. Voldyne®, Coach®) lassen den gleichmäßigen inspiratorischen Flow zur

gleichmäßigen Belüftung der Alveolen optisch anhand eines schwebenden Zylinders darstellen. Hierzu fordert man den Patienten auf, den Zylinder so lange wie möglich bei der Inspiration schweben zu lassen. Am Ende der Inspiration kann das eingeatmete Volumen über den zweiten Kolben am Gerät abgelesen werden. Atemvolumenveränderungen sind hierdurch alphanummerisch ablesbar.

Floworientierte Trainer

Das Funktionsprinzip dieser Geräte (z.B. Mediflow®, Triflow®) ist, eine oder mehrere Kugeln möglichst gleichmäßig bei der Inspiration über dem Gerät in der Schwebe zu halten. Auch hierbei wird bei richtiger Anwendung eine gleichmäßige Verteilung der Atemluft in den Atemwegen erreicht.
Vorteile der SMI-Trainer:
- nachgewiesen effektive *therapeutische* Anwendungsmethode,

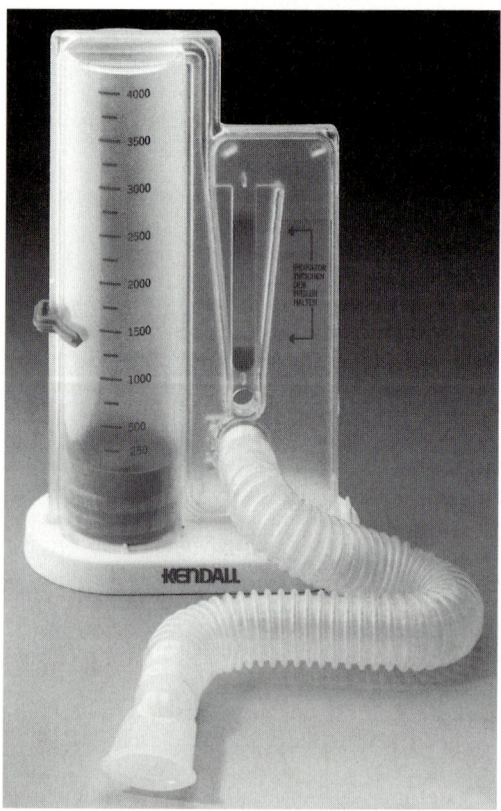

Abb. 11.**36**   Coach SMI-Trainer

- Anwendungsmotivation durch visuellen Anreiz. Der Ehrgeiz des Patienten kann zum Nutzen der Ventilationsverbesserung ausgenutzt werden, zusätzliche Vernebelung von Sekretolytika durch Zwischenschaltung eines Druckverneblers ist möglich,
- die Anwendung und Handhabung sind leicht erlernbar und
- die Anwendung des Gerätes ist vom Patienten selbstständig durchführbar.

Nachteile der SMI-Trainer:
- Anwendung bei Patienten mit chronisch obstruktiven Lungenerkrankungen durch Erhöhung der Resistance kontraindiziert!
- Mangelhafte Anfeuchtung der Atemluft, da die Inspiration zwingend über den Mund erfolgen muss.
- Bei Nasenatmung ist die Verwendung einer Nasenklemme erforderlich.
- Es besteht die Gefahr einer Hyperventilation.
- Das Produkt ist umweltbelastend, da die Geräte als „Ein-Patient-Produkt" konzipiert sind.
- Bei auch juristisch nicht unproblematischer „Wiederaufbereitung" der Geräte durch Gassterilisation ist eine Einatmung von Restmengen des Sterilisationsgases denkbar (Großkopf 1998).
- Bei „Wiederaufbereitung" steht dem Patienten das Gerät zur Verwendung im häuslichen Bereich nicht mehr zur Verfügung. Die Atemtherapie muss umgestellt werden, was einen höheren Beratungs- und Schulungsbedarf erfordert.
- Die Trainer verändern nicht das Atemverhalten des Patienten.
- Die Anwendung bei verwirrten Patienten ist schwierig.

SMI-Trainer finden eine sehr weite Verbreitung im stationären Bereich.

PRAXIS-TIPP Diese Methode sollte nicht routinemäßig für jeden Patienten als pneumonieprophylaktische Methode eingesetzt werden, weil sie sich eher für eine therapeutische Anwendung eignet. ■

Gegen eine routinemäßige Anwendung spricht auch der erhöhte Kostenaufwand im Vergleich zu den anderen, kostengünstigeren prophylaktischen Methoden, die Entsorgungsproblematik dieses „Ein-Patienten-Produktes" sowie die Gefahr der Einatmung von Sterilisationsgasen bei Wiederaufbereitung in den Krankenhäusern.

Wenn eine Verschlechterung der pulmonalen Situation des Patienten, beispielsweise postoperativ, absehbar ist, ist es sinnvoll, den Patienten **präoperativ** in die Handhabung des Trainers einzuweisen. Dann verspricht das SMI-Training einen guten Erfolg.

Apparative Unterstützung der Atmung mittels IPPB

IPPB *(Intermittend Positiv Pressure Breathing)* bedeutet eine intermittierende positive druckunterstützte Einatmung.
Es handelt sich hier um eine druckbegrenzte, flowgesteuerte Atemunterstützung. Hierzu wird, vereinfacht dargestellt, eine bestimmte Inspirationsdruckgrenze gewählt. Das bedeutet, dass der Patient so lange eine inspiratorische Druckunterstützung von der Maschine erhält, bis die eingestellte obere Atemdruckgrenze erreicht ist. Jetzt bricht das Gerät die Druckunterstützung ab und öffnet ein Expirationsventil, der Patient kann nun ausatmen. Dadurch können verschlossene Alveolen aktiv geöffnet werden.
Damit der Patient keinen großen Sog bei der Inspiration ausüben muss, muss die Gasflussgeschwindigkeit (Flow) den individuellen Einatemmöglichkeiten des Anwenders angepasst werden.

> **!** Je geringer der Flow ist, umso länger dauert es, den oberen inspiratorischen Druck zu erreichen.

Objektiv klagen die Patienten bei einem zu geringen Flow über „Lufthunger". Bei einem zu hoch gewählten Flow werden die Patienten regelrecht „aufgeblasen". Ferner entstehen bei einem zu hohen inspiratorischen Druck Luftturbulenzen in den Atemwegen, die eine gleichmäßige Ventilation der Lunge einschränken.

PRAXIS-TIPP Hier gilt es, einen an den Patienten adaptierten inspiratorischen Flow zu wählen. ■

Bei Patienten mit einer eingeschränkten Atemleistung muss als dritter Schritt die richtige Triggerschwelle des Inspirationsventils gefunden werden. Triggern bedeutet auslösen.
Der Patient steuert das Triggerventil über den Sog (isovolämische Phase), den er zu Beginn der Inspiration aufbringen muss, um das Inspirationsventil zu öffnen.

Ist die Triggerschwelle so eingestellt, dass ein hoher Sog zur Öffnung des Inspirationsventils aufgebracht werden muss, kann ein Patient mit einer eingeschränkten Atemmechanik nicht oder nur unter großen Kraftanstrengungen das Inspirationsventil im Gerät öffnen. Die Folge ist eine Hypoventilation oder eine Erschöpfung des Patienten.

Ein Patient mit einer guten Atemmechanik wird hingegen mit einer zu niedrig eingestellten Triggerschwelle nur wenig Atemarbeit leisten müssen, was dem Training der Atemmuskulatur kaum entgegenkommt.

Die Schlüsselaufgaben der Pflegekraft bei der Anwendung der IPPB-Methode liegen in der individuellen, angepassten Geräteeinstellung, der differenzierten Beobachtung des Patienten und der eventuell nötigen Korrektur der gewählten Einstellungen am IPPB-Gerät.

Vorteile des IPPB:

- Mit IPPB können aktiv Atelektasen geöffnet werden, um eine Verbesserung der alveolären Ventilation zu bewirken.
- Eine gleichzeitige Vernebelung von Sekretolytika während der IPPB-Anwendung ist möglich.
- Die Wiederverwendung des Gerätes ist möglich.

Nachteile des IPPB:

- Anwendung und Einstellung des IPPB-Gerätes ist nur durch eingewiesenes Personal gemäß Medizinproduktegesetz (MPG) möglich.
- IPPB verändert nicht das Atemverhalten des Patienten.
- Die Mundschleimhäute trocknen durch trockene Atemgase schnell aus.
- Die Anwendung einer Nasenklemme bei Nasenatmung ist nötig.
- Bei einem nicht korrekt eingestellten Gerät besteht die Gefahr des „Lufthungers".
- Eine Überblähung der Lunge ist möglich.
- Eine Erschöpfung des Patienten durch eine falsch eingestellte Triggerschwelle des Inspirationsventils ist möglich.
- Die Anschaffungskosten sind hoch.
- Es entsteht eine Umweltbelastung durch Einwegschlauchmaterial.
- Der Kompressor des Gerätes verursacht eine Geräuschbelastung im Zimmer.

> **!** IPPB kann verschlossene Alveolen bei richtiger Anwendung zum passenden Zeitpunkt öffnen. Ein routinemäßiger Einsatz dieser Methode als Prophylaxe ist allerdings nicht sinnvoll.

Die richtige Anwendung setzt Erfahrungen mit dem Gerät wegen der verschiedenen Einstellungsmöglichkeiten voraus. Aus diesem Grunde muss die Pflegekraft eine Geräteeinweisung nach MPG erhalten.

High Flow CPAP und Hochfrequenzluftinjektion

Der Einsatz dieser beiden (non)invasiven Therapieformen (s. 11.11, S. 166) bedarf einer lückenlosen Überwachung durch hierfür speziell geschultes Personal. Diese Therapieformen finden Anwendung bei Patienten mit schweren respiratorischen Störungen. Sie können aktiv geschlossene Atelektasen öffnen und die Ventilation der Lungen wesentlich verbessern. Jedoch ist die Anwendung mit einem hohen maschinellen Aufwand verbunden, was in der Regel nur auf Intensivtherapiestationen oder Intensivobservationsstationen möglich ist.

11.12.3 Fazit

Atemtrainingsprogramme stellen eine effektive Möglichkeit der Pneumonieprophylaxe dar. Zentraler Punkt der Trainingsprogramme ist der **individuelle Zuschnitt** auf den Patienten. Hier gilt es, das richtige Atemtrainingsprogramm für den entsprechenden Patienten in seiner bestimmten Situation zu finden. Auch kann hier die Hilfe eines Physiotherapeuten nützlich sein.

PRAXIS-TIPP   Alle Maßnahmen zum Atemtraining sollten, um die Effektivität zu sichern, mindestens 10 Atemzüge pro Stunde durchgeführt werden. ■

Bei der Erwägung pneumonieprophylaktischer Maßnahmen sollten Pflegekräfte immer die Möglichkeiten und Ressourcen des Patienten, aber auch die Gegebenheiten des Krankenhauses, Altenheims oder der häuslichen Umgebung in Erwägung ziehen. Fertigprodukte können einen kostenträchtigen Punkt im Budget einer Pflegeeinrichtung darstellen. Weniger kostenträchtige, aber genauso effektive Methoden sollten heute von der Pflege bevorzugt werden.

Die Aufgaben der Pflegekraft sind die Erfassung der Pneumoniegefährdung, die Beratung über geeignete Methoden zur Prophylaxe, die Anleitung und die Überwachung während der Durchführung der Maßnahme. Des Weiteren muss die Pflegekraft dafür sorgen, dass die Rahmenbedingungen für ein optimales Atemtraining geschaffen werden.

Durch diese Maßnahmen kann die Pflege einen großen Beitrag zu einem kürzeren, komplikationsloseren Aufenthalt des Patienten im Krankenhaus leisten.

Literatur

Bienstein, C., G. Schröder, M. Braun, K.-D. Neander: Dekubitus. Thieme, Stuttgart 1997

Edel, H., K. Kmnauth: Atemtherapie, 5. Aufl. Ulstein Mosby, Berlin 1993

Großkopf, V.: Die Rotkreuzschwester. (1998) 23

Hüter-Becker, A., H. Schwere: Physiotherapie. Thieme, Stuttgart 1997

Juchli, L.: Pflege, 8. Aufl. Thieme, Stuttgart 1997

Koch, F.: Klinikleitfaden Intensivpflege. Gustav Fischer, Ulm 1997

Mang, H., E. Rügheimer: Perioperative Atemtherapie senkt das Risiko respiratorischer Komplikationen – Faktum oder Fiktion? Anästhesiol. Intensivmed. Notfallmed. Schmerzther. 28 (1993) 385

Medizinproduktegesetz. Bundesgesetzblatt Teil 1 inkl. 1. Änderung gem. Bundesgesetzblatt 1998

McCaffrey, M., A. Beebe, J. Latham: Schmerz. Ulstein Mosby, Berlin 1997

Oczenski, W., A. Werba, H. Andel: Atmen – Atemhilfen, 3.Aufl. Blackwell, Berlin 1996

Schäffler, A., N. Menche, U. Bazlen, T. Kommerell: Pflege heute. Gustav Fischer, Ulm 1997

Weindler, J., C. L. Zapf: Grndlagen der Atemtherapie mit Incentive Spirometern. perimed, Erlangen 1997

Wigger, T., E. Knipfer: Pflegeleitfaden Anästhesie/Intensivpflege. Urban & Schwarzenberg, München 1998

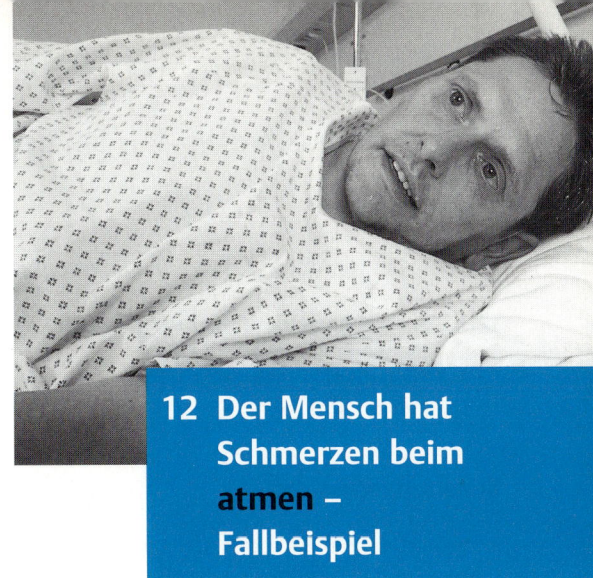

Jürgen Osterbrink

12 Der Mensch hat Schmerzen beim atmen – Fallbeispiel

Klaus Pauly ist ein 53-jähriger kommunaler Beamter mit einer chronischen Gastritis. Seit einigen Jahren versucht er erfolglos, seinen Nikotinkonsum zu reduzieren und sein Übergewicht zu regulieren.

Bei einer halbjährlichen Kontrollgastroskopie entdeckt sein Hausarzt neben einer hochakuten Gastritis kleine Verdickungen der Magenschleimhaut. Drei Gewebsproben werden entnommen. Der pathologische Befund zeigt eine maligne Veränderung in einem noch sehr frühen Stadium. Herr Pauly wird daraufhin von seinem Hausarzt informiert, dass nur ein chirurgischer Eingriff weitere Klarheit schafft. Es erfolgt die Aufnahme in einem Krankenhaus der Regelversorgung. Herr Pauly ist sehr aufgeregt und fürchtet sich vor den folgenden Tagen. Auch die pflegerischen und ärztlichen Aufnahmegespräche vermögen ihm nicht die notwendige Ruhe zu vermitteln. Am folgenden Tag wird die Operation durchgeführt. Es stellt sich heraus, dass die maligne Erkrankung schon weiter fortgeschritten ist, als zunächst angenommen. Deswegen wird eine Gastrektomie unter Entfernung der nahe liegenden Lymphknoten durchgeführt.

Herr Pauly wird nach der Operation in den Aufwachraum der Klinik gebracht. Die behandelnde Pflegekraft bemerkt, dass Herr Pauly sehr unruhig ist und versucht, Kontakt mit ihm aufzunehmen. Herr Pauly leidet unter Schmerzen im Operationsgebiet, ihn stört die Magensonde sowie der Wendl-Tubus bei der nasalen Atmung und er gibt Schmerzen im Rückenbereich an. Nach der Gabe von Analgetika lassen die Beschwerden nach. Herr Pauly wird nach einem zweistündi-

gen Aufenthalt auf eine Station der Allgemeinversorgung verlegt, wo er eine unruhige Nacht verbringt, da er immer wieder durch Schmerzen geweckt wird. Herr Pauly klagt in den nächsten Tagen regelmäßig über mittelschwere bis schwere Ruheschmerzen im Abdominalbereich, über Atemnot, da er nur unzureichend abhusten kann und oberflächlich atmet, und über Beschwerden beim Aufstehen, auch wenn dies durch das Pflegepersonal regelmäßig unterstützt und begleitet wird. Insbesondere nachts wird der Patient oft durch den postoperativen Schmerz und die Atembeschwerden geweckt. Ein ausreichender Nachtschlaf ist somit nicht gegeben.

Der Patient erhält gegen seine Beschwerden eine Bedarfsmedikation sowie eine inzentive Atemtherapie, die er weitest gehend selbst durchführen soll. Am vierten postoperativen Tag entwickelt Herr Pauly Fieber; auch die Nahtstellen weisen Anzeichen einer Insuffizienz auf. Eine beginnende Pneumonie wird durch das Röntgen des Thorax diagnostiziert.

Herr Pauly beschreibt der behandelnden Bereichspflegenden die Situation wie folgt: „Als mich mein Hausarzt über meine Krankheit informierte, dachte ich, das Schlimmste sei erreicht. Aber jetzt glaube ich, dass dies nur der Anfang des Schreckens war. Sehen Sie, was aus mir geworden ist. Ich habe Schmerzen beim Husten, kann nicht richtig atmen, das Drehen im Bett ist unmöglich. Aufstehen ist nur mit Ihrer Unterstützung möglich. Ich kann nichts dagegen tun. Zum ersten Mal in meinem Leben bin ich abhängig. Kann ich denn wirklich nichts selbst tun?"

12.1 Schmerz und ~~atmen~~ bei der Diagnose Krebs

Alrun Sensmeyer

Zusammenfassung

In diesem Kapitel wird der Stellenwert von Alltagswissen und Gefühlen innerhalb des Pflegegeschehens erörtert. Welchen Einfluss eine Erkrankung auf die Autonomie der Atmung hat, wird
anhand von physiologischen Reaktionen und
durch ausdrucksvolle Sprachbilder dargestellt.
Der Text veranschaulicht die Schwierigkeiten
einer offenen Auseinandersetzung mit der Diagnose Krebs und dem betroffenen Patienten und
hebt erneut die Professionalität der Pflege, die
sich aus Fachwissen und Einfühlungsvermögen
zusammensetzt, als notwendige Voraussetzung
einer optimalen Betreuung dieser Patientengruppe hervor.

Den Patienten nicht ausschließlich im Sinne des
naturwissenschaftlichen Krankheitskonzeptes
auf seine Symptome zu reduzieren, sondern ihn
in seinem subjektiven Krankheitserleben mit all
seinen Ängsten und Hoffnungen wahrzunehmen
und ihn als Mitglied in die therapeutische
Gemeinschaft zu integrieren, fördert nicht nur
die Wirksamkeit der Therapie, sondern stellt den
Menschen ins Zentrum des Geschehens und
folgt dem Ziel, ein selbstbestimmtes Leben zu
ermöglichen.
Besonders für die ambulante Betreuung sterbender Menschen wird auch in diesem Kapitel die
Notwendigkeit einer kompetenten Beratung und
Begleitung der Angehörigen hervorgehoben.

Das **atmen**, eine der elementaren Funktionen des
Lebens, wird auf unangenehme Weise seines
unbewussten Vorganges beraubt, wenn Krankheit
und therapeutische Interventionen plötzlich die
Verfügungsgewalt über das Lebenselixier Luft
übernehmen. Unabhängig davon, welche spezielle Krankheitsentität Auswirkungen auf die Körperfunktionen hat, kommen trotz vielen Detail-
wissens die Angehörigen der Gesundheitsberufe
immer an Grenzen ihrer Handlungskompetenz,
da eigenes Erleben nicht identisch sein kann mit
dem subjektiven Empfinden des Patienten.
„Pflege bei ...“ kann deshalb nur bedingt eine
zeitgemäße Systematik pflegerischen Wissens
sein. Welchen Stellenwert innerhalb des Pflegegeschehens Alltagswissen und Gefühle einnehmen können, wird vorrangig in diesem Kapitel
erörtert werden. Auf welche Arten „dem Lebenswillen die Puste ausgehen kann“, wenn keine Tri-
umphe mehr über die Krankheit zu verzeichnen
sind, wird an dieser Stelle zwar an der medizinischen Disziplin der Onkologie aufgezeigt, sie ist
jedoch auf andere Gebiete übertragbar.

12.1.1 Krebs im Alltag: Fakten und Emotionen

Was geschieht, wenn jemand das Wort „Krebs“
hört?
- Wer assoziiert damit das Lebewesen der Gattung Krustentiere, denkt an den letzten
Strandurlaub, entspannt sich, atmet tief und
gelassen durch, hat die frische Seeluft in der
Nase und genießt diesen Tagtraum?
- Wer zieht erschreckt und hörbar die Luft ein?
Dabei ist ein Seufzer zu hören, die Luft wird
kurz angehalten. Der Blick hält sich irgendwo
fest und erst mit dem Ausatmen löst sich
diese kurze Anspannung.

*»An Krebs zu denken ist, als wäre man in einem
dunklen Zimmer mit einem Mörder eingesperrt.
Man weiß nicht, wo und wie und ob er angreifen
wird.«*

(Wander 1984)

Diese Metapher verdeutlicht, wie unberechenbar die Krankheit erlebt werden kann. Bei der Diagnose Krebs spürt jeder unterschiedliche Gefühle und Sorgen, ist je nach seiner (Mit-)Betroffenheit als Patient, Angehöriger, Freund, Nachbar, Mitmensch – in anderer Weise gefragt, sich mit der Realität einer Krebserkrankung auseinander zu setzen. Der Schreck einer Diagnose, der den Atem nehmen kann, nimmt auch gleichzeitig in den Sekunden des ersten Nachdenkens die eigene Zukunft gefangen, führt eine neue Macht als Kontrollinstanz über das weitere Leben ein. Diese Krise mag bei vielen Menschen eine tiefe Verzweiflung auslösen. Ohnmachtsgefühle gehören dann genauso zu dieser, zunächst ausweglos erscheinenden Situation wie Mutlosigkeit und Verleugnung.

Wie wird dann Hoffnung zum lebensbejahenden Prinzip? Bekannt ist die Metapher: „Wer keine Hoffnung hat, erstickt in der Gegenwart.". Erst die Sicherheit, ein Ziel erreichen zu können, bewirkt das Freiwerden von Aktivitäten, macht Zukunft möglich und löst die lähmende Starre der Entmutigung.

Die Innenseite der Krankheit

Was wissen Pflegende von den Ängsten des Patienten?

„Aufnehmen und Hergeben sind Grundbedingungen des Lebens und des Menschseins. Ohne dieses Ein und Aus bzw. Hin und Her kann der Mensch nicht leben. Bezogen auf das Zusammenleben heißt das, dass der Mensch ein Gegenüber braucht. Er muss sich ausdrücken können und er muss ankommen können. Wie der Atem im Ein und Aus fließen muss, so auch das Inbeziehungsein. Stockt das eine, so stockt auch das andere" (Juchli 1997).

Eine sichtbar und hörbar veränderte Atmung reicht manchmal aus, um die Befindlichkeit des Patienten auszudrücken. Situationen scheinen klar, wenn

- jemand wütend ausschnaubt,
- jemand fassungslos nach Luft ringt,
- jemand den Duft des Lebens in die Nase zieht,
- jemand sich einen Hauch von Nähe wünscht.

Es gibt viele Redewendungen, die sehr deutlich bestimmte Verbindungen zwischen Gefühlen und dem **atmen** ausdrücken. Aber der Versuch, Körpersignale des Patienten nur nonverbal zu verstehen, hat Grenzen. Die Hintergründe und Zusammenhänge zur momentanen Situation müssen bekannt sein. Aber auch dann ist Vorsicht geboten, wenn man sich ausschließlich auf

seine Wahrnehmung verlässt, ohne den Patienten nach seiner Sicht der Dinge zu befragen. Was bedeutet das innerhalb des Pflegegeschehens?

An Pflegende wird hier immer wieder der Anspruch erhoben werden, für die wechselnden Gefühle der Betroffenen Verständnis, Geduld und vorausschauende und vorsorgende Überlegenheit zu entwickeln:

- Welche Auswirkungen kann die Diagnose Krebs auf die erfahrbare Nähe in der Pflegebeziehung haben, welches Gewicht hat die Last des Mitleides?
- Wann geht das Schicksal der Patienten fast bis unter die Haut, warum stößt es ab?

> **!** Die Betreuung und Pflege von Menschen mit Krebs fordert die Pflegenden heraus, sich in Entscheidungszwängen zu bewähren, persönliche Ängste zu bewältigen, Tabus zu brechen und Mauern in den Köpfen einzureißen.

Eine Krebserkrankung kann das Aussehen, das Körperbild bleibend verändern, die Alltagsroutine und die Beziehungen umwälzen. Beschreiben folgende Sprachbilder die Situation eines an Krebs erkrankten Menschen?

- Die Krankheit hält ihn in Atem bei der Suche nach heilenden Therapiestrategien, verlängerbarer Lebenszeit und symptomlindernden Maßnahmen.
- Der Tumor legt eine Atempause ein, wenn die Tumorverkleinerung auf Röntgenbildern dokumentiert werden kann.
- Im Zimmer herrscht eine atemlose Stille, bevor die Befunde mitgeteilt werden.
- Das Warten auf die Untersuchungen ist gleichzusetzen mit einer atemraubenden Spannung, da oft nicht einzuschätzen ist, wie stark es diesmal wieder weh tut, welcher Befund erhoben werden wird.

Mit der Diagnose allein oder ein Weg des Miteinander?

Bezüglich der Veränderungen der Atmung im Zusammenhang mit einer Tumorerkrankung müssen Pflegende die Bedeutung des eigenen Wissens und Könnens erkennen, um wirkliche Patienten- und Pflegeziele setzen zu können, denn Pflegeerfolge sind unabhängig von der Wirkung der medizinischen, antitumoralen Behandlungsstrategie. Pflegende sind gefordert mit ihren Fähigkeiten, die sich eben nicht in Milligramm einer Wirksubstanz oder in Zentimeter-

Tiefen wie bei einer Strahlentherapie ausdrücken lassen. Das Ausstrahlen und Gewährleisten von Sicherheit, Zuverlässigkeit und Kompetenz ist auch möglich mit „leeren Händen", die stehen können für Da-Sein, Nahe-Sein, zuhören. Denn leben mit der Diagnose Krebs kann bedeuten:
- Leben wie nie zuvor, die Krankheit als Chance sehen.
- Nie mehr leben wie zuvor, die Krankheit als Bedrohung, Schicksal sehen.

Wieviel Lebenskraft gibt dann diese ganz besondere Atemspende:

» Geliebte Annemone, heute Nacht lag ich lange wach: die Nacht vor Deiner Operation. Ich habe an Dich gedacht und an Deine Gedanken. (...) Es gibt keine Phase meines Seins, die in diesem Augenblick nicht bei Dir ist. Annemone, ich beatme Dich. Liebestransfusion.«

(Sandkorn 1986)

Patientenprobleme – Krankheitszeichen

Bei jedem Patienten stehen die möglichen subjektiven Beeinträchtigungen der Atmung, die Anstrengungen der Atemarbeit neben den Befunden, die mit vielfältigen technischen Mitteln erhoben werden können. Diese größtenteils sprachlose Medizin kommt zum Teil mit der Kurzformel aus: einatmen – ausatmen – nicht mehr atmen – weiteratmen. In den Unterlagen der Patienten finden sich dann die Zustandsbeschreibungen von Körpervorgängen, aber diese Daten und Fakten sind hauptsächlich Merkmale eines naturwissenschaftlichen Krankheitskonzeptes. Sie dokumentieren die Abweichungen vom funktionalen Gesundheitszustand.
Pflegende dagegen richten ihr Hauptaugenmerk auf die Bedeutungszuschreibungen, die der Patient zur gegenwärtigen Situation mitteilt. Wie und wodurch sind die Alltagsgewohnheiten ihrer vertrauten Routine beraubt, der Lebensentwurf infrage gestellt?

» Wenn Pflegende davon ausgehen, dass sie als Einzelne die gesamte Wirklichkeit nicht angemessen wahrnehmen und verstehen können, erhält der Patient im Problemlösungs- und Beziehungsprozess eine andere Wertschätzung. Im Mittelpunkt stehen Erleben, Bedeutung und Interpretation von Gesundheit und Krankheit durch Patienten. (...) Alle Beteiligten begeben sich im Sinne einer geteilten Verantwortung gemeinsam auf den Weg.«
(Projektgruppe subjektive Gesundheits- und Krankheitskonzepte/Fachhochschule Frankfurt 1997)

Der Patient ist dann nicht mehr Gegenstand (Objekt), sondern Mitglied (Subjekt) einer therapeutischen Gemeinschaft.

> **!** Der Patient ist und bleibt Experte in eigener Sache, denn er kennt seinen Körper von allen Beteiligten am längsten!

Krebs im Pflegealltag – Widersprüche

Röntgenbilder, Blutgasanalysen und die Intensität einer Zyanose sind Aspekte für die medizinische Behandlungsplanung. Unter dem Gesichtspunkt persönlicher Autonomie ist zu fragen:
- Steht für Patienten mit permanenter Sauerstoffzufuhr ein transportables Gerät zur Verfügung, um auch zu duschen oder zum Kiosk gehen zu können? Heißt Sauerstoffzufuhr immer gleich, dass das Bett zu hüten ist?
- Die Anstrengungen seitens des Patienten für manche bildgebende Diagnostik steht in keinem Verhältnis zum therapeutischen Nutzen. In gemeinsamen Behandlungsgesprächen muss deshalb geklärt werden, ob die Bilder gebraucht werden, um eine gezielte antitumorale Therapie einzuleiten, oder ob Symptomkontrolle im Vordergrund steht, die oftmals auch durch klinische Befundermittlung möglich ist, wie veränderte Belastungsfähigkeit, Schlaflage und Atemarbeit.
- Manche Patienten verschweigen oftmals das Bemerken eines deutlichen Zunehmens von Blutbeimengungen im Sputum. Unabhängig davon, ob es dann die Pflegenden zufällig bemerken oder der Patient es mitteilt, meist lautet die erste Frage: „Warum haben Sie das nicht schon viel eher gesagt? Klärt diese Frage wirklich die wahren Gründe der Verheimlichung?" Geht es mit dieser Frage nicht viel eher darum, den Patienten „zu tadeln", die Verantwortung für seine Gesundheit nicht ernst genommen, eine Gefahr verschleiert zu haben? Ist es nicht viel wichtiger in Erfahrung zu bringen, mit welcher Angst oder Gelassenheit der Patient seine Körperprozesse beobachtet hat?

Der eigenverantwortliche Umgang mit dem Körper ist immer dann in Gefahr, wenn eine asymmetrische Kommunikation den fehlenden Respekt vor dem Gegenüber anzeigt.

Zur Gewissheit gewordene Sorgen – Aufklärung schafft Perspektiven

Für viele Tumorpatienten gehört ein bewusster Umgang mit der Zeit zur veränderten Lebenseinstellung. Sie fordern die Betreuer mit ihren Reaktionen auf die existentielle Bedrohung, die sie mit der Bewältigung der Krebsdiagnose durchleben können. Diese Überlegungen zur Überlebensprognose werden dann zu Augenblicken der Nähe. Der Patient steht vor den Pflegenden, sieht sie fordernd an und erwartet eine Antwort:

- Steht in den Augen die unermessliche Trauer um ungelebtes Leben? Denn bei rasch fortschreitendem Krankheitsverlauf heißt es für alle Betroffenen oftmals, dass der Mensch nach geltenden Maßstäben aus der Lebensmitte gerissen wird, er ein noch ungelebtes Leben loslassen muss.
- Werden die Pflegenden mit misstrauischer Aufmerksamkeit betrachtet, weil in den Gesten viel mehr Wahrheit steckt als im gesprochenen Wort? Das Wissen um den typischen Verlauf von Krankheiten darf nicht dazu führen, dem Patienten Therapieoptionen vorzuenthalten, da die Zumutbarkeit an der eigenen Leidensbereitschaft gemessen wird. Wenn das Team der Meinung ist, dass der Patient bereits mehr dem Tod gehört als dem Leben, wird möglicherweise verkannt, dass **Lebensfreude** mit die wichtigste Medizin ist.

Mit dem Respekt vor selbstbestimmtem Leben muss somit jede Behandlungsstrategie in erster Linie mit dem Patienten besprochen werden. Darüber hinaus gilt es zu berücksichtigen, dass das Paradigma vom immanenten Zwang zur Gesundheit und der Glaube an die Besiegbarkeit von Krankheiten zur Folge haben kann, dass Menschen, die den Kampf gegen eine Krankheit verloren haben, „die nahenden Todessignale noch überhören, den Tod noch nicht wittern". Rinser (1950) hat für diesen Selbstbetrug ein treffendes Bild, wenn sie sagt, dass die Lüge wie ein Schleier über dem Leben liegt, damit es nicht jeder anfassen kann.

Die Beschwerden nehmen zu – Vorahnungen des Todes

Verstehen wir, was Sterbende sagen wollen:

»Aber kann man überhaupt konkreter sehen, dass man stirbt? Kann man nicht! Er hustet Blut, er kann nichts essen, er hat zunehmend Schmerzen. Er fragt mich, woher das Blut kommt, aus dem Magen oder aus der Lunge? Ich zögere. Wenn ich ihm sage, aus der Lunge, weiß er, wie schnell er stirbt! Ich habe mehr Angst, ihm alles zu sagen, als er, alles zu erfahren. Er herrscht mich an: Ich warte auf Antwort! Ich greife hilfesuchend zu meiner Gesprächsführung – ziehe mich zurück und fühle mich schlecht dabei. Was meinst du denn? Ich glaube, es kommt aus der Lunge! Aber vielleicht kannst du den Doktor nochmals fragen? Ach der, der zeichnet doch schon Striche auf meinen Rücken, wo die Metastasen sitzen; wo der Erguss ist, das weiß ich selbst. (…) Er fordert mehr Nähe als früher. (…) Manchmal möchte er aufrecht sitzen, er kann das aber nicht mehr allein, weil er so starke Schmerzen hat. Ich soll ihm eine Stütze geben. Ich schlage ihm vor, eine breite Binde um seinen Brustkorb zu wickeln, damit er ein festes Gefühl hat. Das geht gut, und er will, dass ich das öfter mit ihm mache, die Krankengymnasten hätten nicht so viel Zeit und verstünden nicht, wenn er meckert und ein bestimmtes Verhalten fordert. (…) Das Ende naht. Er kann immer schlechter atmen, aber Sauerstoff will er auf keinen Fall, dann weiß er, dass er stirbt. (…) Ich will ihm den Schweiß abwischen, der ihm von der Stirn rinnt. Da schreckt er auf und schreit, lassen Sie mich in Ruhe, das kann ich nicht gebrauchen. Ich habe ihn wohl beim Sterben gestört.«

(Zenz 1984)

Atem holen für die Seele – Aspekte zur Schmerzlinderung

Leben mit Krebs – ohne Schmerzen –, dies ist ein Wunsch, der von vielen Tumorpatienten geäußert wird. Zu den Schmerzen gehören aber auch andere Gedanken. Im weitesten Sinne geht es dabei im Zusammenhang mit einer Tumorerkrankung oft um eine **Therapie gegen die Angst**:

- Angst vor dem Alleinsein,
- Angst vor dem letzten Atemzug,
- Angst zu ersticken,
- Angst, noch nicht sterben zu können, obwohl man mit dem Leben fertig ist,
- Angst davor, wie laut oder leise der Tod sein kann.

»Im Rahmen einer raumfordernden Tumorerkrankung spielt Schmerz als erstes Symptom meist nur eine untergeordnete Rolle und macht dadurch seine Unberechenbarkeit deutlich. Im Gegensatz dazu ist der Schmerz im Endstadium das Leitsymptom. Er ist Hinweis auf ein unaufhaltsames Fortschreiten der Erkrankung.«

(Sensmeyer 1986)

Die Auseinandersetzung mit den Zusammenhängen von tumorbedingten Schmerzen und dem **atmen** ist aus folgenden Gründen notwendig: Der unbewusste Atemvorgang rückt in den Mittelpunkt der Aufmerksamkeit, sobald die damit verbundenen Thorax- und Bauchbewegungen Schmerzen auslösen. Um dem Schmerz auszuweichen oder die Schmerzen mit einem tiefen Seufzer wegzuatmen, probieren die Patienten unterschiedlich erfolgreiche Atemmuster aus. Je nachdem, wie ausgeprägt diese Schonatmung ist, löst sie die bekannten Folgeerscheinungen aus.

Aber Fühlen und Erleben von Schmerz ist nicht ausschließlich an Organstrukturen oder Krankheitserscheinungen gebunden. Wiederum können Sprachbilder die Situation des Patienten verdeutlichen:

- Es gibt Schmerzen über die Niederlage gegen die Krankheitsprogression.
- Es gibt die tobende Qual des Wartens, ob der stumm gewordene Schmerz wieder aufflackert.
- Es gibt die höllische Marter des Wartens auf die letzte Lebensphase.

PRAXIS-TIPP Diese möglicherweise schmerzverstärkenden Gedankenphänomene sind bei der Ausarbeitung der pflegerischen und medizinischen analgetischen Therapie mit zu berücksichtigen. ■

Ferner gibt es auch sogenannte Auslassversuche, das heißt der Patient lässt Einnahmezeiten für Schmerzmedikamente ausfallen und somit den Schmerz wieder zum Vorschein kommen, um sich zu vergewissern, ob der Tumor noch da sei. Denn die völlige Schmerzfreiheit könnte doch vielleicht bedeuten, dass der Tumor kleiner geworden oder ganz verschwunden ist?! Eine weitere Voraussetzung für eine erfolgreiche Schmerztherapie sind die Kenntnis und Aufklärung des Patienten über das, was der Volksmund über Krebs und Schmerzen sagt:

- Wenn der Arzt schon Morphium geben muss, dauert es nicht mehr lange.
- Man darf am Anfang nicht zu viele Schmerzmittel nehmen, sonst wirken sie nicht mehr, wenn die Schmerzen unerträglich werden.
- Überall in den Medien wird davor gewarnt, dass regelmäßige Schmerzmitteleinnahme schädlich ist.

Die Vorurteile bezüglich der Toleranzentwicklung und Sucht sind dann sowohl im Team als auch mit den Patienten immer wieder zu thematisieren.

Unheilvolle Atempausen – nervöse Spannung im Pflegeteam

Die Befürchtung einer opiatinduzierten Atemdepression führt immer noch dazu, dass den Patienten eine wirksame Schmerztherapie vorenthalten wird. Morphin und morphinhaltige Analgetika haben pharmakodynamische Wirkungen auf die Atmung (Albinus u. Hempel 1988; s. 12.5, S. 219).

Die Kenntnisse über Auswirkungen von Schmerzmitteln auf die Atmung sind einzig und allein nur die Grundvoraussetzung für die Planung einer wirkungsvollen Schmerztherapie, sie lassen sich aber nicht dazu verwenden, um aus Furcht vor forensischen Folgen opiathaltige Analgetika nur in einer gefahrlosen – dann auch meist wirkungslosen – Unterdosierung zu verabreichen. Deshalb müssen allen Beteiligten an einer Schmerztherapie mit folgenden Aspekten vertraut sein:

- pharmakodynamische und pharmakokinetischen Eigenschaften der Präparate,
- Dosierungsrichtlinien:
  - übliche Einzeldosis und nachfolgende Titrationsschritte bis zum Wirkungseintritt,
  - Wirkungsdauer,
  - Eliminationshalbwertzeit,
  - Bioverfügbarkeit bei oraler/transdermaler Applikation,
  - äquianalgetische Dosis bei Applikationsart- oder Präparatewechsel.

> **!** Die Missachtung der oben genannten Aspekte, die fehlende Routine bei der Erstellung oder Neuerstellung eines analgetischen Therapieplanes sowie unzureichende Kenntnisse über die Parameter zur Vigilanzkontrolle (z. B. wird entspannte Müdigkeit mit Überdosis verwechselt) können zu einer Atemdepression führen.

Durch die rechtzeitige Gabe eines Antidots wird eine bedrohliche Situation vermieden. Gleichzeitig muss das bisherige Vorgehen auf mögliche Fehlerquellen im Dosierungsschema überprüft werden.

Es muss für alle Beteiligten eine professionelle Herausforderung sein, eine erfolgreiche Schmerztherapie so zu gestalten, dass der Patient wach und schmerzfrei ist und sein Schlafrhythmus fast ausschließlich von seinen Tagesaktivitäten gesteuert wird.

Durchatmen – aber wie?

Atemnot, Dyspnoe, Erstickungsangst, respiratorische Panik, Stridor, Hypoxie, Hustenattacken, Haemoptoe – bei allen Benennungen und Beobachtungen ist es wichtig zu unterscheiden, wie der Patient seine Situation erlebt und wie sie klinisch von den Betreuern beurteilt wird. Dabei gibt es nie eine lineare Beziehung zwischen dem Ausmaß der Befunde und der jeweiligen Befindlichkeit des Betroffenen.

Mechanische Irrationen, die die Ventilation in unterschiedlichem Ausmaß behindern, werden beispielsweise durch die Lokalisation eines Tumors im Respirationstrakt, seine Größe, maligne Pleuraergüsse, Aszites, Strahlenpneumonitis, Lungenfibrose nach bestimmten Zytostatikagaben oder fehlendes Lungengewebe durch Resektionen oder Ersatz des Alveolarraumes durch Krebsgewebe ausgelöst. Eine fatale Kaskade ist die Folge: Der Patient verschlimmert die Atemnot und verschwendet Energie, in dem er versucht, den Luftaustausch zu verbessern. Die erhöhte Anstrengung bei der Ausatmung erhöht den pleuralen Druck, führt zum Alveolarkollaps und reduziert so das Volumen des funktionierenden Lungengewebes. Die erhöhte Atemfrequenz erhöht ebenfalls die Totraumventilatoin mit dadurch vermindertem Ein- und Ausatemvolumen. Ein zusätzlich erhöhter Sauerstoffbedarf entsteht aufgrund der vermehrten Muskelanspannung (Twycross u. Lack 1989).

Art und Umfang der pflegerischen Interventionen sind dabei gleichbedeutend mit den medizinischen Maßnahmen. Das Ausschöpfen aller invasiven und medikamentösen Möglichkeiten zur Ursachenbekämpfung ist ebenso geboten wie die beruhigende Anwesenheit, praktische Übungen zur Atemkontrolle, Pilotsitzlagerung, ein offenes Fenster und Hilfestellungen zum Abhusten. Die Betreuung in dieser Situation verlangt auch Kenntnisse über die therapeutischen Richtlinien bei:

- massiver Sekretbildung,
- trockenem Husten,
- Einblutungen in den Bronchialraum und
- fast kompletter Verlegung der Luftröhre.

Eine Anmerkung zur Angst reduzierenden Anwesenheit:

» Anstatt das Gefühl der Atemnot durch die Gabe von Morphin zu mindern, konzentrieren wir uns auf die Frage, was denn das Symptom der Atemnot vermitteln soll und welcher Art die Gefühle sind, die eine Atemnot hervorrufen. (…) Die Evaluierung

unserer Bemühungen lässt vermuten, dass die pflegerischen Interventionen mit therapeutischer Absicht die Atemnot wirksam zu reduzieren vermögen.«

(Corner 1997)

Die Bedeutung, die Pflegende einem kontinuierlichen Zugegensein am Krankenbett beimessen (vorausgesetzt, es sind mehrere Pflegende anwesend), hängt im Wesentlichen davon ab, wie ernst sie die lebensbedrohlichen Gefühle des Patienten nehmen. Das Versprechen, nur kurz etwas zu holen, aber sofort wiederzukommen, hat wohl eher einen Angst verstärkenden Effekt. Die katastrophale Lage des Patienten wird vielleicht dadurch deutlich, dass der Pflegende so lange die Luft anhält, bis er wieder ins Zimmer zurückkehrt!

12.1.2 Spannungsfeld Behandlungsverzicht – Symptomkontrolle

Das Betreuungsteam steht am Bett von Frau S. Sie ist 82 Jahre alt. Bei ihr wurde ein Schilddrüsen-Karzinom festgestellt. Die Operation hat ergeben, dass es nicht mehr möglich ist, den Tumor zu verkleinern. Frau S. sitzt aufrecht im Bett. Die Verlegung des Atemweges ist soweit fortgeschritten, dass der Stridor durch die geschlossene Zimmertür zu hören ist. Obwohl ihr Nachthemd einen weiten Ausschnitt hat und alle Knöpfe offen sind, zieht sie das Hemd vom Hals weg und ringt nach Luft.

Jetzt ist jeder, der die berufliche Distanz verliert, im Nachteil. Sein Gefühl der Machtlosigkeit steht ihm im Weg. Die Hilflosigkeit ist daran abzulesen, ob die Hände sich am eigenen Hals Luft verschaffen, der Halsausschnitt vergrößert wird.

Die Beobachtungen der subjektiven und die Einschätzung der objektiven Atemnot addieren sich bei den Betreuenden, fordern immer dringlicher dazu auf, dieses Leiden zu lindern, diesen Kampf um den nächsten Atemzug für Frau S. zu erleichtern.

Ist dies der Zeitpunkt, an dem jede Behandlung vor dem unausweichlichen Tod sinnlos wird? Welcher Patientenwille liegt jetzt ausgesprochen oder unausgesprochen vor?

> **!** Handeln an der Grenze des Lebens bedeutet trotz aller Fortschritte der Medizin und der Medizintechnik auch heute noch, dass es nur schwer abschätzbar ist, wann ein Sterbevorgang unwiderruflich begonnen hat.

Zu den Themenbereichen aktiver und passiver Sterbehilfe (Fuchs 1997) ist ein gesamtgesellschaftlicher Diskurs erforderlich. Die Manipulationen am Lebensende sind nicht nur ein Thema für die Angehörigen der Gesundheitsberufe.

Vor diesem Hintergrund sind im obigen Beispiel alle Maßnahmen kritisch zu prüfen, die einen Einfluss auf das Bewusstsein von Frau S. haben werden. Zu nennen wären alle Präparate, die die subjektive Atemnot nur lindern können, indem sie gleichzeitig das Bewusstsein erheblich beeinträchtigen.

Es gibt in dieser Situation immer nur eine individuelle, nie eine allgemeinhaltige Lösung. Die Bewährung in einem ethischen Dilemma wird nicht allein vom Lehrbuchwissen, sondern auch vom **eigenen Ge-Wissen** mitbestimmt. Dies ist eben keine Paragraphenethik, sondern eine therapeutische Ethik: Jede Therapie ist wie eine Invasion in die Lebensgeschichte des Menschen. Neben gemessener Zeit gibt es auch eine erfüllte Zeit.

12.1.3 Einsamkeit verhindern – zurück ins Leben

Als Folge der sich verändernden Versorgungsstrukturen werden zunehmend mehr Patienten in der häuslichen Umgebung betreut. Die Möglichkeiten und Grenzen der symptomlindernden Maßnahmen werden dann auch mit den Angehörigen, dem Team der ambulanten Dienste und den Hausärzten diskutiert. Spätestens bricht die Frage eines Ehemannes das Schweigen und beendet die Phase aussichtsloser Lebensermutigungen, wenn er wissen will, ob auch alles getan werde, damit seine Frau nicht plötzlich nachts qualvoll ersticken müsse. Ratgeber für die häusliche Versorgung greifen diese Ängste auf (Delbrück 1993). Folgende Maßnahmen sind bei einer plötzlichen Atemnot im häuslichen Umfeld zu treffen und an die Angehörigen oder andere Betreuungspersonen zu vermitteln:

- den Betroffenen beruhigen, ohne ihn jedoch zum Sprechen aufzufordern,
- an Atemtechniken wie Lippenbremse, an Atemschonhaltungen und die Zwerchfellatmung erinnern und eventuell mit ihm zusammen durchführen,
- physiotherapeutische Maßnahmen mit beruhigenden, langsamen Streichungen über Schulter und Rücken durchführen,
- Ruhe ausstrahlen und keine Hilflosigkeit demonstrieren,
- den Hausarzt verständigen, wenn die Beschwerden nicht besser werden,
- den Erkrankten nicht alleine lassen.

Darüber hinaus ist es wichtig, den Betroffenen im persönlichen Gespräch eine Möglichkeit zu bieten, etwa folgende Fragen thematisieren zu können:

- Wie beginne ich ein Gespräch über den Tod?
- Welche Erklärungen gibt es für die Zusammenhänge von Lebensbedrohung und Krankheitsverlauf?
- Welche Vorstellungen zu einer möglichen Notfallsituation gibt es?

Die Gedankenschritte bis zur Annahme als bewusster Bejahung und Akzeptanz der Wirklichkeit sind mühevoll. Sich dieser Problematik zu stellen heißt im konkreten Fall, dass nicht alle Antworten in einem Lehrbuch zu finden sind.

> **!** Selbstreflexion und Lebensstandortbestimmung sind integraler Bestandteil professioneller Pflege.

Literatur

Albinus, M., V. Hempel: Analgetika und Schmerzmitteltherapie. Wissenschaftliche Verlagsgesellschaft, Stuttgart 1988

Corner, J.: Pflege in der Onkologie als Therapie – der Beitrag von PflegespezialistInnen. Oncology Nurses heute. 3 (1997) 14

Delbrück, H.: Lungenkrebs – Rat und Hilfe für Betroffene und Angehörige. Kohlhammer, Stuttgart 1993

Friedrich, J.: Eingeschlossen. Signal. 3 (1995) 22

Fuchs, T.: Was heißt „töten"? Die Sinnstruktur ärztlichen Handelns bei passiver und aktiver Euthanasie. Ethik in der Medizin. 2 (1997) 87

Juchli, L.: Pflege – Praxis und Theorie der Gesundheits- und Krankenpflege. Thieme, Stuttgart 1997, S. 796

Projektgruppe subjektive Gesundheits- und Krankheitskonzepte/Fachhochschule Frankfurt/M.: Die Kunst der patientenorientierten Pflege. Mabuse, Frankfurt 1997

Rinser, L.: Mitte des Lebens. Fischer, Frankfurt 1950

Sandkorn, A.: Das Signal – der Knoten. Fischer, Frankfurt 1986

Sensmeyer, A.: Schmerztherapie aus pflegerischer Sicht. Deutsche Krankenpflegezeitschrift. 3 (1986) 144

Twycross, R. G., S. A. Lack: Therapie bei Krebs im Endstadium. Gustav Fischer, Stuttgart 1989

Verres, R.: Die Kunst zu leben – Krebsrisiko und Psyche. Piper, München 1992

Wander, M.: Leben wär' eine prima Alternative. Luchterhand, Darmstadt 1984

Zenz, J.: Meine Zuwendung schlägt um in Haß. Münchner Medizinische Wochenzeitschrift. 126 (1984) 1521

12.2　Qigong Yangsheng

Ingrid Reuther

Zusammenfassung

Die der traditionellen chinesischen Medizin (TCM) zugeordnete Methode Qigong Yangsheng ist darauf ausgerichtet, den Organismus als Ganzes zu regulieren. In diesem Zusammenhang kann Qigong effektiv in der Schmerztherapie eingesetzt werden und ebenso zur Therapie von respiratorischen Störungen.

Qigong Yangsheng ist eine Selbstübungsmethode. Dies ist ein großer Vorzug: Der Patient tritt aus der Rolle des Be-handelten in die Rolle des Handelnden, aus der Passivität in die Aktivität, aus der Hilflosigkeit in die Hoffnung.

Qigong Yangsheng lässt sich allerdings nicht verordnen wie eine Tablette. Qigong Yangsheng ist der *aktive* Teil der traditionellen chinesischen Medizin. Das Erlernen von Qigong ist verbunden mit Geduld und Beharrlichkeit, es ist ein andauernder Prozess, ein Weg.

12.2.1　Einleitung und Bedeutung von „Qigong Yangsheng"

» Gibst Du einem Mann einen Fisch,
so ernährt er sich einen Tag,
lehrst Du ihn aber das Fischen,
dann ernährt er sich sein Leben lang.«

(altes chin. Sprichwort)

Qigong ist ein integraler Bestandteil der traditionellen chinesischen Medizin (TCM) ebenso wie die Akupunktur und die chinesische Pharmakotherapie. Qigong ist der aktive Teil dieser Medizin. Es ist eine Selbstübungsmethode, die der **Harmonisierung von Körper, Geist und Atmung** dient. Qigong ist der Weg des eigenen Bemühens um Genesung und Gesunderhaltung. „Qi" bedeutet Atem, Dampf, Nebel, Hauch, Energie, Lebenskraft. Qi ist eine Kraft mit der Fähigkeit des Sich-Verbreitens, des Durchdringens und des Strömens (Engelhardt 1987). Unser altdeutsches Wort „Odem" erfasst vielleicht am ehesten seine weitreichende Bedeutung (Zöller 1992). So heißt es bei Zhuangzi, einem daoistischen Weisen:

» Das Leben des Menschen ist eine Ansammlung von Qi: wenn es sich sammelt, bedeutet es Leben, wenn es sich zerstreut, bedeutet es Tod.«

(zitiert nach Despeux 1995)

„Gong" heißt üben, im Sinne von stetig, achtsam, beharrlich üben. Es heißt auch, „eine Fertigkeit erwerben". „Qigong" ließe sich also übersetzen mit „Atemübung". Dies greift aber zu kurz, da die Übungen des Qigong weitaus mehr beinhalten. „Übungen zur Stärkung der Lebenskraft" oder „Fertigkeit erwerben im Umgang mit der eigenen Lebensenergie" erfassen besser die tiefgründige Bedeutung. Diese Fertigkeit besteht darin, das Qi sammeln und leiten zu können. Hierzu sagt Baopuzi (um 320 n. Chr.): „Wer das Qi zu führen weiß, nährt im Inneren seinen Körper und wehrt nach außen hin schädigende Einflüsse ab" (zitiert nach Engelhardt 1987).

„Yangsheng" bedeutet „Pflege des Lebens" und bezeichnet hier als Zusatz eine besonders sanfte, medizinisch-therapeutische Art zu üben, in Abgrenzung zu härteren Übungsmethoden, die beispielsweise in den Kampfkünsten angewendet werden. Das Lehrsystem von Prof. Jiao Guorui, auf das in diesem Kapitel Bezug genommen wird, trägt den Namen „Qigong Yangsheng" (Jiao 1993, 1994 u. 1995).

12.2.2 Traditionelle chinesische Medizin (TCM)

Die traditionelle chinesische Medizin hat ihre Ursprünge vor unserer Zeitrechnung. Seit etwa 300 v. Chr. liegen systematische schriftliche Zeugnisse vor. Die Werke aus dieser Zeit haben noch heute Relevanz und gehören zur Pflichtlektüre eines jeden Studierenden der traditionellen chinesischen Medizin. Das bekannteste und meistzitierte ist das *Huang Di Nei Jing*, der „Innere Klassiker des Gelben Fürsten". Hier heißt es (zitiert nach Jiao 1995):

» Im Altertum gab es große Meister,
Himmel und Erde trugen sie in Händen,
sie beherrschten Yin und Yang,
im Einatmen und Ausatmen stärkten sie das essentielle Qi,
ihren Geist bewahrten sie in Unabhängigkeit,
ihre Gestalt bildete ein vollständiges Ganzes.«

Yin und Yang

Das Konzept von Yin und Yang ist wohl die wichtigste Theorie der traditionellen chinesischen Medizin. Physiologie, Pathologie und Therapie der chinesischen Medizin basieren darauf. Yin und Yang, ursprünglich Licht- und Schattenseite eines Hügels, dienten zur Beschreibung eines Tagesablaufes: Yang ist hell, Tag, Sonne, Aktivität; Yin ist dunkel, Nacht, Mond, Ruhe.
Im Laufe der Zeit wurde die Liste der Zuordnungen immer länger, Yin und Yang stehen für jeweils zwei Polaritäten, die etwas Gegensätzliches, jedoch einander Ergänzendes beschreiben (Tab. 12.1). Das traditionelle Symbol für Yin

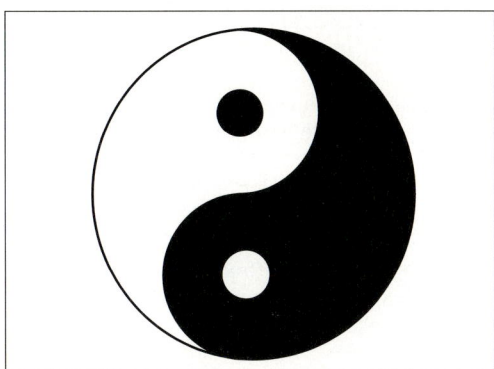

Abb. 12.1   Yin-Yang-Symbol

und Yang (Abb. 12.1) versinnbildlicht diese Zusammenhänge: Die geschwungene Trennlinie symbolisiert das dynamische In-einander-Greifen, die Punkte in der jeweils gegensätzlichen Farbe bedeuten, dass im Yang das Yin und im Yin das Yang enthalten ist (Maciocia 1994).
Die chinesische Medizin ist eng verbunden mit einer naturphilosophischen Weltsicht, in der der Mensch als Teil der Natur betrachtet wird und als solcher den gleichen zyklischen und rhythmischen Gesetzmäßigkeiten unterliegt. Sind Yin und Yang in einem ausgewogenen Verhältnis, so herrscht Harmonie oder, auf den Menschen übertragen, Gesundheit. Disharmonien dagegen, verursacht durch Vererbung, eine falsche Lebensweise, klimatische Faktoren oder aufgestaute Emotionen, sind gleichbedeutend mit Störung, im schlimmeren Falle mit Krankheit und Schmerzen (Maciocia 1994).

Die Meridiane

Ein weiteres wichtiges Konzept der traditionellen chinesischen Medizin ist das System der Meridiane. Hierbei handelt es sich um ein verzweigtes Netz von Leitbahnen, die die Körperoberfläche überziehen und mit den inneren Organen in Verbindung stehen. In den Meridianen zirkulieren Energie und Blut *(Xue)*. Durch bestimmte Punkte auf ihnen, die Akupunkturpunkte, lässt sich der Fluss von Qi und Blut beeinflussen. Dies ist möglich durch Stechen, Erwärmen, Druck und auch durch Lenken der Aufmerksamkeit zu diesen Punkten (Jiao 1995).
Krankheit oder Schmerzen aus der Sicht der traditionellen chinesischen Medizin entstehen durch:

Tab. 12.1   Yin-Yang-Entsprechungen

Yin	Yang
Schatten	Licht
dunkel	hell
kalt	heiß
nass	trocken
Winter	Sommer
Nacht	Tag
Mond	Sonne
Wasser	Feuer
weiblich	männlich

- die Unausgewogenheit von Yin und Yang,
- Blockaden im System der Leitbahnen (Meridiane),
- Stagnationen von Qi und Blut oder
- Mangelzustände von Qi und Blut.

Alle therapeutischen Bemühungen der traditionellen chinesischen Medizin gehen dahin, diese Disharmonien aufzuheben. So beinhaltet auch die therapeutische Methode Qigong Yangsheng die Möglichkeit, das innere Gleichgewicht wieder herzustellen.

12.2.3 Wirkungsweise von Qigong Yangsheng im Sinne der traditionellen chinesischen Medizin

Ausgewogenheit von Yin und Yang

Durch Qigong kann eine Unausgewogenheit von Yin und Yang ausgeglichen werden. Der stete Wechsel zwischen Yin und Yang beim Üben fördert das dynamische Gleichgewicht der beiden Polaritäten. Die folgende Tabelle veranschaulicht, wie Yin und Yang sich während des Übungsgeschehens abwechseln und ergänzen (Tab. 12.**2**).

Tab. 12.**2** Yin und Yang als Übungsanleitung für Qigong-Übungen

Yin	Yang
Ruhe	Bewegung
sinken	steigen
schließen	öffnen
einatmen	ausatmen
beugen	strecken
Entspannung	Spannung
sammeln	verteilen
unten	oben
innen	außen

Öffnen der Leitbahnen

Durch Qigong werden die Leitbahnen (Meridiane) geöffnet und durchgängig gehalten. Dies geschieht durch Dehnung des Meridians, durch Massage oder Druck auf bestimmte Akupunkturpunkte und durch Lenken der Aufmerksamkeit zu diesen Stellen.

Freier Fluss von Qi

Die Übungen betreffen Körper und Geist gleichermaßen. Runde, zeitlupenartige, fließende Bewegungsabläufe bilden die Grundlage, die geistigen Übungen füllen die Bewegungen mit Inhalt. Die Vorstellungsbilder beim Üben, die zum großen Teil der Natur entstammen – z. B. Mond, Baum, Wasser, Tierbewegungen (Abb. 12.**2**) – sollen den Praktizierenden wieder in die natürliche Harmonie zurückführen. Die Atmung ist natürlich, weich, tief und fließend. Alle drei Aspekte – körperliches und geistiges Üben in harmonischer Einheit mit der Atmung – unterstützen das freie Fließen von Qi, welches vom Übenden mit einer gewissen Übungspraxis und -fertigkeit beispielsweise als warmes Strömen im Körper wahrgenommen werden kann.

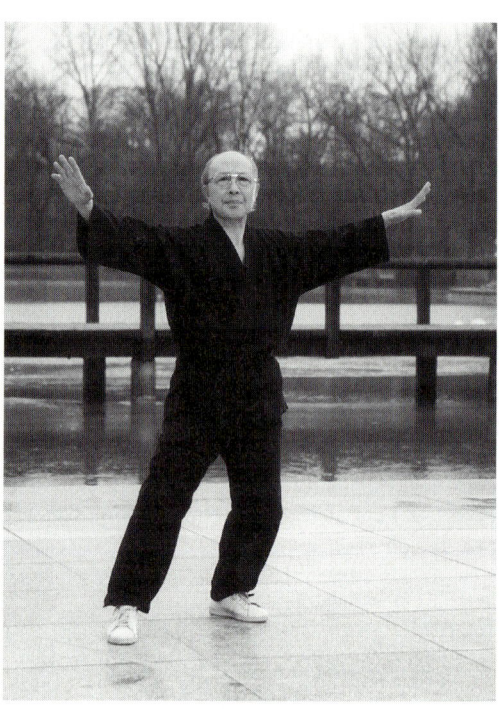

Abb. 12.**2** Die Übung „Der Kranich breitet seine Schwingen aus"

Kultivieren und Speichern von Qi

Durch Qigong-Übungen wird das Qi gestärkt und durch den Körper geführt, gesammelt und gespeichert. Der Übende merkt die Kultivierung und Speicherung des Qi an einem Zuwachs von Vitalität, Tatkraft und Lebensfreude. Die Abwehrkräfte werden gestärkt.

Wahrnehmbare Phänomene

Die Beschreibung der Phänomene kann sowohl von Menschen verstanden werden, die im Bereich der traditionellen chinesischen Medizin aufgewachsen sind, als auch von Europäern, die die Übungen durchführen, aber mit der Denkweise und Sprache der traditionellen chinesischen Medizin nicht so vertraut sind. Zu den angenehmen, wünschenswerten und direkt erfahrbaren Erscheinungen während und nach den Qigong-Übungen zählen:

- Wärmeempfindung im Lendenbereich, im Bereich des kleinen Beckens und in den Extremitäten,
- leichtes, angenehmes Schwitzen,
- vermehrte Speichelsekretion,
- Anregung der Verdauung,
- Verbesserung des Schlafs,
- ein klarer Geist,
- erhöhte Lebensenergie,
- Leichtigkeit und Weite im Brustbereich,
- eine ruhige, tiefe, gleichmäßige, sanfte und trotzdem kraftvolle Atmung sowie
- eine ausgeglichene Gemütslage.

12.2.4 Die Methoden des Qigong Yangsheng

Im Laufe der langen Geschichte von Qigong haben sich unterschiedliche Schulen herausgebildet, und es wurden viele verschiedene Methoden erdacht, erprobt und verfeinert. Allen gemeinsam ist die Verbindung von Körper, Geist und Atem (Engelhardt 1996; Hildenbrand 1989; Jiao 1994 u. 1995).

Körperhaltung und Bewegung

Körperhaltung und Bewegung bilden das äußere Gerüst für innere Prozesse. Es gibt Übungen im Liegen, im Sitzen (Abb. 12.**3**), im Stehen und im Gehen (Jiao 1995). Bei den Bewegungen spielen Kreisbewegungen und spiralige Bewegungen als Abbilder der zyklischen Lebensprozesse, als ein Nachzeichnen der Gesetzmäßigkeit von Yin und Yang eine große Rolle (Hildenbrand 1996).

Die Rolle des Geistes

Der Geist spielt bei allen Übungen des Qigong die führende Rolle. Der Begriff „Geist" wird hier für alle geistigen Aktivitäten gebraucht wie Bewusstsein, Gedanken, Vorstellungskraft und Wahrnehmung. Der Geist soll die Übungen mit Inhalt und Sinn füllen. So beeinflusst die Vorstellung, sich durch Wasser zu bewegen oder sich mit den Füßen fest zu verwurzeln, das äußere Bild von Haltung und Bewegung und das innere Erleben der gesamten Übung. Das Qi folgt der Vorstellungskraft, sodass es mittels einer gedanklichen Übung geführt werden kann. Das feste gedankliche Verwurzeln und die Aufmerksamkeit auf die Körpermitte führen zu Erdung und Zentrierung während aller Übungen.

Die Bedeutung der Atmung

Im Lehrsystem von Jiao Guorui wird man angeleitet, die Atmung nicht allzu sehr zu beachten (Jiao 1995). Durch die Übungsanweisungen für den Körper (z. B. durch steigende und sinkende Bewegungen der Arme) und durch die Vorstellungskraft (z. B. Verbleiben der Aufmerksamkeit im Nabelbereich) wird die Atmung von alleine fließend, weich, ruhig, tief und gleichmäßig. Die Atmung kehrt zu ihrer Natürlichkeit zurück. Diese Nicht-Beachtung der Atmung mag zunächst paradox anmuten, stellt jedoch gerade für Patienten mit Atemstörungen eine große

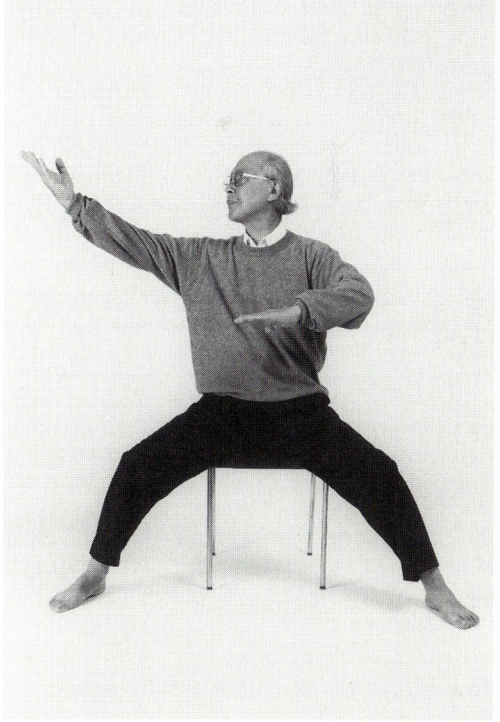

Abb. 12.**3** Beispiel für eine Übung in sitzender Haltung

Erleichterung dar. Beim Qigong dürfen sie darauf vertrauen, dass sich die Atmung von allein reguliert. Wichtig ist, dass das atmen nicht forciert wird und nicht ins Stocken gerät, da sonst auch der Qi-Fluss gehemmt wird und unerwünschte Wirkungen auftreten können (Engelhardt 1996; Jiao 1995; Zöller 1992). Erst wenn die natürliche Atmung erlernt und stabilisiert worden ist, sollte mit dem Üben bestimmter Atemtechniken wie der umgekehrten Bauchatmung, dem Anhalten des Atems oder dem Sprechen von Lauten beim Ausatmen begonnen werden.

Beginn der Qigong-Übungen

Beginnt man mit der Qigong-Praxis, so erlernt man zunächst eine Übungshaltung (Stehen, Sitzen oder Liegen) und eine Übung mit einfachen gedanklichen Vorstellungen und Bewegungen, die die vier Richtungen des Qi deutlich werden lassen: Öffnen und Schließen, Steigen und Sinken.
Eine derartige Übung, sorgfältig praktiziert, wird sich harmonisierend auf den ganzen Körper auswirken.

12.2.5 Qigong Yangsheng in der Schmerztherapie

Schmerz ist ein vielschichtiges Geschehen und erfasst immer den ganzen Menschen (Zenz u. Jurna 1993). Qigong ist eine Methode, die den Menschen auf allen Ebenen anspricht: Körper, Geist, Atmung. Auch die Psyche erfährt eine Harmonisierung.

> **!** Mit Qigong können die verschiedenen Ebenen der Schmerzentstehung und Schmerzverbreitung beeinflusst werden.

Dies macht diese Methode besonders geeignet als adjuvante oder – je nach Schmerzintensität – als hauptsächliche, in einigen Fällen sogar als einzige Methode zur Therapie von Schmerzen. Die Elemente des Qigong lassen sich von jedem Übenden auf kreative Weise unterschiedlich gewichten, um so den individuellen Bedürfnissen gerecht zu werden.

Anwendung bei chronischen Schmerzen

Meist sind es Patienten mit chronischen Schmerzen, die auf der Suche nach dauerhafter Hilfe sind und die nach Alternativen zur medikamentösen Schmerztherapie suchen, weil sie nicht schmerzfrei werden oder weil sie die langfristigen Nebenwirkungen der Medikamente fürchten.
Die nichtinvasiven und nichtmedikamentösen Methoden der Schmerztherapie lassen sich wie folgt gliedern (Zumfelde-Hüneburg 1998):

- Stimulationsverfahren (wie Akupunktur),
- psychologische Verfahren (wie Entspannungstherapie),
- Krankengymnastik, passiv und aktiv (wie Bewegungstherapie, isometrisches Muskeltraining, Haltungsschule).

Qigong Yangsheng beinhaltet alle wesentlichen Aspekte dieser Verfahren. Es aktiviert Akupunkturpunkte und setzt wie die Akupunktur β-Endorphine frei (Jiao 1995; Ryu et al. 1996; Zumfelde-Hüneburg 1998).
Qigong Yangsheng ist eine Entspannungstherapie, die zu innerer Ruhe, klarem Geist und frei fließendem Atem führt.
Durch langsame, runde und weiche Bewegungen werden Koordination und Beweglichkeit gefördert. Die Ruhehaltungen erfüllen die Kriterien der Haltungsschule und gleichen mit ihren widerstreitenden Kräften dem isometrischen Muskeltraining.
Das Besondere an den Methoden des Qigong ist, dass sie vom Patienten selbst durchgeführt werden. Nicht eine zugeführte Substanz oder die Behandlung durch den Therapeuten lindert die Schmerzen, sondern die eigene Aktivität und das Üben.

> **PRAXIS-TIPP**   „Selbermachen" fördert die Mitverantwortung für die eigene Gesundheit und das Kennenlernen der eigenen Kräfte und Fähigkeiten. ■

Nach dem Erlernen der Methode wird der Therapeut prinzipiell überflüssig. Jeder Schritt in Richtung Besserung kann vom Betroffenen als eigener Erfolg verbucht werden. Damit können Gefühle wie Stolz, Freude und Optimismus verbunden sein.
Eine ganze Reihe klinischer Studien belegt, dass die den chronischen Schmerz begleitende Depression durch Gefühle der Hilflosigkeit ausgelöst wird (Zenz u. Jurna 1993). Mit Qigong kommt der Schmerzpatient aus seiner Hilflosigkeit heraus und kann damit auch der Depression den Nährboden entziehen.

Wirkungen auf die Freisetzung von β-Endorphinen und das atmen

In der körpereigenen Schmerzmodulation spielen β-Endorphine eine wichtige Rolle. Sie besitzen darüber hinaus stimmungsaufhellende Eigenschaften. Es sind opiatähnliche Stoffe, die im Nervensystem die Opiatrezeptoren besetzen und deren Wirkung durch Opiatantagonisten aufgehoben werden kann (Zenz u. Jurna 1993).

In einer Studie aus dem Jahr 1996 konnten Ryu und Mitarbeiter zeigen, dass durch Qigong-Training die β-Endorphin-Freisetzung ansteigt und der Spiegel auch nach den Übungen noch erhöht bleibt. Dies erklärt den analgetischen und auch den ausgeprägt stimmungsaufhellenden Effekt der Übungen, wobei nicht auszuschließen ist, dass andere Hormone und Neurotransmitter ebenfalls eine Rolle spielen. Wegen seiner entspannenden und psychisch harmonisierenden Wirkung wird Qigong Yangsheng erfolgreich im psychotherapeutischen Bereich eingesetzt (Engl 1994; Geißler 1997; Medizinische Gesellschaft für Qigong Yangsheng 1997).

Die Atmung ist bei Patienten mit Schmerzen häufig gestört. Durch Qigong bewegt man sich in Richtung natürlicher Atmung. Die Atmung wird ruhig, regelmäßig, sanft und tief. Die Amplitude der Zwerchfellbewegung ist während des Übens 3- bis 4-mal so groß wie im Normalzustand (Jiao 1995). Eine derartige Atemtherapie verhindert bei chronisch Schmerzkranken die negativen Wirkungen der Schonatmung wie beispielsweise Atelektasenbildung.

Aus dem bisher Gesagten lässt sich ableiten, dass sich Qigong Yangsheng besonders für den Einsatz bei chronischen Schmerzsyndromen eignet. Dies wird schon in vielen Krankenhäusern zum Wohle des Patienten genutzt (Medizinische Gesellschaft für Qigong Yangsheng 1997).

12.2.6 Qigong Yangsheng in der Atemregulation

Die Atemphysiologie wird durch Qigong-Übungen positiv beeinflusst. Bei Qigong-Übungen findet sich während der Übungen eine Abnahme der Atemfrequenz, eine Zunahme des Atemzugvolumens, eine Abnahme des Sauerstoffverbrauchs und ein höherer Feuchtigkeitsgehalt der Atemluft (Jiao 1995; Lim et al. 1993). Dies macht Qigong besonders geeignet für Patienten mit respiratorischen Problemen.

Einige dieser Veränderungen konnte Zumfelde-Hüneburg in zwei Studien (1994 u. 1996) an Hand atemphysiologischer Messungen mit deutschen Qigong-Übenden bestätigen. Geübt wurde die Methode *Tuna* im Liegen. Probanden mit mehrjähriger Qigong-Erfahrung konnten die Atemfrequenz mühelos auf 4 bis 5 Atemzüge pro Minute senken. Im Vordergrund der Wirkung stand eine Ökonomisierung der Atmung mit der Abnahme der Atemarbeit, der Verringerung des Volumenanteils des funktionellen Totraums an der Gesamtventilation und der Zunahme der alveolären Ventilation.

Eine prospektive Langzeitstudie aus dem Jahre 1997 konnte den positiven Einfluss regelmäßigen Qigong-Übens auf den Krankheitsverlaufs bei chronischem Asthma belegen (Reuther 1997). 30 Asthmatiker erlernten „die 15 Ausdrucksformen des Taiji-Qigong" nach Prof. Jiao Guorui und wurden über den Zeitraum von einem Jahr beobachtet. Die Übenden (17 Probanden) zeigten eine deutliche subjektive und objektive Besserung, während dieser Effekt bei den Nicht-Übenden (13 Probanden) ausblieb. Der Unterschied zwischen Übenden und Nicht-Übenden war statistisch signifikant. Außer der Besserung der Lungenfunktion und Reduktion der Bedarfsmedikation sowie dem Einsparen und Absetzen oraler Kortikoide zeigte sich außerdem eine deutliche Verringerung der Arbeitsunfähigkeitstage und der stationären Behandlung.

Ryu und Mitarbeiter konnten zeigen, dass der Anteil der CD4+-T-Lymphozyten an der Gesamtzahl der Lymphozyten durch Qigong-Training deutlich vermehrt werden konnte (1995). Die Kontrollgruppe zeigte keinen derartigen Anstieg. Dies steht in Einklang mit der immer wieder von Qigong-Übenden berichteten relativen Immunität gegenüber Atemwegsinfektionen.

12.2.7 Erlernen von Qigong

Im Prinzip ist Qigong für jeden empfehlenswert, etwa so, wie eine gesunde, ausgewogene Ernährung auch jedem anzuraten ist. Üblicherweise wird Qigong in Kursen erlernt, manchmal kann jedoch auch Einzelunterricht angezeigt sein. Ein rein autodidaktisches Vorgehen ist nicht zu empfehlen, da bei falschem Üben unerwünschte Wirkungen auftreten können. Ein erfahrener Lehrer oder Lehrerin sollte den Übungsweg hilfreich begleiten. Informationen zu Kursen, KursleiterInnen und zu therapeutischen Einrichtungen, die mit Qigong Yangsheng arbeiten, erteilt die Medizinische Gesellschaft für Qigong Yangsheng e.V., Herwarthstr. 21, 53115 Bonn.

Literatur

Despeux, C.: Das Mark des Roten Phönix: Unsterblichkeit, Gesundheit und langes Leben in China. Medizinisch-Literarische Verlagsgesellschaft, Uelzen 1995

Engelhardt, U.: Die klassische Tradition der Qi-Übungen (Qigong): eine Darstellung des Tang-zeitlichen Textes *Fuqi Jingyi Lun* von Sima Chengzhen. Steiner, Wiesbaden 1987

Engelhardt, U.: Zur Bedeutung der Atmung im Qigong. Chin. Med. 11 (1996) 17

Engl, V.: Erfahrungen mit Qigong Yangsheng in einer psychosomatischen Klinik. Jahresheft Qigong Yangsheng. (1994) 35

Geißler, M.: Qigong und Integrative Psychotherapie. In Das Qi kultivieren – die Lebenskraft nähren. Erweiterter Kongressband der 2. Deutschen Qigongtage 1996. Medizinisch-Literarische Verlagsgesellschaft, Uelzen 1997

Hildenbrand, G.: Qigong – Gesundheitsfördernde Übungen der traditionellen chinesischen Medizin. Therapeutikon. 3 (1989) 483

Hildenbrand, G.: Qigong Yangsheng: Das Gute stützen – das Schlechte vertreiben. In Pothmann, R.: Systematik der Schmerzakupunktur. Hippokrates, Stuttgart 1996

Jiao, G.: Qigong Yangsheng: ein Lehrgedicht. Medizinisch-Literarische Verlagsgesellschaft, Uelzen 1993

Jiao, G.: Qigong Yangsheng: Gesundheitsfördernde Übungen der Traditionellen Chinesischen Medizin, 4. Aufl. Medizinisch-Literarische Verlagsgesellschaft, Uelzen 1994

Jiao, G.: Die 15 Ausdrucksformen des Taiji-Qigong, 4. Aufl. Medizinisch-Literarische Verlagsgesellschaft, Uelzen 1995

Lim, Y. A., T. Boone, J. R. Farity, W. Thompson: Effects of Qigong on Cardiorespiratory Changes: A Preliminary Study. Am. J. Chin. Med. 21 (1993) 1

Maciocia, G.: Die Grundlagen der Chinesischen Medizin. Verlag für traditionelle chinesische Medizin Dr. Erich Wühr, Kötzting 1994

Medizinische Gesellschaft für Qigong Yangsheng: Einsatz von Qigong Yangsheng im klinischen Bereich und in Institutionen der Rehabilitation und psychosozialen Betreuung. Zeitschrift für Qigong Yangsheng. (1997)

Reuther, I.: Qigong Yangsheng als komplementäre Therapie bei Asthma: eine Pilotstudie [Dissertation]. Deutsche Hochschulschriften, Egelsbach 1997

Ryu, H., C. D. Jun, B. S. Lee, B. M. Choi, H. M. Kim, H. T. Chung: Effect of Qigong Training on Proportions of T-Lymphocyte Subsets in Human Peripheral Blood. Am. J. Chin. Med. 23 (1995) 27

Ryu, H., H. S. Lee, Y. S. Shin et al.: Acute Effect of Qigong Training on Stress Hormonal Levels in Man. Am. J. Chin. Med. 24 (1996) 193

Zenz, M., I. Jurna: Lehrbuch der Schmerztherapie: Grundlagen, Theorie und Praxis für Aus- und Weiterbildung. Wissenschaftliche Verlagsgesellschaft, Stuttgart 1993

Zöller, J.: Das Tao der Selbstheilung: Die chinesische Kunst der Meditation in der Bewegung, 5. Aufl. Ullstein, Frankfurt/M. 1992

Zumfelde-Hüneburg, C.: Einfluß der Qigong-Übungsmethode Tuna auf Parameter der Kreislauf- und Atemfunktion. Qigong Yangsheng Jahresheft. (1994) 13

Zumfelde-Hüneburg, C.: Qigong Yangsheng in der Schmerztherapie. In Zöller, B., U. Jost: Sportmedizinische Schmerztherapie. Hippokrates, Stuttgart 1998

Zumfelde-Hüneburg, C.: H. Hüneburg: Auswirkungen der Qigong-Übungsmethode Tuna auf Energieverbrauch und Atmung. Zeitschrift für Qigong Yangsheng. (1996) 51

12.3 Geburtsvorbereitung: atmen mit dem Schmerz

Ina-Maria André

Zusammenfassung

Zunächst werden bedeutsame Merkmale der Begrifflichkeit von „Geburtsvorbereitung" und die wichtigsten Meilensteine der Methodenentstehung aufgezeigt. In der Diskussion über Geburtsvorbereitung sind Gebärmethoden von großer Bedeutung. Obwohl auf eine ausführliche Methodendiskussion verzichtet werden soll, wird ein Abriss über die Entwicklung und Einflüsse der Geburtsvorbereitung im europäischen Raum aufgezeichnet. Weiterhin werden die elementaren Bausteine für Geburtsvorbereitung dargelegt und deren Bedeutung erläutert.

Im Folgenden werden die verschiedenen Phasen des Geburtsverlaufes mit den wichtigsten Kennzeichen charakterisiert und die Möglichkeiten zur Gebärunterstützung besonders in Hinsicht auf die Atmung in jeder Phase aufgezeigt, sodass sich Vorgehensweisen für die Geburtsvorbereitung ableiten lassen. Dabei ist nicht beabsichtigt, alle Methoden der Geburtsvorbereitung aufzuzeigen, sondern es werden die zur Zeit üblichen Vorgehensweisen dargelegt.
Zum Abschluss dieses Kapitels werden zwei Interviews, die mit einer Frau vor und nach der Geburt durchgeführt wurden, ausgewertet.

In allen Kulturen sind Gebärmethoden verbreitet. Gebären ist eine physiologische und für die Erhaltung der Menschheit notwendige Tätigkeit, die der Frau vorbehalten ist. Ein Kind zu gebären ist eine unauslöschliche Erfahrung für die meisten Frauen. Dabei weisen die Gebärarbeit und die Geburtsvorbereitung kulturell deutliche Unterschiede auf, die sich sowohl auf Gebärhaltungen beziehen als auch auf die medizinisch-technischen Interventionen und auf die das Gebärgeschehen begleitenden Personen.
Gebären steht in enger Verbindung mit den erlebten Geburtsschmerzen und dem Umgang damit. Da das Gebären ein individueller Vorgang ist, ist das Ziel dieses Kapitels nicht, die Bedeutung des atmens unter besonderer Berücksichtigung des Schmerzes im Rahmen der Geburtsvorbereitung zu generalisieren, sondern aufzuzeigen, wie das Erleben des Gebärens in Bezug auf Schmerz und Atmung im Rahmen der Geburtsvorbereitung und im tatsächlichen Erleben während der Geburt empfunden wird und wo Grenzen der Umsetzung des Erlernten liegen.

12.3.1 Geburtsvorbereitung: Begriffs- und Methodenwandel

Wandel der Begriffe

Die Verwendung von Begriffen im Zusammenhang mit Geburt ist Veränderungen unterworfen. Dabei zeichnet sich eine Umorientierung von einem Geschehen, welches die Frau über sich ergehen lässt, hin zu einem aktiven Beitrag der gebärenden Frau ab.
Gegenwärtig findet eine Sensibilisierung im Wortgebrauch im Rahmen von Geburt und deren Vorbereitung statt, die sich in einer empfindsameren und ausgewählteren Wortwahl ausdrückt und ein Bewusstsein für die verantwortliche Rolle der Frau beim Gebären schafft. Geburtsvorbereitung, wie sie von der Gesellschaft für Geburtsvorbereitung (GfG) vertreten wird (Albrecht-Engel 1993), versteht unter dem Begriff „Geburt" eine **aktive, selbstständige Arbeit der gebärenden Frau und des Kindes**. Im Gegensatz zur Terminologie in der Geburts-

hilfe, bei der die Begriffe „Entbindung" und „entbinden" eher den passiven Aspekt von Geburt betonen, bevorzugt die Gesellschaft für Geburtsvorbereitung Termini, die den aktiven, selbstständigen Charakter der Geburtsarbeit betonen: „*während* der Geburt" statt „*unter* der Geburt" sowie „Geburt" und „gebären" statt „Entbindung" und „entbinden". Auch Begriffe wie Kreißsaal werden in Kliniken noch verwandt. Dagegen ist „kreißen" heute ungebräuchlich.

Methoden der Geburtsvorbereitung im Wandel der Zeit

Seit vielen Jahrhunderten wurde der Versuch unternommen, die Schmerzen der Geburt zu lindern und die Geburt zu erleichtern. Die Betrachtung der entscheidenden Entwicklungen der Geburtsvorbereitung, insbesondere im europäischen Raum, ist lohnenswert und für die Diskussion über die Bedeutung der Geburtsmethoden unerlässlich.

Dick-Read. Die Bedeutung besonders der emotionalen Aspekte der Geburt für die Frauen in der Geburtsvorbereitung wurde 1933 zuerst von Grantly Dick-Read erkannt. Sein Konzept der Geburtsvorbereitung stützt sich auf die Vermittlung von Grundkenntnissen der Geburtsvorgänge durch Aufklärung. Der umwälzende Fortschritt von Dick-Read lag in dem Anspruch, Schwangerschaft und Geburt zu einem für die Frau wirklich beglückenden Erleben zu gestalten. Dick-Read (1963) glaubte, dass die durch Unwissenheit und Angst verursachten Verkrampfungen durch Aufklärung über die Geburtsvorgänge sowie durch Gymnastik, Atem- und Entspannungsübungen zu beseitigen seien. Er forderte zur natürlichen Schmerzlinderung bei der Geburt die Aufklärung der Jugend, die Aufklärung der werdenden Mütter, geschultes Pflegepersonal und Geburtshelfer, die den so genannten *Angst-Verkrampfung-Schmerz-Komplex* beachten. Er ging davon aus, dass eine Frau, die über die Entbindung aufgeklärt ist, weniger Angst empfindet und dem Geburtsschmerz gelassener begegnen kann. Dadurch werden verstärkte Muskelverkrampfungen und eine Steigerung der Schmerzen durch die größere Spannung vermieden (Killus 1984).

Velvoski und Nikolajew. Als eine *Psychoprophylaxe* wird die russische Schule zur Schmerzbeeinflussung nach Velvoski und Nikolajew bezeichnet (Kuntner 1991), die sich neben den Erfahrungen der russischen Ärzte mit der hypnosuggestiven Analgesie auf das theoretische Fundament Pawlows über die Bedeutung der bedingten Reflexe und der kortikalen Schmerzwahrnehmung beruft. Killus (1984) beschreibt Schwierigkeiten, die sowjetrussische Methode bis in ihre Anfänge zu verfolgen und schreibt die Psychoprophylaxe vor allem A. P. Nikolajew zu, der diese Methode ab 1951 in der Sowjetunion propagierte. Die Psychoprophylaxe besteht folglich in einer Kombination von verstandesmäßiger Aufklärung, dem Einüben von Tätigkeiten, welche die Geburt zweckmäßig unterstützen, und in Wortsuggestion.

Lamaze. Der Pariser Geburtshelfer Fernand Lamaze führte die *psychoprophylaktische Methode* in Anlehnung an die sowjetischen Verfahren aufgrund seiner 1952 in der Sowjetunion gesammelten Erfahrungen in Frankreich ein und stellte als Erster eine ganze Klinik auf die neue Methode um (Killus 1984). Die sogenannte *schmerzfreie Geburt* nach Lamaze bringt nach Killus der Frau im Vergleich zu früheren Geburtsmethoden Vorteile durch das Einbeziehen des Partners in den Geburtsvorgang und das Erlernen von Atemtechniken, Entspannung sowie einer positiven Einstellung im Rahmen des Geburtsunterrichtes. Weiterhin kommt bei dieser Methode die Hechelatmung zur Anwendung.

Leboyer. Ein prägnanter Schwerpunkt im Geburtsgeschehen rückt mit der Methode der *sanften Geburt* von Frédérick Leboyer in den Vordergrund. Das Geborenwerden des Kindes steht zentral im Mittelpunkt des Geschehens. Das empathische Nachempfinden des Geburtsablaufes zeichnet den Geburtshelfer im Rahmen der Leboyer-Methode aus. Als Vorreiter der Wiederentdeckung der natürlichen Geburt stellt er die Bedürfnisse des Kindes in das Zentrum der Geburt. Das Einlassen auf die Bedürfnisse der Mutter und des Kindes stellt eine besondere Anforderung an die Geburtshelfer dar. Die Mutter hilft dem Kind beim Durchtritt durch den Geburtskanal. Anschließend soll sie es auf den Bauch legen, sodass es mit Berührung, Massage, gedämpftem Licht und viel Stille empfangen wird. Der medizinisch-technische Prozess der Geburt tritt vollkommen in den Hintergrund und verlangt folglich entsprechend geschulte Geburtshelfer. Bedeutsame Schwerpunkte der Geburtsvorbereitung liegen in der Aufklärung über den Ansatz von Leboyer, in wöchentlichen Gruppengesprächen als freie Gespräche unter den Schwangeren sowie in Sitzungen unter Leitung beispielsweise einer Hebamme. Ergänzend gehört zur Vorbereitung auf die Entbindung auch das Vertrautmachen mit dem Ort, wo das Kind geboren werden soll (Odent 1989).

Die Rezeption in Deutschland beschreibt Kuntner (1991) mit der Übernahme der Prinzipien der Geburtsvorbereitung von Dick-Read durch Lukas. Dieser verknüpft sie jedoch mit Erkenntnissen aus der Psychoprophylaxe. Er verbindet diese Idee außerdem mehr mit der psychologischen Geburtsvorbereitung in kleinen Gruppen und gibt dem praktischen Üben mehr Raum. Weiterhin stellt Kuntner fest, dass durch die Arbeit von Helen Heardman die Methode Read von den Physiotherapeuten (Krankengymnasten) übernommen und ausgebaut wurde und Kohlrausch und Teirich-Leube die eigentlichen Pioniere für das krankengymnastische Verfahren im Rahmen der Schwangerschaftsgymnastik waren.

Abschließend ist festzustellen, dass sich die verschiedenen Methoden der Geburtsvorbereitung in den letzten Jahren angenähert haben und alle Methoden heute verbreitet sind. Die Vertreter der Read-Methode haben nach Kuntner (1991) immer noch die sogenannte natürliche Geburt als Ziel, in der Psychoprophylaxe lernen die Frauen das Gebären durch das Einüben von Techniken, welche die Geburt zweckmäßig unterstützen sollen.

Kritisch merkt Kuntner (1991) an, dass die Pioniere der Geburtsvorbereitung und ihre Nachfolger bezüglich der Gebärhaltungen ganz die Tradition des 19. und 20. Jahrhunderts durch eine liegende Gebärposition fortsetzen, und sie bemängelt weiterhin:

»Keiner der Autoren, weder die aus den dreißiger Jahren noch die aus späterer Zeit, hat den Aspekt einer ‚physiologischen Gebärhaltung‘ als geburtserleichterndes und zweckmäßiges Verhalten in Erwägung gezogen.«

Durch das Fehlen von bequemen Sitz- und Liegemöglichkeiten wie breite Liegen, weiche Sitzsäcke oder Gebärhocker wurden die Gebärenden „ans Bett gefesselt“. Die Folge war nach Kuntner (1989) eine zunehmende Hilflosigkeit und Passivität der Frau. Jeglicher Antrieb, sich wehengerecht zu verhalten, war erschwert und konnte nur von Frauen, die durch Geburtsvorbereitung auf gebärerleichternde Möglichkeiten vorbereitet waren, in gewisser Weise ausgelebt werden. Der Gedanke der selbstbestimmten Geburt durch die Gebärende und die aktive Gestaltung des Gebärprozesses zeichnet sich zunehmend in der Geburtsvorbereitung der letzten Jahre ab.

12.3.2 Die Bedeutung des atmens in der Geburtsvorbereitung

Das Atemverhalten in Verbindung mit dem Gebärschmerz ist in der Geburtsvorbereitung nicht isoliert zu betrachten und zu üben. Vielmehr bilden mehrere Bausteine die Grundlage für ein komplexeres Konzept, den Herausforderungen der Geburt zu begegnen.

Bausteine der Geburtsvorbereitung

Es gibt mehrere elementare Bausteine für eine erfolgreiche Geburtsvorbereitung (Abb. 12.4).

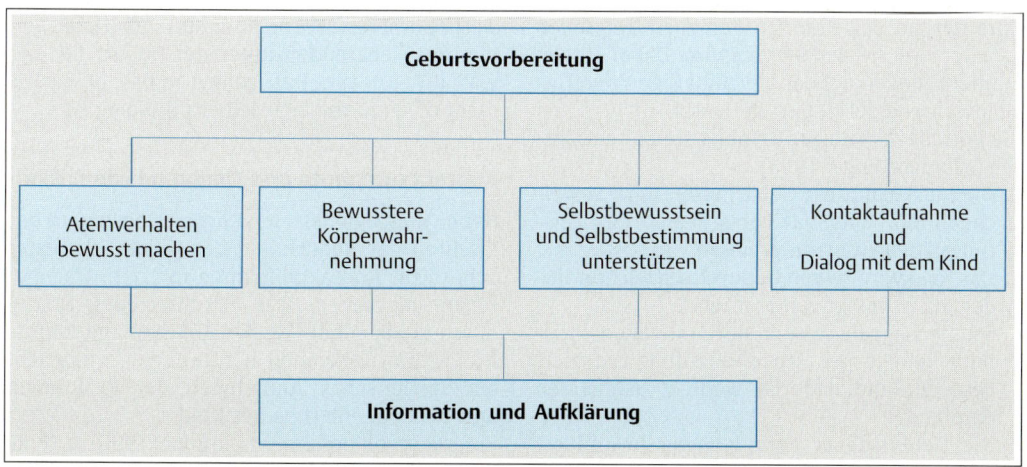

Abb. 12.4 Elementare Bausteine der Geburtsvorbereitung

Information und Aufklärung

Ziel der Geburtsvorbereitung ist es, den schwangeren Frauen aufzuzeigen, was sie bei Geburtsbeginn erwartet und wie sie mit den auftretenden Wehenschmerzen umgehen können. Dazu gehört das Weitergeben von Informationen über den Geburtsverlauf, mögliche Varianten und Komplikationen. Die Geburtsvorbereitung sollte Fragen der Schmerzlinderung und die Entbindung durch Hilfsmittel wie die Saugglocke, die Zange oder einen Kaiserschnitt erläutern. Auch bei ausreichender Vorbereitung kann die Geburt anders verlaufen als geplant, worauf die Frau vorbereitet sein sollte. Kenntnisse über die Abläufe im Entbindungszimmer helfen, gelassener zu gebären.

Sinnvoll ist der Besuch der möglichen Entbindungsklinik sowie die Kontaktaufnahme mit der Hebamme, die die Geburt begleiten oder für die Nachsorge verantwortlich sein wird. Darüber hinaus ist in der Geburtsvorbereitung Raum für Fragen und den Austausch über Ängste, Meinungen und Gefühle.

Atemverhalten bewusster erfahren

Jeder gesunde Mensch ist in der Lage zu **atmen**. Die Frage ist: Was müssen werdende Mütter Besonderes lernen?

Ein wichtiger Baustein in der Geburtsvorbereitung ist es, das Atemverhalten bewusster zu machen und Möglichkeiten des Umgangs mit der Atmung für die bevorstehende Geburt und die entstehenden Schmerzen zu erlernen und zu üben. Dadurch bekommt die Schwangere schon vor der Geburt ein Handlungsspektrum an die Hand, das sie während der Geburt mit Hilfe der sie begleitenden Personen aufgreifen kann, sofern sie Bedarf verspürt. Dabei ist die Aufmerksamkeit auf das gleichmäßige Weiteratmen während der Geburt gerichtet.

Die Vorteile der ruhigen Atmung sind offensichtlich (Albrecht-Engel 1993):

- Die Muskulatur der Gebärmutter wird ausreichend mit Sauerstoff versorgt und ihre Leistungsfähigkeit bleibt erhalten.
- Das Kind wird seinen Geburtsweg leichter finden, da es besser versorgt wird.
- Schmerzsignale werden durch Gefäßentspannung infolge der Sauerstoffzufuhr reduziert gesendet und dadurch weniger Schmerzen empfunden.
- Die Geburtsdauer kann günstig beeinflusst werden.

Die Konzentration auf das **atmen** hilft der Frau, sich nicht gegen das Geschehen zu wehren, sich zu entspannen und dadurch mehr Kraft und Ausdauer zu erhalten.

Bewussteres **atmen** unterstützt den Umgang mit dem Wehenschmerz und trägt zur Erleichterung des Gebärens bei. Dabei steht die Akzeptanz der Wehenschmerzen als wichtiger Teil des Geschehens im Vordergrund und nicht das Arbeiten gegen den Schmerz (Jansen 1994).

Die Atemanleitung von Schwangeren wird von Domke (1992) in *zwei* Ziele unterteilt: *erstens* das Erarbeiten des entspannten Atemverhaltens in der Eröffnungsphase der Geburt und *zweitens* das Vorbereiten auf die erhöhte Atemarbeit beim Bauchmuskeleinsatz in der Austreibungsphase.

Bewusstere Körperwahrnehmung

Ein wichtiger Bestandteil der Geburtsvorbereitung ist das bewusste Entspannen. Dies kann später in jeder Wehenpause genutzt werden, um neue Kräfte zu sammeln und sich auszuruhen. Dabei beinhaltet die Körperwahrnehmung das Bewusstmachen von Atmung, worüber wiederum Entspannung möglich sein kann. Das Erleben des eigenen Körpers und seine Veränderungen während der Schwangerschaft schafft ein anderes Bewusstsein für die Bewegungsaktivitäten der Frau in Ruhe und Bewegung. Die Schwangerschaft kann für die Frau eine Möglichkeit sein, ihren Körper besser wahrzunehmen und ihren Bedürfnissen Befriedigung zu verschaffen. Die Geburtsvorbereitung stellt sich den in der Schwangerschaft auftretenden Beschwerden und zeigt ein Angebot an Unterstützung auf.

Die im Verlauf der Schwangerschaft sensibilisierte Körpererfahrung unterstützt das Entscheiden der Gebärenden unter der Geburt für das, was ihr gut tut. Das gelingt umso besser, je mehr die Frau mit sich selber im Dialog ist.

Kontaktaufnahme und Dialog mit dem Kind

Neben dem bewussteren Körpererleben wird das Erfahren der Bedürfnisse des Kindes als erster Schritt zur Kontaktaufnahme mit dem Ungeborenen angesehen. Das Berühren des Kindes durch die Bauchdecke, das Anfassen mit zarten, festen und neckenden Berührungen ermöglicht ein spielerisches Aufnehmen der Reaktionen und ein Kennenlernen des Kindes.

Eindrucksvoll beschreibt Zimmer (1996) die Entwicklung der Wahrnehmung des Kindes während der neun Monate im Mutterleib: Der erste

Sinn, der funktionsfähig ist, ist der Tastsinn, Gleichgewicht und Hören sind ebenfalls schon früh entwickelt. Das Sehen entwickelt sich zuletzt. So kann das Ungeborene über verschiedene Sinneswahrnehmungen angefasst, angesprochen, geschaukelt und getragen werden. Die Auseinandersetzung des Kindes im Mutterleib mit der Außenwelt beginnt, und ebenso kann die Beziehung von Seiten der Mutter (und des Vaters) sich entwickeln und eine Kontaktaufnahme durch die Bauchdecke und aus dem Bauch heraus beginnen.

Eine Anleitung zum Stillen und Hinweise über Stillförderung sind neben Ratschlägen zum Wickeln und zur Säuglingspflege weitere Schritte, sich auf das Leben mit dem Kind nach der Geburt einzustellen.

Selbstbewusstsein und Selbstbestimmung unterstützen

Neben unterschiedlichen Angeboten von „Methoden" des Gebärens dient der Geburtsvorbereitungskurs als Ort der Bestärkung oder Bestätigung der Schwangeren. Der Qualitätsanspruch der Vorbereitung liegt darin, den Frauen bewusst zu machen, dass sie in der Lage sind, das Kind zu gebären, und mit den Anforderungen nach der Geburt fertig zu werden. Jansen (1994) vertritt dabei in Bezug auf den Gebärschmerz Folgendes:

>*Sicher kann es Situationen beim Gebären geben, in denen Schmerz zu viel wird. Doch Frauen müssen selbst entscheiden können, ob und ab wann es ihnen zu viel ist. Grundlage ihrer Wahlfreiheit für oder gegen ein Schmerzmittel muss aber die Verfügbarkeit verschiedenster Wissensformen sein, keinesfalls nur die der Schulmedizin. Schmerzen beim Gebären (und bei der monatlichen Blutung meist auch) sind die einzigen, die eine positive, konstruktive Bedeutung haben. Sie können ruhig auch weh tun.*《

Weiterhin spricht sie sich sowohl gegen Bilder des Martyriums als auch gegen das Tabuisieren des Schmerzes aus.

Praktische Erfahrungen

Bei der Geburtsvorbereitung mit dem Schwerpunkt auf dem Bewusstwerden des **atmens** und der Körperwahrnehmung sind auch praktische Erfahrungen (mit oder ohne Partner) enthalten. Bei dem Ausprobieren möglicher Gebärhaltungen, -bewegungen und -stellungen (mit und ohne Hilfsmittel), dem Anwenden von Entspannungstechniken z. B. durch Massage oder Handauflegung zur Atemlenkung kann der Partner aktiv in das Geschehen integriert werden. Geburtsvorbereitung bedeutet dabei für die Begleitperson der Gebärenden, deren Bedürfnisse im Vorfeld zu kennen und gegebenenfalls durch Mitmachen die Gebärende zu unterstützen. Hinzu kommt die Vorbereitung des Partners auf seine anspruchsvolle Rolle als Vater.

Phasen der Geburt und ihre Bedeutung für die Geburtsvorbereitung

Das Atemverhalten während der Geburt wird von verschiedenen Faktoren beeinflusst. Dabei sind die Phasen des Geburtsablaufes eine bedeutsame Komponente. Obwohl die Geburt ein individueller Vorgang ist, lassen sich dennoch bestimmte Phasen des Geburtsverlaufs unterscheiden, deren Ablauf aber bei jeder Gebärenden sehr unterschiedlich sein kann.

Sie ist gekennzeichnet durch beginnende Wehentätigkeit, die sich mit zunehmender Dauer intensiviert. Es kommt zum Eröffnen des nahezu geschlossenen Muttermundes auf bis zu zehn Zentimeter Durchmesser.

Der Zeitrahmen dieser Phase liegt zwischen einer Stunde und 23 Stunden oder mehr, ist also sehr variabel. Die mögliche Dauer und das Intensiverwerden der Wehentätigkeit bedürfen Maßnahmen, die diese **Eröffnungsphase** mit dem Wechsel von Wehentätigkeit und Wehenpausen unterstützen und erleichtern.

Aufgrund der mitunter langen Dauer ist es sinnvoll, verschiedene Vorgehensweisen in der Geburtsvorbereitung aufzuzeigen. Das Ziel der Atemanleitung von Schwangeren für die Eröffnungsphase der Geburt sieht Domke (1992) in der Erarbeitung eines entspannten Atemverhaltens. Domke bietet dabei neben verbaler Information auch den Handkontakt an zur Wahrnehmungsverbesserung der abdominalen Atembewegung im Liegen, Sitzen, Stehen und Gehen. Dabei liegt ein Schwerpunkt der Geburtsvorbereitung in der Wahrnehmungsverbesserung und Vergrößerung aller Atembewegungsrichtungen: nach ventral, lateral, lumbo-dorsal und kaudal. Die Ausatmung wird betont, das heißt verlängert. Dadurch wird eine Erhöhung der Atemfrequenz und die Disposition zur Hyperventilation durch den Zwerchfellhochstand und den veränderten Atemtypus vermieden.

Weiterhin wird eine ruhige und vertiefte Atmung für die Wehenpause geübt, um damit die durch die Hyperventilation eingetretene

Blutgasveränderung durch Hypoventilation in der Wehenpause zu normalisieren. Dadurch wird gleichzeitig der Fetus in dieser Phase besser mit Sauerstoff aus dem mütterlichen Blut versorgt.

Folgende Maßnahmen können während der Eröffnungsphase hilfreich sein:

- Das Einnehmen atemerleichternder Ausgangspositionen und Bewegungen: Mögliche Lagerungen sollten im Geburtsvorbereitungskurs und zu Hause während der Schwangerschaft ausprobiert werden. Dies können die unterlagerte Seitenlage, halbe Seit-, Bauchlage sowie Sitzen, Vierfüßlerstand, Knien am Ball, Tisch oder Partner sein.
- Bewegung kann zur Entspannung und Unterstützung der Muttermundseröffnung führen wie Gehen, Treppensteigen, Bewegungen mit Musik (z. B. Beckenbewegungen in Anlehnung an Bauchtanz oder mit Hilfe eines Pezzi-Balles). Es ist davon auszugehen, dass ein Wechsel von Bewegung und Ruhepositionen die Atmung für Wehentätigkeit und Wehenpause kennzeichnen.
- Warmes Baden kann die Eröffnungsphase erleichtern.
- Weitere Entspannungsmöglichkeiten bietet die Berührungsentspannung (Albrecht-Engel 1993). Das ist eine Form der Entspannung, bei der der Partner seine Hände auf die Körperstellen legt, von denen er merkt, dass die Gebärende sie anspannt und damit das atmen erschwert. Neben dem sich „Fallenlassen" und sich der Geburtsarbeit durch Mitschwingen zu überlassen geht Albrecht-Engel davon aus, dass Berührungsentspannung etwas ist, was

» schlichtweg eine wunderschöne Gelegenheit ist, sich gegenseitig Gutes zu tun, sich aufeinander einzulassen, den anderen zu spüren und gespürt zu werden, einfach liebevoll miteinander umzugehen.«

Sinnvoll können auch Massagegriffe, Formen der Akupressur (z. B. Shiatsu), der Akupunktur oder der Homöopathie sein. Dabei sind die Vorerfahrungen der Schwangeren mit diesen Konzepten bei der Auswahl entscheidend.

- Formen der Atemführung können zuvor geübt und während der Geburt angewendet werden. Welche Form der Ausatmung benutzt wird, entscheidet sich trotz Vorlieben für eine bestimmte Atemverlängerung während des Geburtsvorbereitungskurses oft doch erst im aktuellen Geschehen. Eine Führung der

Ausatmung kann über jede Form des Tönens mit Lauten und Stöhnen erfolgen. Weiterhin kann eine pustende Ausatmung das atmen in der Übergangsphase unterstützen. So beschreibt Albrecht-Engel (1993) zwei mögliche Atemformen: die so genannte *„Geburtstagskuchen"-Atmung* und die *„Ha-Ha-Hu"-Atmung*. Die *Geburtstagskuchen-Atmung* geht von der Vorstellung des scheinbaren Ausblasens von Geburtstagskuchenkerzen aus. Die Intensität ist dabei so dosiert, dass die Kerzen nicht wirklich erlöschen würden. Die nonverbale *„Ha-Ha-Hu"-Atmung* gibt durch Töne und Silben einen Dreier-Rhythmus vor (auch als Vierer-Rhythmus ausführbar). Das „Hu" wird dabei intensiver und länger ausgeatmet und es erfolgt eine entsprechend tiefere Einatmung. Diese Atemformen stellen eine Hilfe dar, wenn es für die Gebärende nicht möglich ist, ihren Atemrhythmus selbst zu finden. Der Partner kann durch eigenes Mittun den Rhythmus vorgeben und die Frau zum Benutzen der Atmungsform motivieren.

Sie ist gekennzeichnet von einem kurzen Zeitabschnitt, der sich der Eröffnungsphase anschließt und mit der vollständigen Eröffnung des Muttermundes abgeschlossen ist. In der **Übergangsphase** sollte die Gebärende auf das Auftreten von verschiedenen Empfindungen vorbereitet sein:

- Die Wehen verändern sich: Sie werden unregelmäßig und der Übergang von Wehentätigkeit und Wehenpause ist nicht immer so deutlich wie in der Eröffnungsphase.
- Die Frauen haben deutlicher werdenden Pressdrang und Wehen, mit deren Stärke und Heftigkeit nicht einfach umzugehen ist.
- Neben der Veränderung der Wehentätigkeit können auch andere körperliche Empfindungen auftreten wie Hitze oder abwechselndes Heiß- und Kaltwerden. Dabei können kalte oder eiswassergetränkte Tücher im Gesichts- und Nackenbereich als erfrischend empfunden werden. Auch Übelkeit bis hin zum Erbrechen kann auftreten.
- Die Beschwerden können die Gebärende reizbar, unfreundlich und ablehnend machen. Beschimpfungen des Partners bis hin zu Äußerungen wie „Ich gehe jetzt nach Hause" und „Ich will kein Kind" sind mit dem entsprechend einfühlenden Verständnis aufzufangen.

Der Gebärenden in dieser schwierigen Geburtsphase Atembegleitung zu geben, kann Aufgabe des Partners sein. Daneben ist eine motivierte und liebevolle Ansprache auch dienlich, die Kräfte der Frau zu stützen.

Nach der vollständigen Eröffnung des Muttermundes wird das Kind jetzt geboren, indem es sich durch den Geburtskanal bewegt und geschoben wird. In der **Austreibungsphase** kann die Frau ihrem Pressdrang aktiv nachgeben. Dabei schiebt sie das Kind mit extremer Anstrengung durch den Geburtskanal und das Kind dreht sich durch den Geburtskanal zum Beckenausgang. Die Austreibungsphase wird in der Geburtsvorbereitung von Domke (1992) mit dem Bauchmuskeleinsatz mit Druck in Richtung Geburtskanal geübt.

Entgegen der von Domke vorgeschlagenen Hechelatmung bei zu früh einsetzendem Pressdrang schlägt Albrecht-Engel (1993) die beiden Atemformen der „Geburtstagskuchen"-Atmung und der „Ha-Ha-Hu"-Atmung vor.

Die **Nachgeburtsphase** wird von Albrecht et al. (1997) auch als Plazentarperiode bezeichnet.

Die Geburt wird mit dem Gebären der Plazenta und der Eihäute, die auf Vollständigkeit untersucht werden müssen, beendet. Sie wird in der Regel von den Frauen nicht als belastend empfunden, zumal zuvor schon die erste Kontaktaufnahme mit dem Neugeborenen stattgefunden hat.

12.3.3 Geburtsvorbereitung und Geburt – Eine Einzelfallstudie

Die Einzelfallstudie enthält Erfahrungen und Aussagen einer Frau, die einen Geburtsvorbereitungskurs besuchte, und die vor und nach der Geburt ihres ersten Kindes interviewt wurde.

Die Literatur zur Geburtsvorbereitung ist vielfältig. Sie geht auf Dick-Read zurück und reicht heute bis zur selbstbestimmten Geburt durch die Frau.

Dies zeugt von einem Einstellungswandel, der markiert ist durch die Abwendung vom klinikorientierten und den Geburtshelfern vorgegebenen und einer Hinwendung zu einem selbstbestimmten Geburtsablauf. Das Kennzeichen dieser Entwicklung sind ein Loslassen von autoritären Vorgaben des Umfeldes bei der Geburt bis zur aktiven Unterstützung des Umfeldes und der Selbstverantwortlichkeit der Gebärenden.

In diesem Zusammenhang ist es interessant zu erfahren, ob die Erfahrungen im Geburtsvorbereitungskurs und das Geburtserlebnis den Entwicklungen Rechnung tragen. Inwieweit kann eine Schwangere aus dem Angebot der Geburtsvorbereitung Nutzen und Hilfe für die Geburt selbst ziehen?

Methodische Überlegungen

Es wurden im Rahmen der Untersuchung zwei Interviews durchgeführt. Das erste Interview fand vor der Geburt und das zweite danach statt. Die Auswahl der interviewten Schwangeren ergab sich aus dem Zeitpunkt des Schwangerschaftsverlaufes. Es musste sich um eine Frau handeln, deren Schwangerschaft schon genügend fortgeschritten war und die aussagekräftige Erfahrungen mit einem Geburtsvorbereitungskurs hatte und die voraussichtlich auch nach der Geburt noch für die Befragung zur Verfügung stand.

Bei der interviewten Person handelt es sich um eine Frau, die Krankengymnastin ist und durch ihren Beruf bezüglich Körperwahrnehmung und Bewegung erfahren ist. Daher ist sie als Teilnehmerin für das Interview nur bedingt repräsentativ in Bezug auf ihre Vorerfahrungen. Da es sich um die erste Schwangerschaft und ein Geburtserlebnis handelt, gilt die Frau in dieser Hinsicht als repräsentativ für Erstgebärende.

Die Teilnahme am Interview war freiwillig. Die Interviewerin teilte in einem Vorgespräch das Anliegen des Themas und das formale Vorgehen mit. Bei dem Gespräch handelte es sich um ein halbstrukturiertes Interview mit einem Leitfaden von Fragen, deren konkrete Formulierung und Reihenfolge jedoch variiert werden konnte, und offenen Fragen, bei denen die interviewte Teilnehmerin frei antworten konnte.

Die Interviews wurden mit Tonband aufgenommen und transkribiert. Für die Anwendung der Transkriptionsanweisungen stand der Inhalt im Vordergrund. Sie wurden in Anlehnung an die Qualitative Inhaltsanalyse von Mayring (1994) durchgeführt.

Die Richtung der Analyse ist in Interview I gekennzeichnet durch das Anregen der Probandin, ihr gegenwärtiges Befinden, die Verarbeitung der Situation vor der Geburt und bisherige Handlungsstrategien zur Bewältigung der Situation auch durch die Geburtsvorbereitung zu reflektieren. Interview II diente dazu, dass die Probandin ihre eigenen Erfahrungen während der Geburt wiedergeben sollte. Dabei wurde besonderer Wert darauf gelegt, dass die konkreten Erfahrungen im Umgang mit der Atmung und dem Wehenschmerz reflektiert wurden. Eine kritische Einordnung der angebotenen

Methoden aus dem Geburtsvorbereitungskurs wurde mit dem Hintergrund vorgenommen, ob der Geburtsvorbereitungskurs in der konkreten Situation des Geburtsverlaufes für die Probandin als Vorbereitung nützlich war.

Aus dem Interview wurden die Passagen ausgewählt, die sich direkt auf die Geburtsvorbereitung beziehen. Bei der Auswahl der Fragen stand der Bezug zum Thema „Atmung" im Vordergrund. Das Interview kann nicht als repräsentativ gelten.

Auswertung der Interviews

Im Folgenden werden die Ergebnisse der Interviews zusammenfassend strukturiert und interpretiert. Die Kriterien kommen bei der Auswertung vergleichend für die Aussagen vor und nach der Geburt zur Anwendung (Tab. 12.**3**).

Zusammenfassung der Ergebnisse

Die Auswertung der Ergebnisse der beiden Interviews bestätigt, dass das Gebärgeschehen ein individueller Vorgang ist. Obwohl die Phasen des Geburtsablaufes deutlich voneinander abgrenzbar waren, verlief die Geburt nicht den Vorstellungen und Erwartungen entsprechend. Die Grenzen der Geburtsvorbereitung sind bei dieser Einzelfallbetrachtung besonders markant. Die in der Geburtsvorbereitung entwickelten Vorstellungen der Schwangeren von einem kurzen Klinikaufenthalt mit natürlicher Entbindung ohne größere Eingriffe trafen nicht zu. Die Beurteilung, ob dieses Geschehen eine „gute" Geburt war oder nicht ist abhängig von vielen Faktoren. Dabei ist die zugewandte Betreuung der Gebärenden durch die sie in diesem Geschehen begleitenden Personen (Hebamme, Geburtshel-

12.**3**   Übersicht über die Ergebnisse der Interviews vor und nach der Geburt

Inhaltskriterium	Interview I	Interview II
Datum	28. 02. 1997	11. 06. 1997
Dauer	25 Minuten	24 Minuten
Zeitpunkt	8. Monat, 4 Wochen pränatal	10 $1/2$ Wochen postnatal
Funktion des Partners	• Teilnahme an der Geburtsvorbereitung • Erproben von Atemhilfen • Hilfen für Ausgangspositionen • Anwenden von Maßnahmen	• Teilnahme bei der Geburt • Anwesenheit während der ganzen Geburt • Vorgabe des Atemrhythmus • Psychische Unterstützung
Beschwerden	• Ischiasbeschwerden (7 Tage) • Kurzatmigkeit bei Belastung	• post partum: Schlappheit und Blässe (niedriger Hb-Wert) • Brustentzündungen (zweimal)
Ablauf der Geburt	• Wunsch: ambulante Geburt • Entbindung auf dem Gebärhocker vorstellbar • Kurzer Klinikaufenthalt (ein, zwei Tage), rasches Zurückkehren nach Hause (abhängig vom Zustand des Kindes	• Kein wunschgemäßer, *natürlicher* Ablauf, teilambulante Entbindung von 14 Stunden • Klinische Verweildauer von 2 Tagen (aufgrund hohen Blutverlustes) • Vorzeitiger Blasensprung, Kontrolle über CTG in Eröffnungsphase • Kein Lagewechsel und Herumlaufen möglich • Entspannung für 2 Stunden durch Schmerzmittel: minimale Öffnung des Muttermundes • Peridualanästhesie führt zu Stressreduktion und Öffnung des Muttermundes • Austreibungsphase: zahlreiche Presswehen, Dammschnitt, Vakuumextraktion • Kontinuierliche angemessene Betreuung: Hebamme, Arzt • Entbindung im Geburtsvorbereitungsraum (kein Kreißsaal): instabiles Bett und Platzmangel: Partner in Unterstützung gehindert • Verspätetes Anspringen des Vakuumextraktors

12.3 Übersicht über die Ergebnisse der Interviews vor und nach der Geburt

Inhaltskriterium	Interview I	Interview II
Atemhilfen in der Geburtsvorbereitung	• Aufklärung: Geburtsablauf und Umgang mit Schmerz • Erklären von Atemtechniken • Üben von Atemerleichterungen, Ausgangsstellungen (Liegen, Sitzen, Hängelagen)	• Eröffnungsphase: Vierfüßlerstand • Anschließend Seitenlage, kurz Rückenlage, Vierfüßlerstand
Umgang mit Wehen	• **atmen** in die Wehen • Wehensimulation: Setzen von Schmerzreizen	• Anleitung durch Hebamme/Partner ermöglicht Atemrhythmus • Verkrampftes **atmen**
Einsatz von Atemhilfen während der Geburt	Einsatz der gezielten Atemhilfen ist gut vorstellbar • Umsetzen des Bewusstseins: Körper offen lassen „oben" öffnet den Körper „unten"	• Unmöglichkeit des Entspannens und Offenhaltens des Beckenbodens • Vorgabe des Atemrhythmus durch die Hebamme und den Partner • Kein eigenständiger Atemrhythmus für mehr als 2–3 Atemzüge • Eröffnungsphase: Vierfüßlerstand hilfreich (ausreichende Betreuung) • Kritische Übergangsphase: ablehnende Äußerungen, Unterstützung durch Anwesenheit des Partners • Austreibungsphase: aktive Mitarbeit ist anstrengend und angenehm • Nachgeburtsphase: Wehentropf, keine Anstrengung
Schmerzempfinden	Begrenzte Vorstellung (stärker als Regelschmerz?)	• Anstrengung: Liegen auf der Seite für 14 Stunden • Schwierigkeiten im Ertragen von Schmerzen • Entspannung und Ruhe durch das Spritzen von Schmerzmitteln
Zeit nach der Geburt	• Planung: Rückbildungsgymnastik • längerfristig: Mutter-Kind Kurs (schon angemeldet)	Mangelnde Stillberatung am Wochenende, Kompetenz der Hebamme • Anstrengung durch Wachstumsschübe des Kindes, Einschätzen von unbekannten Ereignissen schwierig • Hilfe durch abwechselnde Betreuung des Säuglings mit dem Partner
Beurteilung der Vorbereitung auf die Geburt	• Ausreichende Vorbereitung und Information • Wissen um Verhalten bei vorzeitigem Blasensprung • Entwicklung von Vorstellung über den Ablauf • Kenntnis eigener Wünsche	• Unerwartete Abweichungen von Wunschvorstellungen • Möglichkeit einer Vorbereitung auf Unerwartetes zweifelhaft • Kein Zusammenhang zwischen fehlender Anwendung von Maßnahmen und Vorbereitung: Ausreichende Geburtsvorbereitung • Diskrepanzen zwischen Wehen erleben und Wehenaufklärung • Informationsfülle mit Unklarheit über mögliches Auftreten
Bild von der Geburt	• Natürlicher Ablauf • Rasche Erholung und Rückkehr der Fitness • Kurze Klinikverweildauer	• Starke Anstrengung, schmerzreiche Empfindungen • Geburt war kein „Fest" • Angenehme Gefühle nur durch das Wahrnehmen des Kindes

fer, Partner, Freundin) ein ausschlaggebendes Beurteilungskriterium. Die Abweichung von den Vorstellungen war sehr schmerzlich und lassen den Geburtsablauf als starke Anstrengung in Erinnerung bleiben.

Auffällig ist die Diskrepanz zwischen der Vorstellung des Wehenschmerzes und des tatsächlichen Erlebens. Es ist offensichtlich, dass ausreichend Informationen weitergegeben wurden. Dennoch herrschten subjektive Unklarheiten über die Stärke des möglichen Auftretens von Abweichungen von einem komplikationslosen Geburtsablauf.

Fraglich ist, inwieweit Geburtsvorbereitung im Vorfeld auf alle Eventualitäten reagieren kann. Deutlich wird, dass zwischen Vorbereitung und Durchführung ein unberechenbarer Raum besteht. Diesen zu überbrücken liegt in der Kompetenz der Personen, die die Gebärende begleiten. Es ist die Aufgabe der Geburtsvorbereitung, vor der Geburt deutlich zu machen, dass eine Geburt auch einen anderen Verlauf nehmen kann als vorgestellt (Albrecht et al. 1997).

Die Akzeptanz und Annahme nach dem Geschehen ist ein zentraler Punkt. Je mehr im Vorfeld detaillierte Vorstellungen darüber bestehen, wie der Ablauf sein soll, desto größer ist das Risiko, hinterher durch Abweichungen enttäuscht zu sein. Die Akzeptanz des Geschehenen kann in einem Nachtreffen des Geburtsvorbereitungskurses aufgegriffen und heilsam eingeordnet werden.

Besondere Bedeutung hat die Anwesenheit des Partners bei der Geburt, auch wenn dieser, wie in diesem Fall, nicht sehr viele Maßnahmen zur Atemunterstützung anwenden konnte. Eine bedeutsame Hilfe für die Gebärende war die Vorgabe des Atemrhythmus durch die Hebamme und den Partner, da es unter den erlebten Schmerzen für sie nicht möglich war, ihren Atemrhythmus aufrechtzuerhalten.

Kritisch war die mangelnde räumliche Ausstattung des Entbindungszimmers. Das instabile Bett und der mangelnde Platz behinderten die Unterstützung der Gebärenden durch den Partner. Das verspätete Anspringen der Vakuumextraktion trug zur Verunsicherung bei. Die Schaffung von optimalen Rahmenbedingungen für eine Geburt in der Klinik sind vorrangig und eine selbstverständliche Voraussetzung, um die in der Geburtsvorbereitung ausprobierten Maßnahmen auch umsetzen zu können.

Zu erwähnen ist, dass nach dem Durchführen der Interviews der die Mutter begleitende Vater des Kindes deutlich machte, wieviel an Wahrnehmungen und Gefühlen auch von ihm noch zu verarbeiten sei. Es wäre sinnvoll, auch die Geburtserlebnisse aus der Perspektive der begleitenden Männer zu analysieren.

12.3.4 Ausblick

Das vorrangige Ziel der Geburtsvorbereitung stellt die Begleitung der Schwangeren dar, ihren Körper besser kennenzulernen und wahrzunehmen. Dies ist eine Voraussetzung, damit die Frau in einen Dialog mit ihrem ungeborenen Kind treten kann, der für das Gebären von Bedeutung ist. Das Augenmerk ist dabei besonders auf die Atmung und das Atemverhalten während der Geburt gerichtet. Es ist bedeutsam, die Frauen in ihrem Selbstbewusstsein zu bestätigen oder zu stärken, sich das Gebären zuzutrauen und selbstbestimmt ihren Gebärweg mit dem Kind zu finden. Niemand kann diesen Weg besser finden als die Gebärende selbst. Dabei sind weder das Martyriumsbild von der Geburt unter Schmerzen noch Schmerztabuisierung angebracht. Da Schmerzen beim Gebären dazugehören und Ausdruck eines natürlichen, sich selbstregulierenden Geschehens sind, kann Geburtsvorbereitung deutlich darauf hinweisen und Unterstützung anbieten.

Die anspruchsvolle Aufgabe der Personen, die der Frau beistehen und während der Geburt Hand anlegen, liegt in dem Wahrnehmen und Erkennen der Bedürfnisse der Frau und dem Angebot, Möglichkeiten zur Erleichterung anzubieten, abzuwandeln oder zurückzunehmen. Die Bereitschaft, offen zu sein für die Bedürfnisse der Schwangeren und der Gebärenden, ist eine Forderung besonders an die klinischen Einrichtungen. Bei Hausgeburten sollte davon auszugehen sein, dass den individuellen Bedürfnissen der Frau Rechnung getragen wird.

Gebären als ein Höhepunkt des Ausdrucks von Persönlichkeit beinhaltet neben dem Schmerz auch die Freude und bleibt somit Ausdruck von lebendigem Widerspruch.

Jede schwangere Frau sollte die Möglichkeit haben, sich bei der Wahl des Geburtsvorbereitungskurses oder anderer Maßnahmen für die für sie befriedigendste Form entscheiden zu können, um ihre Gebärvorstellungen entwickeln und letztlich würdevoll durchführen zu können. Die bedeutsamste Bestärkung durch Geburtsvorbereitung liegt in der Anregung zum Dialog der Frau mit sich selbst und dem ungeborenen Kind. Ein wacher Dialog ist eine stabile Basis für die Bewältigung, Gestaltung und das Erleben eines natürlichen Geschehens.

Literatur

Albrecht, M., I. Albrecht-Engel, L. Kuntner: In Wellen zur Welt. Das traditionelle Wissen über Schwangerschaft und Geburt. Medina, Augsburg 1997

Albrecht-Engel, I.: Geburtsvorbereitung: Handbuch für werdenden Mütter und Väter. Rowohlt, Reinbek 1993

Arcidiacono, C.: Oltre il tabu del dolore: la fatica e il piacere di esistere e far nascere. In Le culture del parto. feltrinelle, Milano 1985

Dick-Read, G.: Mutterwerden ohne Schmerz. Die natürliche Geburt, 12. Aufl. Hoffmann und Campe, Hamburg 1963

Domke, C.: Atemanleitung in der Geburtsvorbereitung. Krankengymnastik. 8 (1992) 949

Jansen, B.: Kinderkriegen. In Vogt, I., M. Bormann: Frauen-Körper Lust und Last, 2. Aufl. DGVT-Verlag, Tübingen 1994

Killus, J.: Geburtsmethoden. Eine Orientierungshilfe. Rotation, Berlin 1984

Kitzinger, S.: Natürliche Geburt. Ein Buch für Mütter und Väter, 6. Aufl. Kösel, München 1989

Kuntner, L.: Der Gebärhocker Maia. Neue Erkenntnisse und Ansichten über die Gebärhaltung. Küttigen, 1989

Kuntner, L.: Die Gebärhaltungen der Frau, 3. Aufl. Marseille-Verlag, München 1991

Mayring, P.: Qualitative Inhaltsanalyse. Grundlagen und Techniken, 5. Aufl. Deutscher Studien Verlag, Weinheim 1995

Odent, M.: Die sanfte Geburt. Die Leboyer-Methode in der Praxis, 7. Aufl. Kösel, München 1989

Zimmer, K.: Das Leben vor dem Leben. Die seelische und körperliche Entwicklung im Mutterleib, 5. Aufl. Kösel, München 1996

12.4   Fußreflexzonenmassage und atmen

Otto Inhester

Zusammenfassung

Ausgehend vom Wesen der Fußreflexzonentherapie (FRT) werden Möglichkeiten aufgezeigt, über
die Massage der Füße das Atemgeschehen und
damit in Verbindung stehende psychosomatische
Zusammenhänge pflegerisch zu beeinflussen.
Dies geschieht schwerpunktmäßig an den Beispielen Körperhaltung, Inkontinenz und Nikotinabusus.

12.4.1 Das Wesen der Fußreflexzonen-
therapie

Die Fußreflexzonentherapie (FRT) zählt zu den
sogenannten **ganzheitlichen Verfahren** der
Heilkunde. Mit dieser Charakterisierung sind folgende Tatbestände angesprochen:
- In der ganzheitlichen Erkenntnistheorie gilt
  der Satz: Der Teil steht für das Ganze (pars
  pro toto). Konkret bedeutet dies, dass sich

die Oberfläche und die Gestalt der Füße zur
Topographie der menschlichen Anatomie
und der Gestalt des Menschen in Beziehung
setzen lässt (Abb. 12.**5**).
- Der Mensch und das menschliche Leben werden stets im Zusammenhang von Seele –
  Geist – Körper – Natur (Umwelt) gesehen
  und behandelt. Dies bedeutet, dass zerglie-
  dernde Methoden der Analyse nur begrenzt
  anwendbar sind.

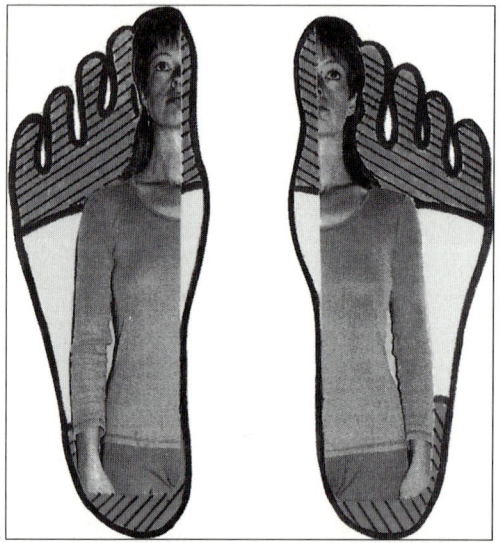

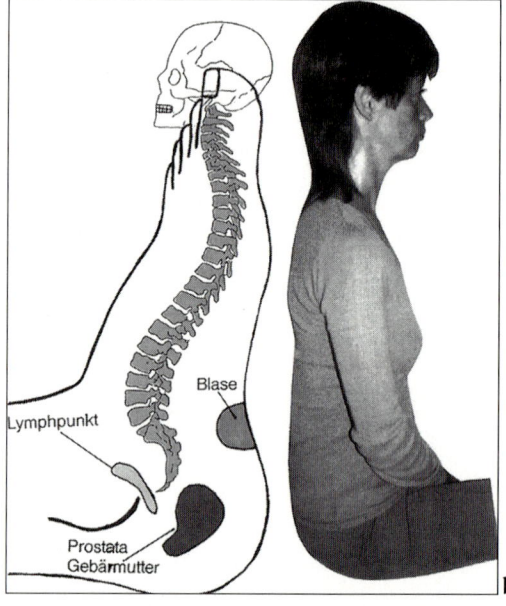

Abb. 12.**5**   Vereinfachte Projektion des menschlichen Körpers auf den Fuß **a** Linke und rechte Körperhälfte
lassen sich frontal auf die Fußsohlen abbilden **b** Seitliche Ansicht: Projektion auf die mediale Fußkante (aus
Zimmermann, I.: Topographie der Fußreflexzonen – eine Lehrtafel. Zimmermann, Dorsten 1991)

- Dies gilt besonders hinsichtlich der zeitlichen Determinierung bei der Erklärung von Lebensvorgängen. Hier sind sowohl eine kausale Sichtweise, die einen zeitlich vorausgehenden Grund annimmt, angezeigt, als auch eine finale Sichtweise, die bestehende Sachverhalte hinsichtlich eines Zweckes, also eines zukünftigen Sachverhaltes analysiert. Letzteres Prinzip, das im Alltag für bewusstes Handeln durchaus akzeptiert wird, gilt auch für unbewusste, ungewollte und körperliche Vorgänge.
- Ganzheitliche Verfahren sind in hohem Maße auf das einzelne Individuum ausgerichtet, das jeweils als ein einmaliger Ausdruck der oben angesprochenen Komplexität angesehen wird. Allgemeingültige Zusammenhänge behalten im Einzelfall ihre Gültigkeit, doch sind dem Erklären und Verstehen prinzipielle Grenzen gesetzt. In vielen Fällen von Behandlungserfolgen oder -misserfolgen wird man auf eine Erklärung im üblichen naturwissenschaftlichen Sinne verzichten müssen.
- Konsequent zu Ende gedacht bedeutet dies, ganzheitliches Denken und Handeln ist mit einem gewissen Maß an *Nichtwissen* verbunden. Sofern dieses Nichtwissen akzeptiert und in einem Lernprozess kultiviert wird, ergibt sich daraus eine besonders günstige Voraussetzung für verantwortliches Handeln (als klassisches Vorbild für diese Art der helfenden Interaktion s. Platons Methodik der Gesprächsführung). Für die Fußreflexzonentherapie bedeutet dies, dass der Patient selbst aktiv ist, indem er sich selber besser wahrnehmen lernt und lernt, seine Wahrnehmung mit situativen und biographischen Momenten in einen Zusammenhang zu bringen. Unerwartete, von der Regel abweichende Reaktionen werfen Fragen auf, die geeignet sind, die jeweiligen Besonderheiten einer individuellen Konstellation in Erfahrung zu bringen.
- Als spezifische Besonderheit kommt bei der Fußreflexzonentherapie hinzu, dass diagnostische Möglichkeiten eng mit therapeutischen verbunden sind. Besonders die nicht auf spezifische Symptome hin ausgerichtete Art der Massage, wie sie Zimmermann (1995 a) für die Pflege empfiehlt, betont den Aspekt der Behandlung und Unterstützung zur Prävention und bei Genesung.

Einige häufig anzutreffende Missverständnisse ergeben sich aus dem Wort „Reflex", wenn es mit neurophysiologischen Vorstellungsinhalten in Verbindung gebracht wird. Wie Massagen bei querschnittsgelähmten Patienten gezeigt haben, ist die Wirkungsweise der Fußreflexzonentherapie nicht an das Nervensystem gebunden (persönliche Mitteilung von Zimmermann, I.). Das Wort Reflex legt die Vorstellung eines Reflexbogens nahe, die eine konstante und reproduzierbare Beziehung zwischen Reiz (Fußmassage) und Reaktion beinhaltet. Dem ist in vielen Fällen nicht so. Um auf theoretischer Ebene die Wirkungsmechanismen der Fußreflexzonentherapie zu verstehen, sollte man sich an den Problemen und Methoden der Akupunktur und Bioenergetik orientieren. (Inhester, O.: 1999).

Um praktische Erfahrungen zu sammeln, muss der Pflegende sowohl aktiv die Massage ausüben und mit dem Massierten reflektieren als auch selber Massagen erhalten. Unvoreingenommenes Beobachten und kritisches Hinterfragen aller auftauchenden Phänomene, gepaart mit der Bereitschaft zum biographischen Lernen, lassen die Fußreflexzonenmassage (FRM) zu einem interessanten und vielseitigen Weg werden.

12.4.2 Die Atmungsorgane im Spiegel der Füße

Die Füße sind die Basis des Körpers nicht nur im wörtlichen Sinne. Der Satz „Der Mensch steht mit beiden Beinen im Leben" bezieht sich nicht nur auf den aufrechten Gang, sondern ist „Ausdruck (m)eines körperlichen und geistigen Vorwärtsschreitens durch das Leben" (Zimmermann 1995 a). Er bezeichnet die Art und Weise des Denken und Handelns der Person in Verbindung mit seiner Umwelt.

Auf körperlicher Ebene entspricht der Fuß mit einer ausgeklügelten dynamischen Statik den Anforderungen des menschlichen Ganges. Die kleine Fläche der Fußsohle bleibt symptomlos, solange der Mensch nicht aus dem Gleichgewicht gerät. Was aber wirft den Menschen aus seinem Gleichgewicht? „Auf eigenen Füßen zu stehen" beinhaltet, dass letztendlich jeder diese Frage für sich selber beantworten muss. Dabei können die Füße, wie ein Spiegel benutzt, eine wertvolle Hilfe sein.

Körperhaltung und Fußreflexzonen

Zur Veranschaulichung soll in den folgenden Abbildungen die Wechselwirkung von Körperhaltung (Abb. 12.**6**) und Fußreflexzonen betrachtet werden. Die Wahl der Körperhaltung als Beispiel geschieht in der Absicht, die Ausführungen

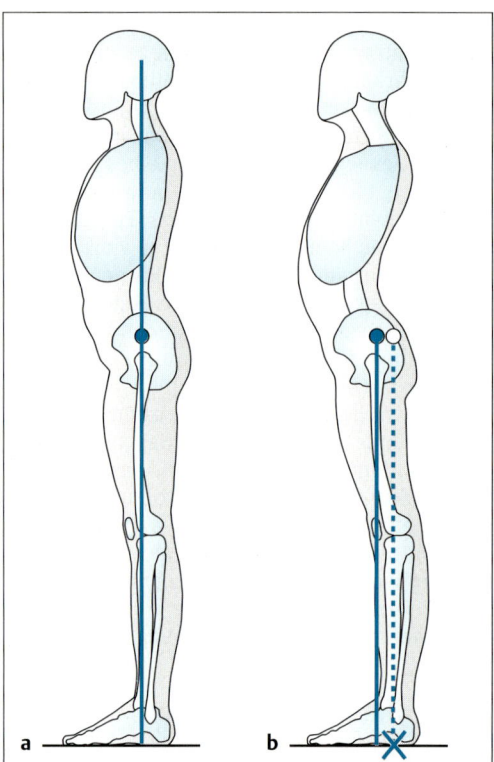

Abb. 12.**6** Körperhaltung und Gewichtsverteilung
a Bei der idealen aufrechten Körperhaltung ist das Gewicht bei geringer Muskelbeanspruchung ideal verteilt. Die Körperachse verläuft von der Schädelmitte durch die großen Gelenke **b** Bei der Hohlkreuzstellung verschiebt sich die Körperachse mit dem Belastungspunkt (X) im Fußgelenk nach vorn. Die Nacken- und Lendenmuskulatur verspannt sich, ein Rundrücken entsteht (aus Zimmermann, I.: Fußreflexzonenmassage in der Pflege und Selbstpflege – eine ganzheitliche Betrachtung. Zimmermann, Dorsten 1995 a)

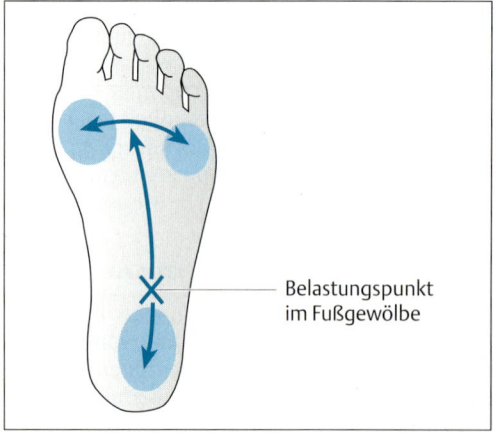

Belastungspunkt
im Fußgewölbe

über den Zusammenhang von psychosozialer Beeinflussung, Körperhaltung und Atmung zu vertiefen.

Betrachten wir die ideale Körperhaltung (Abb. 12.**6 a**), so führt die Gewichtsbelastung am Fuß zu einer Druckverteilung auf drei typische Stellen (Abb. 12.**7**).

Üblicherweise findet man dort eine leichte Hornhaut- oder Polsterbildung als lokale Reaktion des Gewebes auf die mechanische Belastung. Verändert sich nun das Gleichgewicht auf der körperlichen Ebene, verlagern sich die Kontaktflächen am Fuß. Dazu ein kleiner Selbstversuch:

ÜBUNG

Stellen Sie sich ohne Schuhe mit geschlossenen Augen auf einen nicht zu weichen und nicht zu kalten Fußboden, die Beine sind schulterbreit auseinander. Konzentrieren Sie sich auf die Kontaktstellen an den Füßen! Wie ist die Druckverteilung? Versuchen Sie nun, durch langsames Hin- und Herwiegen Ihren Stand (Standpunkt!) auszubalancieren, bis eine gleichmäßige Druckverteilung auf alle drei Stellen erreicht ist.

Eine der häufigsten, das Atemgeschehen ungünstig beeinflussenden Körperhaltungen ist das Hohlkreuz mit verstärkter Kyphose der Brustwirbelsäule und Lordose der Halswirbelsäule (Abb. 12.**6 b**). Diese Haltung stellt ein Ungleichgewicht des aufrechten Ganges dar und bewirkt eine Verschiebung der Belastung am Fuß nach vorn, wo der Druck auf das Quergewölbe enorm zunimmt. Die gleiche Verschiebung der Lastwirkung in Richtung auf den Vorfuß finden wir auch bei der strammen militärischen Haltung (Benninghoff u. Goerttler 1980). Die daraus resultierende mechanische Belastung macht sich in der Ausbildung eines typischen Polsters bemerkbar, oft zusammen mit einem Hallux valgus. Aufgrund der mit dieser Körperhaltung verbundenen Funktionsveränderungen der Hals-, Brust-, Rücken- und Bauchmuskulatur tritt eine Einschränkung der Lungenbelüftung ein. Ohne sofort klinisch in Erscheinung zu treten, führt dies zu einer Schwächung des Lungengewebes, die sich ihrerseits nun an den entsprechenden Reflexzonen der Füße manifestiert (Abb. 12.**8**).

Abb. 12.**7** Druckverteilung auf der Fußsohle bei idealem Stand (nach Zimmermann)

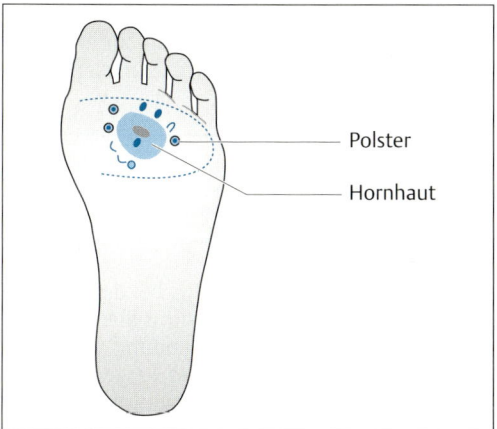

Abb. 12.**8**   Polsterbildung mit Hornhaut und scharf abgegrenzten Hautveränderungen im Bereich der Reflexzonen der Lunge (nach Zimmermann)

Hautveränderungen der Reflexzonen und Krankheiten der Atmungsorgane

Von diesen Zusammenhängen ausgehend, beginnt nun die Suche nach auslösenden Momenten. Eine stark gebeugte Stellung der Zehen würde auf den Halswirbelsäulenbereich beziehungsweise die Haltung des Kopfes hinweisen; eine stark verhornte Ferse würde die Aufmerksamkeit auf das Becken oder den Beckenboden lenken. Diese Organsprache verweist in ihrer symbolischen Dimension wiederum auf psychische Aspekte.

Auch ohne Einschränkung der Atemmechanik findet man an den entsprechenden Reflexzonen der Füße beachtenswerte Hautveränderungen, z. B. bei Rauchern (auch Passivrauchern), bei Menschen, die beruflich der Exposition schädigender Stoffe ausgesetzt sind, oder bei Personen, die in industriellen Ballungszentren leben.

> **!** Ausmaß und Stärke der Veränderungen an den Reflexzonen korrespondieren nicht mit dem Ausmaß der Schädigung, sondern eher mit der Empfindlichkeit oder Disposition der Person.

Interessante Fragen ergeben sich aus der Tatsache, dass man gelegentlich Menschen antrifft, die trotz eindeutiger medizinischer Anamnese keinerlei Veränderungen an den Fußreflexzonen zeigen. Der Autor hat über mehrere Jahre einen Menschen beobachtet, der über 30 Jahre in einem Industriegebiet gelebt, 20 Jahre täglich

ca. 20 filterlose Zigaretten geraucht, 15 Jahre lang Nasensprayabusus betrieben und zwei klinisch zweifelsfrei nachgewiesene Lungenembolien erlitten hat, ohne dass sich an den Füßen die geringsten Spuren zeigten. Der gleiche Sachverhalt galt auch für marode und vielfach sanierte Zähne, die ebenfalls ohne Widerspiegelung an den entsprechenden Reflexzonen blieben. Auf psychologischer Ebene bestand bei dieser Person eine ausgeprägte Neigung, Probleme und Belastungen zu inszenieren und hochzuspielen, um sie dann auf andere Menschen abzuschieben und sich selbst gegen jede Form der Reflexion und Selbstkritik zu verschließen. Es ist nicht verwunderlich, dass diese Person auch nach der zweiten Lungenembolie das Rauchen nicht eingestellt hat.

Offensichtlich korrespondieren die Fußreflexzonen mit den Denk- und Verhaltensgewohnheiten insofern, dass, wenn sich die ganze Person gegen Einsichten (an den Füßen sichtbar werden lassen) und Veränderungen (der Haut an den Reflexzonen) wehrt und alle Energie aufwendet, Schwächen zu verstecken, die Haut in den Reflexzonen sich entsprechend *nicht* verändert.

Zu den Befunden am Fuß, die im weitesten Sinne mit dem atmen in Verbindung gebracht werden können, gehören folgende Auffälligkeiten:

- **Temperaturverteilung** am Fuß: Kälte zeigt Energiemangel und Wärme Energieüberschuss an.
- Aktiv und passiv **eingeschränkte Beweglichkeit** am Vorfuß (Zehen bis unteres Sprunggelenk): weist auf entsprechend eingeschränkte Beweglichkeit des Schultergürtels und Thorax hin. Diagnostisch wie therapeutisch interessant ist das passive Verschieben der distalen Mittelfußgelenke gegeneinander (1. Strahl nach dorsal, 2. Strahl nach plantar und umgekehrt).
- **Gefäßzeichnungen** und Venenstau an der medialen Fußkante (Reflexzone der Wirbelsäule): weist auf einen Energiestau in Höhe des entsprechenden Wirbelsäulensegmentes hin.
- Verschiedene **spezifische Reflexzonen** der Atemorgane finden sich am Fuß (Abb. 12.**9**).

Hautveränderungen unterschiedlichster Art sowie Druckschmerz im Bereich der Reflexzonen weisen auf übermäßige Belastung, Schwächung oder Erkrankung des entsprechenden Organs hin.

Eine Diagnosestellung anhand der Fußreflexzonen erfordert ein differenziertes Vorgehen. Die Identifikation der betroffenen Organe ist dabei

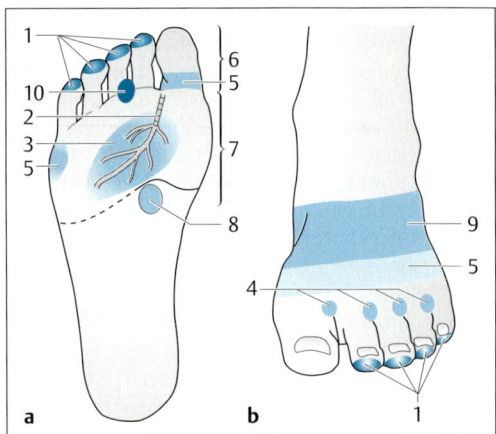

Abb. 12.**9**   Fußreflexzonen der Atmungsorgane
a Auf der linken Fußsohle
  1 = Stirn- und Nasennebenhöhlen
  2 = Bronchialbaum
  3 = Lungengewebe
  5 = Hals- und Nackenmuskulatur (Schulter)
  6 = Halswirbelsäule
  7 = Brustwirbelsäule
  8 = Solarplexus
10 = Nase
b Auf dem rechten Fußrücken (nach Zimmermann)
  1 = Stirn- und Nasennebenhöhlen
  4 = Lymphatisches Gewebe (Halsbereich)
  5 = Schultergürtel
  9 = Thorax

nur der Ausgangspunkt, der durch weitere Aspekte ergänzt werden muss, etwa wie es in der Psychosomatik üblich ist. Interessant ist auch der umgekehrte Weg, die Ergänzung psychosomatischer Methoden durch die Fußreflexzonentherapie. Als verbindende Aspekte können Akupunktur und Meridiantherapie sowie bestimmte Energiekonzepte (Navarro 1986) angesehen werden.

12.4.3 Beeinflussung der Atmung durch Fußmassage

Wie bereits erwähnt, gehört es zu den Vorteilen der Fußreflexzonentherapie, dass diagnostische und therapeutische Möglichkeiten eng miteinander verbunden sind. Wird beispielsweise der Vorfuß passiv zu Diagnosezwecken gedehnt, werden zugleich Schultergürtel und Thorax mobilisiert.
Bei der Beeinflussung von Lebensvorgängen über die Fußmassage durch die Pflege sind vorweg einige grundsätzliche Dinge zu klären, die sich

auf die juristische Ebene der Anwendung (Heilpraktikergesetz) beziehen und Zimmermann (1995a) inhaltlich folgendermaßen charakterisiert hat:

> **!** Jede Form von Pflege ist letztendlich immer auch Therapie. Aber nicht jede Therapie pflegt den Menschen.

Offensichtlich ist es notwendig, bei der Massage zwischen medizinisch-therapeutischer und pflegerisch-therapeutischer Anwendung zu unterscheiden. Allerdings bleibt die Frage offen, ob der juristischen Unterscheidung auch eine praktische entspricht.
Leider liegen keine empirischen Befunde vor. Folgt man deshalb zunächst der juristischen Argumentation, so kommt man sehr schnell zu dem Kriterium, dass die Intention des Behandlers auf der einen und die Erwartungen des Patienten auf der anderen Seite die beiden Fälle unterscheidbar machen. Bei der Therapie durch Mediziner oder Heilpraktiker ist davon auszugehen, dass die aktuellen (Selbstheilungs-)Kräfte und/oder Kompetenzen des Patienten nicht ausreichen. Bei dieser Interaktionsform übernehmen für einen begrenzten Zeitraum die Therapeuten die Verantwortung für – im Sinne von anstelle – den Patienten.
In der pflegerischen Interaktion besteht Hilfe darin, a priori jede Verantwortung beim Patienten zu belassen und ihn dabei zu unterstützen, diese selber zu tragen.
Pflegebedarf besteht stets auch beim Gesunden und bezieht sich beim Kranken sowohl auf die gesunden als auch auf die kranken Anteile. Die praktische Anwendung der pflegerisch begründeten Fußreflexzonenmassage folgt folgenden Grundsätzen (ausführlicher in Inhester, O.: 1999):
- Die Fußreflexzonenmassage wird eher sanft und ohne punktuellen Druck ausgeführt.
- Sie umfasst stets den ganzen Fuß.
- Ihr Ziel ist nicht die isolierte Stimulation bestimmter Reflexzonen, sondern die Unterstützung eines freien Energieflusses und die Förderung der Selbstwahrnehmung (Körperwahrnehmung) des Patienten.

Es gehört weiter zu den Vorteilen der Fußreflextherapie, dass man sie ohne medizinische Vorbildung sinnvoll anwenden kann. Angehörige von Patienten können nach kurzer Einweisung in einem bestimmten Umfang die Fußmassage durchführen und diese als Gelegenheit nutzen, ihren Partner aktiv bei der Auseinandersetzung mit Krankheiten zu helfen. Zwangsläufig werden bei der Partnermassage zwischenmenschliche und gruppendynamische Aspekte in Bewegung gebracht, deren therapeutische Bedeutung bei Atemwegserkrankungen nicht hoch genug bewertet werden kann. Dies geschieht besonders dann, wenn der Patient nicht nur Massagen erhält, sondern einerseits die empfangene Massage an den Partner zurückgibt und so beispielsweise die Möglichkeit erhält, die Gleichwertigkeit seiner Person in der Beziehung zu demonstrieren.

Beeinflussung der Atmungsorgane und des Atemgeschehens

Die therapeutischen Möglichkeiten der Fußreflexzonenmassage erstrecken sich sowohl auf akute als auch auf chronische Erkrankungen. Das eigentliche Anwendungsgebiet ist aber die **Vorsorge**, weil sich oftmals Veränderungen an den Füßen zeigen, bevor eine klinische Symptomatik entsteht. Pflege, nicht nur als *Kranken*pflege verstanden, bedeutet, rechtzeitig Vorsorge zu treffen; sei es um Krankheiten abzuwehren, sei es um Körper und Geist in eine optimale Verfassung zu bringen, um nicht vermeidbare Erkrankungen besser überstehen zu können. Im Falle einer akuten Erkrankung reichen die vorhandenen Energien oft nicht aus, um sich zusätzlich mit neuen und ungewohnten Verfahren wie der Fußreflexzonentherapie auseinander zu setzen.

Wenn im Folgenden einige therapeutische Möglichkeiten genauer beschrieben werden, ist zuvor darauf hinzuweisen, dass nicht immer die gewünschten Reaktionen eintreten müssen. Dies liegt daran, dass die Fußreflexzonentherapie die aktuellen Reaktionstendenzen des Organismus unterstützt. Neben situativen, individuellen und biographischen Aspekten führt insbesondere die regelmäßige Anwendung der Fußreflexzonenmassage zu Veränderungen. Erfahrungsgemäß ist damit zu rechnen, dass bereits nach 10 bis 20 Fußmassagen Reaktionsbereitschaft und Empfindlichkeit zunehmen. Erste Anzeichen können verbesserte Sinnesleistungen sein, vorzugsweise Riechen und Schmecken. Eine erhöhte Neigung zum Verschnupfen als Entgiftungsreaktion auf negative Umwelteinflüsse ist genauso als positives Zeichen zu werten wie die gelegentlich zu beobachtende Verstärkung von Symptomen (Erstverschlimmerung).

Neben den spezifischen Wirkungen stellt sich unter der Massage meistens eine tiefe Entspannung ein. Sofern der Patient nicht einschläft, kann dieser Zustand sehr gut genutzt werden, um auf den Körper zu horchen und sich plötzlich bewusst werdenden Inhalten zuzuwenden (was zwar stets hilfreich, aber nicht immer unproblematisch ist). Die häufigsten und heftigsten unerwünschten (?) Reaktionen sind emotionaler Natur, ausgelöst durch die ausgesprochen angenehme Art der Berührung und die Freisetzung blockierter Energien.

PRAXIS-TIPP   Die Zunahme der Atemfrequenz bei der Fußreflexzonenmassage ist ein zu beachtendes Warnzeichen, da aufgrund der entspannenden Wirkung sich die Atmung stets vertiefen und verlangsamen sollte. ■

Im Notfall lassen sich durch den Sedierungsgriff (s. Massage der Reflexzone des Solarplexus) und gezielte Streichungen (s. Yin-Yang-Streichungen) Krisen auf physiologischer Ebene beherrschen.

Verfahren der Fußreflexzonenmassage
Massage der Reflexzone des Solarplexus

Sedierungsgriff: lang anhaltender Druck auf die Reflexzone des Solarplexus.
Wirkung: Verlangsamung und Vertiefung der Atmung, Blutdruckregulation, Schmerzreduktion im Bauchraum (Schonatmung), Behandlung des Singultus (insbesondere nach Intubationsnarkosen), als **Notfallgriff** bei unerwünscht starken emotionalen und vegetativen Reaktionen auf die Fußmassage (z. B. Blutdruckanstieg, Hyperventilation).

Stimulation durch Pumpen: wechselnder Druck auf die Reflexzone.
Wirkung: Stimulation des Atemvorganges (z. B. beim Abtrainieren von Beatmungsmaschinen), Pneumonieprophylaxe, Anstieg des Blutdruckes bei Hypotonie (Nicht im Schock anwenden!).

Massage der Lymphzonen

Die Stimulation der Lymphzonen hat stets sehr sanft und unter Berücksichtigung der Flussrichtung (nach medial) zu erfolgen.
Wirkung: Drainage, Anregung des Gewebes.

Massage der Reflexzonen für die Stirnhöhlen und des gesamten Großzehs:

Die Massage erfolgt mit mäßigem bis sanftem Druck und zirkulierend.

Wirkung: Abschwellen der Schleimhäute, Ausscheidung von Schleim.

Massage der Reflexzonen von Bronchien und Lunge

Massiert wird mit mäßigem bis sanftem Druck und zirkulierend.
Wirkung: Ausscheidung von Schleim, Stärkung des Gewebes, Zunahme der Resistenz gegenüber krankmachenden Einflüssen.

Yin-Yang-Streichungen

Mit den Fingerspitzen wird sehr sanft um die Fußsilhouette herum gestrichen. Die Richtung ist abhängig von aktuellen Befunden, unter anderem der Wärmeverteilung am Fuß. Der Patient kann befragt werden, welche Richtung ihm am angenehmsten ist.

Yin-Streichung: mediale Fußkante vom Becken entlang Richtung Zehen und an der lateralen Fußkante zurück. Dabei darauf achten, dass sich ein geschlossener Kreis ergibt. Die Hand zwischenzeitlich nicht absetzen.

Yang-Streichung: entgegengesetzt der Yin-Streichung beginnen: von der lateralen Fußkante zehenwärts und medial über die Ferse den Kreis schließen.
Wirkung: Unterstützung eines freien Energieflusses (Abb. 12.**10**), als **Notfalltechnik** geeignet,

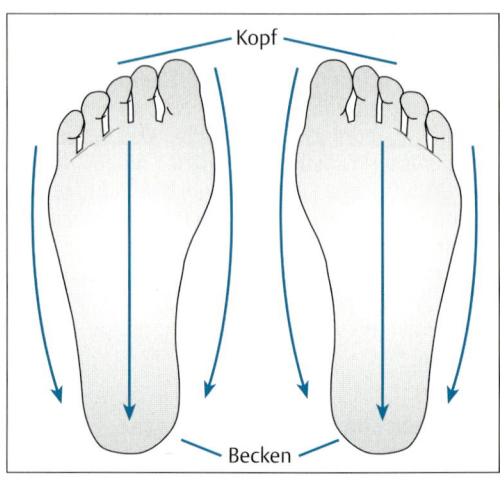

Abb. 12.**11**   Ableiten von Energie aus den Kopfzonen ins Becken. Die Streichungen erfolgen von den Zehen (Kopf) hin zur Ferse (Becken; nach Zimmermann)

um Energie um- oder abzuleiten, etwa durch Massage in Richtung kalten Fußteil (z. B. bei hypertoner Krise): Energie wird von den Kopfzonen ins Becken gelenkt (Abb. 12.**11**).
Die gezielte und intensive Einbeziehung weiterer Reflexzonen, beispielsweise Schulter- und Halsmuskulatur, muss von konkreten Befunden abhängig gemacht werden.

12.4.4 Atmung und andere Lebensfunktionen

Das vorliegende Buch selbst ist Ausdruck dafür, dass die Atmung unmittelbar mit vielen anderen Lebensfunktionen verbunden ist. Exemplarisch soll an den Beispielen Ausscheidung und Nikotinabusus daran erinnert werden, dass auch für die Fußreflexzonenmassage gilt: Veränderungen in einem Teil bewirken stets auch Veränderungen in anderen Bereichen. So können über die Beeinflussung der Atmung andere Körperfunktionen behandelt werden wie auch umgekehrt.

Ausscheidung und Atmung

Auf funktioneller Ebene ergeben sich Zusammenhänge, da die Atmung ebenfalls Ausscheidungsfunktion hat. Neben der Säure-Basen-Regulation im Zusammenspiel mit der Niere wird die Atmung in Form der Bauchpresse bei

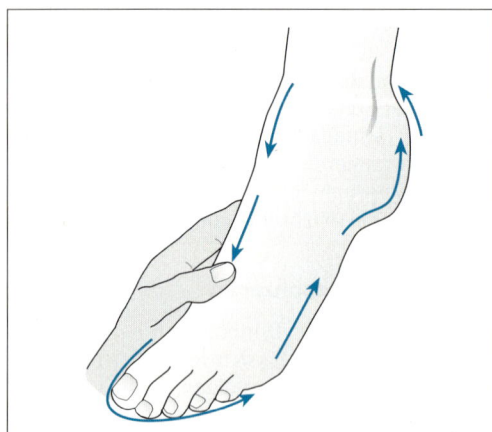

Abb. 12.**10**   Yin-Streichung am linken Fuß zur Unterstützung des Energieflusses (aus Zimmermann, I.: Fußreflexzonenmassage in der Pflege und Selbstpflege – eine ganzheitliche Betrachtung. Zimmermann, Dorsten 1995 a)

der Defäkation eingesetzt. Ferner wird der Zwerchfellbewegung eine die Darmtätigkeit anregende Wirkung zugesprochen. Umgekehrt schränken ein voller Magen oder ein geblähter Darm die Atmenmechanik ein.

Interessant sind Zusammenhänge zwischen Blasenfunktion und Atmung. Leicht bei sich selbst zu beobachten ist die Tatsache, dass sich durch eine entspannende Bauchatmung die Blasenkapazität erhöhen lässt. Zimmermann (1994) hat auf eine fehlende Bauchatmung als Ursache für die Entstehung der Stressinkontinenz hingewiesen, denn die

» wichtigsten Kräfte, die den (…) Beckenboden entlasten, sind die Saugwirkung der Lunge, die sich noch unter dem Zwerchfell geltend macht, und die Bauchdeckenspannung. (…) Lässt die Bauchdeckenspannung nach, sinkt das Eingeweidepaket nach abwärts und verstärkt den Druck auf den Beckenboden"«

(Ferner 1979).

Klinisch tritt die Stresskontinenz bei akuter thorakaler Druckerhöhung auf, die sich durch das Abdomen hindurch unmittelbar auf die Blase fortpflanzt, sodass beim Lachen, Husten und schwerem, falschem Heben in Inspirationsstellung Urin abgeht. Der schlaffe Beckenboden ist in diesen Fällen nicht in der Lage, dem inneren Druck äußeren Widerstand entgegen zu setzen (Zimmermann 1995 c). Ziel der Fußreflexzonenmassage bei der **Behandlung der Beckenboden-**

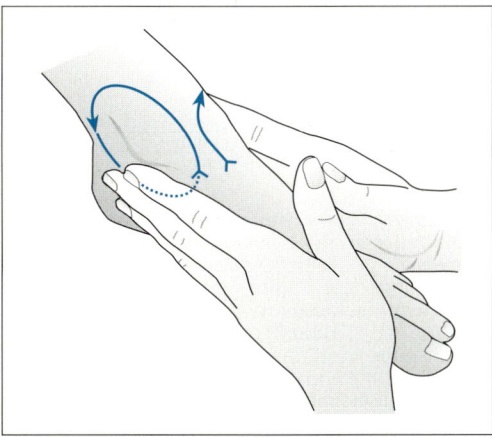

Abb. 12.**12**   Beruhigende Massage um die oberen Sprunggelenke (aus Zimmermann, I.: Fußreflexzonenmassage in der Pflege und Selbstpflege – eine ganzheitliche Betrachtung. Zimmermann, Dorsten 1995 a)

insuffizienz ist es, durch entspannende Massage – mit beiden Händen synchron um das obere Sprunggelenk kreisend und die Ferse mit einbeziehend (Abb. 12.**12**), die Durchblutung und Wahrnehmung des Beckens zu fördern. Gleichzeitig werden durch diese Massagetechnik eine Reihe von Akupunkturmeridianen stimuliert, die auf unterschiedliche Weise mit dem Atemgeschehen verbunden sind (The Academy of Traditional Chinese Medicine 1974).

Eine weitere Aufgabe bei der Therapie der Beckenbodeninsuffizienz besteht darin, die willkürliche Anspannung des Beckenbodens im Zusammenspiel mit der Atmung zu erlernen: Anspannung – Ausamten; Entspannung – Einatmen. Auch hier kann die Fußreflexzonentherapie ein wirksames Hilfsmittel sein, indem sie zu einer verbesserten Körperwahrnehmung verhilft.

Der Aspekt der Körperwahrnehmung beinhaltet auch die Wahrnehmung eines fremden Körpers bei Berührung. In vielen Krankheitsprozessen besteht die Verdrängung der eigenen Körperlichkeit auch in der Vermeidung von Berührung. Die Ferne der Füße vom Gesicht beziehungsweise vom Genitalbereich stellt eine Erleichterung dar, Berührung neu als etwas Positives zu erfahren.

Damit sind die tiefergehenden **psychosozialen Aspekte** der Fußmassage angesprochen (Inhester, O.: 1999). Diese beziehen sich hier besonders auf die Reinlichkeitserziehung und alle jene Probleme, die mit der genitalen Sexualität zusammenhängen. Ohne auf die komplexe Dynamik eingehen zu können, sei darauf hingewiesen, dass sich viele ungelöste Probleme sowohl ihrer Thematik als auch dem Muster der zugrunde liegenden Bewältigungsstrategien nach sowohl im Beckenbereich wie auch in der Atmung ausdrükken. Hieraus resultiert die fast universelle Indikation der Fußreflexzonenmassage, indem sie ein in unserer Kultur verschwundenes Geschenk bereit hält: das Geben von einfach schönen, angenehmen Berührungen, ohne immer das „Eine" zu wollen.

Nikotinentwöhnung

Die Enge ein- und festgefahrener Beziehungs- und Handlungsmuster, seien sie in der frühkindlichen Sozialisation oder in späteren Lebensabschnitten erworben, ist eine der Ursachen für den Nikotinabusus. Versteht man Sucht als Ausdruck einer vergeblichen und nun festgefahrenen Suche nach Interaktionsverhältnissen, die der eigenen Persönlichkeit angemessen sind, so besteht ein Schritt erfolgreicher Suchtbewältigung darin, die erneute Suche aufzunehmen und neue Wege zu beschreiten. Hilfreiche Voraussetzung dafür ist die Entledigung von Altlasten auf körperlicher wie geistiger Ebene.

Die Fußreflexzonentherapie kann hier auf vielfältige Art und Weise Bewegung erzeugen und den Prozess nachhaltig unterstützen: neben den Massagetechniken, die bisher aufgezählt wurden, kommt noch die Stimulation des Stoffwechsels und aller Ausscheidungsorgane hinzu. Speziell für die Unterstützung auf psychischer Ebene gibt es eine sogenannte Energiezonenmassage (Zimmermann unveröffentlicht), die sich an den Vorstellungen der Lehre von den Chakras orientiert. Eigene Erfahrungen belegen, dass sich sowohl während als auch nach der Massage ungewohnte Assoziationen und Traumszenen einstellen können, die hinsichtlich der Gründe der Rauchgewohnheit interpretiert werden können.

12.4.5 Pflegende und Fußreflexzonentherapie

Eine vollständige Betrachtung der Fußreflexzonentherapie kann nicht enden, ohne das Thema aus der Sicht des Behandelnden beziehungsweise der Pflegenden zu betrachten. Zimmermann (1995) weist darauf hin, dass das Pflegepersonal trotz anschaulicher Kenntnisse über die Wirkung des Rauchens selber unverhältnismäßig oft zur Zigarette greift. Schichtdienst, hektische Betriebsamkeit bei verkürzter Verweildauer, unzureichend besetzte Stellen und die Intensivierung diagnostischer und therapeutischer Verfahren sind zusammen mit einer spezifischen Motivstruktur bei der Berufswahl ein großes Handicap, sich das Rauchen abzugewöhnen.

Betrachtet man die Fußmassage nicht als eine zusätzliche Dienstleistung und Belastung des Berufsalltags, sondern als Anlass, festgefahrene Wege der Problemerduldung zu ändern, stellt die Fußreflexzonentherapie einen Gewinn dar:

» Manch gutes Gespräch ergibt sich in der entspannten Atmosphäre einer Massage, in der beide Beteiligten ein paar Minuten Zeit und Ruhe finden. Denn das ist ein zusätzlicher positiver Effekt dieser zwischenmenschlichen Begegnung, dass die Massage auf den Masseur zurückwirkt. Die gleichen Reflexzonen wie an den Füßen finden sich nämlich an den Händen (…) Statt sich vermeintliche Erholung und Entspannung durch starkes Rauchen zu holen, sollten Sie überlegen, ob eine Massage nicht wirkungsvoller ist. Ob die Luft und das allgemeine Klima nicht vielleicht dadurch besser wird als durch Ablenkung, Technik und Entfernung der Menschen voneinander. (…) Schöne körperliche Erlebnisse braucht jeder von uns. Manche Menschen atmen erst dann einmal befreit so richtig auf.«

(Zimmermann 1995)

Es sei darauf hingewiesen, dass die hier aufgezeigten Zusammenhänge natürlich auch für den privaten Bereich gelten und die praktische Erfahrung lehrt, dass es dringend zu empfehlen ist, als Pflegender in diesem Bereich mit der Fußreflexzonentherapie anzufangen: pflegen lernen, indem man sich selber pflegt.

Literatur

The Academy of Traditional Chinese Medicine: An Outline of Chinese Acupuncture. Foreign Language Press, Peking 1975

Benninghoff, A., Goettler: Lehrbuch der Anatomie 13. Aufl. Urban + Schwarzenberg, München 1980

Ferner, H.: Mechanik des Beckens. In Benninghoff, A., Goettler: Lehrbuch der Anatomie, Bd. 2, 12., überarb. Aufl. Urban + Schwarzenberg, München 1979

Inhester, O.: Mit Kopf und Fuß – Philosophie und Fußreflexzonenmassage. Eine kritische Praxis individueller Gesundheitsvorsorge. Zimmermann, Dorsten 1999

Navarro, F.: Die sieben Stufen der Gesundheit. Eine psychosomatische Sichtweise der Krankheit, Bd. 2. Nexus, Frankfurt/M. 1986

Zimmermann, I.: Topographie der Fußreflexzonen – eine Lehrtafel. Zimmermann, Dorsten 1991

Zimmermann, I.: Beckenbodentraining, 3. Aufl. Schlütersche Verlagsanstalt, Hannover 1994

Zimmermann, I.: Fußreflexzonenmassage in der Pflege und Selbstpflege – eine ganzheitliche Betrachtung. Zimmermann, Dorsten 1995 a

Zimmermann, I.: Fußreflexzonenmassage und Atmung. In Inhester, O.: Kritische Schriften zur Pflege und Medizin, Zimmermann, Dorsten 1995 b

Zimmermann, I.: Professionelles Handeln und Emanzipation: Strategien zur Lösung eines inneren Widerspruchs pflegerischer Interaktion am Beispiel des Beckenbodentrainings. In Inhester, O.: Kritische Schriften zur Pflege und Medizin. Zimmermann, Dorsten 1995 c

Zimmermann, I.: Qigong Kugeln – mit Handreflexzonen zur Aktivierung von Körper und Geist, 2., erw. Aufl. Zimmermann, Dorsten 1996

12.5 Einfluss von Narkotika, Sedativa, Schmerzmedikamenten

Reinhard Lampert

Zusammenfassung

Narkotika, Sedativa und Schmerzmedikamente stellen für die moderne Medizin unverzichtbare Hilfsmittel dar. Auch bei sachgerechtem Einsatz ist die Beeinflussung der Atmung als Nebenwirkung unerwünscht und muss sehr frühzeitig erkannt und mittels geeigneter Maßnahmen beherrscht werden. Die in ihrer Wirkung verschiedenen Substanzen erzeugen unterschiedliche Auswirkungen auf die Atemfunktion mit teilweise spezifischen Symptomen.

Dies und die daraus ableitbaren therapeutischen Maßnahmen werden in diesem Kapitel dargestellt.

12.5.1 Einfluss von Anästhetika und adjuvanten Medikamenten auf die respiratorische Funktion

Im Fachgebiet der Anästhesie und Intensivmedizin können in erster Linie Muskelrelaxantien, Opiate und Sedativa, aber auch dampfförmige Narkotika im klinischen Alltag die Funktionsfähigkeit des respiratorischen Systems erheblich beeinflussen. Diese Wirkungen sind während einer Allgemeinanästhesie bei gesicherten Atemwegen teilweise erwünscht oder spielen unter Beatmungsbedingungen keine große Rolle. Postoperativ sind Atemstörungen als anästhesiebedingte Komplikationen nicht zu unterschätzen. Typischerweise kann es zu prolongierten Atemstillständen, Hypoxämie, Hypoventilation und zu einer Verlegung der oberen Luftwege durch einen noch nicht ausreichenden Muskeltonus und eine zurückfallende Zunge kommen. Generell können als Hauptursachen postoperative Atemstörungen angenommen werden:

- eine **zentrale Atemdepression** durch Anästhetika, Hypnotika, Sedativa und Opioide hemmen das Atemzentrum in der Medulla oblongata durch eine Reduktion der Ansprechbarkeit auf den CO_2-Anstieg und O_2-Mangel im arteriellen Blut bei intakter muskulärer Funktion. Dies führt zu einem verminderten Atemantrieb und in der Folge zu einer Hypoventilation,

- eine **periphere Atemdepression** durch eine verminderte Aktivität der Atemmuskulatur bei intakter Funktion des Atemzentrums. Sie kann ausgelöst werden durch eine unerwünscht verlängerte Wirkung von Muskelrelaxantien,

- eine Beeinträchtigung der Atmung etwa durch Art und Größe des operativen Eingriffs, Schmerzen, Adipositas oder vorbestehende pulmonale Erkrankungen.

Die Wahrscheinlichkeit des Auftretens behandlungsbedürftiger postoperativer Atemstörungen ist von verschiedenen Faktoren abhängig. Das Risiko korreliert mit dem Allgemeinzustand des Patienten und steigt bei vorbestehenden bronchopulmonalen Erkrankungen, hohem Alter, Adipositas und exzessivem Nikotinkonsum an.

Art und Dauer des operativen Eingriffs spielen ebenfalls eine entscheidende Rolle. Eine erhöhte Gefährdung ist insbesondere bei Oberbauch-, Thorax- und Zweihöhleneingriffen zu sehen. Hierbei kommt es zu einem Abfall der funktionellen Residualkapazität (FRC) und damit zu einer Zunahme des Risikos eines Alveolarkollapses und der Ausbildung von Dys- oder Atelektasen in basalen Lungenabschnitten. Die schmerzbedingte Abnahme der Thoraxwandexkursionen sowie ein abgeschwächter Hustenstoß beeinträchtigen die mukoziliare Sekretclearance und begünstigen die genannten Ventilationsstörungen zusätzlich. Nicht selten entwickelt sich im

Rahmen einer solchen Hypoventilation eine Hypoxämie (arterieller Sauerstoffpartialdruck $paO_2 < 70–75$ mm Hg) und Hyperkapnie (arterieller Kohlendioxidpartialdruck $paCO_2 > 45–50$ mm Hg). Als allgemeine Therapiemaßnahmen gelten:

- die Sicherung der oberen Luftwege (wenn nötig durch Hilfsmittel wie Güdel- oder Wendl-Tubus),
- die Applikation von Sauerstoff,
- eine Lagerung mit erhöhtem Oberkörper zur Steigerung der funktionellen Residualkapazität, wenn möglich, und
- obligat eine bedarfsgerechte Analgesie.

Eine intensive klinische Überwachung und ein kontinuierliches Monitoring mit Hilfe der nicht invasiven Pulsoxymetrie sind heute unabdingbare Voraussetzungen einer kompetenten postoperativen Überprüfung der respiratorischen Funktion im Operationssaal, auf der Intensivstation, einer Intermediate-care-Einheit und im Aufwachraum. Das Vorhandensein einer Beatmungs- und Reanimationsmöglichkeit ist obligat.

12.5.2 Hypnotika, dampfförmige Anästhetika, Sedativa und **atmen**

Medikamente, die zur Narkose-Einleitung und Aufrechterhaltung der Anästhesie eingesetzt werden, können die Funktionsfähigkeit des respiratorischen Systems beeinflussen. Nachstehend werden klinisch relevante Substanzen näher besprochen.

Barbiturate

Barbiturate sind kurzwirkende Pharmaka, die überwiegend zur Narkose-Einleitung verwendet werden. Sie dämpfen dosisabhängig das Atemzentrum, wobei Atemzugtiefe und Atemfrequenz abnehmen. Die Sensibilität auf den arteriellen Kohlendioxidpartialdruck nimmt ab. Eine schnelle Injektion kann zur Apnoe führen.
Bei Patienten mit chronisch obstruktiver Lungenerkrankung ist mit einer Bronchokonstriktion zu rechnen. Hohe Dosen und wiederholte Nachinjektionen der Substanzen führen zu einer Kumulation und einer verlängerten Aufwachphase.

Etomidate

Die Substanz wird aufgrund nur geringer kardiovaskulärer Nebenwirkungen bei Risikopatienten zur Induktion (Einleitung) der Narkose verwendet. Sie führt zu einer vorübergehenden, wenig ausgeprägten Atemdepression. Wegen der Halbwertszeit von nur wenigen Minuten spielt Etamidate für die postoperative Phase bezüglich der respiratorischen Funktion keine Rolle.

Propofol

Es findet seinen Einsatz als Hypnotikum zur Narkose-Induktion, kann aber auch kontinuierlich zur Narkose-Unterhaltung oder zur Langzeitsedierung beatmeter Patienten auf der Intensivstation eingesetzt werden.
Nach intravenöser Bolusinjektion kann es zu einer vorübergehenden Atemdepression von etwa einer Minute kommen. In höheren Dosierungen und insbesondere in Kombination mit Opiaten kann diese Zeit deutlich verlängert sein, sodass eine kontrollierte Beatmung unumgänglich ist.

Ketamin

Ketamin ist ein Phenzyklidinabkömmling und steht mit Halluzinogenen in enger Verwandtschaft. Die Substanz vermittelt eine sogenannte dissoziative Anästhesie, bei der afferente Impulse der Sinnesorgane das Zentralnervensystem zwar ungehindert erreichen können, eine Verarbeitung und Reaktion auf diese Signale allerdings inadäquat erfolgt. Aufgrund seiner potenten analgetischen Wirkung kann Ketamin in Kombination mit Sedativa zur Anästhesie für kleinere chirurgische Eingriffe eingesetzt werden.
Nach intravenöser Applikation kann es gelegentlich zu einer kurzen vorübergehenden Atemdepression bei erhaltenen Schutzreflexen kommen. In korrekter Dosierung bleibt die respiratorische Funktion während des Eingriffes suffizient.

Dampfförmige Anästhetika

Sie werden nach einer Narkose-Induktion mit injizierbaren Hypnotika zur Narkose-Aufrechterhaltung eingesetzt. Typische Substanzen sind halogenierte Kohlenwasserstoffe wie Halothan, Enfluran, Isofluran, Sevofluran und Desfluran. Dosisabhängig führen diese sogenannten Volatila zu einer Atemdepression mit flacher schneller Atmung. Die Ansprechbarkeit des Atemzentrums auf eine Hypoxämie und Hyperkapnie ist vermindert, sodass die Patienten generell assistiert oder kontrolliert beatmet werden sollten.

Als vorteilhaft gilt die bronchodilatatorische Wirkung der dampfförmigen Anästhetika, die bei Patienten mit chronisch obstruktiven Lungenerkrankungen auch therapeutisch genutzt werden kann.

Benzodiazepine

Benzodiazepine sind keine Anästhetika im eigentlichen Sinne. Ihr adjuvanter Einsatz erzeugt eine Sedation, Anxiolyse sowie eine hypnotische und antikonvulsive Wirkung und ermöglicht eine Reduktion der Zufuhr „klassischer" Anästhetika. Ein typisches Einsatzgebiet ist in der Narkosevorbereitung (Prämedikation) zu sehen. Von klinischer Wichtigkeit sind z. B. Midazolam, Flunitrazepam und Diazepam.

Eine intravenöse Applikation führt am respiratorischen System zu einer flachen beschleunigten Atmung. Nur selten kommt es zu einer Apnoe. Eine intensive Überwachung des Patienten ist bei der Kombination mit Opiaten erforderlich. Hier besteht die Gefahr einer ausgeprägten und lang anhaltenden Atemdepression.

12.5.3 Muskelrelaxantien und atmen

Bei einer Vielzahl von Eingriffen ist zur optimalen Darstellung des Operationssitus und damit zur Sicherstellung einer wenig traumatisierenden chirurgischen Vorgehensweise eine zeitlich begrenzte Relaxation der quergestreiften Muskulatur notwendig. Der pulmonale Gasaustausch wird in dieser Zeit durch eine endotracheale Intubation und künstliche Beatmung des Patienten sichergestellt.

Die Wirkung der Muskelrelaxantien entfaltet sich an der Verbindungsstelle zwischen dem motorischen Nerven und dem Skelettmuskel, der motorischen Endplatte. Sie beruht auf der Verdrängung der natürlichen Transmittersubstanz Acetylcholin (Ach) von ihrem Rezeptor. Die Dauer der Muskelentspannung ist abhängig von der Art der verwendeten Substanz. Von herausragender klinischer Bedeutung sind die nicht depolarisierenden Muskelrelaxantien vom Curare-Typ (z. B. Pancuronium, Vecuronium, Atracurium). Depolarisierende Muskelrelaxantien, wie beispielsweise Succinylcholin, werden aufgrund ihrer potentiellen Nebenwirkungen (z. B. Herzrhythmusstörungen, Auslösung einer malignen Hyperthermie) und ihrer kurzen Wirk-

dauer von nur wenigen Minuten deutlich seltener eingesetzt und sollen im Weiteren nicht näher betrachtet werden.

Nicht depolarisierende Muskelrelaxantien

Nicht depolarisierende Muskelrelaxantien stabilisieren die postsynaptische Membran, indem sie Acetylcholin aus der Bindung vom cholinergen Rezeptor verdrängen, ohne dass ein Aktionspotential ausgelöst wird. Diese kompetitive Blockade des Acetylcholin-Rezeptors kann durch Cholinesterase-Hemmer (z. B. Prostigmin) wieder aufgehoben werden.

Klinische Wirkung nicht depolarisierender Muskelrelaxantien

Nach Injektion der Substanzen kommt es nach 1 bis 3 Minuten (Tab. 12.4) zu einer schlaffen Lähmung der Muskulatur, beginnend mit den kleinen schnellen Muskeln von Augen, Fingern, Zehen und Kiefer. Die danach betroffenen Muskelgruppen befinden sich im Bereich der Extremitäten, des Halses und des Stammes. Die Interkostalmuskulatur und das Zwerchfell verlieren als Letzte ihre Funktion. Das Abklingen der Relaxantienwirkung erfolgt in umgekehrter Reihenfolge.

Für die Zeit der Muskelrelaxation ist eine Sicherung der Atemwege und eine Beatmung mit einem sauerstoffangereicherten Gasgemisch unabdingbar. Die Qualität der Muskelrelaxation kann mit Hilfe von Nervenstimulatoren (Relaxometrie) überwacht und optimiert werden.

Tab. 12.4 Wirkungseintritt und Wirkungsdauer klinisch relevanter Muskelrelaxantien

Relaxans	Zeit bis zur kompletten Relaxation	Durchschnittliche Wirkdauer
Pancuronium	ca 3 Minuten	> 40 Minuten
Vecuronium	1,5–2 Minuten	20–30 Minuten
Atracurium	1,5 Minuten	15–35 Minuten
Succinylcholin	30–60 Sekunden	5–10 Minuten

Klinische Zeichen und Therapie eines Überhangs von Muskelrelaxantien

Einen Überhang an Muskelrelaxantien beruht meist auf einer inkorrekten Dosiskalkulation der eingesetzten Substanzen. Eine Wirkungsverstärkung und/oder -verlängerung durch Wechselwirkungen mit anderen Pharmaka (z. B. Inhalationsanästhetika, Antibiotika, Antiarrhythmika) sowie durch vorbestehende neuromuskuläre Erkrankungen (z. B. Myasthenia gravis, amyotrophe Lateralsklerose, nukleäre Atrophien) dürfen nicht außer Acht gelassen werden. Eine klinisch bedeutsame Restwirkung von Relaxantien äußert sich nach dem Beenden der Zufuhr von volatilen oder injizierbaren Anästhetika in:

- einer flachen, hochfrequenten „schaukelnden" Atmung beim Erwachen des Patienten,
- der Unmöglichkeit koordinierter Bewegungen der Extremitäten und des Anhebens des Kopfes , das Öffnen der Augen ist nicht oder nur erschwert möglich,
- subjektiver Atemnot mit massiv gesteigertem Sympathikotonus mit Tachycardie, Hypertonus und eventuell multiplen Herzrhythmusstörungen.

Patienten mit koronarer Herzkrankheit sind in dieser Phase bei einer inadäquaten Therapie Myokardinfarkt-gefährdet.
Als therapeutische Erstmaßnahme sollte der Patient sediert und assistiert beatmet werden. Eine Antagonisierung der rezeptorvermittelten Relaxanswirkung ist mit Hilfe von Cholinesterasehemmern wie Prostigmin möglich. Die Nebenwirkungen dieser Substanzen müssen allerdings bei der Indikationsstellung berücksichtigt werden. Parasympathomimetika bewirken eine nicht unerhebliche bronchiale Sekretproduktion und können eine Bronchospastik provozieren. Sie sind bei Patienten mit chronisch obstruktiven Lungenerkrankungen nicht empfehlenswert. Die Prostigmin-vermittelte Senkung der Herzfrequenz kann vorbestehende bradykarde Herzrhythmusstörungen verstärken.
Für die genannten Patientengruppen ist somit eine Beatmung unter adäquater Sedierung bis zur vollständigen Erholung der muskulären Funktion indiziert. Diese ist erreicht, wenn auch die oben angeführten schnellen Muskelgruppen keine Lähmungserscheinungen mehr aufweisen. Klinisch ist dies an der Fähigkeit des Patienten, den Kopf ohne Hilfe anzuheben, zu erkennen.
Bei der Entscheidung für eine Antagonisierung ist zu berücksichtigen, dass die Wirkung der Relaxantien die des Cholinesterasehemmers überdauern kann. Somit ist eine Recurarisierung, also ein Wiederauftreten einer klinisch relevanten Muskellähmung, insbesondere nach der Gabe von Pancuronium möglich. Dementsprechend muss eine ausreichende Überwachungszeit des Patienten garantiert sein.
Muskelrelaxantien gehören in die Hand eines erfahrenen Anästhesisten oder Intensivmediziners. Möglichkeiten der endotrachealen Intubation und der kardiopulmonalen Reanimation müssen bei ihrer Anwendung gegeben sein.

12.5.4 Opiate und atmen

Opiate werden in der Anästhesie zur Therapie von perioperativen Schmerzen verwendet. Ihr Einsatz ermöglicht darüber hinaus eine Dosisreduktion dampfförmiger und injizierbarer Anästhetika. Opiate entfalten ihre Wirkung primär am Zentralnervensystem durch Bindung an spezifischen Rezeptoren. Typische Zeichen einer Opiatgabe sind:

- Analgesie,
- Vigilanzminderung, Schlafinduktion (bei hohen Dosen),
- Atemdepression,
- Miosis,
- Übelkeit, Erbrechen,
- Bradykardie, Hypotonie (bei hypovolämischen Patienten),
- Steigerung des Muskeltonus (Thoraxrigidität),
- euphorische Stimmungsveränderungen,
- Obstipation.

Häufig eingesetzte Substanzen in der Anästhesie sind Fentanyl, Alfentanyl, Remifentanil, Piritramid und Pethidin. Eine verlängerte Wirkung der Opiate beruht vor allem auf einer inkorrekten Dosiskalkulation und einer individuellen Empfindlichkeit des Patienten auf die eingesetzte Substanz, die unter anderem vom Alter, dem Allgemeinzustand und der Gewöhnung abhängt. In der Anästhesie spielen zusätzlich Interaktionen mit Anästhetika (Volatila, Benzodiazepine, Neuroleptika) eine Rolle.

Klinische Zeichen und Therapie eines Opiatüberhanges

Die zentrale Atemdepression durch Dämpfung des Atemzentrums gilt als wichtigste Nebenwirkung der Opiate. Klinische Zeichen eines Opiatüberhanges sind:

- Vigilanzminderung bis zur Bewusstlosigkeit,

- respiratorische Insuffizienz mit langsamer Atemfrequenz und noch normaler Atemzugtiefe,
- Miosis.

Therapeutische Erstmaßnahmen sind das Freimachen der Atemwege und künstliche Beatmung. Eine Antagonisierung der Rezeptor-vermittelten Wirkung ist mit Hilfe von Naloxon möglich. Zu berücksichtigen sind in diesem Fall ein akutes Einsetzen von Schmerzen, ein gesteigerter Sympathikotonus mit Hypertonie, Tachykardie und eventuell Herzrhythmusstörungen, Übelkeit und Erbrechen. Aufgrund der kurzen Halbwertzeit des Antagonisten von zirka 30 Minuten ist ein Wiederauftreten der Opiatwirkung möglich. Ein ausreichender Überwachungszeitraum im Aufwachraum oder auf der Intensivstation ist daher obligat.

Opiate haben allerdings nicht ausschließlich negative Wirkungen auf die respiratorische Funktion. Kompetent eingesetzt gelingt es postoperativ in einer bedarfsgerechten Dosierung sehr häufig, ohne den Patienten zu gefährden, eine schmerzbedingte Hypoventilation zu durchbrechen.

12.6 Pflegerische Maßnahmen bei Patienten mit akuten und chronischen Schmerzzuständen

Jürgen Osterbrink

Zusammenfassung

Akute und chronische Schmerzzustände sind ein ständiges Problem in der Pflegepraxis. Schmerzzustände haben negative Auswirkungen auf das atmen und können zu Komplikationen wie Pneumonie führen. Insbesondere postoperativ ist die Schmerzbehandlung häufig insuffizient.
Untersuchungen haben gezeigt, dass mit atemfördernden Maßnahmen präoperativ begonnen werden sollte, weil die Patienten dann postoperativ die Notwendigkeit eher einsehen und die Maßnahme schneller beherrschen. Dadurch lässt sich die Komplikationsrate und die Krankenhausverweildauer senken. Hierbei spielt insbesondere die Patientenschulung und -beratung eine wichtige Rolle, auf die in diesem Kapitel näher eingegangen wird.
Die pflegerischen schmerztherapeutischen Maßnahmen werden in periphere Techniken wie Kälte, Wärme und Massage und in zentrale Techniken wie Ablenkung, Imagination und Entspannung unterteilt und praxisnah beschrieben.

12.6.1 Atemtherapie und Schmerzfreiheit

Erinnern wir uns an das Fallbeispiel des Herrn Pauly, der nach der Magenresektion unter starken Schmerzen litt und den die eigene Hilflosigkeit und die Krebsdiagnose deprimierten. Es ist sehr schwer, solche Patienten zu mobilisieren, und die Auswirkungen unzureichend behandelter Schmerzen auf die Atmung und den allgemeinen postoperativen Genesungsverlauf sind gravierend.

In der postoperativen Phase ist die Schmerzbehandlung aus multidisziplinärer Sicht häufig insuffizient (Benedetti u. Bonica 1984; Dick 1981; Fields 1988; Osterbrink 1992). Das bedeutet für den Patienten, dass seine Erwartungen und Bedürfnisse als Schmerzpatient nur äußerst unzureichend beachtet werden (können).

> **!** Besonders in der postoperativen Phase ist die Atemtherapie ein wichtiger Bestandteil des pflegerischen und ärztlichen Wirkens, um pulmonale postoperative Komplikationen einzudämmen.

Voraussetzung für den erfolgreichen Einsatz atemtherapeutischer Verfahren (s. 11.12, S. 172) ist ein schmerzfreier und kooperativer Patient. Schwerer postoperativer Wundschmerz erfüllt keine sinnvolle Funktion und die Nichtbehandlung beziehungsweise unzureichende Behandlung führt zu physiologischen und psychologischen Komplikationen (Osterbrink 1997). Die pulmonale Fehlfunktion ist hierbei sicherlich die häufigste postoperative Komplikation, insbesondere nach intrathorakalen oder abdominalen Eingriffen und bei älteren Patienten. Schwerer postoperativer Schmerz kann zu abnormen Spasmen der Muskulatur führen, die die Atmung einschränken und damit die Entstehung von Atelektasen, Hypoxämie und Pneumonie begünstigen. Primäres Ziel der unmittelbaren postoperativen Atemtherapie ist eine Normalisierung der operationsbedingt eingeschränkten funktionellen Residualkapazität und der Vitalkapazität. Nur so kann einer sekretorischen Obstruktion und damit der Entstehung von atelektatischen Lungenbezirken vorgebeugt werden (Lawin 1987). Für Patienten mit bronchopulmonalen Begleiterkrankungen beginnt die Therapie auf jeden Fall vor der Operation. Dies gilt insbesondere für

Patienten mit chronisch obstruktiven Atemwegserkrankungen, da diese dank der Beeinflussbarkeit der obstruktiven Komponente besonders gut zu behandeln sind.

Aber auch Patienten, die aufgrund der geplanten Operation eine wesentliche Reduktion ihrer Lungenvolumina erfahren, also bei Thorax- und Oberbaucheingriffen, müssen in einem präoperativen Trainingsprogramm mit den Methoden vertraut gemacht werden, mit deren Hilfe ihre Lungenfunktionseinschränkung behandelt und die Inzidenz pulmonaler Komplikationen gesenkt werden kann.

PRAXIS-TIPP Patienten sind postoperativ viel eher dazu bereit, atemtherapeutische Bemühungen auch unter geringen Schmerzen durchzuführen, wenn sie präoperativ über deren Stellenwert unterrichtet wurden und durch eine schon hier erreichte Verbesserung ihrer Lungenfunktion motiviert sind. ■

Diese Maßnahmen bedingen natürlich eine enge Zusammenarbeit zwischen pflegerischem und ärztlichem Personal. Kompetenzen und Arbeitsgebiete müssen aus Effektivitätsgründen klar aufeinander abgestimmt sein.

In der pflegewissenschaftlichen Literatur ist dargestellt, dass regelmäßige Anleitungen von Patienten und die sich daraus oft entwickelnden Gespräche einen deutlich positiven Einfluss auf das prä- und postoperative Befinden haben. Die Patienten, die präoperativ vom pflegerischen Team atemtherapeutisch instruiert wurden, hatten einen besseren postoperativen Verlauf, eine geringere Komplikationsrate und oft auch eine kürzere Verweildauer im Krankenhaus (Bonica 1990; Klug-Redman 1996; McCaffery 1997; Canobbio et al. 1998).

12.6.2 Umsetzung strukturierter gesteuerter Patientenschulung in der Pflege

Patientenberatung und -schulung durch Pflegende ist durch die Neuorientierung und Umstrukturierung der Gesundheitssysteme und die damit verbundenen immer kürzer werdenden klinischen Verweildauer ein (in dieser Komplexität) neues, aber wichtiges Aufgabengebiet. Es ist die Aufgabe der Pflege, eine dynamische Beziehung zwischen dem Patienten, seinen Angehörigen und den Beteiligten des therapeutischen Teams aufzubauen, und diese gegenseitigen Beziehungen innerhalb einer unterstützenden Umgebung wirksam sicherzustellen, um eine fachkundige Pflege und angemessene Schmerzbewältigungsstrategien für den Patienten zu erreichen.

Durch das selektive Hören und dem damit verbundenen Informationsverlust (Nelmes 1986) ist der zusätzliche Einsatz gedruckter Informationen eine unabdingbare Voraussetzung der **gelenkten Patientenschulung**. Die Schulung von Schmerzpatienten ist somit ein beratender Vorgang, um eine Veränderung im Verhalten oder Wissen dieser Patientengruppe zu erzielen. Die gelenkte Schulung hilft hier:

- sich an den Verlauf der Krankheit und der vorgeschriebenen Behandlung anzupassen,
- Nebenwirkungen zu erkennen und bei ihrem Auftreten zu kontrollieren,
- die Lebensweise zu normalisieren,
- mit anderen in Interaktion zu treten und
- Mittel und Möglichkeiten zur Schmerzkontrolle anzuwenden.

Bei Patienten mit einer obstruktiven Atemwegserkrankung beispielsweise wird die postoperative Komplikationsrate durch eine präoperative Beratung und Schulung drastisch reduziert.

Bei den eingesetzten Printmedien sollte darauf geachtet werden, dass sowohl der medikamentöse (Tab. 12.**5**) als auch der nicht-medikamentöse (Tab. 12.**6**) Therapieansatz vermittelt werden. Eine umfassende interdisziplinäre, klinische wie außerklinische Zusammenarbeit ist hierbei Grundvoraussetzung für ein Gelingen.

Tab. 12.**5**   Beispiel für Patienteninformation zur Schmerzmedikation (aus McCaffery, M., A. Beebe, J. Latham, J. Osterbrink: Schmerz. Ullstein Mosby, Berlin 1997)

Präventiver Ansatz im Umgang mit Schmerzmedikamenten

Für: _____ (Patientenname) Datum: _____

Ihre Schmerzmedikamente:

_____

_____

_____

Wichtige Punkte im Hinblick auf Ihre Schmerzmedikation:
- Wenn Sie im Krankenhaus sind, können Sie die Pflegenden über Ihre Schmerzmedikamente befragen. Gehen Sie nicht davon aus, dass sie in Ihren Tabletten enthalten sind und gehen Sie nicht davon aus, dass die Pflegenden wissen, wann Sie Schmerzen haben. Sie müssen ihnen dies mitteilen.
- Fragen Sie Ihren Arzt oder Pflegenden nach Ihrer Medikation.
- Ihre Schmerzmedikation kann regelmäßig zu bestimmten Uhrzeiten verabreicht und eingenommen werden. Wenn dies jedoch nicht der Fall ist, fragen Sie danach und lassen Sie die Pflegenden wissen, wann Ihre Schmerzen anfangen.
  Wenn Sie zu Hause sind, nehmen Sie die Medikamente sofort, wenn die Schmerzen auftreten.
- Warten Sie nicht, bis die Schmerzen sehr stark sind, um nach einer Schmerzmedikation zu fragen und sie zu nehmen. Zu versuchen, „etwas länger zu warten", lässt die Schmerzen nur stärker werden und bedeutet, dass es länger dauern kann, bis sie wieder unter Kontrolle sind. Wenn die Schmerzen ganz stark sind, benötigen Sie vielleicht höhere Dosierungen der Medikamente.
- Sie können das Medikament vielleicht nicht nehmen, weil Sie besorgt sind, „abhängig" zu werden. Erinnern Sie sich daran, dass Sie die Medikamente aus einem medizinischen Grund nehmen: zur Schmerzlinderung. Wenn die Schmerzen nachgelassen haben, nimmt die überwiegende Mehrheit der Patienten keine Medikamente mehr.
- Sagen Sie den Pflegenden oder dem Arzt, wenn die Medikation nicht gegen die Schmerzen hilft, sodass sie so lange angepasst werden kann, bis Sie sich wohl fühlen.

Zusätzliche Kommentare: _____

_____

Wenn Sie Fragen über diese Aspekte haben, nehmen Sie Kontakt auf mit:

Name: _____ Telefonnummer: _____

Tab. 12.**6**   Beispiel für Patienteninformation zum Umgang mit Schmerzen (aus McCaffery, M., A. Beebe, J. Latham, J. Osterbrink: Schmerz. Ullstein Mosby, Berlin 1997)

Ablenkung von kurzfristigen Schmerzen durch langsames rhythmisches Atmen

_____Für: _____ (Patientenname) Datum: _____

1. Halten Sie Ihre Augen offen und fixieren Sie ein stehendes Objekt oder einen bestimmten Punkt. Wenn Sie möchten, können Sie auch die Augen schließen, stellen Sie sich vor, die Luft strömt in Ihre Lungen ein und wieder heraus.
2. Am Anfang machen Sie einen langsamen, tiefen Atemzug.
3. Dann atmen Sie langsam, so wie es für Sie angenehm ist. Atmen Sie langsam ein und atmen Sie langsam aus, etwa 6–9 Atemzüge in der Minute. Halten Sie Ihren Atem nicht an und atmen Sie nicht zu tief, aber machen Sie einen tiefen Atemzug, wenn es nötig ist.
4. Atmen Sie in einem langsamen Rhythmus. Konzentrieren Sie sich auf Ihre Atmung; stellen Sie sich vor, wie die Luft in Ihre Lunge strömt und wieder heraus. Erstellen Sie Ihren Rhythmus, indem sie zählen oder sich leise bestimmte Sätze sagen. Sie könnten zählen: „Ein, 2, 3, aus, 2, 3." Sie könnten sagen: Beim Einatmen: „Atme langsam ein." Beim Ausatmen: „Atme langsam aus."
5. Beenden Sie dies mit einem langsamen, tiefen Atemzug.
6. Ist dies nicht effektiv, versuchen Sie zusätzlich eine oder mehrere der folgenden Maßnahmen: Rhythmische Massage einer Körperstelle; Einatmen durch die Nase und Ausatmen durch den Mund; Bauch- oder Brustatmung; Hand beim Ein- und Ausatmen heben und senken.
Zusätzliche Punkte: Diese Technik erfordert nicht viel körperliche oder mentale Übung und ist ziemlich entspannend. Sie kann 10 bis 15 Minuten dauern oder einmal pro Stunde durchgeführt werden.

Von: _____ Kontaktperson: _____

Telefonnummer: _____

Durch eine gezielte Patientenschulung und -beratung können im Sinne der ganzheitlichen Versorgung wertvolle Informationen vermittelt werden, die dem Patienten sowie seinen Angehörigen im klinischen und außerklinischen Bereich helfen, mit Schmerz und dessen Auswirkungen besser umgehen zu können. Somit ist es erforderlich, dass Pflegende mehr Einfluss nehmen, der sich durch den 24-stündigen Patientenkontakt im klinischen Umfeld und durch gezielte Beratung und Schulung im ambulanten Bereich ergibt, um die Effektivität und Effizienz therapeutischer Maßnahmen zu erhöhen.

12.6.3 Anwendung schmerztherapeutischer Maßnahmen in der Pflege

Eine Schlüsselrolle pflegerischer Handlung ist die Behandlung und/oder Ausführung von Behandlungsmaßnahmen bei akuten oder chronischen Schmerzen (McCaffery et al. 1997). Damit werden Komplikationen wie zum Beispiel pulmonale Einschränkungen deutlich reduziert (Bonica 1990). Der Patient erhält durch den Einsatz klinisch effektiver schmerzreduzierender Techniken die Kompetenz Selbstfürsorge-orientiert zu handeln. Dies bedeutet, dass ein Patient mit einer chronischen Schmerzerkrankung und Asthma durch die Kombination von wirksamen Opioiden sowie dem Einsatz nicht medikamentöser Behandlungsmethoden eine zufriedenstellende Schmerztherapie erfährt, weil er eigenständig oder Selbstfürsorge-orientiert handeln kann.

Um eine Behandlung ausreichend durchführen zu können, ist zunächst die Schmerzerkennung etwa per Visueller Analog Skala (Salerno u. Willens 1996) eine unentbehrliche pflegerische Leistung. Im häuslichen Umfeld ist dazu das Führen eines Schmerztagebuches (Zenz u. Jurna 1993) unabdingbar. Dadurch wird die Evaluation schmerztherapeutischer Maßnahmen interdisziplinär erleichtert beziehungsweise erst ermöglicht. Außerdem ist ein profundes pharmakologisches und pharmakokinetisches Wissen erforderlich, um medizinische Therapien verstehen und Nebenwirkungen schneller und effektiver einordnen zu können.

Sicherlich ist die Behandlung akuter und chronischer Schmerzen zunächst medikamentös geprägt. Damit allein kann aber die Komplexität des Schmerzes nicht behandelt werden. Nicht medikamentöse Maßnahmen, die als notwendiger 24-stündiger Zusatz zur herkömmlichen Therapie zu sehen sind und weitestgehend im Leistungsspektrum pflegerischer Handlungen liegen, erweitern sinnvoll die medikamentöse Therapie. Dadurch wird die Gefahr pulmonaler und anderer Komplikationen reduziert.

Nichtpharmakologische schmerzreduzierende Techniken lassen sich grob in zwei Kategorien einteilen: periphere und zentral wirksame (kognitive) Techniken.

Periphere Techniken

Bei der **Kälte**therapie werden Kältepackungen direkt auf eine oder mehrere Körperstellen appliziert. Dadurch wird die Nervenimpulszeit, die bei durchschnittlich 1,84 m/sec/1 °C bei Temperaturen von 23 °C bis 36 °C liegt, reduziert (Wall u. Melzack 1994). Die Wirkung der Kälteanwendung besteht darin, dass durch den Kühlungseffekt der Muskel durch die ihn umgebende Fettschicht quasi isoliert wird. Die Anwendungsdauer sollte sich am Patienten orientieren, aber aus Effektivitätsgründen 5 bis 10 Minuten (McCaffery 1997) nicht unterschreiten.

Wärme wird feucht oder trocken lokal appliziert. Die Anwendungsmöglichkeiten umfassen Wärmflaschen, feuchte heiße Tücher, Sitz- oder Ganzkörperbäder, Strahlungswärme sowie Dinkel- oder Kirschkernkissen. Oberflächlich angewendete Wärme erhöht den Metabolismus um das Zwei- bis Dreifache (Dittel 1992). Krämpfe der gestreiften Muskulatur werden durch die Behebung einer Ischämie reduziert (Wall u. Melzack 1994). Die glatte Muskulatur wird entspannt, die Peristaltik und gastrische Azidität reduziert. Die allgemeinen Effekte der Erwärmung dauern nicht so lange an wie Kälteeinwirkungen, da das Gewebe wieder schnell auf die normale Temperatur abkühlt (McCaffery et al. 1997).

Der Einsatz von **Massagen** hat minimale Nebenwirkungen und Kontraindikationen. Eine Massage kann sowohl oberflächlich, tief oder per Vibration angewendet werden. Eine Massage oder mechanischer Druck erhöht die Zirkulation und unterstützt dadurch die kapilläre und arterielle Dilatation. Dadurch werden Ödeme und Schmerzen reduziert (Jurf u. Nierschel 1993). Im Allgemeinen empfinden Patienten die oberflächliche Massage des Rückens, des Nackens, der Hände und Füße entspannend und schmerzlindernd.

Zentral wirksame (kognitive) Techniken

Die hauptsächlichen zentral wirksamen Techniken lassen sich in Ablenkung, Imagination und Entspannung einteilen.

Ablenkung ist die „konzentriert gelenkte Aufmerksamkeit oder Stimulus, der sich vom Schmerzstimulus unterscheidet" (McCaffery et al. 1997). Richtet der Patient seine Aufmerksamkeit auf externe Stimuli, findet eine sensorische Abschirmung gegen den Schmerz statt. Das Ziel der Ablenkung ist die Erhöhung der Schmerztoleranz, die Wahrnehmung von Selbstkontrolle sowie eine Reduzierung der Schmerzintensität. Sie ist effektiver bei geringen Schmerzzuständen, kann dagegen aber auch in Kombination mit angemessener Analgesie bei Patienten mit stärkeren Schmerzen eingesetzt werden (Matassarin-Jacobs 1993). Ablenkung kann inbesondere dann eingesetzt werden, wenn Patienten über eine unzureichende sensorische Stimulation verfügen.

Imagination ist die mentale Verwendung eines oder aller fünf Sinne als therapeutischen Ansatz, um die Schmerzintensität zu verringern (Whipple 1987). Die gedankliche Vorstellung kann willkürlich oder aus bereits bestehenden Vorerfahrungen durchgeführt werden (Dossey u. Guzzetta 1987). Die Studie von Harrison und Contach (1987) zeigte deutlich, dass Patienten, die Imagination nutzten, über deutlich weniger Schmerzen klagten als Patienten, die diesen Ansatz nicht einsetzten.

Das Training von **Entspannung** ist eine nichtpharmakologische Technik, um sowohl Angst als auch die Anspannung der Skelettmuskulatur zu reduzieren. Entspannung wird in vier unterschiedliche Konzepte unterschieden:

- **Meditation** ist eine Form der strukturierten oder unstrukturierten mentalen Konzentration, bei der sich die Person auf ein bestimmtes Geräusch, ein Objekt oder die Atmung konzentriert (Bandura 1986; Osterbrink 1997).
- **Progressive Muskelentspannung** ist eine aktive Konzentration und passive Entspannung der großen Muskelgruppen und wird oft in Kombination mit gelenkter Imagination genutzt (Bernstein u. Borkovec 1973).
- Demgegenüber werden bei der **passiven Muskelentspannung** die Muskelgruppen nicht aktiv angespannt.

- Beim **autogenen Training** beeinflusst der Patient sich selbst durch imaginierte Wärme, Schwere und weitere Stadien der physischen Entspannung, während er passiv konzentriert bleibt (McCaffery u. Bebe 1989).

Entspannung reduziert Distress, aber nicht die physische Einflüsse des Schmerzes (Wells 1982). Sie verringert die nachteiligen Auswirkungen von kontinuierlichem oder wiederholtem Stress durch Schmerzen oder andere Ursachen auf ein Minimum (Osterbrink 1997).

Durch die hier dargestellten Techniken wird der Kreislauf Muskelanspannung – Angst – Schmerz unterbrochen. Ein häufig dokumentierter Vorteil beim Einsatz von Entspannungstechniken bei chronischen Schmerzpatienten ist der verminderte Verbrauch an Analgetika, reduzierter Distress sowie verkürzte Krankenhausaufenthalte (Devine u. Cook 1983). Pflegenden wird somit die Möglichkeit gegeben, nicht invasive, aber wirksame Techniken in die tägliche Praxis umzusetzen. Hierdurch wird nicht nur die pflegerische Qualität erhöht, sondern darüber hinaus wenigstens dem Patienten die Chance gegeben, wenigstens teilweise eigenverantwortlich im Sinne der Selbstfürsorge zu handeln.

Auch Lagerungen (s. 11.4, S. 135; 15.2, S. 311) können Schmerzen lindern.

12.6.4 Fazit

Durch die in diesem Kapitel beschriebenen pflegerischen Handlungen bei Schmerzpatienten wird die Behandlung dieser Patientengruppe optimiert. Was bedeutet in diesem Zusammenhang ausreichende Gesundheitsversorgung der Patientengruppe? Die Wirksamkeit des pflegerischen Angebots ist sicherlich im Wechselspiel zwischen erwünschtem Ergebnis in einer definierten Patientengruppe unter möglichst idealen Bedingungen zu betrachten. Das notwendige Wissen und die anschließende sorgsame Verwendung nicht-pharmakologischer Behandlungsmöglichkeiten ist eine Maßnahme, um dem akuten und chronischen Schmerz von mehreren Seiten zu begegnen. Die Patienten erhalten dadurch die Kompetenz, auch eigenverantwortlich zu (be-)handeln und ihre Selbstfürsorge auszuweiten.

Durch die Umsetzung von Patientenberatung und -schulung werden sowohl Patienten als auch Angehörige in besonderem Maße mit Basiswissen vertraut gemacht, damit sie ihre individuelle Situation umfassend und verbessern können. Patienten mit pulmonalen Erkrankungen erfahren vielfältige Möglichkeiten, um den mannigfaltigen Beschwerden adäquat zu begegnen.

Durch die sorgfältige pflegerische Organisation der oben genannten Schritte ist gewährleistet, dass pflegerische Maßnahmen bei Patienten mit akuten oder chronischen Schmerzzuständen den Notwendigkeiten der bestmöglichen pflegerischen Leistung entsprechen.

Literatur

Bandura, A.: Social foundations of thought and action: A social cognitive theory. Engelwood Cliffs, Pentrice Hall

Benedetti, C., J. J. Bonica: Pathophysiology and therapy of postoperative pain: A review. Advances in Pain Research and Therapy. 7 (1984) 373

Bernstein, D., T. Brokovec: Progressive Relaxation Training. Champain, Ill.: Research Press 1973

Bonica, J. J.: The management of pain, 2nd ed. Lea & Febiger, Philadelphia 1990

Canobbio, M. M.: Praxishandbuch Patientenschulung und -beratung. Ullstein Mosby, Wiesbaden 1998

Devine, E., T. Cook: A meta-analytic analysis of effects of psychoeducational interventions on length of postsurgical hospital stay. Nursing Research. 32 (1983) 267

Dick, W.: Möglichkeiten und Probleme der postoperativen Schmerzbehandlung. Anaesthesiologie und Intensivmedizin. 2 (1981) 38

Dittel, R.: Schmerzphysiotherapie. Gustav Fischer, Stuttgart 1992

Dossey, B. M., C. . Guzzetta: Cardiovascular Nursing Body Mind Tapestry. Mosby, St. Louis 1987

Fields, H. L.: Sources of variability in the sensation of pain. Pai. 33 (1988) 195

Harrison, M., P. H. Contach: Pain advances and issues in critical care. Nurs. Clin. North. Am. 22 (1987) 691

Jurf, J. B., A. Nierschel: Acute postoperative pain management: A comprehensive review and update. Critical Care Nursing Quarterly. 16 (1993) 8

Klug-Redman, B.: Patientenschulung und -beratung. Ullstein-Mosby, Wiesbaden 1996

Lancester, J., J. Lancester: Aktuelle Aspekte und Trends der respiratorischen Therapie. Springer, Berlin 1987

Matassarin-Jacobs, E.: Pain assessment and intervention. In Black, J. M., E. Matassarin: Luckmann and Sorenses' medical surgical nursing. Saunders, Philadelphia 1993

McCaffery, M., A. Beebe, J. Latham, J. Osterbrink: Schmerz. Ullstein-Mosby, Berlin 1997

McCaffery, M., A. Beebe: Pain, Clinical Manual For Nursing Practice. Mosby, St. Louis 1989

Nelmes, M.: Preoperative teaching helps reduce anxiety. Dimensions in Health Service. 66 (1986) 23

Orem, D..: Nursing: Concepts of practice. Mosby, Chicago, 1996

Osterbrink, J.: Postoperative Pain. Is Pain-Relief Following Surgical and Orthopaedic Operations Adequate? Unpublished Masters Dissertation, University of Glasgow, 1992

Osterbrink, J.: Tiefe Atementspannung. Huber, Bern, 1999

Salerno, E., J. Willens: Pain Management Handbook. Mosby, Chicago 1996

Wall, P.D., R. Melzack: Textbook of pain. Churchill Livingstone, London 1994

Wells, N.: The effect of relaxation on postoperative muscle tension and pain. Nursing Research. 31 (1982) 236

Whipple, B.: Methods of pain control: Review of research and literature. Image. 19 (1987) 142

Zenz, M., I. Jurna: Lehrbuch der Schmerztherapie. Wissenschaftliche Verlagsgesellschaft, Stuttgart 1993

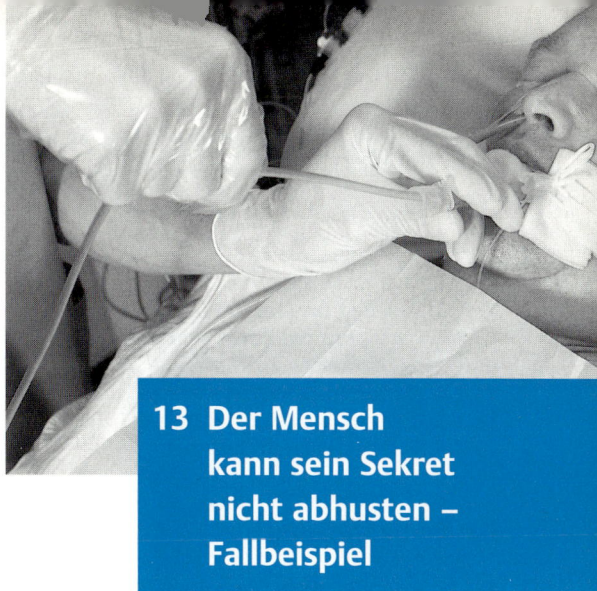

Markus Traub

Adolf Kreuzer kommt mit schwerer Atemnot nach einer dreifachen Bypass-Operation am Herzen zur Wiederaufnahme auf die Intensivstation. Herr Kreuzer zeigt das Vollbild einer schweren Pneumonie mit beginnender Schocksymptomatik, Kaltschweißigkeit, Nasenflügelatmung und deutlicher Zyanose.

Herr Kreuzer ist 51 Jahre alt, 169 cm groß und 89 kg schwer. Er leidet seit dem Kindesalter unter einer chronischen Bronchitis, seit 30 Jahren ist ein leichter Diabetes mellitus bekannt, der mit geringen Dosen oraler Antidiabetika gut einzustellen war.

Unter den unmittelbar eingeleiteten therapeutischen Sofortmaßnahmen stabilisiert sich die Atem- und Kreislaufsituation zunehmend.

Nach drei Tagen kann Herr Kreuzer auf die Überwachungsstation verlegt werden, wo er die Entwicklung seiner Atemprobleme so schildert:

„Diese schleichende Verschlechterung meiner Atemzüge begann parallel mit der Zunahme der Schmerzen am Brustbein. Hinzu kam, dass auch die enger werdenden Bronchien sich bemerkbar machten.

Der Verlauf meiner Genesung nach der Bypass-Operation war ideal. Ich erwachte problemlos aus der Narkose, hatte kaum Schmerzen und konnte sehr bald von der Intensivstation auf die Wachstation verlegt werden. Mit meinem Fachwissen als Rettungsassistent fiel mir die Mobilisation nicht schwer, denn mir war klar, wie wichtig es ist, aktiv an der Rehabilitation mitzuarbeiten. Noch nie im Leben war ich wehleidig, im Gegenteil. Seit meinem 16. Lebensjahr betreibe ich aktiv Bodybuilding, und weder der leichte Diabetes noch die chronische Bronchitis konnten mir und meinem Sport etwas anhaben. Mit der Verlegung auf die Normalstation fühlte ich mich meiner Kräfte zunehmend ungewisser. Die Schmerzen in der Brust an der Operationswunde waren schon sehr heftig, insbesondere wenn ich versuchte, tiefer zu atmen oder gar zu husten. Auf Nachfragen der Schwestern und des Arztes bezüglich der Schmerzen beim atmen wollte ich mir keine Blöße geben. Auch ging ich davon aus, dass Schmerzmittel mit all ihren Nebenwirkungen eher einer schnellen Genesung schaden würden. Ich war einfach nicht bereit zu akzeptieren, dass etwas stärker sein sollte als meine Kraft. An zwei aufeinander folgenden Tagen verlangte ich wegen des Hustenreizes ein Schlafmittel zur Nacht. Das war leider ein Fehler, denn dann kamen die Atemnot, die rapide Verschlechterung und der Rückschlag im Heilungsprozess. Dieses zähe Sekret in den Bronchien und der Kraftmangel, es trotz Unterstützung von Sprays nicht abhusten zu können, hat mir wirklich panische Angst bereitet, da jeder Versuch, das Sekret abzuhusten, zusätzlich mit einem brennenden Schmerz in der Brust bestraft wurde.

Es ist mir jetzt ganz egal, wie viel Schmerzmittel ich brauche und wie lange es dauert, bis ich wieder zu Hause bin, Hauptsache ich kann jeden Tag mein Sekret gut abhusten.

Natürlich hätte ich viel früher diese Lektion lernen und umsetzen müssen. Aber dieses Zugeständnis an mich selbst, dass ein bisschen Sekret stärker sein kann als meine Kraft als Bodybuilder, das war für mich eine harte Lektion!"

13.1 Husten-Auswirkungen

Markus Traub

Zusammenfassung

Ausgehend von einer Definition des Hustens, stellt der Autor verschiedene Ursachen von Hustenauslösern vor. Sein Augenmerk liegt besonders auf einem kritischen Hinterfragen ritualisierten Abhustens wie auch dem einfühlsamen Darstellen von Hustenvermeidungsverhalten nach Operationen oder bei Atemnotzuständen.

In einem weiteren Schritt werden Möglichkeiten eines effektiven Abhustens vorgestellt. Hier wird auf das Hustenklangbild, die Atemwegsanfeuchtung, eine gezielte Patientenaufklärung und auf die gerätegestützte Atemtherapie besonders eingegangen.

13.1.1 Was ist Husten?

Husten ist ein lebenswichtiger Reflex der Atemwege, der auch willkürlich erzeugt werden kann. Nach der Einatmung auf etwa 70 bis 80 % der Vitalkapazität wird der Kehldeckel verschlossen, die Brustmuskulatur zieht sich zusammen und baut einen Druck im Brustkorb auf, der gleichzeitig durch das Zusammenziehen der Bauchmuskeln und eine dadurch bedingte Aufwärtsbewegung des Zwerchfells verstärkt wird. Der Druckaufbau beim Husten dauert etwa 0,2 Sekunden, der Flow beträgt 30 bis 50 l pro Sekunde bei mindestens 25 m pro Sekunde und einer Reichweite bis 2,5 Meter und mehr.

Mancher Mensch hustet ganz harmlos, fast eher aus einer Verlegenheit heraus; ein kleiner Räusperer und schon ist die kleine Korrektur vorbei und vergessen.

Oder es erfolgt ein fulminanter Hustenstoß mit maximaler Aufbringung aller zur Verfügung stehenden Kräfte, etwa wenn der Mensch sich verschluckt hat. Die Aspiration dominiert in der Wahrnehmung über allem anderen, die Erstickungsangst macht ihn jeden Gedankens unfähig, er will nur eines: Der Husten soll aufhören und die Atmung wohltuend tief sein.

Husten ist eine Abwehrreaktion oder eine Reaktion beispielsweise auf reizende Stoffe in den Atemwegen, die häufig in bestimmten Berufsgruppen zu beobachten ist, z. B. bei Landwirten, Winzern, Malern, Isolierern, Chemiefacharbeitern, Bergleuten oder Tauchern.

Husten kann betrachtet werden als Reflex oder Willkür im Sinne von Abwehr, als Befreiung oder als Ausgleichsmechanismus, als Klangbild von Individualität und derzeitiger Situation.

3.1.2 Rauchen und Husten

Ein Patient kommt mit seinem Köfferchen zur Aufnahme in die Klinik. Er hat auch seine tägliche Schachtel Zigaretten dabei – Gott sei Dank, denn die Wartezeiten sind lang und ab und zu eine Zigarettenlänge Auszeit nehmen vom Lärm der Welt, das ist doch wohl in Ordnung, oder?

Rauchen und Husten, zwei Wahrnehmungen, die recht häufig im Zusammenhang stehen. Nicht nur im Krankenhausalltag kommt es zu größeren oder kleineren Auseinandersetzungen über das Rauchen. Häufig geben Raucher die Gefährdung ihrer Gesundheit bereitwillig zu, verweisen aber gleichzeitig auf Kompensationsmechanismen wie gesunde Ernährung oder Alkoholabstinenz, und das „bisschen" Husten wird heruntergespielt. Dieses bisschen Husten sieht häufig so aus, dass beim morgendlichen Wachwerden, wenn der Körper aus der liegenden Position in die sitzende und stehende gebracht wird, ein Hustenszenario beginnt, welches dem Beobachter den kalten Schauer über den Rücken laufen lässt und ihm angst und bange werden kann.

Es beginnt mit kräftigen Hustenstößen, dann muss der Oberkörper in eine sitzende Position gebracht werden, weil im Liegen Atemkraft und Abhusteffektivität zu gering sind. Bald schon ist das Atemzeitverhältnis durch die intensiven Abhustbemühungen so extrem zu Ungunsten der Einatmung verändert, dass in der kurzen Inspirationsphase maximal eingeatmet werden muss. Die Bronchien sind extrem durch die Druckbelastung beansprucht und verärgert, verengen sich entsprechend, Kehlkopf und Stimmritze verursachen einen inspiratorischen Stridor, der Kopf ist von der Anstrengung hochrot, die Halsvenen liegen fingerdick auf der Halshautoberfläche. Der Hustenreiz ist so stark ausgeprägt, dass ein stufenartiges Husten überhaupt nicht mehr gesteuert werden kann; es geht nahtlos über in einen Würgereiz, bis Expektoration und Erbrechen eins sind.

Nach jeweils einer kurzen Pause wiederholt sich dieses Szenario noch 3- bis 4-mal. Anschließend kann weitgehend „normal" gehustet und abgehustet werden und es wird auch schon wieder höchste Zeit für die erste Zigarette des neuen Tages.

Wie stark Sucht und Gewohnheit sein können, zeigten Beobachtungen im Raucherzimmer einer Hals-Nasen-Ohren-Klinik, wo frischoperierte Patienten mit Kehlkopfkarzinom ihre Rauchgewohnheiten neu organisierten. Nach der Laryngektomie und Anlage eines Tracheostomas gab es – wie zu erwarten – vom Klinikpersonal keine gezielte Anleitung zur Frage: „Und wie soll ich jetzt rauchen?" Durch Nachahmung ihrer erfahrenen Mitpatienten lernten aber auch die „Neuen" sehr schnell, ihre Rauchgewohnheiten den veränderten anatomischen Verhältnissen anzupassen.

In Gesprächen äußerten sich Betroffene auch bezüglich des Hustens und Abhustverhaltens. Die Menschen beschrieben das Sekretgefühl im Mund beim und nach dem Husten als nach wie vor fast unverändert, weil die Speichelbildung und Flüssigkeitsansammlung im Mund weiterhin auftreten. Nur das eigentliche Trachealsekret, das über das Tracheostoma abgehustet wird, wurde vom Körperempfinden her unterschätzt und die Menschen mussten sich wiederholt bewusst machen und darauf konzentrieren, dass sie zuerst den Schleim am Tracheostoma mit dem Zellstoff aufnahmen.

Die Reinigung der Atemwege durch Husten, auch bei dieser Gruppe von atembeeinträchtigten Patienten mit verändertem Körperschema, ist eine Thematik, die des individuellen Umgangs bedarf. Sicher ist, dass darauf nicht verzichtet werden kann, und adäquate Lösungen müssen gefunden und geschaffen werden.

13.1.3 Postoperative Komplikationen der Atmung

Fast alle Patienten entwickeln nach operativen Eingriffen an Thorax und Abdomen ihre individuelle **Schonatmung**. Abhängig vom Ausprägungsgrad der Erkrankung und der Schnittführung sowie der Manipulation im Operationsgebiet zeigt sich diese Schonatmung mehr oder weniger deutlich.

Mitverantwortlich sind auch Faktoren wie Schmerz, Angst, Angst vor Schmerzen, Regression, Wahrnehmungsbeeinträchtigung durch Medikamente und falsche Atemmuster.

In Gesprächen mit Patienten aus ganz unterschiedlichen operativen Fachdisziplinen wurden einige Gemeinsamkeiten deutlich, die den Genesungsprozess im Zusammenhang mit dem atmen negativ beeinflussen:

- Die Vorabinformationen zur geplanten Operation wurden von den Betroffenen im Nachhinein fast immer als zu dürftig bewertet.
- Insbesondere die künstliche Beatmung während der Narkose und die Rückführung von der künstlichen Beatmung zur natürlichen Atmung im Aufwachvorgang waren kaum Gegenstand des Aufklärungsgespräches.
- Die möglicherweise auftretenden Schmerzen wurden zwar erwähnt, es wurden jedoch keine Alternativen zur medikamentösen Behandlung aufgezeigt.
- Die Wichtigkeit des Hustens und die Bedeutung, Wirkung und mögliche Komplikationen sowie Abhusttechnik und Körperhaltung waren ebenfalls nicht Bestandteil der Aufklärung.
- Geplante Rehabilitations- und Genesungsprozesse und wie diese vom Patienten selbst unterstützt werden können wurden nicht genannt.

13.1.4 Husten im klinischen Alltag

Nosokomiale Atemwegsinfekte

Die offiziellen Zahlen über nosokomiale Infekte sind in ihrer Gesamtaussage seit Jahren ähnlich.

Sie zeigen, dass der häufigste vom Patient in der Klinik erworbene Infekt der Harnwegsinfekt ist, gefolgt vom nosokomialen Atemwegsinfekt. Jedoch ist der Atemwegsinfekt der komplikationsträchtigste Infekt, woraus sich ergibt, dass er auch der teuerste ist.

Die normale Therapie von Atemwegsinfekten in der Klinik besteht im Schwerpunkt aus Antibiotika, Bronchodilatatoren, manchmal zusätzlich Kortison und Sekretolytika. Die klassischen Verlaufsstadien bei Atemwegsinfekten sind weitgehend erforscht und benannt, aber eine vollständige Heilung erfolgt nur dann, wenn der Patient hustet, abhustet und das angefallene Sekret auch zuverlässig aus den Atemwegen entfernen kann. Voraussetzung für einen Erfolg bei der Verhütung oder Behandlung von Atemwegsinfekten ist, dass durch Abhusten und Entfernen von Sekret aus den Atemwegen wieder ein Gleichgewicht hergestellt wird.

> **!** Die entscheidende Frage zum Husten, die sich aus pflegerischer Sicht stellt, lautet: Kann der Betroffene sein anfallendes Sekret wirklich abhusten oder ist dies nur teilweise möglich?

Als Regulativ für atembeeinträchtigte Patienten, die nicht in der Lage sind, ihr anfallendes bronchopulmonales Sekret abzuhusten, kann die **gerätegestützte Atemtherapie** in der Pflege (s. 13.5, S. 257) gute Dienste leisten. Sie vermag diesen Menschen ein Angebot zu machen, das sie in die Lage versetzt, trotz starker Beeinträchtigung ihre bronchopulmonale Sekretsituation ins Gleichgewicht zu bringen.

Ist der atembeeinträchtigte Patient also in der Lage, das im Atemtrakt anfallende Sekret effektiv abzuhusten und aus den Atemwegen zu entfernen, so erfährt er ein Gleichgewicht in den Atemwegen und die Pflege der Schleimhäute ist gegeben. Bleibt jedoch eine bestimmte Menge Sekret pro Tag übrig, das heißt es kann nicht aus den Atemwegen entfernt werden, so entsteht im Atemtrakt ein Sekretreservoir, welches langsam und stetig wächst, bis sich wegen dieses Sekretes eine Entzündung entwickelt.

Ein bronchopulmonales Sekretgleichgewicht, unterstützt und gesteuert mit gerätegestützter Atemtherapie ist als Regulativ im klinischen Alltag nahezu unverzichtbar. Abhusten und ins Gleichgewicht kommen, Husten und im Gleichgewicht bleiben.

Husten in besonderen Situationen

Schmerzen und Husten

Schmerzen, beispielsweise nach Eingriffen am Thorax, zwerchfellnahen Bauchoperationen oder größeren Bauchhöhleneingriffen behindern das Husten. Handelt sich der Mensch beim Husten Schmerzen ein, wird er es sich vielleicht überlegen, ob er wieder hustet. Vielleicht wird er den Hustenreiz unterdrücken. Vergleichbares gilt auch bei Entzündungen und Schmerzen bei Menschen mit chronischen Entzündungen in den Atemwegen. Hier sind es häufig die zur chronischen Entzündung hinzukommenden akuten Entzündungsschübe, welche immer wieder Einbrüche im Atemvermögen verursachen und sich durch unangenehmste Ruhedyspnoe auszeichnen, die unter Umständen mit zeitweiser künstlicher Beatmung behandelt werden müssen.

Und auch hier gilt der Grundsatz: Eine erfolgreiche Therapie gipfelt in der Lyse des angesammelten entzündlichen Sekretes.

Harninkontinenz und Husten

Ein harninkontinenter Mensch vermeidet es, häufig zu niesen, zu husten, zu lachen oder zu heben, da die Angst vor einem unwillkürlichen Harnabgang und dass andere es wahrnehmen könnten das Gefühl der Scham ganz deutlich werden lässt.

Pneumonektomie und Husten

Fast alle Patienten, die sich einer halbseitigen Entfernung der Lunge unterziehen mussten, beschrieben ihre neue Atemsituation nach dem operativen Eingriff als ganz anders als vorher. Die vor der Operation erlernte intensive Bauchatmung wurde durchgängig akzeptiert und umgesetzt. Auch das Hustengefühl in der Brust wurde fast einheitlich als ganz verändert beschrieben. Direkt nach der Operation dominierte das Gefühl beim Husten, alles würde zerreißen. Das Herz schlug nicht nur, es überschlug sich, und es war nicht nur der Schmerz, der dieses Gefühl des Zerreißens ausmachte. Das Phänomen der Mediastinalverschiebung war immer ein starker, bleibender Eindruck bei dem Betroffenen.

Entzündung, Allergie, Reizung, Genuss und Überdosierung, Verbesserung, Veränderung, Sorge und Wahrnehmung, Vorbeugung, wiederholte Überprüfung: Das Husten gibt auch dem Betroffenen auf viele Fragen Rückmeldung.

Überwachung des und beim Husten

Husten und Monitoring

Die Erfahrungen mit Husten und Monitoring sind immer wieder gleich. Wenn ein Mensch wirklich hustet, sind die Störströme in der Monitorableitung so dominant, dass jedes Monitoringssystem nur unverständliche Größen anzeigt und Kurvenableitungen zu erkennen sind, die je nach Auflösung alles und nichts bedeuten können.

Künstliche Beatmung und Husten

Wird der Fokus auf die Spitzendruckwerte gerichtet, so kann eine 3-teilige Einstufung vorgenommen werden:
- Spitzendruck bei der gerätegstützten Atemtherapie: 10 mbar
- Spitzendruck bei der künstlichen Beatmung: 25–40 mbar
- Spitzendruck beim Husten in der Beatmung: > 120 mbar

Die genannten Drucke in den beiden letztgenannten Stufen hängen sehr vom Patienten ab und werden auch von Medikamenten beeinflusst.
Der Spitzendruck bei der gerätegestützten Atemtherapie ist jedoch fix. Damit ergibt sich als Konsequenz keine Kontraindikation. Bevor eine Ablehnung der gerätegestützten Atemtherapie mit einem fixen Spitzendruck von 10 mbar ernsthaft diskutiert werden kann, müsste zuerst jede Form der künstlichen Beatmung (z.B. auch die Narkose) und ebenso das Husten strikt untersagt werden.

13.1.5 Husten im häuslichen Alltag

Das Beispiel meines Großvaters, der im Alter von 89 Jahren an einem Stimmbandkarzinom verstarb, soll weitere Aspekte des Hustens mitsamt seinen Veränderungen zeigen. Sein Wunsch war, möglichst wenig Klinik- und Arztbesuche und auf jeden Fall zu Hause zu sterben. Mit der Unterstützung seiner Familie war dies möglich, und ich nutzte bei seiner Betreuung die Gelegenheit, ausgiebig und offen mit ihm zu sprechen und auch seine von ihm festgestellten Veränderungen im Körperverhalten genauer zu hinterfragen.
Auch er war bis zirka fünf Monate vor seinem Tod Raucher. Seine Stimme wurde heiser und rauer, bis der Husten und die Blutung so extrem wurden, dass er sehr sparsam in seiner Kommunikation wurde. Absaugen lehnte er strikt ab, weil dieses Gefühl des „Ausgeliefertseins" für ihn nicht zu akzeptieren war. Er wollte nur husten und ausspucken.
Als mein Großvater in seinem letzten Lebensjahr auch noch erkältet war, veränderte sich das Klangbild seines Hustens, das für ihn so typisch war, fast komplett.
Das Schlucken wurde unkoordinierter, und da er jede Form von Sondenernährung ablehnte, wurden die Situationen, in denen er sich verschluckte, häufiger und es gab nur ein Regulativ, wenn er aspiriert hatte – husten.
In Zeiten mit extremem Husten hatte er Muskelkater. Er litt unter der Schwäche und dem Schwinden der Kräfte beim Husten. atmen, Niesen und Gähnen, alles hatte sich verändert und war gepaart mit Husten. Selbst beim kurzen Schlaf kam es relativ häufig zum Reflux und er musste husten. Gipfelte die Aspiration und das Würgen im Erbrechen, begann und endete es mit Husten.
Ich fragte ihn auch, warum er sich so häufig räusperte. Die Antwort war überraschend. Er sagte: „Ich probiere nur, ob die Atemwege einigermaßen frei sind. Ich huste nur, wenn ich muss. Es wird zunehmend anstrengender für mich." Sein kurzes Husten, z.B. vor einer Rede im Schachclub oder einer kleinen Ansprache bei der Musikkapelle, war für ihn so typisch; jetzt war es fremd, nicht wiederzuerkennen.

13.1.6 Praktische Empfehlungen

Schleimhauttrockenheit

Bei extremer Schleimhauttrockenheit kann durch die molekulare Atemgasbefeuchtung (s. 13.5, S. 257) ein Gleichgewicht zur Schleimhautpflege und eine Rehabilitation der Schleimhäute erreicht werden. Bisher wurde von den Herstellern der Atemgasbefeuchter immer wieder Aqua destillata als Befeuchterlösung für die Atemgaskaskaden empfohlen. Unter dem Aspekt der Schleimhauttrockenheit auch oder speziell bei Mukoviszidosepatienten oder Betroffenen mit sinobronchialem Syndrom kann nur zu physiologischer Kochsalzlösung (NaCl 0,9 %) geraten werden. Sicher hält mit Aqua destillata die Heizung im Befeuchter länger, weil es nicht bei der Erwärmung kristallisiert. Aber mit NaCl 0,9 % wird der Patient älter, weil an der Schleimhaut das physiologische Gleichgewicht wiederhergestellt wird und das Gleichgewicht ist die Voraussetzung für Regeneration und Rehabilitation.

Darum ist NaCl 0,9 % patientenorientierter und effektiver, denn auch Infekte und daraus resultierende Defekte auf den Schleimhäuten heilen besser.

Effektives Abhusten

Zum Schluss muss nochmals auf die Wichtigkeit des effektiven Abhustens hingewiesen werden. Denn nur, wenn der betroffene Mensch sein bronchopulmonales Sekret, das pro Tag sezerniert wird, auch wirklich abhustet und aus den Atemwegen herausbefördert, sind die Bronchien frei, die Entzündungstendenz der Schleimhäute verringert sich, und der muskuläre Tonus der Bronchien entspannt sich.

Aktuelle Untersuchungen der Weltgesundheitsorganisation (WHO) weisen aus, dass 20 % der Bevölkerung in den Industrienationen mit Atembeeinträchtigungen belastet sind. Wie viele Patienten in den Kliniken leiden dann an einer Atembeeinträchtigung, die therapeutisch mitbehandelt werden muss?

13.2 Lagerungsdrainagen

Petra Klaas

Zusammenfassung

Lagerungsdrainagen dienen dazu, flüssiges Sekret aus den Bronchien in die Trachea zu transportieren, damit das Sekret abgehustet werden kann. Hierzu nutzt man die Schwerkraft, sodass anhand der Anatomie das Sekret abfließen kann. In diesem Kapitel wird praxisnah das Vorgehen zum Herstellen der Lagerungsdrainagen gezeigt. Auch werden Tipps für mögliche Probleme bei den Lagerungen gegeben.

Eine gefürchtete Komplikation bei chronisch obstruktiven Lungenerkrankungen ist der Sekret-stau in den tiefen Lungenabschnitten. Besonderes Augenmerk muss sich auf die Menschen richten, bei denen der Hustenmechanismus und der Sekrettransport durch eine mangelhafte oder fehlende Zilientätigkeit gestört sind. Bei diesen Menschen bietet sich die Lagerungsdrainage zur Entfernung des Sekretes an, denn durch eine bakterielle Besiedlung des Sekretes entsteht sehr schnell eine Bronchitis oder Pneumonie.

13.2.1 Formen der Drainagelagerung

Das Prinzip der Lagerungsdrainage beruht auf der **Ausnutzung der Schwerkraft**. Das heißt, der Patient wird so gelagert, dass die Schwerkraft die Entfernung von Bronchialsekret aus den betroffenen Lungenanteilen unterstützt. Die Lagerungspositionen basieren auf der Anatomie des Tracheobronchialbaumes (Abb. 13.**1**).

Anhand der Vielzahl der Lungensegmente ergibt sich die Vielzahl der Lagerungsmöglichkeiten (Abb. 13.**2**). Grundsätzlich soll das betroffene Gebiet höher als die Trachea und der Hauptbronchus liegen.

Um das apikale Unterlappensegment lagerungstechnisch zu erreichen, bietet sich auch die 135°-Lagerung an (Abb. 13.**21**). Diese Lagerung ist mittels kinästhetischer Prinzipien einfach durchzuführen und wird von den Patienten besser toleriert als eine komplette Bauchlagerung. Bei Patienten mit gutem Allgemeinzustand, die unter starker Verschleimung leiden, kann durch die **Quincke-Hängelage** angewandt werden. Hierbei legt sich der Patient bäuchlings quer über das Bett, der Oberkörper hängt über das Bett hinaus und die Arme werden auf einem Hocker abgestützt.

13.2.2 Voraussetzungen und Kontraindikationen

Soll die Lagerungsdrainage ihren Zweck erfüllen, muss der Patient über das Vorgehen und Ziel umfassend aufgeklärt werden und mit der Maßnahme einverstanden sein.

Zur Vorbereitung der Lagerungsdrainage gehört ferner die sorgfältige Lokalisation des Sekretstaus. Oft ist schon ein Brummen oder Brodeln zu spüren, wenn die Hände auf den Thorax des Patienten gelegt werden. Diese Methode ist aber zu ungenau. Eine Absprache mit dem behandelnden Arzt in Bezug auf die Lokalisation des Sekretstaus, die beispielsweise durch Auskultation, Perkussion, Röntgenbild oder Fiberbronchoskopie genau ermittelt werden kann, ist unbedingt erforderlich. Die Lagerungsdrainage muss ärztlich angeordnet werden, da für einige Patienten bestimmte Lagerungen kontraindiziert sind.

So muss beispielsweise bei einem Sekretstau in den basalen Lungensegmenten eine Kopftieflage eingenommen werden. Patienten mit Herzinsuffizienz, schwerer Hypertonie, Hirnödem oder Lungenödem dürfen diese Lage jedoch nicht einnehmen.

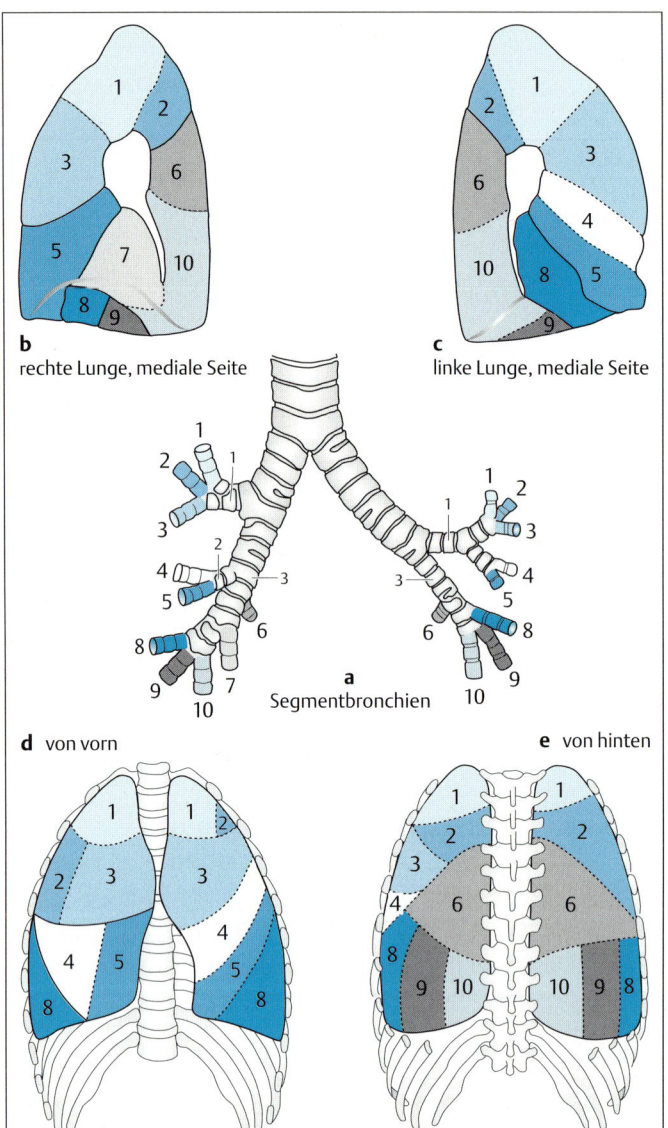

Abb. 13.**1**   Bronchialbaum mit den dazugehörigen Lungenanteilen (aus Kahle, W., H. Leonhardt, W. Platzer: Taschenatlas der Anatomie, Bd. 2. Thieme, Stuttgart 1991)

Abb. 13.**2**   Bei der Drainagelagerung muss das Lungensegment, aus dem Sekret abgeleitet werden soll, höher als die Trachea und der Hauptbronchus liegen. Entsprechend dem betroffenen Lungenbezirk variiert die Lagerung. **a** Drainagelagerung für das apikale rechte Oberlappensegment **b** Drainagelagerung für das posteriore Oberlappensegment der rechten Lunge **c** Drainagelage zur Entleerung des apiko-posterioren Segmentes der rechten Lunge **d** Drainagelage für das anteriore Oberlappensegment **e** Drainagelagerung für den rechten Mittellappen **f** Drainagelagerung für das apikale Unterlappensegment **g** Drainagelage für das laterobasale Segment rechts **h** Drainagelage des dorsobasalen Segmentes **i** Drainagelagerung des ventrobasalen Segmentes **k** Drainagelagerung zur Entleerung des anterioren Segmentes rechts (aus Cegla, U. H.: Atem-Techniken. Trias, Stuttgart 1992) **l** 135°-Lagerung zur Entleerung des apikalen Unterlappensegmentes **m** Hochlagerung der Flanke mit Kunststoffkeil oder Kissen zur Entleerung von Schleimansammlungen im Bereich der rechten Lunge (aus Cegla, U. H.: Atem-Techniken, Trias, Stuttgart 1992)

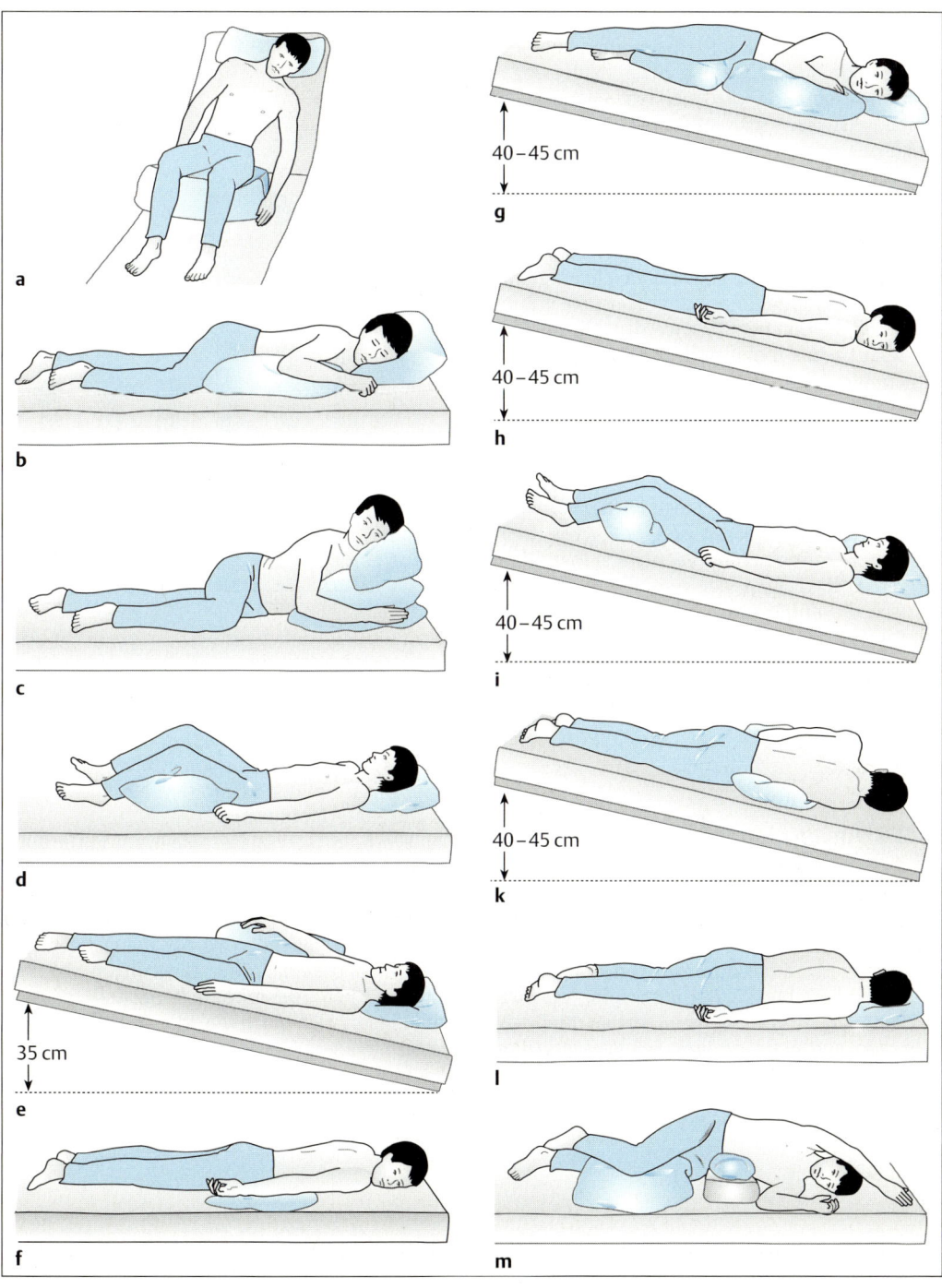

Viele Patienten sind zunächst skeptisch, wenn es darum geht, eine Kopftieflage einzunehmen. Aber gerade diese Lagerung muss häufig angewandt werden, da die meisten Pneumonien beziehungsweise Sekretstaus in den basalen Lungensegmenten entstehen. Bei solchen Patienten empfiehlt sich ein schrittweises Vorgehen. Zunächst sollte das Sekret verflüssigt werden, um die Lagerungszeit möglichst kurz zu halten. Dann wird der Patient seitlich gelagert, zunächst ohne Kopftieflage, und es kann gleichzeitig eine atemstimulierende Einreibung oder eine Vibrationsmassage durchgeführt werden. Oft wird so das Sekret schon mobilisiert. Bevor die Lagerung aufgehoben wird, sollte der Patient zum Räuspern oder Husten aufgefordert werden, da ansonsten das Sekret, das sich auf „den Weg gemacht" hat, wieder zurücklaufen oder in andere Segmente fließen würde.

Dieses Vorgehen kann so lange wiederholt werden, bis der Patient bereit ist, eine leichte Kopftieflage auszuprobieren. Versichert man dem Patienten, dass man bei ihm bleibt und auf Wunsch die Kopftieflage sofort auflöst, wird er in den allermeisten Fällen einverstanden sein.

Falls aber eine Kopftieflage nicht möglich ist, können alternativ Taille und Hüfte mit Kissen so unterstützt werden, dass das betroffene Lungensegment höher liegt als die Trachea (Abb. 13.**2 m**).

13.2.3 Anwendungsdauer der Lagerungsdrainagen

Die Dauer und Häufigkeit der Drainagelagerung richtet sich danach, wie schnell sich der Schleim entfernen lässt. Das kann zwischen 1- bis 6-mal täglich für 10 bis 20 Minuten sein. Verkürzt wird die Lagerungszeit, wenn vorher Maßnahmen zur Verflüssigung des Sekretes ergriffen wurden. Ebenso wirkt eine gleichzeitig mit der

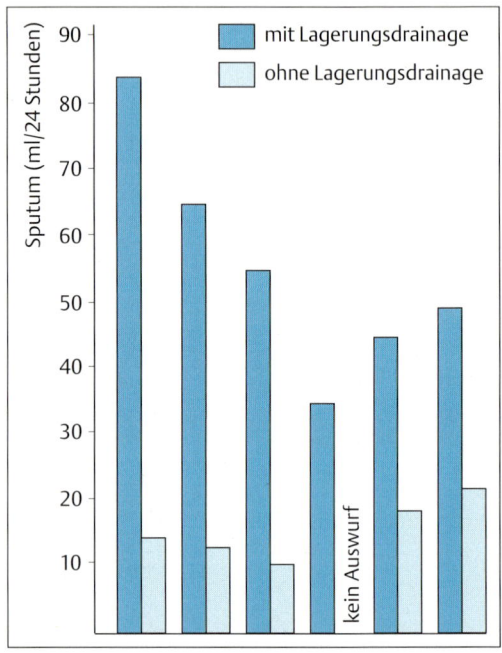

Abb. 13.**3**   Auswurfmenge bei 6 Patienten mit und ohne Lagerungsdrainage (aus Netter, F. H.: Farbatlanten der Medizin, Bd. 4. Thieme, Stuttgart 1991)

Lagerung angewandte, segmentorientierte Vibrationsmasse in der Exspiration beschleunigend auf die Sekretmobilisation.

Den Wert der Lagerungsdrainage zur Entfernung von Bronchialsekret veranschaulicht Abb. 13.**3**.

Die Lagerungsdrainage ist eine effektive Methode zur Entfernung von Bronchialsekret und sicher schonender als Absaugen oder eine Fiberbronchoskopie. Die Lagerungen können mit einfachen Hilfsmitteln hergestellt werden und eignen sich auch für die Behandlung zu Hause.

Literatur

Cegla, U. H.: Atem-Techniken. TRIAS, Stuttgart 1992
Kahle, W., H. Leonhardt, W. Platzer: Taschenatlas der Anatomie, Bd. 2. Thieme, Stuttgart 1991

Klaas, P.: Probleme mit der Atmung. In Bienstein, C., A. Zegelin: Handbuch Pflege. Verlag Selbstbestimmtes Leben, Düsseldorf 1995
Netter, H.: Farbatlanten der Medizin, Bd. 4. Thieme, Stuttgart 1982

13.3 Inhalation, Vibration, Abklopfen

Beate Konietzko

Zusammenfassung

Die Anschoppung von Sekret in den Atemwegen reduziert die Atemsuffizienz. Darüber hinaus stellt die Sekretretention eine wesentliche Ursache für die Entstehung einer Pneumonie dar. Pflegerisch und therapeutisch muss der drohenden Sekretretention wirksam begegnet werden. Hierzu bieten sich mehrere Möglichkeiten an.

In diesem Kapitel werden wesentliche Verfahren der Inhalation vorgestellt, mittels derer das Sekret in seiner Fließeigenschaft positiv beeinflusst werden kann. Die Techniken der Vibration und des Abklopfens als externe, mechanische Einflussmöglichkeiten mit therapeutischer Wirksamkeit werden zugänglich gemacht.

13.3.1 Mukoziliare Clearance

Die mukoziliare Clearance ist ein Selbstreinigungsmechanismus der Lunge. Luftröhre, Bronchien und Bronchiolen sind mit einer Schleimhaut ausgekleidet, die aus einer Sol- und einer Gelschicht besteht. Aus eingestreuten Becherzellen und Drüsen in diesen Schleimschichten wird das Bronchialsekret erzeugt, welches die Lunge vor Bakterien und Schadstoffen schützt. Flimmerhärchen (Zilien) auf den Bronchialepithelien der Schleimhaut sorgen durch ein koordiniertes Schlagen für den Transport des Sekretes in Richtung Mund. Eingeatmete Staubteilchen oder in der Luft schwebende Krankheitserreger bleiben auf dem Sekret kleben und werden in kürzester Zeit aus den Atemwegen entfernt.

Bei Schädigungen der Schleimhaut beispielsweise durch Rauch, kalte Luft oder Narkosegase stellen die Zilien vorübergehend ihre Funktion ein oder schlagen unkoordiniert, wodurch es zu einer vermehrten Sekretansammlung in den Atemwegen kommen kann. Die Vermehrung von Keimen wird so begünstigt und führt zu Entzündungen der Atemwege, die Gefahr einer Pneumonie wächst.

Bei chronischen Atemwegserkrankungen (z. B. obstruktive Bronchitis oder Mukoviszidose) verlieren die Zilien ihre physiologisch-anato-mische Struktur und im Verlauf der Erkrankung kommt es zum vollständigen Funktionsverlust. Die mukoziliare Clearance versagt und der Patient muss vermehrt husten, um das Sekret aus den Atemwegen zu entfernen. Durch übermäßige Sekretproduktion und unzureichenden Sekrettransport kommt es zu immer wiederkehrenden Entzündungen der Schleimhäute mit einem Umbau und Verlust der Struktur der Atemwege.

Aus diesen Gründen ist es sehr wichtig, bei bettlägerigen, frisch operierten oder komatösen Patienten rechtzeitig Maßnahmen zur Vermeidung von Sekretansammlungen durchzuführen. Bei Patienten mit chronischen Atemwegsinfekten liegt das Ziel in der Unterstützung des Sekrettransportes.

In der Atemphysiotherapie stehen eine Vielzahl von Prinzipien und Methoden zur Verfügung, die – von den Pflegekräften unterstützend angewandt – für den Patienten ein Optimum an Therapie bedeuten können!

13.3.2 Inhalation

Bei der Inhalation wird ein Medikament in das Bronchialsystem eingeatmet, damit es seine Wirkung lokal entfaltet. Die Inhalationsbehand-

lung transportiert das Medikament gezielt in die Atemwege. Das hat folgende Vorteile:
- wenig oder keine Nebenwirkungen,
- schnellere und bessere Wirkung als bei oraler Anwendung des Medikamentes,
- niedrigere Dosierung des Medikamentes (maximal ein Zehntel der normalen Dosis).

Ziele und Indikationen

Die Ziele der Inhalation sind abhängig von dem zugesetzten Medikament. Hauptsächlich wird die Inhalation eingesetzt zur Erreichung einer:
- Schleimverflüssigung (z. B. durch die Zugabe von NaCl, ACC, Pulmozyme),
- Bronchodilatation (z. B. durch β-Sympathomimetika, Parasympatholytika),
- antiinflamatorischen (entzündungshemmende) Wirkung (durch Antibiotika),
- antiallergischen Wirkung (z. B. durch DNCG).

Die Indikationen der Inhalationsbehandlung sind folgende:
- hartnäckiger Schnupfen (hier: Maskeninhalation)
- Bronchiektasen
- mehrfache Pseudokruppanfälle
- Lungenentzündung
- häufig rezidivierende oder chronische bronchopulmonale Erkrankungen (z. B. Asthma bronchiale, Mukoviszidose)
- Frühgeborene mit pulmonalen Schäden (Dysplasien) nach Beatmung

Das gelöste Medikament muss in feinste Tröpfchen zerstäubt („vernebelt") werden, damit es bis in die kleinsten Atemwege gelangen kann *(gasförmige Phase)*. Wenn diese feinsten Tröpfchen auf einen Widerstand treffen, schlagen sie sich nieder und werden in die *flüssige Phase* zurückverwandelt. So gelangen die Medikamente an ihren Wirkungsort.
Besonders wichtig ist jedoch eine korrekte Durchführung der Inhalation, damit möglichst viel Inhalat auch in die tiefen Atemwege gelangt.

Formen der Inhalationsbehandlung

Es gibt verschiedene Inhalationsgeräte, die individuell auf den Patienten abgestimmt werden sollten.

Düsenvernebler

Ein elektrischer Kompressor presst Luft durch eine schmale Düsenöffnung. Die Beschleunigung und Verwirbelung der Luft wandeln die Inhalationsflüssigkeit in die gasförmige Phase um. Düsenvernebler haben sich bei häufig wiederkehrenden oder chronischen bronchiopulmonalen Erkrankungen (z. B. Mukoviszidose, Asthma bronchiale, chronisch obstruktive Bronchitis) sehr gut bewährt.
Es gibt unterschiedliche Kompressoren und Verneblerraufsätze, so dass die Inhalationstherapie bei Säuglingen, Kleinkindern und Erwachsenen variiert werden kann. Die Druckanschlüsse in den Krankenhäusern funktionieren nach dem gleichen Prinzip.

Ultraschallvernebler

Ein Quarzstein wird durch Ultraschallwellen in Schwingungen versetzt und bricht die Oberfläche der Inhalationsflüssigkeit. Diese wird dadurch gasförmig. Die Anwendungsbereiche sind genauso vielfältig wie bei den Düsenverneblern.

Dampfbäder

Durch Erwärmung entstandener Wasserdampf wird von diesen Geräten (z. B. Bronchitiskessel, Klimamaske, Gesichtssauna, Klardampfinhalator) als Transportmedium für Zusätze, beispielsweise ätherische Öle, genutzt. Dämpfbäder sollten nur bei Infektionen im Nasen-Rachen-Bereich zur Anwendung kommen, jedoch nicht bei bronchialen Infekten, da Überempfindlichkeitsreaktionen (Bronchospasmus) auftreten können.

Dosieraerosole/Pulverinhalatoren

Hierbei handelt es sich um einfache Vorrichtungen zur schnellen Inhalation. Das Medikament soll durch wenige Atemzüge zum Wirkungsort gelangen. Allerdings ist zu bedenken, dass es bei Atemwegseinengungen zu einem Wirkverlust kommt, da die Gasteilchen nur schwer durch die Engstellen gelangen. Auf konventionelles Inhalieren kann somit nicht verzichtet werden.
Zur Erleichterung der Anwendung und zur besseren Verteilung des Aerosols in den Atemwegen empfiehlt sich der Einsatz eines Spacers. Das ist ein starrer Plastikballon, an dessen einem Ende das Dosieraerosol aufgesetzt wird und an dessen anderem Ende sich ein Mundstück befindet.

Durchführung der Inhalation

Vor der Füllung des Medikamentenverneblers sollten die Hände gründlich gewaschen werden. Zur Inhalation setzt sich der Patient aufrecht hin und entspannt sich, indem er sich leicht anlehnt. Er sollte sich in dieser Position wohl fühlen und gut Luft bekommen. Das Mundstück wird in den Mund genommen, die Zähne beißen darauf und es wird von den Lippen umschlossen. Es empfiehlt sich, am Anfang eine Nasenklemme zu tragen, damit nur durch den Mund eingeatmet wird und so möglichst viel Inhalat in die Lunge gelangen kann (Abb. 13.**4**).Der Patient atmet nun tief und langsam ein, macht am Ende der Einatmung eine Atempause, so dass die Tröpfchen Zeit haben, besser durch Engstellen zu gelangen und sich auf der Bronchialschleimhaut abzulagern. Danach sollte eine tiefe Ausatmung erfolgen.

Ist am Vernebler eine Unterbrechungstaste, so sollte diese am Anfang der Einatmung gedrückt und nach deren Beendigung wieder losgelassen werden (Abb. 13.**5**). Auf diese Weise geht weniger Inhalat verloren. Die Ausatmung erfolgt durch Nase oder Mund. Patienten mit hoher Atemfrequenz können auch durch das Mundstück ausatmen.

Durch die tiefe Ein- und Ausatmung entstehen Weitenschwankungen der Bronchien, die sogenannten *Bronchialkaliberschwankungen*, die wiederum eine verbesserte Sekretmobilisation bewirken. Außerdem wird der Thorax bei diesen tiefen Atemzügen physiologisch mobilisiert. So kann bei korrekt durchgeführter Inhalation die tägliche Therapiezeit bei Patienten mit chronischen Atemwegserkrankungen verkürzt werden. In besonderen Fällen (z. B. bei Säuglingen oder Patienten mit starker Atemnot) kann mit einer Gesichtsmaske inhaliert werden. Dabei ist darauf zu achten, dass die Maske gut auf Mund und Nase abdichtet, damit möglichst wenig Inhalat an den Seiten entweichen kann. Eine bessere Deposition des Inhalats in den Bronchien wird allerdings mit dem Mundstück erreicht.

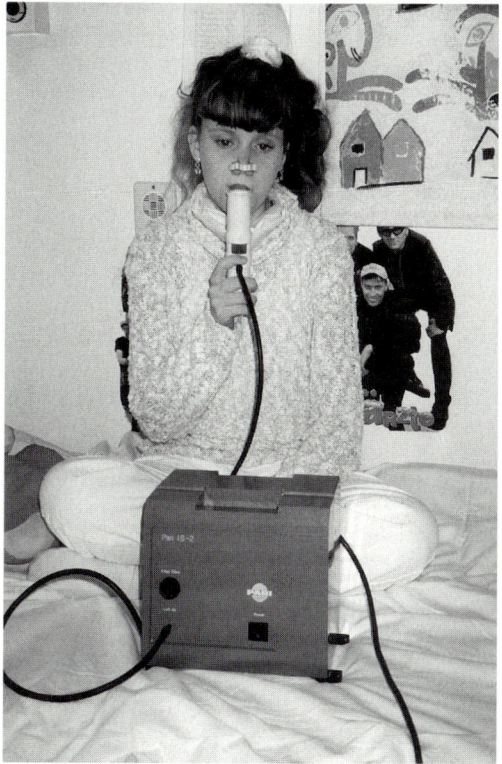

Abb. 13.**4**   Durchführung der Inhalation. Um zu gewährleisten, dass nur durch den Mund eingeatmet wird, trägt der Patient eine Nasenklemme

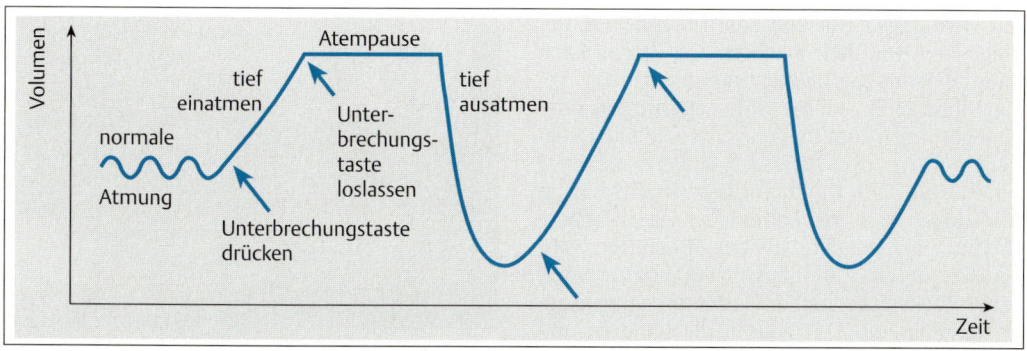

Abb. 13.**5**   Während der Inhalation wird tief ein- und ausgeatmet. Bei Geräten mit Unterbrechungstaste wird die Taste nur während der Einatmung gedrückt

Reinigung des Verneblers

Nach dem Gebrauch sollte der Vernebler komplett auseinander genommen und gereinigt werden. Abspülen mit heißem Wasser reicht aus. Er kann auch einfach mit in die Spülmaschine gegeben werden. Wichtig ist das gründliche Trocknen nach der Reinigung, da sonst die Gefahr einer Keimvermehrung in den Wasserresten besteht.

In Krankenhäusern sollte eine chemische Reinigung oder eine Sterilisation der Vernebler erfolgen, wenn diese von mehreren Patienten benutzt werden.

13.3.3 Vibration

Vibrationen sind mit der Hand des Behandlers ausgeführte, fein- bis grobschlägige Erschütterungen des Brustkorbes in die Ausatembewegungen des Patienten. Die Hände des Behandlers machen dabei eine Auf- und Abbewegung und nehmen somit positiven Einfluss auf die Geschwindigkeit, mit der das jeweilige Atemvolumen aus den kleinen Bronchien ausgestoßen wird. Auf diese Weise sorgt der schnellere Atemstrom für ein besseres Lösen der Sekrete und für deren Transport aus den kleinen in die größeren Bronchien.

Positive Wirkungen der Vibration

Der Kontakt zwischen den Händen des Behandlers und dem Brustkorb des Patienten bewirkt eine Vergrößerung der Atembewegungen bei den Vibrationen. Diese vertiefte Ein- und Ausatmung hat Weitenschwankungen der Atemwege zur Folge, die sich positiv auf das Lösen und den Transport des Bronchialsekretes auswirken. Eine erschwerte Atemarbeit kann durch die passive Unterstützung in der Ausatmung verringert werden, der Brustkorb wird mobiler, überschüssige Luft wird abgeatmet und eine Überblähung der Lunge kann vermieden werden. Der Patient kann dadurch beruhigter und entspannter atmen.

Die Vibrationen können mit **Lagerungen** oder Umlagerungen kombiniert werden. Je nach Ausgangsstellung des Patienten ändern sich die Belüftungs- und Durchblutungsverhältnisse in der Lunge. Sitzt der Patient, so ist der obere Abschnitt der Lunge relativ besser belüftet, während der untere Anteil besser durchblutet wird. In der Rückenlage sind die vorderen Lungensegmente mehr mit Luft gefüllt, die hinteren und die basalen Abschnitte werden jetzt stärker durchblutet. Gerade in diesen Lungenanteilen entwickeln sich deshalb bei älteren und

bettlägerigen Patienten bevorzugt Pneumonien. Häufige Lageveränderungen in Rücken-, Seiten- oder Halbseitenlage und, wenn möglich, auch Bauchlage sowie das Einnehmen von Sitzpositionen sind eine sehr gute Unterstützung der Pneumonieprophylaxe. Optimal ist es, den Patienten möglichst schnell aus dem Bett heraus zu mobilisieren!

Ein weiterer Vorteil der Lagerung des Patienten bei der Durchführung der Vibrationen ist die Ausnutzung der Schwerkraft. Der Abfluss von Sekret aus der Lunge kann dadurch unterstützt werden (s. 13.2, S. 237).

Ausführung der Vibration

Für die Vibration sollten die zu behandelnden Lungenabschnitte oben liegen, um die Schwerkraft auszunutzen und ein optimales Belüftungsverhältnis zu schaffen. Ein Patient beispielsweise mit Bronchiektasen besonders in den vorderen oberen Lungenabschnitten wird also in Rückenlage mit leicht erhöhtem Kopfteil gelagert. Der Behandler steht entweder am Kopfteil oder seitlich neben dem Patienten, die Hände liegen flächig nebeneinander auf dem oberen Brustkorbabschnitt (Abb. 13.**6**). Zunächst sollte sich der

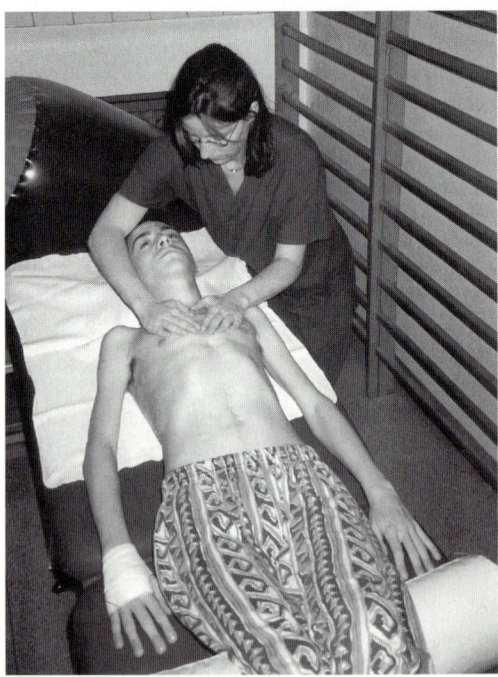

Abb. 13.**6**   Die Hände des Therapeuten liegen bei der Vibrationsbehandlung flächig über den zu behandelnden Lungenbezirken

Behandler in den Atemrhythmus des Patienten einfinden (Kontaktatmung), um dann eine fein- bis grobschlägige Auf- und Abbewegung seiner Hände in die Ausatembewegung durchzuführen. Die Hände des Therapeuten bewirken dabei einen leichten Druck in Richtung Bauchnabel des Patienten, immer mit Unterstützung der physiologischen Ausatembewegung des Brust- korbes. Es wird nun über mehrere Atemzüge an dieser Stelle gearbeitet. Mehr Brustkorbbeweg- lich, also eine größere Atembewegung, sollte dabei erkennbar werden. Das gelöste Sekret kann nun gespürt und/oder gehört werden.

PRAXIS-TIPP Vibrationen können in allen Altersstufen durchgeführt werden und sind besonders bei schwerkranken Patienten gut ein- setzbar. ■

Die Ablösung und der Transport von Sekret kann mit der Hand gespürt werden. Dem Patienten gibt die Vibrationsbehandlung ein gutes Körper- gefühl für seine Atembewegungen.

13.3.4 Schüttelungen

Schüttelungen sind vom Behandler durchge- führte rhythmische Bewegungen, die von einem Körperteil des Patienten ausgehen und Wirkun- gen auf den Brustkorb haben. Wird von den Armen oder Beinen aus geschüttelt, muss immer mit leichtem Zug gearbeitet werden, damit sich die Schwingungen besser auf den Brustkorb übertragen und Haut und Muskulatur gedehnt werden. Es ist auch möglich, vom Be- cken- oder Schultergürtel aus oder direkt am Rumpf zu schütteln.
Der Patient sollte sich durch diese sanften rhyth- mischen Schüttelungen entspannen, vertiefter durchatmen und somit den Sekrettransport unterstützen.

13.3.5 Abklopfen

Der Brustkorb des Patienten wird durch rhyth- misches Klopfen des Behandlers in Schwingun- gen versetzt, die auf dem Lungenmantel übertra- gen werden und mobilisierend auf das Bronchi- alsekret wirken. Abgeklopft wird entweder mit der hohlen Hand oder mit den Fingerkuppen. Die Bewegung dabei geschieht nur aus dem Handgelenk, Schulter und Ellenbogen sind in Ruhestellung. Vorstehende Knochen oder Weichteile sollten ausgespart werden.
Der therapeutische Effekt des Abklopfens ist, besonders bei sehr starren Brustkörben, wie sie etwa bei Mukoviszidose oder Emphysem auftre- ten, umstritten und bedarf der Objektivierung durch wissenschaftliche Studien. Es sollten daher strenge Kriterien für die Auswahl der Patienten angelegt werden, die für diese Thera- pie in Frage kommen. So sollten Patienten mit starken Schmerzen, gebrochenen Rippen, insta- bilem Bronchialsystem, instabilen Herz-/Kreis- laufverhältnissen, Bluthusten und degenerativen oder metastasierenden Knochenerkrankungen im Thoraxbereich nicht abgeklopft werden. Auf- grund der Vielfalt der anderen Therapiemöglich- keiten (z. B. Vibrationen, Lagerungsdrainagen, Inhalation, autogene Drainage) und der vielen Kontraindikationen kommt dem Abklopfen in der heutigen Atemphysiotherapie nur noch ein sehr geringer Stellenwert zu.
Positiv ist zu bewerten, dass bei sehr schwachen, bettlägerigen Patienten durch sanftes Klopfen eine beruhigende Wirkung zu beobachten ist. So sollte ein therapeutisches, etwas festeres Klopfen von einem beruhigenden Klopfen unter- schieden werden. Auf eine sanfte Durchführung und die Reaktion des Patienten ist stets zu achten.

13.4   Teedrogen, ätherische Öle und chemisch definierte Pharmaka

Hans Peter Bertram

Zusammenfassung

In diesem Kapitel werden sowohl Heilpflanzen, die bei der Behandlung von Atemwegserkrankungen zur Anwendung kommen können, als auch chemisch definierte Therapeutika in ihrer unterschiedlichen Wirkungsweise vorgestellt und erklärt.

Darüber hinaus bietet der Autor eine Auswahl von Rezepten zur Herstellung von Tees, Inhalationsmischungen und Säften für die Hausapotheke an und gibt zusätzlich eine Übersicht über pflanzliche Handelspräparate.

13.4.1 Begriffsklärungen

Sinnvolles therapeutisches Ziel bei „produktivem" Husten ist die Erleichterung der Abhustung eines zähen, haftenden Bronchialsekrets. Dafür stehen Therapeutika mit unterschiedlichen Einzelwirkungen zur Verfügung. Da die Wirkungsbezeichnungen in der Literatur oft ungenau und uneinheitlich benutzt werden, sollen die pharmakodynamischen Effekte hier zunächst definiert werden.

Expektorierend = auswurffördernd.

Sekretolytische Wirkung = Herabsetzung der Viskosität des Bronchialsekrets mit besserer Abhustung. Die sekretolytische Wirkung kann erzielt werden durch direkte oder indirekt reflektorische Stimulation (über die Magenschleimhaut und N. vagus) der Bronchialsekretion oder durch Verflüssigung des vorhandenen Sekrets.

Mukolytische Wirkung = Verflüssigung von Bronchialsekret.

Sekretomotorische Wirkung = Erhöhung der ziliären Transportleistung.

Die Zuordnung der Wirkungen zu den Einzeltherapeutika ist nach derzeitigem Kenntnisstand nicht immer eindeutig möglich. Oft setzt sich die erwünschte Gesamtwirkung aus mehreren Mechanismen zusammen. Eine formale Übersicht gibt Abb. 13.**7**.

Expektorantien sind indiziert bei akuter und chronischer Bronchitis, Asthma bronchiale, akuter Tracheobronchitis und anderen Erkrankungen mit Schleimretention. Die Nutzung setzt einen funktionstüchtigen Hustenreflex voraus.

PRAXIS-TIPP   Die Anwendung von Expektorantien erfordert grundsätzlich eine tägliche Flüssigkeitszufuhr von 2 bis 3 Liter. ■

Zur wünschenswerten Erweiterung des Wirkprofils können in den therapeutischen Ansatz (z. B. eine expektorierende Teemischung) Therapeutika mit bronchospasmolytischem oder schleimhautschützendem Effekt (schleimhaltige Drogen, Muzilaginosa) hineinkombiniert werden.

13.4.2 Heilpflanzen

Katarrhalische Erkrankungen der oberen Luftwege mit den Symptomen Husten, Dyskrinie und Schleimhautreizungen sollten eine Domäne der Anwendung der Phytotherapie sein. Die Inhaltsstoffe der Heilpflanzen, evtl. kombiniert mit der „klassischen Pharmakotherapie", garantieren den Behandlungserfolg dieser Therapieformen.

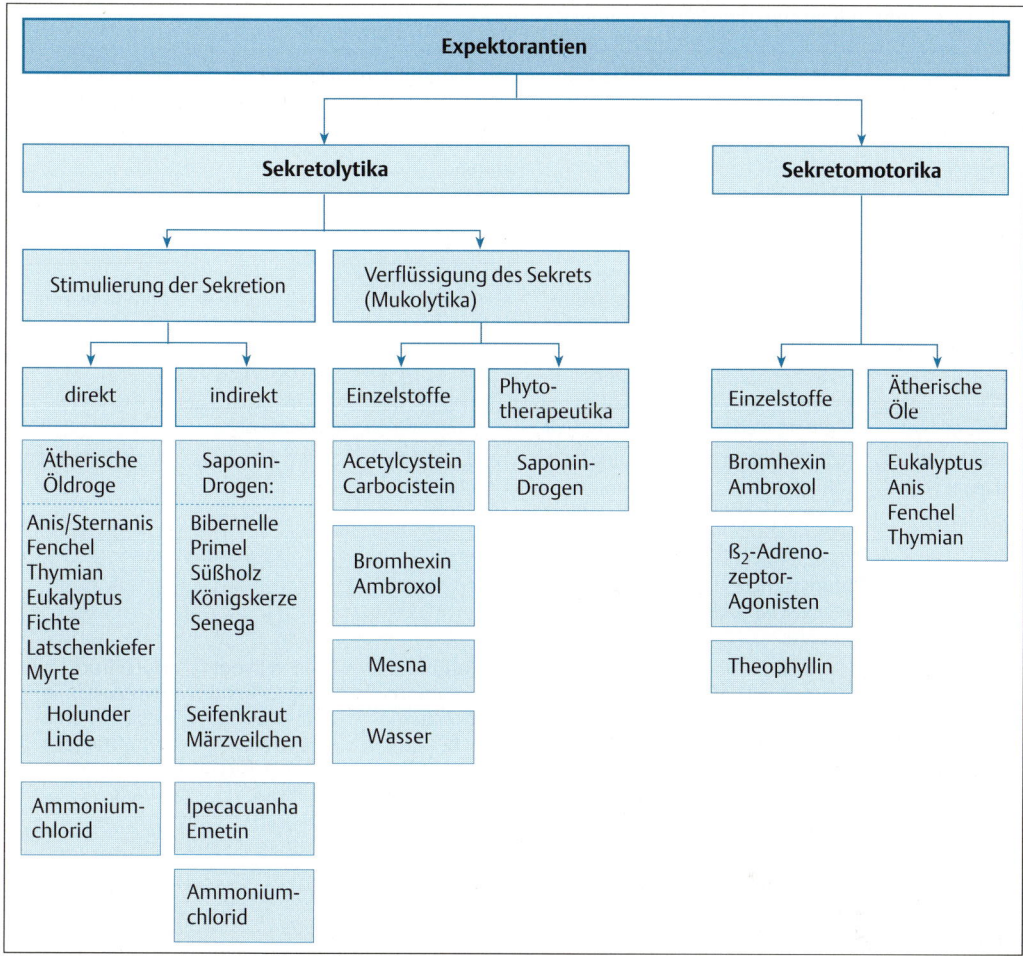

Abb. 13.**7**   Therapeutisch genutzte Expektorantien

Zur inneren Anwendung, beispielsweise in Form von Tees oder Tinkturen, und zur äußerlichen, etwa für Bäder, Einreibungen oder Inhalationen, sind vor allem drei Gruppen von Heilpflanzen geeignet:
- sekretolytische
- schleimhaltige
- spasmolytische

Die in den Anwendungstabellen genannten **Dosierungen** orientieren sich unter anderem an den Monographien der Kommission E. Diese Sachverständigenkommission des (ehemaligen) Bundesgesundheitsamtes war als Zulassungs- und Aufbereitungskommission der phytotherapeutischen Therapierichtung für den humanmedizinischen Bereich eingesetzt und hat das wissenschaftliche Erkenntnismaterial über Arzneipflanzen und ihre Zubereitungen in Monographien aufbereitet.

Die Dosierungen beziehen sich auf die Anwendung bei *Erwachsenen*. Als Dosierungsrichtlinie für Kinder und Kleinkinder kann gelten: Kinder unter 6 Jahren bekommen die Hälfte der Erwachsenendosis, Säuglinge ein Drittel.

Sekretolytische Heilpflanzen

Eine Sekretolyse lässt sich mit drei in Heilpflanzen enthaltenen unterschiedlichen Wirkprinzipien erklären.

Ätherische Öle: s. S. 251.

Tab. 13.**1**   Anwendung saponinhaltiger Heilpflanzen

Teedroge	Pflanze	Inhaltsstoffe	Wirkungen	Tagesdosis	Kontra-indikationen
Bibernellwurzel *Pimpinellae radix*	Große Biber-nelle *Pimpinella major* Kleine Bibernelle *Pimpinella saxi-fraga*	Saponine, 0,4–0,6 % ätherisches Öl, Bitterstoffe, Gerbstoffe	mild expekto-rierend	6–12 g Tee-droge 6–15 ml Tinktur (1:5)	keine bekannt
Primelwurzel *Primulae radix*	Wiesenschlüs-selblume *Primula veris* Waldschlüssel-blume *Primula elatior*	5–10 % Triter-pensaponine, kleine Mengen Gerbstoffe, ca. 0,25 % ätherisches Öl	sekretolytisch, sekretomoto-risch	0,5–1,5 g Tee-droge 1,5–3 g Tinktur (entspr. Öster-reichischem Arzneibuch)	Primel-Allergie
Wollblumen *Verbasci flos*	Großblumige Königskerze *Verbascum den-siflorum* Gemeine Königskerze *Verbascum phlo-moides*	Saponine, Flavonoide, ca. 3 % Schleim-stoffe	mild expekto-rierend, reiz-mildernd	3–4 g Teedroge	keine bekannt
Süßholzwurzel *Liquiritiae radix*	Süßholz *Glycyrrhiza gla-bra*	2–15 % Triter-pensaponine, Flavonoide, Cumarine, ca. 10 % Poly-saccharide, 0,04–0,06 % flüchtige Aro-mastoffe	sekretolytisch, sekretomoto-risch, spasmo-lytisch, anti-phlogistisch	5–15 g Droge entsprechend 200–800 mg Glycyrrhizin 0,5–1 g Succus Liquiritiae (Lakritz)[1]	Hochdruck, Hypokaliämie, Leber-/Nieren-insuffizienz, Schwanger-schaft
Senegawurzel *Polygalae radix*	Senega *Polygala senega*	6–12 % Triter-pensaponine	sekretolytisch	1,5–3 g Tee-droge 1,5–3 g Fluid-extrakt (entspr. EB6) 2,5–7,5 g Tink-tur (entspr. EB6)	keine bekannt

[1] Eingedickter Auszug (kochendes Wasser) aus Süßholzwurzel

Cephaelis ipecacuanha: Als Alkaloid-Effekt wird die stark sekretolytische Wirkung von Zuberei-tungen aus der Pflanze *Cephaelis ipecacuanha* A. Rich. (*Uragoga ipecacuanha*, Brechwurzel) interpretiert. Emetin und Cephaelin sind die wirksamen Inhaltsstoffe. Die starke Wirksamkeit und kleine therapeutische Breite ist typisch für den Alkaloid-Effekt und erfordert eine genaue Dosierung. Für expektorierende Zwecke sollte deshalb nur die Ipecacuanha-Tinktur (Deutsches Arzneibuch 1996) verwendet werden, in einer Einzeldosis von 0,5 g, eingenommen z. B. mit Milch. Die übrigen expektorierenden Phytothe-rapeutika werden jedoch bei gleicher Wirksam-keit deutlich besser vertragen, so dass Ipeca-cuanha für diese Indikation entbehrlich ist.

Hauptanwendung von *Cephaelis ipecacuanha* ist der Einsatz als Sirup oder Fertipräparat (Orpec) zur Induktion des provozierten Erbrechens bei Ingestion toxischer Substanzen. Dies funktio-niert auch bei Kindern vorhersagbar gut, sollte jedoch nur unter ärztlicher Aufsicht erfolgen, da bei falscher Dosierung ein massiver Elektrolyt- und Wasserverlust droht.

Saponine: Die auch als „Seifen-Substanzen" bezeichneten Stoffe sind oberflächenaktive Ste-roide oder Triterpene, die bei der Anwendung als Tee eine Herabsetzung der Haftung zwischen Schleimhautoberfläche und zähem Bronchialsekret bewirken, dies besonders im hinteren Rachenraum. Indirekt stimulieren sie über eine Reizung der Magenschleimhaut die Bronchialsekretion. Durch die Sekretverflüssigung kommt es darüber hinaus zu einer verstärkten Ziliartätigkeit. Bei zu hoher Teedosierung kann es durch eine starke Schleimhautreizung zu Übelkeit, Erbrechen und Durchfall kommen. Eine systemische Wirkung der nativen Saponine würde zur Hämolyse führen. Das spielt aber bei der oralen Anwendung durch Spaltung der Saponine im Magen-Darm-Trakt keine Rolle.

In Tab. 13.**1** sind die geläufigsten Saponin-Drogen mit Wirkungen und Dosierungsempfehlungen zusammengestellt.

Süßholzwurzel

Als besonders häufig angewendetes und beliebtes Phytotherapeutikum sei *Liquiritiae radix* (Süßholzwurzel) eingehender dargestellt. Stammpflanze ist der im Mittelmeerraum und Vorderasien heimische Schmetterlingsblütler *Glycyrrhiza glabra* L. Die Droge besteht aus den ungeschälten und/oder geschälten und getrockneten Wurzeln und Ausläufern der Pflanze. Diese enthalten 2 bis 15 % Triterpen-Saponine mit dem Hauptbestandteil Glycyrrhizin, das etwa 50-mal süßer schmeckt als Rohrzucker. Daneben sind Flavonoide, Cumarine, ca. 10 % Polysaccharide und 0,04 bis 0,06 % flüchtige Aromastoffe enthalten.

Die Wirkung ist sekretolytisch und sekretomotorisch; die Süßholzwurzel ist daher zur Anwendung bei Husten, Bronchialkatarrhen und Entzündungen der oberen Luftwege geeignet. Bei höherer Dosierung wirkt sie antiphlogistisch und spasmolytisch, was ihre Anwendung bei Gastritis und zur Ulkusprophylaxe und -therapie erklärt.

Als Tagesdosis bei Katarrhen der oberen Luftwege werden 5 bis 15 Droge, das entspricht 200 bis 800 mg Glycyrrhizin, oder 0,5 bis 1 g Succus Liquiritiae (Lakritz, eingedickter wässriger Auszug aus der Süßholzwurzel) empfohlen und 1,5 bis 3 g Succus Liquiritiae bei Ulcus ventriculi und Ulcus duodeni.

Bei Dauergebrauch, das ist länger als 4 Wochen und mehr als 50 g Droge pro Tag, können mineralokortikoide Wirkungen auftreten wie Natrium- und Wasserretention, Kaliumverlust, Hochdruck oder Ödeme.

Kontraindikationen für die Anwendung der Süßholzwurzel sind Hochdruck, Hypokaliämie,

Schwangerschaft sowie Leber- und Niereninsuffizienz.

Die unerwünschten Wirkungen fehlen bei deglycyrrhizinierten Präparaten, allerdings sind auch die erwünschten Wirkungen nicht überzeugend.

Der Glycyrrhizingehalt in den als Lebens-/Genussmitteln vertriebenen Lakritzwaren liegt zwischen 34 und 500 mg pro 100 g. Als Höchstgehalt ist 200 mg pro 100 g festgelegt. Nur für Produkte mit höherem Gehalt (Starklakritz) muss eine Höchstverzehrmenge angegeben werden.

Weitere Saponine

Weitere Saponin-Drogen wurden von den genannten weitgehend verdrängt, ohne dass dafür rationale Gründe angegeben werden können. Sie sollen wegen ihrer historischen und volksmedizinischen Bedeutung nicht unerwähnt bleiben:

- Seifenkraut *(Saponaria officinalis)*, Droge: Rote Seifenwurzel *(Saponariae rubrae radix)*
- Märzveilchen *(Viola odorata)*, Droge: Veilchenkraut *(Violae odoratae herba)*
- Seifenrinde *(Quillaja saponaria)*, Droge: Quillaja-Rinde *(Quillajae cortex)*

Schleimhaltige Heilpflanzen (Muzilaginosa)

Pflanzenschleime sind kohlenhydrathaltige Mischungen (Polysaccharide, unter anderem mit neutralen Glycanen und sauren Polyuroniden) mit Galacturonsäure, die mit Wasser quellen, sich über die entzündete Schleimhaut legen und so schleimhautschützend und reizmildernd wirken. Sie sind besonders indiziert bei einer **akuten Entzündung des Respirationstraktes**.

Im Gegensatz zur normalen Teebereitung lassen sich diese Stoffe am besten durch einen Kaltwasserauszug aus der Droge extrahieren: beispielsweise werden 2 g Eibischwurzel (1 knapper Teelöffel) mit ca. 150 ml kaltem Wasser übergossen, unter öfterem Umrühren 1 bis 2 Stunden stehen gelassen, dann kurz bis zum Sieden erhitzt, gleich wieder abgekühlt und filtriert.

Tab. 13.**2** gibt eine Auflistung der für die Praxis wichtigsten schleimhaltigen Phytotherapeutika, ihre Anwendungen und mögliche Kontraindikationen.

Krampflösende Heilpflanzen

Die spasmolytische Wirkung dieser Pflanzen ist besonders indiziert bei **unproduktivem Husten**. Die dabei möglichen Spasmen der glatten Bron-

Tab. 13.**2**　Anwendung schleimhaltiger Heilpflanzen

Teedroge	Pflanze	Inhaltsstoffe	Wirkungen	Tagesdosis	Kontra-indikationen
Eibischwurzel *Althaeae radix* Eibischblätter *Althaeae folium*	Echter Eibisch *Althaea officinalis*	5–15 % Schleimstoffe, ca. 35 % Stärke	reizlindernd bei Entzündungen des Mund-Rachen-Raumes, Milderung des Hustenreizes	5 g Teedroge (Blätter) 6 g Teedroge (Wurzel) 10 g Eibisch-sirup als Einzeldosis	keine bekannt
Isländisches Moos *Lichen islandicus*	Isländisches Moos *Cetraria islandica*	50–70 % wasser-lösliche Pflanzenschleime, 2–3 % bitter schmeckende Flechtensäuren	reizmildernd	4–6 g Teedroge 1,5 g Extrakt mehrmals 1 Lutschpastille	keine bekannt
Spitzwegerich-blätter *Plantaginis lanceolatae folium*	Spitzwegerich *Plantago lanceolata*	6,5 % Schleimstoffe, Gerbstoffe, Iridoidglykoside, Bitterstoffe, Kieselsäure	reizmildernd, adstringierend, antibakteriell (Kaltauszüge, Presssaft)	3–6 g Teedroge 3× 1–2 Essl. Presssaft mehrmals 1 Teel. Fluidextrakt (1:1)	keine bekannt
Malvenblätter *Malvae folium* Malvenblüten *Malvae flos*	Wilde Malve *Malva silvestris* Wegmalve *Malva neglecta*	8–10 % Pflanzenschleim (Blüten enthalten mehr als Blätter), geringe Mengen Gerbstoffe	reizmildernd	5 g Teedroge	keine bekannt

Tab. 13.**3**　Anwendung krampflösender Heilpflanzen

Teedroge	Pflanze	Inhaltsstoffe	Wirkungen	Tagesdosis	Kontra-indikationen
Thymianblätter *Thymi herba*	Echter Thymian *Thymus vulgaris* Spanischer Thymian *Thymus zygis*	1–2,5 % ätherisches Öl, Gerbstoffe, Bitterstoffe	bronchospasmolytisch, expektorierend, antiseptisch	10 g Teedroge 1–6 g Fluidextrakt (Einzeldosis 1–2 g) mehrmals 5–10 Tropfen Tinktur (1:10) in etwas Wasser oder auf Zucker	keine bekannt
Efeublätter *Hederae helicis folium*	Efeu *Hedera helix*	2,5–6 % Saponine, Flavonolglykoside	spasmolytisch, expektorierend	0,3 g Teedroge	keine bekannt
Sonnentaukraut *Droserae herba*	Sonnentau *Drosera madagascariensis* und andere Arten	0,1–0,3 % Naphthochinon-Derivate	bronchospasmolytisch	3 g Teedroge mehrmals 10 Tropfen Tinktur in etwas Wasser Kinder 3 × 5 Tropfen	keine bekannt

chialmuskulatur haben zu phytotherapeutischen Kombinationspräparaten mit einem Zusatz von 10 bis 30 mg Ephedrin (Tagesdosis) geführt. Für orale Zubereitungen ist wegen der systemischen sympathomimetischen Nebenwirkungen von Ephedrin eine Selbstmedikation möglichst zu vermeiden. Alternativ kann die Anwendung spasmolytischer ätherischer Öle oder die Kombination mit deutlich spasmolytischen Heilpflanzen empfohlen werden. Einige dieser krampflösenden Phytotherapeutika können auch als Intervallbehandlung bei Asthma bronchiale eingesetzt werden.

Tab. 13.**3** gibt eine Übersicht über Phytotherapeutika mit deutlich spasmolytischem Effekt. Von den genannten Pflanzen wirken Thymian und Efeu auch expektorierend.

Einer der Inhaltsstoffe von Bischofskraut (*Ammi visnaga*), das Khellin, führte in Weiterentwicklung zur Cromoglicinsäure, die als Mastzell-Stabilisator eine weite Verbreitung in der Anwendung bei allergischer Rhinitis und Konjunktivitis gefunden hat. Sie ist unter anderem in den Präparaten Intal, Vividrin und Lomupren enthalten.

13.4.3 Ätherische Öle

Ätherische Öle sind komplexe Gemische, die leicht flüchtige, charakteristisch riechende, scharfe und bittere Komponenten enthalten. Duftende Heilpflanzen enthalten meist bis zu 2 % ätherisches Öl, dessen charaktistische Bestandteile vor allem Mono-, Sesqui- und Diterpene sind.

Wirkung der ätherischen Öle

Trotz aller Beliebtheit der Anwendung der ätherischen Öle sollte nicht vergessen werden, dass sie bereits eine relativ konzentrierte Essenz der Heilpflanze darstellen und deshalb mit der notwendigen Behutsamkeit und auch Vorsicht angewendet werden sollten.

Ihre direkte expektorierende Wirkung beruht auf einer leichten Hautreizung im Respirationstrakt, die auch zur Durchblutungssteigerung führt. Die Anwendung als Salbeneinreibung, Umschlag, Inhalation und Vollbad steht dabei im Vordergrund. Bei dermaler Anwendung (z. B. Brust- oder Rückeneinreibung, Bäder) wird genügend Wirkstoff resorbiert und erreicht durch Abatmung alle Alveolarräume, was bei Inhalationen nicht gesichert ist.

! Die Gefahr bronchospastischer Reaktionen bei empfindlichen Patienten ist bei inhalativer Anwendung größer als bei Anwendung über die Haut.

Außer der sekretolytischen Wirkung haben fast alle Öle therapeutisch nutzbare antiseptische und spasmolytische Wirkkomponenten. Selbstverständlich treten diese Wirkungen auch bei der Anwendung der Droge als Tee auf (Tab. 13.**4**).

Vorsichtsmaßnahmen bei der Verwendung ätherischer Öle

- Einige Öle, vor allem Thymianöl, sind so stark hautreizend, dass eine konzentrierte Anwendung nicht in Frage kommt. Unverdünnte Öle sollten gar nicht verwendet werden.
- Eine großflächige Anwendung kann zu einer unerwünscht übermäßigen Resorption mit der Möglichkeit systemischer Nebenwirkungen führen. Dies gilt insbesondere für Pfefferminzöl – auch Menthol –, Kampfer und Kampherzubereitungen sowie Eukalyptusöl. Diese sollten bei Kindern wegen der Gefahr zentraler Erregungen vermieden werden, wenn auch im Handel „Kinderzubereitungen" empfohlen werden. Auf keinen Fall sollten sie aber bei Säuglingen im Gesicht, besonders im Bereich der Nase, angewendet werden. Vor allem Menthol-haltige Zubereitungen können hier zu Atemdepression bis zur Erstickung führen (Kratschmer-Reflex).

! Ätherische Ölzubereitungen sind Therapeutika, die – gezielt eingesetzt – sehr nützlich sind. Als Prophylaktika sind sie eher ungeeignet.

- In der Schwangerschaft sind einige ätherische Öle wegen Abortgefahr kontraindiziert (besonders Wacholderbeeröl, Minzöl). Eine Anwendung auch anderer ätherischer Öle in der Schwangerschaft ist keine Therapie erster Wahl.
- Bei einigen Ölen sind allergische Reaktionen möglich.

Terpentinöl

Das in vielen Fertigpräparaten enthaltene Terpentinöl *(Terebinthinae aetheroleum rectificatum)*, das aus unterschiedlichen Kiefernarten

13.**4** Ätherische Öldrogen

Öl	Pflanze	Teedroge	Wirkungen	Tagesdosis	Kontraindika-tionen
Eukalyptusöl	*Eucalyptus globulus*	Eukalyptus-blätter	sekretomoto-risch, expekto-rierend, schwach spas-molytisch	4–6 g Teedroge 0,3–0,6 g Öl	Kinder unter 2 Jahre Magen-Darm-Entzündungen, Leber- und Gallen-erkrankungen
Fichtennadelöl	*Picea abies*	frische Fichten-sprosse	sekretolytisch, antiseptisch	3× 4 Tropfen Öl in Wasser oral	Asthma bron-chiale, obstruk-tive Atemwegs-erkrankungen, Keuchhusten
Latschen-kiefernöl	*Pinus mugo ssp. pumilionis*	(nicht üblich)	sekretolytisch, antiseptisch	3× 4 Tropfen Öl in Wasser oral	Asthma bron-chiale, obstruk-tive Atemwegs-erkrankungen, Keuchhusten
Pfefferminzöl	*Mentha piperita*	Pfefferminz-blätter	Bronchien: sekretolytisch, antibakteriell	3–6 g Teedroge 6–12 Tropfen Öl	Verschluss der Gallenwege, Gallenblasen-entzündungen, schwere Leber-schäden
Anisöl	*Pimpinella anisum*	Anisfrüchte	expektorierend (sekretolytisch), antiseptisch	3 g Teedroge 0,3 g Öl	Allergie gegen Anis/Anethol
Sternanisöl	*Illicium verum*	Sternanisfrüchte	expektorierend (sekretolytisch), antiseptisch	3 g Teedroge 0,3 g Öl	Allergie gegen Anis/Anethol
Fenchelöl	*Foeniculum vulgare*	Fenchelfrüchte	sekretomoto-risch, sekretolytisch, spasmolytisch	0,6 ml Öl 10–20 g Fen-chelhonig (0,5 ml Öl/kg Honig)	Öl: Säuglinge und Kleinkinder, Schwanger-schaft
Thymianöl	*Thymus vulgaris, Thymus zygis*	Thymianblätter	breit antisep-tisch, stark spasmo-lytisch (sekretolytisch)	10 g Teedroge	keine bekannt
Myrtenöl	*Myrtus commu-nis*	(nicht üblich)	sekretolytisch	3–4 × 1 Kapsel Gelomyrtol (= 900–1.200 mg Myrtol stand.)	Bekannte Überempfind-lichkeit
–	*Sambucus niger*	Holunderblüten	sekretolytisch	10–15 g Tee-droge	keine bekannt
–	*Tilia platyphyllos Tilia cordata*	Lindenblüten	expektorierend, reizlindernd	2–4 g Teedroge	keine bekannt

stammt, wird in seinen Wirkungen uneinheitlich beurteilt. Hauptanwendungsgebiet ist die dermale Applikation als Salbe oder Gel zur Hyperämisierung bei rheumatischen und neuralgischen Beschwerden. Bei großflächiger Anwendung können Nierenstörungen und Störungen des Zentralnervensystems auftreten.

Als Sekretolytikum sollte Terpentinöl durch andere ätherische Öle ersetzt werden.

13.4.4 Chemisch definierte Therapeutika

Sekretomotorika und Mukolytika

Bromhexin und sein stärker wirkender aktiver Metabolit **Ambroxol** verflüssigen das zähe Sekret vermutlich durch die Aktivierung von Enzymen, die die Mukopolysaccharide spalten. Außerdem erhöhen sie die ziliäre Aktivität. Ambroxol aktiviert darüber hinaus die Bildung des Surfactant-Flüssigkeitsfilms auf der Oberfläche der Bronchialepithelien.

Typische unerwünschte Wirkungen dieser beiden Substanzen sind Magen-Darm-Unverträg-

lichkeiten, die allerdings selten und nur bei Ulkuspatienten von Bedeutung sind. Die Anwendung erfolgt vornehmlich oral. Eine inhalative und intravenöse Gabe ist möglich.

N-Acetylcystein und **Mesna** reduzieren die Viskosität des sezernierten Bronchialsekrets durch Spaltung von Disulfidbrücken. Der Wirkungsmechanismus ist allerdings nicht unumstritten. Dies gilt auch für die eher sekretmodulierende Wirkung von **Carbocistein**.

Neben unangenehmem Geruch und Geschmack können die Substanzen zu gastrointestinalen Reizungen führen.

Bei inhalativer Applikation kann vor allem Mesna bei empfindlichen Patienten Bronchospasmen auslösen. Dieses Therapeutikum sollte deshalb für den intensivmedizinischen Pflegebereich reserviert bleiben. Dort kann es als Aerosol mit Ultraschallvernebler oder als Instillat durch eine endotracheale Sonde oder Tracheotomiekanüle verabreicht werden.

In Tab. 13.5 sind die Substanzen, ihre Dosierung und die Kontraindikationen im Überblick dargestellt.

Tab. 13.5   Chemisch definierte Therapeutika – Handelspräparate (Auswahl)

Substanz	Handelspräparate	Dosierung oral für Erwachsene[1]	Kontraindikationen
Bromhexin	Bisolvon Bromhexin-ratiopharm Aparsonin N	3× 8–16 mg/Tag	Schwere Niereninsuffizienz, Schwangerschaft, Stillperiode
Ambroxol	Mucosolvan Sigabroxol Ambroxol-ratiopharm Bronchopront Ambril	2–3× 30 mg/Tag (initial 3× 30 mg, später 2× 30 mg)	Schwere Niereninsuffizienz, strenge Indikationsstellung im 1. Trimenon und in der Stillperiode
Acetylcystein	Fluimucil ACC NAC-ratiopharm Siran Bisolvon NAC Acemuc	3× 100–200 mg/Tag	Säuglinge und Kleinkinder unter 1 Jahr, strenge Indikationsstellung in Schwangerschaft und Stillperiode
Carbocistein	Transbronchin Mucopront Sedotussin muco	3× 750 mg/Tag	Säuglinge und Kleinkinder unter 1 Jahr, akute Magen-Darm-Ulzera, Schwangerschaft und Stillperiode, strenge Indikationsstellung bei Magen-Darm-Ulzera in der Anamnese
Mesna	Mistabronco Uromitexan[2]	nur lokal (Intensivmedizin): 1–2× 600 mg/Sitzung 1–4×/Tag	Asthma ohne Schleimansammlung, Status asthmaticus, extreme Schwäche, die Abhusten oder Expektoration unmöglich macht

[1] Die komplexen Dosierungsschemata für Kinder sind Harnack u. Janssen (1998) zu entnehmen
[2] Zur Prophylaxe der Urotoxizität von Zystostatika des Lost-Typs

Sekretolytika

Ammoniumchlorid (Salmiak, NH_4Cl) wirkt indirekt und nach Resorption auch direkt stimulierend auf die Bronchialsekretion. Zusammen mit Süßholzextrakt ist es bewährter Bestandteil der Mixtura solvens (s. Tab. 13.**8**, S. 255) und der Salmiakpastillen.

Bei einer täglichen Dosis von 1 bis 2 g (oral) kann es zu Magen-Darm-Reizungen und metabolischer Azidose kommen. Leber- und Niereninsuffizienz sind Kontraindikationen.

13.4.5 Rezepte und Anwendungen

Teerezepte

Tee-Zusammenstellungen aus den oben genannten Heilpflanzen können – und das ist einer der großen Vorteile der Phytotherapie – nach persönlichen Vorlieben und Bedürfnissen „komponiert" werden.

PRAXIS-TIPP Optimal bei der Zusammenstellung von Tees ist eine Mischung aus sekretolytischen, schleimhaltigen und krampflösenden Pflanzen. ■

Ein Geschmackskorrigens, das zudem noch eine ergänzende Eigenwirkung hat (wie z. B. Fenchel oder Anis), macht das Teetrinken auch zu einem Genuss und trägt so sicher auf psychosomatischer Ebene zum Heilerfolg bei. Gleiches gilt für – in den folgenden Rezepten (Tab. 13.**6**) nicht enthaltene – Schmuckdrogen (z. B. Kornblumen- oder Hibiskusblüten).

Die Rezept-Zusammenstellungen stammen aus bewährten Anwendungen. Sie werden alle nach dem gleichen Muster zubereitet: 1 Esslöffel der Teemischung mit 150 ml kochendem Wasser übergießen, 10 Minuten ziehen lassen und dann abseihen. Als geeignete Dosis gilt 2- bis 3-mal täglich 1 Tasse.

Inhalationen

Inhalationen von Gemischen ätherischer Öle sind in der Erfahrungsmedizin bewährte therapeutische Maßnahmen bei katarrhalischen Erkrankungen der oberen und unteren Luftwege und Erkältungskrankheiten, insbesondere bei Schnupfen. Wie bereits erwähnt, sind sie allerdings nicht so wirksam wie gemeinhin angenommen. Tiefe Alveolarräume werden kaum erreicht. Einreibungen, Bäder oder Kapseln (z. B. Myrtenöl) sind effizienter, da die resorbierten Ölbestandteile abgeatmet werden und so alle Alveolarien erreichen.

Inhalationen bergen bei empfindlichen Patienten die Gefahr von bronchospastischen Reaktionen.

Tab. 13.**6** Beispiele für Teemischungen zur Behandlung von Atemwegserkrankungen

	Teerezept 1	Teerezept 2
	25 g Eibischwurzel 10 g Fenchelfrüchte 10 g Isländisches Moos 15 g Spitzwegerichkraut 10 g Süßholzwurzel 30 g Thymian	10 g Eibischwurzel 5 g Süßholzwurzel 5 g Huflattichblätter 5 g Veilchenwurzel 5 g Wollblumen 5 g Anisfrüchte
Anmerkungen		
	Teerezept 3	Teerezept 4
	20 g Thymian 10 g Primelwurzel 10 g Anisfrüchte 10 g Huflattichblätter 10 g Sonnentau	40 g Thymian 40 g Sonnentau 15 g Anisfrüchte 5 g Wollblumen
Anmerkungen		besonders geeignet bei Keuch- und Krampfhusten
	Teerezept 5	Teerezept 6
	20 g Huflattichblätter 10 g Wollblumen 10 g Isländisches Moos	50 g Isländisches Moos 50 g Thymian
Anmerkungen	herber, bitterer Geschmack	herber, bitterer Geschmack

Tab. 13.**7**   Beispiel für eine Öl- und Kräutermischung für die Inhalation

Inhalatio composita (nach Krause)	Kräuterdampfbad
1 g Pfefferminzöl	20 g Kamillenblüten
4 g Latschenkiefernöl	10 g Thymian
4 g Eukalyptusöl	10 g Salbeiblätter

Obstruktive Atemwegserkrankungen können als Kontraindikation gelten.

Zur Inhalation werden 0,5 bis 1 l Wasser aufgekocht, in eine Schüssel gegeben und nach 1 Minute einige Tropfen Ölmischung oder 1 gehäufter Esslöffel Kräutermischung (Tab. 13.**7**) dazu gegeben. Man inhaliert tief und langsam etwa 5 bis 10 Minuten lang. Das traditionelle Handtuch über dem Kopf ist nicht unbedingt notwendig.

Bewährte alte Rezepturen

Historische phytotherapeutische Rezepte bergen die Gefahr der kritiklosen Übernahme in die moderne Therapie. Hier muss angemessen sortiert und gefiltert werden, um – verbunden mit pharmakotherapeutischen Ansätzen – einen optimalen Heileffekt zu erzielen.

Die folgenden sechs Rezepturen (Tab. 13.**8**) sind geeignet bei allen Schleimhautreizungen im Mund- und Rachenraum und damit verbundenem Husten.

Als Kontraindikationen gelten bekannte Allergien gegen einzelne Bestandteile (z. B. Anis und Fenchel).

Tab. 13.**8**   Bewährte Rezepturen zur Behandlung von Atemwegserkrankungen

	Liquor pectoralis (nach Krause)	Maceratio Althaeae (nach Krause, besonders für Kinder geeignet)
Zutaten	30 g Eibisch-Sirup (Sirupus Althaeae)* 5 g Amoniak-Anis-Tropfen (Liquor Ammonii anisati)*	35 g Eibisch-Sirup* 35 g Spitzwegerich-Sirup*
Zubereitung Dosierung	mit destilliertem Wasser auf 200 g auffüllen zweistündl. 1 Essl. vor Gebrauch schütteln	mit Fenchelhonig auf 100 g auffüllen alle 2 Stunden 1 Teelöffel
Anmerkungen	besonders geeignet bei trockenem Husten	besonders geeignet bei trockenem Husten
	Süßholz-Kinderhustensaft	„Großmutters Hustensaft"
Zutaten	10 g Lakritz (Succus Liquiritiae)* 2 g Pomeranzen-Tinktur (Tinctura Aurantii)* 10 g Zucker-Sirup (Sirupus simplex)*	250 g Fichtensprossen 100 g frische Spitzwegerichblätter (in 2 cm lange Streifen geschnitten) 1 kg brauner Kandiszucker 1 l Wasser
Zubereitung	mit Ammoniak-Anis-Tropfen (Liquor Ammonii anisati)* auf 100 g auffüllen	alle Zutaten mischen, 30 Minuten kochen, abseihen, heiß in Flaschen füllen, gut verschließen und im Kühlschrank aufbewahren
Dosierung	bis zu 5× tägl. 1 Teel., in Milch gelöst, einnehmen	mehrmals tägl. 1 Teel.
	Mixtura solvens (nach Krause)	„Aromatisierter" Brechwurzelsirup
Zutaten	5 g Ammoniunchlorid 5 g Lakritz (Succus Liquiritiae)*	10 g Tinctura Ipecacuanhae DAB 9 mit eingestelltem Alkaloidgehalt* 1 g Tinctura Aurantii* oder Tinctura Aromatica*
Zubereitung Dosierung	mit destilliertem Wasser auf 200 g auffüllen zweistündlich 1 Essl.	mit Sirupus simplex* auf 100 g auffüllen ab dem 1. Lebensjahr bis 3× tägl. 1 Teel.
Anmerkungen		wirkt stark expektorierend, darf nicht überdosiert werden

* Diese Rezepturbestandteile können als fertige Zubereitungen aus der Apotheke bezogen werden

Pflanzliche Handelspräparate (Auswahl)

Im Folgenden ist eine beispielhafte Auswahl der zahlreichen phytotherapeutischen Fertigpräparate mit ihrer Zusammensetzung aufgelistet, differenziert nach Mono- (Tab. 13.**9**) und Kombinationspräparaten (Tab. 13.**10**).

Tab. 13.**9**   Zusammensetzung phytotherapeutischer Monopräparate

Pflanze	Handelspräparate
Thymian	Antussan Hustenlöser Hustensaft THYMIAN-ratiopharm Hustensaft Makatussin Saft zuckerfrei Tussamag Hustentropfen N
Eukalyptus	Bronchomed Exeu
Efeu	Bronchoforton Saft Hedelix
Eibisch	Eibisch Sirup
Fenchel	Fenchelsaft N mit Bienenhonig Stern Biene Fenchelhonig N
Spitzwegerich	Kneipp Hustensaft Spitzwegerich
Süßholz	Lakriment Neu Bronchial-Pastillen
Fichte	Santasapina V Sirup

Tab. 13.**10**   Zusammensetzung phytotherapeutischer Kombinationspräparate

Handelspräparat	Zusammensetzung
Präparate zum Einnehmen	
Bronchicum Elixier Plus	Thymian, Spitzwegerich, Primel
Bronchosyx N Kneipp Tannolsaft	Thymian, Efeu, Süßholz Thymian, Fichte, Latschenkiefer, Primel
Bronchoforton	Eukalyptus, Anis, Pfefferminze
Cefabronchin N	Thymian, Isländisches Moos, Seifenkraut, Bibernelle, Eukalyptus, Fenchel, Sternanis
Präparate zur äußerlichen Anwendung	
Wick VapoRub Erkältungssalbe	Levomenthol 2,82 %, Kampfer 5,46 %, Eukalyptusöl 1,35 %, Terpentinöl 4,71 %
Pinimenthol-N Salbe	Levomenthol 2,27 %, Eukalyptusöl 20 %, Kiefernnadelöl 17,78 %
Kneipp Erkältungs-Balsam N	Eukalyptusöl 8 %, Kiefernnadelöl 8 %, Rosmarinöl 8 %, Latschenkiefernöl 2 %, Thymianöl 1 %, Terpentinöl 1 %
Transpulmin Kinderbalsam S	Eukalyptusöl 10 %, Kiefernnadelöl 3 %

Literatur

Deutsches Arzneibuch, 9. Ausgabe 1986. Amtliche Ausgabe. Deutscher Apotheker Verlag, Stuttgart 1996

Fintelmann, V., Menßen, H.G., Siegers, C.-P.: Phytotherapie-Manual: pharmazeutischer, pharmakologischer und therapeutischer Standard, 2. Aufl. Hippokrates, Stuttgart 1993

Hackenthal, E.: Pharmaka mit Wirkung auf den Respirationstrakt. In Oberdisse, E., E. Hackenthal, K. Kuschinsky: Pharmakologie und Toxikologie. Springer, Heidelberg 1997

von Harnack, G.A., F. Janssen: Pädiatrische Dosistabellen, 12. Aufl. Wissenschaftliche Verlagsgesellschaft, Stuttgart 1998

Illes, P., V. Kaever, K. Resch: Analgetika und Antiphlogistika. In Forth, W., D. Henschler, W. Rummel, K. Starke: Allgemeine und spezielle Pharmakologie und Toxikologie, 7. Aufl. Spektrum, Oxford 1996

Krause, H.: Deutsche Rezeptformeln DRF. Duncker & Humblot, Berlin 1951

Laux, H., H.E. Laux: Schön und gesund durch heilende Kräuter. Franckh, Stuttgart 1984

Loew, D., M. Habs, H.D. Klimm, G. Trunzler: Phytopharmaka-Report. Steinkopff, Darmstadt 1998

Pahlow, M.: Meine Heilpflanzentees, 2. Aufl. Gräfe und Unzer, München 1986

Pahlow, M.: Das große Buch der Heilpflanzen, 3. Aufl. Gräfe und Unzer, München 1996

Palm, D., B. Lemmer: Erkrankungen der Atemwege. In Fülgraff, G., D. Palm: Pharmakotherapie: Klinische Pharmakologie, 10. Aufl. Gustav Fischer, Ulm 1997

Pfister-Hotz, G.: Ätherische Öle im Blickpunkt der therapeutischen Anwendung. Zeitschrift für Phytotherapie. 19 (1998) 152

Reuter, H.D.: Therapie mit Phytopharmaka: Pharmakologie, Indikationen, Dosierungen. Gustav Fischer, Lübeck 1997

Schilcher, H.: Phytotherapie in der Kinderheilkunde. Wissenschaftliche Verlagsgesellschaft, Stuttgart 1991

Schneider, D.: Arzneimittel-Kompendium. Springer, Berlin 1998

Uebleke, B.: Phytobalneologie. Zeitschrift für Phytotherapie. 17 (1996) 26

Wichtl, M.: Teedrogen und Phytopharmaka, 3. Aufl. Wissenschaftliche Verlagsgesellschaft, Stuttgart 1997

13.5   Gerätegestützte Atemtherapie

Markus Traub

Zusammenfassung

Durch den gezielten Einsatz der gerätegestützten Atemtherapie besteht die Möglichkeit, das Wohlbefinden von Patienten mit eingeschränkter Atemfunktion zu steigern, Beatmungsphasen zu verkürzen oder zu verhindern, medikamentöse Therapien zu begrenzen sowie gesundheitsförderndes Verhalten zu stärken.

Dieses Kapitel beschreibt die Kombination pflegerischer Maßnahmen zur Verbesserung der Atemleistung, pflegerische Komplementärtherapien und den unterstützenden Einsatz von Geräten in einem integrierten Pflegekonzept.

Das Konzept der gerätegestützten Atemtherapie entstand durch die langjährige Beschäftigung mit Patienten, die vom Beatmungsgerät entwöhnt wurden. Jede Pflegekraft im Intensivbereich weiß, dass Patienten mit guter Atemmechanik, einer gesunden Lunge und unter entsprechender Anleitung postoperative Beatmungsphasen schnell überwinden und relativ problemlos extubiert werden können. Patienten mit eingeschränkter Lungenfunktion und schlechter Atemmechanik erleben dagegen in der postoperativen Phase häufig langwierige Entwöhnungsphasen.

Der Grundgedanke des Konzeptes der gerätegestützten Atemtherapie ist eine frühzeitige, sinnvolle pflegerische Intervention zur Vermeidung oder signifikanten Verkürzung von Beatmungsphasen. Darüber hinaus hat sich in der Entwicklungs- und Erprobungsphase des Konzeptes gezeigt, dass die frühzeitige pflegerische Intervention bei konservativ behandelten, im Hinblick auf ihre Lungenfunktion akut gefährdeten Patienten ebenfalls zur Vermeidung intensivmedizinischer Behandlungen führt. Ferner wurde deutlich, dass im stationären Bereich der Einsatz der gerätegestützten Atemtherapie umfassende medikamentöse Therapien reduzieren oder ersetzen kann.

13.5.1   Das Konzept der gerätegestützten Atemtherapie

Das Konzept der gerätegestützten Atemtherapie ist eine pflegetherapeutische Maßnahme. Sie zielt auf die Förderung der Gesundheit und des Wohlbefindens des Patienten durch die Verbesserung der Ökonomie und Effektivität der Atemleistung.

Die Lebensaktivität atmen

Während der Erstellung einer Pflegeanamnese durch die Pflegekraft im stationären Bereich wird deutlich, welche Probleme ein Patient bezüglich der Lebensaktivität atmen hat. Diese Information wird in die Pflegeplanung aufgenommen. Entsprechend entwickeln Pflegekraft und Patient gemeinsam Pflegeziele.

Benötigt der Patient Unterstützung im Bereich der Lebensaktivität atmen, wird von den Pflegekräften durch atemstimulierende Einreibungen (s. 11.5, S. 139), manuelle Vibration (s. 13.3, S. 241) und Anleitung zur Vertiefung der Atmung und einer effektiveren Expektoration sowie dem Einsatz von Einweg-Atemtrainern auf eine Verbesserung des atmens hingearbeitet. Flankierend kann eine entsprechende physiotherapeutische Behandlung eingeleitet werden.

Wird deutlich, dass diese Maßnahmen unzureichend sind, kommt die gerätegestützte Atemtherapie zum Einsatz. Der Patient wird von Mitarbeitern der Atemtherapie über die Möglichkeit informiert und nach seiner Einwilligung in das pflegerische Therapiekonzept eingewiesen. Angewendet werden IPPB *(intermittent positive pressure breathing)*, CPAP *(continuous positive airway pressure)*, BiPAB *(bi-pressure airway breathing)*, MAB *(molekulare Atemgasbefeuchtung)* und bei Bedarf ein Jetter, jeweils in Kombination mit Bestandteilen aus der basalen Stimulation, der Kinästhetik, der Reflexzonenmassage (s. 12.4, S. 210), rhythmischen Einreibungen, geleiteten Visualisierungsübungen und Atemübungen nach Middendorf (1993).

Dieses pflegerische Therapiekonzept ist eingebettet in den Pflegeprozess und die Pflegeplanung und verwirklicht damit eine geplante, umfassende, systemische Pflege. Dem Konzept liegt das Pflegeverständnis von Roper et al. zugrunde. Die Lebensaktivität atmen wird im Kontext der Lebensspanne des Menschen, den in diesem Modell weiterbeschriebenen interdependenten Lebensaktivitäten, den Faktoren, die diese Lebensaktivitäten beeinflussen, und dem eingebundenen Abhängigkeits-Unabhängigkeits-Kontinuum gesehen. Diese Bausteine des Modells stehen in Bezug zur Individualität des Menschen und somit zur individualisierten Pflege.

Indikation und pflegerische Schwerpunkte der gerätegestützten Atemtherapie

Grundsätzlich ist die Behandlung eines Patienten Aufgabe eines interdisziplinären Teams. Das Sichten von Befunden, die Rücksprache mit dem Arzt und die Auskultation ist bei der Indikationsstellung für die gerätegestützte Atemtherapie von großer Bedeutung. Die Indikation für den Einsatz des therapeutischen Pflegekonzeptes der gerätegestützten Atemtherapie leitet sich aus der Pflegeanamnese, Beobachtungen zur Evaluation eingeleiteter Pflegemaßnahmen und diagnostischen Befunden ab. Pflegeressourcen, -probleme und -ziele werden, so weit dies möglich ist, mit dem Patienten abgesprochen. Die Problemstellungen im Bereich der Lebensaktivität atmen werden als Pflegephänomene in Form der folgenden Pflegediagnosen erfasst (Doenges u. Moorhouse 1994).

Ungenügender Atemvorgang

Ein ungenügender Atemvorgang bezeichnet den Zustand, bei dem der Inspirations- und/oder Exspirationsvorgang eines Menschen zu einer ungenügenden Füllung oder Entleerung der Lunge führt.

Dabei sind folgende Pflegeprioritäten zu beachten:

- die Überprüfung der Ursachen und Bewältigungsstrategien,
- die Einübung von bewusster Kontrolle der Atemfrequenz,

- die Optimierung der Körperhaltung und Vermittlung eines wirksamen Einsatzes der Atemhilfsmuskulatur,
- die Durchführung von Atemübungen,
- die Vermittlung kräftesparender Techniken und die zeitliche Einteilung von Aktivitäten,
- die korrekte Anleitung zur Nutzung der Geräte zur Atemtherapie,
- eine gesundheitsfördernde Beratung,
- die Erklärung der Atemfunktion und des Zusammenhanges mit dem Rauchen,
- die Ermittlung der Ressourcen des Patienten und die Integration in die Pflegeplanung.

Gestörte Reaktion bei der Entwöhnung vom Respirator

Hierbei handelt es sich um einen Zustand, bei dem sich der Patient nicht an das erniedrigte Leistungsniveau der künstlichen Beatmung anpassen kann. Dadurch wird der Entwöhnungsprozess gestört und hinausgezögert.

Diese Pflegediagnose verlangt als Pflegeprioritäten:

- das Erkennen der ursächlichen Faktoren und das Ausmaß der Störungen,
- das Ermitteln von körperlichen Faktoren, die mit der Entwöhnung zusammenhängen, z. B. Fieber, Schmerz, Ermüdung,
- das Feststellen der psychischen Disposition zu Angstgefühlen beziehungsweise das Vorhandensein und Ausmaß der Angst,
- die Förderung des Verständnisses des Patienten für den Entwöhnungsvorgang.

Unzureichendes Freihalten der Atemwege

Dies bedeutet, dass der Austausch von Sauerstoff und Kohlendioxid zwischen den Alveolen und dem Gefäßsystem vermindert ist.

Das erfordert folgende Pflegeprioritäten:

- das Ermitteln der ursächlichen und begünstigenden Faktoren,
- das Beobachten der Atemfrequenz und Atemtiefe,
- das Erklären des Einsatzes der Atemhilfsmuskulatur,
- die Kontrolle der Vitalzeichen und Auskultation der Lunge,
- das Beachten der Aktivitätstoleranz,
- das Stärken des Selbstwertgefühls und Beachten des Körperbildes des Patienten,
- das Anleiten und Durchführen von Atemübungen,
- das Anleiten zu Übungen zum Abhusten,

- das Erklären und Üben der Anwendung der Geräte zur Atemtherapie,
- eine angemessene Lagerung,
- das Sorgen für eine ruhige Umgebung,
- das Achten auf eine ausreichende Frischluftzufuhr,
- das Vermitteln von Entspannungstechniken und die gezielte Anwendung pflegerischer Komplementärtherapien,
- das Erkennen der Ressourcen des Patienten und ihre Integration in die Pflege.

Veränderung des Gesundheitsverhaltens

Hiermit ist gemeint zu erkennen, ob der Patient fähig ist, seine Gesundheit zu erhalten, und ob er weiß, wann er Hilfe beanspruchen muss. Die Pflegeprioritäten sind hier:
- die Ermittlung der Ressourcen des Patienten,
- Gesundheitsberatung und Aufklärung,
- die Durchführung von Übungen mit dem Patienten, um gesundheitsfördernde Verhaltensweisen zu stärken.

13.5.2 Eingesetzte Gerätestrategien

Intermittent positive pressure breathing (IPPB)

Der Einsatz von IPPB ist auf die speziellen Bedürfnisse des Patienten abgestimmt. Wesentliche Merkmale des IPPB-Gerätes sind:
- variabler Trigger
- variable Druckunterstützung
- variabler Flow
- kein Plateau
- variabler exspiratorischer Widerstand
- regulierbarer integrierter Vernebler
- kompatibles Einwegschlauchsystem

Der variable Trigger ermöglicht eine genaue Abstimmung des Gerätes auf das Atemverhalten und die Atemleistung des Patienten. Der variable Trigger und die Druckunterstützung sind Kern jeder Beamtungsentwöhnung. Der variable Flow dient der Regulierung der Inspirationszeit. Ein Plateau, also einem bestimmten Druck am Ende der Inspirationsphase, in das Gerät zu integrieren, erscheint nicht sinnvoll, da spontan atmende Patienten die Zeitdauer zwischen dem Ende der Inspiration und dem Anfang der Exspiration selbst bestimmen sollen.
Der variable exspiratorische Widerstand zielt auf die Kräftigung der Exspiration und die Förderung des Abhustens. Er ist bei Asthmatikern, Rauchern und Emphysematikern unverzichtbar. Die Kräfti-

gung des Expektoration und des daraus resultierenden verbesserten Abhustens erweist sich als sehr effektiv.
Der Einsatz des Gerätes mit exspiratorischem Widerstand ergibt eine bessere Bauchatmung und darüber hinaus zeigt sich, dass die Vitalkapazität nach wenigen Tagen kontinuierlichen Trainings deutlich zunimmt. Die Bauchatmung ist deshalb unverzichtbar, weil der Großteil des Atemvolumens durch die Zwerchfellbewegung zustande kommt.

Continuous positive airway pressure (CPAP) oder bi-pressure airway breathing (BiPAB)

CPAP
Verfahrensprinzip der Beatmung mit druckunterstützter Inspiration und Exspiration gegen einen positiven und exspiratorischen Druck (PEEP) als assistierte Spontanatmung. Durch CPAP-Atmung wird die funktionelle Residualkapazität und damit der arterielle Sauerstoffpartialdruck erhöht.

Molekularer Atemgasbefeuchter (MAB)

Dieses Gerät feuchtet die Atemluft zusätzlich an. Durch die Erwärmung von sterilem Wasser oder NaCl 0,9 % auf 37 °C speichert die Atemluft, die durch diesen Wasserbehälter geleitet wird, eine maximale Menge an Feuchtigkeit. Die Atemgasbefeuchtung dient der Anfeuchtung trockener Schleimhäute und der Sekretlösung.

Jetter

Das Prinzip des Jetters besteht in der Erzeugung eines pulsierenden Gasflows mit einer Frequenz von etwa 500 Schwingungen pro Minute. Diese sehr kurzen, schnellen Luftstöße des Gerätes (intrapulmonale Perkussion) werden durch ein, zur Atmosphäre hin offenes Mundstück zugeführt. Der Gasfluss der Impulse ist mengenmäßig sehr klein, er liegt bei ca. 5 bis 18 l pro Minute.
In das Gerät integriert ist ein variabel einzustellender Vernebler. Durch die Anwendung löst sich der Schleim in den Atemwegen und er kann leichter abgehustet werden.

13.5.3 Umsetzung der gerätegestützten Atemtherapie in die Pflegepraxis

Wie oben ausgeführt, ergeben sich aus der Pflegeanamnese erste Pflegeziele und Pflegemaßnahmen. Steht die Lebensaktivität atmen im Vordergrund pflegerischer Aufmerksamkeit, werden nach Absprache mit dem Patients Atemübungen, physikalische Therapie und Einweg-Atemtrainer eingesetzt. Stellt sich bei der Überprüfung der Maßnahmen heraus, dass diese Ansätze nicht ausreichen, kommt die gerätegestützte Atemtherapie zum Einsatz. Gemäß einer umfassenden, systematischen, geplanten, individuellen Pflege wird der Geräteeinsatz mit geeigneten Bestandteilen der Komplementärtherapien sowie Atem- und Entspannungsübungen verbunden. Die daraus resultierende Verbesserung der Atemmechanik und Atemleistung führt zu einer hohen Akzeptanz der Maßnahme. Stellt sich während der Erhebung der Pflegeanamnese oder zu einem späteren Zeitpunkt heraus, dass die Lebensaktivität atmen besonderer pflegerischer Aufmerksamkeit bedarf, können Pflegekräfte zur Fokusierung der Problematik eine Checkliste anwenden. Diese enthält Beispiele für das Erkennen von Pflegephänomenen, die Identifikation von Pflegeproblemen und mögliche Maßnahmen, wobei die aufgeführten Punkte lediglich als Gedankenstütze dienen und beliebig variiert werden können, um eine individuelle Pflegeplanung zu ermöglichen.

Pflegerelevante Faktoren zur Beschreibung des atmens

Die folgenden Punkte sollen alle relevanten Faktoren im Hinblick auf das Atemgeschehen eines Patienten möglichst umfassend erfassen:
- Atmung in Bezug auf:
  - Allgemeinzustand
  - Alter
  - Gewicht
  - Vitalzeichen
  - Aktivitätsstatus
  - Körperhaltung
  - emotionaler Zustand
  - Farbe der Haut, der Nägel und der Schleimhäute

- Art der Atmung:
  - Frequenz
  - Tiefe
  - Rhythmus
  - Atemgeräusch
  - Atemmuster (Bauch-/Brustatmung)
  - Einsatz der Atemhilfsmuskulatur
  - Ökonomie der Atmung

- Atmungseinschränkungen:
  - bei Inspiration oder Expiration
  - in Ruhe oder bei Belastung

- Husten:
  - akut, chronisch, rezidivierend
  - produktiv, unproduktiv
  - situationsabhängig

- Sputum:
  - Menge
  - Farbe
  - Geruch

- Rauchgewohnheiten:
  - Rauchen von Zigaretten, Zigarren, Pfeife
  - Grund des Rauchens
  - Wunsch, das Rauchen einzustellen oder weiter zu rauchen
  - Bezug zur gegenwärtigen Situation aus Sicht des Patienten
  - Wissen über die Auswirkungen des Rauchens

- Kontakt mit Luftverunreinigungen und Wissen darüber:
  - zu Hause
  - am Arbeitsplatz

Pflegeprobleme und Ressourcen des Patienten

Um wirkungsvolle Maßnahmen treffen zu können, müssen zunächst die Probleme der Patienten in Bezug zum atmen und seine Ressourcen erfasst werden. Dazu dienen die folgenden Stichpunkte, die keinen Anspruch auf Vollständigkeit erheben:
- Verschleimung des oberen Atemtraktes
- Menge des Auswurfes, zäher Schleim
- Bronchospasmen
- Dyspnoe oder Orthopnoe
- Beeinflussung anderer Lebensaktivitäten
- Verlegung der Atemwege
- Stridor
- Sauerstoffmangel
- mechanische Atemfunktionsstörungen
- Atemversagen
- Allergien
- Schmerz
- Angst

- künstlicher Atemweg, Tracheostomie
- Beatmungsgerät
- Unfähigkeit, das Rauchen aufzugeben
- Ressourcen des Patienten

Maßnahmen zur Pflegekonzepterstellung

Zu den möglichen Maßnahmen bei Atemwegsproblemen gehören:
- die Einleitung von Maßnahmen zur Dyspnoe- und Orthopnoebewältigung,
- die Verabreichung von Sauerstoff,
- das Absaugen,
- die Tracheostomapflege,
- die Hilfestellung bei der Expektoration,
- das Auffangen von Ängsten,
- rhythmische Einreibungen, Interkostalausstreichungen oder atemstimulierende Einreibungen,
- die Korrektur der Körperhaltung,
- das Vermitteln und Unterstützen von Atemübungen,
- die Schmerztherapie,
- die Reflexzonenmassage,
- die geleitete Visualisierung,
- das Lüften des Zimmers und die Regulation der Zimmertemperatur,
- das Einbeziehen der Angehörigen (wenn dies sinnvoll ist),
- die pflegerische Beratung und
- die medikamentöse Therapie nach Anordnung.

Diese Auflistungen sind *eine* Möglichkeit, die Lebensaktivität atmen gemäß Roper et al. (1993) in ihrer Breite darzustellen. Die Schritte des Pflegeprozesses – das Wahrnehmen von Pflegephänomenen, die Definition von Problemstellungen und Ressourcen bis hin zur Einleitung begründbarer Maßnahmen im Sinne eines Pflegekonzeptes – werden hier transparent.

13.5.4 Ein Beispiel aus der Praxis

Die erste Begegnung mit dem Patienten einer kardiochirurgischen Station ergab folgendes Bild:
Ein 60-jähriger, kurzatmiger, zyanostischer Mann saß im Bett. Er atmete schwer und wurde immer wieder von Hustenanfällen geschüttelt. Mit jeder Hustenattacke expektorierte der Patient unter Schwierigkeiten erhebliche Mengen weißlichen Sputums. Unter großer Anstrengung erklärte der Patient, dass er zur Bypass-Operation gekommen sei und auch einen Aor-

tenklappenersatz benötige. Er habe in letzter Zeit häufig „Probleme mit der Luft".
Nach Sichtung der Pflegedokumentation und der Patientenunterlagen stellte sich heraus, dass der Patient seit langen Jahren starker Raucher war und mittlerweile eine chronische Bronchitis und ein Lungenemphysem entwickelt hatte. Zum gegenwärtigen Zeitpunkt ließ sich aufgrund der Auskultation auf eine Hypersekretion und eine Bronchospastik schließen. Die Blutgasanalyse ergab schlechte Sauerstoffwerte.
Nach dem Erfassen des Pflegephänomens und der Ressourcen wurde eine Pflegeplanung mit besonderem Augenmerk auf die Lebensaktivität atmen erstellt. Neben dem Ausstreichen der Interkostalräume und einer rhythmischen Einreibung leitete der Pflegeexperte den Patienten an zu visualisieren. Die Vorstellungskräfte des Patienten können zur Reduktion von Ängsten und Stress eingesetzt werden. Ferner kamen IPPB und BiPAB zum Einsatz. Die Bedeutung und Anwendung der Geräte wurde erklärt und mit dem Patienten geübt, der Rhythmus der gerätegestützten Atemübungen seinen Rauchgewohnheiten angepasst. Somit wurde die Inhalation von „krank machendem" Rauch durch die Inhalation von „gesundem" Inhalt ersetzt. Neben der Aufklärung über die Auswirkungen des Rauchens auf den Organismus wurde damit gleichzeitig auch eine Fortsetzung von persönlicher Routine unter neuen Vorzeichen eingeleitet. Die Atemleistung verbesserte sich innerhalb von zwei Tagen erheblich. Der Patient konnte freier atmen und gut abhusten und wurde auf die postoperative Beatmung und das Entwöhnen gründlich vorbereitet.
Nach dem Eingriff konnte der Patient trotz seiner eingeschränkten Atemleistung am ersten postoperativen Tag extubiert werden. Sobald der Patient wach und orientiert war, wendete er die erlernten Atemtechniken an. Nach seiner Aussage fand er es ganz toll, so schnell von dem Gerät wegzukommen und war sehr stolz auf die Eigenleistung, die zu diesem Resultat führte.
Mit großem Engagement wendete er in der postoperativen Phase sowohl die Atem- und Visualisierungstechniken als auch die ständig auf die jeweiligen Bedürfnisse des Patienten ausgerichtete apparative Unterstützung an. Anzumerken bleibt, dass die Pflegekräfte der Station diese Maßnahmen entsprechend ihres Qualifikationsstandes umfassend unterstützten und in die Pflegeplanung einbezogen.
Dieses Beispiel ist eine Skizze und soll nur einen Einblick gewähren, wie der Behandlungs- und

Pflegeprozess eines Patienten durch die gerätegestützte Atemtherapie nachhaltig positiv beeinflusst werden kann. Neben der hohen Zufriedenheit des Patienten darf auch der ökonomische Faktor nicht unterschätzt werden. Die Ersparnisse in diesem Fall können zwar nicht genau beziffert werden; möglich gewesen wäre allerdings eine längere Verweildauer im Intensivbereich und eine umfassende Antibiotikatherapie. Die Anwendung der gerätegestützten Atemtherapie wird in der Pflegedokumentation festgehalten und fließt in den Pflegeprozess ein. Das Konzept kann nur wirkungsvoll sein, wenn alle diese pflegerische Intervention unterstützen.

13.5.5 Evaluation

Während der Entwicklungsphase dieses Pflegekonzeptes hat sich gezeigt, dass die gerätegestützte Atemtherapie die Verweildauer verkürzt, die Komplikationsrate bei der Entwöhnung von Beatmungsgeräten senkt, die Gabe von Antibiotika und anderen Medikamenten reduziert und das Wohlbefinden des Patienten steigert.

Vor allem aber ist das Empowerment des Patienten zu erwähnen. Die Erfahrung, wie gezieltes Atemtraining zum einen die Auswirkungen von Behandlungsmaßnahmen (z. B. Operationen) beeinflusst und zum anderen das eigene Wohlbefinden merklich steigert, ermutigt den Patienten, durch gezieltes Verhalten auf die eigene Gesundheit positiv einzuwirken. Eindeutig erhöht dies die Compliance.

Um die Dokumentation der positiven Auswirkungen dieses Pflegekonzeptes zu ermöglichen, wurde zunächst ein Evaluationsbogen entwickelt, der folgende Fragen enthält:

1. Welche Indikation für die Anwendung der gerätegestützten Atemtherapie ist gegeben?
2. Wird die Atemtherapie in die Pflegeplanung des Patienten integriert?
3. Welchen Einfluss hat die Anwendung dieses Konzeptes auf die medizinische Therapie?
4. Ist der Patient aufgeklärt worden und versteht er die Maßnahme?
5. Gibt es Atemfrequenzveränderungen vor und nach der Behandlung?
6. Gibt es Veränderungen des Atemminutenvolumens (Spirometrie)?
7. Fühlt sich der Patient nach der Atemtherapie wohler als zuvor?
8. Hat sich der Patient entspannt?
9. Sonstige Anmerkungen

13.5.6 Ausblick

Das pflegerische Konzept der gerätegestützten Atemtherapie wurde in der Pflegepraxis auf einer operativen Intensivstation entwickelt. Die bisher üblichen Entwöhnungsmethoden vom Beatmungsgerät erschienen aus pflegerischer Sicht wenig dazu geeignet, eine patienten- und dienstleistungsorientierte Behandlung und Pflege umzusetzen. Nach ersten Versuchen einer gezielten pflegerischen Intervention mittels der genannten Geräte in Kombination mit Komplementärtherapien in Anbindung an das Pflegemodell von Roper et al. (1993) entwickelten sich die grundlegenden Gedanken schnell zu einem umfassenderen, über die Grenzen der Intensivstation hinausreichenden pflegetherapeutischen Konzept.

Eine pflegewissenschaftliche Studie hinsichtlich einer genaueren Dokumentation der Wirkung des Konzeptes auf das Befinden der Patienten sowie eine klarere Fassung des Konzeptes unter pflegewissenschaftlichen Gesichtspunkten steht noch aus. Angemessene qualitative und quantitative Instrumente müssen noch entwickelt werden. Zur Zeit wird eine erste Untersuchung des Konzeptes der gerätegestützten Atemtherapie vorbereitet.

Literatur

Bienstein, C., A. Fröhlich: Basale Stimulation in der Pflege. Verlag Selbstbestimmtes Leben, Düsseldorf 1991

Deutsches Arzneibuch, 9. Ausgabe 1986. Amtliche Ausgabe. Deutscher Apotheker Verlag, Stuttgart 1996

Doenges, M.., M.F. Moorhouse: Pflegediagnosen und Maßnahmen. Huber, Bern 1994

Heide, U. von der: Die Rhythmische Einreibung. In Heine, R.,F. Bay: Pflege als Gestaltungsaufgabe. Hippokrates, Stuttgart 1995

Middendorf, I.: Der Erfahrbare Atem – eine Atemlehre, 8. Aufl. Junfermann, Paderborn 1993

Roper, N., W. Logan, A. Thierney: Die Elemente der Krankenpflege, 4. überarb. Aufl. Recom, Basel 1993

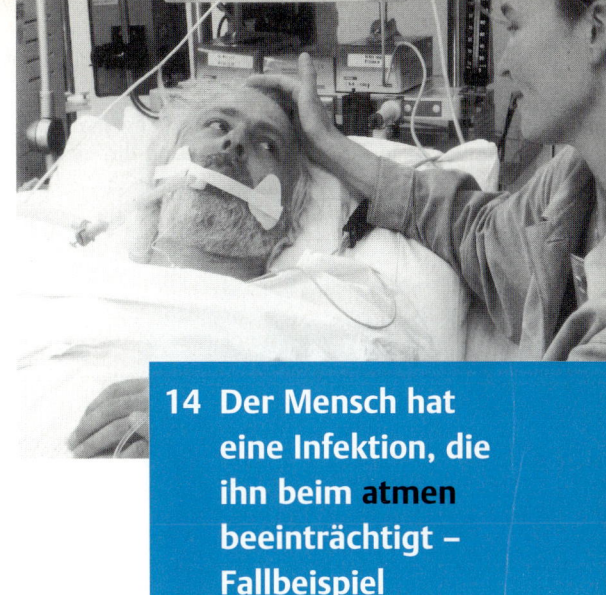

Gerhard Schröder

„Mein Name ist Karl, ich bin 35 Jahre alt und werde an Aids sterben. HIV-infiziert habe ich mich vor einigen Jahren. Wo ich mich angesteckt habe, weiß ich nicht genau, es ist für mein weiteres Leben auch nicht ausschlaggebend. Meine Infektion verlief extrem schnell:
Im Frühjahr 1998 bemerkte ich eine Lymphknotenschwellung am Hals. Im Juni sah ich ein Kaposi-Sarkom am linken Fuß – gleichzeitig wurde festgestellt: HIV-positiv und ‚Aidskrank'. Dadurch hatte ich die medizinische Gewissheit, dass ich an Aids sterben werde. Ende Juli 1998 traten mehrere Kaposi-Sarkome im Gesicht und am Körper auf. Bei jeder kleinsten Belastung hatte ich Luftnot. Am 14. August nahm die Atemnot zu, ich wurde ins Krankenhaus eingeliefert. Jetzt war auch noch mein linkes Bein geschwollen (Lymphödem) und ich hatte über 38 °C Fieber. In den nächsten drei Wochen verlor ich 5 kg Gewicht. Meine Leber und Milz vergrößerten sich und im Mund machte sich ein Pilz ans Werk. Mein Freund musste mir inzwischen bei der Körperpflege helfen, weil ich bei jeder körperlichen Anstrengung Luftnot bekam. Ich bin froh, dass mein Freund Peter jetzt bei mir sein kann. Ende August entwickelte sich ein Lungenerguss, der im September punktiert wurde. Die Luftnot verlässt mich nicht: Auch in Ruhe habe ich das grausame Gefühl zu ersticken. Drei Wochen später gaben meine Nieren auf. Überall im Körper sammelte sich Wasser an. Ich sehe aus wie ein alter Mann."
Danach kann Karl nicht mehr selber berichten, weil er kaum noch sprechen kann. Er reagiert nur noch auf Ansprache, schläft viel und kann nicht mehr aufstehen. Er hat Angst, dass er das Bett einnässen könnte und will deshalb immer wieder auf den Nachtstuhl. Sein Freund Peter bleibt auch in der Nacht bei ihm. Karl hat eine Pneumocystis-carinii-Pneumonie und ein Kaposi-Sarkom an der Lunge. Durch die Vergrößerung des Kaposi-Sarkoms kann Karl immer schlechter **atmen**. Jetzt bekommt der 35-jährige einen Blasendauerkatheter, eine Sauerstoffsonde und ist bettlägerig; er hat die letzten Kontrollen über seinen Körper „abgegeben".
Anfang Oktober verbringt Karl wieder eine Nacht ohne Atembeschwerden. Ab dem 10. Oktober tritt eine dramatische Verschlechterung ein, sein Freund bleibt bei ihm und versucht, ihm zu helfen: Er wäscht ihn, wischt ihm den Po ab und zeigt ihm, dass er ihn liebt.
In der Nacht vom 10. auf den 11. Oktober bekommt Karl einen Atemstillstand. Sein Herz hört auf zu schlagen. Die Schwester vom Nachtdienst nimmt an, er sei tot. Der Freund bricht in tiefe Trauer aus und schreit immer wieder: „Karl! Karl, du darfst nicht sterben!" Plötzlich fängt Karl wieder an zu **atmen**. Morgens berichtet er uns, er sei bereits in einem Tal gewesen, er sei tot gewesen, aber er durfte ja noch nicht sterben. Tagsüber wird Karl versorgt so weit es sein Zustand noch ermöglicht. Peter versorgt liebevoll seinen Lebenspartner: Er wischt ihm den Mund mit feuchten Wattestäbchen aus und wischt ihm den Schweiß von der Stirn. Karl, inzwischen in einer Schnappatmung mit verdrehten Augen, und nicht mehr fähig, sich verbal

zu äußern, hat immer einen sehr entspannten Gesichtsausdruck, wenn der Freund ihn im Arm hält.

Dann, als Karl am 11. Oktober um 11.44 Uhr aufhört zu atmen, hält Peter ihn fest in seinem Arm.

14.1 HIV-Infektion und atmen

Gerhard Schröder

Zusammenfassung

Die Beeinträchtigungen des atmens bei HIV-Patienten sind auch fast 20 Jahre nach der Entdeckung des Immundefektsyndroms immer noch häufig. In diesem Kapitel wird die Pneumocystis-carinii-Pneumonie als exemplarische Erkrankung vorgestellt. Zwar endet diese Erkrankung statt in ehemals 80 % aller Fälle nur noch in 10 % tödlich, dennoch besteht die Gefahr, dass die Pneumocystis-carinii-Pneumonie zu spät erkannt wird, da die Leitsymptome trockener Husten, Belastungsdyspnoe und Fieber mit einer Bronchitis verwechselt werden können. Die Therapie muss allerdings möglichst früh beginnen, weil die Erkrankung ab einem relativ frühen Zeitpunkt therapieresistent ist. Neben der medikamentösen Therapie sind pflegerische Maßnahmen wie Atemunterstützung, Hustenerleichterung, Verhinderung des Hustenreizes und allgemeine unterstützende Maßnahmen wichtig.

14.1.1 Medizinische Fakten

Die Prophylaxe der PCP bei Patienten mit unter 200 CD-4-Zellen im But hat dazu geführt, dass nur noch bei 10 % dieser Patienten eine PCP auftritt.

Der Erreger

Pneumocystis carinii kommt weltweit und überall (ubiquitär) vor. Die Gattungszuordnung ist nicht eindeutig, aber er wird eher den Pilzen zugerechnet. Nach den ersten Erfahrungen mit dieser Erkrankung weiß man, dass die meisten Menschen diesen Erreger in sich tragen. Erst die Immunschwäche gibt ihm die Gelegenheit (Opportunismus) eine Infektion auszubilden. Deshalb ist die Isolierung von Patienten mit Pneumocystis-carinii-Pneumonie höchstens als Schutz vor anderen Krankenhauserregern zu sehen. Die Pneumocystitis-carinii-Pneumonie bringt der Patient bereits mit.

Im Spätstadium der HIV-Infektion kommt es zunächst zum Eindringen und dann zur Vermehrung der Pneumocysten im Alveolarraum. Dabei degenerieren die Alveolarepithelzellen und werden durchlässiger. Schließlich tritt Flüssigkeit in den Alveolarraum aus und der Surfactant-Faktor nimmt ab. Daraus resultieren Hypoxie und respiratorische Insuffizienz, die unbehandelt zum Tode führen.

Symptome und Diagnostik der Pneumocystis-carinii-Pneumonie

Typisch für die Pneumocystis-carinii-Pneumonie ist die Trias:
- trockener (unproduktiver) Husten,
- hohes Fieber,
- Belastungsdyspnoe.

Die Missdeutung der Erkrankung als schwere Bronchitis bei nicht bekannten Laborwerten ist anhand der Symptome verständlich. Zur *bakteriellen Pneumonie* grenzt sich die Pneumocystis-carinii-Pneumonie im Verlauf ab: sie hat im Gegensatz zu der durch Bakterien verursachten Lungenentzündung eine langsam zunehmende Symptomatik, die erst nach 2 bis 3 Wochen kritische Symptome erreicht.

Der relativ frühe „point of no return", das heißt, dass ab einem bestimmten Spätstadium jede Therapie erfolglos ist, macht jeden Verdacht auf eine Pneumocystis-carinii-Pneumonie sofort behandlungspflichtig.

Neben dem klinischen Befund wird bei der Aufnahme des Patienten sofort eine Röntgenübersicht der Lunge angefertigt. Sollte sich dadurch der Verdacht erhärten, muss sofort mit der medikamentösen Therapie begonnen werden. Möglichst bald sollte ein Erregernachweis durch Sputumuntersuchungen oder eine Computertomographie (CT) des Thorax angefertigt werden. Eine stationäre Aufnahme muss bei schweren Verläufen oder bei fehlender Mitarbeit des Patienten erfolgen.

Therapie

Die medikamentöse Therapie dauert 21 Tage. Weil es in den ersten Tagen der Behandlung zu einer Verschlechterung des Zustandes kommen kann, ist die Aufklärung des Patienten hierüber besonders wichtig. Nach ungefähr einer Woche sollten jedoch Besserungen erkennbar sein.

Bei leichteren Pneumocystis-carinii-Pneumonien wird zunächst mit einer oralen Therapie begonnen. Bei einer Verschlechterung oder Therapieresistenz sollte nach einer Woche auf intravenöse Therapie umgestellt werden.

Cotrimoxazol (Bactrim forte) ist inzwischen zum Therapiestandard geworden. Erst als zweite Wahl wird Pentamidin (Pentacarinat) benutzt, wobei dies in der Regel intravenös verabreicht wird.

Heute können durch eine frühzeitige Therapie fast 90 % aller Pneumocystis-cariniii-Pneumonien geheilt werden, wenngleich jede abgelaufene Erkrankung pathologische Umbauveränderungen der Lunge hinterlässt.

Der Pneumocystis-carinii-Pneumonie sollte heute durch eine frühzeitige **Prophylaxe** vorgebeugt werden, die bei weniger als 200 CD-4-Zellen im Blut beginnt. Dadurch konnte der Ausbruch der Erkrankung auf nur 10 % gesenkt werden. Der Patient nimmt hierzu täglich 1 Tablette Cotrimoxazol (480 mg) ein. Alternativ können auch 3 forte-Tabletten (960 mg) pro Woche angeboten werden. Nur bei Unverträglichkeit – schwere Leukopenien und allergische Hautreaktionen sind als Nebenwirkungen möglich –, muss auf Pentamidin-Inhalationen zurückgegriffen werden. Pentamidin gilt als die Prophylaxe mit den geringsten Nebenwirkungen. Allerdings sollte Pentamidin nicht routinemäßig verwendet werden, wenn der Patient weitere Lungeninfektionen oder ein Kaposi-Sarkom der Lunge aufweist. In diesen Fällen wäre eine ausreichende Resorption des per inhalationem verabreichten Medikamentes fraglich.

14.1.2 Pflege bei Pneumocystis-carinii-Pneumonie

Die wichtigste Maßnahme ist die Erhebung der individuellen Situation des Patienten in einer ausführlichen **Pflegeanamnese**. Die üblichen Fakten (z. B. Zahnprothese? Essgewohnheiten? spielen allerdings nur eine untergeordnete Rolle, da viele der Patienten zwischen 30 und 45 Jahre alt sind. Wichtig dagegen sind spezielle Gewohnheiten hinsichtlich der Ressourcen des **atmens**:

- Weche Maßnahmen führt der Patient bei Atemnot durch? (z. B. Fenster öffnen, Kopfende des Bettes hochstellen, eine sitzende Position einnehmen, Kutschersitz, Atemübungen, Lippenbremse)
- Wie sieht der Tagesablauf des Patienten aus? (z. B. Schlafgewohnheiten, Essenszeiten, Zeitpunkt der Körperpflege)
- Wo setzt der Patient seine Prioritäten im Tagesablauf? (z. B. Körperhygiene, Essen, Trinken)
- Wie wichtig ist dem Patienten die Einbeziehung seines sozialen Umfeldes?
- Welche Maßnahmen zur Unterstützung der Atmung sind dem Patienten bekannt? Welche möchte er noch lernen?
- Welche technischen Unterstützungen muss der Patient zur Therapie erlernen? (z. B. Inhalation)

Nach der Erhebung dieser Anamnese kann dem Patienten eine individuelle und seine Bedürfnisse berücksichtigende Pflege angeboten werden.

Pflegemaßnahmen

Die pflegerischen Maßnahmen orientieren sich an den gemeinsam mit dem Patienten festzulegenden Pflegeproblemen und Ressourcen. Als Kernmaßnahmen können notwendig werden:
- atemunterstützende Maßnahmen,
- hustenerleichternde Maßnahmen,
- Maßnahmen zur Verringerung des Hustenreizes,
- unterstützende Maßnahmen, z. B. Hilfe bei der Körperpflege und Nahrungsaufnahme, psychosoziale Unterstützung, Schulung, Überleitung in eine ambulante Betreuung.

Atemunterstützende Maßnahmen

Hierzu sind zunächst allgemeine organisatorische Maßnahmen wichtig, die sich aus der Pflegeanamnese des Patienten ergeben, wie die

Organisation des Tagesablaufes, das Setzen von Prioritäten und das Nutzen der Ressourcen des Patienten.

Besonders effektiv hat sich die A-Lagerung (s. 11.4, S. 136) zur Atemunterstützung in der Praxis herausgestellt. Ebenso hat die ausreichende Befeuchtung der Atemluft (s. 13.3, S. 241) eine wichtige unterstützende Funktion.

Hat der Patient die akute Phase der Atemnot überwunden, so kann ihm eine Atemschulung (s. 11.12, S. 172) angeboten werden. Hierzu sind besonders auch SMI-Geräte geeignet, die übrigens keiner besonderen Hygiene bedürfen. Da es sich um Einmalgeräte handelt, werden sie am besten dem Patienten mit nach Hause gegeben.

Gute Erfolge haben auch stimulierende Maßnahmen, zum Beispiel Musik über einen Kopfhörer hören und dazu Atemübungen durchführen. Auch atemstimulierende Einreibungen (s. 11.5, S. 139), Fußreflexzonenmassage (s. 12.4, S. 210) und Inhaltsstoffe von Heilpflanzen (s. 13.4, S. 246) können das atmen positiv beeinflussen.

Hustenerleichternde Maßnahmen

Auch hier sind zunächst Lagerungen angebracht. Da es sich bei der Pneumocystis-carinii-Pneumonie um einen trockenen Husten handelt, ist zunächst eine Verflüssigung des Sekretes und eine Sputumprovokation indiziert. Dazu inhaliert der Patient über einen Ultraschallvernebler eine 3 %ige Kochsalzlösung für 5 bis 10 Minuten. Anschließend soll der Patient eine das Abhusten erleichternde Position (s. 13.2, S. 237) einnehmen. Auch die Vibrationsmassage 2- bis 3-mal täglich zusammen mit einer Lagerungsdrainage kann helfen, das Sekret zu lösen.

Maßnahmen zur Verringerung des Hustenreizes

Da die Patienten mit Pneumocystis-carinii-Pneumonie sehr häufig unter einem Reizhusten leiden, sind diese Lagerungen sehr wichtig, vor allem, um in der Nacht für einen ungestörten Schlaf zu sorgen.

Literatur

Brodt, H.-R., E.B. Helm, B.S. Kamps: Pentamidin. Online in Internet: URL:http://www.hiv.net/hiv/drugs/antibi/pentam.htm [3. 12. 1998]

Brodt, H.-R., E.B. Helm, B.S. Kamps: 3. Pneumocystis-carinii-Pneumonie. Online in Internet: URL:http://www.hiv.met/hiv/buch/inf/pcp.htm [3. 12. 1998]
Jäger, H.: Aids und HIV-Infektionen. ecomed, Starnberg 1996

14.2   Pflegerische Hinweise zu Tuberkulose und zu Pneumonien

Franz Sitzmann

Zusammenfassung

Dieses Kapitel stellt die Krankheitsbilder der Tuberkulose und Pneumonie vor.

Bei der Tuberkulose werden Fragen der Epidemiologie aufgegriffen und diskutiert. Obwohl die Tuberkulose bei rechtzeitiger Diagnosestellung als Erkrankung mit günstiger Prognose gilt, sind die Mortalitätszahlen trotz heutiger Therapiemöglichkeiten nach wie vor hoch. Soziale Aspekte als beeinflussende Faktoren der Krankheitsentstehung werden unter diesem Aspekt hervorgehoben. Der Text setzt sich mit Übertragungswegen auseinander, beschreibt die Unterscheidung zwischen Infektion und Erkrankung, verweist auf Komplikationen und zeigt Möglichkeiten der Diagnostik auf. Im Zusammenhang mit pflegerischen Maßnahmen zu gezielten Infektionsverhütungen wird ein Epidemiolgoieprotokoll vorgestellt und erklärt. Abschließend wird das Infektionsrisiko für beruflich gefährdete Personengruppen angesprochen.

Der primäre Fokus bei der Darstellung der Pneumonie ist auf die alten Menschen gerichtet, da diese eine besondere Risikogruppe darstellen. Die Einteilung der Pneumonien erfolgt nach verschiedenen Kriterien. Dabei werden vor allem nosokomiale Infektionen den häuslich erworbenen gegenübergestellt. Außerdem werden unterschiedliche Pneumonieformen mit ihren Symptomen, Infektionswegen und Erregern vorgestellt und prädisponierende Faktoren nosokomialer Infektionen anhand des Zusammenspiels der Trias Patient – Krankenhausbehandlung – Erreger beschrieben. Des Weiteren wird eine gesellschaftliche Diskussion angeregt, indem das medikamentöse Erzwingen von Fortexistenz zugunsten einer Haltung in Frage gestellt wird, die den Lebens- oder Nicht-Lebenswillen von Menschen respektiert und in Betracht zieht, dass es eine schicksalsbestimmte Todesstunde gibt, die es zu erkennen und zuzulassen gilt. In ausführlicher Weise werden abschließend pflegerisch-therapeutische Aspekte zur Unterstützung des kranken Menschen beschrieben.

14.2.1 Tuberkulose

Die Tuberkulose (TBC) der Lunge ist gekennzeichnet durch ihre Neigung, in Schüben zu verlaufen. Latenzzeiten von einigen Wochen bis zu Jahrzehnten sind möglich. Die Tuberkulose kann lange Zeit fast symptomlos verlaufen, auch wenn bereits röntgenologische Veränderungen nachweisbar sind. Zu Beginn gibt es keine allein für die Tuberkulose charakteristischen Symptome, erst bei weiterem Fortschreiten der Krankheit treten richtungsweisende Beschwerden auf:

- vermehrter Husten (etwa 45 % aller Patienten), oft nur Hüsteln,
- Expektoration (Auswurf), selten blutiger Auswurf (Hämoptyse),
- Müdigkeit,
- Nachtschweiß,
- Gewichtsabnahme,
- Zeichen einer chronischen Entzündung,
- leichtes Fieber,
- bei Pleurabefall anfänglich erhebliche, atemabhängige Schmerzen, die im Laufe der Erkrankung abnehmen.

 Symptomatik der Lungentuberkulose ist meist uncharakteristisch.

Nach dem Bundesseuchengesetz ist jede Erkrankung und jeder Todesfall an Tuberkulose meldepflichtig.

Epidemiologie

Tuberkulose im Alter

In Europa ist die Tuberkulose nicht mehr das Schicksal junger Menschen, die Krankheit spielt sich in immer späteren Jahren ab. Es handelt sich meist um Wiederaufflackern alter, lange Zeit latent gebliebener Tuberkuloseherde. Die Symptome sind meist weniger dramatisch als bei jungen Menschen und werden in höheren Lebensjahren häufig dem natürlichen Altersprozess angelastet. Der Husten wird als „normaler Altershusten" befundet, denn er ist auch bei chronischer Bronchitis oder Herzinsuffizienz zu finden. Damit ist das wichtigste Symptom der Tuberkulose maskiert. Müdigkeit, Blässe und Appetitlosigkeit sind bei älteren Menschen eher häufig und nicht spezifisch für eine Tuberkulose. Auch die Gewichtsabnahme wird als altersentsprechend interpretiert. Dadurch wird eine Tuberkulose bei älteren Menschen verkannt.

Dies ist umso problematischer, als die Krankheitshäufigkeit ab 65 Jahre zunimmt. Dies trifft insbesondere für die *offene Lungentuberkulose* zu, die bei über 70-jährigen Männern dreimal häufiger als bei jüngeren Männern auftritt (Konietzko 1990).

! Diese Beobachtungen können aktuell überall in Zentraleuropa und den USA gemacht werden. Sie werden vermutlich für die nächsten Jahre noch gelten und erst weniger häufig sein, wenn die große Zahl von jungen Leuten, die in unserer Zeit von einer Primärinfektion ausgeschlossen sind, ins dritte Alter kommen (Arnold 1990).

Die Prognose der Alterstuberkulose ist, wenn sie nicht zu spät erkannt und eine Behandlung mit Tuberkulostatika effektiv durchgeführt wird, heute genauso günstig wie in den anderen Lebensjahren (Gsell 1990).

Der Anstieg der Alterstuberkulose ist auch durch die Zunahme des durchschnittlichen Lebensalters bedingt. Zudem ist der alte Mensch häufig von Primärerkrankungen betroffen, die seine Abwehrkraft reduzieren und die Voraussetzungen für die Manifestation einer Infektion schaffen. Eine Primärerkrankung mit immundepressorischer Therapie wie chronischer Rheumatismus mit langdauernder Kortikotherapie kann die klinische Manifestation einer bevorstehenden Infektion erleichtern. Auch Menschen, die lebenslang Immunsuppressiva benötigen, beispielsweise nach einer Herztransplantation,

sind verstärkt Tuberkulose-gefährdet (Körner 1997). Schließlich ist es oft erst die Autopsie, durch die zahlreiche Fälle aktiver Lungentuberkulose aufgedeckt werden. Eine möglicherweise wirksame Therapie erfolgte nicht und eine Prävention vor einer Weiterverbreitung der Infektion wurde bei diesen Patienten nicht realisiert, obwohl sie sehr wahrscheinlich hochkontagiös waren.

Hygiene und soziale Faktoren

Da das Auftreten der Tuberkulose in einem engen Zusammenhang mit hygienischen und sozialen Faktoren steht, sind die heutigen Formen des Abbaues sozialstaatlicher Leistungen als bedenklich anzusehen.

! Mit der TBC kann vor Augen geführt werden, dass es ursprünglich krasse, für die ganze Bevölkerung von Großstädten lebensbedrohende soziale Missstände gewesen waren, die auch um den Preis der kommunalen Verschuldung den Aufbau genau jenes Leistungsstaates erzwungen haben, den man heute sorglos meint einschränken zu können.

Die heute praktizierte Privatisierung von Kanalisation, Wasserversorgung und die Deregulierung, das heißt Einschränkung von Aufgaben des öffentlichen Gesundheitsdienstes, der Veterinärmedizin und der Zahngesundheitspflege können dazu führen, dass fast schon ausgerottet geglaubte Krankheiten wie die Tuberkulose wieder auftreten und letztendlich außer dem Verlust von Gesundheit und Lebensqualität für die Betroffenen auch nicht unerhebliche volkswirtschaftliche Folgekosten entstehen.

Tuberkulosesituation in Deutschland

Es gibt langjährige Trends, die im Unterschied zu den osteuropäischen und Entwicklungsländern zeigen, dass für Deutschland eine günstige Situation hinsichtlich des Auftretens von Tuberkulose besteht. Sowohl die Zahl der Erkrankungen der Atmungsorgane als auch die Tuberkulose-Erkrankungen anderer Organe sind seit langem rückläufig. Pro Jahr werden knapp 11 000 Tuberkulose-Erkrankungen neu diagnostiziert (1998 b Anonym).

Trotz der positiven Entwicklung bleibt die Tuberkulose auch für uns ein bedeutsames Gesundheitsproblem. Das zeigt sich einerseits an den sehr hohen Erkrankungszahlen in anderen Ländern der Welt: Die Tuberkulose steht mit drei Millionen Todesfällen in der Welt vor Pneumonien an zweiter Stelle aller Infektionskrankheiten (Domann 1997). Deutlich wird dies auch an den regionalen Unterschieden in Deutschland. Die Erkrankungszahlen in Großstädten (insbesondere Hamburg, Bremen und Berlin mit zirka 20 Neuerkrankungen pro 100 000 Einwohner/Jahr) weisen auf das Ausmaß von Armut und die Zahl von Risikogruppen (ausländische Mitbürger, Obdachlose, Drogensüchtige, HIV-Positive) hin. Eher schwach besiedelte Bundesländer weisen wesentlich niedrigere Zahlen auf (zirka 10 Neuerkrankungen pro 100 000 Einwohner/Jahr) (Anonym 1998 b).

> **!** Zudem kommt die Tuberkulose im Alter in der Mehrzahl unter dem Einfluss einer Änderung der Resistenz zustande, wie dies bei chronischem Alkoholismus, bei Diabetes mellitus, bei Unterernährung oder Tumorkrankheiten der Fall ist. Es handelt sich meist um ein Wiederaufleben einer früheren Infektion, selbst wenn sich diese nie bemerkbar gemacht hat. Es gilt: ‚Arme sterben früher – Der Körper antwortet mit Krankheiten auf soziale Not' (Blech 1997).

Die Krankheitshäufung bei Kindern und Jugendlichen zeigt sich insbesondere in Problembezirken der Großstädte (Anonym 1992).
Die Situation wird durch Erreger verschärft, die gegen ein oder mehrere Antituberkulostatika resistent sind. Eine Resistenz kann sich während der Behandlung entwickeln oder die Infektion erfolgt durch bereits resistente Erreger.

> **!** Für deutsche Großstädte sind diese Formen bereits Realität, für 1996 wurde für Deutschland insgesamt noch kein Hinweis auf eine Zunahme der multiresistenten Tuberkulosestämme festgestellt (Clade 1998).

Compliance des Erkrankten

Während früher Tuberkulose langfristig in Spezialkliniken und Sanatorien mit guten Kontrollmöglichkeiten behandelt wurde, ist heute die ambulante Behandlung die Regel. Damit stellt die Compliance, etwa die Zuverlässigkeit bei der Medikamenteneinnahme, ein großes Problem dar. Die Therapieanweisungen verlangen, je nach Schwere der Erkrankung, über sechs Monate bis zwei Jahre eine bis zu dreimal tägliche Medikamenteneinnahme. Studien aus aller

Welt haben belegt, dass die regelmäßige Einnahme der Medikamente durch den Patienten für die Heilung wesentlich ist. Bei als eher unzuverlässig anzusehenden Patientengruppen kann beispielsweise durch Hausbesuche einer für den Patienten akzeptablen Vertrauensperson, die die Medikamente zuteilt und die Einnahme überwacht, die Umsetzung der Therapie verbessert werden.

Krankheitsbild der Tuberkulose

Die Tuberkulose der Lunge verläuft in Schüben.

Tuberkulöse Erstinfektion

Im Gegensatz zu vielen anderen Infektionskrankheiten ist eine Tuberkulose-*Infektion* nicht gleichgedeutend mit einer Tuberkulose-*Erkrankung*. Nach Inhalation infektiöser Aerosole (s. 14.3, S. 285) kommt es zur Ausbildung eines entzündlichen Infiltrats im Bronchoalveolarraum. Die Mykobakterien werden von Alveolarmakrophagen aufgenommen; es bildet sich eine herdförmige Entzündungsreaktion. Mit der abfließenden Lymphe werden Tuberkulose-Erreger verschleppt und in die regionalen (im Hilus liegenden) Lymphknoten abtransportiert. Hier kommt es ebenfalls zu einer spezifischen Entzündungsreaktion. Das erste, Wochen bis Monate dauernde Infektionsstadium der Tuberkulose besteht daher aus einem Primärherd in der Lunge und einer Entzündung von Lymphknoten im Lungenhilus *(Primärkomplex)*. In der Mehrzahl der Fälle heilt die Tuberkulose in diesem Stadium aus. Es erfolgte wohl eine Tuberkulose-Infektion, aber keine Tuberkulose-Erkrankung. Im Laufe der Jahre kann sich in den Primärkomplex Kalk ablagern, der im Röntgenbild lebenslang sichtbar bleibt. Ein weiterer Ausdruck der abgelaufenen Infektion ist ein positiver Tuberkulintest.

Postprimäre Tuberkulose

Allerdings überleben die Tuberkulose-Erreger in diesen ersten Herden über Jahre oder Jahrzehnte und können sich im höheren Alter wieder vermehren. Ursache ist meist eine endogene Reaktivierung der seit der Primärinfektion ruhenden Erreger. Eindeutig sind die Dispositionen des Patienten zu diesem Krankheitsverlauf nicht zu bestimmen. Lokale Schädigungen im Bereich der Atmungsorgane, vor allem aber Beeinträchtigungen des Abwehrsystems im weitesten Sinne sind hierbei von Bedeutung.

Die häufigste Form der postprimären Tuberkulose stellt die *kavernöse Lungentuberkulose* dar, bei der ein Bronchus in die tuberkulöse Nekrose einbezogen wird und es zur Bildung einer Kaverne kommt. Die Tuberkulose-Erreger verbreiten sich nun über das Bronchialsystem.

Komplikationen

Kann die tuberkulose Erstinfektion durch den Organismus nicht beherrscht werden, kommt es zur Einschmelzung im Primärherd oder in den Lymphknoten im Lungenhilus, und es kann zur Ausbreitung der Tuberkelbakterien kommen:

- Bei einem Einbruch in die Blutbahn (hämatogene Frühgeneralisation) kann gleichzeitig zum Primärkomplex eine allgemeine Ausstreuung von Entzündungsherden in verschiedene Organe auftreten. Die Veränderung der Lunge heißt *Miliartuberkulose*, da im Röntgenbild hirsekorngroße Herde (miliar = hirsekorngroß) zu sehen sind.
- Eine geringere Streuung über die Blutbahn kann zur Absiedlung in der Lunge oder in anderen Organen (Leber, Milz, Knochen, Gelenke, Urogenitaltrakt) führen.
- Bei Kindern und Jugendlichen besteht auch die Gefahr, dass die Hirnhäute befallen werden *(tuberkulöse Meningitis)*.
- Bricht ein Primärherd in die Pleurahöhle ein, kommt es zu einer *tuberkulösen Rippenfellentzündung*.

Diagnostik

Neben der Beobachtung der Symptome tragen Röntgenaufnahmen des Thorax, der bakteriologische Erregernachweis sowie die Tuberkulintestung zur Diagnosefindung bei.

Bakteriologischer Erregernachweis

Die einfache mikroskopische Diagnostik (mit einer speziellen Färbemethode nach Ziehl-Neelsen) von Sputum, Material aus der Bronchiallavage, Magensaft, Urin oder anderem Material erfordert nur wenige Stunden. Eine Differenzierung zwischen Tuberkulose-Erregern und sogenannten Umweltmykobakterien kann mit diesem Direktpräparat aber nicht erfolgen.

PRAXIS-TIPP   Zur Sputumprobe ist dem Patienten zu sagen, dass es nicht um eine Speicheluntersuchung geht. Das Sputum muss möglichst aus tieferen Lungenabschnitten heraufgefördert

werden. Die höchste Ausbeute an Tuberkulose-Erregern ergibt die Untersuchung von Morgensputum. ■

Ein Keimnachweis durch Anzüchtung dauert je nach angewendetem Verfahren aufgrund der langen Generationszeit ungefähr sechs Wochen. Dann ist eine sichtbare Kolonie entstanden. Mittels radiometrischer Kultur ist bereits nach etwa 14 Tagen ein Keimnachweis möglich.

Um eine schnelle Entscheidung zur Therapie und arbeits- und kostenaufwendigen Isolation von Tuberkulose-verdächtigen Patienten zu fällen, ist eine neuer Test zum Nachweis von *Mycobacterium tuberculosis* durch enzymatische Verstärkung mittels Polymerasekettenreaktion anwendbar. Die Nukleinsäure wird durch bestimmte enzymatische Verfahren vermehrt, sodass schon eine geringe Anzahl von Bakterien ausreicht, um ein Ergebnis innerhalb von fünf Stunden zu erzielen.

Tuberkulintestung

Die Tuberkulinreaktion besitzt unter den Diagnoseverfahren noch immer eine zentrale Bedeutung. Ihr positiver Ausfall beweist bei immunologisch gesunden Personen aber lediglich das Vorhandensein von Antikörpern gegen den Tuberkulose-Erreger, zum Beispiel nach einer ausgeheilten Erstinfektion, bei stiller Feiung nach Kontakt mit Tuberkulose-Bakterien oder nach einer BCG-Schutzimpfung. Ein wiederholt negativer Ausfall schließt das Vorliegen einer tuberkulösen Erkrankung weitgehend aus. Die Reaktion beruht auf einer Überempfindlichkeit des Organismus gegen Eiweißbestandteile des Erregers. Der Wirtsorganismus reagiert, wenn er zuvor schon Kontakt mit Mykobakterien hatte. Für den Tuberkulintest wird gereinigtes Tuberkulin, das heißt Zerfallsprodukte von Tuberkelbakterien, verwendet.

Im klinischen Bereich wird häufig der **Mendel-Mantoux-Tuberkulintest** bevorzugt. Hierbei werden zehn Tuberkulineinheiten (0,1 ml) streng intrakutan an der Volar- oder Dorsalseite des Unterarmes injiziert. Der Test wird frühestens nach 72 Stunden abgelesen, spätestens nach einer Woche. Die Reaktion in Form einer alleinigen Rötung oder eines Ödems der Haut ist als negativ anzusehen, eine tastbare Verhärtung ab 6 Millimeter als positiv. Zunehmend werden allerdings bei diesem Test überschießende Reaktionen mit Nekrosen und Arbeitsunfähigkeit bei den Getesteten beschrieben (Anonym 1998 a). Somit gewinnt der Stempeltest bei epidemiologischer Indikation und als erster Schritt in der Routinediagnostik wieder Bedeutung.

Der **Tuberkulin-Tine-Test** wird an der Unterarminnen- oder -außenseite durchgeführt. Der Testkörper mit gereinigtem Tuberkulin wird, senkrecht aufgesetzt, für zirka zwei Sekunden fest eingedrückt. Die Teststelle sollte trocken bleiben und nicht verbunden werden. Positiv wird die Reaktion gewertet, wenn an mindestens einer der vier Einstichstellen eine tastbare Verhärtung nachgewiesen werden kann. Eine alleinige Rötung der Einstichstelle ist nicht ausreichend. Das Ablesen des Stempeltests sollte nicht vor Beginn des vierten Tages nach der Testung erfolgen.

Bei angeborenem oder erworbenem Immunmangelsyndrom (z.B. HIV-Infektion) sowie unter immunsuppressiver Therapie kann die Reaktion auf Tuberkulin trotz Infektion fehlen (Ferlinz 1996 b).

Maßnahmen zur Infektionsverhütung

Neben allgemeinen Pflegemaßnahmen müssen Maßnahmen zur Infektionsverhütung und Unterbrechung der Infektionskette ausgeführt werden. Aus den epidemiologischen Daten, dem Wissen um die Widerstandsfähigkeit des Mikroorganismus und Hinweisen zum Krankheitsbild lassen sich alle Maßnahmen zur Verhütung der Tuberkulose-Übertragung vom Patienten auf empfängliche Menschen ableiten.

Gezielte Maßnahmen zur Infektionsverhütung sind nur bei Patienten mit „offenen" Formen der Tuberkulose notwendig, wozu

- die offene Lungentuberkulose mit Freisetzung von erregerhaltigen Aerosolen,
- die Urogenitaltuberkulose durch infektiösen Urin und
- die Kontaminationsgefahr mit erregerhaltigem Eiter, z.B. bei der perforierten Lymphknotentuberkulose zählen.

> ! Als „offen" wird eine Tuberkulose bezeichnet, wenn in den Ausscheidungen des Patienten Tuberkelbakterien nachgewiesen werden können.

Die Infektiosität dauert bis 2 bis 3 Wochen nach Beginn einer effektiven Chemotherapie.

Der Erreger der Tuberkulose

Mycobacterium tuberculosis ist ein langsam wachsender Aerobier mit einer Verdoppelungszeit von etwa 12 bis 20 Stunden. Zur Resistenz gegen die Wirtsabwehr trägt die charakteristische wachs- und lipoidreiche Zellwand ebenso bei wie zur Resistenz gegen äußeren Einflüsse. Im Vergleich zu anderen Bakterien sind die Mykobakterien eher unempfindlich.

So werden Tuberkulose-Erreger durch Magensalzsäure nicht abgetötet und sie sind auch gegen Kälte und Austrocknung unempfindlich. Bei UV-Licht (Sonnenlicht) sterben sie dagegen auf Oberflächen schnell ab. Desinfektionsmittel müssen ausdrücklich gegen Mykobakterien zugelassen sein, wenn sie für diese Infektionsfälle eingesetzt werden sollen. Diese Regelung gilt in Deutschland auch für Flächen, obwohl vom Centers for Disease Control (CDC) aufgrund der möglichen Infektionsübertragung ausschließlich über die Inhalation erregerhaltiger Aerosole konsequenterweise nur eine Reinigung der patientennahen und -fernen Flächen empfohlen wird (Kappstein 1997 b).

> ! Wie bereits geschildert, ist M. tuberculosis gegen Austrocknung sehr widerstandsfähig. Die Erreger können im Staub wochenlang in infektiöser Form überleben. Zur Übertragung der Krankheit ist jedoch die Inhalation großer Mengen Tb-Erreger, z.B. beim nahen Kontakt zu einem hustenden infektiösen Tb-Patienten erforderlich.

Gegen Kälte sind Tb-Erreger unempfindlich.

Grundlagen einer gezielten Infektionsverhütung

Fachgesellschaften wie das Deutsche Zentralkomitee zur Bekämpfung der Tuberkulose in Berlin geben ständig aktualisierte Richtlinien und Empfehlungen zur Behandlung der Tuberkulose heraus. Sie sind zur aktuellen Anpassung von pflegerischen und therapeutischen Hinweisen sehr gut geeignet.

Für die Praxis in Allgemeinkrankenhäusern (Sitzmann 1999 a) hat sich ein Epidemiologieprotokoll als hilfreich für jeden Patienten mit Verdacht oder bekannter offener Lungentuberkulose erwiesen (Abb. 14.1).

Abb. 14.1 Epidemiologieprotokoll

Epidemiologie-Protokoll

> **Adressette** des aufgenommenen Patienten mit Symptomen/Verdacht auf Infektions-erkrankung nach **BSeuchG**
>
> (Hierdurch wird <u>nicht</u> die Meldepflicht nach BSeuchG erledigt, die den Lt. Arzt betrifft!)

Meldung bitte an Klinikhygiene

Rufgerät _____

Diagnose/Verdachtssymptome: Verdacht auf offene Lungen-TBC

Mitpatienten: _____   Erreger/Infektiöses Material: Tröpfchenkerne, d. h. Aerosole, die lange als Partikel schweben können.

Empfohlene Schutzmaßnahmen nach RICHTLINIE für Krankenhaushygiene und Infektionsprävention RKI 5/94, BENZ Handbuch der Infektionskrankheiten für den stationären Alltag. Bremen 1994, DASCHNER Praktische Krankenhaushygiene und Umweltschutz. Berlin 1997, 2. Aufl., Veröffentlichung des Dt. Zentralkomitee zur Bekämpfung der Tuberkulose (1996)

- ☒ **Einzel**zimmer (Bezugspflege hier bes. sinnvoll, Zimmer kennzeichnen, Tür geschlossen halten, Besucher anmelden lassen, bis 2–3 Wochen nach Beginn einer effektiven Therapie)
- ☐ **Mehrbett**zimmer möglich
- ☒ **Händedesinfektion** vor und nach Patientenkontakt bzw. Betreten des Zimmers
- ☐ **Patienten** in hygienische **Händedesinfektion** einweisen (z. B. nach **WC**-Benutzung)
- ☐ **Eigenes WC** oder Nachtstuhl zuweisen mit täglicher desinf. Reinigung
- ☒ **Schutzkittel** (täglich/<u>pro Schicht frisch</u>) bei
    - ☐ Betreten des Patientenzimmers
    - ☒ Kontakt mit Körperflüssigkeiten/Ausscheidungen/Sekreten/Betten des Patienten/ Kontakt mit kontaminierten Körperarealen
- ☒ **Einmalhandschuhe** (bei Kontakt mit Körperflüssigkeiten/Ausscheidungen/Sekreten/ bei Kontakt mit kontaminierten Körperarealen)
- ☒ **Mund-Nasenschutz** empfohlen, besser ist körperlicher Abstand mit entsprechender Patienteninformation und möglichst nur tuberkulinpositive Mitarbeiter mit Pflege betrauen
- ☒ **Wäsche**abwurf **im Zimmer** in gelbgestreiften Textilsack mit äußerem Klarsicht-Plastiksack
- ☒ **Müll**abwurf in grünen Plastiksack (auf ges. Anforderung: Klinikhygiene)
- ☒ **Speisereste** mit dem **Geschirr** zurück in die zentrale Spül-Küche, stationseigenes Geschirr, z. B. Schnabelbecher chemisch desinfizieren
- ☐ **Flächen** (Fußböden, Möbel, Leisten, Nachtschränke, Bettgestelle, u. a.) und Gegenstände (Bücher, Spielzeug, Geschirr u. a.) werden **gereinigt**
- ☒ Sichtbare Kontaminationen (**Verunreinigungen** durch Ausscheidungen/Sekreten/Blut) müssen sofort desinfizierend gereinigt werden
- ☒ **Laufende Desinfektion** der Pflege-/Behandlungs-/Untersuchungsmaterialien (Instrumente, Steckbecken, Urinflaschen, Thermometer, Nagelschere, Haarbürsten)
- ☒ **Laufende Desinfektion** der Flächen (Fußboden, patientennahe Flächen), Anmeldung bei der Reinigunsfirma erforderlich, Benachrichtigung der hauswirtschaftlichen Mitarbeiterin
- ☒ **Schlußdesinfektion** als Scheuer-Wisch-Desinfektion anmelden.

Alle Flächendesinfektionsarbeiten mit _____ **1 Std. Wert** und Handschuhen.

Beachten Sie bitte beigefügte **Anlagen**: Informationen zum Mitarbeiterschutz.

Datum: _____ Unterschrift: _____
                                                Klinikhygiene   Mitarbeiter Pflege

Kopie: Patientenakte/Akte Hygienekommission

Grundregeln einer gezielten Infektionsverhütung

Einzelzimmer

Mehrere Tuberkulose-Patienten können in einem Mehrbettzimmer liegen; bei medikamentenresistenter Tuberkulose-Erkrankung müssen sie das gleiche Resistenzmuster aufweisen. Grundsätzlich soll ein Patient, solange er infektiös ist, sein Zimmer nicht verlassen. Wenn es zu Diagnose- und Therapiemaßnahmen unvermeidlich ist, kann der Patient ausnahmsweise einen Mundschutz tragen. Damit wird bei hustenden Patienten die Freisetzung respiratorischer Tropfen verhindert, die sich durch Austrocknung zu Tröpfchenkernen verändern können. Die Mitarbeiter der Funktionsabteilungen sind über den Status des Patienten zu informieren. Eine wichtige Unterstützung des Patienten in psychohygienischer Hinsicht ist jedoch, bei entsprechender Compliance des Patienten für die Einhaltung von Schutzmaßnahmen (z. B. Nutzen von Einmalpapiertaschentüchern bei Husten, Niesen oder Sprechen), ein täglicher Spaziergang im Freien, eventuell in Begleitung (Kramer 1997). Aufenthalt in frischer Luft stellte vor der Antibiotikaära eine der wesentlichsten Behandlungsformen dar.

Besonders hier empfiehlt sich das Pflegesystem der Bezugspflege (Sitzmann 1998), um so wenig Mitarbeiter wie möglich in die pflegerische Betreuung einzubeziehen. Besucher sollen Informationen über den Grund der Isolierung und den Übertragungsweg der Tuberkulose erhalten.

 An Tuberkulose erkrankte Kinder können nicht zu Überträgern werden.

Dies ist vor einer, häufig unmöglich durchzuführenden Isolation von Kindern zu bedenken (Weist 1997). Im Magensaft erkrankter Kinder ist die Zahl vitaler Tuberkulose-Erreger wesentlich niedriger als bei Erwachsenen. Viel wichtiger ist die Untersuchung der Eltern und der übrigen Bezugspersonen der Kinder.

Händedesinfektion

Grundsätzlich soll beim Betreten und Verlassen dieses Patientenzimmers eine hygienische Händedesinfektion durchgeführt werden.

Schutzkittel

Ein Kittel muss nicht bei jedem Betreten des Zimmers getragen werden, sondern nur bei Arbeiten, bei denen die Gefahr einer Kontamination durch Sekret besteht (z. B. während einer Bronchoskopie, tracheobronchialen Absaugung, Intubation). Schutzkittel sollen im Zimmer bleiben. Dann werden sie mit der Außenseite nach außen aufgehängt. Außerhalb des Zimmers ist er mit der Innenseite nach außen aufzuhängen, um eine Keimverschleppung zu verhindern.

Einmalhandschuhe

Vor jedem Kontakt mit möglicherweise infektiösem Material, besonders bei Sputum und anderen Körpersekreten, sind Einmalhandschuhe zu tragen.

Mund-Nasen-Schutz

Die Patienten sind anzuhalten, beim Husten oder Niesen ein Papiertaschentuch vor den Mund zu halten und sich beim Husten abzuwenden. Damit wird ein besserer Infektionsschutz erreicht, als durch den im Operationssaal üblichen Mund-Nasen-Schutz, da dieser keine Aerosole filtert.

Für den Schutz der Mitarbeiter bei Bronchoskopie, tracheobronchialer Absaugung, In- und Extubation als hustenprovozierenden Maßnahmen sowie auf ausdrücklichen Wunsch des Mitarbeiters sind theoretisch nur Feinstaubmasken mit hoher Filterleistung sinnvoll. Zur Rechtfertigung der hohen Kosten trotz des noch nicht eindeutig bewiesenen Infektionsschutzes muss zumindest auf den korrekten Sitz geachtet werden. Die Maske muss am Gesicht eng anliegen, womit ihre Akzeptanz wegen des damit verbundenen schwereren atmens und den Druck auf das Gesicht nachlässt. Keinesfalls muss mehrmals am Tag eine neue Maske benutzt werden.

Wäscheabwurf

Da eine sorgfältige Unterscheidung der Wäsche des Patienten nach mit Sekret kontaminierter und nicht kontaminierter Wäsche praktisch nicht möglich ist, sollte die Bettwäsche des Patienten im Zimmer in einen Tuchsack gegeben werden, der den Vorschriften für den Transport infektiöser Wäsche entspricht. Außerhalb des Zimmers ist er zum Schutz der Transportmitarbeiter noch in einen Plastiksack zu geben.

Müllabwurf

Ähnlich wie beim Umgang mit Wäsche ist eine sorgfältige Differenzierung des Mülls nach infektiösem Müll (z. B. Einmalsputumbecher, Papiertaschentücher, Verbandmaterial, Absaugkatheter) und übrigem Müll nicht praktikabel. Sämtlicher Müll muss gesondert entsorgt werden.

Speisereste und Patientengeschirr

Einmalgeschirr ist nicht angebracht. Das Geschirr wird der zentralen maschinellen thermischen Reinigung zugeführt.

Desinfektion

Übliches Verfahren der Desinfektion von Pflege- und Behandlungsmaterialien ist die Aufbereitung im Reinigungs- und Desinfektionsautomaten. Stuhl und Urin werden der öffentlichen Kanalisation ohne chemische Desinfektion zugeführt.
Patientennahe Flächen des Zimmers und der Fußboden werden desinfizierend gereinigt. Die Konzentrationen der DGHM-Liste sind ausreichend, da es sich meist um Einzelfälle handelt, bei denen das örtliche Gesundheitsamt keine seuchenhygienischen Anordnungen gibt.
Als Schlussdesinfektion ist die Scheuerwischdesinfektion des Patientenzimmers nach Aufhebung der Isolierung völlig ausreichend.

Hinweise zur Entlassung des Patienten

Bei Patienten, die trotz mehr als dreiwöchiger Behandlung weiterhin säurefeste Stäbchen ausscheiden, das heißt, als Patienten mit offener Lungentuberkulose zu gelten haben, sollten hygienische Schutzvorkehrungen getroffen werden. Aber auch beim Nachweis säurefester Stäbchen ist die Wahrscheinlichkeit der Ansteckung gering. Es kann sich um die Ausscheidung toter Bakterien handeln.

Bewertung des beruflichen Risikos für Pflegende

Nach umfangreichen Vergleichsbeobachtungen (Hofmann 1998) zeigt sich, dass sich das berufliche Risiko für eine Infektion mit Tuberkulose von Beschäftigten im Gesundheitsdienst wesentlich dem der Allgemeinbevölkerung angeglichen hat. Jedoch dürfte durch die Häufigkeit der Tuberkulose im Alter für Altenpfleger ein erhöhtes Erkrankungsrisiko bestehen. Trotzdem bleibt ein Berufsrisiko für Beschäftigte im Gesundheitswesen. Besonders bei Patienten mit unbekannter und deshalb unbehandelter pulmonaler oder laryngealer Tuberkulose mit fehlender Isolierung kann es zu einer nosokomialen Übertragung kommen (Griffith 1997).
Personen, die mit einem Patient mit zunächst unerkannter Tuberkulose Kontakt hatten, sollten an den Betriebsarzt gemeldet werden. Günstig ist eine Unterscheidung in Mitarbeiter mit nahem Körperkontakt und Mitarbeiter, die nicht direkt Kontakt mit dem Patienten hatten. In Empfehlungen zum Infektionsschutz heißt es, dass in der Pflege von Patienten mit Lungentuberkulose bevorzugt tuberkulinpositive Mitarbeiter eingesetzt werden sollten. Dies ist heute nicht mehr zu realisieren, da die meisten jüngeren Menschen keinen Primärkontakt mit Tuberkulose mehr hatten und daher tuberkulinnegativ sind.
Wegen des früher erhöhten berufsbedingten Risikos für Ärzte und Pflegende wurde noch 1991 empfohlen, dass für Tuberkulinnegative mit hohem Expositionsrisiko die Indikation für eine BCG-Impfung bestehe (Schulze-Röbbecke u. Rüden 1991). Inzwischen wird jedoch von der Ständigen Impfkommission am Robert-Koch-Institut die Impfung gegen Tuberkulose nur noch für Säuglinge und Kinder mit einem *erhöhten* Ansteckungsrisiko empfohlen. Es wird sogar betont, das „bei Erwachsenen (…) die Impfung nach heutiger Auffassung keinen sicheren Nutzen" bringe (Anonym 1997 b).
Bei beruflicher Exposition sollte die Ansteckungsgefahr durch entsprechendes hygienisches präventives Verhalten vermieden werden. Insbesondere gilt dies für Anfänger in den medizinischen Berufen.

! Die Tuberkulose in der Literatur. Das Krankheitsbild der Tuberkulose in verschiedenen Literaturquellen zu beobachten, ist sehr aufschlussreich. Die Wandlungen, die um die Jahrhundertwende diese Krankheit erfahren hat, ist aus den verschiedenen Beispielen (Sitzmann 1999 a, Schader 1987) zu erkennen.
Erreger: in Europa fast überwiegend Mycobacterium tuberculosis
Epidemiologie: Verbreitung weltweit; in Europa und USA Erkrankungshäufig bei > 70-jährigen, den HIV-Infizierten und sozial schwach gestellten Bevölkerungsgruppen
Übertragung: Tröpfcheninfektion durch kleinste Tröpfchenkerne beim Husten (Sputum, Bronchialsekret)

Dauer der Infektiosität: 2–3 Wochen nach Beginn einer effektiven Chemotherapie
Formen: meist Lungentuberkulose, selten extrapulmonal
Diagnose: Sputumuntersuchung, Tuberkulintest, Röntgen des Thorax
Behandlung: Chemotherapie (Kombinationstherapie) über mehr als 6 Monate
Prophylaxe: Bei beruflicher Exposition sollte die Ansteckungsgefahr durch entsprechende Verhaltensweisen (z. B. Beobachtung der eigenen Gesundheit) und hygienische Schutzmaßnahmen reduziert werden.
Meldepflicht: Erkrankung und Tod
Bedeutung für Gesundheitsberufe: Risiko hat sich der allgemeinen Bevölkerung angepasst, in der Altenpflege erhöht

14.2.2 Pneumonie

Eine Pneumonie ist eine Entzündung des Lungenparenchyms, die durch eine akute Infektion mit Bakterien, Viren oder Pilzen verursacht wird. Die Pneumonie hat im Alter einen besonderen Stellenwert, auch wenn sie bereits in ganz anderen Lebensabschnitten auftreten kann. Trotz der Fortschritte der modernen Medizin ist es zu einer erhöhten Infektionsgefährdung der Patienten in den letzten Jahren infolge des höheren Alters – die durchschnittliche Lebenserwartung der Frauen liegt bei etwa 79, die der Männer bei etwa 73 Jahren (Scholz 1995) – und damit verbundener schwerer Primärerkrankungen gekommen. Atemwegsinfektionen stehen dabei mit Harnwegsinfektionen im Vordergrund. Obwohl die Inhalation von Mikroorganismen und die Aspiration von oropharyngealem Material auch bei Gesunden häufig sind, sind die Atemwege distal des Larynx normalerweise steril oder weisen wegen verschiedener Schutzfunktionen eine nur spärliche Mikroflora auf. Mit der Atemluft atmen wir Millionen schwebender Partikel ein, darunter auch Mikroorganismen, die aber fast alle harmlos sind. Doch auch in der Umgebung eines infizierten Menschen oder im Krankenhaus, wo die Luft eine hohe Anzahl pathogener Mikroorganismen enthält, halten die Reinigungsfunktionen unseres Körpers den Respirationstrakt frei von krankmachenden Substanzen. Sie spielen somit eine lebenswichtige Rolle bei der Abwehr einer Infektion sowohl der oberen als auch der unteren Atemwege.

Einteilung der Pneumonien

In der Geriatrie werden Infektionen allzu leicht als unbedeutend bezeichnet. Betont wird dagegen die Wichtigkeit sogenannter kindlicher Infektionskrankheiten. Dabei wird übersehen, dass jeder pathogene Mikroorganismus theoretisch auch im Alter eine Infektionskrankheit bedingen kann, obwohl die im Laufe des Lebens erworbene Immunität sich schützend auswirkt. Trotzdem kann nicht von einer Immunitätszunahme im Alter gesprochen werden.

Nosokomiale und häuslich erworbene Pneumonien

Wie Tab. 14.**1** zeigt, unterscheidet sich die nosokomiale bakterielle Pneumonie von einer zu Hause erworbenen Pneumonie sowohl durch das Erregerspektrum als auch durch den Verlauf und die Sterblichkeit.

> **!** Die nosokomiale Pneumonie ist die am häufigsten zum Tode führende nosokomiale Infektionserkrankung.

Seit der Einführung der Antibiotika nach 1945 hat die Mortalitätsrate der akuten Pneumonie rasch abgenommen. Aber umgekehrt wächst die Zahl der Fälle nach dem 75. Lebensjahr an, und dieses Erkrankungsspektrum stellt beim alten Menschen eine häufige Todesursache dar. In der Schweiz zum Beispiel sind ungefähr 75 % der an akuten Pneumopathien Verstorbenen über 70 Jahre alt (Arnold 1990). Damit wird deutlich, dass selbst die Behandlung mit einem wirkungsvollen Antibiotikum beim alten Menschen lediglich eine Teillösung darstellt. Auch die Reduktion der Immunabwehr spielt eine wichtige Rolle. Das „Bekämpfen" einer Infektion stellt somit nicht die primäre Aufgabe dar.

> **!** Aus dem Circulus vitiosus von Grunderkrankung, nosokomialer Pneumonie und Multiorganversagen ergeben sich vitale Bedrohungen für den Patienten. Bei Beatmungspatienten ist die nosokomiale Pneumonie eine häufige Todesursache.

Einteilung nach pathologischen Kriterien

Tab. 14.**2** zeigt die Einteilung der Pneumonien und ihre Hauptsymptome. Zur Vervollständigung der Diagnostik bei Pneumonie gehört ein

Tab. 14.**1**   Unterschiede zwischen nosokomialen und häuslich erworbenen Pneumonien nach Grieb 1991; Opferkuch u. Tauchnitz 1994; Kappstein 1997 a

	Nosokomiale Pneumonie	*	Häuslich erworbene Pneumonie	**
Erreger	Staphylococcus aureus	20 %	Pneumokokken	50–90 %
	Pseudomonas aeruginosa (gramnegativ)	16 %	(Streptococcus pneumoniae	2–18 %)
	Enterobacter species (gramnegativ)	11 %	Haemophylius influenza	
	Klebsiellen (gramnegativ)	7 %		2–10 %
	Haemophylus influenzae (gramnegativ)	5 %	und Staphylococcus aureus oft nach	
	Proteus (gramnegativ)		Virusgrippe	
	Escherichia coli (gramnegativ)	4 %		
Letalität	20 bis 50 %, davon bei einem Drittel septischer Verlauf mit einer Letalität von 70 %		< 5 % bei Behandlung zu Hause, 15 % bei Behandlung im Krankenhaus	

*   NNIS-Daten   **   (Engelhardt eta. 1994)

Tab. 14.**2**   Einteilung der Pneumonien nach verschiedenen Kriterien

Unterscheidungs- kriterium	Pneumonieart	Erläuterungen
Ursache (Ätologie)	Primäre Pneumonie	Abwehrfunktion des Patienten ist intakt
	Sekundäre Pneumonie	Patientengruppe, die ein zusätzliches Grundleiden hat mit Schwächung der körpereigenen Abwehr, häufig nosokomiale Infektionen
Erreger	s. Tab. 14.**1**	
Klinisches Bild	Typische (lobäre) Pneumonie	Akuter Krankheitsbeginn mit Fieber, Schüttelfrost, Husten mit Expektoration von eitrigem Sputum, Tachykardie und Tachypnoe, oft auch Thoraxschmerzen
	Atypische Pneumonie	Beginn subakut, Husten meist unproduktiv, Körpertemperatur nur mäßig erhöht. Beim alten Menschen wenig ausgeprägte Krankheitszeichen, oft nur Dyspnoe, Tachykardie, leichte Zyanose sowie Verwirrtheit und Desorientiertheit. Auch in der Form der terminalen Pneumonie des Sterbenden
Pathologisch- anatomische Kriterien	Alveoläre Pneumonie	Sowohl bei der primären als auch bei der sekundären Pneumonie kann sich die Entzündung in den Alveolen oder im Interstitium abspielen
	Interstitielle Pneumonie	Charakeristisch für eine virale Infektion der Lunge mit Invasion des Lungeninterstitiums
Epidemiologische Kriterien Unterscheidung nach	Nosokomiale Pneumonie	Frühe-(Early-onset-)Pneumonie: meist Bakterien, die häufig den Nasen-Rachen-Raum gesunder Menschen besiedeln und bei der stationären Aufnahme bereits vorhanden sind Spätpneumonie: • Auftreten > 3 Tage nach der stationären Aufnahme • Erreger häufig gramnegative Stäbchen, z. B. Klebsiella pneumoniae, Enterobakterien, Pseudomonas aeruginosa oder Staphylococcus aureus als häufigster grampositiver Erreger
	Nicht nosokomiale Pneumonie	

*   zeigt die Einteilung der Pneumonien und ihre Hauptsymptome

Röntgen-Thoraxbild. Bei der Auskultation der Lunge werden über dem betroffenen Lungenabschnitt mittel- bis grobblasige Rasselgeräusche, im Anfangsstadium Bronchialatmen, festgestellt. Die Krankheitszeichen sind beim alten Menschen häufig vermindert ausgeprägt. Husten und Auswurf sind bisweilen nicht genügend deutlich, um beachtet zu werden, und die Körpertemperatur steigt oft nur wenig an. Dagegen sollten eine Pulsbeschleunigung, eine Dyspnoe und auch eine leichte Zyanose aufmerken lassen.

Pathogenese

Mikroorganismen, die eine Lungenentzündung hervorrufen, können die Lunge auf vier Wegen erreichen:
- durch Inhalation mit der Luft,
- durch Aspiration von Keimen aus dem Naso- oder Oropharynx (häufige Ursache einer bakteriellen Pneumonie),
- durch hämatogene Aussaat von entfernten Infektionsherden (z. B. Katheterseptikämie), Irritationen der oberen Atemwege (z. B. bei Intubation) können auch umgekehrt zu einer bakteriellen Translokation aus den Atemwegen ins Blut führen,
- durch direkte Ausbreitung der Infektion aus einem angrenzenden Herd (selten).

Gebräuchlich ist die Einteilung der Pneumonien in:
- **Lobärpneumonie:** Entzündung eines oder mehrerer Lungenlappen.
- **Bronchopneumonie:** bronchien- und segmentbezogen, herdförmig. Hierzu gehört auch die Aspirationspneumonie.
- **Interstitielle Pneumonie:** typischerweise virusbedingt, häufigste Form der Pneumonie bei immungeschwächten Patienten (z. B. Aids-Kranke, immunsuppressive Therapie).
- **Septikopyämische Herdpneumonie:** entsteht durch hämatogene Aussaat von Bakterien (z. B. *Staphylococcus aureus*).

Als pathophysiologisch sehr bedeutend wurden die sogenannten endogenen Infektionserreger, also Keime, die der Patient schon in sich trägt, erkannt. Typischerweise kann nach stationärer Aufnahme ein Wechsel der Keimflora von der physiologischen Standortflora hin zu einer Besiedelung mit krankenhaustypischen, potentiell pathogenen Keimen beobachtet werden. Mit ihrer Fähigkeit zur gesteigerten Adhärenz überwuchern die potentiellen Krankheitserreger – überwiegend Pseudomonaden, Enterobakterien und *Candida albicans* – die Normalflora von Oropharynx und oberem Gastrointestinaltrakt bei 90 % aller Patienten innerhalb einer Woche (Müller 1994).
In Tab. 14.**3** sind die Hauptrisikofaktoren, orientiert an der Trias *Patient, Krankenhausbehandlung* und *Erreger*, aufgeführt.

Tab. 14.**3**   Prädisponierende Faktoren broncho-pulmonaler nosokomialer Infektionen (nach Engelhardt)

Risikofaktoren		
Patient	• Alter über 70 Jahre • Grundkrankheit (z. B. Koma, Diabetes mellitus, Adipositas, Lungenerkrankung, Tumorleiden) • Raucher	
Krankenhaus-behandlung	Medikamente	• Antibiotika • Steroide, Zytostatika • Antacida, H_2-Blocker • Zentral dämpfende Substanzen (z. B. Narkotika, Sedativa)
	Sonden	• Endotrachealtubus, Tracheotomie • Magensonde für mehr als 24 Stunden
	Operationen	• Eingriffe an Kopf, Hals oder Abdomen über 4 Stunden
	Beatmung	• Dauer der Beatmung
	Aufenthalt	• Präoperativer Krankenhausaufenthalt länger als 7 Tage
Erreger	Bakterien • Gramnegative Keime • Grampositive Kokken	• Prävalenz über 90 % • Kolonisation z. B. mit Pseudomonas (z. B. Intensivpflegepatient)
	Viren	Selten
	Pilze	Selten

Die Haltung Pflegender gegenüber dem alten Menschen

Die Langsamkeit der Reaktion auf die Krankheit und die veränderte Pharmakokinetik bei älteren Menschen, die Medikamentenwirkungen – auch der Antibiotika bei der Therapie der Pneumonie – oft erst verzögert eintreten lässt, ist nicht nur auf die Organe und Gewebe beschränkt, sondern erstreckt sich auch auf den psychischen Zustand. Ältere Menschen neigen sehr oft zu Passivität und Depression. Diese „Langsamkeit" passt nicht in die Umtriebigkeit unserer Zeit. Die soziale Entwertung des alten Menschen beruht sowohl auf biologischen wie auf ökonomischen Kriterien. Die schrittweise Reduzierung der organischen Kräfte und die gleichzeitige Verminderung der Aktivität bieten das Bild eines gebrechlichen Wesens, das nicht mehr rentabel und dessen Zukunft äußerst unsicher ist.

Pflegende müssen dem Patienten gegenüber ständig eine Doppelrolle spielen. Sie versuchen, dem leidenden Menschen Mitgefühl im Sinne von Empathie entgegenzubringen. Gleichzeitig wird dem Patienten das Bild der Überwindung von Krankheit und Schmerzen und von Gesundheit, also der schon überwundenen und vergessenen Leiden, versucht zu vermitteln.

Jede Lungenentzündung ist für etwa eine Woche eine Gratwanderung zwischen Weiterleben und Sterben, bis dann die Krise eintritt, die die Entscheidung herbeiführt. In der Intensivbehandlung dauert dieser Prozess länger.

> **!** Pflegerisch-therapeutische Begleitung kann sich auch so vollziehen, dass sie in Sterben und Tod mündet.

„Entzündung bedeutet immer eine Steigerung von Gesundheit, eine Art Übergesundheit, die aber im Extrem dazu führen kann, daß sich Seele und Geist aus dem Leib lösen." (Fintelmann 1988). Es gilt, eine Haltung zu entwickeln, die respektiert, dass es kein medikamentöses Erzwingen von Fortexistenz im hohen Alter geben kann, sondern die der Individualität des Menschen in Freiheit zu einer Entscheidung zum Weiterleben oder einem endgültigen Verlassen des Leibes verhilft. Es geht nicht darum, die ganze Palette der Hightech-Medizin unreflektiert einzusetzen. In Kontakt zum Patienten, der von technischen Hilfsmitteln unverstellt ist, ist nach dem Lebenswillen des Betroffenen zu forschen. Er ist für die Zielbestimmung ausschlaggebend.

Damit wird nicht einer Haltung das Wort geredet, den Menschen zu töten oder ihn sich selbst zu überlassen (aktive oder passive Euthanasie), ohne ihm jede nur mögliche menschliche und professionelle Hilfe in der Krankheit zu einer neu zu gewinnenden Gesundheit zu geben. Die personifizierte Einstellung dem Kranken gegenüber macht es sich zum Grundsatz, das **Ausmaß** jeder Therapie und pflegerischen Einwirkung an der frei getroffenen, individuellen Entscheidung des Patienten zu orientieren.

Diese Entwicklungen der Pflege müssen die biographischen Lebensschritte beachten. So wie heute vielen Menschen nachvollziehbar ist, dass jeder Mensch eine ihm eigene, schicksalsbestimmende Geburtsstunde hat, werden Pflegende und Ärzte lernen müssen, eine „Todesstunde zu erkennen und zur rechten Zeit zuzulassen" (Fintelmann 1988). Damit kann es Pflegenden gelingen, obwohl ihnen im Einzelnen der Krankheitssinn verborgen bleibt, jedem Menschen sein richtiges und damit auch würdiges Sterben zu ermöglichen und ihn dabei zu begleiten.

Pflegerisch-therapeutische Vorbeugung von Pneumonien

Die Leichtigkeit, mit der beim alten Menschen bronchopneumonische Herde auftreten können, verlangt große Aufmerksamkeit bei der Pflege. So kann schon die aus irgendeinem Grund nötige Bettruhe einen Risikofaktor darstellen, der noch durch eine Verminderung der Immunabwehr verstärkt wird. Oft wird einschränkend unter Hospitalismus nur der **infektiöse Hospitalismus** verstanden. Er ist gekennzeichnet durch Infektionen, bei denen sich ein Erregerwandel von der physiologischen Besiedelung zum opportunistischen Keim mit pathogener Potenz zeigt. Diese kommen auch beim Gesunden im Organismus vor (z. B. Darmkeime) oder sie können bei Keimträgern nachgewiesen werden, ohne eine klinische Symptomatik hervorzurufen (z. B. *Staphylococcus aureus*). Eine Resistenzentwicklung der Mikroorganismen charakterisiert weiter diese Hospitalinfektionen (Sitzmann 1999 a).

Eine wichtige fördernde Funktion auf diese Erkrankungen hat jedoch der **psychische Hospitalismus**. Beim Aufenthalt des Menschen im Altenpflegeheim oder Krankenhaus werden veränderte und reduzierte Kommunikationsbedingungen mit den Folgen von Monotonie, Isolation, sensorischer Deprivation, Apathie sowie Orientierungslosigkeit und Abhängigkeit, Überforderung, Stress, Anonymität und Ängsten wahrgenommen. Die Alarmzeichen Schlafumkehr und

Desorientierung (Sitzmann 1996) fördern Inkontinenz, Passivität, Vernachlässigung des Äußeren und Verweigerung der Nahrungsaufnahme. Diese Faktoren wirken sich wieder auf körperliche Veränderungen aus und fördern eine erhöhte Infektanfälligkeit.

Eine effektive Vorbeugung und pflegerische Beeinflussung nosokomialer bronchopulmonaler Infektionen können sich an den Hauptfaktoren der Pathogenese der Lungenentzündung orientieren.

Reduktion der Kolonisation des Nasopharynx aus dem Magen-Darm-Trakt und Verhinderung von Aspiration

Sorgfältige Mundpflege und Reinigung der Nasengänge

Der Stellenwert einer sorgfältigen Mundpflege wird aus hygienischer Sicht oft unterschätzt. Eine intakte Mundschleimhaut und Zunge, geschmeidige Lippen und belagfreie Zähne dienen dem Wohlbefinden. Auch bei der Kommunikation, einer beschwerdefreien Nahrungsaufnahme und freien Atmung sowie zur Entzündungsprophylaxe von Atemwegserkrankungen spielt die Funktion der Mundschleimhaut und Parotis eine wichtige Rolle. Der bei der parenteralen Ernährung fehlende Kauvorgang stimuliert normalerweise den Speichelfluss. Durch Auflösung oder Aufschwemmung fester Bestandteile im Speichel wird die Geschmackswahrnehmung gefördert, wodurch es reflektorisch zu einer weiteren Anregung des Speichelflusses kommt. Zudem hat Speichel eine reinigende und durch seinen Gehalt an Lysozymen, sekretorischem Immunglobulin A und Rhodanidionen auch eine antibakterielle und antivirale Wirkung (Hobom 1995).

Auch ohne Nahrungsaufnahme wird eine geringe Basalsekretion von Mundspeichel (ca. 0,5 l/Tag) sezerniert. Die physiologische Mundspeichelmenge liegt allerdings bei 0,6 bis 1,5 l.

Um eine effektive Mundpflege durchführen zu können, ist zunächst die Erhebung relevanter Pflegedaten durch eine Pflegeanamnese erforderlich (Sitzmann 1996). Für die Durchführung gibt es eine Anzahl pflegender Mundspüllösungen (Sitzmann 1998).

Das Durchbewegen des Unterkiefers (passive Kautätigkeit) regt die Sekretproduktion der Parotisdrüse an. Wahrnehmungsübungen und Übungen zur Tonusregulierung im Gesichts- und Mundbereich können in die tägliche Pflegehandlungen wie Waschen, Zähneputzen und Mundpflege integriert werden (Nusser-Müller-Busch 1995, 1997).

Adäquate Lagerung

Ein Reflux von Mageninhalt in die Speiseröhre ist physiologisch (Jaspersen u. Micklefield 1997); durch eine gerichtete peristaltische Aktivität wird der Magensaft innerhalb kurzer Zeit wieder in den Magen zurück befördert. Bei einer *Mikroaspiration* wirkt sich die Aspiration des Mageninhaltes auf die oberen Atemwege aus (Jaspersen 1996), wodurch Atemwegserkrankungen (z. B. Laryngitis, Bronchitis, Atelektasen, Pneumonien) ausgelöst oder gefördert werden können. Insbesondere nachts und in waagerechter Körperlage können geringe Mengen des sauren Refluates in den Tracheobronchialbaum gelangen. Geeignete Lagerungen (s. 15.1, S. 305) können eine Mikroaspiration verhindern.

Unterstützung der physiologischen Verhältnisse bei Inhalation, Intubation und Beatmung

Anfeuchtung des Atemgases

Bei endotrachealer Intubation und Tracheotomie muss die gestörte oder fehlende Selbstreinigung der Lunge durch pflegerische Maßnahmen unterstützt oder ersetzt werden. Die Atemgaskonditionierung, das heißt Erwärmung und Anfeuchtung des Inspirationsgases hilft, Schäden zu vermeiden. Die Bedingungen für die Atmung werden durch Intubation und Beatmung verändert. Besonders in diesem Behandlungsbereich hat die Aussage: „Ohne Wasser kein Leben" eine zweideutige Bedeutung: Ohne Feuchtigkeit kann das Trachealepithel, insbesondere die Zilien, seine physiologische Aufgabe nicht erfüllen. Das gilt ausdrücklich für die Selbstreinigung des Respirationstraktes. Eine ungenügende Anfeuchtung der Inspirationsluft führt zu einer Beeinträchtigung der Zilienbewegung (Kleemann 1989).

Allerdings begünstigt Feuchtigkeit das Wachstum von Mikroorganismen. Nur dort, wo keine Restfeuchtigkeit in dem gereinigten, lagerndem Beatmungszubehör verbleibt, ist ein Wachstum von Mikroorganismen erschwert, wenn nicht sogar verhindert. Ein Teil der Mikroorganismen kann sich nur in engem Kontakt mit Wasser vermehren (z. B. der typische „Nass- oder Pfützenkeim" *Pseudomonas aeruginosa*).

PRAXIS-TIPP   Gereinigtes Zubehör für die Beatmung und Inhalation muss vor dem Lagern vollständig trocken sein und trocken gelagert werden. ■

Da reiner Sauerstoff trocken ist, muss zur Vermeidung von Schäden angefeuchtet werden. Die Fähigkeit des Inspirationsgemisches, Feuchtigkeit aufzunehmen, ist stark von der Temperatur abhängig. Je wärmer die Luft ist, desto mehr Feuchtigkeit kann sie aufnehmen. Für die Anfeuchtung kommen verschiedene Verfahren zur Anwendung:

* **Anfeuchtung der Atemgase mit Kaskaden:** Hierbei werden die Atemgase in feinen Luftperlen durch das geheizte Wasser im Vorratsbehälter geleitet. Aus hygienischen Gründen darf das Kondenswasser im Schlauchsystem nicht in den Vorratsbehälter zurückgeführt werden, um eine Kontamination des sterilen Wassers zu vermeiden. Beheizbare Atemschlauchsysteme verhindern die Kondensatbildung.
* **Vernebler:** Diese Geräte erzeugen mechanisch (Düsenvernebler) oder mit Hilfe von Ultraschall Aerosole zur Anfeuchtung der Einatmungsluft (s. 13.3, S. 241). Die Partikelgröße sollte so groß sein, dass sie bis in die kleinsten Bronchien gelangen können (10–30 µm). Die Geräte sollten eine relative Luftfeuchtigkeit von 80–100 % erreichen und das Atemgas auf Körpertemperatur erwärmen.
* **Passive Atemgasanfeuchtung:** Seit einigen Jahren werden Wärme- und Feuchtigkeitsaustauscher (WFA) verwendet. Aus hygienischer Sicht ist von Vorteil, dass das Beatmungsschlauchsystem trocken bleibt und eine aktive Atemgasanfeuchtung nicht erforderlich ist. Damit entfällt das bakterienhaltige Kondensat, das eventuell in das Bronchialsystem zurückfließen kann.
* **Künstliche Nase:** Sie wird zur Atemluftbefeuchtung bei Patienten mit länger liegender Tracheoflex-Kanüle, die nicht (mehr) beatmet werden, verwendet.

Bei allen Manipulationen am Beatmungssystem ist die sorgfältige Händehygiene eine wichtige Maßnahme zur Verhinderung der Keimverbreitung. Auch bei der Benutzung von Handschuhen muss eine hygienische Händedesinfektion durchgeführt werden, da auch Handschuhe Lecks aufweisen können.

Freihalten des Mund-Rachen-Raumes

Neben der Mangelbelüftung treten oft schwer lösliche Sekrete oder Schwierigkeiten beim Abhusten (z. B. schmerzhafter, trockener Husten) auf. Mit ärztlicher Unterstützung durch schleimlösende und schmerzlindernde Mittel lassen sich eine Reihe von pflegetherapeutischen Maßnahmen mit Erfolg ausführen:

* **Mundpflege:** Das Ziel der Mundpflege ist vor allem, die Mundhöhle und Mundschleimhaut intakt und frei von Infektionen zu halten. Besonderes Augenmerk sollte bei intubierten Patienten auf das Sekret oberhalb des Cuffs (Raum zwischen den Stimmbändern und dem Tubuscuff), das mit einer hohen Keimzahl behaftet ist, gelegt werden. Bei der unvollständigen Entfernung des Sekrets aus dem Rachenraum besteht die Gefahr, dass durch stille Aspiration Speichel in untere Anteile des Respirationstraktes verschleppt wird und dadurch Infektionen verursacht werden. Daher ist es besonders wichtig, die Mundhygiene regelmäßig durchzuführen, um stehendes Sekret in Mund und Rachen zu vermeiden. Damit verbunden ist das Aussaugen der Mundhöhle sowie das subglottische Absaugen.
* **Atraumatisches endotracheales Absaugen:** In eine effektive Mundhygiene ist auch eine aseptische Bronchialtoilette einzubinden. Endobronchiales Absaugen sollte nur so oft wie nötig durchgeführt werden. Ziel muss ein hygienisch einwandfreies und möglichst atraumatisches Absaugen sein mit hygienischer, bevorzugt thermischer Aufbereitung der Geräte.
* **Schonende Kanülenversorgung** bei tracheotomierten Patienten: Eine Tracheotomie, das Absaugen des Patienten über die Trachealkanüle und die Pflege des Tracheostomas sind für den Patienten sehr belastend und angstbeladen (s. 11.7, S. 148). Nur eine sorgfältige Aufklärung lässt den Patienten be-"greifen", was es bedeutet, wenn ein Teil der Atemwege durch den operativen Eingriff umgangen wird.

Erweiterte pflegetherapeutische Konzepte

Kompensation von Kommunikationsproblemen

Während der Intubation und Beatmung befindet sich der sprechunfähige Patient in einem Ausnahmezustand, der sehr leicht in eine soziale

Isolation führen kann. Die Kommunikation kann zusätzlich durch Sedierung und Bewusstseinsstörungen erschwert sein. Viele Patienten können auch, bedingt durch eine Verletzung der Hand, allgemeine Schwäche oder ungünstige Lagerung nicht oder nur unleserlich schreiben. Zur Isolation von der Welt außerhalb des Krankenhauses kommt nun noch das Eingesperrtsein in sich selbst. Bei bewegungsunfähigen, kommunikationsbehinderten, aber bewusstseinsklaren Menschen bedeutet dies das Alleinsein mit Ängsten, Befürchtungen und Fragen. Differenzierte Fragen zu Dingen, die ihn beunruhigen, kann der Patient nicht stellen und somit keine Beruhigung erfahren.

Aus einer Untersuchung bei Intensivpflegepatienten (Bunzel et al. 1995) lassen sich Maßnahmen ableiten, die einer psychischen Extrembelastung vorbeugen:

- Vermittlung sachbezogener Informationen durch pflegerische und therapeutische Bezugspersonen (z.B. über Stationsroutinen, geplante diagnostische und therapeutische Maßnahmen),
- Anbieten von örtlichen und zeitlichen Orientierungen,
- Auffinden von Kommunikationsmöglichkeiten (z.B. über die Mimik),
- großzügige Besuchserlaubnis, auch für verständige Kinder,
- Ausschalten unnötiger Lärmquellen,
- für Nachtschlaf und ungestörtes Schlafen oder Dösen während des Tages sorgen,
- Sensibilität entwickeln gegenüber den seelischen und körperlichen Qualen,
- den Patienten vom Betroffenen zum Beteiligten machen.

Unterstützung des Atemtrainings

Nichts gibt so deutlich Aufschluss über das augenblickliche seelische Befinden eines anderen, wie seine Atmung: das Wechselspiel von Erregung und Ruhe, der atemverkrampfende Schmerz, das Atemeinhalten bei Angst, eine atembeschleunigte jauchzende Freude. Ganz deutlich wird diese seelische Komponente der Atmung beim Asthma bronchiale.

Rein mechanisch durchgeführte Atemübungen werden weder zur erwünschten Lungenbelüftung und Sekretlösung, noch zur inneren Beteiligung des Patienten führen (Heine 1995). Sprache und Gesang als Ausdrucksmittel des Seelischen haben eine enge Beziehung zum atmen und sind deshalb für eine Vertiefung und Rhythmisierung der Atmung geeignet. Zu den Methoden zur Unterstützung der Atmung gehören Atem- und Sprachübungen, das Intonieren von Tönen und Atemgymnastik. Das darf jedoch nicht auf die zeitlich kurzen Besuche der Therapeuten beschränkt bleiben, sondern muss durch die Pflegenden weitergetragen werden.

Eine wichtige Rolle spielt dabei die **Qualität der Atemluft**. Düfte bestimmen das Leben von Geburt an. Es sind die zum Sistieren der Atmung führenden chemischen Substanzen bekannt (z.B. Formaldehyd), aber auch andere krankenhausspezifische Gerüche nach Stuhl, Urin oder Erbrochenem, die depressiv auf die Atmung wirken. Obwohl der Riechsinn seine Sensibilität bei dauerndem Vorhandensein von Düften schnell verliert und nur noch Unterschiede wahrnimmt, die seelische Beeinflussung bleibt. Wer bestimmte Düfte einatmet, fühlt sich je nachdem bald darauf entspannt, heiter oder belästigt.

Auch der **Humor** wirkt auf die Atmung. Die körperlichen Reaktionen auf Humor und Lachen beeinflussen unsere Körperfunktionen stark (Sitzmann 1999 b).

Verschiedene Prinzipien helfen, Fehlatmungen zu beheben, die Lunge besser zu belüften und den Selbstreinigungsmechanismus der Lunge anzuregen (s. 11.12, S. 172). Zur erweiterten Atemtherapie, insbesondere postoperativ sowie vor und nach der Beatmung, hat sich die CPAP-Therapie (s. 11.11, S. 166) bewährt.

Auch Lagerung und Mobilisation gehört zum Atemtraining (s. 15.1, S. 305; 15.2, S. 311).

Anwendung ätherischer Öle

Seit Jahrhunderten haben sich Pflanzen und die daraus gewonnenen Extrakte in der volkstümlichen Naturheilkunde bewährt. Deren Erkenntnisse macht sich inzwischen auch die moderne Arzneimittelforschung zunutze (Baumeister 1998, s. 13.4, S. 246). Verbreitung findet zunehmend die **Aromatherapie** als eine Behandlungsform, bei der durch Einsatz ätherischer Öle eine therapeutische Wirkung erzielt wird. Sie beinhaltet nicht nur die Inhalation, sondern auch die transdermale Resorption, also die Aufnahme der Wirkstoffe über die Haut in Verbindung mit Wärmeanwendung (z.B. Wickel, Auflagen) und als Badezusatz (Krause u. Uhlmann 1998).

Eine Aromatherapie sollte immer individuell für den betreffenden Patienten ausgewählt werden. Dabei sind die Manipulationen, die durch den Geruchssinn verursacht werden können, zu berücksichtigen (Sitzmann 1995).

Eine Verbindung zwischen atemfördernden Substanzen und der heilenden Wirkung von Wärme wird durch die Anwendung verschiedener feuchtwarmer Wickel (s. 14.4, S. 292) erreicht.

Förderung der Wärme- und Flüssigkeitsregulation

Der Temperatursinn oder Wärmesinn (Sitzmann 1995) stellt die Fähigkeit der Haut des Menschen dar, Wärme und Kälte zu empfinden. Die Förderung eines gesunden Wärmeempfindens ist besonders in der Krankheitsphase wichtig. Alte Menschen frieren leichter und es ist nicht normal, immer kalte Hände und Füße zu haben und ständig zu frieren durch moderne, aber falsche Bekleidungsgewohnheiten. Das in der

Intensivpflege manchmal praktizierte völlige Aufdecken von Patienten wird auch als hinderlich für den Patienten betrachtet, seinen Körper wahrzunehmen. Die Bekleidung im Bett darf nicht nur als Intimschutz angesehen werden. Eine Bedeckung des Körpers ist notwendig und sollte durch ein Leintuch oder ein Baumwollhemd ermöglicht werden.

Auch die Empfindungsfähigkeit für seelische Wärme hängt wesentlich von unserem Erleben von Kälte und Wärme zusammen. Das drückt sich in vielen Redensarten aus: „Das liebe ich heiß", „eiskalte Überlegung", „Das war ein kühler Empfang", „ein glühender Verehrer", „Da wurde mir warm ums Herz."

Sensibilität für die Wahrnehmung von Kälte und Wärme unserer Umgebung tut not.

Literatur

acc. Multiresistente Tuberkulosestämme. Dt. Ärztebl. 93 (1996) B 1397

[Anonym]. Roulett mit dem Erreger. Der Spiegel. 50 (1992) 220

[Anonym]. Infektionsgefahren durch unzureichend desinfizierte Inhalationsgeräte. Epidemiol. Bulletin. 38 (1997 a) 265

[Anonym]. Vorbeugende Tuberkulose-Schutzimpfung bei beruflicher Exposition? Epidemiol. Bulletin. (1997 b) 171

[Anonym]. Tuberkulintestung: inakzeptable Anzahl überschießender Reaktionen nach Mendel-Mantoux. TB-Letter Informationsdienst für Pneumologen. 4 (1998 a) 11

[Anonym]. Tuberkulose-Situation in Deutschland 1997. Epidemiol. Bulletin. (1998 b) 113

[Anonym]. Weltweit dramatischer Anstieg von Tuberkulose: Acht Mio. Fälle pro Jahr. Marburger Bund Ärztliche Nachrichten. 4 (1998 c) 7

Arnold, E.: Krankheiten der Atmungsorgane. In Martin, E., J.-P. Junod: Lehrbuch der Geriatrie. Huber, Bern 1990

Baumeister, V.: Ätherische Öle für lungenpflegerische Maßnahmen. In Sitzmann, F.: Pflegehandbuch Herdecke, 3. Aufl. Springer, Berlin 1998

Blech, J.: Arme sterben früher – Der Körper antwortet mit Krankheiten auf soziale Not. Die Zeit. 43 (1997) 45

Bunzel, P., G. Pauser, U. V. Wisiak: Psychische Führung des Intensivpatienten. In Benzer, H., H. Burchardi, R. Larsen, P. M. Suter: Intensivmedizin, 7. Aufl. Springer, Berlin 1995

Clade, H.: Tuberkulose – Epidemiologie. Keine Entwarnung. Dt. Ärztebl. 95 (1998) B 116

Deutsches Zentralkomitee zur Bekämpfung der Tuberkulose: Was man über die Tuberkulose wissen soll. Berlin 1997

D. M., U. F.: Tuberkulose-Übertragung durch Bronchoskopie. Infekt. epidemiol. Forschung. IV (1997) 50

Domann, E.: Infektionskrankheiten heute. Dt. Apotheker Zeitung. 137 (1997) 3478

Engelhardt, D., H. G. Fuhr, E. Müller: Nosokomiale Pneumonie. Thieme, Stuttgart 1994

Ferlinz, R.: Richtlinien für die Umgebungsuntersuchung bei Tuberkulose. Gesundheitswesen 58 (1996 a) 657

Ferlinz, R.: Tuberkulindiagnostik. Dt. Ärztebl. 93 (1996 b) A 1199

Fintelmann, V.: Alter und Alterskrankheiten: von der Kunst, alt zu werden. Urachhaus, Stuttgart 1988

Forsbohm, M.: Zur gegenwärtigen Struktur der Tuberkulosemorbidität in Deutschland – Erste Ergebnisse einer Studie des DZK. Epidemiol. Bulletin. 23 (1997 a) 155

Grieb, G.: Bakterielle Pneumonie im Krankenhaus. Krankenhauspharmazie. 10 (1991) 472

Griffith, D..: Außergewöhnlicher Tuberkuloseausbruch bei Krankenhauspersonal. TB-Letter Informationsdienst für Pneumologen. 3 (1997) 2

Gsell, O.: Infektionskrankheiten in der Geriatrie. In Martin, E., J.-P. Junod: Lehrbuch der Geriatrie. Huber, Bern 1990

Heine, R.: Dekubitus-, Pneumonie- und Thromboseprophylaxe bei Schwerkranken. In Heine, R., F. Bay: Pflege als Gestaltungsaufgabe. Hippokrates, Stuttgart 1995

Hobom, B.: Mikrobenabwehr auf der Zunge. Frankfurter Allgemeine Zeitung. 130 (1995) N 2

Hofmann, F.: Arbeitsbedingte Belastungen des Pflegepersonals. ecomed, Landsberg 1994

Hofmann, F.: Arbeitsmedizin und Gesundheitsschutz im Krankenhaus. In Daschner, F.: Praktische Krankenhaushygiene und Umweltschutz. Springer, Berlin 1997

Jaspersen, D.: Reflux-assoziierte Atemwegserkrankungen. Dt. med. Wschr. 121 (1996) 449

Jaspersen, D., G. Micklefield: Gastroösophagealer Reflux und assoziierte Atemwegserkrankungen. Dt. Ärztebl. 94 (1997) A 915

Just, H.-M., R. Ziegler: Empfehlungen zur Infektionsverhütung bei Tuberkulose. pmi Verlag Frankfurt/M 1996

Kappstein, I.: Epidemiologie und Prävention von Pneumonien. In Daschner, F., Hrsg. Praktische Krankenhaushygiene und Umweltschutz. Berlin: Springer, 1997: 83f inclusiv NNIS-Daten

Kappstein, I.: Prävention der Tuberkuloseübertragung im Krankenhaus. In Daschner, F.: Praktische Krankenhaushygiene und Umweltschutz. Springer, Berlin 1997 b

Kleemann, P. P.: Tierexperimentelle und klinische Untersuchungen zum Stellenwert der Klimatisierung anästhetischer Gase im Narkosekreissystem bei Langzeiteingriffen. Abbott, Wiesbaden 1989

Körner, M. M. et al.: Tuberkulose: Eine Gefahr für Herzempfänger. TB-Letter Informationsdienst für Pneumologen. 3 (1997) 2

Konietzko, N.: Tuberkulose im Alter. Atemw.-Lungenkr. 16 (1990) 485

Kramer, A.: Infektionsverhütung bei Tuberkulose in Gesundheits- und Sozialeinrichtungen. Hyg Med 1997; 22: 523–534

Krause, M., B. Uhlmann: Äußere Anwendungen. In Sitzmann, F.: Pflegehandbuch Herdecke, 3. Aufl. Springer, Berlin 1998

Loddenkemper, R.: Welt-Tuberkulose-Tag – Jede Sekunde eine Neuinfektion. Dt. Ärztebl. 95 (1998) B 468

Müller, E.: Inzidenz, Pathophysiologie, Risikofaktoren, Bedeutung und Outcome. In Engelhardt, D., H. G. Fuhr, E. Müller: Nosokomiale Pneumonie. Thieme, Stuttgart 1994

Nusser-Müller-Busch, R.: Störungen der Nahrungsaufnahme und therapeutische Hilfen am Beispiel von Schluckstörungen. In Bienstein, C., A. Zegelin: Handbuch Pflege. Verlag Selbstbestimmtes Leben, Düsseldorf 1995

Nusser-Müller-Busch, R.: Therapie des Facio-Oralen Traktes (FOTT) zur Behandlung facio-oraler Störungen und Störungen der Nahrungsaufnahme. Forum Logopädie. 2 (1997) 1

Opferkuch, W., C. Tauchnitz: Pneumonien. In Hahn, H., D. Falke, P. Klein: Medizinische Mikrobiologie. Springer, Berlin 1994

Pitten, F. A., A. Kramer: Hygiene in Einrichtungen der Altenpflege und Geriatrie. In Beck, E. G., Th. Eikmann, F. Tilkes: Hygiene in Krankenhaus und Praxis. ecomed, Landsberg 1997

Schader, B.: Schwindsucht – zur Darstellung einer tödlichen Krankheit in der deutschen Literatur. Peter Lang, Frankfurt/M. 1987

Scholz, R.: Demographie. In Kaufhold, H. W., C. P. Mertgen: Antibiotika im Alter. SM Verlagsgesellschaft, Gräfelfing 1995

Schulze-Röbbecke, R., H. Rüden: Infektionsprophylaxe. In Gundermann, K.-O., H. Rüden, H.-G. Sonntag: Lehrbuch der Hygiene. Gustav Fischer, Stuttgart 1991

Sitzmann, F.: Mit wachen Sinnen wahrnehmen und beobachten, Teil 1 u. 2. Recom, Basel 1995/96

Sitzmann, F.: Pflegehandbuch Herdecke, 3. Aufl. Springer, Berlin 1998

Sitzmann, F.: Hygiene – Ein Lehrbuch für die Fachberufe im Gesundheitswesen. Springer, Berlin 1998 a

Sitzmann, F.: Humor und sein förderlicher Einfluß auf Körperfunktionen und den Lebenssinn. In Ullrich, L.: Zu- und ableitende Systeme. Thieme, Stuttgart 1999 b [in Druck]

Striebel, W.: Anästhesie und Intensivmedizin für Studium und Pflege. Schattauer, Stuttgart 1994

Thews, G.: Lungenatmung. In Schmidt, R. F., G. Thews: Physiologie des Menschen. Springer, Berlin 1995

Voigt, J.: Tuberkulose – Geschichte einer Krankheit. vgs, Köln 1994

Wallhäuser, K. H.: Praxis der Sterilisation, Desinfektion, Konservierung, 5. vollst. überarb. Aufl. Thieme, Stuttgart 1995

Weist, K.: Krankenhaushygiene: State of the Art. Infekt. epidemiol. Forschung. III (1997) 30

14.3 Atemwegsinfektionen, Übertragung und Verhinderung durch Hygienemaßnahmen

Friedrich v. Rheinbaben, Manfred H. Wolff

Zusammenfassung

Dieses Kapitel stellt die Bedeutung der Atemwege als Haupt- und Nebeneintrittspforte bei der Übertragung von Virusinfektionen dar. Die Komplexität der Einflussfaktoren für Virusinfektionen wird durch die Erläuterung der zwei Formen der aerogenen Übertragung – Aerosole und Staub – deutlich. Klinische Bereiche, in denen ein vermehrtes Auftreten von nosokomialen Atemwegserkrankungen nachweisbar ist, werden aufgezeigt und die Autoren stellen die zwei wichtigsten Maßnahmen zur Unterbrechung der Wechselwirkung zwischen Umfeld und Mensch vor.

» Die Hygiene sucht auf Grund einer genauen Kenntnis des menschlichen Organismus und der in dessen Umgebung sich abspielenden, ihn beeinflussenden Vorgängen, die Gesundheit des Menschen zu erhalten und zu kräftigen. «

Mit diesem Satz leitete Prausnitz 1899 die damals 4. Auflage seiner *Grundzüge der Hygiene* ein. Diese Definition hat in den 100 Jahren nichts von ihrer Gültigkeit eingebüßt. Die Kenntnis des Organismus ist bei der hier gewählten Thematik vor allem mit der Kenntnis des Ablaufes von Infektionskrankheiten gleichzusetzen, über deren Natur man zum damaligen Zeitpunkt noch höchst unvollständige Vorstellungen hatte. Die Umgebung kann mit dem Klinikbereich des Patienten, aber natürlich auch mit dem Arbeits- und Lebensumfeld und sogar mit der häuslichen Umgebung des Menschen gleichgesetzt werden. Die angesprochene Wechselwirkung zwischen Individuum und Umfeld ist schließlich das Problemfeld, in dem es zur Übertragung von Atemwegsinfektionen kommt.

14.3.1 Die Krankheitserreger

Viren

Infektionen, die im Zusammenhang mit dem atmen stehen, werden durch Mikroorganismen, häufig aber auch durch Viren verursacht (Tab. 14.**4**). So sind etwa 70 % aller akuten Racheninfektionen viralen Ursprungs. Allerdings verursachen nicht alle Viren, die in die Atemwege gelangen, dort auch Infektionen. Viren nutzen die Atemwege auf verschiedene Weise:

- Viele Viren benutzen die Atemwege lediglich als **Eintrittspforte** in den menschlichen Organismus und verursachen dort nur eine lokale Infektion, um dann über eine Virämie zu ihren eigentlichen Zielzellen zu gelangen. Oft sind sie nur für leichte respiratorische Symptome verantwortlich und in manchen Fällen

gar nicht mit Atemwegserkrankungen in Verbindung zu bringen. Ein Beispiel hierfür ist das Poliovirus. Nur in der Initialphase vermehrt es sich in den Zellen des Rachenraumes, in späteren Krankheitsphasen wird es in Darmepithelzellen repliziert, ist danach in mehreren virämischen Phasen im Blut zu finden und verursacht unter bestimmten Voraussetzungen zuletzt eine Myelitis. Das Mumpsvirus ist zwar ein typischer Erreger des Respirationstraktes, es findet aber vor allem in den Speicheldrüsen sein Zielorgan und wird daher mit dem Speichel ausgeschieden und durch Speichelaerosole übertragen.

- Andere Viren finden dagegen ausschließlich in den Zellen der Atemwege ihr **Zielorgan**. Unter ihnen finden sich einige, die nur von den Schleimhautzellen der oberen Atemwege

Tab. 14.**4**   Beispiele für Erreger von Atemwegsinfektionen und für Krankheitserreger, die zwar in den Atemwegen gefunden werden können, bei denen diese aber nicht Zielorgan sind

Art der Erkrankung	Erreger
Virale Infektion mit ausgeprägter respiratorischer Symptomatik	Adenoviren Humane Coronaviren Epstein-Barr-Virus Influenzavirus A, B und C Parainfluenzavirus Respiratory-Syncytial-Virus Coxsackie- u. ECHO-Viren Rhinoviren Mumpsvirus Hantavirus (best. Stämme)
Bakterielle Infektion mit ausgeprägter respiratorischer Symptomatik	Bordetella pertussis Bordetella parapertussis Bordetella bronchiseptica Corynebacterium dihptheriae Chlamydia pneumoniae Klebsiella pneumoniae Legionella pneumoniae Mycobacterium tuberculosis Mycobacterium bovis Mycobacterium avium Mycobacterium kansasii Mycoplasma pneumoniae Neisseria catarrhalis Pasteurella multocida Pseudomonas aeruginosa Streptococcus pneumoniae
Atemwegsmykosen mit ausgeprägter respiratorischer Symptomatik	Aspergillus fumigatus Aspergillus niger Aspergillus flavus Aspergillus phoenicii Blastomyces dermatitidis Canadia albicans Coccidioides immitis Cryptococcus neoformans Emmonsia crescens Histoplasma capsulatum Paracoccidioides brasiliensis
Protozoen-Infektion mit ausgeprägter respiratorischer Symptomatik	Pneumocystis carinii
Bakteriell-virale Mischinfektionen der Atemwege	Influenzavirus + Haemophilus influenzae
Atemwegsinfektionen mit nichtrespiratorischen Koinfektionen	Bordetella petussis + Rotavirus
Virale Erreger, die die Atemwege als *Eintrittspforte* benutzen, oft aber nur geringe oder gar keine respiratorischen Symptome verursachen	Polioviren Enteroviren Coronaviren Rabiesvirus Masernvirus Varicella-Zoster-Virus Rötelnvirus
Virale Erreger, die auch die Atemwege als *Austrittspforte* benutzen, aber nur geringe oder keine respiratorischen Symptome verursachen	Hepatitis-B-Virus Parvoviren

Tab. 14.**5**   Erreger von respiratorischen Infekten

Art der Erkrankung	Rhino-virus	Corona-viren	Influenza-viren	Respira-tory-syncytial-Viren	Borde-tella pertussis	Haemo-philus influen-zae	Para-influenza-virus
Rhinitis Sinusitis	++++	+++	+++	++	+	+++	+++
Pharyngitis	++	+++	+++	–	+	++	++
Laryngitis	–	++	++	+	+	++	+++
Tracheitis	–	+	+++	+	+++	++	++
Bronchitis Bonchiolitis	–	+	++++	++++	+++	+++	++
Pneumonie	–	–	+++	+++	++	+	++

++++ sehr häufiger Erreger   ++ gelegentlicher Erreger   – löst die Erkrankung nicht aus
+++ häufiger Erreger   + seltener Erreger

repliziert werden wie beispielsweise manche Coronaviren und vor allem Rhinoviren (s. Tab. 14.**5**).

- Einige Viren **vermehren sich nie** in den Atemwegen. Ob sie jedoch über die Atemwege aufgenommen und mit Atemwegssekreten geschluckt schließlich doch zu Infektionen führen können, blieb bisher ungeklärt. Hierzu zählt beispielsweise das Rotavirus, dessen diagnostischer Nachweis in den Atemwegen bisher nicht gelang. Vom Tollwutvirus (Rabies-Virus) ist dagegen zweifelsfrei bewiesen worden, dass es auch über Aerosole übertragbar ist, wenngleich die Infektion weit häufiger im Zusammenhang mit dem Biss eines erkrankten Tieres beschrieben wird.
- Schließlich kennt man auch Virusinfektionen, bei denen **Übertragungsweg und Zielorgan zunächst nicht mit den Atemwegen in Verbindung** gebracht werden können, im Verlauf der Erkrankung findet sich das Virus jedoch auch in Atemwegssekreten und im Nebeninfektionsweg können solche Krankheiten über die Atemwege übertragen werden. Als Beispiel hierfür sei das Hepatitis-B-Virus genannt, das vorwiegend durch Geschlechtsverkehr übertragen wird, sich aber auch in Tröpfchenaerosolen der Atemwege nachweisen und unter bestimmten Voraussetzungen aerogen übertragen lässt.

Insgesamt kommt den Atemwegen als Haupt- und Nebeneintrittspforte bei der Übertragung von Virusinfektionen eine größere Bedeutung zu, als dies zunächst erscheint, und im Tierversuch kann nahezu jedes Virus durch Aerosole und/oder Staub übertragen werden. In Untersuchungen an freiwilligen Probanden gelang dies auch beim Menschen mit dem Coxsackie-A 21-Virus. Artenstein und Miller (1966) konnten unter anderem Adeno-, Coxsackie- und ECHO-Viren in Aerosolen und Staub der Atemluft nachweisen.

Virusinfektionen der Atemwege gehen oft mit zusätzlichen, meist bakteriellen Infektionen einher. Zu den bekanntesten Beispielen zählt die virusbedingte Influenza mit einer Superinfektion durch *Haemophilus influenzae*. Darüber hinaus sind aber auch virale Koinfektionen bei bakteriellen Atemwegsinfektionen beschrieben, die vollkommen andere Organe betreffen können. Dokumentiert sind Darminfektionen als Koinfektion bei Keuchhusten (Pertussis).

Erwähnenswert ist schließlich auch die Vielzahl opportunistischer Atemwegsinfektionen bei immungeschwächten HIV-Patienten (s. 14.1, S. 265).

Andere Krankheitserreger

Neben Viren findet man auch eine Vielzahl von Pilzen, Hefen, Protozoen und Bakterien als Erreger von Atemwegsinfektionen. In der Regel handelt es sich um pathogene Erreger. Bei manchen verwischt sich allerdings die Grenze zwischen pathogenem und apathogenem Mikroorganismus. Einige dieser Erreger wie *Candida albicans* oder *Staphylococcus aureus* findet man regelmäßig auch bei Untersuchungen der Atemwegsflora gesunder Menschen. Erst bei einer verminderten Abwehrlage treten sie als Pathogene in Erscheinung.

14.3.2 Die Übertragung von Atemwegsinfektionen

Aerogene Infektionen werden durch Aerosole oder durch Staub vermittelt (Abb. 14.**2**).

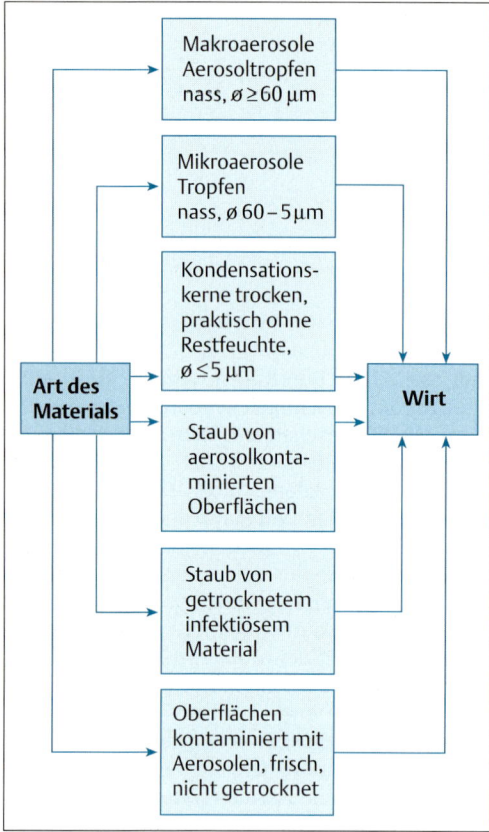

Abb. 14.2 Aerosole und Staub als Vehikel für die aerogene Übertragung von Infektionen

Tab. 14.6 Richtwerte für die Sedimentationsgeschwindigkeit von Flüssigkeitströpfchen aus 3 Meter Höhe in unbewegter Luft

Tropfen-größe	Sedimentationsgeschwindigkeit von Luft
1 µm	26,5 Stunden
5 µm	72 Minuten
10 µm	19 Minuten
15 µm	15 Minuten
20 µm	5 Minuten
30 µm	2 Minuten
40 µm	1 Minute
50 µm	45 Sekunden
100 µm	11 Sekunden

Aerosol

Aerosole sind Flüssigkeitströpfchen in einer Gasphase. Sie entstehen durch Husten oder Niesen und können nach einem solchen Vorgang im Umfeld des Patienten über mehrere Meter nachgewiesen werden. Auch bei entsprechenden Eingriffen, so zum Beispiel bei einer zahnärztlichen Behandlung, entstehen raumfüllende Aerosole, die auf Oberflächen im Patientenumfeld sedimentieren können. Dass hierbei auch äußerst problematische Erreger freigesetzt werden können, beweist das Vorkommen von Hepatitis-B-Virus-Antigen (HBsAg) bei Umgebungsuntersuchungen in Dentaleinheiten. Im Zusammenhang mit der Virushepatitis und der HIV-Infektion gelten *bluthaltige Aerosole* als besonders problematisch, wenn sie eingeatmet werden oder in die Augenbindehäute gelangen. Im Tierversuch an Schimpansen ließ sich Hepatitis-B-Virus auch über unverletzte Konjunktivalschleimhäute übertragen.

Aerosoltröpfchen besitzen unterschiedliche Größen und eine davon abhängige Sedimentationsgeschwindigkeit. Diese lässt sich anhand des Stoke'schen Gesetzes berechnen (Tab. 14.**6**). Für das Sedimentationsverhalten ist neben der Tröpfchengröße allerdings auch die elektrische Ladung der Aerosoltröpfchen, vor allem aber die Luftbewegung maßgeblich. Die tatsächliche Sedimentationsdauer lässt sich daher, insbesondere bei kleinen Partikeln, kaum vorhersagen. In eigenen Untersuchungen mit virushaltigen Aerosolen konnten bereits nach 10 Minuten keine Viruspartikel mehr in der Raumluft nachgewiesen werden.

Die Infektion über Aerosole oder Staub ist ein sehr komplexer Vorgang, bei dem die Sedimentationsgeschwindigkeit nur eine von vielen Einflussgrößen ist. Ebenso wichtig ist die Umweltstabilität der Erreger. Diese kann unter anderem durch das Begleitmaterial, die Luftfeuchtigkeit, die Exposition gegenüber Licht, insbesondere Sonnenlicht, und die Temperatur beeinflusst werden. Atemwegssekrete, Sputum, Eiweiß oder Blut haben vor allem bei Viren einen stabilisierenden Einfluss (Sattar u. Ijaz 1987). Für die Luftfeuchtigkeit gilt insbesondere bei Viren, dass behüllte Partikel besser bei einer geringen relativen Luftfeuchtigkeit persistieren. Die saisonale Häufung von Atemwegsinfektionen durch Influenza-, Parainfluenza- oder Respiratory-syncytial-Virus in den Wintermonaten findet hierin ihre Begründung. Sie wird aber nicht nur durch die niedrige Luftfeuchtigkeit, sondern auch durch die geringeren Durchschnittstemperaturen und die kurze Sonneneinstrahlung erklärt. Zusätzlich wirkt sich in den Wintermonaten eine generell schlechtere Abwehrlage des Menschen und die temperaturbedingte Erhöhung des Stoffwechsels (Grundumsatz) aus.

Staub

Die zweite Form der aerogenen Übertragung wird durch Staub vermittelt. Schon Tröpfchen unter 5 µm können während der Sedimentation leicht austrocknen. Deshalb beeinflusst auch die Trockenstabilität des jeweiligen Erregers die Infektiösität. Staubpartikel, die aus ausgetrockneten Aerosoltropfen, aber auch aus jedem anderen getrockneten Material generiert werden können, können noch nach Wochen Infektionen verursachen, wenn sie in die Atemluft gelangen und die Erreger eine entsprechende Trockenstabilität aufweisen.

Insbesondere die Erreger bakterieller Atemwegsinfektionen (z. B. *Mycoplasma pneumoniae*) und manche Viren (z. B. Influenzaviren) sind gegenüber Austrocknen aber auch recht empfindlich. Viele von ihnen können nur kurzzeitig in der Umwelt überleben und kommen schon nach wenigen Stunden, manchmal schon nach wenigen Minuten kaum noch als Infektionsquelle in Frage.

Andererseits existieren vor allem bei Virusinfektionen einige Erreger, die Trocknungsvorgänge sehr gut überstehen können. So war die Trockenstabilität von Pockenviren und die Tatsache, dass man sich durch erregerhaltigen Staub noch nach vielen Monaten infizieren konnte, schon im letzten Jahrhundert bekannt.

In kritischen Bereichen kann deshalb auch das Binden und Entfernen von Stäuben und die nachfolgende Flächendesinfektion eine besondere Bedeutung für die Verhinderung von Atemwegsinfektionen erlangen.

Voraussetzungen für die Übertragung von Atemwegsinfektionen

Die Grundvoraussetzung für eine Infektion ist das Einatmen von Aerosol- oder Staubpartikeln und deren Kontakt mit den Schleimhautoberflächen der Atemwege, alternativ auch des Mund-Rachen-Raumes oder der Augenbindehäute. Das Eindringen in den Nasen-Rachen-Raum und in die Lunge ist von der Größe der Aerosoltropfen abhängig. Partikel mit einem Durchmesser von 5 µm und weniger erreichen die Lunge nahezu vollständig, größere Partikel werden dagegen im Nasenraum zurückgehalten. Die optimale Retentionsrate in der Lunge steigt wiederum mit dem Durchmesser des Aerosoltropfen. Partikel von 1 µm Durchmesser werden zum Großteil wieder exhaliert.

Das Wissen über die Mechanismen der Adhäsion an den Schleimhautoberflächen selbst ist noch recht lückenhaft. Offensichtlich verfügt jeder Erreger über seine spezifischen Adhäsions- und Penetrationsmechanismen. *Bordetella pertussis, Mycoplasma pneumoniae* oder *Streptococcus pneumoniae* besitzen die Fähigkeit, mit Zilien zu interferieren. Bei Influenzaviren scheint bestimmten Enzymen (Neuraminidase) auf der Partikeloberfläche eine besondere Rolle zuzufallen. Toxinbildende Stämme von *Corynebacterium diphtheriae* oder *Streptococcus pneumoniae* (Pneumolysin) sind in der Lage, Mukosa und Submukosa lokal zu schädigen.

Ebenso scheinen sich eine Vielzahl unterschiedlicher Strategien zum Unterlaufen der unspezifischen und manchmal sogar der spezifischen Abwehrmechanismen des Wirtes entwickelt zu haben. Am bekanntesten ist in diesem Zusammenhang die Fähigkeit von Legionellen und *Mycobacterium tuberculosis*, der Zerstörung durch alveoläre Makrophagen zu widerstehen.

Der aerogene Übertragungsweg wird aber auch durch die Menge des infektiösen Materials auf den Schleimhautoberflächen beeinflusst. Auf die Tatsache, dass auch im Blut vorkommende Viren als Übertrittsviren auf den Schleimhäuten der Atemwege vorkommen können, wurde bereits hingewiesen. Selbst wenn im Einzelfall der Nachweis der Übertragung dieser Viren durch Aerosole kaum zu führen ist, so legen epidemiologische Beobachtungen nahe, dass insbesondere das Hepatitis-B-Virus im Nebeninfektionsweg auch aerogen übertragen werden kann. Eine vergleichsweise hohe Viruskonzentration auf den Schleimhautoberflächen der Atemwege mancher akut oder persistent infizierter Patienten scheint aber die Grundvoraussetzung für einen solchen Infektionsweg zu sein, der jedoch stets als Sonderfall zu betrachten ist.

Für HIV wird aufgrund der deutlich geringeren Viruskonzentration auf Schleimhäuten zwar ein aerogener Infektionsweg im Allgemeinen ausgeschlossen, trotzdem wird vor allem Zahnärzten wegen des Kontaktes mit speichelhaltigen Aerosolen das Tragen von Mundschutz und Schutzbrillen dringend empfohlen.

Das Hepatitis-C-Virus wird ebenfalls im Speichel gefunden. Mit zirka 10^5 PCR-Units (PCR = Polymerasekettenreaktion) pro ml Blut und nur 5 × 10^1 pro ml Speichel ist der Titer jedoch so gering, dass eine aerogene Übertragung dieses Virus als Infektionsweg ausscheidet.

14.3.3 Das Umfeld

Grundsätzlich können Atemwegsinfektionen in jedem Bereich übertragen werden, sodass eine Einschränkung auf kritische Bereiche zunächst wenig sinnvoll erscheint. Trotzdem können im Krankenhaus einige Bereiche definiert werden, in denen es nachweislich zu vermehrtem Auftreten nosokomialer Atemwegsinfektionen kommt. Hierzu zählen:
- die Neonatologie,
- die Pädiatrie,
- die Geriatrie und
- die Intensivpflege.

Als weitere Komplikation haben sich in diesem Zusammenhang Koinfektionen nosokomialen Ursprungs erwiesen, die zusätzlich zu Atemwegsinfektionen auftreten können (Tab. 14.**7**). So sind beispielsweise Fälle von Kleinkindern bekannt geworden, die mit Pertussis stationär aufgenommen wurden und deren Krankheits-

Tab. 14.**7**   Beispiele noskomialer Virusinfektionen im Bereich der Neonatologie und Pädiatrie

Typische, durch Viren verursachte Atemwegsinfektionen
Influenzavirus A, B
Parainfluenzavirus 1–4
Respiratory-Syncytial-Virus (RSV)
Epstein-Barr-Virus (EBV)
Coronaviren (manche Typen)
Advenoviren (manche Typen)
Rhinoviren
Sonstige Viren
Masernvirus
Mumpsvirus
Herpes-simplex-Virus (HSV)
Humanes Zytomegalievirus (HCMV)
Varicella-Zoster-Virus (VZV)
Humanes Herpesvirus Typ 6 (HHV-6)
Rubellavirus
Coronaviren (manche Typen)
Norwalk-Virus
Rotaviren
Adenoviren (manche Typen)
Enteroviren
Coxsackie-Viren A, B
ECHO-Viren
Polioviren 1–3
Parvovirus B 19

verlauf durch eine nosokomiale Rotavirusinfektion erheblich kompliziert wurde. Solche zusätzlich zu den Atemwegsinfektionen auftretenden, fäkal-oral übertragenen und damit grundsätzlich vermeidbaren Koinfektionen können sogar für letale Verläufe verantwortlich sein.

14.3.4 Unterbrechung der Wechselwirkungen zwischen Umfeld und Mensch

Expositionsprophylaxe

Aerogene Übertragungswege lassen zunächst nur die Expositionsprophylaxe als Maßnahme zur Verhinderung derartiger Infektionen als geeignet erscheinen. Hierunter wird vor allem das Tragen von geeigneter Schutzkleidung, insbesondere von Schutzbrillen, Mund-, Nasen- und eventuell Gesichtsschutz und Handschuhen verstanden. Sogar mit mikrobiziden und viruziden Substanzen ausgerüstete Schutzmasken wurden vorgeschlagen und für die Anwendung auch außerhalb des Klinikbereiches sogar entsprechend ausgerüstete Taschentücher.

Desinfektion

Dagegen erscheinen Desinfektionsmaßnahmen auf den ersten Blick wenig sinnvoll. Aber gerade hier gibt es viele Anwendungsbeispiele, wo sie zu einer deutlichen Verminderung von Infektionsraten beitragen können. Deshalb forderte schon Albrecht (1962) bei Influenza und Parainfluenza die Desinfektion von Gegenständen im Umfeld von Patienten sowie die Händedesinfektion.

Aus Untersuchungen von Dick u. Chesney (1981) und von Gwaltney et al. (1978, 1980) an freiwillig mit Rhinoviren infizierten Probanden geht sehr deutlich hervor, dass ein beachtlicher Prozentsatz aerogen übertragener Erkrankungen auch durch Kontaktinfektionen, insbesondere über Händekontakte vermittelt wird. Diese sind vor allem in sensiblen Bereichen wie der Neonatologie oder Pädiatrie durch **Händedesinfektionsmaßnahmen** deutlich zu senken.

Auf patientennahe Flächen sedimentierte Aerosoltropfen müssen mit **Flächendesinfektionsmitteln** behandelt werden. Ebenso wichtig sind Desinfektionsmaßnahmen bei bestimmtem Instrumentarium wie Anästhesiezubehör, Bronchoskopen oder Beatmungsgeräten.

Nur die Desinfektion von Raumluft durch aerosolisierte oder gasförmige Desinfektionsmittel ist ungeeignet und sollte zur Verhinderung aerogener Infektionen nicht angewendet werden, da sie keine ausreichende Schutzwirkung garantieren kann. Die heute in den unterschiedlichsten Verpackungen, von der Handsprühflasche über die Aerosol-Drucksprühdose bis hin zur Presspackflasche, angebotenen **Desinfektionssprays** dienen nicht der Desinfektion von Raumluft, sondern der Behandlung kleiner patientennaher Flächen und können in diesem Zusammenhang natürlich auch zur Bekämpfung aerogener Erreger verwendet werden. Die Flächen sollen aber nur aus kurzer Entfernung angesprüht und mit einem Wischtuch nachbearbeitet werden, da durch das Aufsprühen allein keine lückenlose Benetzung von Oberflächen zu gewährleisten ist.

Bei allen Maßnahmen zur Desinfektion sollten Desinfektionspläne zu Rate gezogen werden, um das geeignete Desinfektionsmittel zu finden. Besonders sei auch auf die richtige Anwendung und die Einhaltung der Einwirkzeiten erinnert.

Im Laufe der Evolution hat eine Vielzahl sehr unterschiedlicher Krankheitserreger Zugang zur Atemluft als Übertragungsmedium gefunden. Trotz zahlreicher Bekämpfungsstrategien bleiben sie die am schwierigsten zu kontrollierende Gruppe.

Literatur

Albrecht, J.: Desinfektionsmaßnahmen bei Krankheiten des Menschen, die durch Viren verursacht werden. Gesundheitswesen u. Desinfektion. 54 (1962) 164

Artenstein, M. D., W. S. Miller: Air sampling for respiratory disease agents in army recruits. Bact. Rev. 30 (1966) 571

Dick, E.C., P. J. Chesney: Textbook of pediatric diseases, vol. II. Saunders, Philadelphia 1981

Gwaltney, J. M., P. B. Moskalski, J. O. Hendley: Hand-to-hand transmission of rhinovirus colds. Ann. Intern. Med. 88 (1978) 463

Gwaltney, J. M., P. B. Moskalski, J. O. Hendley: Interruption of experimental rhinovirus infection. J. Infect. Dis. 142 (1980) 811

Prausnitz, W.: Grundzüge der Hygiene, 4. Aufl. Verl. J. F. Lehmann, 1899

Sattar, S. A., M. K. Ijaz: Spread of viral infections by aerosols. CRC Critical Reviews in Environmental Control. 17 (1987) 89

14.4 Temperatur beeinflusst das atmen: Äußere Anwendungen wie Auflagen, Wickel und Teilbäder

Susanne Herzog

Zusammenfassung

Dieses Kapitel lädt dazu ein, ein altes pflegerisches Thema wieder neu zu entdecken. Ausgehend von der Frage, wie Temperatur die Atmung beeinflusst, werden physiologische Grundlagen der Kalt- und Warmanwendung besprochen und die verschiedenen Wirkungsweisen dieser Anwendungen erläutert.

Im zweiten Teil gibt die Autorin Einblick in die praktische Anwendung von Wickeln, Auflagen und Teilbädern. Beginnend mit einer Begriffserklärung und der Information über notwendige Materialien und mögliche Zusätze folgen Grundregeln zur Durchführung. Daran schließen sich zahlreiche praktische Beispiele an.

14.4.1 Einführung

Das Ziel dieses Kapitels ist es, Informationen zu geben und Grundlagen aufzuzeigen, die es Pflegenden ermöglichen, Wirkungsweisen, Einsatzmöglichkeiten und Ziele äußerer Anwendungen zu verstehen.

Diese Maßnahmen beruhen größtenteils auf Erfahrungswissen, wissenschaftliche Untersuchungen dazu sind bisher rar. Es ist erforderlich, dass zukünftig mehr Studien zu äußeren Anwendungen durchgeführt werden, um so zu einer allgemeinen Anerkennung und Verbreitung zu gelangen.

Durch äußere Anwendungen wird das Spektrum pflegerischer Möglichkeiten bei Patienten mit Atemwegserkrankungen erweitert. Erfahrungen zeigen, dass durch diese Maßnahmen der Krankheitsverlauf positiv unterstützt, Beschwerden gelindert und das Wohlbefinden gesteigert werden können.

Außerdem bieten sie eine gute Möglichkeit zur Schulung des Patienten, sodass er zu eigenverantwortlichem Handeln angeleitet werden und so einen selbständigen Beitrag zu seiner Gesundheitsvorsorge leisten kann.

Die in diesem Kapitel exemplarisch aufgeführten äußeren Anwendungen zur Atemunterstützung wirken besonders durch ihre *wärmeerzeugenden, wärmezuführenden* und *wärmeableitenden* Eigen-

schaften. Daraus resultiert die Frage, die als Leitfaden durch dieses Kapitel führen soll: Wie beeinflusst die Temperatur die Atmung?

Erfahrungen, die fast jeder schon gemacht hat, sind, dass kühle Morgenluft erfrischt, man an heißen, schwülen Sommertagen oft das Gefühl hat, nicht genügend Luft zu bekommen, oder dass bei großer Kälte im Winter die Atmung verkrampft ist und weh tut. Dies macht deutlich, dass atmen eher ein unbewusst ablaufender Vorgang ist, der nur dann wahrnehmbar wird, wenn die Temperatur vom subjektiv empfundenen Normalzustand deutlich abweicht.

Temperatur und atmen werden aber nicht nur auf klimatische Bedingungen, sondern auch auf seelische Aspekte bezogen.

» Wenn es mir so richtig gut geht, dann fühle ich mich wohlig warm, und ich habe das Bedürfnis, tief durchzuatmen, einige Seufzer zu tun", oder „manchmal kommt mir von meiner Kollegin eine solche Kälte entgegen, daß es mir fast den Atem verschlägt.«

Ausgeprägte seelische Empfindungen, oft als Wärme oder Kälte beschrieben, können Auswirkungen auf die Atmung haben.

Daneben gibt es weitere Beziehungen zwischen Temperatur und atmen: Große körperliche Anstrengungen oder auch fieberhafte Erkrankungen, sind mit einem gesteigerten Stoffwechsel und erhöhter Körperkerntemperatur verbunden. Über eine Zunahme der Atemfrequenz wird versucht, den erhöhten Bedarf an Sauerstoff und den vermehrten Anfall von Kohlendioxid auszugleichen.

Bei einer akuten Entzündung (z. B. Pneumonie) kommt es zu einer lokalen Reaktion mit den Symptomen Schmerz, Schwellung, Rötung und Erwärmung. Dies kann eine Veränderung der Atmungsqualität (z. B. Schonatmung) bewirken oder durch Störung der Gasaustauschfläche eine Veränderung der Atemfrequenz verursachen.

Äußere klimatische Bedingungen wie Kälte können besonders bei abwehrgeschwächten, kranken oder alten Menschen und Säuglingen zu einer Auskühlung führen, die häufig Atemwegserkrankungen nach sich zieht.

14.4.2 Physiologische Grundlagen der Kalt- und Warmanwendungen

Um die Wirkungsweisen von äußeren Anwendungen zu verstehen, ist es erforderlich, sich mit den physiologischen Grundlagen zu beschäftigen.

> **!** Wickel, Auflagen und Bäder sind therapeutische Maßnahmen, die primär über die Haut wirken.

Die Haut als das flächenmäßig größte Organ des Menschen hat viele Funktionen: Sie schützt den Körper vor äußeren Einwirkungen, sie nimmt Stoffe auf und scheidet andere wieder aus. Die Haut hat Speicherfunktion, ist maßgeblich am Ausgleich des Wärmehaushaltes beteiligt und besitzt zahlreiche Berührungsrezeptoren.

Mit seiner durchschnittlichen Körperkerntemperatur von etwa 37 °C ist der Mensch ein homoiothermes Lebewesen (Warmblüter) und seine Körpertemperatur liegt damit über der Umgebungstemperatur. In der Haut sind zwei verschiedene Temperaturfühler vorhanden, die Kälte- und Wärmerezeptoren. Diese sind im Körper unterschiedlich verteilt (Breithaupt u. Demuth 1990). Die Kälterezeptoren liegen oberflächlicher. Sie sind zum Teil auch mit schnellleitenden Nervenfasern verbunden, sodass ein Kaltreiz schneller wahrgenommen wird als ein Warmreiz.

Temperatur- und Berührungssensoren nehmen die ankommenden Reize auf und leiten die Impulse über das Nervensystem weiter an das Temperaturregulationszentrum im Hypothalamus.

Um die Körpertemperatur relativ konstant zu halten, verfügt der Mensch über ein differenziertes Wärmeabgabe-System, das vereinfacht dargestellt werden kann als Wärmestrahlung, Wärmeleitung, Wärmeströmung und Verdunstung.

Mit Ausnahme der Verdunstung wirken alle Mechanismen auch umgekehrt, können dem Körper also bei geänderten Temperaturverhältnissen auch Wärme zuführen (Schwegler 1996).

Die periphere Gefäßregulation ist ein wichtiger Mechanismus der Wärmeregulation. Da die Wärme größtenteils durch das Blut weitergeleitet wird, kann durch die Änderung des Blutdurchflusses in der Peripherie der Wärmetransport vom Körperkern an die Oberfläche in verhältnismäßig weitem Umfang geregelt werden. Die Steuerung der Vasomotorik erfolgt auf verschiedene Weise: Zum einen sind vasoaktive Substanzen z. B. Acetylcholin, Histamin als gefäßerweiternde und Adrenalin und Noradrenalin als gefäßverengende Faktoren zu nennen.

Zum anderen spielt die thermische Einwirkung eine große Rolle. Bei Überschreiten bestimmter Temperaturschwellenwerte kommt es zu gegenreflektorischen Vorgängen. So kann eine drohende Auskühlung beispielsweise durch eine Vasokonstriktion der Hautgefäße verhindert werden. Wärme führt dagegen zu einer Vasodilatation der Hautgefäße und damit zu einer vermehrten Wärmeabgabe über die Haut. Dieser Mechanismus wird unter anderem bei der Fiebersenkung durch Wadenwickel genutzt.

Auf spinaler Ebene verfügt der Mensch im Bereich des Rückenmarks über verschiedene Reflexe, die Regelkreise darstellen (Breithaupt u. Demuth 1990). Für äußere Anwendungen ist besonders der kutiviszerale Reflex von Bedeutung, bei dem über Rückenmarkssegmente eine Nervenverbindung zwischen Haut und inneren Organen hergestellt wird. So können durch hydrothermische Anwendungen über die Haut die Durchblutung und Funktion tiefer gelegener Organe beeinflusst werden. Für eine gezielte Wirkung ist die Kenntnis der entsprechenden Hautareale, der *Head-Zonen*, notwendig.

14.4.3 Wirkungsweisen von Wickeln, Auflagen und Teilbädern

Das Prinzip von *Kneipp'schen Anwendungen* beruht auf der Applikation von therapeutischen Warm-Kalt-Reizen, die zu einer Reaktion vegetativer Vorgänge und damit letztendlich zu einer

Steigerung der körperlichen Abwehr und Leistung führen sollen.

In der Krankenpflege werden Wickel, Auflagen und Bäder häufig in Situationen eingesetzt, in denen Menschen nicht in der Lage sind, auf starke Reize im Sinne einer „gesunden" körperlichen Gegenregulation zu reagieren. Sie benötigen Unterstützung in ihrem Krankheitsgeschehen. Der Schwerpunkt der Anwendungen bei Patienten mit Atemwegserkrankungen liegt einerseits darauf, überschießende Prozesse zu normalisieren – im Sinne von Wärme ableiten, Wärme zuführen, entspannen, ordnen – und andererseits darauf, durch Wärme Stoffwechselprozesse anzuregen.

Die Effekte von äußeren Anwendungen sind abhängig von der Temperatur und Art des Wärme- oder Kälteträgers (z. B. Wasser, Öl), dem Zusatz, der Dauer der Anwendung, dem Durchblutungsgrad der betreffenden Körperpartie und der Applikationsfläche.

PRAXIS-TIPP Die entscheidenden Parameter für und bei einer Anwendung sind die individuelle Reaktion und das Befinden des Patienten. ■

Ferner ist die Wirkung entsprechend dem Thermoregulationsrhythmus auch abhängig von der Tageszeit. Das Temperaturminimum liegt bei zirka 3 Uhr nachts und das Temperaturmaximum am Nachmittag (Roßlenbroich 1994). Demzufolge kommt es zu einer Abkühlphase am Abend und in den ersten Nachtstunden und zu einer Aufwärmphase im Laufe des Vormittags.

Die Anwendung von Wickeln, Auflagen und Teilbädern beruht auf folgenden Wirkungsweisen:
- Physikalisch und hydrotherapeutisch
- Pharmakologisch und phythotherapeutisch
- Psycho-sozialtherapeutisch

Der Erfolg hängt in hohem Maße davon ab, dass die genannten Wirkungsweisen nicht isoliert, sondern als ein voneinander abhängiges Ganzes betrachtet werden.

Physikalische und hydrotherapeutische Effekte

Die **lokale Wärme** bewirkt eine arterielle Hyperämie, die eine Zufuhr von Sauerstoff, Nährstoffen, Antikörpern, Leukozyten und einen gesteigerten Gewebestoffwechsel fördert (Breithaupt u. Demuth 1990). Dies führt bei wiederholten Anwendungen dazu, dass Regeneration gefördert und Exsudatreste erweicht und aufgelöst werden.

Tab. 14.**8**   Therapeutische Effekte von Wärme- und Kälteanwendungen

Wärmeanwendung	Kälteanwendung
• Erhöhter Gewebestoffwechsel	• Verminderter Gewebestoffwechsel
• Vasodilatation	• Vasokonstriktion
• Erhöhte kapilläre Permeabilität	• Steigerung der Immunabwehr durch Kaltreiztherapie
• Verminderter Muskeltonus	• Lang: Verminderter Muskeltonus
• Allgemeine Entspannung	• Kurz: Erhöhter Muskeltonus
• Schmerzlinderung	• Lokale Anästhesie
	• Entzündungshemmend
	• Abschwellend

Wärme bewirkt eine lokale und allgemeine Entspannung. Zimbardo (1995) beschreibt die Entspannungsreaktion als eine Bedingung, unter der die Muskelspannung, die kortikale Aktivität, die Herzfrequenz und der Blutdruck sinken und die Atmung langsamer wird.

Bei akut entzündlichen Prozessen kann eine **lokale Kälteanwendung** zu einer antiphlogistischen und schmerzlindernden Wirkung führen. Breithaupt u. Demuth (1990) nennen als Ziel der Kaltreiztherapie, bei der es zu einer reaktiven Durchblutungssteigerung kommt, adaptive Umstellungen, die durch Reizwiederholungen bewirkt werden. Dies kann zur Steigerung der Immunabwehr führen.

Pharmakologische und phytotherapeutische Effekte

Je nach Substanz führt die spezifische Heilwirkung in Form von beispielsweise Teeauszügen, ätherischen Ölen, Essenzen oder Pulver zu (s. 13.4, S. 246):
- Entspannung
- Förderung der Sekretolyse
- Hyperämisierung der Haut
- Kältereiz, Frischegefühl

Neander (1992) weist darauf hin, dass Wirkstoffe über die Haut resorbiert und über Verdunstung von der Haut inhaliert werden.

Psycho-sozialtherapeutische Effekte

Aus wissenschaftlichen Untersuchungen ist die Bedeutung von Zuwendung und Berührung bekannt. „Der Kontakt durch Berührung verbindet die Beteiligten, und unser Handeln hat sofortigen Einfluß auf die Wahrnehmung des Beeinträchtigten" (Oleksiew u. Scheich 1994).

Patienten mit schweren Atemwegserkrankungen leiden häufig unter Luftnot, oft verbunden mit großer Unruhe, Beklemmungsgefühl und existentiellen Ängsten. Bei der Durchführung einer äußeren Anwendung wird dem Patienten Zuwendung durch den Pflegenden zuteil. Als kranker Mensch wahrgenommen zu werden, zu erleben, dass zur Unterstützung und Erleichterung Maßnahmen ergriffen werden, können bereits die ersten Schritte sein, die Wohlbefinden auslösen und eine vertrauensvolle Atmosphäre zwischen Patient und Pflegendem schaffen. Durch die Wechselwirkungen zwischen Psyche und Immunsystem über nervale und hormonelle Reize können solche Empfindungen auch zu körperlichen Auswirkungen führen.

Darüber hinaus können äußere Anwendungen vom Patienten erlernt werden, sodass er selbst einen aktiven Beitrag zu seiner Gesundheitsvorsorge oder seiner Genesung leisten kann.

14.4.4 Anwendungsbereiche für Auflagen, Wickel und Teilbäder

Aus den Wirkungsweisen lassen sich die folgenden *allgemeinen* Indikationen und Kontraindikationen für Wickel, Auflagen und Teilbäder ableiten. *Spezielle* Indikationen und Kontraindikationen werden bei der Beschreibung der jeweiligen Anwendung aufgeführt.

Allgemeine Indikationen

Auflagen, Wickel und Teilbäder lassen sich prinzipiell anwenden, um:

- Wärme abzuleiten (z. B. bei Fieber, schmerzhaften Atemwegserkrankungen)
- Wärme zuzuführen (z. B. bei chronischen Lungenerkrankungen)
- Den Stoffwechsel anzuregen (z. B. zur Unterstützung der Sekretolyse)
- Zur Beruhigung und Entspannung (z. B. bei spastischen Lungenerkrankungen)
- Die Immunabwehr zu steigern
- Die Selbstpflege und das Wohlbefinden zu steigern.

Allgemeine Kontraindikationen

Allgemeine Kontraindikationen sind:
- Bekannte Allergien auf Zusätze wie ätherische Öle oder Lebensmittel. Kinder können besonders empfindlich reagieren (Neander 1992)
- Mangelnde Akzeptanz und fehlende Kooperation durch den Patienten
- Defekte Haut
- Fieberanstiegsphase
- Instabile Kreislaufverhältnisse: Hier ist je nach Substanz und Maßnahme Vorsicht geboten, da es zu einer Blutumverteilung kommen kann
- Kühle, kalte und minderdurchblutete Körperpartien
- Unklare Lungenbeschwerden: keine Wickel oder Auflagen.

Begriffserklärung

Wickel: Der Wickel ist ein mit einem, meist flüssigem Zusatz (Tab. 14.**9**) versehenes Tuch (Innentuch), das zirkulär um den zu behandelnden Körperteil angelegt wird (z. B. Lavendelbrustwickel, Wadenwickel). Dieses Tuch wird von 1 bis 2 trockenen Außentüchern (meist Molton- und Frotteetüchern) umgeben (Abb. 14.**3**).

Tab. 14.**9** Zusätze für Wickel, Auflagen und Bäder

Art der Zusätze	Beschreibung	Anwendung
Essenzen/Tinkturen	alkoholische Auszüge aus frischen oder getrockneten Heilkräutern	mit Wasser verdünnen
Ätherische Öle	flüchtige, stark riechende Inhaltsstoffe von Heilpflanzen	mit fetten Ölen (z. B. aus Maiskeimen, Oliven verdünnen
Tees	frische oder getrocknete Bestandteile (meist Blätter und Blüten) von Heilpflanzen	mit Wasser als Aufguss oder Abkochung
Pulver	pulverisierte Bestandteile (meist Samen oder Wurzeln) von Heilpflanzen	mit Wasser zu Brei vermischen oder als Zusatz in Wasser lösen
Lebensmittel	spezifische Heilwirkung durch Inhaltsstoffe oder physikalische Eigenschaften	unverdünnt (z. B. Quark) oder als Zusatz im Wasser (z. B. Zitrone)

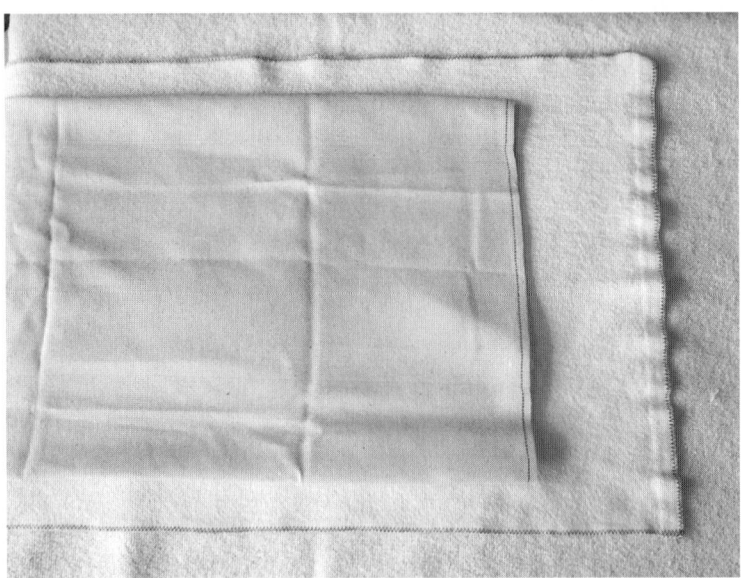

Abb. 14.**3** Anordnung der Tücher für den Wickel. Auf das Innentuch, das die Größe des zu behandelnden Körperareals hat, wird der Zusatz aufgetragen und mit trockenen Außentüchern umhüllt

Auflage: Die Auflage, oft auch Kompresse genannt, ist ein mit einem Zusatz versehenes Tuch, das auf ein lokal begrenztes Organgebiet aufgelegt wird (z. B. Quarkauflage, Senfmehlbrustauflage). Je nach Substanz ist es ein- oder mehrschichtig. Für Öle werden meist einschichtige Baumwollreste verwendet. Die Auflage wird ebenso wie der Wickel von 1 bis 2 trockenen Außentüchern umhüllt.

Teilbad: Bei einem Teilbad werden nur bestimmte Körperregionen gebadet (z. B. Armbad, Fußbad).

Materialien für die Anwendung

Die Größe der Wickel und Auflagentücher richtet sich nach den Körpermaßen der zu behandelnden Person. Es empfiehlt sich, Naturstoffe wie Baumwolle oder Leinen zu verwenden, da sie atmungsaktiv sind und als Kochwäsche gereinigt werden können. Das Außentuch ist ca. 6 cm breiter als das Innentuch.

Grundsätzlich werden gebraucht (Abb. 14.**4**):

* verschieden große Innen-, Molton- und Frotteetücher
* Nässeschutz
* Wärmflaschen
* Plastiktüten
* Fixiermaterial

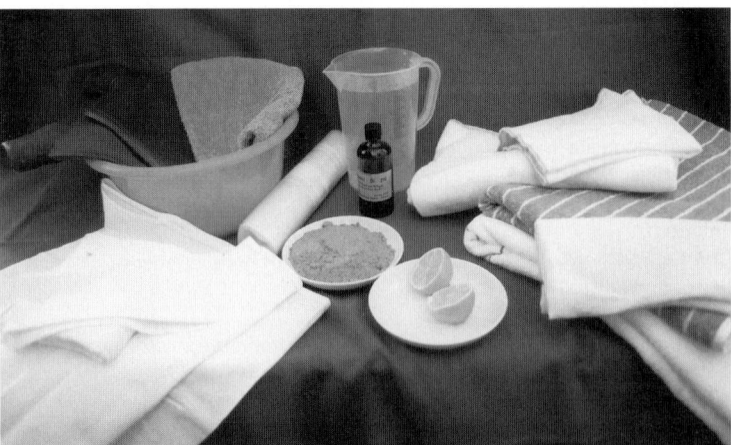

Abb. 14.**4** Materialien für Wickel oder Auflagen

- Unsterile Mullkompressen
- Schüssel
- Wasserthermometer
- Watte oder Wolle

14.4.5 Anwendung von Wickeln und Auflagen

Um Wickel und Auflagen richtig anzuwenden, ist eine Schulung unbedingt notwendig. Hierzu gehört das Studium der Fachliteratur, und die Teilnahme an einem Fortbildungskurs ist empfehlenswert. Fehlerhafte Anwendungen können neben gesundheitlichen Schäden auch juristische Konsequenzen haben.

In diesem Abschnitt werden Grundlagen genannt, die Pflegende bei der Auswahl eines Wickels oder einer Auflage berücksichtigen müssen.

PRAXIS-TIPP Bei einem Patienten, der unter seiner Erkrankung Pneumonie leidet, könnte einer der folgenden Wickel oder Auflagen angewendet werden: Heißer Wickel (Wasser, Zitrone, Thymiantee), warmer Wickel (Lavendelöl, Eukalyptusöl), wärmende Auflage (Senfmehl, Ingwerpulver), kühlende Auflage (Quark). ■

Letztendlich soll für einen Patienten eine individuelle Pflegemaßnahme ausgewählt und mit seiner Unterstützung angewendet werden.

> **!** Die Wünsche des Patienten, die lokalen Gegebenheiten sowie die Kenntnisse und Fähigkeiten des Pflegenden müssen immer berücksichtigt werden.

> **!** Die Auswahl der geeigneten Pflegemaßnahme für einen Patienten wird von zwei Fragen bestimmt: WAS soll für und mit dem jeweiligen Patienten erreicht werden? Und WIE muss die Maßnahme bei diesem Patienten durchgeführt werden?

Grundregeln zur Durchführung von Wickeln und Auflagen

Bei der Anwendung von Wickeln und Auflagen ist zu achten auf:
- Eine ausführliche Patientenanamnese: z. B. Befinden, Allergien, Kreislaufprobleme, Sensibilitätsstörungen

- Die Betrachtung des derzeitigen Zustandes des Patienten: Befinden, Bewusstseinslage, Hautzustand, Schmerz, Temperatur, Herz-Kreislauf-Situation, Erfahrungen mit der geplanten äußeren Anwendung
- Die Formulierung des Pflegeziels: Was soll wie erreicht werden?
- Ausreichendes Wissen und Fähigkeiten des Pflegenden bezüglich der geplanten Maßnahme
- Information, Zustimmung und Kooperation des Patienten
- Eine sorgfältige Planung und Vorbereitung der Anwendung:
  - Materialien bettnah vorbereiten,
  - Wird Unterstützung beim Lagern oder Aufsetzen gebraucht?
  - Zeitpunkt: Keine Störungen während der Maßnahme und in der sich anschließenden Nachruhezeit, Tagesrhythmus beachten
- Die Überprüfung der Indikationen und Kontraindikationen. Um optimale körperliche Reaktionen zu erreichen, ist eine warme und gut durchblutete Haut einschließlich der Extremitäten des Patienten notwendig
- Eine eventuelle Erwärmung des Patienten vor der Anwendung durch Wärmflasche, zweite Bettdecke oder warme Getränke
- Tätigkeiten vor der Anwendung erledigen, die zu Störungen führen, z. B. Essen, Trinken, Telefonate, Toilettengang
- Zügiges Arbeiten, besonders bei warmen Anwendungen, die Materialien dürfen nicht auskühlen (Erkältungsgefahr)
- Eine genaue Patientenbeobachtung während und nach der Maßnahme: bei Missempfindungen oder untypischen Reaktionen die Anwendung eventuell abbrechen
- Nachruhe des Patienten in trockener und warmer Umhüllung
- Beurteilung und Dokumentation der Maßnahme:
  kurz-, mittel- und langfristige Wirkung, Patienten dazu befragen, wenn möglich.

Ausgewählte Wickel und Auflagen

Die im Folgenden exemplarisch aufgeführten Beispiele für wärmezuführende, -ableitende und -erzeugende Wickel, Auflagen und Teilbäder beziehen sich auf Erwachsene.

Heißer Zitronenbrustwickel

Indikationen: Pneumonieprophylaxe, Entwöhnungsphase vom Beatmungsgerät, Unterstützung bei Bronchitis, Pneumonie und chronischen Lungenerkrankungen.

Kontraindikationen: Allergien oder Überempfindlichkeit gegen Zitrusfrüchte.

Wirkung: Entspannung der Atmung durch feuchte Wärme, Anregung des Stoffwechsels mit Steigerung der Sekretolyse, Frischeempfinden durch Inhaltsstoffe der Zitrone.

Anwendung: Das Anlegen dieses Wickels erfordert viel Geschicklichkeit und sollte deshalb zu zweit durchgeführt werden. Bei unsachgemäßer Durchführung besteht Erkältungsgefahr. Durch den flächenmäßigen Wärmereiz kommt es zu einer vertieften Atmung im Sinne einer Kontaktatmung. Modifiziert kann der Wickel auch als *Brustauflage*, die bis zum Zwerchfell reicht, ähnliche Wirkung haben.

Materialien: Ungespritzte Zitrone, Messer, Gabel, Glas, Schüssel mit 750 ml sehr heißem Wasser, 1 großes Badetuch, 1 Frotteehandtuch, 1 Küchentuch als Auswringtuch, 1 Moltontuch ca. 45 × 140 cm, 1 Innentuch ca. 35 × 140 cm.

Durchführung: Die Zitrone wird, um das ätherische Öl aus der Zitronenschale zu erhalten, nicht ausgepresst, sondern in dem heißen Wasser mit Hilfe von Messer und Gabel tief eingeritzt und mit dem Glas ausgedrückt. Das im Auswringtuch liegende, aufgerollte Innentuch wird in das Zitronenwasser getaucht und anschließend stark ausgewrungen. Danach werden die beiden Tücher mit dem Frotteehandtuch umhüllt und ausgedrückt. Das Innentuch muss heiß, aber möglichst trocken sein, damit der Wickel nicht so schnell auskühlt. Der Patient wird nun am Rücken zuerst vorsichtig mit dem heißen Tuch berührt und dann, wenn er die Wärme toleriert, wird der Wickel zügig angelegt. Das Innentuch muss eng anliegen, um nicht durch Luftblasen vorzeitig abzukühlen. Dann wird der Patient mit dem großem Badetuch umwickelt und zugedeckt. Nach etwa 30 Minuten werden das Innentuch und das Moltontuch entfernt. Der Patient sollte gut zugedeckt nachruhen.

Warme Ölauflage

Indikationen: Zur allgemeinen Entspannung, bei asthmatischen Beschwerden, zur Unterstützung bei Bronchitis und Pneumonie.

Wirkung: Ölauflagen zeichnen sich durch wärmespeichernde Eigenschaften aus, die zu einer Entspannung führen. Gleichzeitig kommen die speziellen Eigenschaften der Heilpflanze zur Wirkung: Eukalyptusöl fördert die Sekretolyse; Lavendelöl wirkt schlaffördernd und spasmolytisch.

Anwendung: Beide Auflagen können auch als Wickel angewendet werden.

Materialien: 1 dünnes Baumwolltuch 30 × 40 cm, Lavendelöl 2 % oder Eukalyptusöl 2 %, Plastiktüte, 2 Wärmflaschen, 1 Moltontuch 40 × 140 cm, eventuell Watte oder Rohwolle.

Durchführung: Das Tuch wird mit etwa 10 ml Öl beträufelt und anschließend in eine Plastiktüte getan. Diese wird zwischen die heißen Wärmflaschen gelegt, um die anschließend das Moltontuch gewickelt wird. Nach zirka 10 Minuten sind Öl- und Moltontuch gut erwärmt. Das Moltontuch wird um den Brustkorb gelegt. Es dient sowohl zum Warmhalten als auch zur Fixierung der Ölauflage. Zusätzlich kann eine Auflage mit Watte oder Wolle die Wärme halten. Diese Anwendung kann mehrere Stunden belassen werden. Die Ölauflage wird anschließend in den Plastikbeutel zurückgelegt, denn sie kann mehrmals verwendet werden. Jeden Tag sollten einige Tropfen des ätherischen Öls hinzugefügt werden, da die Substanzen leicht flüchtig sind.

Warme Senfmehlauflage

Indikationen: Asthma bronchiale, Bronchitis, Pneumonie.

Kontraindikationen: Hauterkrankungen.

Wirkung: Hautreizend, führt zu Hyperämie. Schwarzer Senf entwickelt in Verbindung mit Wasser das Allylsenföl. Dies bewirkt eine starke Hautreizung, eine Durchblutungssteigerung eine lokale Wärmebildung und führt zu einer Entspannung. Nach einer Senfanwendung kann zäher Schleim häufig besser abgehustet werden.

Anwendung: Aufgrund seiner möglichen Gefahren wie schweren Hautschädigungen ist eine Senfmehlanwendung nur von geschulten Pflegenden einzusetzen. Bei sehr geschwächten, bewusstseinsveränderten Menschen und bei Kindern oder Personen mit empfindlicher Haut ist Senf mit äußerster Vorsicht zu verwenden. Während der Maßnahme darf der Patient nicht alleine gelassen werden. Er muss genau beobachtet werden, weil die Senfanwendung starke Missempfindungen oder Kreislaufprobleme auslösen kann.

Materialien: Etwa 100 g schwarzes Senfmehl, Haushalts- oder Papiertücher, 1 Baumwolltuch 35 × 60 cm, 1 Moltontuch 40 × 140 cm, eventuell 1 großes Frotteebadetuch, Schüssel, 38 °C warmes Wasser, Vaseline, Tupfer, Fixierpflaster oder Sicherheitsnadeln, Nässeschutz, Lavendelöl 2 %.

Durchführung: Das Senfsamenpulver wird mit dem Wasser zu einem Brei verrührt und auf einer Fläche von etwa 25 × 35 cm auf den Haushalts- oder Papiertüchern ausgestrichen, mit weiteren Papiertüchern abgedeckt und an den Rändern eingeschlagen. Die Brustwarzen werden mit Vaseline und Tupfern abgedeckt und das „Senfmehlpäckchen" auf den vorderen Brustkorb gelegt. Die Auflage dann mit dem Baumwolltuch abdecken und den Patienten mit dem Moltontuch und eventuell dem großen Badehandtuch einhüllen und das Ganze mit Pflaster oder Sicherheitsnadeln fixieren.
Ebenso kann eine Senfmehlkompresse am rückwertigen Thorax oder ein Senfmehlwickel angelegt werden. Nachdem der Patient ein brennendes Gefühl auf der Haut angibt, sollte die Auflage nicht länger als anfangs 3 Minuten, später bis 10 Minuten einwirken. Zur Orientierung dient die lokale Hautrötung. Sie muss bei einer erneuten Anwendung am nächsten Tag vollständig abgeklungen sein. Anschließend wird eine gründliche, aber sanfte Hautreinigung durchgeführt, zur Beruhigung kann die Haut mit Lavendelöl 2 % eingerieben werden.

Kühle Quarkauflage

Indikationen: Reizhusten, Bronchitis, Pleuritis.

Kontraindikationen: Milcheiweißkontaktallergie.

Wirkung: kühlend, schmerzlindernd, spasmolytisch und sekretolytisch.

Anwendung: Quark leitet die mit der Entzündung verbundene Wärme gut ab. Schon direkt nach dem Auflegen kommt es häufig zu einer Schmerzlinderung. Ferner scheint sich die kühle Quarkauflage positiv auf Entzündungen auszuwirken, Schwellungen klingen schon nach kurzer Zeit ab. Es wird angenommen, dass neben den physikalischen Effekten der Kälteanwendung auch einige Enzyme und die Milchsäure des Quarkes dafür verantwortlich sind. Bei sehr geschwächten oder temperaturempfindlichen Patienten oder bei großflächigen Anwendungen ist eine Anwärmung des Quarkes angenehmer.

Materialien: Speisequark (Fettstufe ist unerheblich), Tablett, unsterile Kompressen 10 × 10 cm, Holzspatel, 1 Handtuch, 1 Moltontuch 40 × 140 cm, wasserdichte Unterlage, Plastiktüten, Wärmflaschen.

Durchführung: Den Quark mindestens 30 Minuten vor der Anwendung aus dem Kühlschrank nehmen. Die Kompresse auf dem Tablett ausbreiten und den Quark etwa 0,5 cm dick in der Größe der zu behandelnden Fläche auf den Kompressen ausstreichen. Den Rand einschlagen, sodass ein Päckchen entsteht. Falls der Quark leicht angewärmt werden soll, kann dies in einem Wasserbad geschehen.
Die Quarkauflage wird auf den betroffenen Körperbereich gelegt und mit einem Handtuch zum Aufsaugen der Flüssigkeit abgedeckt. Dann wird der Thorax mit dem Moltontuch fest umwickelt. Die Auflage kann bei den genannten Indikationen solange liegen bleiben, wie die Kühlung als angenehm empfunden wird.

PRAXIS-TIPP   Fallbeispiel: Bei einer Patientin, die an Brustkrebs erkrankt war, hatten sich Pleuraergüsse gebildet. Sie litt unter Dyspnoe, Tachypnoe und hatte große Ängste. Während der warmen Quarkauflagen im Bereich des hinteren Thorax verlangsamte sich die Atmung, die Patientin wurde ruhiger und schläfrig. Während der ersten Anwendung entleerten sich ca. 150 ml Sekret spontan über die liegende Pleuradrainage. Als ich die Patientin später, nach drei Anwendungen an aufeinanderfolgenden Tagen, zu ihrem Befinden befragte, schilderte sie, dass ihr die Quarkkompressen gut getan haben. Sie habe besser und tiefer atmen können, und sie habe durch die Anwendung Kühle, Weite und Wohlbefinden verspürt. ■

Fiebersenkende Wadenwickel

Indikationen: Hohes Fieber mit starker Beeinträchtigung des Befindens oder Komplikationen (z. B. Kreislaufgefährdung, Stoffwechselentglei-

sungen, Erschöpfung der Atmung, Fieber-
krampf).

Wirkung: Senkung der Körpertemperatur bei
fieberhaften Infekten, dadurch Abnahme der
Herz- und Atemfrequenz und Entspannung.

Anwendung: Fieber tritt vor allem bei Infektionen auf und ist hier eine „gesunde" Reaktion
des Körpers, um den Erregern gegenzuwirken.
Die erhöhte Temperatur hemmt die Vermehrung
mancher Erreger und tötet andere sogar ab (Silbernagl u. Lang 1998). Virusgeschädigte Zellen
werden vermehrt zerstört, sodass die Virusrepli-
kation behindert wird.

PRAXIS-TIPP   Führt das Fieber zu einer Beeinträchtigung des Befindens oder zu möglichen
Komplikationen, dann kann Kühlung durch
Wadenwickel eine wirksame Gegenmaßnahme
darstellen. ■

Das Prinzip der fiebersenkenden Wadenwickel
beruht auf der Kühlung durch Wärmeleitung
und Verdunstungskälte. Sie sind nur anzuwenden bei gut durchbluteter, warmer Haut. Wird
die Temperatur der Wickellösung deutlich kälter
als die Körpertemperatur gewählt – wie dies in
einigen Krankenpflegelehrbüchern propagiert
wird – kann es schnell zu einer Vasokonstriktion
(erkennbar an kalter, blasser Haut) und damit zu
einer geringeren Wärmeabstrahlung kommen.
Die Pflegemaßnahme ist dann ineffizient.
Die Reaktionsfähigkeit auf kühlende Maßnahmen ist jedoch bei jedem Patienten sehr unterschiedlich und von vielen Faktoren (z. B. Erkrankung, Alter, Gefäßzustand, Kreislaufsituation)
abhängig. Deshalb ist eine genaue Krankenbeobachtung die individuelle Richtlinie für die Temperatur der Wickellösung und für die Anwendungsdauer.

Materialien: Schüssel mit ca. 30–35 °C warmem
Wasser, 2 Baumwolltücher (Geschirrtücher oder
Mullwindeln), Nässeschutz, 1 Badetuch.

Durchführung: Die Baumwolltücher werden ins
Wasser getaucht, ausgewrungen und zirkulär
um die Wade zwischen Knie und Knöchel angelegt. Nach etwa 10 bis 15 Minuten werden die
Wickel entfernt, erneut ins Wasser getaucht
und wieder angelegt. Die Maßnahme wird bis
zur angestrebten Temperatursenkung wiederholt.

Kalter Brustwickel nach Kneipp

Indikationen: Steigerung der körpereigenen
Abwehrkräfte, chronische Entzündungen der
Atmungsorgane.

Kontraindikationen: Nicht bei akut Erkrankten
oder bei Personen mit labilen Kreislaufverhält-
nissen anwenden. Kälte kann bei prädisponierten Patienten eine Spastik der Koronararterien
auslösen.

Wirkung: kurzer Kältereiz führt zu Hyperämie
mit Anregung des Stoffwechsels und Entspannung, bei chronischen Entzündungen Förderung
der Sekretolyse, Schmerzlinderung und Steigerung der körpereigenen Abwehrkräfte.

Anwendung: Bei einer Einwirkungszeit von
1 Stunde führt der Wickel durch den entstandenen Wärmestau zu einer angenehmen Wärme-
entwicklung. Verbleibt der Wickel 2 bis 3 Stunden, entwickelt sich eine schweißtreibende Wirkung. Falls während der Anwendung starkes
Frösteln oder Unwohlsein auftritt, ist der Wickel
sofort zu entfernen.

Materialien: 1 Leinentuch ca. 35 × 140 cm,
1 Moltontuch ca. 45 × 140 cm, 1 Wolltuch ca.
35 × 140 cm, Schüssel mit Wasser (unter 30 °C).

Durchführung: Das Leinentuch wird in das kalte
Wasser gelegt, anschließend sehr stark ausgewrungen (denn je weniger Flüssigkeit das Tuch
enthält, umso schneller kann es anschließend
erwärmt werden), von der Achselhöhle bis zum
Rippenbogen eng zirkulär angelegt und anschließend mit dem Molton- und Wolltuch umhüllt.
Den Patienten dann gut zudecken. Je nach therapeutischem Ziel wird der Wickel entfernt, die
Haut gut abgetrocknet und der Patient für die
Nachruhezeit warm zugedeckt.

14.4.6 Warme Teilbäder

Ansteigendes Armbad

Indikationen: spastische Lungenerkrankungen,
Infekte der Atemwege.

Kontraindikationen: Lymphödeme, akute
Erkrankungen im Bereich der Arme. Bei Patienten mit Herz-Kreislauf-Erkrankungen sollten
ansteigende Armbäder nur nach Rücksprache
mit dem Arzt erfolgen.

Wirkung: Bronchospasmolytisch. Die langsame, möglichst unmerkliche Wärmezufuhr führt beim ansteigenden Armbad zu einer reflektorisch bedingten Durchblutungsförderung der Füße und Unterschenkel und zu einer Bronchospasmolyse (Walther 1990).

Anwendung: Bei Atemwegsinfektionen können Thymian- oder Latschenkieferzusätze als Inhalationsstoffe zugefügt werden.

Materialien: Handtücher, Waschbecken oder Armschüssel, Gefäß mit heißem Wasser, Wasserthermometer.

Durchführung: Am einfachsten lässt sich diese Anwendung an einem breiten Waschbecken mit beweglichem Wasserhahn durchführen. Der Patient legt beide Hände und Arme bis zur Mitte der Oberarme in das 36 °C warme Wasser. Während einer Dauer von etwa 15 Minuten wird durch die Zufuhr warmen Wassers die Temperatur auf maximal 40 °C gesteigert. Anschließend abtrocknen und etwa 1 Stunde nachruhen.

Senfmehlfußbad

Indikationen: Asthma bronchiale, Bronchitis, Pneumonie.

Kontraindikationen: Hauterkrankungen, Varikosis.

Wirkung: Das sich aus schwarzem Senf in Verbindung mit Wasser bildende Allylsenföl bewirkt durch die starke Hautreizung eine Steigerung der Durchblutung mit lokaler Wärmebildung. Dies führt zur Entspannung. Außerdem bewirkt das Fußbad durch Vasodilatation der Blutgefäße im Bein- und Fußbereich eine Blutumverteilung, die sich entlastend auf bronchospastische Atembeschwerden auswirken kann.

Materialien: Fußbadewanne, ca. 38 °C warmes Wasser, 1 Handtuch, Spülgefäß, eventuell Lavendelöl 2 %.

Durchführung: Die Fußbadewanne wird bis Wadenhöhe mit warmem Wasser gefüllt und 200 g Senfmehl in das Wasser gegeben und verrührt. Der Patient soll nun auf den Zeitpunkt achten, ab dem er ein starkes Brennen an den Füßen verspürt. Danach sollten die Füße möglichst noch 5 Minuten im Wasser bleiben. Anschließend werden die Beine und Füße gründlich abgespült, abgetrocknet und zur Hautpflege beispielsweise mit Lavendelöl 2 % eingerieben. Während des Fußbades ist unbedingt auf die Haut- und Kreislaufreaktion zu achten, danach ist eine mindestens halbstündige Bettruhe einzuhalten.

Literatur

Breithaupt, H, F. Demuth: Physiologische Grundlagen der Kalt- und Warmanwendungen. In: Drexel, H.: Physikalische Medizin, Bd. 1. Hippokrates, Stuttgart 1990

Canal, C.: Wickel und Auflagen als ergänzende Maßnahme zur medikamentösen Therapie. Pflege Zeitschrift. 6 (1995) 329

Georg, J.: Wickel und Auflagen. Pflege aktuell. 1 (1995) 20

Krause, M., B. Uhlmann: Äußere Anwendungen. In Sitzmann, F.: Pflegehandbuch Herdecke, 3. Aufl. Springer, Berlin 1998

Neander, K.-D.: Ätherische Öle für lungenpflegerische Maßnahmen? DKZ 4 (1992) 269

Oleksiw, K., S. Scheich: Die Hände – Fluch oder Segen? Altenpflege. 4 (1994) 251

Pahlow, M.: Heilpflanzen. Gräfe und Unzer, München 1993

Reich, U.: Quarkauflagen. Pflege aktuell. 1 (1995) 23

Roßlenbroich, B.: Die rhythmische Organisation des Menschen. Verlag Freies Geistesleben, Stuttgart 1994

Schwegler, J. S.: Der Mensch – Anatomie und Physiologie. Thieme, Stuttgart 1996

Silbernagl, S., A. Despopoulos: Taschenatlas der Physiologie. Thieme, Stuttgart 1991

Silbernagl, S., F. Lang: Taschenatlas der Pathophysiologie. Thieme, Stuttgart 1998

Sonn, A.: Pflegethema: Wickel und Auflagen. Thieme, Stuttgart 1998

Thüler, M.: Wohltuende Wickel, 8. Aufl. Maya Thüler, Worb 1995

Walther, J.: Hydrotherapie. In Drexel, H.: Physikalische Medizin, Bd. 1. Hippokrates, Stuttgart 1990

Weber, G.: Wickel und Auflagen in der anthroposophisch erweiterten Praxis. In: Heine, R., F. Bay: Pflege als Gestaltungsaufgabe. Hippokrates, Stuttgart 1995

Zimbardo, P.: Psychologie, 6. neubearb. erw. Aufl. Springer, Berlin 1995

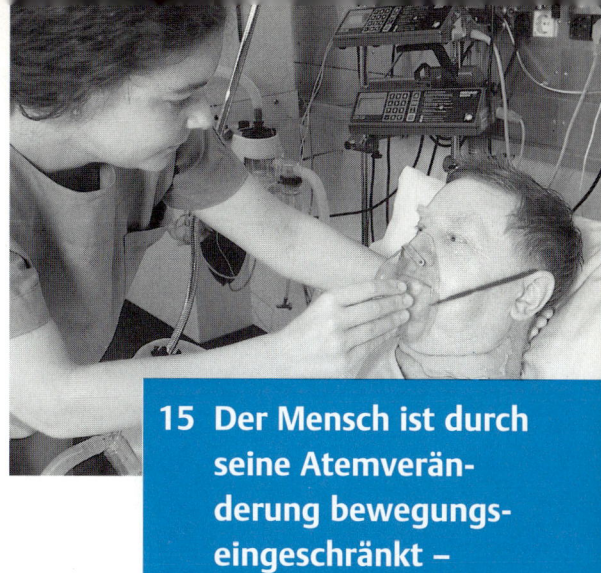

Markus Traub

Karl Richter wird reanimiert als er mit dem Rettungswagen in die Notaufnahme des Klinikums kommt. Bei Herrn Richter ereignete sich ein Atemstillstand, der infolge einer Verlegung der Atemwege durch Atemwegssekret, teilweise mit Inkrustierung, entstand.

Herr Richter ist 71 Jahre alt, 173 cm groß und 78 kg schwer. Vor 13 Monaten hatte er einen linksseitigen apoplektischen Insult, der eine komplette Hemiparese rechts zur Folge hatte. Motorische Sprach- und Schluckstörungen erschwerten zusätzlich die Rehabilitationsmaßnahmen.

Bei der Klinikaufnahme wird Herr Richter umgehend im Notfall-OP tracheotomiert, und es muss massiv bronchoskopisch interveniert werden. Alle absaugenden Maßnahmen in den Atemwegen sind insbesondere dadurch erschwert, dass die Inkrustationen nur äußerst schwer zu lösen sind und auch vereinzelt Oberflächenblutungen an den Schleimhäuten bestehen. Zur weiteren Behandlung wird Herr Richter auf die Beatmungsstation verlegt.

Sieben Tage nach der Aufnahme schildert Karl Richter, beeinträchtigt durch seine Sprechkanüle und die durch den Apoplex verursachte Aphasie die Entwicklung der Atemstörung so:

„Dieser Stopp der Atmung, diese plötzliche Unterbrechung des Atemzuges passierte, als meine Frau mich gelagert hatte. Ich versuchte, mich zu räuspern, und es ging fast nichts mehr. Meine Frau und ich waren, ausgenommen die letzten 13 Monate, immer gesund gewesen. Den Schlaganfall erlitt ich im Frühjahr und nur

kurze Zeit später bekam meine Frau einen Herzinfarkt. Unser ganzes Leben veränderte sich dadurch nachhaltig. Es war im Vergleich zu vorher überhaupt nicht wiederzuerkennen.

Wir lagen dann beide in der Klinik und wussten überhaupt nicht, wie es mit unserem kleinen Ricky weitergehen sollte. Ricky war unser Mischlingshund, im betagten Alter von 14 Jahren, aber trotzdem noch aufgeweckt und ganz und gar süchtig auf Spazierengehen. Wir gingen mit ihm bei jedem Wind und Wetter dreimal am Tag für genau 40 Minuten unsere feste Runde. Wir mussten ihn dann leider in eine Tierpension geben, wo er bald danach verstarb.

Nach unserer gemeinsamen Rehabilitationsmaßnahme wurde unsere Wohnung rollstuhlgerecht umgestaltet. Leider musste ich sehr bald feststellen, dass ich auch mit Sitzhilfen nicht in der Lage war, so lange im Rollstuhl zu sitzen, wie die Besuchsabstände des ambulanten Pflegedienstes auseinander lagen. Ich verbrachte immer mehr Zeit im Bett und auch das empfohlene notwendige Umlagern, bei dem ich nur ganz wenig mithelfen kann, war für meine Frau nach ihrem Herzinfarkt sehr anstrengend. Für jede Bewegung fehlte mir die Kraft, besonders auch beim Husten.

Der Punkt, mit dem ich die meisten Probleme hatte, war mein Schleim. Bis vor etwa zwei Jahren war ich Raucher und insbesondere bei den Spaziergängen mit dem Hund konnte ich bestens abhusten und es ging mir immer gut. Aber seit wir die Wohnung fast nicht mehr verlassen können, ist dieser Schleim zu einem lästigen Problem geworden und meine Frau wie auch ich ekeln uns jetzt fast davor. Ich habe versucht, das ekelige Sekret so wenig wie möglich auszuspucken, aber dann dieser Atemstopp!

Das Auslösen des Notsignals und die schnelle Hilfe haben mir das Leben gerettet. Diese Unmengen von Schleim, die jetzt abgesaugt werden! Unvorstellbar, wo so viel Sekret herkommen kann. Ich werde einen Weg finden müssen, mit diesem Schleim zurechtzukommen. Ich darf ihn nicht mehr aufsparen, auch wenn es uns ekelt. Dieser Schleim erstickt mich sonst!"

15.1 Bewegung verändert das atmen

Marlies Beckmann

Zusammenfassung

Das folgende Kapitel setzt sich mit Lagerungen auseinander, die in der Pflege allgemein bekannt sind und praktiziert werden. Der Fokus liegt dabei auf atmungsunterstützenden Prinzipien, die im Text erläutert werden. Jede Lagerung wird in ihrer korrekten Form beschrieben, und Vor- und Nachteile derselben werden diskutiert.

15.1.1 Atemmechanik und Lagerung

Um die Auswirkungen der Lagerung auf die Atmung zu erkennen, ist es wichtig, sich noch einmal kurz mit dem Atemvorgang auseinander zu setzen. Grundsätzlich gilt, dass die Atemwege durch die Lagerung nicht in ihrer Funktion eingeschränkt werden dürfen.

Neben dem Zwerchfell, dem wichtigsten Muskel bei der Atmung, sind auch Muskeln im Bereich des Halses, des Schultergürtels, des Brustkorbes, der Zwischenrippenräume, der Lendenwirbelsäule und des Bauches für die Atmung verantwortlich. Soll eine Lagerung die Atmung unterstützen oder sie zumindest nicht behindern, so müssen sich diese Muskeln effektvoll einsetzen lassen.

Aber nicht nur die Funktion der Muskeln, sondern auch die Thoraxbewegungen dürfen nicht behindert werden. Der Thorax muss sich nach den Seiten nach vorne oben, hinten unten und im Schulterbereich nach hinten oben ausdehnen können (s. Abb. 15.1).

Ebenso muss sich das Zwerchfell kontrahieren können. Bei der Einatmung flacht es durch Kontraktion ab und drückt auf die Bauchorgane (s. Abb. 15.2). Kann der Bauchraum sich nicht nach vorne unten ausdehnen, kommt es zu einer Behinderung der Einatmung.

Wenig beachtet wird die Beweglichkeit des Beckens zur Unterstützung der Atmung. Durch das Kippen des Beckens nach vorne wird eine Aufrichtung der Brustwirbelsäule ermöglicht. Hiermit wird die Thoraxausdehnung unterstützt und die Ausdehnung der Lunge erweitert.

Die direkte Steuerung der Atemmuskulatur erfolgt durch das Atemzentrum in der *Medulla oblongata*. Neben den biochemischen Prozessen, die hauptsächlich vom Kohlendioxid- und Sauerstoffgehalt des Blutes abhängen, kann auch jede

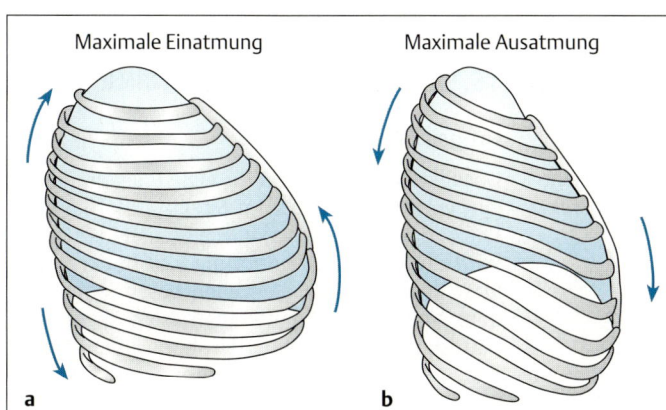

Maximale Einatmung   Maximale Ausatmung

a   b

Abb. 15.**1**   Mechanik der In- und Exspiration **a** Durch Kontraktion des Zwerchfells und gleichzeitiges Anheben des Brustkorbes vergrößert sich das Thoraxvolumen. Durch den entstehenden Sog gelangt frische sauerstoffreiche Luft in die Lunge **b** Bei der Ausatmung senkt sich der Brustkorb und die Luft entweicht (nach Schäffler u. Schmidt)

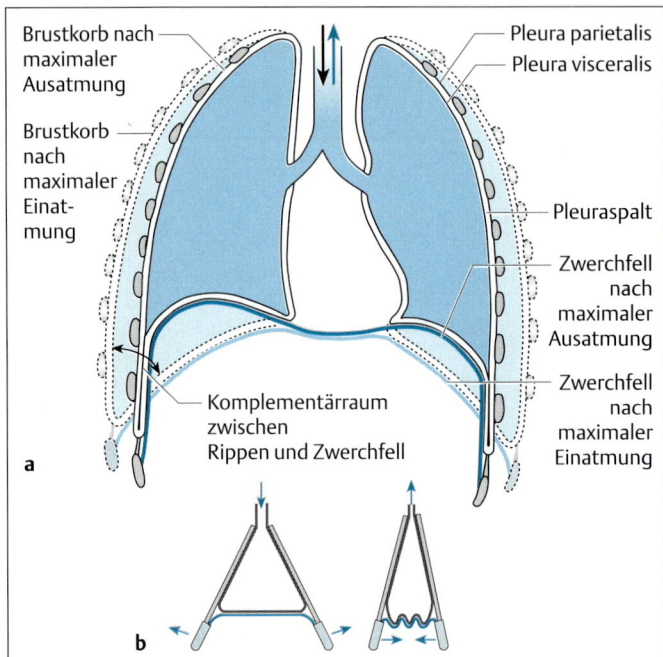

Brustkorb nach maximaler Ausatmung

Brustkorb nach maximaler Einatmung

Komplementärraum zwischen Rippen und Zwerchfell

a

Pleura parietalis

Pleura visceralis

Pleuraspalt

Zwerchfell nach maximaler Ausatmung

Zwerchfell nach maximaler Einatmung

b

Abb. 15.**2**   Atemtechnik **a** Mit jeder Einatmung senkt sich das Zwerchfell. Dadurch kann sich die Lunge nach unten und in den Reserveraum der Pleura hinein vergrößern (Zwerchfellatmung) **b** Gleichzeitig bewegen sich die Rippen nach außen und verbreitern den Brustkorb (Rippenatmung). Der Brustkorb arbeitet damit nach dem Prinzip des Blasebalges (aus Schwegler, J. S.: Der Mensch: Anatomie und Physiologie. Schritt für Schritt Zusammenhänge verstehen. 2. neu bearb. Aufl. Thieme, Stuttgart 1998)

körperliche Bewegung über das neuronale System das Atemzentrum anregen und somit für eine erhöhte Sauerstoffzufuhr sorgen (Schwegler 1998).

Eine Lagerung ist häufig darauf ausgerichtet, dass der Patient für einen längeren Zeitraum (meist zwei Stunden) unbeweglich in dieser Position verhaart. Manchmal wird eine Lageveränderung durch den Patienten von Pflegenden negativ gewertet. Hierbei sollte zwischen den Zielen, die mit der Lagerung verfolgt werden und für deren Erfüllung die unbedingte Einhaltung erforderlich ist, und den Vorteilen, die mit einer erhöhten Mobilität des Patienten einhergehen (z. B. Vermeidung von Kontrakturen) abgewogen werden.

Die in diesem Kapitel beschriebenen Lagerungen werden nach ihren atmungsunterstützenden Prinzipien untersucht. Dadurch kann nach jedem Lagewechsel oder jeder Lageveränderung eingeschätzt werden, ob der Patient so liegen bleiben kann oder ob und wann eine pflegerische Intervention wie Umlagerung oder Lagekorrektur nötig wird.

Prinzipien für Lagerungen:

Bei jeder Lagerung ist darauf zu achten, dass
• der Einsatz der Atemmuskulatur effektiv möglich ist,

• die Ausdehnung des Thorax möglich ist,
• die Zwerchfellbewegung nicht behindert wird,
• die Beweglichkeit des Beckens gewährleistet ist,
• die Anregung des Atemzentrums durch Bewegung möglich ist.

Die in den folgenden Abschnitten genannten Vor- und Nachteile der Lagerungen beschränken sich auf die Aspekte der Atemunterstützung. Zusätzliche Pflegeparameter müssen entsprechend beachtet werden. Den speziellen Lagerungen bei Atemproblemen (s. 11.4, S. 135) und zum Abtransport von Sekret aus den Atemwegen (s. 13.2, S. 237) sind eigene Kapitel vorbehalten.

15.1.2 Lagerungen im Überblick

Langsitz im Bett

Das Sitzen im Bett kann für viele Pflegehandlungen eine Alternative zum Sitzen außerhalb des Bettes darstellen. Schon durch Bienstein (1991 b) wird die bessere Orientierung und höhere Aktivität des sitzenden Menschen beschrieben. Mit dem Volksmund könnte man auch sagen: „Er hält den Kopf oben." Den Kopf oben haben bedeutet hier, dass der Kehlkopf sich in der richtigen Position befindet und die Luft ohne Hindernis die Trachea passieren kann. Bei dem Langsitz ist zu beachten, dass (Beckmann 1995):

- der Oberkörper so aufgerichtet wird, dass das Gewicht über die Sitzbeinhöcker nach unten zur Matratze hin abgeleitet wird. Hierzu muss das Kopfteil des Bettes entsprechend hoch gestellt werden,
- die Hüftebene sich genau im Knick des Bettes befindet,
- die Knie leicht gebeugt sind und von außen gestützt werden,
- die Beine sich in einer leichten Außenrotation und Abduktion befinden,
- der Aufrichtpunkt (Punkt der größten Krümmung der Brustwirbelsäule) des Oberkörpers längs der Wirbelsäule mit einem kleinen Kissen oder einem Handtuch unterstützt wird (eine Querlagerung des Kissens führt zur Beugung!),

PRAXIS-TIPP Bei Patienten mit einer Wirbelsäulenveränderung sollte der längs der Wirbelsäule liegende Kissen so groß sein, dass es nicht nur den Aufrichtpunkt, sondern auch den Lendenwirbelsäulenbereich stützt. ■

- eventuell ein Keilkissen unter die Sitzbeinhöcker gelegt wird, das verhindert, dass der Patient zum Fußende rutscht, und das Kippen des Beckens hilft, den Rücken in gerader Position zu halten.

PRAXIS-TIPP Das Keilkissen wird mit der höheren Seite zum aufgerichteten Kopfteil des Bettes und mit der abgeflachten Seite unter den Oberschenkel gelegt. Anstatt eines Keilkissens kann auch ein zusammengefaltetes Handtuch, das von hinten in Richtung Sitzbeinhöcker angelegt wird, benutzt werden. Bei einer unphysiologischen Lagerung, etwa wenn das Handtuch unter dem Oberschenkel liegt, wird die Lendenwirbelsäule nach dorsal gerundet, der Bauch fällt ein, der Abstand zwischen Brustkrob und Schambereich verkleinert sich und das Zwerchfell kann sich nicht genügend kontrahieren. Es kommt zu einer Atmungseinschränkung. ■

Vorteile des Langsitzes im Bett

- Der Kopf steht in einer Mittelposition über dem Brustkorb. Hierdurch sind die Atemwege frei.
- Der Oberkörper ist aufgerichtet, der Brustkorb kann sich nach vorne oben, nach hinten unten und nach hinten oben ausdehnen.

- Das Zwerchfell kann sich abflachen und der Bauchinhalt nach vorne ausweichen.
- Die Beckenkippung bleibt möglich, wenn nicht durch eine zu weiche Matratze ein Einsinken stattfindet.
- Die Bewegung beider Arme und Beine sowie des Rumpfes bleiben erhalten, was sich in einer Anregung des Atemzentrums ausdrücken kann.

Nachteile des Langsitzes im Bett

- Bei schwachen Patienten fällt der Kopf leicht nach vorne oder hinten und behindert so die Atmung. Die Unterstützung durch ein kleines Kissen hat sich in der Praxis nicht bewährt, da sie dem Kopf einen Bewegungsimpuls nach vorne gibt.
- Sekret kann sich an der Lungenbasis sammeln.
- Die Lagerung kann nur über eine kurze Zeit von etwa 20 Minuten eingehalten werden.

Rückenlagerung

Die Rückenlagerung dürfte die wohl häufigste Lagerung in Kliniken sein. Die große Unterstützungsfläche hilft, dass auch noch bei großer Schwäche die Hände bewegt werden können. Allerdings wird durch diese Lagerung das Gesichtsfeld sehr stark eingeschränkt, was zu einem Verlust von Wahrnehmungsreizen führt. Häufig wird von Pflegenden und Angehörigen das Kopfteil hoch gestellt. Befindet sich dann das Gesäß des Patienten nicht im Knick zwischen Kopfteil und Liegefläche des Bettes kommt es zum Einsinken des Bauches. Hierdurch wird die Ausdehnung des Bauches nach vorne behindert. Der Bauchinhalt wird zusammengedrückt, das Volumen des Bauchraumes verkleinert, die inneren Organe drücken auf das Zwerchfell und dieses wird in seiner Bewegung eingeschränkt. Das Ergebnis ist eine starke Atembehinderung.
Für eine atemunterstützende Rückenlagerung sollte das Kopfende des Bettes flach gestellt und der Kopf durch ein Kissen so unterstützt werden, dass er sich in der Mittelebene befindet. Die Beine werden leicht angewinkelt, um die Bauchmuskeln zu entspannen und so eine gute Kontraktion des Zwerchfells zu ermöglichen.
Diese Lagerung ist allerdings bei vielen Patienten, etwa mit Herz- oder Lungenerkrankungen, nicht durchführbar. Bei dieser Patientengruppe muss das Kopfteil erhöht werden. Dabei ist unbedingt darauf zu achten, dass der Rücken

gestreckt bleibt, um das Einsinken des Bauches zu verhindern. Hierzu muss das Gesäß des Patienten direkt im Knick von Kopfteil und Liegefläche liegen.

PRAXIS-TIPP   Bei sehr großen Patienten oder sehr kurzen Kopfteilen ist eine Bettverlängerung am Kopfende anzubringen. ■

Vorteile der Rückenlagerung

- Die Atemwege sind frei.
- Eine Ausdehnung des Brustkorbes nach vorne oben und zur Seite ist möglich.
- Eine Ausdehnung des Bauches nach vorne und unten ist möglich.
- Die Zwerchfellaktion wird nicht eingeschränkt.
- Bewegungen im Becken sind möglich.
- Das Atemzentrum kann durch die Bewegung der Arme und Beine angeregt werden.

Nachteile der Rückenlagerung

- Sie wird häufig in eine, allen Grundsätzen entgegenwirkende Lagerung verwandelt, indem beispielsweise das Kopfteil in falscher Weise hoch gestellt wird.
- Die Gesichtsfeldeinschränkungen können zu einer Reduktion der Bewegungsimpulse führen.
- Die hintere Brustkorbwand kann sich nicht ausdehnen.

Schräglagerung

Die Schräglagerung oder Lagerung auf einer schiefen Ebene entspricht am meisten der Rückenlage. Allerdings ist bei ihr zu beachten, dass sie auf der oben liegenden Brustkorbseite durch die Lateralreflektion eine Verkürzung auslöst (Davis 1986).

Vorteile der Schräglagerung

- Die Atemwege sind frei.
- Eine Muskelaktivität nach vorne oben und zur Seite ist möglich.
- Die Ausatmung wird durch die Schwerkraft unterstützt.
- Die Beckenbeweglichkeit ist erhalten.
- Eine Anregung des Atemzentrums durch die Bewegung des oben liegenden Armes und Beines ist möglich.

- Die unten liegende Brustkorbseite wird gedehnt.

Nachteile der Schräglagerung

- Die Zwerchfellaktion wird leicht auf der lateralflektierten Seite eingeschränkt.
- Sie wird häufig in eine, allen Grundsätzen entgegenwirkende Lagerung verwandelt, indem beispielsweise das Kopfteil hoch gestellt wird, was zu starken Schmerzen in der Wirbelsäule führen kann und damit zur Schonatmung.
- Die Wahrnehmungseinschränkungen können zu einer Reduktion der Bewegungsimpulse führen.
- Die hintere Brustkorbwand kann sich nicht ausdehnen.
- Die Lateralflexion im oben liegenden Brustkorbbereich schränkt die Ausdehnung der Lunge auf dieser Seite ein.

Bauchlagerung

Die Bauchlagerung ist eine in der Pflege zu Unrecht vernachlässigte Lagerungsform. Die Probleme bei der Durchführung lassen sich durch Kurse im Aktivitas- oder Kinästhetik-Konzept leicht beheben. Es ist wichtig, dass sie richtig durchgeführt wird (Beckmann 1995, 1999), um alle ihre positiven Möglichkeiten nutzen zu können.

Bei der Bauchlagerung ist es wichtig, darauf zu achten, dass:

- sich unter dem Brustkorb, dem Becken und den Unterschenkeln Schaumgummiquader oder Kissen befinden,
- der Bauch frei liegt,
- das Brustkorbkissen das kraniale Ende des Sternums nicht überragt,
- der Raum zwischen Matratze und Schulter mit kleinen Kissen, Handtüchern oder Ähnlichem ausgefüllt ist, um die Schultern zu unterstützen.

Vorteile der Bauchlagerung

- Die Atemwege sind frei.
- Die Muskelaktivität kann sich im hinteren Thorax- und im Bauchbereich sowie im seitlichen und hinteren Zwischenrippenraum voll entfalten.

- Die Thoraxausdehnung ist seitlich, nach hinten unten und hinten oben vollständig möglich.
- Das Zwerchfell kann sich straffen und der Bauchinhalt nach vorne ausweichen.
- Die Beckenbeweglichkeit bleibt erhalten.

Nachteile der Bauchlagerung

- Der unten liegende vordere Brustkorbbereich ist in seiner Ausdehnung eingeschränkt.
- Die Lagerung erfordert hohe Professionalität des Pflegepersonals im Bewegungsbereich.
- Die Beweglichkeit der Arme und Beine ist eingeschränkt.
- Die Zwerchfellatmung wird erschwert, wenn der Bauchbereich nicht frei gelagert wird.

Weichlagerung

Die Weichlagerung wird häufig ohne entsprechende Indikation vorgenommen. Ihre stark einschränkenden Auswirkungen sind aber in der Literatur vielfach beschrieben. So kommt es durch ständige Beugestellung der Gelenke neben Kontrakturen vor allem zu einer massiven Reduktion der Körperwahrnehmung (Knobel 1996; Neander 1996). Dadurch verändern sich die motorischen Fähigkeiten und die Bewegungsimpulse. Die Beweglichkeit wird ebenfalls reduziert, da die Zwischenräume Hals, Taille, Hüftebene und Achselbereich (Hatch et al. 1992) blockiert werden. Der Patient kann sich nur unter größter Anstrengungen bewegen. So wurde in einer Untersuchung von Knobel (1996) festgestellt, dass Menschen sich auf Weichlagerungsmatratzen wesentlich weniger bewegen als auf normalen Matratzen. Wenn

nun diese beiden Aspekte – Wahrnehmungsreduktion und Bewegungseinschränkung – zusammentreffen, so ist zu vermuten, dass die Atemtiefe sich verringert. Dies wurde durch Beobachtungen in der Praxis vielfach bestätigt. Hierdurch kommt es zu einer verringerten Sauerstoffversorgung des Gehirns, und der Mensch fällt zunehmend in einen Dämmerzustand. Dies geschieht auch bei völlig Gesunden, wie in Seminaren an gesunden Probanden mehrfach nachgewiesen wurde. Die negativen Aspekte sind bei jeder Lagerungsform in Weichlagerung vorhanden.

Vorteile der Weichlagerung

- Bei entsprechendem Material ist die Druckbelastung auf den dekubitusgefährdeten Stellen minimal.

Nachteile der Weichlagerung

- Durch die Bewegungseinschränkung kommt es zu einem verminderten Atemanreiz.
- Die Wahrnehmungseinschränkung führt zu einer Reduktion der Bewegung.
- Das Einsinken in die Matratze führt zu einer Beugestellung der Gelenke und damit zur Kontrakturgefahr.
- Der Thoraxbereich sinkt ein.

Bei der Weichlagerung sind die negativen Wirkungen im Bereich der Atmung so gravierend, dass eine genaue Abwägung zwischen dem Nutzen und den Negativfolgen vorgenommen werden muss.

Literatur

Beckmann, M.: Einführung in das Bobathkonzept. In Bienstein, C., A. Zegelin: Handbuch Pflege. Verlag Selbstbestimmtes Leben, Düsseldorf 1995

Beckmann, M.: Die Pflege von Schlaganfallbetroffenen nach dem Aktivitas-Konzept. Schlütersche Verlagsanstalt, Hannover 1999 z. Zt. im Druck

Bienstein, C., A. Fröhlich: Basale Stimulation in der Pflege. Verlag Selbstbestimmtes Leben, Düsseldorf 1991 a

Bienstein, C., et al.: Dekubitus – Prophylaxe und Therapie, 2. Aufl. Deutscher Berufsverband für Pflegeberufe, Frankfurt/M. 1991 b

Davis, P. M.: Hemiplegie. Springer, Berlin 1986

Hatch, F., L. Maietta, S. Schmidt: Kinästhetik. Deutscher Bundesverband für Pflegeberufe, Frankfurt/M. 1992

Knobel, S.: Wie man sich bettet, so bewegt man. Pflege. 2 (1996) 134

Neander, K.-D., S. Michels, F. Bering, A. Rich, M. Merseburg: Der Einfluß von Weichlagerung auf die Körperwahrnehmung und -haltung. Pflege. 4 (1996) 293

Schäffler, A., S. Schmidt: Mensch, Körper, Krankheit. Anatomie, Physiologie, Krankheitsbilder. Lehrbuch und Atlas für die Berufe im Gesundheitswesen. Jungjohann, Neckarsulm 1993

Schröder, G., A. Zegelin: Dekubitus- und Kontrakturen-prophylaxe. In Bienstein, C., A. Zegeling: Handbuch Pflege. Verlag Selbstbestimmtes Leben, Düsseldorf 1995

Schwegler, J. S.: Der Mensch: Anatomie und Physiologie. Schritt für Schritt Zusammenhänge verstehen, 2. neubearb. Aufl. Thieme, Stuttgart 1998

15.2 atmen in jeder Position

Sabine Bänsch

Zusammenfassung

Für die Behandlung atemgestörter Patienten ist es unerlässlich, die Auswirkungen der verschiedenen Körperpositionen auf die Atmung zu kennen, da die Anwendung dieser Kenntnisse atemtherapeutische Maßnahmen wesentlich unterstützen kann. Das gilt beispielsweise für Drainagelagerungen zum Sekrettransport, Umlagerungen zur Verbesserung des gestörten Ventilations-Perfusions-Verhältnisses, atemerleichternde Körperstellungen und Positionen zur Aktivierung der Atemmuskulatur.

In diesem Kapitel werden die Zusammenhänge zwischen Körperposition und Atemsituation verdeutlicht. Dabei darf nicht der Eindruck entstehen, diese seien nur für die Atemtherapie von Bedeutung. Vielmehr geht es darum, die aufgezeigten Zusammenhänge bei jeder Form des Umganges mit kranken Menschen zu berücksichtigen. Es darf niemals durch falsches Lagern zu einer lagerungsbedingten Dyspnoe kommen!

15.2.1 Mechanik der Atmung

Der Einfluss der Schwerkraft

Bei all seinen Bewegungen, also auch beim atmen, ist der Mensch der Schwerkraft ausgesetzt.

> **!** Kenntnisse über den Einfluss der Schwerkraft auf das Atmungssystem bei unterschiedlichen Körperpositionen sind unerlässlich für alle Heil- und Pflegeberufe, die sich mit der Bewältigung von Atemeinschränkungen bei ihren Patienten zu befassen haben.

Anhand biomechanischer Überlegungen sollen deshalb im Folgenden die an dem Atemvorgang beteiligten Strukturen, vor allem im Hinblick auf die Funktion der Atemmuskeln, und ihre Abhängigkeit von der Schwerkraft erläutert werden. Dabei wird nach der Betrachtung des gesunden Menschen auf pathomechanische Vorgänge übergeleitet, um aufzuzeigen, warum und wann Patienten mit Erkrankungen des respiratorischen Systems bestimmte Körperpositionen einnehmen müssen oder in bestimmten Körperstellungen nur eingeschränkt atmen können.

Das respiratorische System besteht aus zwei Kompartimenten: der **Lunge** als gasaustauschendem Organ und der **Atempumpe**, also der Luft zu- und abführenden Einheit, die aus dem Atemzentrum, den Nerven, dem knöchernen Thorax und der Atemmuskulatur besteht. Bei den meisten (chronischen) Erkrankungen des respiratorischen Systems ist die Beeinträchtigung der Atemmuskulatur die in bestimmten Körperpositionen limitierende Kraft für die Effizienz der Atempumpe. Darum wird im Folgenden der Schwerpunkt auf die Funktion der Atemmuskulatur gelegt.

Die Atempumpfunktion

Der Vorgang der Atmung kann in Einatmung und Ausatmung unterteilt werden. Bei der **Einatmung** bewirkt die Kontraktion der inspiratorischen Atemmuskeln (Zwerchfell und Interkostalmuskeln) eine Volumenzunahme des Brustraumes und dadurch einen Unterdruck im Pleuraraum. Abhängig von den elastischen Eigenschaften des Lungenparenchyms erfolgt die Übertragung des so entstandenen negativen Pleuradruckes in einen negativen Alveolardruck und es kommt zum Einströmen der Luft. Der für diesen Pumpvorgang wichtigste Inspirationsmuskel ist das Zwerchfell. Es drückt bei seiner Kontraktion kaudal auf die Bauchorgane. Der Bauchinhalt, der – vom mechanischen Standpunkt aus betrachtet – mit einer mit Flüssigkeit gefüllten Blase verglichen werden kann (also kaum komprimierbar ist), muss in Richtung der ihn stützenden Bauchmuskeln ausweichen. Die Muskeln der ventralen, lateralen und dorsalen Bauchwand geben zum einen der intraabdominalen Druckerhöhung nach und führen zu beobachtbaren Atembewegungen im abdominalen Bereich. Zum anderen verhindern die Bauchmuskeln durch ihren Widerstand ein völliges Absinken der Bauchblase und des aufliegenden Zwerchfells. Dadurch wird das Zwerchfell in die Lage versetzt, mittels seiner kostalen Fasern die unteren Rippen zu heben. Der Recessus costodiaphragmaticus wird eröffnet, in den die Lunge dann bei tiefer Ventilation eintreten kann (Abb. 15.**3 a**).

Die *Musculi intercostales externi* haben nicht nur thoraxwandstabilisierende Funktion, sondern erweitern auch den Thorax bei der Inspiration nach kranial, ventral, lateral und dorsal. Ebenso erweitern die Rachenmuskeln und die Muskeln des Kehlkopfes die oberen Atemwege zu Beginn der Inspiration und halten sie während der Einatmung entgegen dem Sog der einströmenden Luft offen.

Die **Ausatmung** mit der Verkleinerung des Brustraumes erfolgt unter Ruhebedingungen überwiegend passiv durch die Retraktionskraft von Lunge und Thorax (elastische Kräfte). Sie stellt also gewissermaßen eine Entspannungsphase nach der muskulären Anspannung des vorangegangenen Einatmens dar. Das aktive Mitwirken der Exspirationsmuskeln (Bauchmuskeln und Musculi intercostales interni) wird erforderlich, wenn schnell, viel oder lange ausgeatmet wird (z. B. beim Husten, Lachen oder Singen), oder wenn der Atemwegswiderstand erhöht ist und die Luft herausgepresst werden muss. Die wichtigsten Exspirationsmuskeln sind die Bauchmuskeln. Sie ziehen die unteren Rippen nach kaudal und drängen über eine Zunahme des intraabdominellen Druckes das Zwerchfell nach oben (Abb. 15.**3 b**).

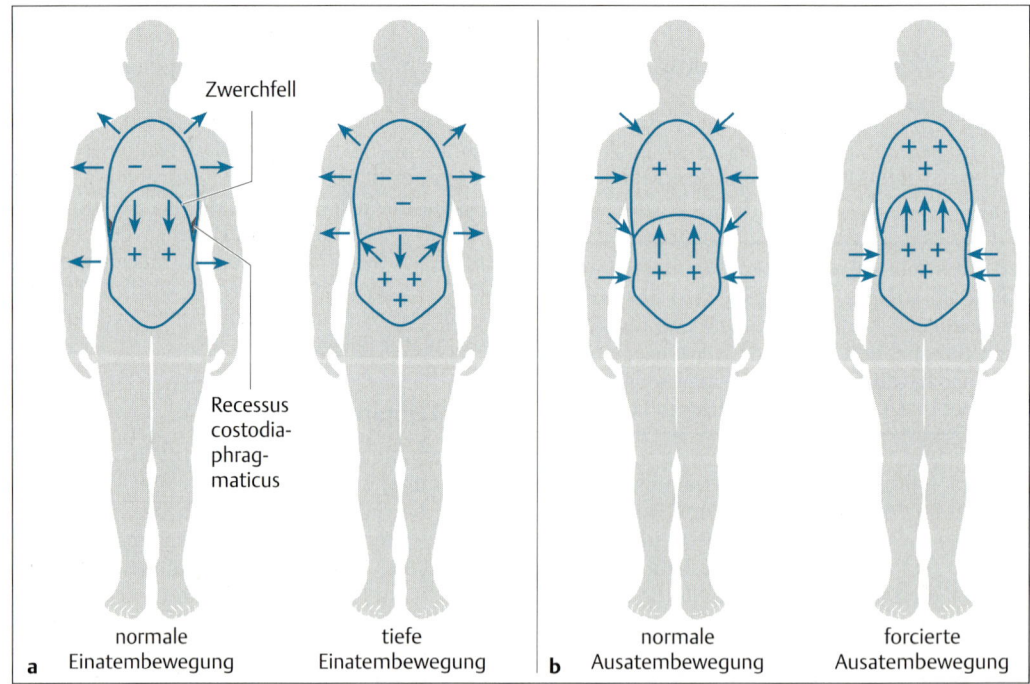

Abb. 15.3 Druckverhältnisse und Bewegungsrichtungen von Thorax und Bauchraum bei der Inspiration und Exspiration. **a** Bei der Einatmung dehnt sich der Brustkorb aus und das Zwerchfell bewegt sich nach unten in die Bauchhöhle. In der Lunge entsteht ein Unterdruck, der Druck in der Bauchhöhle erhöht sich. Je nach Tiefe des Atemzuges sind die Zwerchfellbewegung und die Druckveränderungen mehr oder weniger ausgeprägt. **b** Bei der normalen Ausatmung entspannen sich die Atemmuskeln. Nur bei der forcierten Exspiration spannen sich die Bauchmuskeln und die Zwischenrippenmuskeln an, um die Luft aktiv aus der Lunge herauszupressen.

15.2.2 Auswirkungen der Lagerungen auf das atmen

Rückenlage
Besonderheiten der Atemmechanik in Rückenlage

Durch die Schwerkrafteinwirkung üben die Bauchorgane in Rückenlage einen Druck nach kranial auf das Zwerchfell aus, und zwar verstärkt auf die Pars lumbalis des Zwerchfells (Abb. 15.**4 a**). Sie drängen seine dorsalen Fasern am Ende der normalen Ausatmung weit in den Brustraum hinein. Die starke Vordehnung des Zwerchfells ermöglicht bei der Einatmung eine kräftigere Kontraktion und einen größeren Kontraktionsweg gegen das Gewicht und damit den Widerstand der Bauchorgane.

Die Rippen sind vom Zug der Bauchdecken entlastet und sinken nicht ganz so weit in die Ausatemstellung wie bei aufrechter Position. Sie bleiben mehr der Einatemstellung angenähert. Die Schwerkraft wirkt also in der Rückenlage auf das Zwerchfell in Richtung Ausatmung und auf den Thorax in Richtung Einatmung. Dabei ist aber der Einfluss in Richtung Ausatmung größer, da die Auswirkung der „Einatemstellung" des Thorax geringer ist als die Auswirkung der verstärkten Ausatemstellung des Zwerchfells. Dies äußert sich darin, dass die funktionelle Residualkapazität, also die Luftmenge, die am Ende einer normalen Ausatmung in der Lunge verbleibt, im Liegen um etwa 15 % der Vitalkapazität geringer ist als im Stehen.

Darüber hinaus ermöglicht die Rückenlage bei der Einatmung eine stärkere Entfaltung des vorderen Recessus costo-diaphragmaticus, da die vom Zug der Bauchmuskeln entlasteten Rippen eine größere Einatembewegung nach ventral

durchführen können und die Kontraktion des Zwerchfells mehr auf seinen lumbo-dorsalen Anteil ausgerichtet ist.

Pathomechanische Überlegungen

Patienten mit *schwerer Atemwegsobstruktion* und demzufolge überblähter Lunge sowie *Herzkranke* mit Lungenstauung (steife Lunge) tolerieren die atemmechanischen Bedingungen in flacher Rückenlage nicht, es tritt eine Orthopnoe auf. Infolge der durch die Krankheit fixierten Einatemstellung des Thorax kann die thorakale Atmung nicht ausreichend genutzt werden und das dauerhaft abgeflachte Zwerchfell ist wegen seiner Verkürzung und seines Kraftverlustes als „Pumpenstempel" weniger effizient.

Bei *gelähmtem oder geschwächtem Zwerchfell* empfinden die Patienten in flacher Rückenlage starke Dyspnoe. Zeichen dieser muskulären Insuffizienz des Zwerchfells ist, dass die Ausdehnung des Abdomens und der Flankengegend während der Inspiration weitgehend ausbleibt. Es kommt im Gegenteil bei der Einatmung sogar zum Einziehen des oberen Abdomens (**paradoxe Atembewegung**), weil sich der Unterdruck, der durch die inspiratorische Bewegung des Thorax erzeugt wird, über die Einziehung des Zwerchfells in den Brustraum auf die Bauchdecken überträgt (Abb. 15.**5**).

Häufig werden Patienten mit Zwerchfellinsuffizienz zunächst als primär herzinsuffizient behandelt, da infolge der Orthopnoe auf eine kardiale Ursache geschlossen wird. Die eigentliche, muskuläre Ursache der Orthopnoe wird ohne radiologische Diagnostik nicht erkannt, da die Bewegungen des Zwerchfells von außen nicht beobachtbar sind.

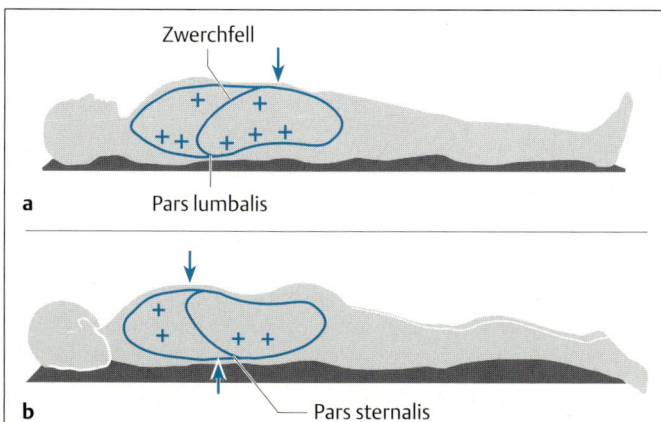

Abb. 15.4 Auswirkung der Schwerkraft auf die Druckverhältnisse in Thorax- und Bauchraum in Rücken- und Bauchlage **a** In Rückenlage drücken die Bauchorgane verstärkt auf die Pars Lumbalis des Zwerchfells, das dadurch stärker vorgedehnt wird. Dadurch wird eine kräftigere Kontraktion ermöglicht. **b** Bei der Bauchlage ist die Ausdehnung nach vorne durch das Körpergewicht nur eingeschränkt möglich. Die hinteren Lungenabschnitte werden besser belüftet.

Zwerchfell

Pars lumbalis

a

Pars sternalis

b

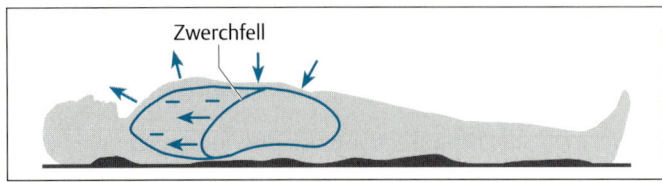

Abb. 15.**5**   Der bei der Einatmung in der Brusthöhle entstehende Unterdruck zieht ein gelähmtes Zwerchfell in die Brusthöhle hinein. Dadurch wird auch die Bauchdecke in den Bauchraum hineingesaugt

Bauchlage

Besonderheiten der Atemmechanik in Bauchlage

Im Liegen auf dem Bauch werden vordere Brust- und Bauchwand durch das Gewicht des Rumpfes belastet. Der intraabdominelle Druck ist höher als in der Rückenlage. Das Zwerchfell wird sich daher am Ende der normalen Ausatmung durch den Druck der Bauchorgane weiter kranial im Thorax befinden. Der Druck richtet sich jetzt verstärkt auf den Pars sternalis. Die oberen Rippen sind durch das Körpergewicht in ihrer Beweglichkeit nach ventral eingeschränkt, während die unteren Rippen, welche Schubbewegungen nach dorsal und lateral ermöglichen, frei beweglich sind. Dementsprechend kann sich in dieser Lage die Lunge am besten in den lumbo-dorsalen und latero-basalen Teil des Thorax entfalten (Abb. 15.**4 b**).

Das Zwerchfell übt bei seiner Kontraktion einen Druck in kaudaler Richtung auf die Bauchorgane aus. Diese können aber nach ventral gegen die Unterlage nicht ausweichen. Der Rumpf wird sich daher gegen die Schwerkraft nach dorsal anheben. Das Diaphragma leistet also bei der Einatmung eine erhebliche konzentrische Widerstandsarbeit.

Bei der Ausatmung werden die elastischen Retraktionskräfte der Lunge durch den zusätzlichen Druck des Körpergewichtes verstärkt und es droht durch das zu schnelle Entweichen der Luft ein Bronchiolenkollaps. Dieser Gefahr steuern das Diaphragma und die Interkostalmuskeln durch eine exzentrische, also langsam nachgebende, bremsende Kontraktion entgegen.

Pathomechanische Überlegungen

Starke *Hyperlordose der Lendenwirbelsäule* führt zu einer dauerhaften Überdehnung der langen Pars lumbalis, wodurch wegen des damit verbundenen Kraftverlustes das Zwerchfell in seiner Kontraktionseffizienz eingeschränkt ist (Abb. 15.**6**). Die Atemarbeit muss daher verstärkt von den Interkostalmuskeln, das heißt der Thoraxatembewegung übernommen werden. Da der Thorax durch die Bauchlage jedoch in seiner Bewegung nach ventral behindert ist, ist die Belastung der Atemmuskulatur besonders groß und es besteht die Gefahr einer durch diese Position verursachten Dyspnoe.

Den Patienten dagegen, die unter einer dauerhaften *Überblähung der Lunge* leiden, kann durch die Bauchlagerung Erleichterung verschafft werden, besonders, wenn diese Position

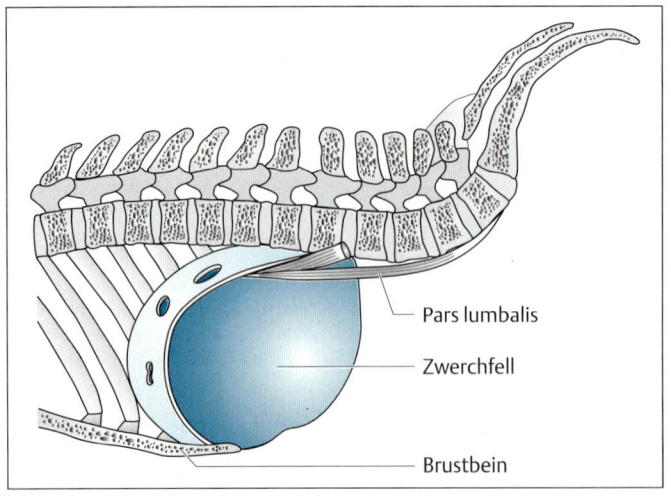

Abb. 15.**6**   Überdehnung der Pars Lumbalis des Zwerchfells bei Hyperlordose (nach Schmitt)

Pars lumbalis

Zwerchfell

Brustbein

noch mit einer Kopftieflage (s. 13.2, S. 237) verbunden wird. Patienten mit einer zusätzlichen Erkrankung des Herz-Kreislauf-Systems dürfen allerdings nicht in Kopftieflage gelagert werden. Das infolge der Überblähung abgeflachte Zwerchfell wird weiter in den Thoraxraum gedrückt und kann dadurch bei der Einatmung einen größeren Pumpenhub leisten.

Bei Patienten mit einer *Lähmung der Bauchmuskeln*, beispielsweise bei neuromuskulären Erkrankungen, fehlt das physiologische Widerlager für eine optimale Zwerchfellfunktion im Sitzen oder Stehen. Dieses wird in der Bauchlage durch die Unterlage ersetzt.

Zur *Stärkung geschwächter Atemmuskeln* kann die Bauchlage im Sinne eines Krafttrainings genutzt werden. Durch entsprechende Einatemtechniken, wie etwa das Schnüffeln, wird der konzentrische Krafteinsatz von Zwerchfell und Interkostalmuskeln noch erhöht. Die exzentrische Kraft des Zwerchfells wird trainiert, indem durch möglichst langes und langsames Ausatmen ein verzögertes Nachgeben der Atemmuskeln erreicht wird (Atem- oder Tonstütze).

Seitenlage

Besonderheiten der Atemmechanik in Seitenlage

Die Bauchorgane drücken gegen die unten liegende Zwerchfellkuppel, sodass diese Zwerchfellhälfte weit in den Brustraum vorgeschoben wird und von dort größere Exkursionen macht als die oben befindliche Zwerchfellkuppel. Die unten liegenden Rippen werden durch die Unterlage fixiert, während die kontralaterale Thoraxhälfte vom Zug der Bauchdecke weitgehend befreit ist und daher ohne erhöhten Kraftaufwand größere Bewegungen durchführen kann.

Pathomechanische Überlegungen

Bei *unilateraler Zwerchfellparese* können die Patienten nicht auf der gelähmten Seite liegen, da in dieser Position durch die Fixierung der Thoraxhälfte auch diese als „Blasebalg" ausfällt. Bei *bilateraler Zwerchfellinsuffizienz* ist die flache Seitenlage ebenso wie die flache Rückenlage kontraindiziert, da durch die Pumpbewegung des Thorax des Zwerchfell in den Thoraxraum eingezogen und deshalb die thorakale Atembewegung weitgehend neutralisiert wird. Dieses Nachgeben des Zwerchfells ist beobachtbar an einer Einziehung des oberen Abdomens während der Einatmung (paradoxe Atembewegung).

Therapeutisch kann die Seitenlage angewendet werden bei:

- *Pleuritis exsudativa:* Das Abfließen des Pleuraergusses in intakte Pleuraabschnitte und dadurch eine verbesserte Exsudatresorption kann durch die Lagerung auf der gesunden Seite erzielt werden.
- Drohende oder beginnende *Schwartenbildung* durch entzündliche Prozesse: Eine Vorbeugung ist möglich bei der Lagerung auf der gesunden Seite, da über die Dehnung und Mobilisation der oben liegenden Thoraxhälfte der Verklebung der betroffenen Gewebe entgegengewirkt wird.
- *Hemiparese, neuromuskuläre Erkrankungen, Skoliose:* Die Lagerung auf der gesunden Seite bietet sich bei Krankheitsbildern, bei denen in der Regel durch Hypotonus, Hypertonus oder Kontrakturen die thorakale Atembewegung einseitig eingeschränkt ist, zur Mobilisation der betroffenen Thoraxhälfte und damit zur Verbesserung der Ventilation an.

Stehen und Sitzen

Besonderheiten der Atemmechanik im Stehen und Sitzen

In aufrechter Position stehen die nach kaudal ziehenden Kräfte der Retraktionskraft der Lunge entgegen. Der Bauch übt einen Sog und Zug auf das Zwerchfell und den Thorax aus. Am Ende einer normalen, also nicht forcierten Ausatmung erreicht das Zwerchfell nicht den Grad der Wölbung, den es in Horizontallage des Körpers erreichen würde. Es steht also vermehrt in Einatemstellung. Entsprechend sind bei Ruheatmung die Zwerchfellbewegungen im Stehen und Sitzen geringer als im Liegen, die funktionelle Residualkapazität ist größer.

Die Rippen werden durch die Schwerkraft und den Zug der Bauchwand nach kaudal gezogen, wodurch sie mehr in Ausatemstellung geraten und deshalb über einen größeren Bewegungsspielraum für die Inspiration verfügen als im Liegen.

Auch der Zustand der Bauchmuskelspannung beeinflusst das Zusammenspiel von Zwerchfell- und Thoraxatmung. Während durch die Entspannung der Bauchdecke im aufrechten Sitzen das für die Hochwölbung des Zwerchfells günstige Widerlager der Bauchblase reduziert wird, das Zwerchfell also weiter nach unten abgeflacht ist, wölbt es sich durch Wirbelsäulenstreckung und gespannte Bauchdecke oder durch gekrümmten Rücken und dadurch verstärkten Druck der Baucheingeweide weiter nach oben. Um das erforderliche Atemzugvolumen aufrechtzuerhalten, müssen sich die thorakalen Inspirationsmuskeln – je nach Ausgangslage des Zwerchfells – mehr oder weniger stark kontrahieren.

Wird durch das Anspannen der Bauchmuskulatur bei forcierter Ausatmung der intraabdominale Druck erhöht und so das Zwerchfell exspiratorisch in den Brustraum zurückgeschoben, kann im Stehen und Sitzen die Bauchmuskulatur als Atem*hilfs*muskulatur wirksam werden.

Erfährt der Thorax im Sitzen durch Aufstützen der Arme auf Stuhllehnen eine Entlastung vom Gewicht des Schultergürtels, verschiebt sich die Atemruhelage in Richtung Inspiration – die funktionelle Residualkapazität nimmt zu –, weil sich der Thorax mehr in Einatemstellung befindet. Hängen die Arme im Sitzen frei herab, nimmt die funktionelle Residualkapazität wiederum ab.

Pathomechanische Überlegungen

Bei *stark adipösen* Patienten kann Atemnot im Sitzen auftreten, da die Bauchblase auf den Oberschenkeln aufliegt und wegen der Bauchmusku-latur nur begrenzt nach ventral ausweichen kann. Dementsprechend drückt sie nach kranial auf das Zwerchfell und verhindert ein ausreichendes Absinken des Diaphragmas bei der Einatmung. Erleichterung finden diese Patienten beim Sitzen mit weit gespreizten Beinen und leicht vornübergebeugtem Oberkörper und im Stehen. Da das Gewicht des Bauches den Retraktionskräften der Lunge entgegenwirkt, benötigen Adipöse zur Ausatmung den kräftigen Einsatz ihrer Bauchmuskulatur.

Platypnoe (Atemnot im Stehen) ist gekennzeichnet durch den weitgehenden Ausfall der Bauchmuskeln (z. B. bei Polio, Querschnittslähmung) und ein gleichzeitig funktionsfähiges Zwerchfell. Das Diaphragma sinkt in der Einatemphase in den Bauchraum ab, findet hier nicht das zur Ausatmung nötige Widerlager und verharrt daher durch den Zug der Baucheingeweide in Einatemstellung.

Stehende und sitzende Positionen bei gleichzeitigem Aufstützen der Arme sind hilfreich für Patienten mit *chronisch obstruktiven Atemwegserkrankungen*, da sie in diesen Positionen den Thorax vom Gewicht des Schultergürtels befreien und ihre Atemmittellage zur Inspiration hin verschieben können (s. 11.4, S. 135).

Literatur

Bänsch, S.: Atemtherapie bei neuromuskulären Erkrankungen. Krankengymnastik. 6 (1992) 716

Benninghoff, A., K. Goerttler: Lehrbuch der Anatomie des Menschen, Bd. I, 11. Aufl. Urban & Schwarzenberg, München 1975

Cegla, U. H.: Einfache Lungenfunktionsmessung in der Praxis. Braun, Karlsruhe 1990

Criée, C.-P., G. Laier-Groeneveld: Die Atempumpe: Atemmuskulatur und Intermittierende Selbstbeatmung. Thieme, Stuttgart 1995

Davies, P. M.: Hemiplegie. Springer, Berlin 1986

Edel, H., K. Knauth: Grundzüge der Atemtherapie, 4. Aufl. Müller & Steinicke, München 1984

Ehrenberg, H.: Zur Beurteilung der Atemform in verschiedenen Ausgangspositionen. Krankengymnastik. 10 (1976)

Ehrenberg, H.: Atemtherapie in der Physiotherapie/Krankengymnastik. Pflaum, München 1998

Kapandji, I. A.: Funktionelle Anatomie der Gelenke, Bd. 3, 2. Aufl. Enke, Stuttgart 1992

Kirchner, P.: Physiotherapie, Bd. 4. Thieme, Stuttgart 1996

Kummer, B.: Über atemmechanische Bedingungen in verschiedenen Ausgangspositionen. Krankengymnastik. 8 (1968)

Laier-Groeneveld, G.: Die intermittierende Selbstbeatmung. Habilitationsschrift. Universität Göttingen 1998

Schmitt, L.: Atemheilkunst. Humata Verlag Harlod S. Blume, Bern 1981

Shneerson, J.: Disorders of Ventilation. Blackwell Scientific Publications, Oxford 1988

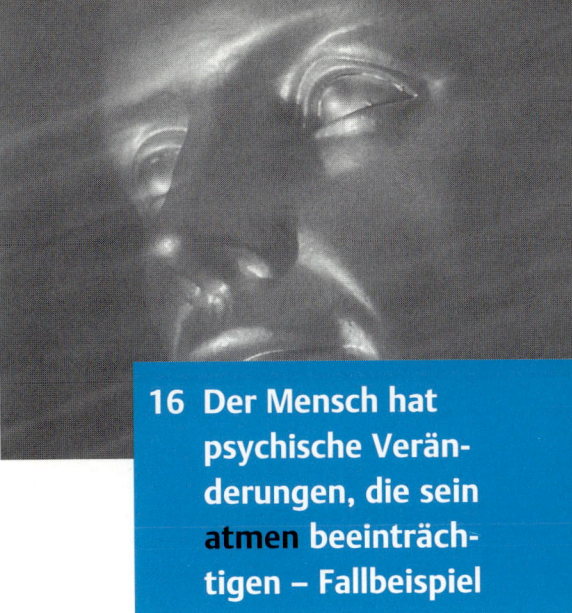

16 Der Mensch hat psychische Veränderungen, die sein atmen beeinträchtigen – Fallbeispiel

Brigitte Anderl-Doliwa

Maria Schmitt, 54 Jahre alt, leidet seit Jahren an Panikattacken. Was sie subjektiv während eines typischen Angstanfalles empfindet schildert sie folgendermaßen:

„Plötzlich geht ein sehr merkwürdiges Gefühl durch meinen Körper. Dann werde ich nervös und mein Herz rast. Ich kriege keine Luft, meine Hände werden richtig schweißig. Ich fühle mich, als ob ich Durchfall bekomme. Es schüttelt mich. Oft erscheinen die Dinge um mich herum nicht so, wie sie sein sollten, so, als ob ich weit weg sei. Es fühlt sich an, als hätte ich einen Kloß im Hals, es würgt mich. Dann fürchte ich, dass ich total die Kontrolle verliere. Ich denke: ‚Ich kann nicht atmen, ich ersticke, ich werde sterben, ich werde es nie schaffen.‘ Manchmal habe ich Angst, dass ich geisteskrank bin, dass ich nicht damit fertig werde. Ich bin schon ins Krankenhaus gekommen, weil ich die Angst nicht kontrollieren konnte. Dort wurde aber auch nichts gefunden. Die Scham war dann groß. Mittlerweile traue ich mich kaum noch aus dem Haus.

Das Schlimmste ist die Angst vor der Angst. Ich fürchte um mein Leben, obwohl mir ein solches Leben kaum noch lebenswert erscheint.

Wenn ich aus der Situation flüchte, geht es vorbei. Wenn ich bei jemandem bin, dem ich vertrauen kann, geht der Anfall schneller vorüber.“

16.1　Beziehungen zwischen Atemstörungen und psychischen Veränderungen

Brigitte Anderl-Doliwa

Zusammenfassung

In diesem Kapitel wird auf die Beziehung zwischen Atmung, Seele und Gesundheit bei der Pflege von Menschen mit psychischen Erkrankungen aufmerksam gemacht. Der Stellenwert, den somatische Beeinträchtigungen wie Atemstörungen im psychiatrisch/psychotherapeutisch orientierten Setting erfahren, wird diskutiert, und die Autorin gibt einfache und nahe liegende Tipps für Pflegende, um Atembeeinträchtigungen wahrzunehmen und unterstützend darauf reagieren zu können.

In einem zweiten Teil wird exemplarisch das Krankheitsbild der Depression aus unterschiedlichen Perspektiven zu erklären versucht und eine mögliche Behandlung vorgestellt.

Das in Kapitel 16 (S. 317) vorgestellte Fallbeispiel schildert eindrucksvoll, dass Betroffene eine Reihe von somatischen Symptomen wie starker schneller oder unregelmäßiger Herzschlag, Schwindel oder Benommenheit, Atemnot, Übelkeit, Schwitzen, Schmerzen oder Druck auf der Brust und Zittern erleben. Diese Symptome werden von den Patienten als sehr unangenehm und stark bedrohlich erlebt (Markgraf et al. 1987).

Zentrale kognitive Symptome sind Angst vor Kontrollverlust (z. B. Angst davor, verrückt zu werden), Angst vor katastrophalen Konsequenzen (z. B. Angst vor dem Erstickungstod) sowie Depersonalisation und Derealisation. Weiterhin lenken die Betroffenen häufig ihre Aufmerksamkeit nach innen: Der Körper wird nach Anzeichen drohender Gefahr abgesucht. Bei starken Angstanfällen kommt es oft zur Flucht oder Hilfe suchendem Verhalten, dessen Form von den situativen Rahmenbedingungen und dem Inhalt der jeweiligen Befürchtungen abhängt. Zum Beispiel suchen die Betroffenen medizinische Notfalleinrichtungen auf, halten sich in der Nähe eines Telefons auf oder eilen nach Hause (Margraf u. Schneider 1989).

Angst ist ein Leitsymptom vieler seelischer Störungen und die geschilderten Atemstörungen können so oder in abgewandelter Form bei vielen Menschen mit psychischen Erkrankungen auftreten und Ausdruck verschiedenster Erkrankungen sein.

Emotionale Konflikte, Stimmungsänderungen und Ängste führen zu chronischen muskulären Verspannungen sowie einer flachen und gestörten Atmung und diese wiederum zu einer Beeinträchtigung des Wohlbefindens und somit zu einer weiteren Verschlechterung der psychischen Befindlichkeit.

Beim natürlichen und entspannten atmen entsteht eine Wellenbewegung, an der bis zu einem gewissen Grad alle Muskeln beteiligt sind. Die Einatmungswelle fängt tief im Becken an und fließt nach oben zum Mund, die Ausatmungswelle fängt im Mund an und fließt nach oben. Bei der Einatmung erweitern sich Bauch- und Brustraum, Kehle und Mundhöhle durch Muskelanspannung, die Ausatmung führt dann wieder eine Entspannung herbei.

16.1.1 Atmung, Seele und Gesundheit

Im Zusammenhang mit dem Thema atmen über psychische Erkrankungen zu sprechen, scheint auf den ersten Blick überraschend.

Doch dass zwischen Atmung und Seele eine enge Verbindung besteht, die die Menschen schon lange kennen, wird dadurch deutlich, dass fast alle alten Sprachen für Atem und Geist dasselbe Wort benutzen. Auch in den verschiedenen Religionen wird immer wieder auf die enge Verbindung von Atem und Geist beziehungsweise Seele hingewiesen. In den Yogalehren heißt die vitale Kraft, die das Leben ermöglicht „prana". Luft ist für den Menschen die Hauptquelle des prana.

Im christlichen Glauben hat Gott bei der Erschaffung des Menschen Adam aus einem Klumpen Ton geformt und ihm Leben eingehaucht. Hier wird deutlich, dass der Atem als Lebensgeist gesehen wird. Ein altes Sprichwort des Sanskrit sagt: „Atem ist Leben, wenn Du gut atmest, wirst Du lange leben auf Erden" (Yesudian; Haich, 1972).

Die Atmung beeinflusst wesentlich die Gesundheit, denn durch den Atem erhält der Körper den Sauerstoff, der für den Stoffwechsel unerlässlich ist. Er gibt die nötige Lebensenergie.

Wieviel Energie ein Mensch hat und wie er diese Energie gebraucht, bestimmt die Art und Weise, wie er auf Lebenssituationen reagiert und somit auch die Entstehung und den persönlichen Umgang mit seelischen Störungen.

Aus dieser Sicht erhält die Atmung eine besondere Bedeutung bei der Betrachtung von seelischen Störungen und Beeinträchtigungen.

16.1.2 atmen und psychische Erkrankungen

Überprüft man psychiatrische Behandlungs- und Pflegeplanungen in Hinsicht auf die Aktivität atmen, wird deutlich, dass dieser Punkt so gut wie keine Rolle spielt. Der Grund dafür ist, das auch in der Pflege und Behandlung psychischer Erkrankungen und Störungen das dualistische Paradigma, den den Menschen in die Bereiche Körper und Psyche aufteilt, fest verwurzelt ist. Hierbei werden Leib und Seele als sich zwar gelegentlich beeinflussend, aber prinzipiell unabhängig voneinander betrachtet.

Je nach psychologischer Schule werden die Beeinträchtigungen der Körperfunktionen, insbesondere der Atmung, bei seelischen Störungen anders gedeutet. Sie können betrachtet werden als Symptom

- eines dahinter stehenden emotionalen Konfliktes *(psychodynamisches Modell)*,
- einer ungünstigen Lernerfahrung *(verhaltenstheoretisches Modell)*,
- einer Störung im Streben nach seelischem Wachstum *(humanistisches Modell)*,
- einer psychiatrischen Erkrankung, die als Stoffwechselstörung im Bereich der Neurotransmitter durch verschiedenste Einflüsse ausgelöst wird *(biologisches Modell)*.

Die Behandlung und Pflege von Menschen mit seelischen Störungen hat ihren Fokus somit auch in diesen Bereichen. Die Beeinflussung der beeinträchtigten Körperfunktionen und die Wiederherstellung körperlichen (und damit auch seelischen) Wohlbefindens wird nur am Rande verfolgt.

Es gibt durchaus Ansätze, um diese Lücke zu füllen (z. B. körperorientierte Psychotherapie und körperorientierte Pflegemethoden), doch sind diese bei der Behandlung und Pflege psychisch erkrankter Menschen nur wenig verbreitet. Dadurch entsteht im psychiatrischen und psychotherapeutischen Bereich häufig eine seltsam anmutende „leiblose Zone".

» Dennoch ist jedes Funktionieren und jede Krankheit seelisch und körperlich zugleich, da sowohl psychische als auch physiologische Prozesse kontinuierlich vor sich gehen.«

(Sternbach 1966)

Statt von Emotionen als den Ursachen körperlicher Dysfunktionen zu sprechen, könnten wir Psyche und Soma auch als ein und dasselbe betrachten (Graham 1967). In diesem Fall wären psychologische und physiologische Erklärungen einfach zwei unterschiedliche Weisen, dieselben Ereignisse zu beschreiben.

Dies wird umso deutlicher, wenn die Wechselwirkungen von Atemstörungen einerseits als Symptom und andererseits als Ursache psychischer Störungen und Beeinträchtigungen genauer betrachtet werden.

Beeinträchtigungen der Atmung bei psychischen Erkrankungen

Depression

Menschen mit depressiver Symptomatik leiden häufig an einem Druck- und Engegefühl im Hals- und Brustbereich. Sie beschreiben ein

Kloßgefühl (Globusgefühl) in der Kehle und eine Kompression im Brustraum, die sie am entspannten atmen hindern.

Die Depression wird oft von Angst- und Panikattacken begleitet, die zu einer Hyperventilation führen können.

Eine allgemeine Antriebsminderung kann eine Verflachung der Atmung zur Folge haben.

Manie

Menschen mit einer zum manischen Pol hin verschobenen Stimmungslage haben häufig einen vermehrten Bewegungsdrang und beachten ihre Grenzen der Belastbarkeit nicht, was zu einer erhöhten Atemfrequenz führen kann.

Menschen, die an einer Manie leiden, halten sich oft für unverletzlich und achten deshalb nicht auf ihre Gesundheit. Sie kleiden sich beispielsweise nicht Jahreszeit-gerecht. Infektionen im Bereich der Atemorgane treten häufiger auf, weil das Gesundheitsverhalten sich verändert.

Paranoid-halluzinatorische Erkrankungen

Menschen mit einer paranoid-halluzinatorischen Symptomatik können eine Störung der Atmung aufgrund paranoider Ideen (z.B. Vergiftungsängste) oder olfaktorischer Halluzinationen (z.B. Wahrnehmung von Gasgeruch) haben. Dabei handelt es sich meist um Erstickungsängste, Atemnot und eine gesteigerte Atemfrequenz. Nicht zuletzt kann die Gabe von Neuroleptika durch ihre zentral dämpfenden Wirkungen eine Atemdepression auslösen.

Katatoner Stupor

Menschen, die sich im Zustand eines katatonen Stupors befinden, sind weitest gehend in ihrer Bewegung eingeschränkt. Dies führt häufig zu Einschränkungen der Atmung und der Lungenfunktion.

Essstörungen

Menschen mit Essstörungen haben wegen ihres reduzierten Allgemeinzustandes eine erhöhte Infektanfälligkeit, die zu Infektionen der Atmungsorgane führen kann.

Angsterkrankungen

Menschen mit Angsterkrankungen leiden besonders häufig an Störungen der Atmung. Während der Angstattacken kommt es zu Beklemmungsgefühlen in der Brust und zu Erstickungsgefühlen, verbunden mit Todesangst.

Erstickungsgefühle sind das Leitsymptom der *Pnigophobie*, der Angst zu ersticken. Eine veränderte Atmung im Sinne der Hyperventilation ist oft ein Auslöser von Panikattacken.

Somatoforme psychische Erkrankungen

Bei somatoformen psychischen Störungen liegt eine körperliche Dysfunktion vor, ohne dass eine physiologische Ursache festgestellt werden kann. Diese Menschen leiden sehr oft unter Atembeschwerden. Bei einer Untersuchung (Perley u. Guze 1962) gaben 7 % der befragten Personen mit einem Somatisierungssyndrom Atembeschwerden als das am häufigsten vorkommende Symptom an.

Behandlung und Pflege psychisch erkrankter Menschen mit Atemstörungen

In diesem Überblick wird schnell deutlich, dass Störungen der Atmung bei seelischen Erkrankungen einen höheren Stellenwert haben, als zunächst vermutet. Um dieser Tatsache im Alltag psychiatrischer Behandlung und Pflege auch Rechnung zu tragen, ist es zunächst einmal notwendig, die Aufmerksamkeit auf die Atmung zu lenken. Insbesondere bei der pflegerischen Anamnese sollte diese Problematik immer bedacht werden.

Zunächst sollte das Ziel der Pflegenden darin liegen, dem Patienten zu verdeutlichen, dass er mit seinem subjektiven Empfinden einer gestörten Atmung (was meist mit Gefühlen existenzieller Bedrohung einhergeht) wahrgenommen wird und Hilfestellungen erhält, um in diesem Bereich wieder Wohlbefinden zu entwickeln. Die Pflegemethoden, die angewendet werden können, sind zahlreich (s. 11.12, S. 172; 12.2, S. 192; 12.4, S. 210; 14.4, S. 292). Pflegende sind hier gefordert, kreativ zu sein und Methoden zu entwickeln, die einerseits dem individuellen Problem des Patienten gerecht werden und andererseits den individuellen Möglichkeiten der Pflegenden entsprechen.

> **!** Alles, was entspannend wirkt, Angst löst, Geborgenheit und Verständnis vermittelt und Aktivität, Bewegung und Lebensfreude fördert, ist einer gesunden Atmung zuträglich.

Einfache Maßnahmen bei Atemstörungen

Viele Erfolg versprechende Maßnahmen sind oft denkbar einfach und nahe liegend:
- Spaziergänge an frischer Luft in der Natur,
- die Schaffung einer freundlichen und behaglichen Umgebung,
- entspannende Maßnahmen wie Bäder mit ätherischen Ölen (z. B. Zitronenmelisse),
- Entspannungsübungen (z. B. progressive Muskelentspannung) und Wärmeanwendungen und Massagen im Bereich der Nacken- und Rückenmuskulatur, denn häufig lassen sich Störungen der Atmung auf eine verspannte Muskulatur zurückführen,
- Atemübungen,
- Gelegenheit geben, Gefühle auszudrücken. Weinen und Lachen wirken entspannend auf die Atemmuskulatur und auf die Seele,
- die Anwendung von Aromastoffen, da Wohlgeruch zu einer tiefen Atmung anregt. Düfte können auch die Stimmung beeinflussen, anregend (z. B. Zitrusdüfte) oder entspannend (z. B. Sandelholz) wirken,
- atemstimulierende Einreibungen (s. 11.5, S. 139),
- Vibrationsmassagen (s. 13.3, S. 241).

Die hier aufgezählten Maßnahmen sollen helfen, die Aufmerksamkeit der Pflegenden im psychiatrischen Bereich auf die Atmung zu lenken und möglichst kreativ bei der Entwicklung individueller Maßnahmen zu sein.
Jede Anwendung muss allerdings individuell auf den Patienten abgestimmt sein. Ein Mensch beispielsweise, der unter olfaktorischen Halluzinationen leidet und vermeint, Gasgeruch wahrzunehmen, oder Angst hat, vergiftet zu werden, kann natürlich nicht mit dem Duft von ätherischen Ölen zu einer verbesserten Atmung angeregt werden. Hier sind eher Maßnahmen angebracht, die helfen, einen vertrauensvollen Bezug zur Realität zu entwickeln. Spaziergänge in der Natur, Bewegung und die Schaffung einer ruhigen, Geborgenheit spendenden Umgebung könnten hier die Maßnahmen der Wahl sein.
Jemand, der hingegen unter depressiven Verstimmungen leidet, kann von einer gut duftenden Umgebung oder von entspannenden Bädern und Massagen profitieren.

16.1.3 Atemstörungen als Auslöser psychischer Erkrankungen am Beispiel Depression

Seelische Störungen und Atembeschwerden beeinflussen sich häufig gegenseitig. Wie die Atmung durch seelische Erkrankungen verändert werden kann, wurde bereits dargestellt. Atemstörungen können aber auch psychische Erkrankungen verursachen.
So berichtet ein Patient, der seit seiner Kindheit an Asthma leidet, das durch Pollenflug ausgelöst wird, dass sich im Frühjahr und Sommer, wenn die Anfälle besonders häufig auftreten, auch seine psychische Verfassung verschlechterte:
„Ich bin dann von einer unsäglichen körperlichen Müdigkeit befallen und trotzdem unbeschreiblich nervös. Meine Nerven scheinen elektrisch geladene Drähte zu sein. Ich kann oft nächtelang nicht schlafen, liege nur da und starre ins Leere. Die einfachste Pflicht wird mir zu einer riesigen Aufgabe. Ich trete der Welt mit der Haltung ‚was hat das alles für einen Sinn' entgegen. Das ganze Leben scheint mir dann leer zu sein."
Hier wird deutlich, dass bei einer solchen Problematik professionelle Hilfe benötigt wird. Der Mensch wird daran gehindert, seine Kräfte zu mobilisieren, um seine Erkrankung zu bewältigen. Einem depressiven Menschen scheint jedes Problem unlösbar.

> **!** So wie psychische Erkrankungen Atemstörungen mit sich bringen können, beeinflussen Atemstörungen auch das seelische Befinden.

Insbesondere depressive Verstimmungen, begleitet von Angst, sind hier zu nennen.

» Die Depression ist die Erkältung der Psychopathologie, vertraut und geheimnisvoll zugleich.«
(Seligman 1973)

Wie jeder Mensch Augenblicke der Angst erlebt, gibt es auch Zeiten der Traurigkeit. In den meisten Fällen ist die Niedergeschlagenheit weder so tief noch so dauerhaft, dass die Diagnose einer Depression gerechtfertigt wäre.
Die Depression geht häufig mit anderen psychischen Problemen und körperlichen Beschwerden einher.
Menschen mit Atemstörungen, die beispielsweise an Mukoviszidose, chronischer Bronchitis,

Aids mit opportunistischen Infektionen der Lunge oder Karzinomerkrankungen der Lunge leiden, können angesichts der existentiellen Bedrohung, die sie erfahren, eine Depression entwickeln. Sie sind wegen der Schwere ihrer Erkrankung und der damit einhergehenden Beeinträchtigungen vielen Belastungen ausgesetzt. Häufig muss der bisherige Lebensplan aufgegeben werden, die familiäre und die berufliche Situation wird von solchen Erkrankungen berührt. Insbesondere Atemstörungen wie Erstickungsgefühle und Atemnot konfrontieren die Betroffenen mit dem Gefühl der Todesangst. Bei schweren, möglicherweise lebensbedrohlichen Erkrankungen wie den oben genannten könnte die Depression als sekundäre Problematik betrachtet werden, wenn sie auf der Erlebensebene nicht zu den schwersten Erkrankungen zählen würde, die ein Mensch erleiden kann. Hier stellt sich nun die Frage, wie den Symptomen der Depression begegnet werden kann, welche Hilfestellungen Pflegende dem Depressiven geben können und wie möglicherweise der depressiven Verstimmung vorgebeugt werden kann.

Erklärungsmodelle zur Entstehung von Depressionen

Um auf die oben angesprochenen Fragen eine Antwort zu geben, müssen zunächst die Variablen gefunden werden, die bei der Entstehung einer Depression von Bedeutung sind.
Abhängig von der psychologischen Richtung wurde die Frage nach den Ursachen der Depression aus verschiedenen Perspektiven untersucht:

- Nach der *psychoanalytischen Auffassung* besteht zwischen Depression und Trauer, Verlustängsten und unbewussten Konflikten ein Zusammenhang.
- Vertreter der *kognitiven Theorien* sehen bei depressiven Menschen selbstzerstörerische Denkprozesse am Werk.
- Im Bereich der *Lerntheorien* steht vor allem die Aktivitätsminderung im Vordergrund.
- Befürworter der *physiologischen Theorien* konzentrieren sich auf die neurochemischen Prozesse im zentralen Nervensystem.

Jede dieser Sichtweisen bedeutet jedoch eine Reduktion auf nur wenige der relevanten Aspekte für die Entstehung von Depressionen. Dies wird am Beispiel eines Menschen mit Atemstörungen besonders deutlich. Hier spielen Trauer und Verlust, negative Denkprozesse wie

Hoffnungslosigkeit und Hilflosigkeit, die eintretende Aktivitätsminderung und vielleicht auch eine Veränderung der neurochemischen Prozesse eine Rolle.
Um diese einseitige Sichtweise zu vermeiden und ein Entstehungsmodell zur Verfügung zu haben, das möglichst großen Handlungsspielraum ermöglicht, bietet sich ein multifaktorielles Störungsmodell an. Das **Diathese-Stress-Modell** erklärt die oft subtilen Wechselwirkungen zwischen der Prädisposition für eine Krankheit – der Diathese – und belastenden Umwelt- oder Lebensereignissen – dem Stress (s. Abb. 16.**1**).
Diathese soll in diesem Zusammenhang nicht nur eine konstitutionelle Prädisposition beschreiben, auch kognitive Einstellungen wie ein Gefühl von permanenter Hilflosigkeit ließe sich hier als Prädisposition zur Depression auffassen.
Anhand dieses Modells ist nachvollziehbar, dass Störungen der Atmung Depressionen auslösen können. Die seelischen Belastungen, wie Gefühle der existenziellen Bedrohung, der Angst, der Hilflosigkeit und der Einsamkeit, denen Menschen mit Erkrankungen des Atemsystems ausgesetzt sind, können dann eine depressive Erkrankung auslösen, wenn ein Mensch mit einer angeborenen oder erworbenen Diathese (Empfindlichkeit) nicht mehr über ausreichende Möglichkeiten verfügt, die Situation zu bewältigen.

Symptome der Depression

Die Depression ist ein Krankheitsbild mit vielfältigen Erscheinungsformen. Die Symptome sind bei jedem Patienten unterschiedlich stark ausgeprägt, mit Abstufungen von kaum (oder nicht) vorhanden bis massiv ausgeprägt. Zu den Leitsymptomen gehören:

- eine durchgehende affektive Herabgestimmtheit, die durch sozialen Kontakt nicht veränderbar ist,
- Suizidalität,
- Freudlosigkeit und ein Gefühl der Emotionslosigkeit,
- Schuldgefühle und ein vermindertes Selbstwertgefühl,
- depressiver Wahn (z. B. Schuld- oder Versündigungswahn),
- eine psychomotorische Hemmung (Lust- und Antriebslosigkeit) oder Erregungszustände,
- körperliche Gefühlsstörungen (z. B. Druck oder Schmerz),

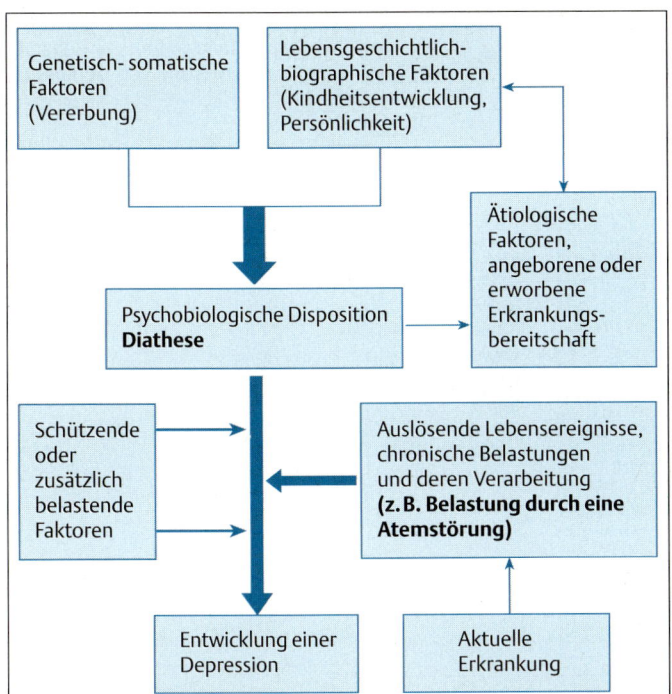

Abb. 16.**1**   Diathese-Stress-Modell zur Entstehung der Depression

* morgendliches Tief, abendliche Stimmungs- aufhellung,
* Appetitstörungen,
* Schlafstörungen,
* Libidostörungen.

Bei der **larvierten Depression** überwiegen die körperlichen Symptome, sodass häufig nur nach einer organischen Ursache gesucht wird und die psychische Störung verdeckt bleibt.

Behandlung der Depression bei Menschen mit Atemstörungen

Auch hier ist es zunächst einmal wichtig, dass Pflegende, die Menschen mit beeinträchtiger Atmung betreuen, sich der Problematik der dadurch möglicherweise entstehenden seeli- schen Veränderungen bewusst werden. Erst dann können sie diese Veränderungen auch bemerken und ihren Patienten die notwendige Hilfe zukommen lassen.

> ! Die Behandlung und Pflege von Menschen mit Atemstörungen sollte auch depressi- onsbezogen sein.

Die Behandlung sollte nicht nur die Atmung erleichtern, sondern auch die psychische Wider- standsfähigkeit stärken. Durch eine verständnis- volle Haltung, stützende Gespräche, Ermutigung zur Bewegung und Aktivierung bei der Aufrecht- erhaltung und Entstehung sozialer Kontakte kann dies erreicht werden.

Auch hier gilt, dass alles, was dem körperlichen Wohlbefinden eines Menschen zuträglich ist, auch die seelische Gesundheit fördert.

Besonders wichtig ist auch, dass schwer wie- gende depressive Verstimmungen erkannt wer- den und die nötige psychiatrische und psycho- therapeutische Hilfe vermittelt wird.

Abb. 16.**2** stellt die Möglichkeiten einer antide- pressiven Therapie schematisch dar.

Die Beziehungsgestaltung, die hier so deutlich im Zentrum der Depressionsbehandlung steht, stellt für Pflegende und Ärzte häufig eine beson- dere Herausforderung dar, denn depressive Ver- stimmungen lassen sich nicht auf den Depressi- ven begrenzen, sondern lösen auch bei den Men- schen, die ihn umgeben und versorgen, Reaktio- nen aus. Pflegende und Ärzte können sich über- fordert fühlen, weil die Patienten sich an sie klammern. Das ständige „Ja, aber ich kann nicht" kann Hilflosigkeit, Frustration und Aggressionen auslösen. Letztlich fühlen sich die

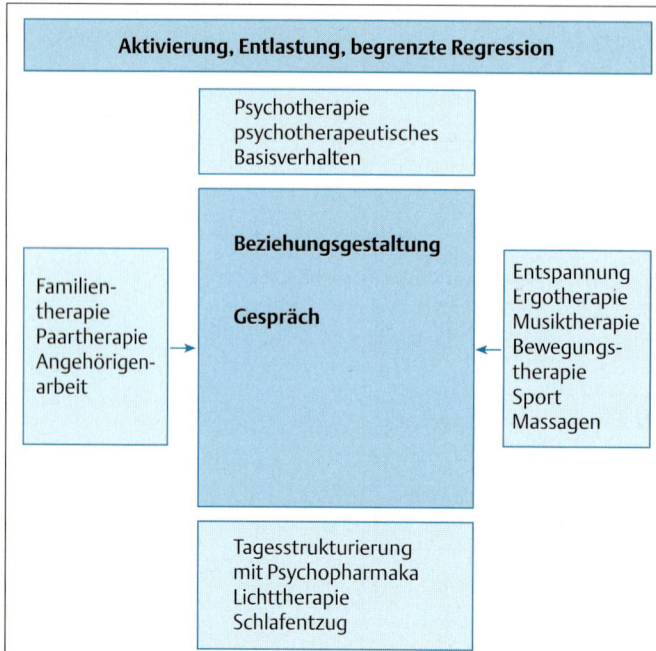

Abb. 16.**2** Schematische Darstellung der Möglichkeiten zur Behandlung und Verhütung von Depressionen

Helfenden, wenn ihre Bemühungen keinen Erfolg zeigen, selber resigniert und deprimiert. Hellwig et al. (1993) haben allgemeine **Leitsätze für die erfolgreiche Gestaltung des Umgangs mit depressiv verstimmten Menschen** vorgestellt, die sich zwar auf die Gesprächsführung zwischen psychotherapeutisch ausgebildetem Pflegepersonal und Patienten beziehen, die sich aber gut auf die Beziehung zwischen Angehörigen, Ärzten, Pflegenden und Patienten, die durch Atemstörungen depressive Verstimmungen haben, übertragen lassen:

- emotionale Wärme und akzeptierende Wertschätzung geben,
- dem Depressiven aktiv zuhören und ihn ohne Bedingungen anhören,
- beruhigende Versicherung und Stützung anbieten,
- den Kranken vor Selbstmord schützen, die Lebenskontinuität betonen,
- ihn in seiner Situation gezielt entlasten,

- in Abhängigkeit von der konkreten Situation das depressive Verhalten nur begrenzt oder nicht beachten,
- nicht nur die Symptome behandeln, sondern die gesamte Lebenssituation mit einbeziehen,
- Anregung geben für Aktivitäten, die Eigenverantwortung stärken,
- dem Zustand des Kranken entsprechende Anforderungen stellen und ihn positiv verstärken,
- Anregungen zur Veränderung belastender Lebensbedingungen geben.

> **!** Die subjektive Befindlichkeit von Menschen mit Atemstörungen, die geprägt sind durch Erfahrungen von Todesangst und Hoffnungslosigkeit, fordert uns alle heraus.

Atemstörungen sind grundsätzlich eine Indikation, das psychosoziale Wohlbefinden zu fördern und die Kranken, Angehörigen, Pflegenden und Ärzte vor Resignation zu schützen.

Literatur

Battegay, R.: Depression – Psychophysische und soziale Dimension. Huber, Bern 1991

Bienstein, C., G. Schröder, M. Braun, K.-D. Neander: Dekubitus. Thieme Stuttgart 1997

Davison, G. C., J. M. Neale: Klinische Psychologie. Psychologie Verlags Union, Weinheim 1988

Graham, P. J.: The psychology of fear and stress. McGraw-Hill, New York 1967

Hellwig, A. et al.: Lehrbuch Psychosomatik und Psychotherapie für Krankenpflegeberufe. Vandenhoeck & Ruprecht, Göttingen 1993

Lowen, A., L. Lowen: Bioenergetik für Jeden. Kirchheim, Gatuing 1983

Margraf, J., S. Schneider: Panik – Angstanfälle und ihre Behandlung. Springer, Berlin 1989

Margraf, J. et al.: Panic attacks in the natural environment. Journal of Nervous and Mental Disease. (1987)

Perley, M. J., S. B. Guze: Hysteria – the stability and usefulness of clinical criteria. New England Journal of Medicine. (1962) 126

Reid, E. C.: Autopsychologie of the manic-depressive. Journal of Nervous and Mental Disease. 37 (1910) 606

Seligman, M. . P.: Fall into helpless. Psychologie Today. 7 (1973) 43

Sternbach, R. A.: Principles of psychophysiology. Academic Press, New York 1966

Wolfersdorf, M.: Depression – Verstehen und bewältigen. Springer, Berlin 1995

16.2   Kommunkationsstörungen und Atemnot

Franz-Jörg Burbaum

Zusammenfassung

Atmung und Kommunikation beeinflussen sich wechselseitig in hohem Maße. Eine gestörte Atmung führt vielfach zu Kommunikationsproblemen und umgekehrt. In diesem Kapitel werden dazu einige kommunikationstheoretische Grundgedanken kurz dargestellt und in die Pflegepraxis übertragen.

Anhand von Beispielen wird aufgezeigt, wie atembezogene Kommunikationsstörungen im Beziehungssystem „Pflege" gelöst werden können und welcher Reflexionsformen es dazu bedarf.

16.2.1 Atmung, Leben und Kommunikation

Die natürliche Umgebung des Menschen ist die Luft. Sie ist das beherrschende Medium, in dem er sich aufhält, sich bewegt und die ihn mit dem lebensnotwendigen Sauerstoff versorgt.

In dieser *Atmos-phäre* ist der Mensch jedoch nicht allein. Neben unzähligen anderen Lebewesen begegnet er in ihr seinen Mitmenschen und tritt in einen Austausch mit ihnen ein, der Kommunikation genannt wird.

Ab dem Moment, in dem die Luft in den Körper eindringt, wird sie zu Atem. Mit ihr nimmt der Mensch ein Stück dieser Welt in sich auf und macht es sich zu Eigen.

Im Moment des Ausatmens wird der Atem dann wieder zu Luft, er trägt mit dem Kohlendioxid einen Teil der Person in die Welt hinaus.

Das Wechselspiel von Atmung und Kommunikation

Doch auch jedes Wort, das gesprochen wird, jeder Laut, den jemand von sich gibt, beruht auf dem Prinzip der Atmung. Ohne das Zusammenspiel von Atmung und Muskulatur der Stimmritze gäbe es keine verbale Kommunikation unter den Menschen. Umgekehrt beeinflusst das Sprechen auch das **atmen**. Redet jemand beispielsweise so schnell, dass sich seine Stimme „überschlägt", muss er irgendwann nach Luft ringen.

Die Atmung, das Denken und das Fühlen beeinflussen sich gegenseitig in hohem Maße. Eine ruhige, tiefe Atmung kann beispielsweise beruhigend wirken, aber wird der Atem beeinträchtigt, führt das zu existentieller Angst und Panik, denn jeder weiß, das er stirbt, wenn der Atem ausbleibt.

Bei Menschen mit Atembeschwerden löst allein dieser Gedanke oft schon akute Atemnot aus.

Auch das Handeln ist untrennbar mit der Atmung verschmolzen. Der Mensch schöpft die Kraft zum Handeln aus der Luft und handelt in der Luft, die ihn umgibt. Auch über das Handeln kommuniziert er mit seinen Mitmenschen.

In der Sprache schlägt sich die Verbindung zwischen Atmung, Emotion und Kommunikation deutlich nieder.

16.2.2 Kommunikation im Modell

Menschliche Kommunikation ist der Prozess des *Sich-mitteilens*, des wechselseitigen Austausches von Gedanken, Meinungen, Wissen, Erfahrungen und Gefühlen.

Sender-Empfänger-Modell

Beim Sprechen mit einem anderen Menschen kommt es, technisch ausgedrückt, immer zur Übertragung von Nachrichten oder Informationen von einem Sender zu einem Empfänger. Wenn der angesprochene antwortet, wird er selbst zum Sender und sein Gegenüber zum Empfänger der Nachricht.

Dieses Sender-Empfänger-Modell lässt sich aber nicht nur auf die Sprache anwenden, sondern auf alle Arten von Signalen, die die Menschen miteinander austauschen. Kommunikation besteht zu 60 bis 80 % aus nonverbalen Informationen. Jede Nachricht, die aufgenommen wird, liefert dem Empfänger über die sachliche Information hinaus noch eine ganze Reihe anderer Informationen, die oft gar nicht bewusst zur Kenntnis genommen werden.

Das von Schulz von Thun (1996) entwickelte kommunikationspsychologische Modell geht beispielsweise davon aus, dass mit jeder Nachricht neben dem Sachinhalt noch drei weitere Aspekte gesendet werden (Abb. 16.3).

Die verschiedenen Informationen, die im Rahmen der alltäglichen Kommunikation transportiert werden, werden meist nur dann bewusst, wenn darüber nachgedacht wird, wenn Kommunikationsstörungen auftreten oder wenn das Wissen um ihre Bedeutung bewusst genutzt werden soll.

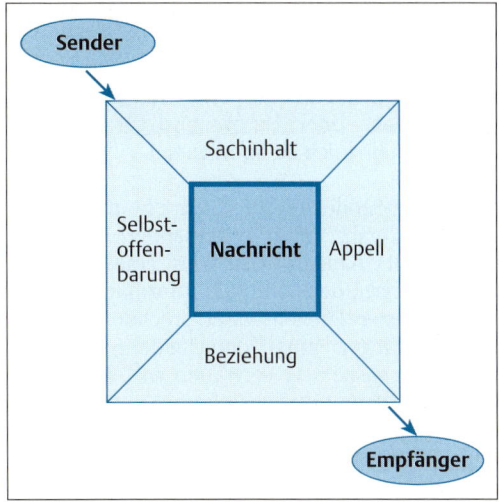

Abb. 16.**3** Kommunikationsmodell nach Schulz v. Thun. Jede Nachricht hat danach vier Aspekte

Die verschiedenen Ebene der Kommunikation

Die Bedeutung der verschiedenen Ebenen des Kommunikationsmodells nach Schulz v. Thun soll an einem Beispiel aus dem Pflegealltag dargestellt werden:

Frau Albers ist erst gestern auf der Station aufgenommen worden. Sie hat eine Frage an die Pflegenden und betritt das Stationszimmer. Die Pflegerin sieht sie mit hochgezogenen Augenbrauen an und raunt: „Frau Albers, Sie befinden sich im Dienstzimmer."

„Oh Entschuldigung", sagt Frau Albers und verlässt den Raum.

Der **Sachinhalt**, dass dies das Dienstzimmer ist, kann für Frau Albers nicht neu sein, sonst hätte sie sich mit ihrer Frage sicherlich nicht dorthin begeben. Die Pflegerin in diesem Beispiel nutzt folglich die drei anderen Aspekte dieser Nachricht. Frau Albers erreichen womöglich folgende Botschaften:

Information auf der Selbstoffenbarungsebene: Dieser Bereich ist für mich und die anderen wichtigen Personen reserviert. Ich weiß hier Bescheid, ich bin diejenige, die hier entscheidet, wer sich wo aufhalten darf.

Information auf der Beziehungsebene: Sie gehören nicht zu uns (Pflegenden). Kommen Sie mir nicht zu nahe.

Information auf der Appellebene: Verlassen Sie sofort das Stationszimmer und betreten Sie es nie wieder. Halten Sie sich gefälligst an die Regeln.

Nonverbale Kommunikation und die Kommunikationsebenen

In Rhetorik-Kursen wird unter anderem versucht, die nonverbale Kommunikation der Teilnehmer zu verbessern.

Demnach signalisiert beispielsweise ein Mensch im Gespräch durch verschränkte Arme, dass er sich seinem Gegenüber nicht zu weit öffnen will oder gewisse Berührungsängste hat. Sitzt er jedoch mit ausgebreiteten Armen und geöffneten Händen da, signalisiert er: „Ich bin dir zugewandt und kann mich gut auf dich einlassen."

Die Nachricht „verschränkte Arme" lässt sich anhand des Modells nach Schulz v. Thun möglicherweise wie folgt analysieren:

Information auf der Selbstoffenbarungsebene: Ich bin einer der Bescheid weiß, dem man nichts anhaben kann.

Information auf der Beziehungsebene: Mit dir habe ich nicht viel zu tun.

Information auf der Appellebene: Komm mir nicht zu nahe. Oder: Du brauchst gar nicht erst zu versuchen, mich zu überzeugen.

Wenn der Sender dieser Nachricht dann sagt: „Lass uns ganz offen miteinander sprechen" (Sachinhalt), handelt es sich um eine *inkongruente Nachricht*, das heißt, die Informationen der verschiedenen Ebenen widersprechen sich, und der Empfänger muss entscheiden, welchem Nachrichtenaspekt er vertrauen will. Es kommt zu einer Kommunikationsstörung.
Schon hier zeigt sich, wie komplex und störanfällig die Kommunikation bereits bei gesunden Menschen ist.

> ❗ Die oft widersprüchlichen Signale, die Menschen mit Atemstörungen und Atemnot senden, können zu schwersten Kommunikationsstörungen führen.

16.2.3 Kommunikationsstörungen bei Atemnot

Am Beispiel der Körperhaltung bei Atemnot soll im Folgenden gezeigt werden, wie schnell und mit welch gravierenden Auswirkungen Kommunikationsstörungen bei Menschen mit Atemstörungen auftreten können.

Körperhaltung und Kommunikation

Menschen mit akuter Atemnot nehmen im Sitzen oft eine zurückgelehnte Haltung ein, um das verbleibende Lungenvolumen optimal zu nutzen. Die Arme sind dabei häufig weit geöffnet, was die Atemhilfsmuskulatur unterstützt. Der Sachinhalt „Dieser Mensch leidet unter Atemnot" stellt hier nur einen der vier Nachrichtenaspekte dar. Beim Kommunikationspartner kommen darüber hinaus weitere Informationen an. Beispiele dafür sind in Abb. 16.4 dargestellt. Bringt ein Mensch in einer solchen Körperhaltung nun verbal zum Ausdruck, wie klein, hilflos und ängstlich er sich in seiner Atemnot fühlt (Sachinhalt), kommt es zu einer massiven inkongruenten Kommunikation.

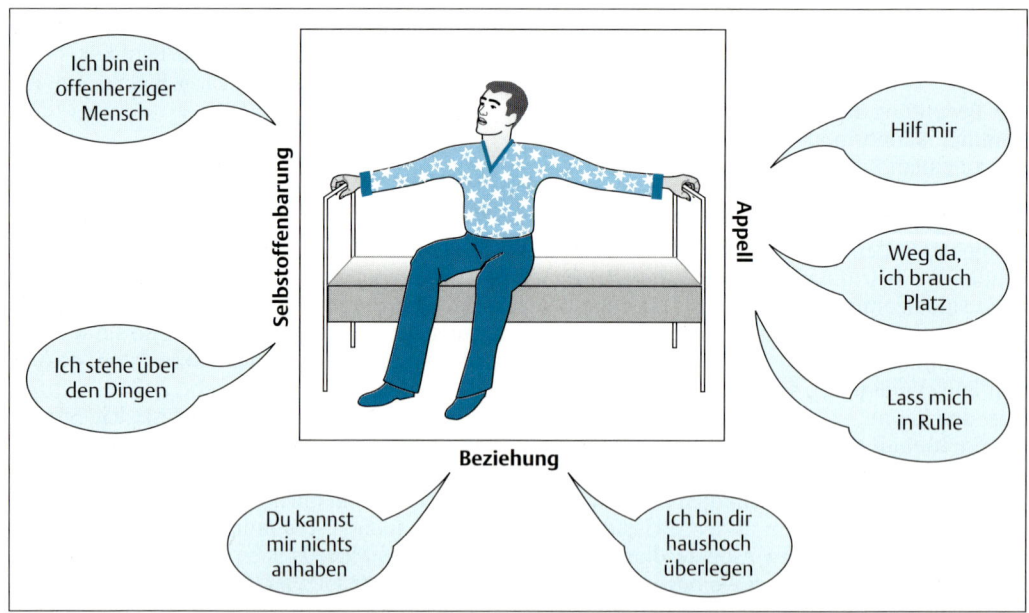

Abb. 16.**4**   Die Körperhaltung eines Menschen mit Atemnot kann auf den verschiedenen Ebenen unterschiedliche und sich widersprechende Informationen geben. Die Reaktion des Kommunikationspartners hängt von dessen Interpretation dieser Signale ab

Das Bestreben des Angesprochenen, den offensichtlich Leidenden mit dem, was er sagt, Ernst zu nehmen, wird durch die entgegengesetzten Wahrnehmungen bezüglich aller anderen Nachrichtenaspekte in Frage gestellt, da er diese nur auf der Grundlage seiner allgemeinen Prägung und Lebenserfahrung interpretieren kann. Er ist also ständig gezwungen, an sich selbst oder am anderen zu zweifeln.

Die Signale, die der Kommunikationspartner dem Kranken zurücksendet, werden möglicherweise ebenso doppeldeutig sein. Das kann sich in verbalen oder nonverbalen Signalen nach dem Motto „Du kannst mir gar nichts", in aggressivem Pflegeverhalten im Sinne von „Jetzt stellen Sie sich aber mal nicht so an" oder gar in dem Versuch eines „sachlichen Umgangs" zur Konfliktvermeidung, der dem zu Pflegenden im besten Fall Gleichgültigkeit vermittelt, äußern. Dies kann in der Pflege so weit gehen, dass eine Seite (oder beide) nicht mehr zur Zusammenarbeit bereit ist. Der andere gilt dann als „schwieriger Patient" beziehungsweise als „Schwester Rabiata".

ÜBUNG

Vielfach trifft man Menschen mit Atembeschwerden auch in einer nach vorn gebeugten Haltung und aufgestützten Armen an, zur Entlastung der Atemhilfsmuskulatur. Welche Botschaften sind für Sie auf der Selbstoffenbarungs-, Beziehungs- und Appellebene damit verbunden?

Welche nonverbalen Botschaften sendet ein Asthmakranker, der seine Ausatmung durch die Lippenbremse erleichtert?

Drückt ein bläulich (zyanotisch) verfärbtes Gesicht für Sie eher Gefühlskälte oder emotionale Wärme aus?

Mögliche Auswirkungen der Atemstörung auf die Kommunikation

Zu berücksichtigen ist bei der Analyse des Kommunikationsgeschehens insbesondere die Rolle von Angehörigen oder Freunden des Patienten, sofern vorhanden. Bei chronischen Erkrankungen der Atmungsorgane erleben sie unter Umständen seit Jahren die damit verbundenen nonverbalen Botschaften des Patienten. Dabei kann sich die Kommunikation zwischen den verschiedenen „Mitspielern" im Beziehungssystem des Patienten sehr unterschiedlich gestalten.

Dies lässt sich am besten an einem Beispiel verdeutlichen:

Herr Schneider ist 65 Jahre alt, verheiratet und hat eine erwachsene Tochter. Er leidet seit vielen Jahren an einem schweren Lungenemphysem. Atembeschwerden gehören zu seinem Alltag. Erst kürzlich musste er wieder wegen akuter Atemnot und Herz-Kreislauf-Störungen (Cor pulmonale) notfallmäßig ins Krankenhaus. Seit zwei Monaten ist er wieder zu Hause, benötigt jedoch bei der Körperpflege die Unterstützung eines Pflegedienstes, da er bei körperlicher Anstrengung sofort unter Atemnot leidet und eine erneute Atemkrise droht.

Im Sitzen nimmt Herr Schneider häufig eine Körperhaltung mit nach hinten abgestützten Armen und leicht zur Seite geneigtem Kopf ein. Nach jeder Anstrengung, und sei es nur der Gang zur Toilette, ist sein Atem stark beschleunigt. Seine Sätze sind kurz, abgehackt und wirken „herausgeschleudert". Frau Schneider sagt dazu: „In diesen Situationen tut er mir immer sehr leid, denn ich weiß ja, dass er eigentlich ein sehr zugewandter, bedächtiger und behutsamer Gesprächspartner ist."

Die Kommunikation zwischen Herrn Schneider und seiner Ehefrau ist zufrieden stellend. Zwar leiden beide unter der ständigen Angst vor einer neuen Krise, sie haben jedoch gelernt, diese Ängste offener auszusprechen als früher.

Die Tochter hat drei Jahre im Ausland gelebt und ist erst seit kurzem wieder zu Hause. Sie sagt, sie habe diesen herrischen Ton an ihrem Vater früher gar nicht bemerkt und er wirke auf sie sehr ängstlich, rückwärts gewandt und ungeduldig. Die beiden streiten sich immer dann, wenn es ihm etwas besser geht.

Nebenan wohnt ein alter Freund von Herrn Schneider, der fast jeden Tag einige Stunden herüber kommt und zur Familie gehört. In letzter Zeit sind die Besuche jedoch immer kürzer geworden, da sich der Freund von Herrn Schneider abgelehnt fühlt. Herr Schneider meint im Gegenzug: „Naja, was will der auch noch mit mir anfangen."

Die Pflegerin verfügt über langjährige Erfahrungen im Umgang mit Patienten mit chronischen Atembeschwerden und sagt, Herr Schneider sei für seine Situation recht tapfer.

Die einzelnen Familienmitglieder erleben Herrn Schneider sehr unterschiedlich (Abb. 16.**5**). Die herrischen oder überheblichen Züge, welche die Tochter wahrnimmt, werden von den anderen nicht so erlebt. Ein Rückzug, wie ihn der Freund vornimmt, stellt für die Ehefrau keine Lösung dar. Eine erste Erleichterung brachte das

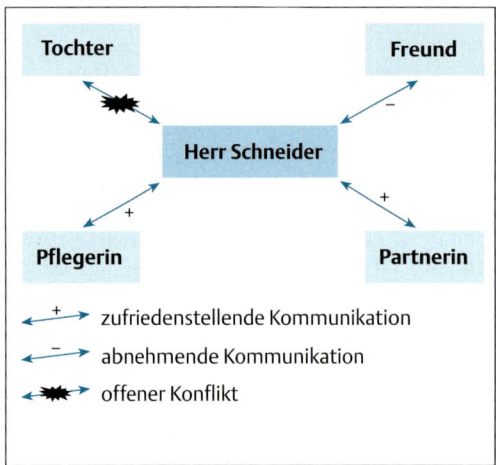

Abb. 16.**5**   Graphische Darstellung des Kommunikationssystems um Herrn Schneider

gemeinsame Gespräch mit ihrem Mann über die Ängste.

16.2.4 Möglichkeiten zur Verbesserung der Kommunikation

Metakommunikation

Einen Lösungsansatz für Kommunikationsstörungen wie die hier beschriebenen stellt die Methode der Metakommunikation (Abb. 16.**6**) (Schulz v. Thun 1996) dar.

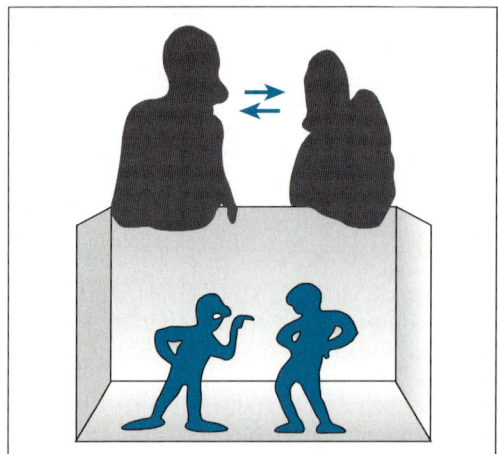

Abb. 16.**6**   Bei der Metakommunikation betrachten die Interaktionspartner von außen ihre Kommunikation und sprechen über ihre Reaktion auf Äußerungen des anderen

Bei dieser Methode sprechen die Kommunikationspartner gemeinsam darüber, wie sie miteinander umgehen. Sie nehmen dabei die Position eines Außenstehenden ein und berichten sich gegenseitig, wie sie auf welche Botschaften des Gegenübers reagieren. Herr Schneider und seine Tochter könnten etwa Folgendes erklären:

Für die Tochter drückt Herr Schneiders Körperhaltung Überheblichkeit aus. Sie hat das Gefühl, er wolle sie klein halten, seine Sprache und sein Kreisen um Atemnot und Angst machen sie hilflos. Ihr scheint, als sei ihm alles andere unwichtig. Herr Schneider fühlt sich durch die Angriffe seiner Tochter hilflos und abgelehnt. Er könne doch nichts dafür, dass er krank sei. Ganz bestimmt wolle er sie nicht abwerten, im Gegenteil schätze er ihre Eigenständigkeit.

In diesem Rahmen fühlen sich die Kommunikationspartner nicht mehr so schnell angegriffen. Manchmal ist für diese Methode ein „Schiedsrichter" nötig, der auf die Einhaltung einiger wesentlicher Kommuniktionsregeln achtet. Hier könnte dies beispielsweise die Pflegerin sein, da sie in die Konflikte innerhalb der Familie weniger stark verstrickt ist. Sie könnte in diesem Beispiel die Familienmitglieder dabei unterstützen, sich die **Spielregeln** ihrer Kommunikation einmal gemeinsam näher anzuschauen.

Förderung einer gleichberechtigten Kommunikation im Pflegealltag

Allgemeine Regeln der Kommunikation

In Lehrbüchern der Psychologie und Soziologie findet sich eine Vielzahl unterschiedlicher Zusammenstellungen von Kommunikationsregeln, die oft mehr Verwirrung stiften, als sie zur Klärung beitragen.

Deshalb sind hier nur einige Empfehlungen zusammengestellt, die jedoch nicht als Patentrezepte oder Standards missverstanden werden dürfen, sondern angesichts der individuellen Pflegesituationen jeweils kritisch geprüft werden müssen:

- eine ruhige Gesprächsatmosphäre schaffen: wichtige Gespräche nicht zwischendurch, nicht nach Anstrengungen und möglichst ohne Störungen durch Dritte führen,
- nicht versuchen zu erklären, wer angefangen hat. Jeder ist sich meistens sicher, dass es der andere war,
- sich gegenseitig aussprechen lassen, auch bei unangenehmen Rückmeldungen,

- nicht über alles auf einmal reden: Möglichst erst ein Problem klären, bevor zum nächsten übergegangen wird,
- gemeinsame Ziele und Ansichten bei Störungen des Beziehungsaspekts hervorheben,
- Feedback, auch bei entwertenden Äußerungen, geben: beispielsweise fragen, wie die Person selbst reagieren würde, wenn sie von ihrem Gegenüber so dargestellt würde,
- Dinge stehen lassen: schwerste Kommunikationsstörungen können eine langfristige Therapie nötig machen. Die Betroffenen müssen eine Veränderung selbst wollen. Der Außenstehende kann und muss nicht alles lösen.

Eine zusätzliche Belastung besteht für chronisch kranke Menschen häufig darin, dass sie sich von Pflegenden, Angehörigen und anderen oft wie ein Kind behandelt fühlen. Für Menschen mit Atembeschwerden und Atemnot ist dies besonders tragisch, da sie sich in ihrem Lebensvollzug oft erheblich eingeschränkt und bei Atemnot sogar existentiell bedroht fühlen. Das Selbstwertgefühl eines Menschen, der sich selbst schon als lebensuntüchtig ansieht, wird durch eine Abstufung zum Objekt der Fürsorge anderer, und eine Behandlung von oben herab unnötig verletzt. Um dies zu vermeiden, sollten Pflegende neben dem allgemeinen respektvollen Umgang mit dem Patienten insbesondere auf Folgendes achten:

- **Keine Behandlung „von oben herab":** Sowohl verbal als auch nonverbal sollte ein möglichst ausgeglichenes Kommunikationsniveau herrschen. Auf der nonverbalen Ebene heißt dies insbesondere bei bettlägerigen Patienten:
  - bei allen Gesprächen und Maßnahmen das Rückenteil hoch stellen, soweit es der Zustand des Patienten erlaubt,
  - sich neben das Bett setzen, sodass die Köpfe etwa in gleicher Höhe sind, insbesondere wenn das Kopfteil nicht hoch gestellt werden kann.

- **Keine Informationen im Vorübergehen mitteilen:** Der Patient muss, auch wenn er etwas länger dafür braucht, die Möglichkeit haben, auf das Gesagte zu reagieren. Deshalb sollte genügend Zeit eingeplant werden.
- **Die aktuellen Bedürfnisse und Nöte des Patienten herausfinden:** Die akute Atemnot kann durch ein anderes Problem ausgelöst worden sein, für das sich unter Umständen gemeinsam eine Lösung finden lässt. Sollte es im Moment keine Lösung geben, entlastet es den Patienten oft schon erheblich, einen guten Zuhörer gefunden zu haben.
- **Die Wahrnehmung für die Signale des Patienten schärfen:** Eine differenzierte Wahrnehmung und Dokumentation sowie das Zusammentragen der verschiedenen Perspektiven im Team bilden die Grundlagen einer individualisierten Pflegeplanung.

Pflegeprobleme mit besonderen Auswirkungen auf die Kommunikation

Bestimmte Beeinträchtigungen von Patienten haben starke Auswirkungen auf die Kommunikationen. Darauf ist im Pflegealltag besonders zu achten.

- Träger von **Trachealkanülen** haben nicht nur Schwierigkeiten, sich sprachlich verständlich zu machen, es irritiert ihre Mitmenschen auch oft, dass sie sich bei jedem Satz an den Hals fassen (um zur Stimmbildung die Kanüle zu verschließen). Außerdem spielen Scham- und Ekelgefühle durch den Austritt von Sekret eine große Rolle.
- Nach **Kehlkopfoperationen**, insbesondere Resektionen, werden häufig Sprechhilfen eingesetzt, die dem Betroffenen eine Sprache verleihen, die oft als roboterhaft empfunden wird. Ein intensiver Austausch oder gar intime Gespräche können dadurch stark gestört, wenn nicht gar unmöglich gemacht werden. Hier ist ein hohes Maß an Einfühlungsvermögen bei der Betreuung des Patienten und seiner Angehörigen unverzichtbar. Dies gilt auch nach dem Erlernen von Sprechtechniken wie der sogenannten Rülpssprache.
- Menschen mit **asthmatischen Beschwerden** haben häufig bereits schon vor Beginn der Erkrankung Kommunikationsprobleme. Besonders wenn Kinder und Jugendliche unter schwerem Asthma leiden, sollte der Bedarf einer familientherapeutischen Behandlung der zugrunde liegenden Beziehungsstörungen abgeklärt werden. Die typischen Pfeifgeräusche beim Asthma bronchiale machen es dem Gegenüber manchmal unmöglich, im Betroffenen noch etwas anderes zu sehen als „den Asthmatiker".
- **Wachkomapatienten** kommunizieren mit ihrer Umwelt auch über die Atmung. Atemfrequenz und Atemtiefe können unter Umständen als Reaktionen auf die Pflegenden und Angehörigen gedeutet werden.
- **Rauchen** führt häufig zu Atembeschwerden und lebensbedrohlichen Erkrankungen. Trotzdem ist der kommunikative Wert des

Rauchens in bestimmten Pflegesituationen nicht zu unterschätzen. Der lapidare Satz: „Kommen Sie, jetzt rauchen wir mal eine Zigarette" kann in schweren Spannungslagen (z. B. bei Schicksalsschlägen, psychiatrischen Krisen) die pflegerische Intervention sein, die der Patient braucht, um sich überhaupt einem Menschen öffnen zu können.

- In psychotherapeutischen Settings, aber auch im Alltag, stellt das Reden über emotional belastende Themen (z. B. Missbrauchserfahrungen, Ängste oft eine Herausforderung dar, der die betroffenen Menschen nicht gewachsen sind. Unbewusst flüchten sie in einen immer stärker beschleunigten Atemrhythmus, der als **psychogene Hyperventilation** bezeichnet wird und zu tetanischen Krämpfen mit der charakteristischen Pfötchenstellung führen kann.

Medizinisch wird dem in der Regel durch das atmen in eine Plastiktüte begegnet, wodurch der Kohlensäuregehalt des Blutes und somit das Bedürfnis schnell zu atmen reduziert wird. Hier ist ein besonders sensibles Eingehen auf den Betroffenen nötig. Es sollte für eine beruhigende Gesprächsatmosphäre gesorgt und Entspannungsmöglichkeiten geboten werden; Dritte sollten eventuell den Raum verlassen.

Berücksichtigt werden muss dabei allerdings, dass die „Flucht in die Hyperventilation" nicht dazu führen darf, dass über bestimmte Themen nicht gesprochen werden darf.

Wenn sich mehrere Patienten ein Zimmer teilen, ist auch das **Schnarchen** ein Problem, dessen kommunikationsstörende Wirkung nicht unterschätzt werden darf. Das bloße Verteilen von Ohrenstöpseln durch die Pflegenden wird dem Problem häufig nicht gerecht, da die Selbst- und Umweltwahrnehmung dadurch so beeinflusst werden kann, dass Schlafstörungen und Schuldzuweisungen an den Schnarcher die Folge sind. Im Einzelfall ist immer die medizinische Beeinflussbarkeit des Schnarchproblems zu prüfen. Möglichst sollte für den Schnarcher ein Einzelzimmer zur Verfügung gestellt werden.

Literatur

Duden, Bd. 7. Das Herkunftswörterbuch. Etymologie der deutschen Sprache. Dudenverlag, Mannheim 1989

Jenny, E.: Yoga. Grundkurs für Anfänger. Mit Hatha-Yoga Schritt für Schritt zu Entspannung, Beweglichkeit und innerer Ruhe. Gräfe und Unzer, München 1990

Mischo-Kelling, M., H. Zeidler: Innere Medizin und Krankenpflege. Urban & Schwarzenberg, München 1989

Schulz von Thun, F.: Miteinander reden 1. Störungen und Klärungen. Allgemeine Psychologie der Kommunikation. Rowohlt, Reinbek 1996

Schulz von Thun, F.: Miteinander reden 2. Stile, Werte und Persönlichkeitsentwicklung. Differentielle Psychologie der Kommunikation. Rowohlt, Reinbek 1996

Uexküll, T. v.: Subjektive Anatomie: Theorie und Praxis körperbezogener Psychotherapie. Schattauer, Stuttgart 1994

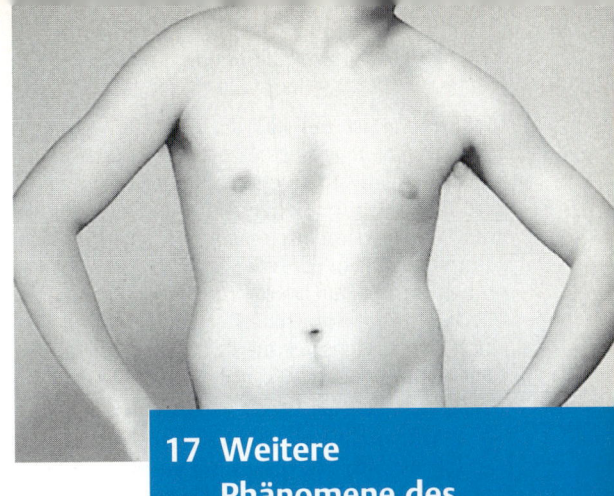

17.1 Frühgeborene und atmen

Ina-Maria André

Zusammenfassung

Die klinischen Probleme des Frühgeborenen sind vielfältig. Sein Atemverhalten ist gekennzeichnet durch vermehrte Atemarbeit aufgrund der physiologischen Unreife des mechanischen Atemsystems im Vergleich zu reifen Neugeborenen. Die Folge kann eine Erschöpfung mit Ateminsuffizienz sein, die sich beispielsweise in paradoxen Atembewegungen zeigt. Durch eine Vielzahl von physiotherapeutischen Behandlungsmöglichkeiten lässt sich eine Unterstützung zur Erleichterung der Atmung von Frühgeborenen erreichen. Dabei sieht die Therapie nicht nur technische Maßnahmen als wesentlich an, sondern der Qualität der Kooperation und des Umgangs mit dem Kind kommt besondere Bedeutung zu, da durch die Reduktion unnötiger Stressmomente ein leichteres atmen ermöglicht wird.

Die physiotherapeutische Untersuchung des Kindes ist der Behandlungsplanung und -durchführung voranzustellen, um zu einer individuellen Einschätzung des Behandlungsvorgehens zu kommen. Dazu gehören Absprachen mit dem therapeutischen Team und den Eltern.

Die Atmung ist ein koordinierter Bewegungskomplex, der lebenserhaltend die Sauerstoffzufuhr des Organismus sichert. Die Atembewegung wird dabei von der Schwerkraft erschwert. Aufgrund der physiologischen Unreife ergeben sich dadurch bei Frühgeborenen erhebliche Anforderungen an den noch unreifen Organismus. Das Überleben von Frühgeborenen ist nur durch den Einsatz von intensiver medizinischer Betreuung zu gewährleisten.

> **!** Je früher ein Kind geboren wird, je unreifer es also ist, desto schwerwiegender und umfassender sind die klinischen Probleme.

Jedes Neugeborene, das vor Vollendung der 37. Schwangerschaftswoche geboren wird, ist nach Empfehlung der Weltgesundheitsorganisation (WHO) ein Frühgeborenes. Frühgeborene unterscheiden sich von reifgeborenen Kindern insbesondere durch ihre neuromuskuläre Unreife und fehlende Organreife. Zur Einschätzung der Unreife werden verschiedene körperliche Merkmale betrachtet, zu denen unter anderen die Hautbeschaffenheit, der Umfang der Lanugobehaarung, das Bedecken oder Überragen der Finger- und Zehennägel, die Form und Konsistenz des Ohrknorpels, die Größe der Brustdrüsen und der Entwicklungsgrad des äußeren Genitales gehören.

17.1.1 Klinische Probleme des Frühgeborenen

Nach Müller-Rieckmann (1996) sind die zentralen klinischen Probleme des Frühgeborenen:
- Hypothermie (zu geringe Körpertemperatur)
- Offener Ductus arteriosus
- Netzhauterkrankungen der Augen (Frühgeborenenretinopathie, Retinopathia praematurorum)
- Störungen des zentralen Nervensystems:
  - Peri- und intraventrikuläre Blutung
  - Bewegungsauffälligkeiten mit Bewegungsbehinderungen durch hypotone und/oder hypertone Muskulatur
- Erkrankungen des Gastrointestinaltraktes mit Trinkschwäche und Erbrechen, Darmblähungen, Ileus, Durchfälle, nekrotisierende Enterokolitis
- Leberunreife
- Hyperbilirubinämie, Intoxikationen, Hypoglykämie

- Nierenunreife:
  - Nierenversagen
  - Medikamentenintoxikation
  - Überwässerung oder Wassermangel
  - Azidose (Übersäuerung des Blutes)
- Infektionsneigung
- Anämie
- Hypotension (niedriger Blutdruck), Schock
- Verletzungen, Blutungen
- Atemstörungen:
  - Asphyxie
  - Alveolenkollaps
  - Paradoxe Atmung
  - Periodische Atmung
  - rezidivierende Apnoen
  - Neigung zur Aspiration
  - Bronchopulmonale Dysplasie als chronische Lungenerkrankung

Die Kenntnis der physiologischen Merkmale des Atemsystems Frühgeborener ist zum Verständnis der Ateminsuffizienz bei Frühgeborenen notwendig.

17.1.2 Merkmale des Atemsystems von Frühgeborenen

Wichtige Voraussetzungen für eine funktionierende Atmung sind die freie Beweglichkeit der Wirbelsäulen- und Rippengelenke, ein ausgeglichener Muskeltonus, das Zusammenspiel der Atem- und der Rumpfmuskulatur, genügend Kraft der an der Atmung beteiligten Muskeln (Zwerchfell, Interkostal- und Bauchmuskulatur), eine ausreichende Perfusion und Diffusion des Lungengewebes.

Anatomie

Das **Zwerchfell** ist nach allgemeiner Übereinkunft der wichtigste Muskel beim Einatmen. Dies gilt für Erwachsene wie Kinder gleichermaßen (Devlieger 1987). Die Unterschiede zwischen dem Zwerchfell des Erwachsenen und dem des Neugeborenen, besonders des Frühgeborenen, lassen sich folgendermaßen zusammenfassen (Abb. 17.**1**):
Die normale Form des Zwerchfells beim Erwachsenen zeigt sich in zwei Kuppeln, deren Muskelanteile parallel zu den Rippen verlaufen und in engem Kontakt zur Innenseite des Brustkorbes stehen. Der Zwerchfellansatz verläuft dabei entlang des inneren Rippenbogens. Die Zwerchfellschenkel verlängern das Zwerchfell zu den Lumbalwirbeln hin, wo sie auch ansetzen

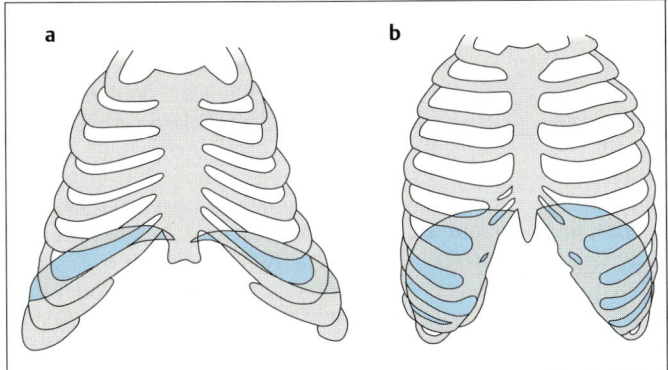

Abb. 17.**1**   Form und Lage des Zwerchfells beim **a** Erwachsenen, **b** Neugeborenen (nach Devlieger)

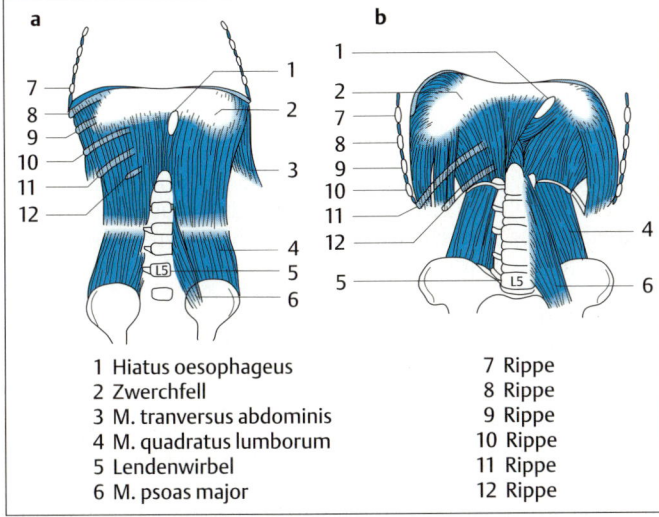

Abb. 17.**2**   Schematische Darstellung von Ansätzen und Verlauf des Zwerchfells beim **a** Erwachsenen, **b** Neugeborenen (nach Devlieger)

1 Hiatus oesophageus	7 Rippe
2 Zwerchfell	8 Rippe
3 M. tranversus abdominis	9 Rippe
4 M. quadratus lumborum	10 Rippe
5 Lendenwirbel	11 Rippe
6 M. psoas major	12 Rippe

(Abb. 17.**1 a**). Das Zwerchfell des Neugeborenen und Frühgeborenen ist ein gering gebogenes Muskelblatt, welches kranial an der Begrenzung des Brustkorbes ansetzt. Im Gegensatz zum Zwerchfell des Erwachsenen erreicht es mit seinem Ansatz nicht die untere Begrenzung des Brustkorbes, den Rippenbogen, sondern setzt mehr an der Innenseite des Brustkorbes an (Abb. 17.**1 b**). Da die Rippen sich im rechten Winkel zur Wirbelsäule ausdehnen, folgt das Zwerchfell nach kaudal einer steilen direkten Krümmung. Die Ansatzlinie zeichnet somit eine direkte Ebene zur Wirbelsäule von anterior und kranial nach posterior kaudal. Da die Krümmung gering ist, besteht kein Raum zwischen Brustkorbwand und Insertion des Zwerchfells. Der dorsale Teil des Zwerchfells inseriert nicht an den Rippen, sondern folgt einer kaudalen Richtung mit lockerem Kontakt zur Lumbalmuskula-

tur etwa auf halber Distanz zwischen der 12. Rippe und dem Darmbeinkamm. Im posterioren Teil spannt es sich nach kaudal über die gesamte Breite der lumbalen Muskulatur, dabei sind die beiden Zwerchfellschenkel nur schwer voneinander abzugrenzen. In Abbildung 17.**2** sind schematisch die Ansätze und der Verlauf des Zwerchfells beim Erwachsenen (Abb. 17.**2 a**) und Neugeborenen (Abb. 17.**2 b**) gegenübergestellt.

Funktion

Die Hauptbewegung des Zwerchfells ereignet sich in dem hinteren Teil, aber die abdominale Ausdehnung korreliert eher mit dem vorderen Teil des Atemmuskels.
Die gesamte Brustwandmuskulatur sieht Devlieger nicht als Helfer für das Zwerchfell an, son-

dern als ein mechanisches System, welches das neu erlangte Lungenvolumen des Neugeborenen aufrechtzuerhalten versucht. Später wird diese frühe lebenswichtige Funktion durch die Haltungs- und Bewegungsfunktion der Interkostalmuskulatur verdrängt (Devlieger 1987).

Aus mechanischer Sichtweise bietet der Brustkorb bei einem **reifen Neugeborenen** ein Maximum an Stabilität. Die mechanische Verbindung zwischen Wirbelsäule, Rippen und Interkostalmuskeln als Einatemmuskeln erlauben den externen Interkostalmuskeln die Entwicklung einer größtmöglichen Rotation der Rippen im oberen Brustkorbbereich. Die strukturelle Kontraktion der Interkostalmuskulatur mit minimalem Aufwand und kleinen Volumenschwankungen kann bei geringem Energieverlust der kraftvollen Zwerchfellaktion entgegengehalten werden. Das von Devlieger ausgeführte Modell vergleicht die kraniokaudalen Unterschiede der Interkostalraumschwankungen des Brustkorbes bei der Einatmung mit einer Ziehharmonika.

Neugeborene und insbesondere **Frühgeborene** dagegen, die unter schwerer Atemarbeit in den ersten Tagen und Wochen leiden, entwickeln charakteristische Brustkorbdeformitäten, die mit einer Trichterbrust vergleichbar sind. Dabei ist der vordere knorpelige Anteil des Brustkorbes extrem verformbar in seinem unteren Teil. Die Verformbarkeit bei Frühgeborenen mit Ateminsuffizienz im Sinne der beobachtbaren Trichterbrust ist Folge des weichen Rippenknorpels und der spärlichen Muskelverhältnisse. Sie resultiert nicht aus einem direkten Zug des Zwerchfells, sondern aus einer lange bestehenden Atemanstrengung, die einen hohen negativen intrathorakalen Druck erzeugt (Devlieger 1987).

Die Beobachtung des unterschiedlichen Verhaltens zwischen oberen und unteren Rippen während des normalen atmens führt zu der Schlussfolgerung (Devlieger 1987), dass unterschiedliche Kräfte auf verschiedene Teile des Brustkorbes wirken. Die Bewegungen der oberen Rippen hängen dabei hauptsächlich von der phasischen und tonischen Aktivität der Interkostalmuskulatur ab. Die Bewegungen der unteren Rippen werden hauptsächlich von der Zwerchfellaktivität und dem Gleichgewicht zwischen intrathorakalem und abdominalem Druck bestimmt. Aufgrund dieser Beobachtungen schlägt Devlieger vor, den Begriff der „paradoxen Atembewegung", der ein unterschiedliches Atemverhalten zwischen dem Brustkorb und den abdominalen Atembewegungen beschreibt, durch zwei Begriffe zu ersetzen: den Begriff „*asynchronus*", der Asynchronität, der sich auf die oberen Rip-

pen bezieht, und den Begriff „*distorsion*", der Verformung im Sinne einer Einziehung, der sich auf die unteren Rippen bezieht.

Da die Atemarbeit eines Frühgeborenen erheblich ist, kommt es zu starker Belastung der Atemmuskulatur, was zu deren Ermüdung führen kann. Das Frühgeborene kann daran gehindert sein, das neu erworbene Lungenvolumen zu erhalten, und wird folglich in der Atempumpfunktion eingeschränkt (Devlieger 1987). Keens et al. (1978) legen dar, dass das Zwerchfell und die Interkostalmuskulatur des Frühgeborenen nur wenige Typ-I-Muskelfasern, die sich langsam kontrahieren, mit hohem Sauerstoffgehalt ausgestattet und ermüdungsresistent sind, enthalten. Bis zur 34. Schwangerschaftswoche gibt es nur wenige Typ-I-Fasern. Das erklärt die Ermüdbarkeit der Atemmuskulatur bei Frühgeborenen infolge der zu leistenden Atemarbeit. Das Zwerchfell des Frühgeborenen enthält nur 10 %, das des reifen Neugeborenen 25 % und das eines drei Monate alten etwa 40 % Typ-I-Fasern. Erst im Alter von sieben bis acht Monaten ist die Zusammensetzung der Muskelfasern des Zwerchfells mit 50 bis 55 % Typ-I-Fasern, wie beim Zwerchfell eines Erwachsenen, erreicht.

17.1.3 Zentrale Bausteine der Physiotherapie

Der Sauerstoffaustausch in der Lunge kann durch Störungen der Ventilation, der Diffusion, der Perfusion, des Sauerstofftransportes und somit der Sauerstoffverbindungen erschwert werden. Die physiotherapeutische Therapie kann im Rahmen der Ventilationsstörungen Einfluss auf das Atemgeschehen nehmen. Unter gestörter Ventilation wird dabei ungenügende Versorgung der Lunge mit Luft, zentrale Störungen der Atmung durch Muskelhypotonie, neuromuskuläre Störungen oder eine Läsion des Atemzentrums verstanden.

Physiotherapeutische Untersuchungen

Bei der unterstützenden Behandlung der Atmung von physiotherapeutischer Seite aus steht die Erfassung der Bedürftigkeit des Frühgeborenen im Vordergrund. Die Untersuchung dient im Rahmen der Therapie als Richtlinie für individuelle Zielsetzungen und die physiotherapeutische Behandlungsplanung. Das Ziel ist, einen Gesamteindruck des Kindes zu ermitteln, in den die Auffälligkeiten des Atemverhaltens einzuordnen sind.

Die wichtigsten Kriterien der physiotherapeutischen Untersuchung sind:

- Beobachtung der Spontanhaltungen und -bewegungen des Frühgeborenen mit zentralen Fragestellungen:
  - Was kann das Kind?
  - Wie bewegt sich das Kind: variantenarme Spontanbewegung? Variables Verhalten? Welche Ersatzmuster werden genutzt?
  - Welche bevorzugten Bewegungen zeigt das Kind auch in Bezug auf Seitendifferenzen und Asymmetrien?
  - Welche Einflüsse auf Reaktionen sind vorhanden?
- Beurteilung der Reflexe und Reaktionen: auffällig oder regelrecht?
- Erfassen des Muskeltonus: normal, vermindert oder gesteigert?

Kombiniert mit dem Spontanverhalten des Kindes gibt es für die Erfassung des Atemverhaltens als Atemuntersuchung folgende Anhaltspunkte:

- Beobachtung der Thoraxform (Idealform fassförmig): Glockenform, konische Thoraxform, rund oder oval im transversalen Durchmesser
- Rippenverlauf und -form, Sternumform
- Form des unteren Rumpfes und der Bauchwand: ausladend, v. a. tast- oder sichtbare Rektusdiastase, Nabelform, Hernie.
- Erfassen der Atembewegungen:
  - Paradoxe Atembewegung im Sinne einer „Schaukelatmung"
  - Thorakale Atembewegung bei Einatmung (in allen drei Ebenen? Einziehungen?) und Ausatmung (Thoraxwandkollaps?)
  - Abdominale Atembewegung durch die Zwerchfellkontraktion nach ventral oder lateral
- Erkennen inspiratorischer Einziehungen:
  - Jugulare, im Bereich der Fossae supraclaviculares
  - Sternale, im Sinne der Trichterbrust
  - Interkostale, in den Zwischenrippenräumen
  - Epigastrische, entlang des unteren Rippenbogens
- Einsatz von Atemhilfsmuskulatur: extensorische Kopfhaltung, Nasenflügelatmung
- Feststellen der Atemfrequenz in Ruhe (gegebenenfalls bis zu 3 Minuten zählen)
- Beobachten des Atemrhythmus: unregelmäßig, Apnoen, Tachypnoe
- Atemgeräusche: hörbar? Tastbar? Sekret in der Lunge?

PRAXIS-TIPP Bei der Atemuntersuchung ist auf die Abhängigkeit der Atmung von Ruhe und Bewegung zu achten, um die Belastbarkeit des Frühgeborenen angemessen einzuschätzen. ∎

Weiterhin ist bei der Untersuchung die Erfassung der Tonusverhältnisse und die sensorische Entwicklung mit taktil-kinästhetischer und vestibulärer Wahrnehmung des Kindes von Bedeutung.

Physiotherapeutische Behandlungsweisen

Die physiotherapeutische Behandlungsplanung orientiert sich an der individuellen Untersuchung und Befunderhebung des einzelnen Frühgeborenen. Sie kann ein Angebot von möglichen Behandlungsmaßnahmen aufzeigen, die sich nicht als Rezept, sondern als Anregungen für die Praxis verstehen.

Zeitpunkt

Die physiotherapeutische Therapie kann sehr früh beginnen. Die Kunst liegt dabei auf der Feinabstimmung der therapeutischen Maßnahmen mit der Absicht, durch angemessene Dosierung für eine ökonomische Unterstützung der Atmung zu sorgen. Es ist auch sinnvoll, bei sedierten und beatmeten Frühgeborenen mit Lagerungen, taktilen Reizen und Kontaktatmung zu arbeiten. Dabei ist stets im therapeutischen Team abzustimmen, was die vorrangigen Bedürfnisse des Kindes sind, und wie und wann es von wem behandelt wird.

Lagerungen

Lagerungen stellen eine therapeutische Maßnahme dar. Sie sind nicht nur im Rahmen der Pflege von Bedeutung, sondern sie sind auch wesentlicher Bestandteil der physiotherapeutischen Behandlung.
Die Zielsetzungen für die Lagerungen bei Frühgeborenen sollen richtungsweisende Handlungsanleitungen sein. Die Lagerungen werden exemplarisch dargestellt und markante Kriterien beschrieben.

Lagerung in Rückenlage

In Rückenlage (Abb. 17.**3**) bewirkt die Schwerkraft eine extreme Abduktions- und Außenrotationsstellung der Beine mit Kippung des Beckens nach dorsal. Die Arme liegen meist vom Körper entfernt und der Kopf ist häufig zur Seite gelegt.

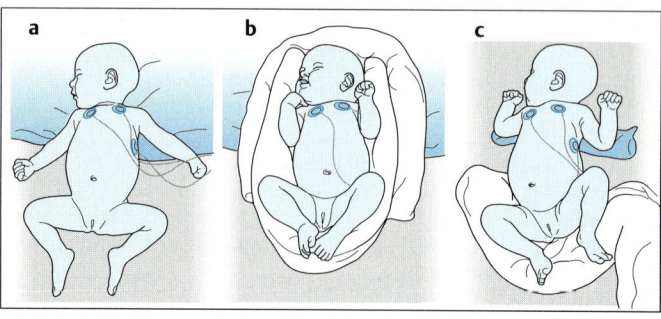

Abb. 17.**3**   Lagerung in Rückenlage
a Zur Atemerleichterung ist der Oberkörper mit einem Handtuch in Einatemstellung gelagert
b Eine zusätzliche Begrenzung mit Handtuchrollen verhindert das Auseinanderfallen der Beine und fördert eine körpernahe Lage der Arme
c Eine dünne Stoffrolle unterstützt bei starker Trichterbrust die Einatemstellung der Brustwand

Eigene Berührungen und Wahrnehmungen des Körpers des Frühgeborenen werden verhindert. Eine Atemerleichterung wird durch die Unterlagerung des Oberkörpers in Einatemstellung und dem dabei entstehenden Hohlraum für die unteren hinteren Rippenbereiche erreicht (Abb. 17.**3 a**). Eine Begrenzung mit Handtuchrollen („Uterusnest") vermeidet außerdem das Auseinanderfallen der Beine und fördert eine körpernahe Lage der Arme (Abb. 17.**3 b**). Dem Kind sind jetzt selbständig körpereigene Kontakte, wie Hand-, Gesicht-, Hand-Mund- oder Fuß-Fuß-Kontakte, möglich. Das Bewegen der Arme, Beine und des Kopfes sowie das atmen gegen die Schwerkraft werden erleichtert. Die begrenzte und gestützte Kopfwendung um

die Körpermitte hilft, Schädeldeformitäten durch seitliches Ablegen des Kopfes zu vermeiden.
Bei einer starken Trichterbrust als Folge der Einziehung des Sternums kann eine besondere Lagerung in Rückenlage hilfreich sein. Dafür wird in Höhe der Schulterblätter eine dünne Stoffrolle untergelegt, um die Einatemstellung der Brustwand zu unterstützen (Abb. 17.**3 c**). Dabei kann die „Nestlagerung" beibehalten werden.

Lagerung in Seitenlage

Die Seitenlage (Abb. 17.**4**) wird durch Begrenzung mit einer Handtuchrolle vor dem Bauch, zwischen den Beinen sowie am Rücken des Frühgeborenen stabilisiert. Die Atemerleichterung entsteht durch die Unterlagerung von Kopf, oberem Brustkorbbereich sowie Becken- und Beinbereich und dem dadurch geschaffenen Hohlraum unter dem seitlichen unteren Brustkorbabschnitt.

Lagerung in Bauchlage

Die in der Bauchlage (Abb. 17.**5**) vermehrte Auflage der vorderen, hypotonen Rumpfbereiche des Kindes erfordert bei der Atembewegung

Abb. 17.**4**   Lagerung in Seitenlage

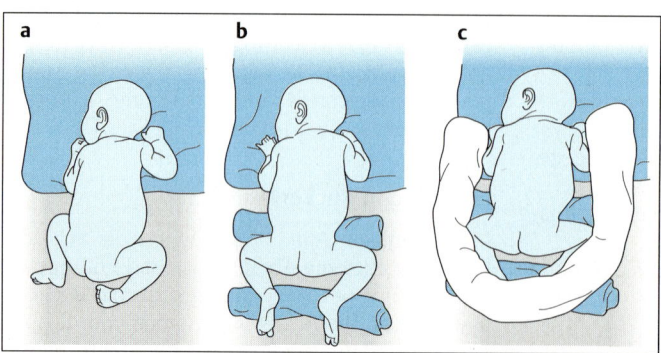

Abb. 17.**5**   Lagerung in Bauchlage **a** Zur Atemerleichterung ist der Oberkörper mit einem Handtuch unterlagert **b** Bei einer zusätzlichen Unterlagerung der Hüften kann sich der Bauchraum während der Atembewegung ausdehnen und die Hüftbeuge- und Adduktorenmuskeln werden nicht überdehnt. Fußfehlstellungen werden durch die Unterlagerung der Unterschenkel vermieden **c** Nestlagerung in Bauchlage

von der Unterlage weg eine erhöhte Anstrengung. Dabei liegen die Beine in starker Abduktions- und Außenrotationsstellung auf der Unterlage.

Die atemerleichternde Lagerung beginnt mit der Unterlagerung des Oberkörpers (Abb. 17.**5 a**). Die zusätzliche Unterlagerung der Hüften schafft einen Hohlraum für die Ausdehnung des Bauchraums während der Atembewegung (Weise 1992) und verhindert eine Überdehnung der Hüftbeuge- und Adduktorenmuskeln. Zur Vermeidung oder Korrektur von Fußfehlstellungen werden zudem die distalen Unterschenkel mit einer Stoffrolle unterlegt (Abb. 17.**5 b**). Eine nestartige Lagerung des Frühgeborenen bietet Begrenzung und vermittelt Geborgenheit (Abb. 17.**5 c**).

Exemplarische Behandlungsvorschläge

Als Anmerkung zu beatmeten Frühgeborenen in der physiotherapeutischen Therapie lässt sich feststellen, dass bei einer assistierenden Beatmungsform, neben den im Weiteren genannten Maßnahmen, auch behutsam mit einer Atemstimulation durch Aktivierung physiologischer Muster begonnen werden sollte. Dazu eignet sich unter anderem die **Vojta-Therapie**, ein von dem Neuropädiater Vaclav Vojta entwickeltes Therapieverfahren. Dabei werden Bewegungsantworten bei den Patienten durch die Reizung sogenannter Auslösungszonen provoziert. Da es sich bei den Bewegungsantworten nach Vojta um „reflexveranlagte" Muster handelt, die angeboren und altersunabhängig sind, können diese Muster als automatisch ablaufende Antworten abgerufen werden (Vojta 1988).

Effekte der angemessen dosierten Vojta-Therapie lassen sich in einer Aktivierung der Rumpfmuskulatur synergistisch zur Zwerchfelltätigkeit mit Vertiefung der Atmung feststellen. Als Behandlungsfolge kann unter anderem eine Verbesserung der Sauerstoffsättigung im Blut registriert werden. Weiterhin wird die Wirbelsäulenextension mit Stabilisierung der Thoraxwand aktiv gefördert, was eine Voraussetzung für ökonomischere Atemarbeit ist. Neben einer Verbesserung der mechanischen Voraussetzungen wird reflektorisch das exzentrische Halten und Nachlassen der Atemmuskulatur angeregt, das sich positiv auf das Verhältnis zwischen intra- und extrathorakalem Druck auswirkt.

Um eine Vorstellung von einem Behandlungsvorgehen zu entwickeln, wird im Weiteren ein mögliches Behandlungskonzept mit einem Frühgeborenen dargelegt.

PRAXIS-TIPP Die Behandlung findet unter einer Wärmelampe statt mit Kontrolle der Körpertemperatur und Hautfarbe des Kindes, sofern es nicht im Inkubator liegt. ■

Es kann auf der Wickelauflage oder auf dem Schoß des Therapeuten gearbeitet werden. Zu Behandlungsbeginn ist zu entscheiden, wie weit das Kind entkleidet werden soll.

Die Therapie kann schon beim Ausziehen mit der Lagerung des Kindes in der Nestlagerung beginnen, um Begrenzung und Geborgenheit zu vermitteln. Die taktile Kontaktaufnahme zwischen Therapeut und Kind kann über zentrale Schlüsselpunkte am Rumpf des Kindes stattfinden oder durch Aufgreifen von Spontanbewegungen des Kindes mit der Suche nach Abstützreaktionen der Arme und Beine beispielsweise am Bauch des Therapeuten. Als Ausgangspositionen können die Rückenlage, die Seitenlage rechts und links und die Bauchlage genutzt werden. Die Bewegungsübergänge zwischen den Positionen zu erarbeiten, ist dabei kein vorrangiges Bewegungsziel. Vielmehr ist darauf zu achten, dass das Frühgeborene möglichst störungsfrei und ohne aus dem Gleichgewicht gebracht zu werden in die verschiedenen Positionen gelagert wird. In der Rückenlage kann beispielsweise über die Zentrierung des Kindes durch die Lagerung und durch die dosierte Annäherung vom Schulterdach bis in die Hüftgelenke eine kurzfristige Stabilisierung der Lage erreicht werden. Dies kann auch zu Tonusregulierungen führen.

Kleine Gewichtsverlagerungen, etwa 45° um die Körpermitte herum, mit Hilfe des Lagerungshandtuches oder -fells oder über den Schoß des Therapeuten führen bei Handauflage im Sternumbereich neben einer vestibulären Stimulation zur Aktivierung der ventralen Rumpfmuskulatur.

Mit Kontaktatmung kann im Bereich der reduzierten Atembewegung Einfluss genommen werden. Eine Atemlenkung lässt sich damit in Bauchlage sternal, kostolateral und kostodorsal erreichen, ebenso wie durch Handkontakte des Therapeuten im Kopf- und Beckenbereich.

PRAXIS-TIPP Obwohl der Atemrhythmus des Kindes unregelmäßig ist, lohnt sich das Einfühlen in seine Atembewegungen immer. ■

Handvibrationen im Atemrhythmus in Verbindung mit Kontaktatmung sind zur Atemvertiefung und Sekretlösung anwendbar. Vorsichtige Ausstreichungen der Interkostalräume dienen als Einatemreiz, sofern das Kind nicht mit übermäßiger Muskelkontraktion antwortet. Dehnungen zur Erleichterung der Inspirationsstellung des Thorax sind neben Lagerungen des Brustkorbes in Einatemstellung durch Hochheben der Arme in Rückenlage und in Seitenlage eine atemunterstützende Maßnahme. Dosierte Dehnzüge von Arm oder Bein mit proximalen Ansatzpunkten können bei einigen Frühgeborenen eine Vertiefung der Einatmung und Atemlenkung bewirken. Wahrnehmungsorientiertes Bewegen mit Eigenkontakten des Kindes wie Hand-Mund-, Hand-Gesicht- und Hand-Körper-Kontakte sind für eine sensorische Einordnung besonders förderlich. In den genannten Ausgangspositionen kann durch manuell korrigierendes Formen der unteren Thoraxappertur die Atemarbeit erleichtert werden, da das Zwerchfell günstigere Kontraktionsbedingungen erhält.

Weitere, im einzelnen dosiert anzuwendende Maßnahmen können sehr sanfte, schaukelnde Schüttelungen über beidseitig flektierte Beine sein. Rotationsbewegungen des oberen Rumpfes gegen den unteren und umgekehrt können aus der Seitenlage und Rückenlage vorsichtige Dehnungen darstellen, die der Atemvertiefung dienen können.

Zu berücksichtigen ist, dass die Lagerungen durch Vorgabe einer schiefen Ebene im Sinne der Kopfhochlagerung abgewandelt werden können.

PRAXIS-TIPP   Kopftieflagen sind aufgrund der unreifen Gefäßsituation kontraindiziert. ■

Zu erwähnen ist, dass in der Bauchlage der Körperschwerpunkt im sternalen Bereich und Kopfbereich zu finden ist. Dies kann zu einer relativen Höhe des Beckens im Verhältnis zum oberen Rumpf führen und dadurch ein vermehrter Reiz für die Zwerchfellkontraktion sein, da die Bauchblase schwerkraftbedingt gegen das Zwerchfell drückt. Gleichzeitig stellt die Lagerung aber auch eine Erleichterung der Einatmung dar, da das Kind sein Körpergewicht beim atmen nicht gegen die Unterlage hochdrücken muss, sondern die Bauchblase Raum zur Ausdehnung bekommt. Die Bauchlage bietet daneben noch eine sehr stabile Orientierung und Begrenzung zur Unterlage und ermöglicht ohne zusätzliche Lagerungsmaterialien oft spontan Hand-Mund-Kontakte des Frühgeborenen, die intrauterin schon geübt wurden.

Konzept der basalen Stimulation

Die basale Stimulation versteht sich als ein Kommunikationsmodell, das sich auf nonverbale Kommunikationsformen stützt (Killersreiter 1997).

Fröhlich, der Begründer der basalen Stimulation (Bienstein und Fröhlich 1992), sagt, dass die Stimulation des Körpers mit verschiedenen Reizen auf den Organismus eine anregende und ausgleichende Wirkung erzielen kann. Dies ist besonders bei der Behandlung von Frühgeborenen bezüglich des Atemverhaltens bedeutsam. Die physiotherapeutische Behandlung des Frühgeborenen beinhaltet eine Stimulation des Körpers über verschiedene Sinneskanäle. Neben der akustischen, optischen, vibratorischen und taktilkinästhetischen Wahrnehmung spielt auch die vestibuläre (Gleichgewichtswahrnehmung), olfaktorische sowie gustatorische Wahrnehmung eine Rolle.

Ziel der basalen Stimulation ist es, therapeutische und pflegerische Handlungen in eine positive Stimulation einzubetten. So sollte auf eine negative Stimulation (z. B. Absaugen) eine positive folgen (Killersreiter 1997). Die Stimulation, die ein Frühgeborenes bei der Pflege, der Physiotherapie und den medizinischen Eingriffen erfährt, sollte sich an einer Wahrnehmungserfahrung orientieren, die vom Kind integriert und positiv erlebt werden kann. Das Konzept der basalen Stimulation trägt nach Killersreiter zur Befriedigung folgender Grundbedürfnisse bei:

- Zärtlichkeit, Angenommensein, Vertrautheit, Sozialisation
- Erleben von Anerkennung und Selbstachtung
- Erleben von Unabhängigkeit, Selbständigkeit, Selbstbewusstsein
- Erleben von Hunger, Durst, Schmerzen
- Bewusstwerden von Anregung, Abwechslung, Bewegung
- Erfahren von Sicherheit, Stabilität, Verlässlichkeit von Beziehungen

Diesen Ansprüchen mit dem Konzept der basalen Stimulation gerecht zu werden, führt anfangs zu zeitlichem Mehraufwand, der aber mit der qualitativen Optimierung der Pflege zu einer rascheren Stabilisierung des Frühgeborenen beitragen kann. Erfahrungsgemäß sind die Kinder ausgeglichener. Dies ist für die Unterstützung der Atmung von Bedeutung, da durch Nichtbeachtung der Bedürfnisse des Kindes das Frühgeborene unnötig gestört und belastet wird und vermehrte Atemarbeit eine Folge sein kann.

Handling – Umgang mit dem Frühgeborenen

Das *Handling* ist ein Begriff aus der **Bobath-Therapie**, einem von Berta und Karel Bobath etwa ab 1949 entwickelten Therapiekonzept. Unter Handlung ist die alltägliche Handhabung des Patienten zu verstehen, die gezielt den individuellen Bedürfnissen entsprechen sollte. Bei Kindern zielt die Handhabung auf die Förderung der sensomotorischen Entwicklung durch die Erleichterung von physiologischen Bewegungen, den Abbau von Ersatzbewegungsmustern und der Tonusregulation bei Störungen der tonischen Verhältnisse.

> **!** Das Handling bezieht sich nicht nur auf physiotherapeutische Behandlungen, sondern fordert als 24-Stunden-Konzept eine gezielte Handhabung des Kindes von allen, die mit ihm umgehen. Dazu gehören vorrangig das Pflegepersonal, die Therapeuten, die Ärzte und die Eltern.

Im Rahmen des Handlings von Frühgeborenen ist der Begriff des *Minimalhandlings* gebräuchlich: Dieser Aspekt beinhaltet, dass jede Maßnahme in erster Linie Stress für Früh- und Neugeborene bedeutet. Aufgrund der veränderten Umweltbedingungen erfährt ein Frühgeborenes auf einer neonatologischen Station eine Reizstimulation, die qualitativ und quantitativ auch überstimulierend wirken kann. Die Frage der Notwendigkeit des therapeutischen und pflegerischen Handelns ist daher zunächst zu klären und gegebenenfalls ist die Ruhe für das Kind vorzuziehen.

Da sich Frühgeborene nicht verbal äußern können, sondern durch Mimik, Gestik, Herzfrequenz, Weinen, Grimassieren und Sauerstoffsättigungsabfällen reagieren, schlägt Killerreiter (1997) folgende Punkte für den Umgang mit Frühgeborenen vor:

- Koordiniertes Arbeiten des Teams am Kind,
- ständiges Hinterfragen, ob eine Handlung wirklich nötig ist,
- Prioritäten setzen: Wichtiges muss sein, Unwichtiges ist zu unterlassen,
- dem Kind Ruhepausen gönnen (mindestens vier Stunden zwischen den Behandlungsmaßnahmen),
- längere Eingriffe unterbrechen, da es dem Kind zuviel sein kann,
- Handlungen zügig vornehmen, ständiges „Fummeln" bedeutet ebenfalls Stress.

Die sanfte Pflege des Kindes mit Minimalhandling umfasst die medizinische und pflegerische Behandlung des ganzen Kindes. Alle Pflegehandlungen sind den individuellen Bedürfnissen des Kindes anzupassen (Killersreiter 1997). Dies gilt ebenso für das physiotherapeutische Vorgehen. Es beinhaltet auch die Entscheidung, wie weit das Kind ausgezogen werden muss, wie und wie oft das Kind beim Ausziehen und bei der Behandlung gewendet werden muss. Die Bewegungen sind dabei in dem Tempo durchzuführen, das dem Kind die Möglichkeit gibt, sich auf Lagewechsel einzustellen und das nicht zu zusätzlicher Verunsicherung und daraus folgendem Stress führt.

Kooperation in der Pflege

Die Bedeutung der Kooperation in der Pflege zwischen dem Kind und den Erwachsenen ist bezüglich der Unterstützung der Atmung einsichtig. Je besser die Reaktionen des Frühgeborenen beobachtet werden und der Umgang mit ihm im Einklang geschieht, desto mehr kann das Kind Atemarbeit sparen, die sonst durch die vermehrte Anspannung, den Stress und das Verlieren von Gleichgewicht geleistet werden muss.

> **!** Die Kooperation während der Pflege ist bedeutsam, um dem Säugling und besonders dem Frühgeborenen neben den notwendigen, zum Teil schmerzhaften medizinischen Eingriffen die Pflege als ein angenehmes Erlebnis zu vermitteln.

Es genügt dabei nach Vincze (1994) nicht, dass die Pflegekraft behutsam mit dem Säugling umgeht und liebevoll mit ihm spricht. Neben der rücksichtsvollen, freundlichen Pflege des Säuglings kann das Kind in den Händen des nicht mitfühlenden Erwachsenen leicht zu einem Objekt werden, das man anfasst, hochnimmt, hinlegt oder auf dem Wickeltisch herumschiebt, ohne auf sein Gleichgewicht zu achten. Der Körper wird manipuliert und die Haut unvermittelt mit Kälte und Wärme in Berührung gebracht. Weitere Ausführungen von Vincze (1994) sind dabei umso mehr auf die Pflege von Frühgeborenen auch im Inkubator anzuwenden.

» Da der Säugling der Sprache nicht mächtig ist, „braucht man auch gar nicht mit ihm zu sprechen". Und so wird manches Mal einfach über ihn hinweg geredet, sei es, weil man sich mit anderen Anwesenden im Raum unterhält, oder indem man ihn

nicht wirklich anspricht, oder es wird eben gar nicht gesprochen. Was dabei allerdings völlig außer acht gelassen wird, ist, daß ‚dieses Objekt' das sich über es beugende Gesicht sieht, die über ihm hin- und herfliegenden Worte hört und spürt, wenn und vor allem wie es angefaßt wird.
Wenn dagegen der Erwachsene das Kind nicht durch ständiges oder lautes Sprechen irritiert, noch es durch rasche Bewegungen aus seiner Gleichgewichtslage herausreißt, sondern es mit behutsamen Händen berührt, – wird die Pflege dem Säugling kein unangenehmes Erlebnis werden.«

Da taktvolle Pflege und freundliches Sprechen allein nicht für eine gesunde Entwicklung ausreichen, schlägt Vincze weiter vor, dem Säugling die Erfahrung zu vermitteln ist, dass die freundlichen Worte wirklich an ihn gerichtet sind und dass die sich über ihn beugende Person auf seine Antwort, einen Blick, ein Lächeln, einen Laut wartet.

Die von Vincze vorgeschlagenen Merkmale einer bedeutsamen Kooperation der Pflege sind umso mehr bei Frühgeborenen zu beachten, da die Äußerungen dieser Kinder mit noch mehr Aufmerksamkeit und Abwarten der Antworten wahrgenommen werden müssen.

Die berührenden Hände werden dabei zu einer „fragenden Hand", auf die das Kind nach Vincze (1994, S. 55) „mit Entspannung, dem Nachlassen und Lösen seiner Muskeln oder mit vermehrter Spannung, mit Widerstand antworten" kann.

Zusammenfassend lassen sich einige Grundlagen für das Miteinander-Umgehen zwischen Erwachsenen und Kind feststellen (vgl. Vincze 1994):

- die persönliche Ansprache des Kindes durch den Erwachsenen,
- die „fragenden Hände", die mit den Gesten das Kind zum Mitmachen einladen,
- die Bereitschaft des Erwachsenen, sich auf das Kind und seine Reaktionen einzulassen,
- ein echter Dialog durch Schaffen einer vertrauensvollen Gewissheit, dass der Erwachsene während der pflegerischen Maßnahmen tatsächlich für das Kind da ist,
- behutsame Berührungen des Kindes, die es nicht durch rasche Bewegungen aus dem Gleichgewicht bringen.

> **!** Eine wichtige Aufgabe der unterstützenden Pflege ist es, durch die Kooperation mit dem Kind seine Kompetenz zu vermehren und es als aktiven Partner anzuerkennen (vgl. Pikler 1988).

Pikler geht davon aus, dass durch das Widmen von genügend Aufmerksamkeit auf die Kompetenz des Kindes ein seelisches Gleichgewicht entsteht und dadurch gewissen späteren psychischen und somatischen Störungen vorgebeugt werden kann. Dieses stärkere seelische Gleichgewicht vorbeugend anzulegen ist umso bedeutsamer im pflegerischen Umgang mit Frühgeborenen, da sie durch die frühzeitige Entbehrung der beschützenden Begrenzung des Mutterleibes Rahmenbedingungen ausgesetzt sind, die mit der intrauterinen Geborgenheit nicht mehr viel zu tun haben. Ein kooperativer Umgang mit dem Frühgeborenen widerspricht dabei nicht der geforderten Minimalbehandlung des Kindes, sondern ist als Ergänzung zu verstehen.

Hinweise zur Anleitung der Eltern

Die Eltern können durch den Physiotherapeuten im Umgang mit dem Frühgeborenen angeleitet werden. Dabei ist auf die oben genannten wesentlichen Inhalte der Kooperation während der Pflege und auf das Handling des Kindes hinzuweisen. Die Kontaktaufnahme der Eltern zu dem Frühgeborenen sollte gefördert werden und das Schaffen von intimen Rückzugsmöglichkeiten auf der Intensiv- und Frühgeborenenstationen sollte selbstverständlich sein. Körperkontakte durch die Eltern, etwa durch die Känguru-Methode, können die Entwicklung des Kindes fördern. Dabei wird das Kind zwischen die Brüste der Mutter oder auf die Brust des Vaters gelegt und mit Fellen und Tüchern wärmend bedeckt. Dies ist auch mit Frühgeborenen aus dem Inkubator möglich, wenn sie mit Elektroden und Beatmungsschläuchen herausgenommen und gleichzeitig weiter überwacht werden (Killersreiter 1997). Bei der Anwendung der Känguru-Methode ist nach Killersreiter Folgendes zu beachten:

>» *Für temperaturstabile, aggressiv beatmete oder akut kranke Kinder (z. B. bei Sepsis oder Schock) stellt das ‚,Känguruhn' eine zusätzliche Belastung dar und ist deshalb nicht zu empfehlen.*
> *Für langzeitbeatmete Frühgeborene mit beginnender Dysplasie… kann das Känguruhn eine Besserung des Zustandes bewirken. Dafür gibt es noch keine Studien. Es besteht allerdings ein Erfahrungswert vieler Pflegepersonen (Kliniken).*«

Die physiotherapeutische Behandlung kann helfen, die Eltern bei der Beobachtung ihres Kindes aufmerksam zu machen und sie Sicherheit in der Einschätzung der Reaktionen des Kindes gewinnen zu lassen. Die Eltern können zur Entwicklung des Kindes durch ihre Anwesenheit beitragen und werden im therapeutischen Team auf den Umgang mit ihrem frühgeborenen Kind im häuslichen Umfeld vorbereitet.

Literatur

Bienstein, C., A. Fröhlich: Basale Stimulation in der Pflege. Verlag Selbstbestimmtes Leben, Düsseldorf 1992

Devlieger, H.: The Chest Wall in The Preterm Infant. Katholieke Universiteit, Leuven 1987

Keens, T., A. C. Bryan, H. Levison, C. Ianuzzo: Development pattern in muscle fiber types in human ventilatory muscles. J. appl. Physiol. 44 (1978) 909

Killersreiter, B.: Pflege bei Frühgeborenen. In Wegmann, H.: Die professionelle Pflege des kranken Kindes. Urban & Schwarzenberg, München 1997

Müller-Rieckmann, E.: Das frühgeborene Kind in seiner Entwicklung, 2. Aufl. Reinhardt, München 1996

Pikler, E.: Laßt mir Zeit. Pflaum, München 1988

Polin, R. A., W. W. Fox: Fetal and neonatal physiology, vol. 1. Saunders, Mexiko 1992

Vincze, M.: Die Bedeutung der Kooperation während der Pflege. In Pikler, E., A. Tardos: Erfahrungen und Gedanken zur Pflege von Säuglingen und Kleinkindern. Arbor, Freiamt 1994

Vojta, V.: Die zerebralen Bewegungsstörungen im Säuglingsalter, 5. Aufl. Enke, Stuttgart 1988

Weise, S.: Techniken der Sekretelimination bei Frühgeborenen, Säuglingen und bei Kindern in der frühen postoperativen Phase. Krankengymnastik. 44 (1992) Nr. 8

17.2 Plötzlicher Kindstod

Eckardt Trowitzsch

Zusammenfassung

Nach einer kurzen Erklärung der international verwendeten Begriffe des nach wie vor recht ungeklärten Phänomens des plötzlichen Säuglingstodes werden in diesem Kapitel die wichtigsten Studien zu diesem Thema mit ihren, zum Teil unterschiedlichen Forschungsergebnissen vorgestellt. Neben anderen Kofaktoren gelten die Bauchlage des Kindes sowie das Rauchverhalten der Mutter als primäre Risikofaktoren für die Inzidenz. Umfassende Aufklärungskampagnen seit Beginn der 90er Jahre konnten eine Reduktion der Mortalität um 30 % bewirken. Dennoch bleibt die Pathogenese ungeklärt und Forschung tut nach wie vor Not.

17.2.1 Terminologie

Im englischsprachigen Raum wird der plötzliche Kindstod als *Cot Death* (Krippentod) oder *Sudden Infant Death Syndrome* (SIDS) bezeichnet. Diese Bezeichnungen dienen dazu, ein Phänomen zu beschreiben, das sich fast ausschließlich im ersten Lebensjahr ereignet (Abb. 17.**6**): Scheinbar gesunde Säuglinge werden nach einer Schlafphase „plötzlich und unerwartet" tot aufgefunden. Die amerikanische Bezeichnung *SIDS* schließt gleichzeitig die ergebnislose Obduktion mit ein.

> **!** Der plötzliche Kindstod ist also kein definiertes Krankheitsbild, sondern das Ergebnis eines weitgehend ungeklärten Vorganges, der mit dem Tod des Säuglings endet.

Die Bezeichnung „Syndrom" führt also in die Irre und sollte vermieden werden. Dagegen erscheint es sinnvoll, vom *plötzlichen Kinds- oder Säuglingstod* zu sprechen.

In vielen Ländern ist eine Obduktion bei diesen Todesfällen nicht obligat und wird auch nur selten durchgeführt. Daher ist die Bezeichnung SIDS – nach der amerikanischen Definition – für die statistische Erfassung der Todesursache in diesen Ländern falsch. In Deutschland werden die Fälle dem „plötzlichen Tod unbekannter Ursache" dem Code 798, das entspricht der *International Classification of Diseases* (ICD), zugeordnet. Dieser Code beinhaltet keine obligate Obduktion. Auch Code 799 („mangelhaft bezeichnete Ursache") wird gelegentlich verwendet. Erfasst werden mit diesen Ziffern Fälle von plötzlichem Säuglingstod zwischen dem 29. und 365. Lebensjahr.

17.2.2 Epidemiologie

Von Beginn der 70er Jahre bis 1992 lässt sich bei stetig sinkender Gesamtmortalität der Säuglinge ein Gleichbleiben oder gar ein leichter Anstieg

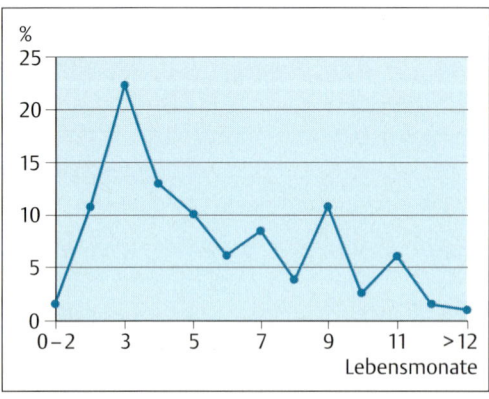

Abb. 17.**6**   Sterbealter bei plötzlichem Kindstod. Der Sterblichkeitsgipfel der 175 erfassten Opfer lag im 3. Lebensmonat (nach Jorch et al.)

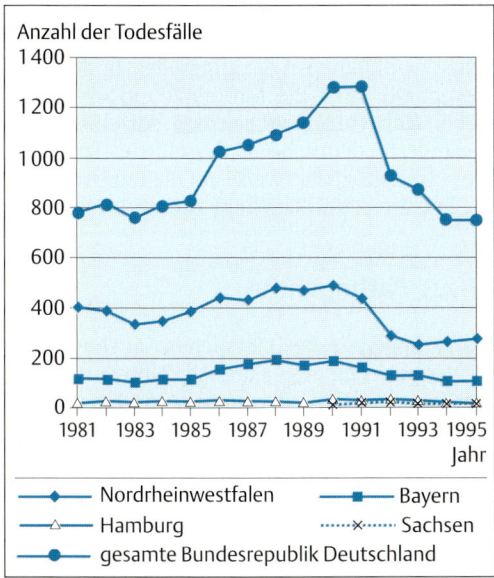

Anzahl der Todesfälle

- ◆ Nordrheinwestfalen
- ▬ Bayern
- △ Hamburg
- ✕ Sachsen
- ● gesamte Bundesrepublik Deutschland

Abb. 17.**7** Fälle von plötzlichem Säuglingstod (JCD-Code 798) in verschiedenen Bundesländern und der gesamten Bundesrepublik Deutschland zwischen 1981 und 1995

der Inzidenz (Zahl der hinzukommenden Fälle) des plötzlichen Säuglingstodes feststellen (Abb. 17.**7**). In der Bundesrepublik Deutschland betrug die Inzidenz etwa 1,7 pro 1000 Todesfälle pro Jahr. In den Statistiken der einzelnen Bundesländer zeigten sich dabei erhebliche Unterschiede.

Mit Beginn der Aufklärungskampagnen in den 90er Jahren kam es zu einem starken Abfall der Inzidenz um etwa ein Drittel. Diese Entwicklung konnte nicht nur in Deutschland, sondern in vielen Ländern der Welt beobachtet werden (McKee et al. 1996). Die Analyse der Todesumstände, der Umgebung, der Familiensituation und der spezifischen Anamnese erlaubte es, Risikogruppen für den plötzlichen Säuglingstod zu definieren (Fleming et al. 1996; Haffmann et al. 1988; Jorch et al. 1994).

Internationale Studien zum plötzlichen Kindstod

Eine der weltweit größten Studien (Hoffmann et al. 1988) war eine Multicenter, Case-Control-Studie mit über 800 SIDS-Fällen und 1600 Kontrollkindern. Dieses Kontrollkollektiv bestand aus je zwei dem verstorbenen Kind nach Rasse und Geburtsgewicht ähnlichen Säuglingen. Statistisch ausgewertet wurden die Daten zwischen Oktober 1978 und Dezember 1979. In diese Stu-

dien wurden nur verstorbene Kinder aufgenommen, die auch obduziert waren und die sonstigen engen Kriterien des SIDS erfüllten.

Als Risikofaktoren wurden festgestellt:

- Unter den **mütterlichen** Risikofaktoren waren das Rauchen während der Schwangerschaft, die unverheiratete Mutter und das mütterliche Alter unter 20 Jahren bei der ersten Schwangerschaft signifikant erhöht, während der Alkoholgenuss während der Schwangerschaft keine Rolle spielte.
- **Neonatale** Risikofaktoren ließen sich mit nur geringem Signifikanzlevel finden. Hierzu gehörten Tachykardien und Zyanose.
- Die Untersuchung der **postneonatalen** Risikofaktoren konnten keinen signifikanten Unterschied bei dem Auftreten von banalen Infekten erbringen, während Durchfall und Erbrechen geringfügig erhöht erschienen.

Nicht gefragt wurde bei dieser Studie nach starkem Schwitzen, dem Stillverhalten oder der Körperlage des Säuglings zum Zeitpunkt des Auffindens.

Die bis dahin in Europa größte Studie über epidemiologische Risikofaktoren wurde 1994 veröffentlicht (Jorch et al. 1994). In ihr wurden 175 Fälle aus Nordrhein-Westfalen zwischen 1990 und 1992 erfasst. Die Einzelanamnesen und Todesumstände wurden sorgfältig erhoben und die Ergebnisse mit den Daten der Perinatal-Erhebung Westfalen-Lippe von 1991 mit über 92 000 Neugeborenen verglichen. 170 Kinder – das entspricht 97 % der von Jorch et al. ausgewerteten Fälle – wurden auch obduziert. Nach den Obduktionsergebnissen erfolgte eine Einteilung in vier Untergruppen:

- keinerlei auffällige Befunde (33 Fälle),
- Minimalbefunde (85 Fälle),
- möglicherweise todesursächliche Befunde (29 Fälle) und
- wahrscheinlich todesursächliche Befunde (23 Fälle).

Signifikante Charakteristika der *Auffindesituation* waren:

- Bauchläge (über 80 %),
- bedeckter Kopf (knapp 33 %),
- Körper und Kleidung nass vom Schwitzen (knapp 13 %).

Als hoch signifikante *postnatale Funktion* fanden sich:

- hingelegt in Bauchlage,
- Rauchen im Haushalt und
- weniger als zwei Monate gestillt.

Wie in vielen anderen Studien auch fand sich eine Häufung des Sterbealters im dritten und vierten Lebensmonat sowie ein zweiter, kleinerer Gipfel im neunten Lebensmonat. Aus den gewonnenen Daten kann geschlossen werden, dass der plötzliche Säuglingstod überwiegend bei zwei **Risikokollektiven** auftritt:

* bei Säuglingen, zum Schlafen auf den Bauch gelegt werden,
* bei Säuglingen rauchender Mütter bei ungünstigen sozialen Verhältnissen, frühzeitigem Muttermilchentzug und prä- oder perinatalen Komplikationen.

Die Situation von Geschwisterkindern von verstorbenen Säuglingen wird in der Literatur unterschiedlich diskutiert. Das Risiko, ebenfalls am SIDS zu versterben, scheint aber leicht erhöht zu sein (Beal u. Blundell 1988). Insbesondere überlebende Zwillinge haben ein deutlich erhöhtes Risiko (Beal 1989). Weltweit ist man sich einig, dass vor allen Dingen das *Rauchen* in der Umgebung des Säuglings ein wesentlicher Risikofaktor für den plötzlichen Kindstod ist (Blair et al. 1996; Engelberts u. de Jonge 1990; Fleming et al. 1996; Mitchel et al. 1993; de Jong et al. 1994).

In einer 1996 in England erschienenen Studie mit Ergebnissen über 195 SIDS-Opfer, die zwischen 1993 und 1995 untersucht wurden, wurde nicht nur die Bauchlage, sondern auch die *Seitenlage* als deutlich erhöhter Risikofaktor identifiziert (Fleming et al. 1996). Im Gegensatz zu der deutschen Studie konnte das Stillen nicht als protektiver Effekt festgestellt werden. Die Benutzung eines Schnullers hingegen erwies sich als offensichtlich schutzbringend.

In einer gemeinsamen Studie der englischsprachigen Länder Australien und Britannien konnte bei insgesamt etwa 9000 Fällen gezeigt werden, dass eine deutliche Häufung der Todesfälle in den kalten Monaten des Jahres erfolgte (Douglas et al. 1996).

Folgerungen aus den Studien

Bereits seit 1991 wurden in Deutschland aus den vorhandenen Daten Konsequenzen gezogen und **Empfehlungen** ausgesprochen (Jorch et al. 1991; Trowitzsch et al. 1992 a). Von den vorliegenden Zahlen überzeugte Forscher und später auch die offiziellen Organe der Kinderärzte in verschiedenen Ländern publizierten ebenfalls Empfehlungen zur Vermeidung der erkannten Risikofaktoren (Fleming et al. 1996; Kattwinkel et al. 1994; Mitchel et al. 1992; Sprij et al.

1989; Taylor u. Sanderson 1995). Hierdurch kam es zu einem dramatischen Abfall der Inzidenz des plötzlichen Säuglingstodes. In der Bundesrepublik sank die Mortalität um über 30 %, wobei weiterhin zwischen den einzelnen Bundesländern deutliche Unterschiede bestehen. Diese sind möglicherweise auf die unterschiedliche Prävalenz des Rauchens zurückzuführen.

17.2.3 Pathogenese

Die Pathogenese des plötzlichen Säuglingstodes ist weiterhin nicht geklärt. Alle Untersuchungsergebnisse weisen allerdings darauf hin, dass es *die* Todesursache nicht gibt, sondern dass viele mögliche Komplikationen zu dem letztlich tödlichen Ergebnis führen-

Wichtige Informationen konnten durch die intensive Untersuchung von Säuglingen gewonnen werden, die beinahe am plötzlichen Kindstod verstorben waren, also ein „offensichtlich lebensbedrohliches Ereignis" (apparently life threatening event, ALTE) überlebt hatten. Die Kinder waren von den Eltern schlaff oder steif, blau oder wächsern und völlig leblos im Bettchen aufgefunden worden und wurden erst durch Wiederbelebungsmaßnahmen wieder zum Leben erweckt. Untersuchungen dieser Kinder in Schlaflaboratorien (Kahn et al. 1988; Trowitzsch et al. 1992 b) erbrachten als wesentliches Ergebniss, dass Störungen der Atmung signifikant häufiger auftraten als bei einem Vergleichskollektiv. Bei diesen Untersuchungen wurden während des Schlafes Respirationsparameter, Elektroenzephalogramm (EEG), Elektrookulogramm (EOG), Elektromyogramm (EMG), Elektrokardiogramm (EKG), die Herzfrequenzkurve und die Blutgaswerte aufgezeichnet.

Atempausen, sogenannte Apnoen, sind im Säuglingsalter in einer gewissen Häufigkeit und einer gewissen Länge als *zentrale Apnoen*, also Unterbrechungen des Atemantriebes, normal. Die längsten Pausen bei gesunden Kindern im ersten Lebensjahr wurden mit etwa 14 Sekunden Dauer gemessen (Tab. 17.**1**), während im Mittel eine sehr stabile Atempausendauer von zirka 8 Sekunden ermittelt wurde.

Bei den Kindern mit einem offensichtlich lebensbedrohenden Ereignis fanden sich jedoch gehäuft *obstruktive Apnoen*. Diese sind durch einen starken Abfall der Sauerstoffsättigung und durch eine kurzzeitige Bradykardie im Anschluss an die Apnoe gekennzeichnet und entstehen durch eine mechanische Verlegung der Atemwege. Trotz dem Weiterbestehen von

Tab. 17.**1**   Dauer der längsten Atempause bei 343 gesunden Säuglingen im 1. Lebensjahr

Lebensalter in Tagen	Anzahl der Säuglinge	Median (in Sek.)	1. Quartile (in Sek.)	3. Quartile (in Sek.)	Minimale Dauer (in Sek.)	Maximale Dauer (in Sek.)
<31	39	8	7	10	3	13
31–60	59	8	7	10	4	12
61–90	62	7	6,5	8,5	4	12
91–120	48	8	7	9	4	11
121–150	44	8	6	9	5	12
151–210	30	8	7	10	5	12
211–270	30	8	7	10	6	14
>270	31	9	8	10	5	13

Sek. = Sekunde, Median: mittlerer Wert aller in dieser Reihe gemessenen Werte (Zentralwert)
1. Quartile: bezeichnet in einer in 4 gleich große Teile aufgeteilten, nach Messgrößen geordneten Reihe den Wert zwischen 1.und 2. Viertel (25 %-Wert)
3. Quartile: bezeichnet in einer in 4 gleich große Teile aufgeteilten, nach Messgrößen geordneten Reihe den Wert zwischen dem 3. und 4. Viertel (75 %-Wert)

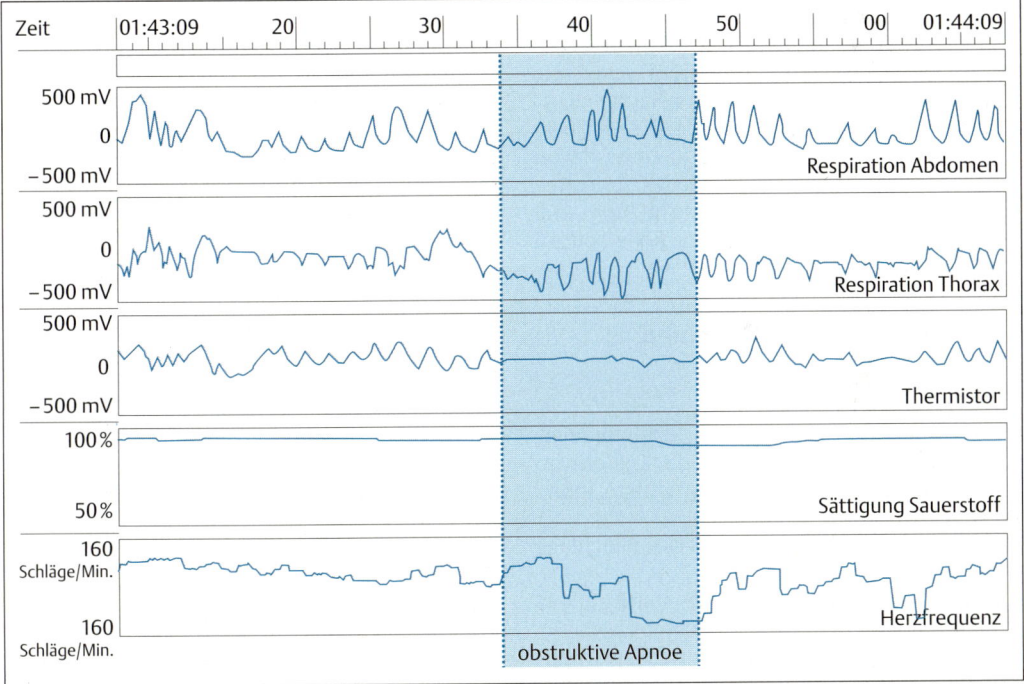

Abb. 17.**8**   Beispiel einer obstruktiven Apnoe mit vorwiegend Herzfrequenzabfall: Während die Respirations-kurven im Bereich des Abdomens und des Thorax lebhafte Bewegungen zeigen, wird keine Luft eingeatmet (Thermistorkurve). Die Sauerstoffsättigung fällt um etwa 10 Sättigungsprozent und die Herzfrequenz auf zirka 60 Schläge pro Minute

Atemexkursionen, also dem zentralen Ateman-trieb, wird über einen vor Mund und Nase lie-genden Fühler kein Luftstrom mehr gemessen (Abb. 17.**8**). Das Baby versucht also, durch Atem-exkursionen einzuatmen, was ihm aber durch die Verlegung der Atemwege nicht gelingt. Meistens gelingt es dem Organismus erst durch eine sogenannte *Arousal-Reaktion* (aufwachen), diesen Circulus vitiosus zu durchbrechen.

Die obstruktiven Apnoen sind auch im Erwach-senenalter häufig und gehören zu dem zuneh-mend an Bedeutung für die Gesamtmorbidität der Bevölkerung gewinnenden Schlaf-Apnoe-Syndrom.

Die obstruktive Apnoe tritt auch bei zu frühge-borenen Kindern signifikant häufiger als bei anderen Neugeborenen auf (Schlüter et al. 1993) und ebenso bei Kindern mit starken vege-tativen Symptomen, also extremem Schwitzen im Schlaf (Trowitzsch et al. 1992 c). Kinder mit den genannten Eigenschaften sind statistisch deutlich stärker gefährdet, am plötzlichen Kinds-tod zu versterben. Das lässt darauf schließen, dass die obstruktiven Apnoen ein wichtiger Risi-kofaktor sind. Dennoch fehlt hier bisher der wis-senschaftliche Nachweis und man muss davon ausgehen, dass Kofaktoren, wie das Auftreten eines akuten Virusinfektes, Überhitzung und Bauchlage, eine mitentscheidende Rolle spielen (Poets u. v. d. Hardt 1994).

17.2.4 Präventive Maßnahmen

Allgemeine Empfehlungen

Aufgrund der oben erwähnten epidemiologi-schen Daten sollten alle Eltern mit Kindern im ersten Lebensjahr über folgende Punkte infor-miert werden:

- Als Regelschlafposition sollte die Bauchlage vermieden werden.
- In der Umgebung des Säuglings sollte auf das Rauchen möglichst ganz verzichtet werden.
- Eine Überhitzung des Kindes ist zu vermei-den.
- Das Kind soll möglichst die ersten drei Monate gestillt werden.

Bereits die Einhaltung dieser Vorsichtsmaßnah-men reduziert das Risiko für den Säugling erheb-lich, am plötzlichen Säuglingstod zu versterben. Solche Empfehlungen wurden von der Landesre-gierung in Nordrhein-Westfalen in Zusammen-arbeit mit der Elternorganisation GEPS (Gesell-schaft zur Erforschung des plötzlichen Säug-lingstodes) und der Gesellschaft zur Erforschung des Säuglingstodes und des Schlafes (GEKIPS) als Faltblatt herausgegeben und allen geburtshiflich-chen Abteilungen und Kinderkliniken zur Verfü-gung gestellt.

Spezielle Maßnahmen

Kinder, die bereits ein lebensbedrohliches Ereig-nis überlebt haben, Frühgeborene mit Komplika-tionen oder Kinder, bei denen obstruktive Apnoen nachgewiesen wurden, sollten mit einem **Heimmonitorsystem** überwacht werden (Hörnchen et al. 1997). Obwohl diese Maß-nahme bisher nicht als lebensrettend nachge-wiesen werden konnte, gibt sie den Eltern in der Regel mehr Sicherheit, da sie bei Nichtauftre-ten eines Alarmes von einer stabilen Situation des Kindes ausgehen können. Ein Monitor kann allerdings ein lebensbedrohliches Ereignis nicht verhindern, sondern nur anzeigen. Nähere Infor-mationen über die zum Tod führenden Faktoren sind erst durch die Einführung von Überwa-chungsgeräten mit Speichereinheiten zu erwar-ten, doch werden bei dem glücklicherweise sel-tenen Ereignis und der nur sporadischen Überwachung mit diesen Geräten diese Daten sicherlich noch einige Zeit auf sich warten las-sen.

Eine **medikamentöse Therapie** ist nur bedingt möglich, da eine Erkrankung als Ursache nicht bekannt ist. Koffein- oder Theophyllinpräparate können bei zusätzlich vorhandenen langen zen-tralen Apnoen oder gehäuft auftretender peri-odischer Atmung eingesetzt werden. Hierdurch wird eine Beeinflussung des Atemzentrums im Sinne einer schnelleren Reifung erwartet.

Spezielle Präparate zur Vorbeugung vor dem plötzlichen Säuglingstod gibt es nicht. Bei einer Untersuchung im Schlaflabor diagnostizierte Erkrankungen wie Krampfanfälle oder ein gastroösophagealer Reflux müssen selbstver-ständlich gezielt therapiert werden.

Die intensiven Forschungen epidemiologischer und klinischer Art der letzten Jahre haben zu einem erfreulichen Rückgang der Inzidenz des plötzlichen Säuglingstodes geführt. Dennoch sind weiterhin große Anstrengungen erforder-lich, um die Pathogenese dieses Ereignisses zu klären.

Literatur

Beal, S.: Sudden infant death syndrome in twins. Pediatrics. 84 (1989) 1038

Beal, S., H.K. Blundell: Recurrence incidence of sudden infant death syndrome. Arch. Dis. Child. 63 (1988) 924

Blair, P., P.J. Fleming, D. Bensley et al.: Smoking and the sudden infant death syndrome: results from 1993–5 case control study for confidential inquiry into stillbirths und deaths in infancy. BMJ. 313 (1996) 195

De Jong, E.A., E.J. Wouters, P. de Jong, F.J. Voorhorst, S.B. Stolte, P.H. Kurver: Effects of maternal smoking on neonatal morbidity. J. Perinat. Med. 22 (1994) 93

Douglas, A.S., T.M. Allan, P.J. Helms: Seasonality and the sudden infant death syndrome during 1987–9 and 1991–3 in Australia and Britain. BMJ. 312 (1996) 1381

Engelberts, A.C., G.A. de Jonge: Choice of sleeping position for infants: possible association with cot death. Arch. Dis. Child. 65 (1990) 462

Fleming, P., P.S. Blair, C. Bacon et al.: Environment of infants during sleep and risk of the sudden infant death syndrome: results of 1993–5 case control study for confidential inquiry into stillbirths and deaths in infancy. BMJ. 313 (1996) 191

Hörnchen, H., E. Trowitzsch, B. Fischer et al.: Vorschläge zum Einsatz des Heimmonitorings. Kinderarzt. 28 (1997) 292

Hoffmann, H.J., K. Damus, L. Hillman, E. Krongrad: Risk factors for SIDS. Ann. N.Y. Acad. Sci. 533 (1988) 13

Jorch, G., M. Findeisen, B. Binkmann, E. Trowitzsch, B. Weihrauch: Bauchlage und plötzlicher Säuglingstod. Dt. Ärztebl. 48 (1991) C 2343

Jorch, G., S. Schmidt-Troschke, T. Bajanowski et al.: Epidemiologische Risikofaktoren des plötzlichen Kindstods. Monatsschr. Kinderheilk. 142 (1994) 45

Kahn, A., D. Blum, E. Rebuffat et al.: Polysomnographic studies of infants who subsequently died of sudden infant death syndrom. Pediatrics. 82 (1988) 721

Kattwinkel, J., J. Brooks, M. Keenan, K. Mallory: Infant sleep position and sudden infant death syndrome in the United States. Pediatrics. 93 (1994) 820

McKee, M., N. Fulop, P. Bouvier et al.: Preventing sudden infant deaths – the slow diffusion of an idea. Health Policy. 37 (1996) 117

Mitchel, E.A., P. Alley, J. Eastwood: The national cot death programme in New Zealand. Australian J. of Public Health. 16 (1992) 158

Mitchel, E.A., R.P.K. Ford, A.W. Stewart et al.: Smoking and the sudden infant death syndrome. Pediatrics. 91 (1993) 893

Poets, C., H. von der Hardt: Aufklärungskampagnen zum Plötzlichen Säuglingstod. Kinderarzt. 25 (1994) 1155

Schlüter, B., D. Buschatz, E. Trowitzsch, W. Andler: Obstructive Apnoen und periodische Atmung bei Frühgeborenen. Monatsschr. Kinderheilk. 141 (1993) 805

Sprij, A.J., J.B.J. Drewes, A.C. Engelberts, G.A. de Jonge: Slaaphouding zuigelingen najaar 1988. Tijdschrift voor Jeugdgezondheitsorg. 21 (1989) 53

Taylor, J., M. Sanderson: A reexamination of the risk factors for the sudden infant death syndrome. J. Pediatr. 126 (1995) 887

Trowitzsch, E., G. Jorch, B. Schlüter, W. Andler: Der plötzliche, unerwartete Säuglingstod – Risikofaktoren und Präventivmaßnahmen. Kinderarzt. 5 (1992 a) 3

Trowitzsch, E., G. Meyer, B. Schlüter, D. Buschatz, W. Andler: „Lebensbedrohliches Ereignis" bei Säuglingen. Monatsschr. Kinderheilk. 140 (1992 b) 233

Trowitzsch, E., B. Schlüter, D. Buschatz, H. Wiezik, W. Freitag: Excessive sweating – a risk factor for SIDS? European Society for the Study and Prevention of Infant Death. Jahrestagung Lübeck-Travemünde Juni 1992 c

17.3   Schnarchen

Susanne Schwalen

Zusammenfassung

Schnarchen kann ein harmloses Geräusch, aber auch ein erster Hinweis auf eine schlafbezogene Atmungsstörung (SBAS) sein. In diesem Kapitel werden sowohl die Ursachen und Folgen als auch die Diagnostik und Therapie des Schnarchens beschrieben. Dabei wird insbesondere auf die klinisch zu beobachtenden Begleitsymptome eingegangen.

17.3.1 Fallbeispiel

Herr Schneider ist ein 48-jähriger Lehrer, der aufgrund einer vorübergehenden Durchblutungsstörung des Gehirns zur weiteren Diagnostik in einer Abteilung für Neurologie aufgenommen wird. Im Rahmen der vegetativen Anamnese klagt Herr Schneider über Konzentrationsstörungen und eine starke Tagesmüdigkeit. Er sei bereits mehrmals während Konferenzen oder bei der Beaufsichtigung von Klassenarbeiten eingeschlafen. Er fühle eine deutliche verminderte Leistungsfähigkeit, auch im sexuellen Bereich. Er schlafe getrennt von seiner Ehefrau, da er seit Jahren stark schnarche. Herr Schneider ist bei einer Körpergröße von 185 cm mit einem Körpergewicht von 110 kg deutlich übergewichtig. Der Blutdruck ist mit 165/95 mm Hg grenzwertig erhöht. Während des stationären Aufenthaltes berichten Mitpatienten, dass Herr Schneider während des Schlafes nach längeren Phasen völliger Stille explosionsartige Schnarchgeräusche von sich gebe. Den Krankenschwestern fällt auf, dass morgens auf dem Kopfkissen Speichelflecken zu sehen sind.

17.3.2 Definitionen und Verbreitung des Schnarchens

Schnarchen. Hierbei handelt es sich um ein Geräusch, das während der Einatmung entsteht. Geht das Schnarchen nicht mit einer Verengung der oberen Atemwege einher, so ist es in der Regel ein kontinuierliches, gleichbleibendes Schnarchen (Abb. 17.**9a**). Eine Verengung der oberen Atemwege während des Schlafes führt zu einem allmählich lauter werdenden, unregelmäßigen Schnarchen (Abb. 17.**9b**). Bei einem Verschluss der oberen Atemwege kann es zu explosionsartigen Schnarchgeräuschen nach einem stillen Intervall kommen. In diesem Fall ist das Schnarchen laut und unregelmäßig. Es wird von *schwerem, habituellem Schnarchen* gesprochen, wenn der Patient mehr als fünf Nächte pro Woche schnarcht.

Hypopnoe. Eine Hypopnoe liegt vor, wenn der Atemfluss über mindestens 10 Sekunden um mindestens 50 % abgenommen hat.

Apnoe. Bei einer Apnoe liegt eine Reduktion des Atemflusses von mindestens 90 % über mindestens 10 Sekunden vor. Es wird von einer *obstruktiven* Hypopnoe oder Apnoe gesprochen, wenn die Atmungsmuskulatur während dieser Phasen weiterhin aktiv bleibt, also Atembewegungen ausgeführt werden, aber kein oder nur ein geringer Luftstrom fließt.

Epidemiologie

Lugaresi et al. (1980) stellten in einer ersten großen epidemiologischen Studie an Menschen im Alter zwischen 3 und 94 Jahren eine Prävalenz des habituellen Schnarchens von 19 % fest. Dabei schnarchten Männer (24 %) häufiger als Frauen (14 %). Die Häufigkeit des Schnarchens nimmt zwischen dem 35. und 65. Lebensjahr zu. Danach bleibt sie bei Frauen konstant, bei Männern reduziert sie sich leicht. Habituelles Schnarchen tritt gehäuft bei übergewichtigen Personen auf (Koskenvuo et al. 1985).

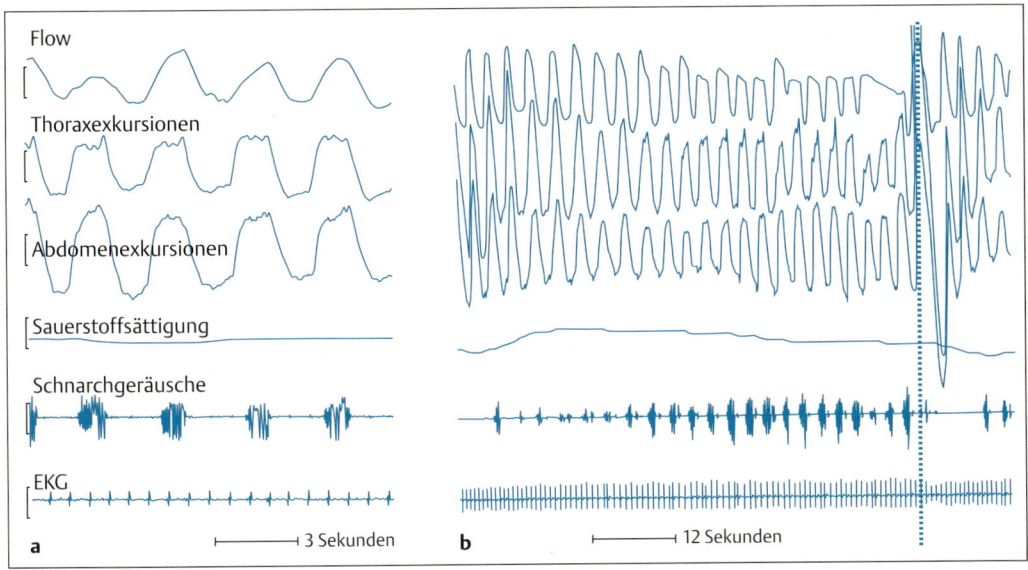

Abb. 17.9 Aufzeichnungen verschiedener Parameter bei Schnarchen im Schlaflabor **a** Regelmäßiges Schnarchen bei gleichmäßiger Atmung ohne Verengung der Atemwege oder Weckreiz. In der 1. Reihe ist der Flow abgebildet, er entspricht der Summe des Nasen- und Mundatemflusses. Die 2. Reihe stellt die Thorax-, die 3. Reihe die Abdomenexkursionen dar. Alle drei Signale sind regelmäßig. In der 4. Reihe wird die Sauerstoffsättigung, in der 5. Reihe die regelmäßig wiederkehrenden Schnarchgeräusche und in der 6. Reihe die EKG-Aktivität gezeigt **b** Es ist ein zunehmend lautes Schnarchen infolge einer Verengung der oberen Atemwege zu erkennen. Gleichzeitig kommt es zu einer Verminderung des Atemflusses und mit einer zeitlichen Verzögerung zu einem Abfall der Sauerstoffsättigung. Durch einen Weckreiz (markiert durch ArAt) kommt es zu einer Tonisierung und damit Weitstellung des Pharynx. Konsekutiv ist das Schnarchen für kurze Zeit unterbrochen, um dann erneut in Form eines Crescendo aufzutreten

17.3.3 Anatomie und Pathophysiologie

> ❗ Schnarchen entsteht während der Einatmung durch die Vibration der weichen Gewebe des Oropharynx.

Anatomie der oberen Atemwege

Die oberen Atemwege stellen ein luftleitendes System dar, das sich von den Nasenlöchern und Lippen bis zur Luftröhre erstreckt. Zu den oberen Atemwegen gehören die Nase, die Nasennebenhöhlen und der Nasen-Rachen-Raum, sowie die Mundhöhle und der Mund-Rachen-Raum. Nasen- und Mund-Rachen-Raum vereinigen sich zum Hypopharynx, an den sich der Raum oberhalb des Kehlkopfes anschließt. Der daran angrenzende Kehlkopf verbindet die oberen und unteren Atemwege.

Pathophysiologie des Schnarchens und der Apnoen

Schnarchen ist bei vielen Menschen der Vorläufer einer Schlafapnoe.

Während der Einatmung wird durch den Ansaugdruck der weiche Gaumen in die Luftwege gezogen. Dies führt über einen kompletten oder inkompletten Verschluss der Luftwege zu einer Verminderung des Ansaugdruckes und in der Folge zu einer Rückverlagerung des weichen Gaumens. Diese Bewegungen treten mit einer Frequenz von 30 bis 60 Hertz (Hz) auf und generieren eine oszillierende Druckwelle, die in beide Richtungen der Luftwege weitergeleitet wird. So sind neben dem weichen Gaumen auch die angrenzenden Gewebe beteiligt.

Schlafapnoen haben unterschiedliche Ursachen. Während des Schlafes nimmt der Widerstand der oberen Atemwege zu. Dies ist unter anderem auf eine Querschnittsverminderung durch die Abnahme des Muskeltonus der die oberen Atemwege offen haltenden, weit stellenden Muskeln zurückzuführen. Hier sind insbesondere der weiche Gaumen und der obere Oropharynx betroffen. Der Rachen kann so als ein kollabiles Segment der oberen Atemwege angesehen werden. Er ist einem definierten Umgebungsdruck ausgesetzt, der sich aus Gewebsdruck und pharyngealem Muskeltonus zusammensetzt. Der Umgebungsdruck ist je nach Körperlage variabel und in Rückenlage am höchsten. Der Druck, der zu einem inspiratorischen Kollaps des Pharynx führt, wird als *kritischer, pharyngealer Verschlussdruck* bezeichnet. Damit kann die Kollapsibilität des Pharynx beschrieben werden. Die Kollapsibilität nimmt von den Nichtschnarchern über die Schnarcher zu den Patienten mit obstruktiven schlafbezogenen Atmungsstörungen zu. Dies bedeutet, dass bei Patienten mit schlafbezogenen Atmungsstörungen der Pharynx eher dazu neigt, zu kollabieren und so zu einer Hypopnoe oder Apnoe zu führen.

Die Aktivierung der weit stellenden Muskeln des Pharynx erfolgt unter anderem reflektorisch über nasale und pharyngeale Rezeptoren. Engstellen im Bereich der Nase und des Pharynx oder Mundatmung deaktivieren diese Reflexmechanismen und führen außerdem zu einem veränderten Strömungsprofil, das seinerseits erneut zu einer Destabilisierung der pharyngealen Atemwege beitragen kann (Shepard u. Thawley 1990).

Prädisponierende Faktoren

Aus den oben genannten Bedingungen ergibt sich, dass eine Beeinträchtigung der neuralen Regulation der weit stellenden Muskeln oder der Reflexmechanismen der oberen Atemwege und anatomische oder funktionelle Verengungen der oberen Atemwege zu einem Kollaps des Pharynx führen können. In Tab. 17.2 sind einige häufige Faktoren für das Schnarchen aufgeführt. Als zusätzlicher Faktor ist Übergewicht prädisponierend für Schnarchen. Hier ist insbesondere die Bedeutung des Halsumfanges zu erwähnen.

Tab. 17.**2**   Risikofaktoren für die Entwicklung von Schnarchen

Anatomische Faktoren	Funktionelle Faktoren	Hormone	Medikamente/ Drogen	Geschlecht
• Angeborene Verengungen der Nase oder des Oropharynx: – Nasenseptumdeviation – Nasenmuschelhyperplasie – Tonsillenhypertrophie • Mikrognathie (abnorm kleiner Oberkiefer) • Retrognathie • Makroglossie (abnorm große Zunge) • Fetteinlagerungen im Pharynx oder der Submentalregion (unter dem Kinn)	• Verzögerte oder fehlende Kontraktion der dilatatorischen Muskeln der oberen Atemwege während der Inspiration • Hypotonie der oropharyngealen Muskeln und abnorm hohe Dehnbarkeit des weichen Gaumens • Rückenlage • Schlafentzug	• Hypothyreodismus • Akromegalie	• Benzodiazepine • Alkohol • Rauchen	• Progesteron als Atmungsstimulanz • Höherer Widerstand der oberen Atemwege bei Männern

17.3.4 Auswirkungen des Schnarchens

Folgen für Herz, Kreislauf und Schlaf

Schnarchen per se hat wahrscheinlich keine Auswirkung auf Herz, Kreislauf und Schlaf. Erst wenn es zu einer Widerstandserhöhung der oberen Atemwege infolge des Schnarchens kommt, werden pathophysiologische Mechanismen wirksam. Während eines partiellen oder kompletten Verschlusses der oberen Atemwege kommt es zunächst zu einer Erhöhung des negativen Drucks im Thorax, der zu einer Bradykardie führt. Bei einem verminderten Volumenangebot des Herzens sinkt der arterielle Blutdruck im großen Kreislauf ab. Die Hypoxämie und Hyperkapnie während dieser Phase kann eine Engstellung der kleinen arteriellen Lungengefäße und damit eine Erhöhung des Blutdrucks des kleinen Kreislaufs und langfristig eine Druckbelastung des rechten Herzens (Cor pulmonale) zur Folge haben.

Wahrscheinlich durch mechanische Reize im Rahmen der Druckschwankung und zusätzlich durch den Abfall der Sauerstoffsättigung kommt es zu einem Weckreiz, der als *Arousal* bezeichnet wird. Dieses Arousal führt unter anderem zu einer Tonisierung der pharyngealen Muskulatur. Gleichzeitig findet sich eine Aktivierung des Sympathikus, die eine Tachykardie bewirkt. Nach Wiedereröffnung des Pharynx kommt es während des Druckausgleichs zu einem vermehrten Volumenangebot an das rechte und linke Herz. Der Druck im großen Kreislauf steigt kurzfristig an.

> **!** Bei längerfristig bestehenden schlafbezogenen Atmungsstörungen kann sich aufgrund dieser Mechanismen eine systemische arterielle Hypertonie entwickeln.

Daneben sind zum Teil lebensbedrohliche Herzrhythmusstörungen auf der Basis dieser Atmungsstörungen zu beobachten.

Der Schlaf ist nicht nur durch die Aufsplitterung aufgrund der Arousal gestört. Es finden sich außerdem eine gestörte Schlafstruktur durch häufige Wechsel zwischen den Schlafstadien, ein verminderter Tiefschlaf- und REM-Schlafanteil sowie eine verminderte Schlafeffizienz.

Klinische Symptome bei Schnarchern

Bei schweren Scharchern, die bereits eine signifikante schlafbezogene Atmungsstörung entwik-

kelt haben, finden sich bei 90 % folgende Schlüsselsymptome (Crocker et al. 1990):

- Schnarchen,
- exzessive Tagesschläfrigkeit,
- Atemstillstände, die vom Bettpartner berichtet werden.

Fragen nach dem Schnarchverhalten können in der Regel nicht von dem Betroffenen beantwortet werden, da das Schnarchen nicht subjektiv erlebt wird. Eine Befragung des Bettpartners ist unverzichtbar.

Die exzessive Tagesschläfrigkeit kann sich in Form von Einschlafattacken, beispielsweise während des Fernsehens, in Konferenzen (wie in dem eingangs beschriebenen Fallbeispiel) oder aber auch beim Auto fahren manifestieren. Diese kurzen Schlafperioden sind meist nicht erfrischend. Ein Teil der Patienten gibt keine exzessive Tagesschläfrigkeit an, entweder weil sie sich an die Situation adaptiert oder gewöhnt haben oder weil sie Angst vor dem Verlust des Arbeitsplatzes haben.

Die Atemstillstände werden durch den Bettpartner als stärker werdende Atmungsanstrengungen beschrieben, die mit Erstickungsgeräuschen kombiniert sind und deren Ende durch Körperbewegungen und explosives Schnarchen markiert sind.

Andere Symptome sind gehäuftes nächtliches Erwachen, das als Durchschlafstörung beschrieben werden kann, vermehrte motorische Aktivität während des Schlafes (z. B. Zuckungen der Beine oder plötzliches Hochschrecken), Nykturie, Nachtschweiß, nächtliche atypische Thoraxschmerzen, Libidoverlust und Impotenz, morgendliche Kopfschmerzen, morgendliche Mundtrockenheit, Speichelflecken auf dem Kopfkissen, verminderte Konzentrationsfähigkeit, Gedächtnisdefizite, vermehrte Gereiztheit oder Depressionen.

Schnarchen als Risikofaktor

Schnarchen kann aufgrund verschiedener epidemiologischer Studien als ein kardiovaskulärer Risikofaktor für arterielle Hypertonie und Herzinfarkte sowie Hirninfarkte angesehen werden (Lugaresi et al. 1994). Nicht sicher ist, ob das Schnarchen selbst, die assoziierten Phänomene wie Alter, Übergewicht, Nikotin- und Alkoholabusus oder die Ausprägung schlafbezogener Atmungsstörungen als primäre Risikofaktoren wirken.

> **!** Kardiovaskuläre Todesursachen sind bei habituellen Schnarchern häufiger als bei gelegentlichen Schnarchern oder Menschen, die nicht schnarchen.

Habituelle Schnarcher sterben häufiger während des Schlafes. Die Sterblichkeit ist für Patienten, die mehr als 20 Atemstillstände pro Stunde haben, nach neun Jahren auf 37 % erhöht gegenüber 4 % bei Patienten mit weniger als 20 Atemstillständen pro Stunde (He et al. 1988).
Neben den direkten physischen Folgen sind Menschen, die schnarchen und unter schlafbezogenen Atmungsstörungen leiden, gefährdet, Auto- oder Arbeitsunfälle aufgrund des „Sekundenschlafes" zu erleiden.

17.3.5 Diagnostik und Therapie des Schnarchens

Diagnostisches Vorgehen

Die Diagnostik schlafbezogener Atmungsstörungen ist im Rahmen einer **Stufendiagnostik** festgelegt. Der Arzt stellt aufgrund der Krankengeschichte und der klinisch erhobenen Befunde die Indikation zu einer weiter gehenden Diagnostik. Als erster Schritt sollte dann eine *ambulante Messung* mit einem portablen Gerät erfolgen. Solche Geräte können kontinuierlich Messgrößen während der Nacht speichern. Je nach Gerätetyp können so die Schnarchgeräusche mit Hilfe eines über dem Kehlkopf angebrachten Mikrophons, die Herzfrequenz, die Sauerstoffsättigung und die Körperlage oder aber auch der

Atemfluss und die Atemanstrengung gemessen werden. Aufgrund einer solchen Messung können sich bereits erste Hinweise auf eine Verengung der oberen Atemwege finden lassen. Ist dies der Fall, sollte eine weiter gehende Diagnostik in einem *Schlaflabor* angeschlossen werden.
Dort werden dann während einer nächtlichen Messung alle Parameter erhoben, die zu einer genauen Beurteilung der Ausprägung des Schnarchens oder der schlafbezogenen Atmungsstörungen und deren Folgen auf das Herz-Kreislauf-System und den Schlaf notwendig sind (Abb. 17.**10**). Hierzu gehören unter anderem die Ableitung des Elektroenzephalogramms (EEG), der Augenbewegungen (EOG), der Muskelaktivität im Bereich des Kinns (EMG), der Schnarchgeräusche, des Atemflusses und der Atmungsanstrengung, des Elektrokardiogramms (EKG), der Pulsoxymetrie und der Körperlage. Fakultativ können weitere physiologische Parameter wie etwa der Druck des Thorax oder der arterielle Blutdruck gemessen werden.

Behandlung des Schnarchens

Auf Basis der anamnestischen Beschwerden, der klinischen Befunde und der Ergebnisse der Schlaflaboruntersuchung wird über die Notwendigkeit und die Art der Therapie entschieden.
Handelt es sich um ein Schnarchen, das nicht mit schlafbezogenen Atmungsstörungen einhergeht und nicht zu Weckreizen führt, ist aus medizinischer Sicht keine Therapie notwendig. Eine Therapieindikation ergibt sich dann allerdings manchmal aus sozialen Gründen. In diesem Fall können nach der unten beschriebenen verhal-

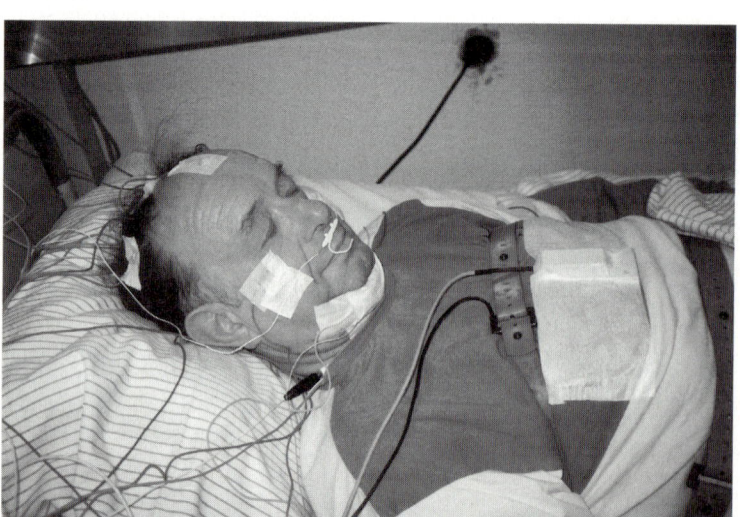

Abb. 17.**10**   Patient im Schlaflabor. Mit Hilfe der Elektroden lassen sich verschiedene Parameter aufzeichnen, die für die Behandlung des Schnarchens von Bedeutung sind Zu sehen sind EEG-, EOG-, EMG_{Kinn}-Elektroden, Nase-/Mundatemflussfühler, Thorax- und Abdomenbewegungsfühler und Lagesensor

tensmedizinischen Therapie beispielsweise verschiedene Bissschienen, die eine Vorverlagerung des Unterkiefers oder der Zunge bewirken, versuchsweise eingesetzt werden. Die Langzeitakzeptanz solcher Schienen liegt jedoch bei maximal 50 %. Auch ist durch den Hals-Nasen-Ohrenarzt zu klären, ob durch eine operative Revision im Bereich des Nasen-Rachen-Raumes eine Reduktion des Schnarchens erreicht werden könnte. Diese Operationen vermindern das Scharchen gut, können schlafbezogene Atmungsstörungen jedoch in aller Regel nicht ausreichend therapieren.

> **!** Schnarchen, das mit schlafbezogenen Atmungsstörungen oder Weckreizen vergesellschaftet ist, sollte einer Therapie zugeführt werden.

Die Therapie kann in einen Stufenplan gegliedert werden:
- verhaltensmedizinische Therapie,
- medikamentöse Therapie und
- Überdruckatmung

Verhaltensmedizinische Therapie

Zur verhaltensmedizinischen Beratung gehören eine Aufklärung über die Schlafhygiene. Dies bedeutet einen festen Schlaf-Wach-Rhythmus. Die Änderung der Schlafposition – nämlich anstatt einer Rückenlage die Einnahme einer Seitenlage – kann zu einer deutlichen Reduktion des Schnarchens oder schlafbezogener Atmungsstörungen führen. Der Verzicht auf sedierende oder relaxierende Medikamente, wie Alkohol und Nikotin kann ebenfalls zu einer Verbesserung der Symptome beitragen. Darüber hinaus sollte eine Gewichtsreduktion angestrebt und Begleiterkrankungen adäquat behandelt werden.

Medikamentöse Therapie

Führt die verhaltensmedizinische Therapie nicht zum Erfolg, kann ein medikamentöser Therapieversuch mit Theophyllinen durchgeführt werden. Theophyllin in einer Dosierung von 250 bis 750 mg zur Nacht wirkt auf schlafbezogene Atmungsstörungen über eine Dilatation der Atemwege, eine Stimulation der zentralen Atmungsregulation und eine Steigerung der Vigilanz. Bei einem Teil der Patienten kann unter dieser Therapie die Anzahl der schlafbezogenen Atmungsstörungen deutlich reduziert und damit das Befinden deutlich verbessert werden. Eine Verlaufskontrolle ist notwendig, da es nach drei Monaten zu einem Therapieversagen kommen kann.

Überdruckbeatmung

Als letzter Schritt ist eine nasale kontinuierliche Überdruckbeatmung (nCPAP) während des Schlafes therapeutisch einzusetzen. Diese wirkt einerseits mechanisch über einen kontinuierlichen positiven Druck, der den Pharynx offen hält, und andererseits reflektorisch über die Aktivierung der Druck- und Flussrezeptoren im Bereich der oberen Atemwege, die zu einer Tonisierung der Muskulatur des Pharynx führt.

17.3.6 Kommentar zur Patientengeschichte

In der Patientengeschichte wird ein Mann mittleren Alters vorgestellt, der unter den Kardinalsymptomen eines obstruktiven Schlafapnoe-Syndroms leidet: Er schnarcht, es werden durch die Mitpatienten Atemstillstände beschrieben, und er leidet unter einer exzessiven Tagesschläfrigkeit. Er selbst gibt kognitive Defizite und Potenzstörungen als weitere mögliche Symptome dieses Syndroms an. Als Folge dieser Erkrankung können sowohl der grenzwertig erhöhte arterielle Blutdruck als auch die transitorisch ischämischen Attacken des Zerebrums gewertet werden. Als Risikofaktoren sind das männliche Geschlecht und das Übergewicht anzusehen.

Literatur

Crocker, B. D., N. A. Saunders, L. G. Olson et al.: Estimation of the probability of disturbed breathing during sleep before a sleep study. Am. Rev. Repsir. Dis. 142 (1990) 14

He, J., M. H. Kryger, F. J. Zorick, W. Conway, T. Roth: Mortality and apnea index in obstructive sleep apnea (experience in 385 male patients). Chest. 94 (1988) 9

Koskenvuo, M., M. Partinen, J. Kaprio: Snoring and disease. Ann. Clin. Res. 17 (1985) 247

Lugaresi, E., F. Cirignotta, G. Coccagna, C. Piana: Some epidemiological data on snoring and cardiocirculatory disturbances. Sleep. 3 (1980) 221

Lugaresi, E., F. Cirignotta, P. Montagna, E. Sforza: Snoring: pathogenic, clinical, and therapeutic aspects. In Kryger, M. H., T. Roth, W. C. Dement: Principles and practise of sleep medicine. Saunders, Philadelphia 1994

Shepard, J. W. Jr., S. Thawley: Localisation of upper airway collapse during sleep in patients with obstructive sleep apnea. Am. Rev. Respir. Dis. 141 (1990) 1350

17.4 Beeinträchtigung durch Atemgeruch und Atemgeräusche

Siegfried Borker

Zusammenfassung

Ausgehend von einem klassischen Fallbeispiel, in dem die sensible Reaktion auf das Wissen um den eigenen Mundgeruch, verbunden mit dem Unwissen um mögliche Ursachen demonstriert wird, gibt dieses Kapitel einen Überblick über die Entstehung des Atemgeruches und zeigt typische Arten von Mundgeruch bei Erkrankungen auf. Bei diesem sehr sensiblen Thema werden die vielfältigen Anforderungen an die Pflegenden verdeutlicht und Möglichkeiten zur Geruchsvermeidung oder -reduktion genannt.

Atemgeräusche werden bei der normalen Atmung nicht bewusst wahrgenommen. Verschiedene Erkrankungen der Atemwege gehen mit typischen Atemgeräuschen einher, die beschrieben und deren Ursachen dargestellt werden.

17.4.1 Atemgeruch

Fallbeispiel

Der 87-jährige Herr Albert ist seit sechs Jahren Bewohner eines Altenheimes. Seit einigen Monaten verschlechtert sich sein gesundheitlicher Zustand und er benötigt Hilfe bei der Durchführung der Körperpflege. Er leidet zur Zeit unter einer leichten depressiven Verstimmung, Unruhe, Müdigkeit und Muskelzittern. Darüber hinaus fällt ihm ein distanziertes Verhalten von Seiten des Pflegepersonals auf, dem er anfänglich keine große Bedeutung beimisst. Zufällig verfolgt er ein Gespräch während der Übergabe. „Ist euch bei Herrn Albert auch aufgefallen, dass er einen üblen Atemgeruch hat?" hört er aus dem Dienstzimmer, dessen Tür offen steht. Seit dem zieht sich Herr Albert vollkommen aus dem aktiven Heimleben zurück. Auch an der für ihn so wichtigen wöchentlichen Feier der Heiligen Messe im Heim nimmt er nicht mehr teil, da er die Entdeckung seines Mundgeruches durch die Mitbewohner fürchtet. Mit dem Pflegepersonal spricht er nicht über sein Problem und geht Gesprächen bewusst aus dem Weg. Mehrmals täglich reinigt er seine Zahnprothese und spült den Mund mit einer speziellen Lösung, die ihm seine Frau aus der Apotheke mitgebracht hat. Um die Intensität des Atemgeruches festzustellen, haucht er vor einen Spiegel und riecht an seiner Ausatmungsluft. Trotz aller Maßnahmen bleibt sein Mundgeruch unverändert stark.

Über die Diagnose seiner Erkrankung ist Herr Albert noch nicht aufgeklärt worden. Er leidet an einer schweren Lebererkrankung, die sich unter anderem in einem charakteristischen Mundgeruch nach frischer Lehmerde äußert.

Ursachen für Atemgeruch

Jeder Mensch hat einen spezifischen Eigengeruch, der durch Hautausdünstungen und Duftdrüsen hervorgerufen wird.

Üblicherweise nimmt ein Mensch seinen eigenen Geruch nicht bewusst wahr, auch dann nicht, wenn er von anderen als unangenehm empfunden wird.

Übler Geruch wird als *Foetor* (lateinisch Gestank) bezeichnet.

> **!** In der Regel reagieren Betroffene mit üblem Atem- oder Körpergeruch empfindlich auf Hinweise der Pflegenden und sind daher auf besondere Zuwendung angewiesen.

Foetor ex ore (Halitosis, Kakostomie) ist übler Mundgeruch oder Atemgeruch. Diese lassen sich nicht immer voneinander unterscheiden. Typische Atemgerüche treten bei verschiedenen Erkrankungen (Tab. 17.**3**) auf. Auch Medikamente, Gase, Dämpfe, Nahrungs- und Genussmittel (z. B. Alkohol) können ebenfalls einen

Tab. 17.**3**   Typische Atemgerüche und ihre Ursache (nach „Das neue Lehrbuch der Krankenpflege"; Pschyrembel)

Geruch	Erkrankung
Azetongeruch (Obstgeruch, Geruch nach saurem Apfel	• Diabetis mellitus • Diabetisches Koma • Hungerzustände • Manchmal auch bei Hyperemesis
Foetor uraemicus (Harngeruch der Atemluft und der Haut, stechend)	• Urämie (terminale Niereninsuffizienz, Harnvergiftung) • Urämisches Koma
Foetor hepaticus (charakteristischer Mundgeruch nach roher Leber, frischer Lehmerde)	• Leberzerfall • Leberkoma • Leberzirrhose
Süßlich-fader Mundgeruch	• Diphtherie (Halsbräune)
Übelriechender, stinkender, jauchiger Mundgeruch	• Gewebszerfall (z. B. Gangrän, Tumor, Eiterung oder Abzess in Mund, Rachen und Trachea)
Foetor ex pulmone (Geruch nach Eiter, jauchig stinkend)	• Zerfallprozesse im Atemwegssystem (z. B. Lungengangrän, Bronchiektasen)
Stinkender Mundgeruch	• Schlecht gereinigte oder kariöse Zähne

üblichen Geruch verursachen (Das neue Lehrbuch der Krankenpflege 1992).

Der üble Atemgeruch entsteht unter anderem dadurch, dass flüchtige aromatische Stoffe, die aus dem Darm über den Ductus thoracicus in den Lungenkreislauf gelangen, in der Lunge abgegast werden. Ursachen sind meist bakterielle oder durch Pilzbesiedelung verursachte Abbaustörungen der Nahrung. Ein bakterieller Abbau von Nahrungsresten, abgeschilferten Epithelien und Gewebsteilen in der Mundhöhle bei schlecht gereinigten oder kariösen Zähnen, Schleimhautentzündungen (z. B. Gingivitis, Stomatitis, Parodontitis, chronische Agina) sowie langes Nüchternbleiben können weitere Ursachen für Foetor ex ore sein (Pschyrembel 1994).

Besonderheiten der Pflege bei Patienten mit Atemgeruch

Die bei einer Krankheit auftretenden Symptome können von dem Betroffenen stärker empfunden werden, als die Grunderkrankung selbst. Sie beeinflussen unter Umständen gravierend seine Lebensqualität, sodass er sich, wie im oben aufgezeigten Beispiel, aus dem sozialen und gesellschaftlichen Leben zurückzieht. Er schämt sich beispielsweise wegen seines üblen Mundgeruches, der momentan für ihn das größte Problem darstellt.

Pflegerische Aufgaben

Die Aufgabe des Pflegepersonals besteht nicht nur in der Applikation der ärztlich angeordneten Infusionen und Tabletten, sondern auch in einer Begleitung und Beratung sowie der Unterstützung bei der Körperpflege, die mit den Bedürfnissen des Betroffenen übereinstimmen muss. Die Bedürfnisse können verbal oder nonverbal geäußert werden. Nonverbales Verhalten, wie beispielsweise Kopfschütteln, ein kritischer Blick oder Stirnrunzeln, können auf Unzufriedenheit, Traurigkeit, Missverständnisse und Unverständnis hinweisen.

> **!** Die nonverbalen Verhaltensweisen zu interpretieren ist besonders schwierig, doch können sie wichtige Hinweise auf das Empfinden des Betroffenen geben und sind daher für das pflegerische Vorgehen von großem Nutzen.

Anzuraten ist ein offenes Gespräch mit dem Betroffenen und seiner Bezugsperson (z. B. seiner Ehefrau), bei dem eine Aufklärung über die Erkrankung und eine Anleitung sowie Beratung über sinnvolle Pflegemaßnahmen erfolgen sollte. Die Mundpflege und die Aufklärung über die Ursache des Atemgeruches hat in diesem Fall Priorität.

Maßnahmen zur Geruchsvermeidung und -beseitigung

Neben einer gründlich durchgeführten Mundpflege ist es für Pflegende notwendig, den typischen Mundgeruch eines Patienten der entsprechenden Erkrankung zuordnen zu können. Sofern keine Kontraindikationen vorliegen, sollten Maßnahmen zur Geruchsvermeidung ergriffen werden. Dazu gehören beispielsweise erfrischende Mundwasser, Kaugummis, Lutschtabletten, ein regelmäßiges Lüften des Krankenzimmers, die Verwendung von Raumsprays oder der Einsatz von geruchsbindenden Tropfen aus der Apotheke. Wenn möglich, kann dem Patienten ein Einzelzimmer angeboten werden. Auch sollte dem Betroffenen verdeutlicht werden, dass sein Mundgeruch (womöglich) krankheitsbedingt und nicht auf eine unzureichende Mundhygiene zurückzuführen ist. Ist dies nicht der Fall, muss die Pflegekraft ein aufklärendes Gespräch über Mund- und Zahnpflege mit dem Betroffenen führen.

PRAXIS-TIPP Da für den Patienten ein Gespräch über seinem Mundgeruch sehr peinlich sein kann, ist ein sehr sensibles Herangehen erforderlich. ■

17.4.2 Atemgeräusche

Atemgeräusche sind Schwingungen, die durch das Ein- und Ausströmen der Atemluft innerhalb des Respirationstraktes entstehen. Gewöhnlich nimmt der Mensch seine Einatmung und Ausatmung nicht bewusst wahr. Nur wenn ihm das atmen (z. B. nach einer sportlichen Anstrengung) schwer fällt, wird er kurzfristig daran erinnert. Bei Erkrankungen der Atemwege hingegen kann ihm die Bedeutung der Ein- und Ausatmung durch Atemgeräusche ständig wieder in Erinnerung gerufen werden. Eine existentielle Bedrohung entsteht, wenn der Gasaustausch unzureichend ist.

Der Charakter des Atemgeräusches ändert sich bei Erkrankungen der Lunge und es treten Nebengeräusche auf. Diese sind bei einer Auskultation oder vereinzelt auch mit bloßem Ohr hörbar (Birkenfeld 1988; Pschyrembe 1994; Roche Lexikon Medizin 1998).

Die **Auskultation** ist ein diagnostisches Abhorchen von Organen auf Schallphänomene. Man bedient sich der Auskultation als Untersuchungsmethode, um beispielsweise eine Beurteilung der Verhältnisse im Bereich der Atemwege und Lungen sowie des Pleuraspaltes vornehmen zu können. Das Stethoskop dient dabei als Verstärker von Geräuschen (Roche Lexikon Medizin 1998; Robinson u. McVan 1983).

PRAXIS-TIPP Die Auskultation sollte in einem ruhigen und warmen Raum erfolgen. ■

Pathologische Atemgeräusche

Inspiratorischer und exspiratorischer Stridor

Muss sich die Luft mühsam durch eine Verengung (Stenose) der Atemwege hindurchpressen, dann entwickelt sich ein pfeifendes Geräusch (Stridor). Bei einem inspiratorischen Stridor ist die Einatmung pfeifend, verlängert und mühsam. Ein inspiratorischer Stridor kann durch einen Schleimpfropf in den Hauptbronchien verursacht werden. Ein einige Tage nach der Entfernung einer Trachealkanüle auftretender inspiratorischer Stridor weist auf eine Trachealstenose hin. Auch ein Glottisödem (Schwellung des Stimmapparates) kann vorliegen. Gefährdet sind hier besonders Patienten einige Stunden nach einer Extubation.

Der exspiratorische Stridor kommt beim Asthma bronchiale vor und wird durch die Verlegung und Einengung (Obstruktion) in den feinsten Bronchialverästelungen hervorgerufen. Hier ist vor allem die Ausatmung geräuschvoll (Giemen), verlängert und mühsam (Juchli 1997; Wolf 1983).

Nebengeräusche

Nebengeräusche wie Giemen, Knarren, Knistern und Rasseln übertönen die normalen Atemgeräusche bei der Auskultation und sind immer pathologisch. Es ist wichtig, diese Geräusche zu kennen, um zwischen gesunden und pathologischen Atemgeräuschen unterscheiden zu können (Tab. 17.**4**).

Tab. 17.**4**   Atemgeräusche (nach Robinson u. McVan)

Geräusch	Mögliche Ursache	Beschreibung	Mögliche Erkrankungen
Fein- bis mittelblasige Rasselgeräusche	Die Luft passiert feuchte und englumige Atemwege und Alveolen	• Knisterrascheln, • am Ende der Inspiration hörbar, wie Geräusch, das entsteht, wenn vor dem Ohr einige Haare aneinander gerieben werden	• Pneumonie • Herzinsuffizienz
Mittel- bis grobblasige Rasselgeäusche	Die Luft passiert größere Äste des erkrankten, mit Exsudat gefüllten Bronchialbaumes	• Lauter als feinblasige Rasselgeräusche • häufig in der späten Inspirationsphase oder während der Exspiration über den großen Lungenwegen zu hören	• Bronchitis • Bronchiektasen • Bronchopneumonie • Emphysem • Pleuraerguss • Herzinsuffizienz
Giemen (pfeifende Rasselgeräusche)	Schleimmembranen oder Schleimfäden in den Bronchien	• Anhaltendes, hochfrequentes Giemen oder quietschende Geräusche über den Atemwegen, betont während der Exspiration	• Asthma • Chronisch obstruktive Lungenerkrankung
Feuchte, klingende Rasselgeräusche	Infiltrationen des Lungengewebes	• Hochfrequente Rasselgeräusche	• Lungeninfiltrationen
Pleurareiben	Aufeinander-Reiben der entzündlich veränderten Pleuraoberfläche	• Kratzende oder knarrende Geräusche (Schneeballknirschen), • während der Ein- und Ausatmung hörbar	• Pleuritis sicca • Tuberkulose • Lungeninfarkt • Pneumonie • Lungenkrebs

Literatur

Birkenfeld, R.: Überwachung und Pflege des beatmeten Patienten. Gustav Fischer, Stuttgart 1988

Juchli, L.: Pflege, Praxis und Theorie der Gesundheits- und Krankenpflege, 8., überarb. Aufl. Thieme, Stuttgart 1997

Pschyrembel. Klinisches Wörterbuch, 257., neu bearb. Aufl. de Gruyter, Berlin 1994

Roche-Lexikon Medizin, 4., neubearb. u. erw. Aufl. Urban & Schwarzenberg, München 1998

Robinson, J., B. McVan: Beatmung – Ein Fotoatlas. Thieme, Stuttgart 1983

Wolf, G.: Atmung und Beatmung. Ein Leitfaden für Schwestern und Pfleger. Springer, Berlin 1983

17.5   Raucherentwöhnungsprobleme

Peter Bauer

Zusammenfassung

Langfristige Erfolge der Raucherentwöhnung sind selten und bislang wenig untersucht. Zumeist konzentrieren sich die Untersuchungen auf das „Aufhören" anstatt der Frage nachzugehen, warum geraucht wird.
Zunächst werden in diesem Kapitel die Wirkungen des Nikotins beleuchtet. Die verschiedenen Methoden der Raucherentwöhnung werden ausführlich dargestellt. Dazu werden Nikotinsubstitutionstherapien durch Kaugummi, Hautpflaster und Nasenspray in ihrer jeweiligen Anwendung und Erfolgsrate beschrieben. Zu Suggestivmethoden wie Hypnose, Akupunktur und Handauflegen werden erstaunliche Ergebnisse gezeigt. So liegt die Erfolgsquote nach Akupunktur bei 27 bis 38 % und durch Handauflegen ebenfalls bei 29 % nach einem Jahr.
Entscheidend sind die Zielvorstellungen des Rauchers: Sind diese diffus oder wenig definiert, so ist die Rückfallquote hoch. Letztendlich wird die Rolle des medizinischen Personals als Initiator für Raucherentwöhnung als bisher zu gering bewertet.

Rauchen ist kein elementares Bedürfnis wie Essen oder Trinken. Es sind andere Gründe, die zum Rauchen führen. Bei Kindern ist es in erster Linie die Neugierde, bei Jugendlichen mag der Wunsch, dem Erwachsenen als gleichwertiger Partner zu gelten, oder das Gruppenerlebnis mit Gleichaltrigen im Vordergrund stehen. Mit der Zeit gewinnen andere Motivationsfaktoren die Oberhand. Dazu gehören beispielsweise der Genuss, der Geschmack der Zigaretten, das Herbeiführen von Entspannung, Wohlbefinden, Zufriedenheit und Gemütlichkeit, Beruhigung, zur Anregung, Ablenkung und Stressbewältigung, als Zeitvertreib, Verlegenheit und Unsicherheit, die Herstellung zwischenmenschlicher Kontakte oder die Selbstdarstellung, also die Wirkung nach außen. Die Vielzahl der Motivationsfaktoren macht es schwer, bei der Entwöhnung vom erlernten Raucherverhalten eine Hilfestellung zu geben.
Durch Sucht erzeugende Bestandteile des Tabakrauches wird das Rauchen gefördert und unterhalten. Mit steigendem Zigarettenkonsum wird die Abhängigkeit vom Rauchen größer.

Im Laufe der Jahre steigt die Zahl der Gewohnheitsraucher, die Rate der Gelegenheitsraucher nimmt ab.
Die soziale Schicht hat Einfluss auf das Rauchverhalten: So beginnen Angehörige der oberen sozialen Schicht später mit dem Rauchen, konsumieren weniger Zigaretten und sind seltener Raucher als Angehörige der unteren sozialen Schichten. Höherer Zigarettenkonsum geht mit niedrigerer Schulbildung einher.
Die These, dass Rauchen genetisch bedingt sei, lässt sich nicht aufrechterhalten.

17.5.1 Pharmakologie des Rauchens – Wirkungen des Nikotins

Die wichtigsten biologisch aktiven Bestandteile des Tabakrauches sind Kohlenmonoxid, Benzol, Cyanwasserstoff, Nikotin, Formaldehyd, krebserzeugende Nitrosamine und polyzyklische Kohlenwasserstoffe (PAH) sowie Cadmium und Polonium-210.

Tab. 17.**5**   Wichtige somatische Effekte des Nikotins auf den Körper

Akut	Chronisch
• Zunahme der Herzfrequenz • Blutdruckanstieg • Abnahme des Herzschlagvolumens • Zunahme des peripheren Gefäßwiderstandes • Abnahme der Hautdurchblutung • Abnahme der Hauttemperatur • Steigerung der Dickdarmmotorik ("Verdauungszigarette")	• Abnahme von Hungergefühlen (anorexigen) • Erhöhtes Osteoporoserisiko bei Frauen (antiöstrogen) • Gesteigerter Metabolismus verschiedener Pharmaka

Für die akuten psycho-physischen und die Herz-Kreislauf-Wirkungen des Tabakrauches ist das Nikotin verantwortlich. Die psychische Wirkung des Nikotins ist dosisabhängig. In geringer Dosierung wirkt Nikotin zentral anregend, in höherer Dosierung zentral dämpfend.

Eine Verbesserung der Konzentration – insbesondere bei monotonen Tätigkeiten – ist belegt. Die "stressdämpfende" Wirkung des Nikotins kommt vor allem in höheren Dosierungen zum Tragen, Nikotin wirkt dann sedierend und verbessert die emotionale Belastbarkeit. Die wichtigsten somatischen Effekte des Nikotins sind in Tab. 17.**5** aufgeführt.

Die physische und psychische Abhängigkeit von der Zigarette hat bei Entzugserscheinungen auf beide Komponenten einen Einfluss. Die häufigsten Entzugserscheinungen sind Gereiztheit, Nervosität, Müdigkeit, innere Unruhe, Schlaflosigkeit, Konzentrationsschwäche, Blutdruckabfall, eine Steigerung des Appetits und depressive Stimmungslagen.

> ❗ Der Erfolg einer Raucherentwöhnungstherapie hängt entscheidend von der Vermeidung der Entzugssymptome ab.

In höherer Dosis wirkt Nikotin als Gift. Für den Menschen liegt die tödliche Dosis bei etwa 1 mg Nikotin pro kg Körpergewicht. Die Symptome der **akuten Nikotinvergiftung** sind:
• Verwirrung,
• Muskelschwäche,
• Keislaufkollaps und
• Hypothermie.

Die Nikotinvergiftung trifft häufig Kinder, die irrtümlich Zigaretten gegessen haben.

Bei der chronischen Nikotinvergiftung tritt ein Gewöhnungseffekt (Toleranz) ein. So ist es zu erklären, dass Gewohnheitsraucher bis zu 20 mg Nikotin pro Stunde vertragen.

17.5.2 Folgen des Rauchens

In der Europäischen Union sterben etwa ein halbe Million Menschen vorzeitig an Erkrankungen des Kreislaufsystems und der Lunge, die auf das Tabak rauchen zurückzuführen sind (Bericht der Kommission über den Gesundheitszustand in der Europäischen Gemeinschaft 1995). 42 % der Männer und 28 % der Frauen im Alter von 15 Jahren und älter waren 1992 Raucher.

Tab. 17.**6**   Die relative Bedeutung des durch Rauchen induzierten Todes auf die Altersgruppe in den Industrieländern; Berechnungen für 1995 (nach Peto et al.)

Altersgruppen (Jahre)	Rauchertodesfälle/Gesamttodesfälle (in Mio.)		Durchschnittlicher Verlust/ Rauchertod (Jahre)
	Männer	Frauen	
0–34	0,0/0,5	0,0/0,1	0
35–69	0,9/2,4	0,2/1,3	22
70–...	0,6/2,8	0,3/3,9	8
Alle Altersgruppen	1,4/5,7	0,5/5,4	16

Der Wunsch, das Rauchen aufzugeben, ist groß. Von den 78 Millionen Rauchern in der Europäischen Union haben zwei Drittel schon ein oder mehrere Male versucht, mit dem Rauchen aufzuhören.

Das Inhalieren des Tabakrauches ist für 80 bis 90 % der chronischen Atemwegserkrankungen, 80 bis 85 % aller bösartigen Tumoren der Lunge und 25 bis 43 % aller koronaren Herzerkrankungen ursächlich verantwortlich.

Erhebliche Auswirkungen auf die Gesellschaft hat der Umstand, dass die Hälfte der an den Folgen des Rauchens versterbenden Menschen sich noch im erwerbstätigen Alter befindet (Tab. 17.**6**).

17.5.3 Methoden der Raucherentwöhnung

Methoden der Raucherentwöhnung werden erst seit etwa 30 Jahren wissenschaftlich genauer untersucht. Abstinenzversuche sind bei hoher Entwöhnungsmotivation kurzfristig erfolgreich (ca. 80 %), zeigen langfristig jedoch eher entmutigende Ergebnisse (Erfolgsquote 10 bis 15 %). Bei gleicher Behandlungsmethode zeigen sich in der Literatur unterschiedliche Erfolgsberichte. Probleme in der Methodik sind die Ursache, häufig werden zudem die Person des Therapeuten, der Therapieaufwand und die Selektionskriterien nicht ausreichend berücksichtigt. Die meisten Untersuchungen zeigen lediglich den kurzfristigen Erfolg. Entscheidend für die Beurteilung der Wirksamkeit von Raucherentwöhnungsmethoden sind jedoch Zeitbereiche von etwa 1,5 bis 2 Jahren. Berücksichtigt werden muss zudem die Spontanremissionsrate von zirka 15 %. Sind langfristige Erfolge von Raucherentwöhnungsmethoden zu bewerten, müssen sie demnach deutlich über 15 % liegen.

Folgende Kriterien für Raucherentwöhnungsmethoden werden gefordert (Brengelmann 1976). Sie müssen:

- wissenschaftlich begründet,
- dauerhaft wirksam,
- wirtschaftlich durchführbar,
- anwenderfreundlich,
- breit anwendbar und
- für eine Rückfallverhütung geeignet sein.

Verschiedene Methoden der Raucherentwöhnung lassen sich unterscheiden.

Schlusspunkt-Methode

Die meisten erfolgreichen Exraucher haben mit dem willentlichen Entschluss, abrupt mit dem Rauchen aufzuhören, Erfolg.

PRAXIS-TIPP Es ist deshalb ratsam, mit der Schlusspunkt-Methode zu beginnen, wenn noch keine erfolglose Entwöhnung versucht wurde. ■

Die Motivation zur abrupten Raucherentwöhnung entwickelt sich in einem monate- oder jahrelangen Prozess, kann jedoch auch kurzfristig, etwa in einer Lebenskrise, gefällt werden.

Die Schlusspunkt-Methode hat zwar einen hohen Anfangserfolg, die langfristigen Erfolge sind jedoch eher gering. Diesen Punkt lassen die meisten Raucher unberücksichtigt, geeignete Maßnahmen zur Rückfallverhütung werden nicht ergriffen.

Psychologische Methoden

Generell lassen sich aversive, das heißt mit unangenehm empfundenen Folgen verbundene, von nicht aversiven Methoden unterscheiden. Außerdem können Einflüsse auf die Reiz- oder die Reaktionsseite gerichtet sein. Damit sollen

Tab. 17.**7** Methoden der verhaltenstherapeutischen Raucherentwöhnung (nach Müller u. Neuser)

	Stimuluskontrolle External	Internal	Verstärkerkontrolle External	Internal
Nicht aversiv	• Reizdiskriminationslernen • Systematische Desensitivierung	• Selbstkontrolltechniken	• Belohnung • Soziale Unterstützung	• Kontrolliertes Rauchen
Aversiv		• Verdeckte Konditionierung	• Aversive Konditionierung	• Sättigung • Exzessives Rauchen

entweder die Auslösebedingungen für das Rauchen oder aber die Folgen des Rauchens beeinflusst werden. Ein weiteres Unterscheidungsmerkmal besteht darin, external vorhandene oder aber innerorganismische Zustände der Entwöhnungswilligen anzugehen. So sind beispielsweise umgebungsbedingte Veränderungen oder Zustände (external) einerseits und Gedanken oder Phantasien (internal) andersseits Ziele für die Intervention (Tab. 17.**7**).
Beispielhaft sind als wichtige Prinzipien erwähnenswert:

- An den Wunsch zu rauchen wird ein negativer Reiz gekoppelt (**negative Konditionierung**). Das Rauchen wird nicht als angenehm erlebt.
- In ähnlicher Weise funktioniert die **aversive Konditionierung**. Hier folgt dem Gedanken an das Rauchen eine negative Konsequenz.

Nicht aversive Techniken

Bei den nicht aversiven Techniken steht die **Selbstkontrolle** im Vordergrund. Sie zielen insbesondere darauf ab, den „Rauch-Automatismus" zu unterbrechen und ein bewussteres Verhalten gegenüber dem Griff zur Zigarette zu fördern. So soll zum Beispiel die Zigarettenschachtel schwerer erreichbar sein (z. B. in der Schublade im Nebenzimmer). Bis zum Erreichen der Zigarette sind Aktivitäten wie Aufstehen, Gang ins Nebenzimmer und Öffnen der Schublade notwendig. Es wird eine zeitliche und örtliche Distanz geschaffen, für die Entscheidung(en) getroffen werden müssen. Je mehr Entscheidungen für solche Detailaktionen getroffen werden müssen, desto öfter sind auch Entscheidungen gegen das Rauchen möglich.
Einen anderen Ansatz bietet das **kontrollierte Rauchen**. Im Vordergrund steht ein planmäßiges Vorgehen, die Zahl oder Art des Abrauchens einer Zigarette zu kontrollieren und zu reduzieren. Durch das Führen einer Liste macht sich der Raucher zunächst die Zahl der gerauchten Zigaretten bewusst. Er analysiert auch, zu welchen Zeitpunkten er raucht und in welchen Situationen das Verlangen nach einer Zigarette besonders intensiv ist. Dann kann gezielt an einem an seine Bedürfnisse adaptierten Plan sein Rauchverhalten steuern. Ziel ist es, ein bedürfnisgerechtes und situationsbezogenes Verhalten zu erlernen.
Besondere Verbreitung hat dabei ein Raucherentwöhnungsprogramm gefunden, das die Bundeszentrale für gesundheitliche Aufklärung in Zusammenarbeit mit der Psychologischen Abteilung des Max-Planck-Institutes für Psychiatrie in

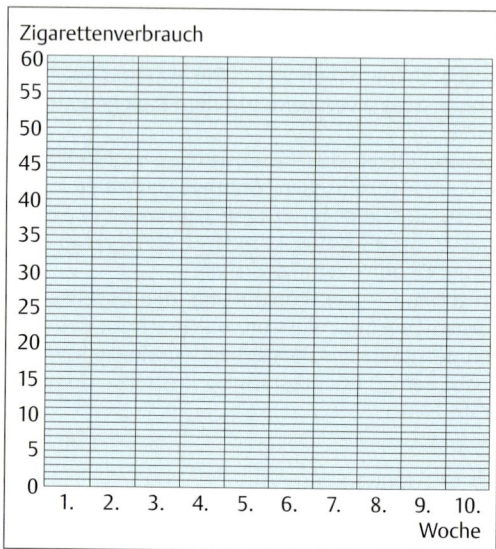

Abb. 17.**11** Trainingsprogramm zur Raucherentwöhnung der Bundeszentrale für gesundheitliche Aufklärung. In dem Blatt wird Woche für Woche die gewünschte Reduzierung der gerauchten Zigaretten sowie die Anzahl der tatsächlich gerauchten Zigaretten eingetragen. Nach 10 Wochen sollte die Anzahl bei 0 liegen

München erarbeitet hat (Abb. 17.**11**). Es ist ein Trainingsprogramm mit der Selbstkontroll-Methode, mit dem in einer Gruppe von maximal 15 Teilnehmern innerhalb von 10 Wochen das Rauchen „verlernt" werden soll. Dabei wird nach der Analyse des eigenen Rauchverhaltens eine Rangfolge von Lernschritten festgelegt. Innerhalb der 10 Wochen wird nach einem festen Plan schrittweise auf den angestrebten Nullkonsum hingearbeitet.

Aversive Techniken

Die aversiven Therapieformen scheinen zu weniger lang anhaltenden Effekten zu führen als die nicht aversiven. Dies lässt sich dadurch erklären, dass aversive Erfahrungen an bestimmte Orte oder Bedingungen geknüpft sind, die der Raucher meiden kann. Sie haben damit keine Konsequenzen, er gibt das Rauchen nicht auf. Eine Verhaltensänderung bei Rauchern wird weniger durch Strafen oder Sanktionen beeinflusst. Zwar liegt am Ende der Therapiemaßnahmen die Zahl der gerauchten Zigaretten unter der von Vergleichsgruppen (Kontroll- oder Placebogruppe), der Erfolg schmilzt jedoch nach einer Zeitspanne von 6 bis 12 Monaten wieder dahin.

Die Gründe für den Misserfolg sind nur unzureichend untersucht. Diskutiert wird eine zu starke Orientierung an der Idee der psychologischen Behandlung des Rauchverhaltens, anstatt sich mehr auf die Gründe für das Zigaretten rauchen zu konzentrieren (Leventhal u. Cleary 1980).

Auch die Kombination verschiedener verhaltenstherapeutischer Methoden zeigen nach kurzfristig höheren Erfolgen in den Langzeitkontrollen keine günstigeren Ergebnisse.

Bessere Erfolge lassen sich allerdings bei homogenen Gruppen mit bestimmtem Risikoprofil erzielen. So ist beispielsweise die Bereitschaft von Schwangeren höher, das Rauchen aufzugeben, als die von anderen Frauen. Dies trifft auch für Eltern asthmatischer Kinder zu. Die Raucherentwöhnung bei Herzinfarktgruppen ist inzwischen fester Bestandteil der Rehabilitation.

Nikotinsubstitutionstherapien

Diese Methode hat seit Mitte der 80er Jahre großen Auftrieb erhalten, zunächst über den Nikotinkaugummi, später über das Nikotinpflaster und den Nikotinnasenspray. Im Gegensatz zu den mehr als 2000 Schadstoffen im Tabakrauch hat Nikotin kaum eine gesundheitsschädliche Potenz.

Die Interventionsmöglichkeiten lassen sich aus der Wirkung des Nikotins ableiten. Entweder sind sie gegen spezifische zentralnervöse Wirkungen des Nikotins gerichtet (Antagonisten) oder sollen die Folgen des Nikotinentzugs dämpfen oder verhindern.

> **!** Die Entzugserscheinungen können in unterschiedlicher Stärke und Häufigkeit auftreten.

Die Bandbreite ist dabei sehr groß. Es muss eine individuell unterschiedlich große psychische Abhängigkeit vom Nikotinabusus vorliegen, wenn einerseits Raucher abrupt einen hohen Tabakkonsum von heute auf morgen einstellen können, andererseits Raucher mit einer deutlich geringeren Tageszahl von Zigaretten Schwierigkeiten haben, auf diese zu verzichten.

Nikotinsubstitutionstherapien sind derzeit von klinisch-praktischer Bedeutung. Neben reinen Substitutionstherapien findet die Kombination von Substitution und psychologischer Behandlung zunehmendes Interesse.

Nikotinkaugummi und Nikotinpflaster

In Nikotinkaugummis ist das Nikotin an eine Trägersubstanz (Polacridex) gekoppelt. Übliche Dosierungen sind 2 mg und 4 mg pro Kaugummi. Etwa 90 % des Nikotins wird durch Kauen innerhalb von 20 Minuten über die Mundschleimhaut aufgenommen und in der Blutbahn freigesetzt.

Nikotinpflaster setzen das Nikotin über die Haut kontinuierlich frei und führen zu einem niedrigen aber konstanten Nikotinspiegel im Blut. Die Produkte unterscheiden sich in der Länge der Verabreichungsdauer (16 oder 24 Stunden) und in der abgegebenen Nikotinmenge (5 mg bis 25 mg).

Eine sehr rasche Resorption des Nikotins wird entweder durch Nikotinnasensprays oder Nikotininhalationen erreicht. Beide Verabreichungsmethoden entsprechen am ehesten dem inhalativen Rauchen von Zigaretten (Abb. 17.**12**).

> **!** Die Wirksamkeit von Nikotinpflaster und Nikotinkaugummi ist durch zahlreiche Untersuchungen belegt.

Mit beiden Substitutionstherapien lassen sich die Abstinenzraten im günstigsten Falle verdoppeln (von 15 % auf bis zu 30 %). Die Ergebnisse lassen sich durch begleitende Maßnahmen wie Beratungssitzungen oder regelmäßige Kontaktaufnahmen stabilisieren (Tab. 17.**8** u. 17.**9**).

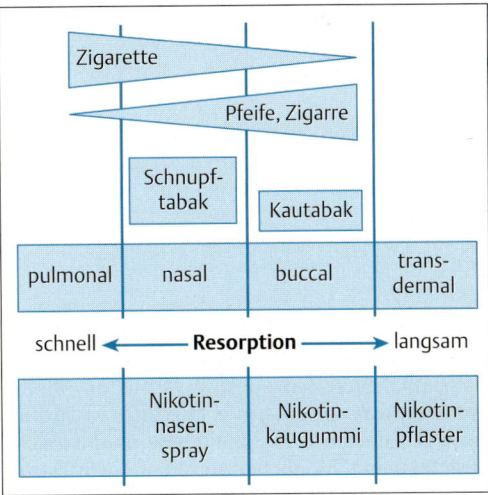

Abb. 17.**12** Formen der Nikotinaufnahme

Tab. 17.**8**   Metaanalysen zur Wirksamkeit der Nikotinsubstitution

Substitutionsart	Studienanzahl	Studientyp	Ergebnisse	Bemerkungen	Studie
Nikotinpflaster	17	Metaanalyse N = 5.098	22 % versus 9 % Abstinenzrate (nach 6 Monaten)	16-Std.- und 24-Std.-Pflaster scheinen gleiche Effektivität zu besitzen. Eine NST über 8 Wochen führt zu keinen besseren Ergebnissen. Begleitende verhaltenstherapeutische Maßnahmen führen zu einer erkennbaren, jedoch nur leichten Abstinenzrate.	Fiore et al. 1994
Nikotinpflaster	9	Metaanalyse	18,2 % versus 10,6 % Abstinenzrate (nach mehr als 6 Monaten	Unabhängig von zusätzlicher Psychotherapie.	Silagy et al. 1994

Tab. 17.**9**   Langzeitabstinenzquoten (in %) von Raucherentwöhnungsstudien mit Nikotinpflastern

Studie	Probanden	Therapieform	Pflaster	Placebo	Signifikanz
	289	Kontakte	17 %	4 %	< 0,001
Russel et al. 1993	600	Anweisung, Selbsthilfemanual, Nachtreffen nach 3 Monaten	9 %	5 %	< 0,05
ICR 1994	1686	Anweisung, Selbsthilfemanual, Nachtreffen nach 3 Monaten	9 %	6 %	< 0,05
Sachs et al. 1994	220	Anweisung, Selbsthilfemanual, Nachtreffen nach 4,5 Monaten	25 %	9 %	< 0,005
Tønnesene et al. 1998	3575	Kontakte	14,2 % 15,7 % (25 mg Nikotin) 12,7 % (15 mg Nikotin)	9,9 %	< 0,005

Kritisiert wird diese Form der Entzugstechnik von orthodoxen Suchttherapeuten, weil die Substanzabhängigkeit weiterhin bestehen bleibt. Die Entzugssymptomatik erfolgreich zu verhindern ist jedoch der entscheidende pragmatische Gesichtspunkt. Möglicherweise hat die Substitutionstherapie auch hemmenden Einfluss auf die häufig festzustellende Appetitsteigerung.

Eine Abhängigkeit zur Substitutionstherapie entsteht nur teilweise. In 1 bis 10 % der Behandlungen treten Probleme auf, ein sehr geringer Teil der Abstinenten nimmt über den empfohlenen Zeitraum von drei Monaten hinaus die Substitution in Anspruch (ca. 1 %).

Unerwünschte Nebenwirkungen finden sich bei allen Formen der Substitutionstherapie. Am häufigsten sind die lokalen Reizungen, gefolgt von systemischen Nebenwirkungen. In 10 % der Fälle führen sie zu Therapieabbrüchen.

Auf kardiale Erkrankungen und therapiebegleitendes Zigarettenrauchen muss geachtet werden (Summationseffekt).

Medikamentöse Behandlung der Entzugssymptomatik

Nach klinischen und neurobiologischen Vorstellungen sollen Pharmaka unterschiedlicher Wirkungsmechanismen zur Milderung von möglichen Entzugserscheinungen wirksam sein. Es liegen Erfahrungen für das trizyklische Antidepressivum Doxepin und das Antihypertensivum Clonidin vor. Beide Präparate werden erfolgreich beim Opiatentzug eingesetzt, zeigen jedoch keine Verbesserung der Abstinenzrate im Beobachtungszeitraum. Eine Ausnahme bildet die bessere Wirksamkeit von Clonidin bei Frauen in einer Studie. Beide Präparate sollten demnach nicht als isolierte Maßnahme beim Nikotinentzug eingesetzt werden.

Suggestivmethoden

Darunter fallen Akupunktur, Hypnose und Handauflegen. Für die Hypnose liegen ältere Untersuchungen vor, die von sehr hohen Erfolgsquoten berichten. Neuere Untersuchungen geben Werte zwischen 16 % (6 Monate Abstinenz) und 25 % (1 Jahr Abstinenz) an.
Nach metaanalytischen Untersuchungen liegen die Erfolgsquoten für die Akupunktur bei 27 bis 30 %. Die Methode der Raucherbehandlung durch Handauflegen wurde ebenfalls untersucht. Die Abstinenzquote nach einem Jahr lag bei 29 %.

Prädiktoren des Erfolgs von Raucherentwöhnungsprogrammen

Exraucher sind immer wieder mit der konkreten Möglichkeit konfrontiert, das Rauchen wieder zu beginnen. Die Methoden der Rückfallprävention sollen dies verhindern. Dabei sind die auf die soziale Umwelt und die auf die Situation bezogenen Methoden zu unterscheiden. Sie schließen Maßnahmen zur Stressbewältigung, Selbsteinschätzung und Stabilisierung ein, werden aber auch begleitet von Maßnahmen der Konfliktregelung oder Verstärkung von sozialer Unterstützung.
Die Analyse und Beeinflussung von Rückfallsituationen sind weitere Punkte, denen gezielte Aufmerksamkeit geschenkt wird. Mit Ausnahme von sozialen Situationen zeigt die Analyse aber, dass die meisten Versuchungssituationen keine Gemeinsamkeiten aufweisen, unterschiedlichste Auslöser den Rückfall provozieren können. Bisher liegen auch keine Ergebnisse vor, die den Erfolg von Rückfallpräventionsprogrammen überzeugend belegen.

Kurzfristige Abstinenzraten von bis zu 80 % lassen keine Aussage über die Effizienz der jeweils angewandten Methoden zu.

> **!** Entscheidend für die Beurteilung der Effizienz von Raucherentwöhnungsprogrammen sind die langfristigen Erfolge, da im ersten Jahr nach der Entwöhnung bis zu 70 % der Exraucher wieder rückfällig werden.

Neben biologischen Mechanismen der Abhängigkeit spielen auch Konditionierungsphänomene und soziales Lernen eine wichtige Rolle.
Die häufig von den Beteiligten angesprochene Gewichtszunahme unter der Abstinenz scheint langfristig den Erfolg nicht zu gefährden. Die Substitutionstherapie mit Nikotin verhindert allerdings offensichtlich nicht eine Gewichtszunahme. Die neben der Raucherentwöhnung zusätzlich angebotenen Programme zur Gewichtsreduktion scheinen den Abstinenzerfolg eher zu gefährden.
Als *ungünstige Prädiktoren* sind zu Beginn des Nikotinentzugs auftretende starke Entzugssymptome. Darunter fallen beispielsweise Ängstlichkeit, Irritierbarkeit, Konzentrationsschwäche, Dysphorie und süchtiges Verlangen nach Zigaretten („craving"). Auch das Rauchen unmittelbar nach dem Erwachen oder auch bei Krankheit sind Faktoren für eine ungünstigere Prognose.
Die Höherdosierung von Nikotinkaugummi kann bei Rauchern mit starker Abhängigkeit zu besseren Ergebnissen führen, nicht jedoch höher dosierte Nikotinpflaster. Eine geringe Nikotinabhängigkeit (weniger als 10 Zigaretten pro Tag) macht den Erfolg einer Substitutionstherapie eher fraglich.

> **!** Abstinenzwillige, die gezielt gesundheitsfördernde oder -erhaltende Effekte durch die Entwöhnung erwarten, haben prognostisch bessere Erfolgsaussichten, als solche, deren Zielvorstellungen eher diffus und nicht definiert sind.

Geschlechtsspezifische Unterschiede in der Wirksamkeit der Substitutionstherapie sind wiederholt, aber nicht durchgängig beschrieben worden.
Unabhängig von der Behandlungsmethode, dem Zeitpunkt der Erfolgsmessung, der Zusammensetzung der untersuchten Gruppe und anderen Einflussgrößen lassen sich Charakteristika her-

ausarbeiten, die für eine erfolgreiche Raucherentwöhnung sprechen:

- Geschlecht: männlich
- Fortgeschrittenes Alter
- Geringer Zigarettenkonsum
- Geringer Abhängigkeitsgrad
- Hohe Entwöhnungsmotivation
- Starke Erfolgserwartung
- Familienstand: verheiratet

Weitere Methoden zur Raucherentwöhnung

Eine Anzahl verschiedenster Entwöhnungszigaretten werden auf dem „Gesundheits"-Markt angeboten. Alle haben zum Ziel, entweder durch Reduktion des inhalierbaren Rauches oder durch Ersatzgeschmacksstoffe das Rauchen zu reduzieren oder einzustellen. Die Wirksamkeit dieser Methoden ist wissenschaftlich nicht überprüft.

Eine unterschiedliche Anzahl von Ratgeber-Büchern zur Raucherentwöhnung werden auf dem Büchermarkt angeboten. Die meisten beschreiben eine oder mehrere Methoden der Raucherentwöhnung, die keine Rückschlüsse ihrer möglichen Erfolgsaussichten zulassen. Forschungsergebnisse von überprüften Entwöhnungsmethoden werden nicht zitiert, eine Hilfe für die Raucherentwöhnung ist nicht zu erwarten.

17.5.4 Die Rolle des Arztes bei der Raucherentwöhnung

Im Rahmen ärztlicher Gesundheitsberatung nimmt das Problem des Rauchens nur eine untergeordnete Stellung ein. Erfolgen Informationen zum Thema Rauchen und Raucherentwöhnung, werden in erster Linie Broschüren empfohlen, gelegentlich Nikotinsubstitution, am wenigsten psychologische Entwöhnungsmethoden.

Nach einer Befragung von Patienten, die Nikotinpflaster verwenden, erfolgte die Information größtenteils über Medien, Freunde und Arbeitskollegen. Nach einer Entwöhnungsbehandlung fragten von sich aus 90 % der Raucher ihren Arzt. Auch die Möglichkeiten zur Motivation und zum Beginn der Raucherentwöhnung werden in Kliniken zu wenig genutzt.

17.5.5 Fazit

Raucherentwöhnungsprogramme mit psychologischen Methoden sind besonders bei hochmotivierten Gruppen (z. B. Schwangeren, Eltern von Kindern mit Asthma, Herzinfarktpatienten) auch ohne pharmakologische Begleittherapie Erfolg versprechend.

Die Nikotinsubstitutiontherapie ist bei der Entwöhnung von motivierten Rauchern wirksam. Die Erfolge sind durch verhaltenstherapeutisch orientierte Therapien zu verbessern.

Allgemeine Informationsbroschüren oder sogenannte Basisprogramme ohne begleitende Kontakte in der Entzugs- und Entwöhnungsphase zeigen keine klaren Erfolge bei der Raucherentwöhnung. Allerdings scheint die Behandlungsmethode der Minimalintervention (Verabreichung von Nikotinpflaster und regelmäßige begleitende Kurzkontakte zur Stärkung des Abstinenzverhaltens) ausreichende Erfolge zu zeigen (Tønnesen et al. 1991). Erfolg versprechend kann diese Methode sein, da eine ungleich größere Zahl von Rauchern in kürzerer Zeit von der Behandlung erreicht werden und davon profitieren kann.

In Abhängigkeit von der Motivationslage des Rauchers und der Entwöhnungsphase hat sich ein Fahrplan nach Tab. 17.**10** bewährt (Müller u. Neuser 1995). Dieser Fahrplan orientiert sich an den einzelnen Phasen der Raucherentwöhnung und bietet für jede Phase spezifische psychologische und medikamentöse Therapieformen an, die individuell für den Entwöhnungswilligen angepasst werden sollten. Große Bedeutung kommt der Aufklärung über Wirkungen, Nebenwirkungen und Risiken der Entwöhnungstherapie zu.

Die kosteneffizienteste Strategie ist die vom Raucher selbst gesteuerte Entwöhnung. Die Erfolgsquote kann durch begleitende Maßnahmen des Haus- oder Facharztes weiter gesteigert werden, zumal etwa 70 % der Raucher mit ihrem Status unzufrieden sind.

Auch wenn die Abstinenzraten von 20 bis 30 % nach einem Jahr bei den bisherigen Raucherentwöhnungsprogrammen eher bescheiden ausfallen, sollten unverändert Anstrengungen unternommen werden, die Entwöhnungsprogramme weiter nach dem neuestem Forschungsstand zu aktualisieren.

Von besonderem Interesse sind weitere Erkenntnisse über psychophysiologische Zusammenhänge des Rauchverhaltens. Außerdem sind Langzeitergebnisse von ausgewählten Stichproben (z. B. Frauen, Risikogruppen, Gruppen mit geringem sozioökonomischem Status) gefordert.

Tab. 17.**10**   Phasenbezogene Empfehlungen zur Praxis der Raucherentwöhnung

Phase	Hauptziel	Zeitrahmen	Psychologische Verfahren	Medikamentöse Verfahren
Entzug	• Problemerkennung, Motivation, Information • Zieldefinition: Was soll geändert werden? Wann? Wie?	variabel	• Beratung • Gespräch	
Entzug	• Rauchstopp (fester Termin) • Behandlung möglicher Entzugssymptome	0 bis 6 Wochen	• Unterstützende Therapieformen • Entspannungs-verfahren • Hypnose	• Nikotinsubstitu-tion • evtl. Pharmaka (Antidepressiva, Clonidin)
Entwöhnung	• Übergang zur „Norma-lität" ohne Rauchen • Abneigung flexibler alternativer Strategien • Absetzen von Ersatz-stoffen (Entzug!) • Sicherung des länger-fristigen Erfolges	1 bis 6 Monate	• Unterstützende Therapieformen • Entspannungs-verfahren • Hypnose	• Nikotinsubstitu-tion (i. d. R: < 3 Monate)
Nachsorge	• Rückfallprophylaxe • Übergang zur Selbst-kontrolle • Absetzen unterstützender Therapieformen • Information und Ange-bote für den weiteren Verlauf • Nichtraucherstatus	Monate bis Jahre	• Unterstützende Therapieformen • Verhaltens-training • Gruppen-therapien	

Literatur

Brengelmann, J. C.: Information und Anleitungen zur Behandlung des Rauchens. Schriftenreihe des Bundes-ministers für Jugend, Familie und Gesundheit, Bd. 27. Kohlhammer, Stuttgart 1976

Buchkremer, G. N. Rath: Raucherentwöhnung – psycho-logische und pharmakologische Methoden. Thieme, Stuttgart 1989

Fiore, M. C., S. S. Smith, D.. Jorenby, T. B. Baker: The effec-tiveness of the nicotine patch for smoking cessation. A meta-analysis. JAMA. 271 (1994) 1940

Imperial Cancer Research Fund General Practice Research Group (ICR): Randomised trial of nicotine patches in general practice: results at one year. Br. Med. J. 308 (1994) 1476

Leventhal, H., P. D. Cleary: The smoking problem: A review of the research and theory in behavioral risk modification. Psych. Bull. 88 (1980) 370

Müller, M. J., J. Neuser: Prävention des Rauchens aus medizinpsychologischer Perspektive. Z. Ärztl. Fortbild. 89 (1995) 473

Peto, R. A. D. Lopez, J. Boreham, M. Thun, H. Clark: Mor-tality from tobacco in developed countries, indirect destination from national vital statistics. Lancet. 339 (1992) 1268

Russel, M. A., J. A. Stapleton, C. Feyerabend, S. M. Wiseman, G. Gustavson, U. Sawe, P. Conner: Tar-geting heavy smokers in general practice: randomised controlled trial of transdermal nicotine patches. Br. Med. J. 306 (1993) 1308

Sachs, D. P. L.: The use and efficacy of nicotine patches. J. Smoking-Related Dis. 5 (1994), Suppl. 1 (1994): 183

Silagy, C., D. Mant, G. Fowler, M. Lodge: Meta-analysis on efficacy of nicotine replacement therapies in smoking cessation. Lancet. 343 (1994) 139

Tønnesen, P., J. Nørregaard, K. Simonsen, U. Säwe: A dou-ble-blind trial of nicotine chewing gum. Br. Med. J. 285 (1991) 537

Tønnesen, P., P. Paoletti, G. Gustavsson, M. Russell, R. Saracci, A. Gulsvik: Higher dosage nicotine patches increase one-year smoking cessation rates; results from the European CEASE trial. ERJ. (1998). [In press]

17.6 atmen und Vergiftung

Reinhard Lampert

Zusammenfassung

In Deutschland werden jährlich mehr als 200 000 Vergiftungsfälle verzeichnet, von denen etwa 3 % tödlich verlaufen. Bei Erwachsenen handelt es sich zu etwa 75 % um Suizidversuche, die überwiegend mit Sedativa und Hypnotika verübt werden. Darüber hinaus spielen Intoxikationen mit Alkohol, Antidepressiva, Neuroleptika und Analgetika eine führende Rolle. Seltener, aber prognostisch wesentlich ungünstiger sind Vergiftungen mit Pflanzenschutzmitteln, Digitalisalkaloiden, Schwermetallen, Kohlenmonoxid und Reizgasen.

In diesem Kapitel werden die wichtigsten Intoxikationen unter der besonderen Betrachtung des respiratorischen Systems dargestellt.

17.6.1 Benzodiazepine

Die Verordnung von Benzodiazepinen als Schlaf- und Beruhigungsmittel ist weit verbreitet. Die anxiolytische Wirkung der Präparate wird ebenfalls therapeutisch genutzt.

Intoxikationen treten überwiegend im Rahmen von Suizidversuchen auf. Benzodiazepine werden rasch im Gastrointestinaltrakt resorbiert, sodass bereits 20 bis 40 Minuten nach der Einnahme klinische Vergiftungserscheinungen auftreten. Im Allgemeinen ist erst bei einer oralen Dosierung von mehr 1,5 g Benzodiazepin mit einer schweren Intoxikation zu rechnen.

Symptome der Benzodiazepin-Intoxikation

Typische Symptome sind Somnolenz, Schwindel, Ataxie, Dysarthrie (Artikulationsstörungen), Muskelhypotonie und leichter Blutdruckabfall. Die Entwicklung eines Komas und einer beatmungspflichtigen Atemdepression gilt als Ausnahme. In diesem Fall ist zusätzlich nach einer Ingestion weiterer Pharmaka oder Toxine zu fahnden.

Therapie

Die Behandlung einer isolierten Benzodiazepin-Intoxikation besteht in einer Spülung des Magens zur Elimination von noch nicht resorbierter Substanz und einer intensiven Überwachung des Patienten. Mit Hilfe eines spezifischen Benzodiazepin-Antagonisten (Flumazenil) können die Vergiftungszeichen akut beseitigt werden. Die Wirkdauer der Substanz ist allerdings kurz, sodass mit einem Wiederauftreten der Symptomatik gerechnet werden muss. Flumazenil wird daher üblicherweise nur zu diagnostischen Zwecken eingesetzt.

17.6.2 Äthylakohol

Äthylalkohol ist die am meisten konsumierte Droge in Mitteleuropa. Die erheblichen sozialmedizinischen Probleme des Alkoholkonsums sollen im Weiteren nicht näher beleuchtet werden.

Bei der oralen Aufnahme beträgt die Bioverfügbarkeit des Äthylalkohols 100 %, der maximale Plasmaspiegel wird nach 30 bis 60 Minuten erreicht. Etwa 90 % des Alkohols werden in der

Leber oxidiert und 10 % unverändert über die Niere ausgeschieden. Die Substanz wird mit 0,1 g pro kg Körpergewicht pro Stunde aus dem Organismus eliminiert.

Symptome der Alkoholintoxikation

In Abhängigkeit von der blutalkoholkonzentration werden bei einer akuten Intoxikation verschiedene Stadien unterschieden (Tab. 17.**11**).

Therapie

Die Therapie der Alkoholintoxikation ist abhängig von dem Vergiftungsstadium:
- Im *Stadium der Analgesie* ist keine spezifische Behandlung notwendig.
- Im *Exzitationsstadium* kann eine Gabe von Physostigmin die klinischen Intoxikationszeichen beseitigen. Eine zentrale Atemdepression, Erbrechen und Aspiration, Hypoglykämie und Hypothermie sind zu vermeiden.

> **!** Die Patienten müssen längere Zeit beobachtet werden, um einen Übergang in ein schweres Vergiftungsstadium frühzeitig erkennen zu können.

- Ab dem *Stadium der Toleranz* wird eine definitive Intensivtherapie mit Intubation und Beatmung notwendig.

- Im *Stadium der Asphyxie* steigt die Letalität deutlich an. Eine kontinuierliche Gabe von Physostigmin stellt ein heute akzeptiertes Therapieschema dar. Gelingt eine Stabilisierung des Patienten nicht, so können extrakorporale Blutreinigungsverfahren (Dialyse, Hämofiltration) den klinischen Zustand durch eine Elimination der Noxe verbessern helfen.

17.6.3 Antidepressiva

Antidepressiva werden zur Behandlung von gehemmt-apathischen und agitiert-ängstlichen Syndromen eingesetzt. Ihre Wirkung beruht auf einem Eingriff in den Monoaminstoffwechsel, durch den die Psyche, vegetative Funktionen und die motorische Aktivität beeinflusst werden. Zu den Antidepressiva gehören Thymoleptika (trizyklische Antidepressiva), Thymeretika (MAO-Hemmer) und Lithium. Bei der Intoxikation mit Antidepressiva spielen die Thymoleptika die entscheidende Rolle.

> **!** Trizyklische Antidepressiva weisen eine sehr geringe therapeutische Breite auf.

Schon das Zwei- bis Dreifache der therapeutischen Dosis kann zu toxischen Erscheinungsbildern führen. Handelsübliche Packungsgrößen

Tab. 17.**11**   Stationen der Alkoholintexikation

Klinisches Vergiftungsstadium	Blutalkoholspiegel	Klinische Symptomatik
Stadium der Analgesie (leichte Vergiftung)	≈ 0,5–1‰	• Rauschzustand mit Euphorie, • Selbstüberschätzung, • evtl. Koordinationsstörungen.
Stadium der Exzitation (mittelschwere Vergiftung)	≈ 1,5–3‰	• Enthemmung, • Erregung, • beginnende Ataxie und Dysarthrie, • Benommenheit, • Hypoglykämie, • Schlaf mit erschwerter Weckbarkeit.
Stadium der Toleranz (schwere Vergiftung)	≈ 3–4‰	• Schwere Ataxie, • Sopor • herabgesetzte Schutzreflexe, • irreguläre Atmung, • Mydriasis, • Pyramidenbahnzeichen, • Hypothermie.
Stadium der Asphyxie (potentiell tödliche Vergiftung)	≈ 4–5‰	• Areflexie, • zentrale Brady- oder Apnoe, • hypoxischer Herz-Kreislauf-Stillstand.

dieser Pharmaka können bereits letale Dosen enthalten. Die Substanzen werden nach oraler Aufnahme schnell resorbiert. Ihre Bioverfügbarkeit beträgt 100 %, die Wirkung tritt bereits nach 1 bis 3 Stunden ein. Bedingt durch die gute Fettlöslichkeit der Thymoleptika kommt es zu einer schnellen Verteilung im gesamten Organismus und zu einer Anreicherung der Substanzen im Gewebe um den Faktor 10 gegenüber dem Blut.

Symptome einer Intoxikation mit Thymoleptika

Thymoleptika hemmen kompetitiv die Wirkung des Neurotransmitters Acetylcholin, blockieren die Wiederaufnahme von Noradrenalin in präsynaptische Vesikel und damit auch die α-Rezeptor-vermittelte Sympathikuswirkung. Typische Intoxikationszeichen sind zentrale und periphere anticholinerge Symptome.

Die parasympatholytische Wirkung führt zu Mundtrockenheit, Sehstörungen, Mydriasis, Obstipation und Fieber (vergleichbar einer Intoxikation mit Atropin). Die Wirkung der Pharmaka am Zentralnervensystem führt zu Erregungszuständen, Halluzinationen, Ataxie, Pyramidenbahnzeichen (z. B. Babinski-, Wartenberg-Zeichen), Hyperpyrexie (hohes Fieber) und Sopor bis hin zu komatösen Zuständen. Am Herz-Kreislauf-System sind Hypotension, kardiogener Schock, ventrikuläre und supraventrikuläre Rhythmusstörungen, Reizleitungsstörungen und eine Bradykardie bis hin zur Asystolie möglich.

Bezüglich des respiratorischen Systems ist eine zentrale Atemdepression führend, die bis zur Apnoe führen kann. Die Bewusstseinseintrübung und die Beeinträchtigung der Schutzreflexe erhöht die Gefahr der Aspiration. Als Folge können sich schwere Gasaustauschstörungen der Lunge auf dem Boden einer Pneumonie oder einer chemischen Schädigung der tracheobronchialen Schleimhaut durch den sauren Mageninhalt (Mendelson-Syndrom) ausbilden. Die Entwicklung eines akuten Lungenversagens (s. 11.10, S. 161) ist möglich.

Therapie

Entscheidende Therapiemaßnahmen sind die Giftelimination durch Magenspülung und Gabe von Aktivkohle. Beim Auftreten von kardialen Symptomen und Konvulsionen ist der Einsatz des zentral wirksamen Cholinesterase-Inhibitors Physostigmin zwingend indiziert. Aufgrund der

kurzen Halbwertzeit des Antidots ist bei schweren Intoxikationen meist eine Nachinjektion oder eine kontinuierliche Applikation notwendig.

Die Entwicklung einer Azidose führt zu einer Zunahme der Toxizität der trizyklischen Antidepressiva, sodass auf einen ausgeglichenen Säure-Basen-Haushalt des Patienten geachtet werden muss. Eine Sicherung der Atemwege durch eine frühzeitige Intubation und Beatmung ist bei schweren Intoxikationen obligat.

Die Elimination von Thymoleptika durch extrakorporale Blutreinigungsverfahren ist nur begrenzt möglich, da – wie oben ausgeführt – nur ein relativ geringer Anteil der Pharmaka im Blut zirkuliert.

Die Letalität einer Thymoleptika-Intoxikation liegt derzeit bei 0,5 bis 4 %.

17.6.4 Kohlenmonoxid

Eine Intoxikation mit Kohlenmonoxid (CO) ist selten, wird aber dann häufig nicht schnell genug erkannt. Sie tritt gehäuft nach der Inhalation von Rauchgas (z. B. durch Brände, Verbrennungsmotoren, undichte Heizungsanlagen) auf.

Die Aufnahme von Kohlenmonoxid erfolgt per inhalationem. Das farb- und geruchlose Gas wird 200 bis 300-mal stärker als Sauerstoff reversibel an Hämoglobin gebunden. Das entstehende Carboxyhämoglobin (COHb) steht für den Sauerstofftransport nicht mehr zur Verfügung. In der Folge nimmt die Konzentration des oxygenierten Hämoglobins (HbO_2) und damit auch die arterielle Sauerstoffsättigung ab.

> **!** Bereits geringe Kohlenmonoxidkonzentrationen können aufgrund der hohen Affinität zum Hämoglobin zu schweren Vergiftungserscheinungen führen.

Die Kohlenmonoxidaufnahme ist abhängig von der Konzentration des Gases in der Atemluft, der Expositionsdauer, dem Atemminutenvolumen und damit auch vom Grad der körperlichen Aktivität. Carboxyhämoglobin weist eine kirschrote Färbung auf, das Absorptionsspektrum dieses Dyshämoglobins ähnelt dem des oxygenierten Hämoglobins. Pulsoxymeter, die messtechnisch Dyshämoglobine nicht erfassen können, bestimmen bei Kohlenmonoxid-Intoxikationen Normalwerte und können somit zu einer Fehldiagnose und zu einer verzögert einsetzenden spezifischen Therapie führen.

Weitere toxische Eigenschaften des Kohlenmonoxids liegen in einer Linksverschiebung der Sauerstoffbindungskurve, die eine Sauerstoffabgabe an das Gewebe erschwert, und in einer Hemmung der Cytochrom-a^3-Oxydase begründet. Über eine Verminderung des Sauerstoffangebots entwickelt sich eine Gewebehypoxie und schließlich eine Laktatazidose.

Die Carboxyhämoglinkonzentration ist mit Hilfe sogenannter Mehrwellenlängen-Oxymeter bestimmbar. Durch eine geringe endogene Produktion von Carboxyhämoglobin sind Werte um 0,5 % physiologisch. Bei Rauchern werden zwischen 1 und 10 % gemessen, akute Intoxikationszeichen treten ab Konzentrationen von 15 bis 20 % auf. Die Halbwertzeit des Carboxyhämoglobins im Blut liegt bei etwa acht Stunden.

Symptome einer akuten Kohlenmonoxid-Intoxikation

Anzeichen für eine Vergiftung mit Kohlenmonoxid sind Kopfschmerzen, Atemnot, eine kirschrote Hautfarbe, Hypertonie, Tachykardie, pathologische Reflexe, Krampfanfälle, Bewusstseinsverlust, die Entwicklung eines Lungenödems und ein hypoxischer Herz-Kreislauf-Stillstand.

Die insgesamt unspezifische Symptomatik erfordert eine zusätzliche genaue Untersuchung der Räumlichkeiten, in denen der Patient aufgefunden wurde.

Therapie

Bereits präklinisch ist bei noch kompensierten Patienten die Applikation von Sauerstoff in hoher Konzentration notwendig. Bei einer Verschlechterung der klinischen Situation ist eine sofortige Intubation und Beatmung mit 100 % O_2 unter tiefer Sedierung – zur Reduktion des Sauerstoffverbrauchs – indiziert. Die Beatmung mit reinem Sauerstoff führt zu einer deutlichen Reduktion der Halbwertzeit des Carboxyhämoglobins.

In der Klinik sollte eine sofortige Sicherung der Diagnose durch die Bestimmung der COHb-Konzentration im Blut erfolgen. Bei komatösen Patienten oder bei der Entwicklung neurologischer Auffälligkeiten ist eine hyperbare Oxygenierung (Überdruckbeatmung mit reinem Sauerstoff) in speziellen Druckkammern indiziert. Wenn möglich, sollte diese Therapiestrategie bis zur Rückbildung der Symptomatik durchgeführt werden. Die hohen Partialdrucke des physikalisch gelösten Sauerstoffs im Plasma führen hierbei zu einer schnelleren Verdrängung des Kohlenmonoxids aus seiner Bindung am Hämoglobin. Flankierend müssen symptomorientierte intensivmedizinische Maßnahmen getroffen werden.

17.6.5 Zyanide

Blausäureverbindungen treten bei Rauchgasentwicklungen auf, werden in verschiedenen Bereichen der chemischen und metall-verarbeitenden Industrie eingesetzt und können in Ungeziefervertilgungsmitteln enthalten sein.

> **!** Für Kinder toxikologisch bedeutsame Konzentrationen sind in den Kernen von Bittermandeln und Mandeln enthalten.

Zyanide blockieren die Atmungskette über eine Hemmung der oxidativen Phosphorylierung im Mitochondrium, vermittelt durch eine Bindung der Substanz an den Cytochrom-a-a5-Komplex. In der Folge entsteht eine schwere Gewebehypoxie mit Laktatazidose und Schädigung des Zentralnervensystems und des Myokards. Der Tod tritt durch einen hypoxischen Herz-Kreislauf-Stillstand ein.

Die Aufnahme von Blausäurederivaten erfolgt per os, inhalativ oder perkutan. Hohe Plasmaspiegel werden bei der Einatmung bereits nach wenigen Sekunden, bei oraler Aufnahme nach 15 bis 30 Minuten erreicht. Als Letaldosis gilt 1 mg pro kg Körpergewicht.

Symptome einer Zyanidvergiftung

Klinische Zeichen einer Intoxikation sind Hyperpnoe, Dyspnoe, hellrotes Blut durch die mangelnde Sauerstoffaufnahme und -verwertung durch die Gewebe, zunächst eine Tachykardie und Hypertonie (Sympathikusaktivierung), später als Zeichen schwerster Hypoxie Bewusstlosigkeit, Krämpfe, Hypotonie und Kreislaufstillstand.

Ein entscheidender Hinweis auf die Ätiologie des Krankheitsbildes kann der typische Geruch nach Bittermandeln in der Ausatemluft sein.

Therapie

Eine Beatmung mit reinem Sauerstoff ist zwingend notwendig.

PRAXIS-TIPP Aufgrund der möglichen perkutanen Giftaufnahme sollte notfallmäßig möglichst keine Mund-zu-Mund- oder Mund-zu-Nase-Beatmung durchgeführt werden. ■

Ist die Diagnose Zyanidvergiftung eindeutig gestellt, so können Antagonisten wie das Kohlendioxidethylendiamintetraacetat (CO_2-EDTA) oder 4-Dimethylaminophenol-HCl (4-DMAP) eingesetzt werden, die allerdings beide mit erheblichen Nebenwirkungen behaftet sind. Die erstgenannte Substanz bildet mit Blausäurederivaten einen wenig toxischen Pentazyan-Kobalt-Komplex. In hoher Dosierung ist eine Kobalt-Intoxikation möglich.

Die Regeneration der Cytochromoxydase gelingt mit Hilfe von 4-DMAP über die Bildung von Methämoglobin. Dabei handelt es sich um Hämoglobin mit dreiwertigem statt zweiwertigem Eisen, das den Sauerstoff daran bindet, anstatt ihn an das Gewebe abzugeben. Eine effektive Wirkung tritt erst bei Methämoglobinspiegeln von 30 bis 40 % auf. Dies sind Werte, die bei Vergiftungen mit Methämoglobinbildnern als zwingend therapiebedürftig angesehen werden.

Neben der üblichen symptomatischen Intensivbehandlung gilt die Giftelimination mittels Magenspülung und Applikation von Aktivkohle als ein weiterer wesentlicher Bestandteil der Therapie.

17.6.6 Reizgase

Als Reizgase bezeichnet man inhalative Noxen, die zu einer lokalen chemischen Schädigung des Respirationstrakts, insbesondere der Alveolarmembranen, Kapillarwände und des respiratorischen Epithels, führen. Die Schwere der Intoxikation ist abhängig von der Expositionsdauer sowie von der Art und Konzentration der inhalierten Substanz. Klinisch bedeutsame Reizgase sind Chlorgas, Ammoniak, Nitrosegase, Schwefelwasserstoff und Phosgen.

Chlorgas

Chlorgas wird als Bleich- und Desinfektionsmittel beispielsweise für Trink- und Abflusswasser verwendet. Nach der Inhalation bildet sich auf den feuchten Schleimhäuten Salzsäure.

Die Symptome der Säurewirkung sind brennender Schmerz beim atmen sowie eine Schleimhautschwellung im Respirationstrakt mit heftigem Hustenreiz und Atemnot. Bei schweren

Intoxikationen ist die Entwicklung eines toxischen Lungenödems nach einer Latenzzeit von 2 bis 6 Stunden möglich.

Die klinische Symptomatik von Reizgas-Intoxikationen verläuft nach einem einheitlichen Grundschema: Nach einem Stadium der Schleimhautreizungen kann es nach einem symptomlosen Intervall unterschiedlicher Länge zum Auftreten von Atemnot, Zyanose, Tachykardie und schaumigem Sputum als Zeichen eines chemisch-toxischen Lungenödems kommen. Die Zeitdauer des symptomlosen Intervalls ist abhängig von der Löslichkeit der jeweiligen Substanz in Wasser.

Aufgrund der häufig unbekannten Expositionsdauer und der Konzentration der toxischen Gase ist eine Beobachtung des Patienten über mindestens 24 Stunden notwendig. Zur Prophylaxe eines toxischen Lungenödems werden steroidhaltige Aerosole appliziert. Treten Zeichen einer schweren Gasaustauschstörung auf, so ist umgehend eine Beatmungstherapie einzuleiten.

Ammoniak

Ammoniak ist ein wichtiger Grundstoff der chemischen Industrie (z. B. für die Produktion von Dünger und Pflanzenschutzmitteln). Nach einer Exposition entsteht auf den feuchten Schleimhäuten in Verbindung mit Wasser Ammoniumhydroxid. Eine ödematöse Verquellung der oberen Atemwege mit inspiratorischem Stridor und ausgeprägter Atemnot kann durch die ätzende Wirkung der Substanz entstehen. Die Entwicklung einer chemisch-toxischen Pneumonitis bis hin zum Lungenödem nach einem kurzen, symptomlosen Intervall ist möglich und erfordert eine frühzeitige Beatmung und Intensivtherapie.

Nitrosegase

Nitrosegase, ein Gemisch aus Stickstoff-Sauerstoff-Verbindungen, entstehen beispielsweise in industriellen und Autoabgasen, bei der Reaktion von Metallen mit Salpetersäure und bei verschiedenen Nitrierungsprozessen in der chemischen Industrie. Das Gasgemisch hat typischerweise ein bräunliches Aussehen und einen stechenden Geruch. An den Schleimhäuten entwickeln Nitrosegase eine chemisch toxische Wirkung aufgrund der Bildung von salpetriger Säure und Salpetersäure.

Klinische Zeichen für den Kontakt mit Nitrosegasen sind Reizungserscheinungen von Augen, Nase und Rachen unmittelbar nach Exposition. Bei hohen Konzentrationen in der Atemluft besteht die Gefahr eines Glottis- und Larynxödems, welche durch einen inspiratorischen Stridor imponieren. Typischerweise klingen die Reizsymptome nach 1 bis 2 Stunden wieder ab. Nach einem symptomarmen oder -freien Intervall von bis zu zwei Tagen besteht die Gefahr der Ausbildung einer chemischen Pneumonitis bis hin zum Lungenödem. Nach der Exposition mit Nitrosegasen ist daher der Patient eine ausreichend lange Zeit stationär zu beobachten.

Schwefelwasserstoff

Das Auftreten von Schwefelwasserstoff in Jauche- und Kohlegruben – am charakteristischen Geruch nach faulen Eiern erkennbar – kann ebenfalls zu Intoxikationen führen. Auch bei diesem Gas sind eine toxische Pneumonitis und ein Lungenödem durch chemische Irritationen der Schleimhäute möglich. Eine zusätzliche Gefährdung entsteht durch die Resorption der Substanz. Schwefelwasserstoff hemmt die Enzyme der Atmungskette und führt dadurch zu einer Sauerstoffverwertungsstörung auf zellulärer Ebene.

Phosgen

Phosgen wird zur Produktion von Farb- und Kunststoffen eingesetzt und entsteht beim Erhitzen verschiedener Lösungsmittel. Die schlechte Wasserlöslichkeit ist der Grund für die nur geringen Reizerscheinungen des Gases an den Schleimhäuten. Phosgen bewirkt eine direkte chemische Zellschädigung der Bronchial- und Alveolarschleimhaut. Typischerweise kommt es erst nach einer Latenzzeit von einigen Stunden direkt zur Symptomatik der chemisch-toxischen Pneumonitis mit zunehmender Dyspnoe bis hin zum Lungenödem und hypoxischen Kreislaufstillstand.

17.6.7 Organophosphate

Organophosphate (auch Alkylphosphate genannt) finden als Kontakt- oder Systeminsektizide im Pflanzenschutz Anwendung. Darüber hinaus gehört eine Vielzahl chemischer Kampfstoffe dieser Substanzgruppe an. Eine Intoxikation erfolgt überwiegend aus suizidaler Absicht, Vergiftungen sind allerdings auch durch kontaminierte Nahrungsmittel möglich. Die Substanzen wirken durch eine irreversible Hemmung der Cholinesterase durch die Blockade der Phosphorylase. Der Neurotransmitter Acetylcholin

kann somit nicht mehr gespalten werden, sodass es zu einer exzessiven Stimulation des cholinergen Systems kommt. Typischer Vertreter dieser Stoffgruppe ist das Parathion (E 605).
Organophosphate sind stark lipophile Substanzen mit ausgezeichneter Resorption über den Gastrointestinaltrakt aber auch über die Haut, Schleimhäute und per inhalationem. Sehr rasch kommt es zu einer Anreicherung der toxischen Substanz im Gewebe.

Symptome einer Intoxikation mit Organophosphaten

Die klinische Symptomatik der Intoxikation resultiert aus der Acetylcholin-bedingten muskarinartigen Stimulation parasympathischer Nervenendigungen sowie der nikotinartigen Wirkung des Neurotransmitters an vegetativen Ganglien und an der motorischen Endplatte. Die Schwere der Vergiftung korreliert eng mit dem Abfall der Cholinesterase-Aktivität im Blut. Die Gesamtletalität des Krankheitsbildes liegt bei zirka 15 %.
Zu den klinischen Leitsymptomen einer Vergiftung mit Organophosphaten gehören:
- Speichel- und Tränenfluss,
- eine massive tracheobronchiale Sekretion und Bronchokonstriktion,
- Erbrechen, Urinabgang, Diarrhoe,
- Miosis, Sehstörungen,
- Bradykardie, Hypotonie,
- Muskelfibrillationen, Myoklonien (unwillkürliche Muskelzuckungen),
- Bewusstseinseintrübung,
- Atemdepression, Atemlähmung,
- Labor: Erniedrigung der Cholinesterase, Azidose, Hyperlaktatämie.

Therapie

Die Prognose einer Alkylphosphatvergiftung wird bereits präklinisch entscheidend geprägt. Im Vordergrund steht die Sicherung der Vitalfunktionen und damit eine frühzeitige Intubation und Beatmung. Zur Hemmung der parasympathischen Wirkungen der Substanz wird hochdosiert Atropin appliziert. Die verabreichte Menge richtet sich nach der Schwere der bronchialen Sekretion und der Bradykardie. Als Cholinesterase-Aktivator kann Toxogonin eingesetzt werden. Hier ist allerdings zu berücksichtigen, dass Toxogonin nicht bei allen Organophosphaten eine gleich gute Wirkung erzielt.
Nach der Aufnahme in die Klinik erfolgt eine Magenspülung und eine anschließende Instilla-

tion von Aktivkohle. Sinnvoll ist weiterhin eine forcierte Diarrhoe. Die Effektivität einer forcierten Diurese ist aufgrund des nur geringen Anteiles der im Blut gelösten Giftstoffe begrenzt. Das Gleiche gilt für eine Hämodialyse und Hämofiltration. Mittel der Wahl stellt hier eine Hämoperfusion, also eine Adhäsion der Toxine im extrakorporalen Kreislauf an beschichtete Aktivkohle oder Kunstharzmembranen dar.

Die Erholung der Cholinesterase-Funktion ist abhängig von der aufgenommenen Substanz und kann bis zu einigen Wochen dauern.

17.6.8 Rauschgifte

In diesem Kapitel sollen mit Heroin und Kokain nur zwei ausgewählte Rauschgifte angesprochen werden.

Heroin

Heroin gehört zu der Gruppe der Opiate (s. 12.5., S. 219). In seiner Wirksamkeit ist Heroin zwei- bis dreimal stärker als Morphin. Aufgrund ihrer hohen Lipidlöslichkeit überwindet die Substanz sehr schnell die Blut-Hirn-Schranke. Die intravasale Verweildauer ist mit einer Halbwertzeit von etwa 20 Minuten kurz. Der Abbau erfolgt über eine Deacetylierung in der Leber. Dabei entstehen pharmakologisch hochaktive Abbauprodukte (Morphin, 6-Monoacetyl-Morphin), die für die Langzeitwirkung der Droge verantwortlich sind. Die Elimination dieser Substanzen erfolgt zu mehr als 90 % über die Nieren. Die mittlere Letaldosis bei einer ersten Anwendung liegt bei 60 mg Heroin.

Symptome einer Intoxikation mit Heroin

Bei leichteren Formen einer Heroin-Intoxikation treten Symptome wie beim Opiat-Überhang auf. Führend sind hier die zentrale Atemdepression und die Miosis. Schwere Verläufe münden in einen komatösen Zustand mit Cheyne-Stokes-Atmung, maximal verengten Pupillen und Hypo- bis Areflexie ein. Bei mehr als 30 % der Patienten tritt ein nicht kardiales Lungenödem auf. Komplizierend ist eine akute Rhabdomyolyse (Auflösung der quergestreiften Muskelfasern) möglich. Präfinal tritt eine Mydriasis ein, sodass bei fehlender Miosis ein Verdacht auf eine Opiat-Intoxikation nicht verworfen werden darf.

Therapie

Erste Therapiemaßnahmen sind die frühzeitige Intubation und Beatmung des Patienten. Eine Antagonisierung der Opiatwirkung erfolgt durch die Gabe von Naloxon. Dabei ist zu beachten, dass ein schweres Entzugsdelir mit allen intensivmedizinischen Konsequenzen auftreten kann. Gelingt trotz ausreichender Dosierung des Naloxons die Aufhebung der Opiatwirkung nicht, ist an die zusätzliche Verabreichung anderer zentral wirkender Pharmaka zu denken. Ursache kann darüber hinaus eine Folgeschädigung des Zentralnervensystems durch eine protrahierte Hypoxie, eine Hypothermie, eine Hypoglykämie oder ein zusätzliches Schädel-Hirn-Trauma sein.

Die weitere intensivmedizinische Behandlung ist symptomorientiert auf ein möglicherweise auftretendes nicht kardiales Lungenödem, eine akute Rhabdomyolyse mit akutem Nierenversagen und der Vorbeugung eines Hirnödems bezogen.

Kokain

Kokain gilt als sogenannte Gesellschaftsdroge, die häufig mit anderen Rauschmitteln kombiniert wird. Sie führt schnell zu einer starken psychischen (weniger physischen) Abhängigkeit. Für die toxikologisch bedeutsamen Symptome sind folgende pharmakologische Wirkungen verantwortlich zu machen: Kokain vermittelt einen Anstieg der Katecholamin-Konzentration am synaptischen Spalt über eine Hemmung des Rücktransportes in die synaptischen Bläschen. Gleichzeitig nehmen die Gewebsspiegel für Dopamin und Serotonin im Zentralnervensystem zu. Die Substanz weist zudem eine lokalanästhetische Wirkung gepaart mit vasokonstriktorischen Effekten auf.

Nach oraler Aufnahme wird Kokain sehr schnell resorbiert. Die Serumspiegel steigen schneller an als nach nasaler Applikation, da dort die Resorption durch die Substanz-spezifische Gefäßengstellung verzögert wird. Der Abbau erfolgt durch die Plasmacholinesterase und in der Leber, die Abbauprodukte werden überwiegend renal eliminiert.

Symptome einer Kokainvergiftung

Bei Vergiftungen entwickeln sich neben Euphorie- und Rauschzuständen psychomotorische Unruhe, Tachykardie und Hypertonie sowie eine Tachypnoe mit subjektiver Depression des Zentralnervensystems mit Hypo- bis Areflexie, Bewusstlosigkeit, Kreislaufinstabilität und zentraler Atemlähmung. Die Letaldosis liegt bei 0,2 g Kokain.

Therapie

Die Therapie ist symptomorientiert. Zum Schutz vor einer Aspiration muss der bewusstlose Patient intubiert werden. Die durch die erhöhten Katecholamin-Spiegel hervorgerufenen hämodynamischen Veränderungen werden mit Antiarrhythmika und Antihypertensiva therapiert.
Bei oraler Aufnahme von Kokain sollte auf jeden Fall der Versuch einer primären Giftelimination durch eine Magenspülung erfolgen

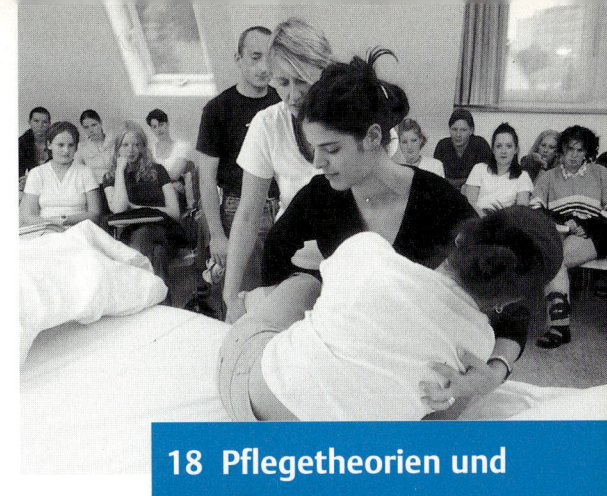

18 Pflegetheorien und atmen

Gerhard Schröder

Zusammenfassung

Zunächst wird in diesem Kapitel aufgezeigt, dass Theorien praktisches Handeln steuern. Pflegetheorien bauen sich aus den vier Konzepten Menschenbild, Gesundheit – Krankheit, Pflege und Umwelt – Umfeld auf, deren Auswirkungen auf das atmen dargestellt werden. Anhand der zugrundeliegenden Konzepte wird verdeutlicht, wie eine Theorie insbesondere im Bereich atmen das Handeln steuern kann. So unterscheidet sich ein humanistisches Konzept grundsätzlich vom anatomisch-medizinischen, weil im humanistischen Konzept der Mensch entscheidet und nicht nur ein Objekt therapeutischer Begierde ist. Abschließend wird die steuernde Funktion von Leitbildern im pflegerischen Alltag deutlich gemacht.

18.1 Was hat eine Theorie mit atmen zu tun?

Die Ausführungen in diesem Buch wenden sich in erster Linie an Praktiker. Es ist grundsätzlich praktisch orientiert, weil es den Lesern Handlungen in ihrer eigenen beruflichen Praxis ermöglichen soll. Eine Theorie dagegen ist laut Duden unter anderem (1991) eine „wirklichkeitsfremde Vorstellung". Demnach hat die Theorie nicht viel mit der Praxis (Wirklichkeit) zu tun. Dennoch haben Theorien Steuerungsfunktionen für die Praxis.

Pflegen Therapeuten mit theoretischen Kenntnissen anders?

Eine Theorie soll die Praxis leiten, indem sie „beschreibt, erklärt, vorhersagt und kontrolliert" (Marriner-Tomey 1992). Sie muss fundiert, nachweisbar und vor allem systematisch aufgebaut sein.

> Eine Theorie hilft, Wissen in der Praxis systematisch und gezielt anzuwenden.

Erst durch theoretisches Wissen kann das Tun überprüft werden. Es kann festgestellt werden, ob das praktische Handeln korrekt war, und zukünftig können die Ergebnisse des Handelns vorhergesagt werden: Wird diese Maßnahme durchgeführt, schadet sie dem Kranken. Also wird sie unterlassen. Das klingt banal und einfach – wird jedoch häufig nicht konsequent angewendet.

18.2 Theorien steuern praktisches Handeln

Dass Theorien praktisches Handeln sinnvoll steuern können, wird an einem Beispiel belegt: Die Einreibung mit ätherischen Ölen und Salben wurde (wird?) jahrelang als „Pneumonieprophylaxe" bei jedem Patienten obligatorisch angewendet in dem Gefühl: Das hilft ihm schon! Doch wie es helfen sollte, wusste niemand genau. Jeder hatte seine „Theorie". Aber diese eigene Vorstellung ist keine Theorie. Eine Theorie muss fundiert und wissenschaftlich haltbar sein.

Um die Frage zu beantworten, bei welchen Krankheiten die Einreibung mit ätherischen Ölen richtig und bei welchen sie schädlich ist, helfen Studien und wissenschaftlich begründete Theorien weiter: Es ist bekannt, dass mentholhaltige Präparate die Bronchien verengen können und dass sie deshalb bei Menschen mit obstruktiven Atemwegserkrankungen nicht ein-

gesetzt werden sollten. Ebenfalls weiß man, dass ätherische Öle die Sekretion anregen und damit den Schleim in den Bronchien verflüssigen. Dadurch kann der Schleim leichter abgehustet werden. Diese ätherischen Öle haben jedoch nur dann Sinn, wenn der Patient auch eine Verschleimung hat.

An diesem Beispiel wird deutlich, dass die Einreibung – theoretisch begründet – eine sinnvolle Maßnahme sein kann.

> Das theoretische Wissen sichert das praktische Handeln ab und legitimiert dieses – auch rechtlich.

Bisher fehlen in der Pflege allerdings noch viele solcher Theorien.

18.3 Was ist eine Pflegetheorie?

Eine Pflegetheorie baut sich aus vier Teilen (Konzepten) auf (Abb. 18.1):

- Menschenbild
- Gesundheit – Krankheit
- Umwelt – Umfeld
- Pflege

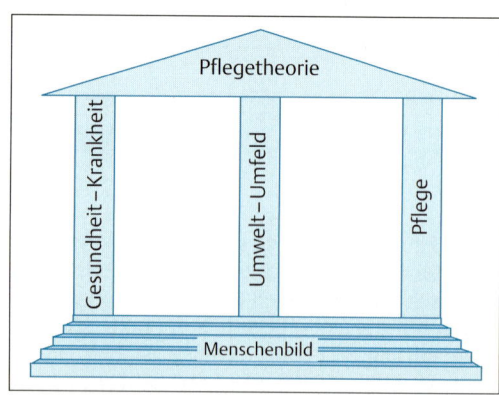

Abb. 18.1   Aufbau einer Pflegetheorie

18.3.1 Menschenbild

Grundlage der Pflegetheorie ist das Menschenbild. Welche Rolle soll der Patient einnehmen? Welche Rollen haben die Mitarbeiter im therapeutischen Team?

Das Menschenbild ist die Grundlage für jede Kommunikation und jede Zusammenarbeit. Die bekannten amerikanischen und englischen Pflegetheorien basieren auf einem **humanistischen Menschenbild**, das den Menschen als mündiges, selbstbestimmtes und ganzheitliches Wesen sieht.

Wird in der Pflege von einem solchen Menschenbild wird, so bedeutet das für den atembeeinträchtigten Menschen, dass er als Partner betrachtet wird. Er ist derjenige, der über sich selbst und somit auch über die Behandlung und Pflege bestimmen darf. Wird der Mensch zugleich als ein ganzheitliches Wesen betrachtet, das aus Geist, Körper, Seele und seinem sozialen Umfeld besteht, dann wird man feststellen müssen, dass zwar theoretisch die „Ganzheitlichkeit" erklärbar und vielleicht vorstellbar ist, aber die menschlichen Sinne nicht in der Lage sind, ganzheitlich wahrzunehmen. Jeder nimmt immer nur einen Teil des Ganzen wahr und selektiert somit die Vielzahl der auf ihn eindringenden Einflüsse. Andernfalls wäre der Mensch ständig mit seiner Umwelt überfordert.

18.3.2 Gesundheit – Krankheit

Mit der Ganzheitlichkeit sollen außer den körperlichen auch die anderen Faktoren Berücksichtigung finden. Insbesondere in den vergangenen Jahrzehnten war die Orientierung der Therapeuten fast ausschließlich auf den Körper bezogen. Dass jedoch der Körper nur gesund werden kann, wenn auch die geistigen und seelischen Ansprüche berücksichtigt werden, ist auch heute für viele noch unbekannt. Im klassischen medizinischen Denken bedeutet Heilen das Wiederherstellen der physiologischen Funktionen. Der Mediziner repariert die defekten Teile des Körpers.

Im Begriff Ganzheitlichkeit wird dagegen von einem anderen Verständnis des „Heilens" ausgegangen. Das bedeutet für die Pflege und Behandlung eines Menschen, dass seine Ganzheit wiederhergestellt werden soll. Das Behandlungsziel

ist somit vergleichbar dem altdeutschen Wortstamm des „Heilens", was so viel wie „Wiederherstellen der Ganzheit" bedeutet. Die Behandelnden sind somit nicht in erster Linie bestrebt, die Defekte zu beheben, sondern das körperlich-seelische Gleichgewicht wiederherzustellen. Dazu gehört natürlich in erster Linie das Wahrnehmen und Ernstnehmen der Bedürfnisse des Patienten. Aus Sicht des betroffenen Menschen ist dies unter Umständen, nicht die Krankheit zu bekämpfen, sondern damit leben zu lernen.

18.3.3 Umwelt – Umfeld

Auch die Berücksichtigung des Umfeldes wie Beruf und Wohnort gehört zu einer ganzheitlichen Betrachtungsweise. Nur wenn die Therapeuten auch diese Aspekte bedenken, kann von einer „Heilung" (= Wiederherstellen der Ganzheit) gesprochen werden.

Ebenso zählen die Angehörigen zum Umfeld. Sie müssen bereits in der Klinik in die Therapie- und Pflegeplanung mit einbezogen werden. Häufig werden Angehörige im Krankenhaus gar nicht wahrgenommen und entsprechend auch diese Ressourcen nicht genutzt. In der ambulanten Betreuung ist die Rolle der Angehörigen entscheidend für den Erfolg. Ihre Mitarbeit kann ganz konkret, etwa bei der Zubereitung von Diäten oder der zuverlässigen Verabreichung von Medikamenten, notwendig sein oder sich auf die psychische Unterstützung des Schaffens einer wohltuenden Atmosphäre beziehen.

18.3.4 Pflege

Letztendlich stellt das vierte Konzept die Vorstellungen des Begriffes Pflege dar. Die Rolle der Pflegenden muss geklärt werden: Wollen Pflegende Assistenten des Arztes sein und eine deutlich medizinische Orientierung einnehmen oder wollen sie eine sozialwissenschaftlich geprägte Rolle haben? Oder gibt es vielleicht eine eigenständige Rolle der Pflege, die sich aus verschiedenen Teilen zusammensetzt, jedoch einen eigenen Schwerpunkt bildet? In den Pflegetheorien geht man von letzterer Vorstellung aus, teilweise ist auch die sozialwissenschaftliche Nähe nicht zu verleugnen.

18.4   Welche Rolle spielt Pflegetheorie?

Eine Pflegetheorie wirkt sich insbesondere in der Beziehung zwischen Pflegendem und Gepflegtem aus. Sie beeinflusst diesen Prozess direkt und kann somit die gesamte Pflege bestimmen. Sie bestimmt dann auch, wie das theoretische Basiswissen vermittelt und angewendet wird.

Die folgenden Beispiele sollen den Einfluss der Pflegetheorie auf den Umgang mit dem Patienten verdeutlichen:

Ich kann als Pflegender den Patienten als einen abhängigen Menschen sehen, der dankbar sein muss, dass ich ihn pflege. Ich bin die Pflegeperson mit der hohen Kompetenz, der Patient ist dumm. Ich muss deshalb über ihn bestimmen. Lässt er dieses nicht zu, dann ist er schwierig, problematisch und dickköpfig.

Ich kann den Patienten aber auch als einen selbstbestimmten Menschen betrachten, der für sich alleine entscheiden kann. In diesem Entscheidungsprozess kann und darf ich ihn unterstützen, weil ihm Kenntnisse fehlen. Mein Handeln orientiert sich am Willen des Patienten. Er bestimmt deshalb in erster Linie die Pflegehandlungen.

Es wird deutlich, welche Auswirkungen diese beiden extrem skizzierten Haltungen in der Praxis haben. Selbst wenn in der Praxis keine explizite Theorie als Grundlage des therapeutischen Handelns existiert, so muss trotzdem davon ausgegangen werden, dass jeder Mitarbeiter seine Vorstellungen im Kopf trägt. Es ist deshalb sinnvoll und notwendig, gemeinsame Vorstellungen zu erarbeiten und sie als *Handlungsziele* oder *Leitlinien* zu veröffentlichen, weil verschiedene Faktoren Einfluss auf die Handlungen nehmen (Abb. 18.2).

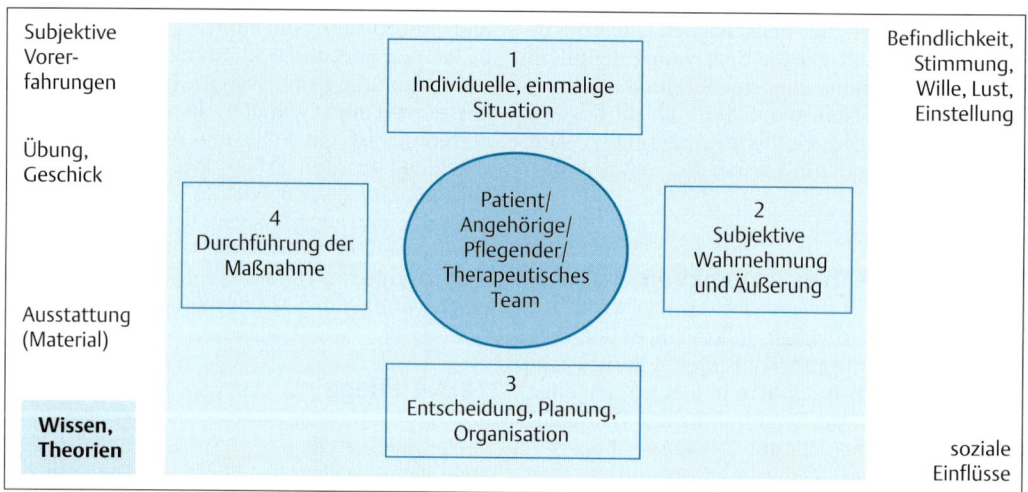

Abb. 18.2   Einflussfaktoren im therapeutischen Alltag

18.5   Leitlinien oder Leid-Linien?

Die beschriebenen Schwerpunkte Menschenbild, Gesundheit – Krankheit, Umwelt – Umfeld und Pflege werden seit einigen Jahren in Pflegeleitlinien schriftlich skizziert und verankert. Dies ist eine gute Hilfe in der Praxis, wenn es sich dabei nicht nur um abgeheftete Blätter handelt, die den Schrank füllen.

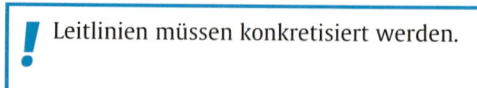

Leitlinien müssen konkretisiert werden.

Dazu gehört zunächst die Umsetzung an einigen wenigen Patienten, bei denen der Inhalt der Leitlinie möglichst konkret besprochen wird, beispielsweise wie die Angehörigen in die Pflege mit einbezogen werden können. Wichtig ist, für jeden Einzelfall die praktische Umsetzung festzulegen.

Eine Hilfe können hierbei große Blätter sein, auf denen das Ziel der Leitlinie als Überschrift steht. Die Mitarbeiter sollen auf der einen Seite des Blattes ihre Fragen und Unklarheiten in Stichworten erfassen, auf der anderen Seite sollen Beispiele für das Ziel stehen. Nur durch ein solches Veröffentlichen kann die Leitlinie vor dem sicheren Tod im Aktenschrank bewahrt werden.

Literatur

Der kleine Duden. Fremdwörterbuch. Dudenverlag, Mannheim 1991

Marriner-Tomey, A.: Pflegetheoretikerinnen und ihr Werk. Recom, Basel 1992

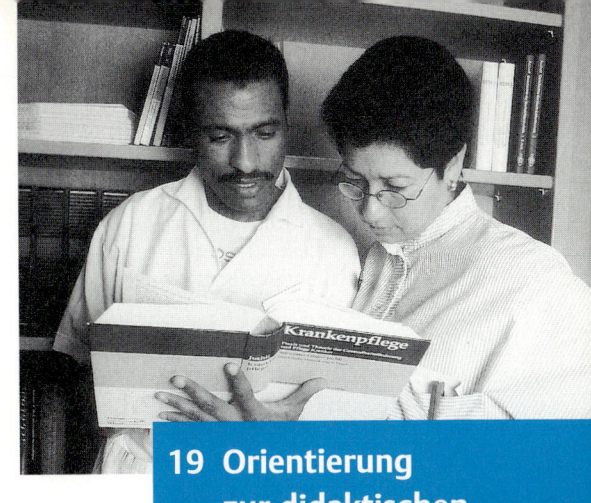

19 Orientierung zur didaktischen Umsetzung

Ina-Maria André, Gerhard Schröder

Zusammenfassung

In diesem Kapitel geht es um den Wunsch des Lehrers, einen guten Unterricht anzubieten. Dafür können zwar keine Patentrezepte gegeben werden, aber das Konzept „handlungsorientierter Unterricht" wird in seinen Kernelementen Eigentätigkeit, viele Sinne umfassende Auseinandersetzung und aktive Aneignung mit dem humanistischen Konzept dieses Buches verglichen. Dabei wird als Ergebnis offensichtlich, dass der ganzheitliche Ansatz des Themas atmen mit dem ganzheitlichen, alle Sinne des Schülers berührenden Konzept der Handlungsorientierung übereinstimmt.

Anhand eines Fallbeispiels werden die verschiedenen Planungsschritte des handlungsorientierten Unterrichts vorgestellt und ihre Wirksamkeit untersucht.

Als Ergebnis lässt sich feststellen, dass mit dem Konzept des handlungsorientierten Unterrichts praxisnahe Themen – wie atmen – für Schüler erlebbar gemacht werden können, sodass Unterricht wieder Eigentätigkeit anregt.

Guten Unterricht zu verwirklichen und selbst ein *guter* Vermittler zu sein, sind legitime Wünsche und verständliche Ziele für jeden Lehrer. Das Bewusstmachen von eigenen Erfahrungen mit Unterricht kann hilfreiche Erkenntnisse im Hinblick auf das eigene Lehrverhalten vermitteln. Es sind die eigenen Erfahrungen und Wünsche eines guten Unterrichts, die auf die berechtigten Bedürfnisse der Lernenden aufmerksam machen. Das Sehnen nach menschlichen Lehrern und Lehrerinnen und einem humanen Arbeitsklima im Unterricht unterstreicht die Notwendigkeit von Lehrerfortbildungen im didaktischen Bereich. Miller (1990) sieht einen Zusammenhang zwischen Lehreraus-, -fort- und -weiterbildung. Der Lehrerberuf gilt hierbei als nie abgeschlossen. Er ist ein Arbeitsprozess, eine Gratwanderung zwischen Lebendigkeit und Innovation und Überforderung und Resignation. Lehrerfortbildung kann dabei ein Weg sein, sich auf diesen Prozess einzulassen.

Die Fortbildung sollte beides verknüpfen: Inhalt und Didaktik. Inhalte wie atmen gehören zu den grundsätzlichen Themen der Lehrervorbereitung für einen guten Unterricht. Aber wie kann der Lehrer diese Erkenntnisse so vermitteln, dass die Lernenden sie auf konkrete Praxissituationen anwenden können und beim Lernen Spaß haben? Wir können hier keine Kurzanleitung für „Super-Unterricht" geben, aber wir wollen unsere Ideen und Erfahrungen mitteilen. Machen Sie eigene Erfahrungen und reflektieren Sie diese mit den Lernenden und Ihren Kollegen.

19.1 Didaktische Vielfalt

Im Laufe der Geschichte hat sich im europäischen Kulturkreis eine Vielfalt von didaktischen Formen entwickelt. Flechsig (1996) schreibt dazu:

» Mittelalterliche Theologen erfanden die Disputation, Ritter entdeckten die Simulation, Sänger und Barden lernten in workshop-ähnlichen Veranstaltungen, Juristen bedienten sich der Fallmethode und Schulmeister entwickelten den Frontalunterricht. Die so entstandenen Methoden waren jedoch nicht nur verschiedene Wege zum gleichen Ziel. Sie waren Teile unterschiedlicher Lernkulturen, in denen unterschiedliche Wertvorstellungen, Weltbilder und Menschenbilder zum Ausdruck kamen und die mit jeweils spezifischer Gestaltung von Zeit und Raum, von sozialen Rollen und Ritualen einhergingen.«

Für das Vorhandensein einer didaktischen Vielfalt gibt es folgende Gründe (Flechsig 1996):
- Menschen haben unterschiedliche **Lernstile**. Der Lernerfolg hängt somit von unterschiedlichen Lernumgebungen, Rollen und Aufgaben ab.
- Die Unterschiedlichkeit von **Lernmotivationen** und **Lerninteressen** bedarf unterschiedlicher didaktischer Modelle.
- Die Verschiedenheit der **Kompetenzen** und der **Wissensgebiete** benötigt unterschiedliche didaktische Modelle zur Aneignung von Qualifikationen.
- Die Unterschiedlichkeit der **Kontexte** bedarf einer didaktischen Vielfalt und des Wissens, dass Lernen von materiellen und personellen Rahmenbedingungen abhängt und Vorgaben an die Verfügbarkeit von Ressourcen stellt.

Daraus leitet Flechsig (1996) zwei Konsequenzen ab:

» Da in den meisten Bildungssystemen der gesetzliche und organisatorische Rahmen sowie die Ressourcen und das Prüfungssystem weitgehend festgelegt sind, sind nur wenige Didaktische Modelle – oder gar nur eines, nämlich Frontalunterricht – realisierbar. Die zweite Konsequenz heißt demgegenüber: Da die Vielfalt didaktischer Modelle aus Gründen der Unterschiedlichkeit von Lernstilen, Lernmotivationen, Kompetenzen und Wissensgebieten genutzt werden muß, damit effektives Lernen und humanes Lernen stattfinden kann, müssen Spielräume innerhalb vorgegebener Kontexte erweitert und Kontexte gegebenenfalls verändert und weiterentwickelt werden ...«

19.1.1 Begriffsklärungen

Bevor auf die konkrete Durchführung einer Unterrichtseinheit eingegangen wird, sollen zunächst als Grundlage für das weitere Verständnis einige Begriffe erklärt werden.

Unterrichtskonzepte

Unterrichtskonzepte beschreiben, wie sich der Entwickler des Konzepts guten Unterricht vorstellt. Sie dienen als Orientierung für die Praxis des Unterrichts.
Meyer (1994) schlägt folgende Definition vor:

» Unterrichtskonzepte sind Gesamtorientierungen didaktisch-methodischen Handelns, in denen ein begründeter Zusammenhang von Ziel-, Inhalts- und Methodenentscheidungen hergestellt wird. In ihnen werden explizit ausgewiesene oder implizit als gültig unterstellte Unterrichtsprinzipien, Annahmen über die organisatorisch-institutionellen Rahmenbedingungen des Unterrichts sowie bestimmte Erwartungen an das Verhalten von Lehrerinnen und Schülerinnen miteinander verknüpft.«

Didaktische Prinzipien

Bei der Erstellung von Unterrichtskonzepten ist es sinnvoll, didaktische Prinzipien zu formulieren, die darlegen, was guten Unterricht ausmacht und welche Handlungskonsequenzen sich ergeben, um dieses Ziel zu erreichen.

Didaktische Prinzipien sind grundlegend, ohne dass sie sich zwangsläufig durchsetzen. Vielmehr sind sie im Unterrichtsprozess herauszuar-beiten und bei der Unterrichtsplanung mit methodischer Kreativität umzusetzen.

Jank und Meyer (1994) benennen didaktische Prinzipien als „zusammenfassende Chiffren für die didaktisch-methodische Akzentuierung eines Unterrichtskonzepts". Sie eigneten sich nicht dazu, konkrete Ziel-, Inhalts- oder Methodenentscheidungen abzuleiten, sondern dienten als nachträgliche Interpretation für diese Entscheidungen.

19.2 Handlungsorientierter Unterricht

Handlungsorientierter Unterricht ist ein Begriff, der

» zunächst einmal als eine Art Sammelname für recht unterschiedliche methodische Praktiken verwendet wurde und wird. Diese Methoden sind nicht gänzlich neu. (...) Sie sind auch nicht klar abgrenzbar von verwandten Ansätzen (Freiarbeit, Offener Unterricht, entdeckender Unterricht, erfahrungsorientierter Unterricht u. a. m.). Ihr

*gemeinsamer Kern ist die **eigentätige, viele Sinne umfassende** Auseinandersetzung und **aktive Aneignung** eines Lerngegenstandes.[1]«*

(Gudjons 1997)

Voraussetzung für das Konzept der Handlungsorientierung stellt die Annahme dar, dass Schüler selbständig, freiwillig und mit Freude lernen, wenn sie nicht daran gehindert werden.

Tab. 19.**1**   Gemeinsamkeiten des Konzepts des handlungsorientierten Unterrichts und der Buchkonzeption für das Buch atmen

Didaktische Grundlagen des handlungsorientierten Unterrichts	Grundlagen des Buches atmen
Lernen läuft grundsätzlich ganzheitlich, also mit Kopf, Herz und allen Sinnen ab.	atmen hat eine ganzheitliche Bedeutung – es betrifft Körper, Seele, Geist und das Umfeld zugleich.
Junge Menschen sind neugierig, können fragen und staunen und wollen die Umwelt erfahren und experimentierend erproben.	Das therapeutische Team ist neugierig, kann selbstkritisch fragen und die Erkenntnisse professionell anwenden.
Es wird davon ausgegangen, dass Menschen (Lehrer und Schüler) keine perfekten Wesen sind, sondern Fehler machen und aus diesen auch lernen können.	Auch Therapeuten und Patienten sind Menschen und somit keine perfekten Wesen. Sie machen Fehler und können aus diesen lernen. Sie lassen sich auch gegenseitig und von Angehörigen belehren.
Der Mensch ist zur Vernunft und Freiheit und auch zur Selbstzerstörung befähigt. Der handlungsorientierte Unterricht berücksichtigt, dass ein nicht entfremdetes Leben und Lernen in der Schule nur ansatzweise und mit Widersprüchen möglich ist (Meyer 1989).	Der Mensch ist zur Vernunft und Freiheit und auch zur Selbstzerstörung befähigt. Auch der im atmen eingeschränkte Mensch kann durch falsche oder unnütze Maßnahmen seinen Zustand verschlechtern. Das therapeutische Team hat die Aufgabe, diesen Widerspruch wahrzunehmen und zu bearbeiten. Menschen sind jedoch in der Lage, Zusammenhänge zu erkennen und Regeln aus Erfahrungen abzuleiten. Menschen sind in der Lage, Konzepte anzuwenden und je nach Situation zu verändern.

---

[1] Hervorhebungen von André u. Schröder.

Die Arbeitsdefinition von Jank und Meyer (1994) besagt:

» Handlungsorientierter Unterricht ist ein ganzheitlicher und schüleraktiver Unterricht, in dem die zwischen dem Lehrer und den Schülerinnen vereinbarten Handlungsprodukte die Gestaltung des Unterrichtsprozesses leiten, so daß Kopf- und Handarbeit der Schüler in ein ausgewogenes Verhältnis zueinander gebracht werden können.«

Diese Kernpunkte des handlungsorientierten Unterrichts haben zur Entscheidung beigetragen, dieses Unterrichtskonzept zur Vermittlung der Inhalte über das atmen auszuwählen.
Dieser Buchkonzeption liegt ein humanistisches Menschenbild zugrunde. Die Gemeinsamkeiten des Konzepts handlungsorientierter Unterricht und des Konzepts, das für dieses Buch atmen gewählt wurde, sind in Tab. 19.**1** zusammengefasst.

19.2.1 Grundzüge des handlungsorientierten Unterrichts

Anhand der Grundzüge des handlungsorientierten Unterrichts wird im Folgenden ein Konzept vorgestellt, das seine Bedeutung durch die bewusste Auseinandersetzung mit den am Lernprozess Beteiligten erlangt und von der Bereitschaft der Lernenden zur Verständigung mit den Lehrenden ausgeht. Aufgrund der didaktischen Vielfalt ist es hier nicht möglich, alle Formen von Unterrichtskonzepten und didaktischen Prinzipien aufzuzeigen.

> ! Handlungsorientierung des Unterrichts ist ein Plädoyer für ein Vorgehen, das sehr viel häufiger als gemeinhin üblich das Anliegen hat, mit den Lernenden gemeinsam etwas zu tun, das Hand und Fuß hat (Meyer 1986).

Im alltäglichen Schulbetrieb besteht die Gefahr, dass sich die Langeweile der Schüler und die Hektik der Lehrer gegenseitig verstärken. Jank und Meyer (1994) beschreiben das sogenannte *Langeweile-Syndrom*, das durch die Lehrerzentrierung des Unterrichts, unter anderem aufgrund der Organisationsstruktur der Schule, gekennzeichnet ist:
- Die Lehrerzentriertheit führt zur Anwendung des Frontalunterrichts, des Lehrervortrags

und des gelenkten Unterrichtsgesprächs als die am häufigsten eingesetzten Methoden.
- Daraus folgt eine hauptsächlich sprachlich vermittelte und sachlogisch strukturierte Gestaltung der Unterrichtsinhalte.
- Die Folge kann eine Gleichgültigkeit der Schüler gegenüber den vielen Inhalten sein, mit denen sie konfrontiert werden.
- Die Gleichgültigkeit der Schüler bewirkt eine verstärkte Lehrerzentrierung, indem dieser den Unterricht vermehrt „durchzieht".

Die Konsequenz des Langeweile-Syndroms besteht für den Lehrer im Unterricht als einer kräftezehrenden Schwerstarbeit und für die Schüler als einer lästigen Verrichtung, die durch Nebentätigkeiten abwechslungsreicher gestaltet werden muss (Jank u. Meyer 1994). Daraus formuliert sich der Anspruch an die Gestaltung von Unterricht als Möglichkeit, den Schülern den Raum zu bieten, für ihr eigenes Lernen verantwortlich zu sein und auch die Verantwortung für den Lehrerfolg ihrer Lehrer zu sein.

19.2.2 Merkmale des handlungsorientierten Unterrichts

Handlungsorientierter Unterricht versteht sich immer als aktive und transparente Auseinandersetzung mit den Lernenden. Folglich können keine didaktischen Prinzipien abgeleitet werden. Bei der Gestaltung des Unterrichts sollte allerdings auf folgende Merkmale geachtet werden (Jank u. Meyer 1994).

Ganzheitlichkeit des handlungsorientierten Unterrichts

Die Ganzheitlichkeit ist gekennzeichnet durch einen personalen, einen inhaltlichen und einen methodischen Aspekt.
Der *personale* Aspekt kennzeichnet das Ansprechen des ganzen Schülers, das heißt den Kopf, das Herz, die Hände und alle Sinne.
Der *inhaltliche* Aspekt fordert die Auswahl von Problemen und Fragestellungen nicht aufgrund wissenschaftlicher Fachsysteme, sondern sie ergeben sich aus vereinbarten Handlungsprodukten.
Beim *methodischen* Aspekt liegt der Anspruch auf ganzheitlichen Unterrichtsmethoden, beispielsweise durch Gruppen- und Partnerarbeit, Projektunterricht, Rollenspiele, Experimente.

Bezug zum atmen

In der therapeutischen Praxis findet eine Ansprache auf allen Ebenen statt:
- **Kopf:** sachlich, rational (z. B. Wissen über ätherische Öle [s. 13.4, S. 246] anwenden oder Konzepte individuell anpassen können).
- **Herz:** Gefühl, emotional (z. B. die Todesangst eines Menschen mit Luftnot annehmen und zulassen können).
- **Hände:** praktisch, motorisch (z. B. atemstimulierende Einreibung [s. 11.5, S. 139] durchführen können).
- **Sinne:** Riechen, Geräusche (z. B. Beobachtung der Atmung [s. 6, S. 54 ff.], Wahrnehmen von Atemgeräuschen oder -geruch).

Dabei hängt die Priorität der Wahrnehmung vom Empfänger der Nachricht ab. Deshalb muss der Therapeut frühzeitig auf diese ganzheitliche Situation vorbereitet werden.

Schüleraktivität im handlungsorientierten Unterricht

Ansatzpunkt für die Schüleraktivität ist die Anregung zur Selbsttätigkeit als unabdingbare Voraussetzung für Selbständigkeit.

 Die Aufgabe des Lehrers ist die Vermittlung von Handlungskompetenz.

Bezug zum atmen

Die selbständige Planung, Koordination und Durchführung von Maßnahmen ist das Ziel der beruflichen Professionalität. Letztendlich zielen die Maßnahmen darauf ab, dass der Patient seine Selbständigkeit möglichst schnell wiedererlangt.

Herstellung von Handlungsprodukten

Handlungsprodukte sind die Ergebnisse der Unterrichtsarbeit, die veröffentlicht werden können und materieller und geistiger Natur sind. Da sich die Schüler mit diesen Produkten identifizieren, können sie auch Ausdruck der Auswertung und Kritik der Unterrichtsarbeit durch die Schüler sein.

Ausgangspunkt subjekte Schülerinteressen

Handlungsorientierter Unterricht schafft Freiräume, in denen sich die Schüler beim aktiven Umgang mit Themen und Aufgabenstellungen ihrer Interessen bewusst werden und diese auch weiterentwickeln können.

Beteiligung der Schüler

Die Beteiligung der Schüler an der Planung, Durchführung und Auswertung des Unterrichts führt zu einer offenen Auseinandersetzung, in der die Ziel-, Inhalts- und Methodenauswahl inhaltlich begründet werden muss.

Bezug zum atmen

Der Patient muss als ein kompetentes, selbständiges Subjekt gesehen werden. Nur er kann für sich entscheiden! Somit muss der Patient auch an den Planungs- und Entscheidungsprozessen beteiligt werden. Diese Maxime kann der Schüler freilich nur erlernen, wenn er selber als Subjekt im Unterricht ernst genommen wird und seine eigenen Vorstellungen verwirklichen und erproben darf.

Öffnung der Schule

Die Öffnung der Schule geschieht in zweierlei Hinsicht: Eine *innere* Öffnung ergibt sich durch das Aufeinanderzugehen der Schüler und Lehrer, die Förderung individueller Lernwege, die Ausweitung fächerübergreifenden Unterrichts und die Weiterentwicklung des Schullebens.
Eine *äußere* Öffnung entsteht durch den Aufbau sogenannter Lernorte-Netze, in denen die Schüler erkunden können, was sie für ihre Vorhaben und Projekte wissen müssen.

Wechselwirkung von Kopf- und Handarbeit

Jank und Meyer (1994) gehen bei ihren Grundvoraussetzungen für den handlungsorientierten Unterricht davon aus, dass zwischen der Hand- und Kopfarbeit eine Wechselwirkung besteht, aber keine Hierarchie. Unter Handarbeit werden die mit Hilfe des Körpers durchgeführten materiellen Handlungen und als Kopfarbeit alle geistigen, immateriellen Handlungen verstanden. Praktisches Handeln wird nicht als Behinderung, sondern sogar als Vollendung geistiger Arbeit betrachtet. Dies entspricht nicht den verinnerlichten abendländischen Denktraditionen, bei der Kopfarbeit für anspruchsvoller, wichtiger und komplizierter als die Handarbeit gehalten wird. Wenngleich die oben genannte Annahme nicht bewiesen ist, zieht sie bei ihrer Verwirklichung weit reichende theoretische und praktische Neuorientierungen der Unterrichtsarbeit nach sich und schließt dabei eine Veränderung des Gesellschafts- und Menschenbildes mit ein.

19.3   Orientierungshilfen zum Unterrichten

Die Planung von Unterricht bedarf einer gründlichen Vorbereitung. Erfahrene Lehrer greifen dabei auf selbst entwickelte Planungsstrategien zurück. Im Weiteren wird zusammenfassend ein mögliches Planungsvorgehen dargestellt, das von Jank und Meyer (1994) bezüglich der Planung für den handlungsorientierten Unterricht vorgeschlagen wird. Die Planungsschritte sind dabei idealtypisch.

Das Ziel des Rasters ist es, die Schüler mit ihren Lernvoraussetzungen, Handlungsabsichten, Hoffnungen und Ängsten stärker zu beachten.

19.3.1 Schritte der Unterrichtsplanung

Arbeitsthema

Der Lehrer trifft die *vorläufige* Entscheidung über das Arbeitsthema.

Hier wird als Beispiel die „Pflege eines Menschen mit einer Störung des atmens durch Asthma bronchiale" als Arbeitsthema gestellt.

Der Lehrer hat dazu als Fallbeispiel einen Patienten, der stationär im Krankenhaus behandelt wird, herausgesucht:

Herr Schneider leidet seit etwa 20 Jahren an Asthma bronchiale. Er wurde wegen eines akuten Anfalls stationär aufgenommen. Der Allgemeinzustand ist sehr schlecht. Herr Schneider kann die Körperpflege nicht mehr selbständig durchführen, ermüdet schnell und kann den Lagewechsel nicht mehr alleine vornehmen. Eine orale Nahrungsaufnahme ist nur in kleineren Portionen möglich. Er hat Angst, aus dem Bett zu fallen, und verlangte deshalb nach einem Bettgitter.

Vorbereitungsphase

In der Vorbereitungsphase werden Lehrziele und Handlungsziele der Schüler als Hypothesen formuliert.

Die **Lehrziele** bilden sich unter anderem aus fachwissenschaftlichen Vorgaben, aus Richtlinien durch Schulbücher und Konferenzen sowie aus organisatorischen Voraussetzungen und der bereits erreichten Fachkompetenz der Schüler.

Lehrziele in Bezug auf das Fallbeispiel sind (allgemein formuliert):

- Die Situation des Patienten richtig einschätzen können durch Wahrnehmen von Informa-

tionen aus verschiedenen Quellen, weil der Patient selber nur eingeschränkt als Informationsquelle zur Verfügung steht.

- Die Informationen richtig auswerten und daraus Prioritäten für die Gesamtsituation setzen können.
- Die erforderlichen Maßnahmen planen, erklären, organisieren und durchführen können.

Die voraussichtlichen **Handlungsziele** der Schüler entstehen durch die angenommenen Lernvoraussetzungen und Interessen der Schüler an dem Thema und durch die Einstimmung der Schüler auf das Thema durch eine „Programmvorschau".

Einstiegsphase

Der Unterrichtseinstieg nimmt die Erfahrungen der Schüler auf. Er ist handlungsbezogen, führt in die zentralen Aspekte des Themas ein und verdeutlicht methodische Zugriffsweisen auf das Thema. Das Interesse am Thema soll geweckt werden.

Hierzu bietet sich die Darstellung des Fallbeispieles an. Der weitere Unterricht wäre insofern handlungsorientiert, als die Schüler zwischen theoretischer (in der Schule) und praktischer (auf der Station) Lernmöglichkeit pendeln können.

Handlungsergebnisse

Das Ziel der Einstiegsphase ist das Vereinbaren von Handlungsergebnissen mit den Schülern.

In dem Fallbeispiel ergeben sich die Handlungsergebnisse aus der Situation des Patienten. Hier wäre eine Verbesserung der therapeutischen Situation durch eine organisatorische Veränderung (z. B. im Tagesablauf) denkbar. Von den Schülern wurde eine sorgfältige Organisationsanalyse vorgenommen mit folgendem Ergebnis:

Der Patient wird nach dem üblichen Tagesablauf gepflegt. Da Herr Schneider erst immer in den letzten Stunden der Nacht einschläft, lässt man ihn morgens bis gegen 7.30 Uhr schlafen. Dann wird er mit einem Toilettenstuhl ins Bad gefahren, wo er sich waschen „muss". Das Waschen strengt den Patienten allerdings so sehr an, dass er anschließend Luftnot hat und körperlich erschöpft ist. Dann wird der Patient zum Tisch gefahren, um zu frühstücken. Aufgrund der

Erschöpfung kann er nichts essen. Anschließend wird er ins Bett gepackt und schläft fast eine Stunde. Gegen 11.00 Uhr kommt die Physiotherapeutin, die mit dem Patienten zusammen eine anstrengende Bewegungstherapie durchführt. Dies hat wiederum zur Folge, dass Herr Schneider auch zum Mittagessen so erschöpft ist, dass er kaum Nahrung zu sich nehmen kann.

Aber auch eine Verbesserung der Situation des Patienten durch Schulung anhand eines erstellten Schulungskonzeptes (für den Patienten und seine Angehörigen) ist möglich.

Erarbeitungsphase

In der Erarbeitungsphase wird das vereinbarte Handlungsprodukt erstellt. Diese Phase ist gekennzeichnet durch das Arbeiten von Lehrer und Lernenden in Klein- und Großgruppen. Erste Schritte sind dabei unter anderem die Planung des Arbeitsvorgehens, die Materialbeschaffung, Sichtung und Kontakvermittlung. Darauf folgen weitere notwendige Arbeitsschritte:

- das Einüben von Techniken und der Aufbau von Kompetenzen,
- die Erstellung, Inszenierung und Erprobung des Handlungsprodukts,
- die Dokumentation und Protokollierung der Arbeitsprozesse.

Bei Bedarf können lehrgangsmäßige Unterrichtsphasen, individuelle Leistungsüberprüfungen und Erholungspausen eingeschoben werden. Bei dem Thema Asthma bronchiale ist eine Auseinandersetzung mit der Praxis unbedingt notwendig. Eine Lösung im theoretischen Unterrichtsraum würde die Qualität der Handlungsorientierung gewaltig verschlechtern. Zu dem oben genannten Fallbeispiel erarbeiten die Schüler folgende Lösungsschritte:

- Im ersten Schritt erstellen die Schüler eine **Pflegeanalyse**. Sie listen die Probleme auf, die sich in diesem Fall aus dem Tagesablauf ergeben:
  – Aufstehen vor dem Abhusten bei schlechter Zimmerluft,
  – Überanstrengung durch das Waschen, deshalb isst der Patient anschließend nichts mehr,
  – zu große zeitliche Nähe der Physiotherapie zum Mittagessen.
- Drei Schüler stellen am nächsten Tag die Problemanalyse den Kolleginnen auf der Station vor. Nach einer sehr kontroversen Diskussion wird beschlossen, dass die Schüler ein alternatives Modell am übernächsten Tag testen

dürfen – sofern der Patient dies möchte. Der Patient stimmt zu.
- Die Schüler **planen** in der Gesamtgruppe eine alternative Pflege, die von zwei Schülern durchgeführt wird: Der Patient wird ebenfalls um 7.30 Uhr geweckt, dann wird das Zimmer gelüftet. Nachdem das Fenster wieder geschlossen ist, setzt sich der Patient an die Bettkante, um sich für das Frühstück etwas frisch zu machen (Gesichts- und Händewaschung, Mundtoilette). Anschließend frühstückt er. Erstaunlicherweise fühlt sich der Patient erheblich besser. Im Laufe des Vormittags kommt die Physiotherapeutin. Anschließend kann sich der Patient bis zum Mittagessen ausruhen. Die Waschung wird am Abend vorgenommen.
- Die Schüler werten die Pflege – zusammen mit dem begeisterten Patienten und den Mitarbeiterinnen der Station – aus.

Auswertungsphase

Die Auswertungsphase ist gekennzeichnet durch das Vorstellen der Arbeitsergebnisse im Klassenplenum. Die Ergebnisse werden diskutiert, kritisiert, gelobt und zur Überarbeitung in die Gruppen zurückgegeben. Die Schüler erwerben weitere Sach-, Sozial- und Sprachkompetenz durch spielerisches Üben und Handeln zur Festigung der Arbeitsergebnisse. Abschließend entscheiden alle am Lernprozess Beteiligten, ob Teile oder sämtliche Handlungsergebnisse veröffentlicht werden sollen.

19.3.2 Auswirkungen der didaktischen Modelle für die Praxis

Die zusammenfassende Betrachtung des Planungsrasters ergibt, dass sich nach der Vorbereitungsphase drei Phasen kennzeichnen lassen, die sich in den Planungsrastern der gängigsten didaktischen Modelle in ähnlicher Weise wiederfinden (Jank u. Meyer 1994):

- In der *Einstiegsphase* soll Interesse an dem Thema geweckt, Vorkenntnisse aktiviert und Planungsabsprachen getroffen werden.
- In der *Erarbeitungsphase* wird das vereinbarte Handlungsprodukt hergestellt.
- In der *Auswertungs-* oder *Veröffentlichungsphase* werden die Unterrichtergebnisse vorgeführt, vorgespielt, diskutiert und kritisiert.

Bei der Auswertung der Ergebnisse des Fallbeispiels stellten die Schüler fest,

- dass nicht nur die einzelnen Pflegehandlungen für den Patienten wichtig sind, sondern auch die Gesamtorganisation der Pflege von entscheidender Bedeutung ist,
- dass viele organisatorische Rituale zu einem schlechten Pflegeergebnis führen und deshalb hinterfragt werden müssen,
- dass sich pflegerische Praxis verändern lässt, dieser Prozess allerdings steinig und mühsam sein kann.

Die Schüler hatten für ihren Erfolg auch von der Station ein Lob erhalten. Dennoch war für einige Schüler das Ergebnis ernüchternd: Es zeigte ihnen, dass längst nicht alle Pflegemaßnahmen durch Pflegeprofis auch sinnvoll sind. Sie haben die Ecken und Kanten der Organisation Krankenhaus deutlich zu spüren bekommen („Das geht im normalen Ablauf aber nicht!").

Für viele Schüler war das Ergebnis – nämlich die subjektive Zufriedenheit und objektive Besserung des Patienten – ein Grund, zukünftig viele Abläufe zu hinterfragen.

Eine Übertragung des Unterrichtskonzepts des handlungsorientierten Unterrichts auf Ihren Alltag ist vielleicht denkbar – im besten Falle sind auch einige Menschen dankbar!

Handlungsorientiertes Lernen ist kein „Wunderrezept". Aber es wird Ihnen und Ihren Schülern helfen, mit mehr Energie den Ritualen des Alltags zu begegnen, sowohl in der Schule als auch auf den Stationen!

Literatur

Flechsig, K. H.: Kleines Handbuch didaktischer Modelle. Neuland-Verlag für lebendiges Lernen, Eichenzell 1996

Gudjons, H.: Handlungsorientierter Unterricht. Begriffskürzel mit Theoriedefizit? Pädagogik. 1 (1997) 6

Jank, W., H. Meyer: Didaktische Modelle. Cornelsen, Frankfurt/M. 1994

Meyer, H.: Leitfaden zur Unterrichtsvorbereitung. Cornelsen, Frankfurt/M. 1986

Meyer, H.: Unterrichtsmethoden, Bd. 1. Cornelsen, Frankfurt/M. 1994

Meyer, H.: Unterrichtsmethoden, Bd. 2. Cornelsen, Frankfurt/M. 1989

Miller, R.: Schilfwanderung. Wegweiser für die praktische Arbeit in der schulinternen Lehrerfortbildung. Beltz, Weinheim 1990

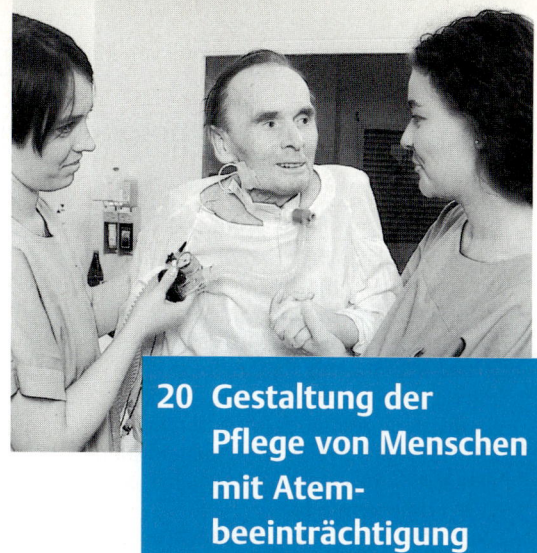

20 Gestaltung der Pflege von Menschen mit Atembeeinträchtigung

Christel Bienstein

Zusammenfassung

Einleitend wird in diesem Kapitel auf die Notwendigkeit der Früherkennung von Infektionen aufmerksam gemacht, bei der eine gute Beobachtung unerlässlich ist, die dann die Grundlage aller pflegerischen Interventionen bildet.

Anhand der Atemskala wird dann ein Assessmentinstrument vorgestellt, das Pflegende sensibilisiert, die beteiligten Faktoren von Atemproblemen wahrzunehmen. Auch die Pflegediagnosen der NANDA, die beispielhaft vorgestellt und erläutert werden, können die Arbeit der Pflegenden systematisieren und erleichtern.

Die Autorin zieht einen Vergleich von pflegerischen Tätigkeiten und Fähigkeiten in den USA und Deutschland. Dabei wird deutlich, dass Pflegende in Deutschland nicht dazu ausgebildet sind, eine umfassende Anamnese, bei der die Auskultation eine selbstverständliche Maßnahme der Pflegeanamnese darstellt, erheben zu können.

Im weiteren Verlauf werden Probleme des Pflegeprozesses diskutiert und auf die Notwendigkeit eines Perspektivenwechsels aufmerksam gemacht. Pflegende sollten mit ihrem Wissen Patienten dabei unterstützen, dass diese ihre Probleme und Ziele selbst identifizieren können. An dem zentralen Ziel orientieren sich dann alle geplanten Interventionen, was unter anderem dazu führt, dass der pflegerische Blick sich über den kurzen stationären Aufenthalt eines Menschen hinaus richtet. Der Aspekt der Patienteninformation erhält im pflegerischen Tun einen zentralen Stellenwert.

20.1 Bedeutung der nosokomialen Atemwegsinfektionen

Etwa 800 000 Patienten erkranken laut einer Studie der Deutschen Krankenhausgesellschaft pro Jahr an nosokomialen Infektionen. Etwa 5 bis 8 % dieser Krankheitsverläufe enden tödlich. Bei 15 % dieser Infektionen (120 000 Patienten) handelt es sich um eine Pneumonie.

Immer noch gehören die in Einrichtungen erworbenen Atemwegsinfektionen zur Gruppe der bedrohlichen Erkrankungen. Besonders problematisch an dieser Situation ist die mangelhafte Früherkennung.

Lange Zeit wurde der **Beobachtung** des Menschen und der Erfassung seiner Situation zu wenig Aufmerksamkeit geschenkt. Dies hat dazu geführt, dass bedrohliche Faktoren oder bereits eingetretene Veränderungen bei dem Betroffenen zu spät erkannt wurden. Erst im Laufe der beruflichen Tätigkeit entwickelte sich und entwickelt sich noch durch Reflexion wiederkehrender Situationen ein Expertenwissen, welches schon frühzeitig eine Veränderung der Atemsituation erfasst.

Der Beobachtungsmangel entstand zumeist durch

- den zu frühen und nur einmaligen Unterricht in der Krankenbeobachtung,
- zu wenig geführte Beobachtungsübungen und
- die Fixierung der Beobachtung auf extreme Atemveränderungen.

Erschwerend hinzu kamen

- die unzureichende Erarbeitung der Auswirkungen von Atemproblemen auf das Wohlbefinden und die Selbstpflegefähigkeit des Betroffenen,
- die geringe Prioritätensetzung pflegerischer Aktivitäten,
- eine unzureichende schriftliche Dokumentation und mündliche Information und
- keine oder ungenügende Patienteninformationen und -anleitungen.

Bis heute besteht noch immer die Gefahr eines zu späten Erkennens auftretender oder bereits vorhandener Atembeeinträchtigungen aufgrund der vorgenannten Problematik. In einer Untersuchung (Bienstein 1988) konnte nachgewiesen werden, dass Atemprobleme nur unzureichend dokumentiert wurden und eine Kontrolle der eingeleiteten Maßnahmen ebenfalls nur oberflächlich erfolgte.

> **!** Eine detaillierte Erfassung der Situation des betroffenen Menschen und eine zielgerichtete Intervention, Dokumentation und Evaluation sind zur Vermeidung oder frühzeitigen Erfassung von Atemproblemen unerlässlich.

20.2 Rituale der pflegerischen Intervention

20.2.1 Prophylaxen

Rituale in der Pflege haben ihre positiven wie negativen Seiten. Das menschliche Leben ist von Ritualen umgeben, ob dieses nun die Geburtstagsfeier, die Taufe, das Weihnachtsfest oder das Hochzeitsfest sind. Rituale gestalten Lebenswirklichkeit mit, sie tragen dazu bei, Orientierung in der jeweiligen Gesellschaft oder Kultur zu finden. Hiervon ist auch die berufliche Lebenssituation nicht ausgenommen. Die Visite, der Besuch beim Kranken, das Aufnahme- oder Entlassungsgespräch sind Kennzeichen einer Standortbestimmung.

Rituale treten aber auch häufig an die Stelle einer reflektierten Situationsgestaltung, sie sind sogenannte „Füller". Es wird etwas getan, das nicht begründbar ist und auch zu keiner Verbesserung führt.

Zegelin-Abt (1997) spricht besonders den Prophylaxen in der Pflege diese Funktion zu. Dies wird besonders deutlich an dem Ausspruch: „Jetzt mache ich noch die Prophylaxen!" Gemeint sind damit häufig die Dekubitus-, die Pneumonie-, die Soor-, die Thrombose- und die Kontrakturenprophylaxe. Dieser „betonharte Fünferblock" (Abt-Zegelin 1997) ist bis heute noch nicht aufgeweicht. Dabei ist allgemein bekannt, dass es auch eine Bettlägerigkeitsprophylaxe, eine Desorientierungsprophylaxe und viele andere mehr geben müsste.

Das Prophylaxenrepertoire im Bereich der Atembeeinträchtigung ist ausgesprochen schlicht. Schon an der Bezeichnung „Pneumonieprophylaxe" wird es deutlich. Nicht nur die Pneumonie sollte im Mittelpunkt stehen, ebenso problematisch ist beispielsweise der Mangel an Sauerstoff und die daraus resultierende Schwäche, die zu Unterernährung, Thrombose und vielen Erkrankungen mehr führen kann.

20.2.2 Untersuchung zu pflegerischen Maßnahmen zur Atemförderung

In einer Erhebung (Bienstein 1988) wurde auf 13 Stationen das pflegerische Repertoire im Bereich der Atemförderung erfasst. Beteiligt waren insgesamt 422 Patienten auf inneren, neurologischen, chirurgischen und anderen Stationen. Das pflegerische Angebot konzentrierte sich trotz eines unterschiedlichen Anforderungsprofils auf primär acht Maßnahmen (Abb. 20.1). Besonders problematisch war, dass Patienten, die eine gezielte Unterstützung der Atmung benötigten, oftmals nicht erkannt wurden. Weiterhin wurde festgestellt, dass diese Maßnahmen auch bei Menschen durchgeführt wurden, die dieser nicht bedurften.
Als Beispiele der mangelhaften Kenntnisse hinsichtlich von Maßnahmen einer wirkungsvollen Atemförderung soll hier nur das Lüften der Krankenzimmer dargestellt werden. So konnte das Wissen über die Notwendigkeit der morgendlichen Lüftung der Zimmer, bevor die Patienten zum tiefen Durchatmen aufgefordert werden, nur in Ansätzen beobachtet werden.

Die Steigerung des Kohlendioxids in der Luft führt zu einer Dämpfung des Wachzustandes. Ausgehend davon ergaben sich bei der Untersuchung zwei Aspekte bei der morgendlichen Frühversorgung der Patienten:

1. War das Fenster nachts *geöffnet*, wurde es zur Frühversorgung geschlossen. Die Luft im Zimmer war geruchsneutral und kühl. Dies stand allerdings in keinem fachspezifischen Zusammenhang. In 139 erfassten Zimmern waren bei der ersten Beobachtung 67 Fenster geöffnet und beim zweiten Beobachtungsdurchgang noch 59 Fenster.
2. War das Fenster bei der Frühversorgung *geschlossen*, blieb es während des Lagerns, Waschens und Mobilisierens zu und wurde erst nach Abschluss der pflegerischen Maßnahmen geöffnet. Im ersten Durchgang waren 72 Zimmer ungelüftet, im zweiten Beobachtungszeitraum sogar 80 Zimmer.

Im Gegensatz zu den gut gelüfteten Zimmern konnte in denen mit geschlossenen Fenstern eine schneidende, stickige Luft ausgemacht werden, die extrem nach Schweiß, Urin und Desinfektionsmitteln roch.
Gleichwohl – wie in den gelüfteten Zimmern – wurden auch hier die Patienten mobilisiert und zum tiefen Durchatmen aufgefordert. Ein bewusst gewählter Zusammenhang zwischen Lüften und atemfördernden Maßnahmen konnte damals nicht beobachtet werden.
Vielleicht hat sich bis heute einiges verändert. Vielleicht wird heute der Thorax nicht mehr routinemäßig mit kampfer- und mentholhaltigen

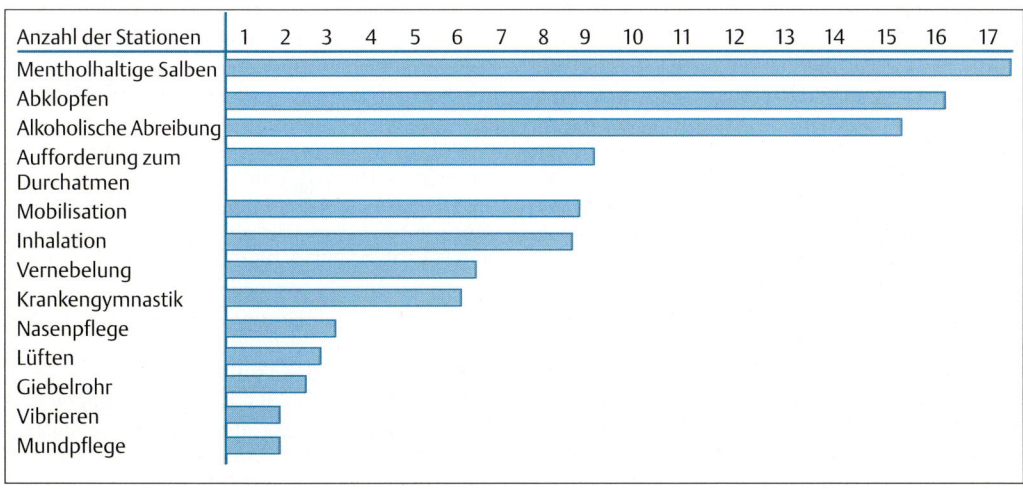

Abb. 20.**1**   Angewandte atempflegerische Maßnahmen

Salben eingerieben, der Rücken nicht mehr von unten nach oben in der Vorstellung, Sekret den „Berg" hochtransportieren zu können, abgeklopft. Vielleicht gibt es auch nicht mehr den „pneumonieprophylaktischen Rundumschlag", sondern die segmentorientierte Vibration, die ventilationsfördernde Atemdrainage, der provo-kative Hustenstoß und andere Maßnahmen mehr, die Platz in der Pflegeintervention gefunden haben.

Es lohnt sich, die eigene Spannbreite der Atemförderung kritisch zu beleuchten. Wie diesem Buch zu entnehmen ist, gibt es hier ein spezifisches, reichhaltiges Angebot.

20.3 Erfassung der Atembeeinträchtigung

Seit 1955 helfen Instrumente (z. B. Skalen), das Dekubitusrisiko einzuschätzen. Für die Atmung lag bis vor einiger Zeit kein Instrument vor. Es war und ist häufig noch der eigenen Fähigkeit, dem gewachsenen Expertenblick überlassen, ob er betroffene Patienten identifiziert, die unter Atembeeinträchtigungen leider oder davon bedroht sind.

Interviews mit Patienten ergaben, dass von 17 befragten Patienten, die unter einer schlechten Atemsituation litten, sechs Todeswünsche äußerten. Zwei Patienten teilten sogar suizidale Absichten aus diesem Grunde mit. Alle 17 Patienten fühlten sich durch die Atembeeinträchtigung in ihren Lebensaktivitäten stark behindert. Dabei wurden die Atembeschwerden besonders als bewegungsbeeinträchtigend, appetitreduzierend (bis hin zur Notwendigkeit einer Ernährungssonde, schlafreduzierend und kommunikationsbeeinträchtigend erlebt. in einzelnen Fällen konnte ein Circulus vitiosus herausgearbeitet werden: Die Atemnot führt dazu, kleinere Portionen zu essen. Dadurch kam es zu Gewichtsabnahmen und Schwäche. Daraus entwickelte sich ein Mangel an Bewegung, der zu einer Gefährdung in vielen Bereichen (z. B. Dekubitus, Thrombosen) führte. Hieraus ergab sich eine reduzierte Bereitschaft zur Kommunikation aufgrund der Schwäche, die dann zu immer weniger sozialen Kontakten führte und die Selbstaufgabe einleitete.

Es scheint weiterhin so, dass Pflegende sich in der Erfassung der Atemgefährdung auf die Bettlägerigkeit als ein besonders auslösendes Kriterium fixieren. Vielfach werden erst dann Veränderungen des Atemgeräusches wahrgenommen, wenn diese ausgeprägt auftreten und sowohl vom Patienten wie auch von Laien erkannt werden. Gerade in der diskreten Veränderung der Atemfunktion liegt jedoch der Schwerpunkt des präventiven Erkennens.

20.3.1 Die Atemskala

Um die Beobachtungsfähigkeit von Pflegenden zu schärfen, wurde anhand einer Literaturauswertung eine Beobachtungsskala erarbeitet (Abb. 20.**2**). Dieses Instrument wurde bei insgesamt 514 Patienten erprobt. Eine gesicherte Aussage, ob mit der Skala das gemessen werden kann, was für eine pflegerische Intervention entscheidend ist, konnte noch nicht getroffen werden. Jedoch lenkt sie das Augenmerk auf bereits bekannte Ursachen, die zu einer Atemgefährdung führen können.

Weiterhin wurde versucht, das Risiko der Raucher gezielter zu erfassen. Aus diesem Grunde wurden Zigaretten primär nach ihrem Kondensatgehalt und an zweiter Stelle nach ihrem Nikotingehalt geordnet (Tab. 20.**1**).

20.3.3 Hilfestellung durch die Pflegediagnosen

Anfang der 70er Jahre wurde das Bedürfnis von Pflegeexperten immer deutlicher, sich mit der Beschreibung von Pflegeproblemen auseinander zu setzen, die verbindlich und verständlich seien und die häufigsten Pflegeprobleme erfassen sollten. Diese Beschreibungen wurden *Nursing Diagnoses* (Pflegediagnosen) genannt. In der weiteren Zusammenarbeit entstand hieraus die NANDA. Die NANDA geht von der Definition der American Nurses Association (ANA) aus, die Pflege als „das Erkennen und Behandeln von menschlichen Reaktionen auf bestehende und potentielle Gesundheitsprobleme" definiert.

Allein 1990 lagen bereits 97 Beschreibungen von Patientenzuständen vor, die in 13 Diagnosekategorien aufgegliedert wurden. Ständig werden neue Ergebnisse hinzugefügt.

Tab. 20.1 Schadstoffskala. Zigaretten nach Kondensat (Teer) geordnet (in Gramm)

Schadstoffgruppe I	Ni	Ko	Schadstoffgruppe II	Ni	Ko	Schadstoffgruppe III	Ni	Ko
Auslese	0,1	1	John Player Spezial (Mild)	0,5	10	Ernte 23	0,3	15
R1	0,2	2	Peer (100)	0,5	10	Stuyvesant (100)	0,7	15
Lord Ultra	0,2	3	Gauloises (mit Filter)	0,6	10	Prinz of Wales	0,9	15
SL	0,2	3	Fairwind	0,5	10	West	1,0	15
Marlboro (Menthol/Light)	0,4	6	EVE	0,6	10	P4	1,0	15
R6	0,4	6	Kent	0,7	10	Exzellenz	1,1	15
Roxy	0,5	6	Astor (mild)	0,7	10	West (100)	1,2	15
Muratti	0,6	6	Camel (mild)	0,7	10	Benson	1,2	15
Barclays	0,6	6	Gitanes	0,7	10	JPS	1,3	15
Dames	0,3	7	Silk Cut (100)	0,9	10	Pall Mall	1,1	16
Milde Sorte (Super)	0,3	7	L & M (100)	0,7	11	Dumont	0,8	17
Reno (Light)	0,4	7	Reno (Menthol)	0,7	11	Gauloises (ohne)	1,1	17
Lord (Weiß)	0,4	7	Peer Export	0,8	13	St. Moritz	1,1	17
Merit	0,5	7	L & M	0,8	13	Prinz Danmark	1,3	17
Reno (Menthol/100)	0,5	7	Collie	0,8	13	Major (extra size)	1,4	17
Atika	0,6	7	Lux	0,8	13	Davidoff	1,5	17
Krone (Menthol)	0,6	8	Overstolz	0,8	13	Dimitrino & Co.	1,1	18
R6 (100)	0,6	8	Juno	0,8	13	Gitanes	1,2	18
Marlboro (Light/100)	0,6	8	Ernte	0,8	13	Overstolz (ohne)	1,2	19
Kim	0,6	8	Stuyvesant	0,8	13	Lucky Strike	1,2	19
Lord	0,5	9	HB	0,8	13	Chester (ohne)	1,2	20
Krone	0,5	9	M (Grün & Rot)	0,9	13	Juno (ohne)	1,2	20
Milde Sorte	0,5	9	Winston	0,9	13	Eckstein	1,2	20
Lord (100)	0,7	9	Marlboro	0,9	13	Senior Service	1,4	20
Cartier	0,7	9	HB (100)	0,9	13	Reval (ohne)	1,3	21
Roxy (International)	0,7	9	Windsor	0,9	13	Rote Hand	1,4	21
Atika de Lux	0,7	9	Dunhill (Rot & Grün)	0,9	13	Senoussi	1,3	22
			Hombre	0,9	13	Red Rock	1,4	22
			Chesten	0,9	13	Pall Mall (ohne)	1,4	22
			Camel (100)	1,0	13	Camel (ohne)	1,4	22
			YSL	1,0	13	Gold Dollar (ohne)	1,4	22
			Camel	1,0	13	Virginia	1,6	22
						Mercedes	1,1	24
						Bontè	1,0	25
						North State	1,5	25
						Emir	1,3	26
						Orienta	1,4	26
						Finas	1,5	28

Erstellt von Teilnehmern des Pflegefachseminars 89/90 im Bildungszentrum Essen des DBfK unter Leitung von Christel Bienstein.

> **!** Das Augenmerk der Pflegediagnosen liegt auf der Erfassung subjektiver beispielsweise vom Patienten und den Angehörigen gemachter Beschreibungen des Zustandes und der Situation und objektiver messbarer Daten.

Primär beschreiben die Pflegediagnosen defizitäre Zustände der gesundheitlichen Versorgung. Anders als in den deutschsprachigen Ländern liegt im angelsächsischen Raum die Aufmerksamkeit neben dem Patienten auch auf der Familie oder der Gemeinde.

Abb. 20.**2** Atemskala zur Erfassung der Atemsituation

Bewertung:
0–6 Punkte = nicht gefährdet
7–15 Punkte = gefährdet
16–45 Punkte = hochgradig gefährdet, bzw. Atemstörungen vorhanden

Kriterien Einstufung von 3–0 s. Legende	Bereitschaft zur Mitarbeit	vorliegende Lungenerkrankung	bereits durchgemachte Lungenerkrankungen	Immunabwehrschwäche	manipulative Maßnahmen oro-tracheal	Raucher/Passivraucher	Schmerzen	Schluckstörungen	Mobilitätseinschränkungen	Lungengefährdender Beruf	Intubationsnarkose/ Beatmung	Bewusstseinslage	Atemtiefe	Atemfrequenz	Medikamente, die die Atmung sedieren	Gesamtergebnis:	Vorstellung der Atemskala und Legende
Name:																	

Legende zur Atemskala

Bereitschaft zur Mitarbeit

0 = Eine hohe Bereitschaft zur Mitarbeit ist durch kontinuierliche Mitarbeit gekennzeichnet.

1 = Der Patient zeigt Bereitschaft zur Mitarbeit unter Aufforderung.

2 = Er zeigt ab und zu Bereitschaft zur Mitarbeit, jedoch nur bei Aufforderung.

3 = Er zeigt keine Bereitschaft zur Mitarbeit oder kann keine Bereitschaft deutlich machen.

Vorliegende Lungenerkrankungen (Atemorganerkrankungen)

0 = Es liegen keine Lungenerkrankungen vor.

1 = Es liegt ein leichter Infekt vor, der den nasalen und oralen Bereich betrifft.

2 = Es liegt ein Infekt vor, der auch den bronchialen Bereich mit einbezieht.

3 = Es liegen Lungenerkrankungen vor.

Bereits durchgemachte Lungenerkrankungen

0 = Der Patient hat keine Lungenerkrankungen durchgemacht

1 = Der Patient hat leichte Lungenerkrankungen durchgemacht, z. B. bronchopulmonale Infekte aufgrund grippaler Infekte im letzten Vierteljahr.

2 = Der Patient hat schwere Verläufe durchgemacht.

3 = Der Patient hat schwere Lungenerkrankungen oder Atemorganerkrankungen durchgemacht, die eine wahrnehmbare Atemfunktionseinschränkung hinterlassen haben.

Immunabwehrschwäche

0 = Es liegt keine Immunabwehrschwäche vor.

1 = Es liegt eine leichte Immunabwehrschwäche vor aufgrund einer nicht generalisierten Infektion.

2 = Es liegt eine erhöhte Abwehrschwäche vor.

3 = Es liegt eine völlige Immunabwehrschwäche vor.

Manipulative Maßnahmen oro-tracheal

0 = Es werden keine manipulativen Maßnahmen im Atemtrakt durchgeführt.

1 = Es werden manipulative, pflegetherapeutische Maßnahmen, wie eine spezielle Nasenpflege oder Mundpflege, durchgeführt.

2 = Es erfolgt zusätzlich eine oral-nasale Absaugung.

3 = Es erfolgt eine oral/nasal/endotracheale Absaugung ohne oder mit liegendem Tubus.

Raucher/Passivraucher

0 = Der Patient ist Nichtraucher und ist in seinem direkten Umfeld nur geringfügig rauchexponiert.

1 = Der Patient raucht zirka 6 Zigaretten der Schadstoffgruppe 1, oder ist regelmäßiger Passivraucher.

2 = Der Patient raucht zirka 6 Zigaretten pro Tag der Schadstoffgruppe 2 und ist regelmäßig Passivraucher, z. B. durch seinen Partner oder in seinem direkten Arbeitsumfeld.

3 = Der Patient raucht sehr intensiv, mehr als 6 Zigaretten der Schadstoffgruppe 3, oder ist ebenfalls in seinem Umfeld aktiver Passivraucher durch ständigen Rauchkonsum der Gruppe 3.

Schmerzen

0 = Es sind keine Schmerzen vorhanden.

1 = Es sind leichte, kontinuierliche Schmerzen vorhanden.

2 = Es sind hauptsächlich Schmerzen in dem Bereich vorhanden, der auf die Atmung Einfluss nimmt.

3 = Es sind ständig Schmerzen vorhanden, die wahrnehmbar auf die Atmung Einfluss nehmen.

Schluckstörung

0 = Es liegt keine Schluckstörung vor.

1 = Es liegt eine Schluckstörung bei flüssiger Nahrungsaufnahme vor.

2 = Eine Schluckstörung liegt auch bei breiiger Nahrungsaufnahme vor.

3 = Es liegt eine komplette Schluckstörung bei allen Nahrungsaufnahmen vor, auch bei Schlucken von Speichel.

Mobilitätseinschränkung

0 = Es liegt keine Mobilitätseinschränkung vor.

1 = Es liegt eine verlangsamte oder eingeschränkte Mobilität vor, die durch Inanspruchnahme von Gehstützen und Hilfen kompensiert wird, oder eine veränderte Körperhaltung, die sich auch im Bett äußert.

2 = Es liegt eine Mobilitätseinschränkung vor, dass eine hauptsächliche Bettruhe vonnöten ist und eine Mobilisierung nur im Sessel oder Stuhl erfolgen kann.

3 = Es liegt eine völlige Mobilitätseinschränkung vor.

Lungengefährdender Beruf

0 = Er hat keinen lungengefährdenden Beruf.

1 = Er hat eine kurze Zeit, 1–2 Jahre, in einem lungengefährdenden Beruf gearbeitet.

2 = Er hat 2–10 Jahre seines Lebens in einem lungengefährdenden Beruf gearbeitet.

3 = Er arbeitete über 10 Jahre in einem exponierten lungengefährdenden Beruf.

Intubationsnarkose/Beatmung

0 = Er hat keine Intubationsnarkose in den letzten drei Wochen hinter sich gebracht.

1 = Er hat eine kurze Intubationsnarkose hinter sich gebracht (bis zu 2 Stunden).

2 = Er hat eine lang dauernde Intubationsnarkose hinter sich gebracht (2 Stunden und mehr).

3 = Er hat eine oder mehrere Intubationsnarkosen hinter sich oder ist zwischen 12 Stunden und länger intubiert gewesen oder beatmet.

Bewusstseinslage

0 = Keine Einschränkung der Bewusstseinslage.

1 = Leichte Einschränkung der Bewusstseinslage, reagiert aber auf Ansprache folgerichtig.

2 = Reagiert auf Ansprache nicht folgerichtig.

3 = Zeigt keine Reaktion.

Atemtiefe

0 = Der Patient kann ohne Anstrengung bis zu einer Zwerchfell- und Thoraxatmung kommen.

1 = Der Patient kann mit Anstrengung zu einer Zwerchfell- oder Thoraxatmung kommen.

2 = Der Patient führt mit großer Hilfestellung eine Zwerchfell- oder Thoraxatmung durch.

3 = Der Patient kann keine Zwerchfell- oder Thoraxatmung im exponierten Sinne, selbst bei großer Unterstützung, durchführen.

Atemfrequenz

0 = Er hat eine Frequenz zwischen 14 und 20.

1 = Er atmet unregelmäßig, sowohl zum bradypneuischen wie zum tachypneuischen Atem.

2 = Der Patient atmet regelmäßig zum bradypneuischen oder tachypneuischen Atem.

3 = Der Patient hat völlig unregelmäßige Atemzüge, die sowohl sehr tief wie oberflächlich sein können oder zwischen tachypneuisch und bradypneuisch ständig wechseln.

Medikamente, die die Atmung sedieren

0 = Der Patient bekommt keine Medikamente, die die Atmung dämpfen.

1 = Der Patient bekommt unregelmäßig Medikamente, die dämpfenden Einfluss auf die Atmung nehmen.

2 = Er bekommt regelmäßig Medikamente, die auf die Atmung dämpfend wirken.

3 = Er bekommt spezifisch Medikamente, die eine deutliche Wirkung auf die Atmung haben, wie z. B. Morphine oder Barbiturate.

Pflegediagnosen im Bereich atmen

Pflegediagnosen wurden zu folgenden atembezogenen Problembereichen erarbeitet:

- Beeinträchtigung des Schluckens
- Aspirationsgefahr
- Ungenügender Atemvorgang
- Entwöhnung vom Respirator bei gestörter Reaktion
- Ungenügendes Freihalten der Atemwege
- Beeinträchtigter Gasaustausch
- Ungenügende Spontanatmung

In weiteren, übergeordneten Diagnosen werden die Themen Erstickungsgefahr, Infektionsgefahr und Vergiftungsgefahr behandelt.
Die Atmung spielt darüber hinaus bei vielen, besonders psychisch belastenden Gesundheitszuständen eine kennzeichnende Rolle, beispielsweise bei Angst, Stress und Dekompensation in Belastungssituationen.
Die drei Pflegediagnosen *ungenügendes Freihalten der Atemwege, ungenügende Spontanatmung* und *beeinträchtigter Gasaustausch* sind bereits validiert (überprüft).

Gliederung der Pflegediagnosen

Pflegediagnosen gliedern sich in:

- Definition
- Mögliche Faktoren
- Merkmale
- Patientenbezogene Pflegeziele/Kriterien der Evaluation
- Maßnahmen (gegliedert in drei Stufen der Pflegepriorität)
- Zusätzliche Angaben für die Pflegedokumentation

Die Pflegediagnosen entstanden im amerikanischen Kulturkreis. Nicht alle lassen sich auf hiesige Verhältnisse übertragen. Sie dienen aber der Vereinheitlichung der Sprache über die Pflegesituation der Betroffenen. Damit soll eine verbindliche Terminologie und eine internationale Klassifikation von Pflegediagnosen geschaffen werden, die von den Beeinträchtigungszuständen der Menschen ausgehen und die Möglichkeit eröffnen, diese durch Pflege anzugehen. Weiterhin sind Pflegediagnosen eine Hilfestellung bei der Erfassung der Situation der Betroffenen.
Im Folgenden wird zur Verdeutlichung der einzelnen Gliederungspunkte ein Auszug aus der Diagnose *ungenügender Atemvorgang* wiedergegeben.

Definition: Der Zustand, bei dem der Inspirations- und/oder Exspirationsvorgang eines Menschen zu einer ungenügenden Füllung oder Entleerung der Lunge führt.
Mögliche Faktoren: Neuromuskuläre/Muskuloskeletale Beeinträchtigung, Angst, Schmerz.
Merkmale:

- subjektiv:
  - Kurzatmigkeit
- objektiv:
  - Dyspnoe, Tachypnoe
  - Remitus
  - Husten

Patientenbezogene Pflegeziele/Kriterien zur Evaluation:
Der Patient

- eignet sich ein normales und wirksames Atemmuster an.
- hat weder eine Zyanose noch andere Symptome der Hypoxie.

Maßnahmen:
1. Pflegepriorität: Ermitteln der ursächlichen und begünstigenden Faktoren:

- Auskultation des Thorax, um die Art der Atemgeräusche und das Vorhandensein von Sekreten festzustellen.
- Achten auf Körperreaktionen, wie Kribbeln in den Fingern, die durch Hyperventilation verursacht sein können (Doenges u. Moorhouse 1997)

Bedeutung der Pflegediagnosen

Pflegediagnosen unterscheiden sich durch ihren diagnostischen Ansatz deutlich von sogenannten Pflegestandards, die meist Empfehlungen der Vorgehensweise bei pflegetechnischen Maßnahmen enthalten. Pflegediagnosen entstehen mittels Konsensabsprachen zwischen benannten Pflegeexperten. Sie beziehen wissenschaftliche Ergebnisse ein und spiegeln die aktuelle Vorgehensweise der Pflege zu einem Pflegeproblem wieder. Das setzt voraus, dass Pflegediagnosen ständig weiterentwickelt und überarbeitet werden.
Durch die ständige Ausweitung der computergestützten Arbeitsweise sind Pflegediagnosen rasch zugänglich. Sie können durch eine zentrale Eingabe der überarbeiteten Version den peripheren Bereichen jeweils aktuell zur Verfügung gestellt werden.
In Deutschland setzt sich das Deutsche Netzwerk mit der Ermittlung wissenschaftlich gestützter und praxisrelevanter Pflegefragen auseinander.

Hier sollen Leitlinien zu einzelnen Fragestellungen erarbeitet werden, die nationale Gültigkeit haben. Das setzt die Kenntnis der Pflegediagnosen und der international entstandenen Richt- und Leitlinien in der Pflege voraus.

20.4 Was macht die Atmung im Pflegeprozess?

In der Bundesrepublik Deutschland wurde seit Beginn der 70er Jahre der Pflegeprozess eingeführt. Die Erfahrungen damit waren zumeist recht entmutigend. Fest von der Annahme ausgehend, dass der Regelkreis der Problemlösung auch auf die Pflege übertragbar sei, wurden Aufnahmegespräche geführt, Stammblätter ausgefüllt, die ATL-Checkliste durchgegangen und Ziele, Maßnahmen sowie die Durchführung derselben festgehalten. Eine Evaluation erfolgte ebenfalls schon in verschiedenen Pflegeeinrichtungen.

Praktikerinnen leuchtete es sehr wohl ein, dass Probleme erkannt, aufgeschrieben und planvoll angegangen werden sollten. Im Zuge der Weiterentwicklung des gängigen Pflegeprozessverständnisses wurden Hilfskonstruktionen ausgearbeitet, die eine kurze und übersichtliche Dokumentation ermöglichen sollten. So fanden sich in der Dokumentation eine Vielzahl verschiedener Abkürzungen wieder, die meist nur von Eingeweihten zu entschlüsseln waren.

Dass Pflege planvoll vorgehen muss, ist nicht in Abrede zu stellen, auch dass die Probleme und Fähigkeiten des Patienten identifiziert werden, ist notwendig, jedoch sollte über die Art und Weise, wie dieses getan werden sollte, nachgedacht werden.

> **!** Der Pflegeprozess ist so zu organisieren, dass der Patient das steuernde Organ ist und die Pflegenden ihm zur Seite stehen.

Der Pflegeprozess muss sich den ständigen Veränderungen der Situation und des Befindens des Betroffenen rasch anpassen. Es darf und kann nicht sein, dass der Patient sich dem Pflegeprozess anpassen muss.

Inzwischen ist die Verweildauer der Patienten in den Kliniken drastisch gesunken. Vielfach verbringen die Menschen nur noch einige Tage in den stationären Einrichtungen. Der pflegerische Blick darf deshalb nicht nur auf die Zeit des stationären Aufenthalts gerichtet sein, sondern muss sowohl die Zeit vor der Aufnahme als auch nach der Entlassung mit in den Mittelpunkt stellen.

20.4.1 Von der Entscheidung der Pflegenden zur Entscheidung des Patienten

In einer bedenkenswerten Veröffentlichung zum Pflegeprozess von Schöninger und Zegelin-Abt (1998) wurde besonders die Perspektive, aus der der Prozess startet, und die Starrheit des zur Zeit angewandten Pflegeprozesses kritisch beleuchtet. Der Patient wird zumeist anhand vorgegebener Problemschwerpunkte (z. B. den Aktivitäten des täglichen Lebens) befragt und dann durch die Pflegenden eine Einschätzung, Zieldefinition und Planung der Maßnahmen begonnen. Schöninger und Zegelin-Abt schlagen einen radikalen Perspektivenwechsel vor.

> **!** Der Patient ist derjenige, der seine Ziele und Probleme selbst benennt. Er plant seine Versorgung mit den Pflegenden zusammen und setzt auch die Prioritäten.

Das erfordert auch weiterhin die einzelnen Schritte des Problemlösungsprozesses, jedoch ist der Patient der steuernde Akteur.

Eine weitere Problematik im Umgang mit dem „klassischen" Pflegeprozess ist das Fehlen einer Prioritätensetzung der anzugehenden Probleme. Unterschiedlichste Probleme können gleichwertig nebeneinander stehen und werden ebenso gleichwertig abgearbeitet. Diese Vorgehensweise schadet dem Patienten erheblich, da nicht zwischen wesentlichen und weniger wesentlichen Pflegeschwerpunkten unterschieden wird. Das führt in der Realität dazu, dass in Engpasssituationen (die es ja in zunehmendem Maße gibt) nicht zwischen wesentlichen und unwesentlicheren Pflegemaßnahmen unterschieden wird und damit möglicherweise Förderungen und Unterstützungen des Patienten unterbleiben, die für ihn von höchster Priorität sind.

Wird der Patient zum Planer seiner Versorgung gemacht, ist er auch immer ein informierter Partner. Untersuchungen konnten den Nachweis erbringen, dass der informierte Patient seine Risiken sowie seine gesundheitliche Entwicklung mehr beeinflusst als jede weitere Verdopplung der Kontrolle durch das Pflegepersonal. Je unabhängiger ein Patient sein Wissen zum Einsatz bringen kann, desto gezielter können gesundheitliche Probleme angegangen werden.

Inzwischen existieren Programme, die Patienten bereits vor der Aufnahme in die Klinik auf die postoperative Situation vorbereiten. Dabei lernt der Patient beispielsweise das produktive Abhusten und den bewussten Einsatz der Zwerchfellatmung und weiß ausreichend um die Notwendigkeit der Durchführung der atemfördernden Lagerung jeweils bezogen auf seinen chirurgischen Eingriff.

In diesem Zusammenhang muss vermehrt über Patienteninformationsprogramme nachgedacht werden (s. 23, S. 427). Weiterhin erscheint sinnvoll, dass an Kliniken angegliederte Abteilungen oder Institute die ambulante Vorbereitung von Patienten auf die stationäre Aufnahme übernehmen. Diese Arbeit sollte möglichst interdisziplinär geleistet werden. Erfolgt die Vorbereitung auf eine Operation ambulant, hilft das, die Risiken zu minimieren, da eine langwierige Vorbereitung in der Klinik oftmals nicht durchgeführt wird, da solche Vorbereitungen zu wesentlichen Belastungen des Patienten und seiner Familie führen und die Kosten in keinem Verhältnis zum gewonnenem Nutzen stehen.

20.4.2 Ermittlung des zentralen Ziels

Die Ermittlung der notwendigen Unterstützungen zur Förderung oder Erhaltung des Gesundheitszustandes eines Patienten erfolgt anhand eines Interviews mit dem Betroffenen und seiner Familie und mittels der Informationen, die vom Team eingebracht werden. Die gewonnenen Angaben müssen geordnet und das zentrale Ziel ermittelt werden.

> **!** Das im Mittelpunkt stehende Ziel ist die Handlungsleitlinie für alle Maßnahmen, die mit dem Patienten durchgeführt werden.

So muss beispielsweise ein Patient mit einem chronischen Emphysem, der unter ständiger Atemnot leidet und dem kontinuierlich Sauerstoff zugeführt wird, so versorgt werden, dass das Problem „Sauerstoffmangel" nicht zu einer weiteren Einschränkung seiner Lebensgestaltung führt, sondern im Gegenteil eine Verbesserung seiner Situation erreicht wird. Möglicherweise leidet ein Patient mit dieser Problematik auch an einer ausgeprägten Kachexie und hat seinen Bewegungsradius seit Jahren minimiert (z. B. geht er nicht mehr aus dem Haus).

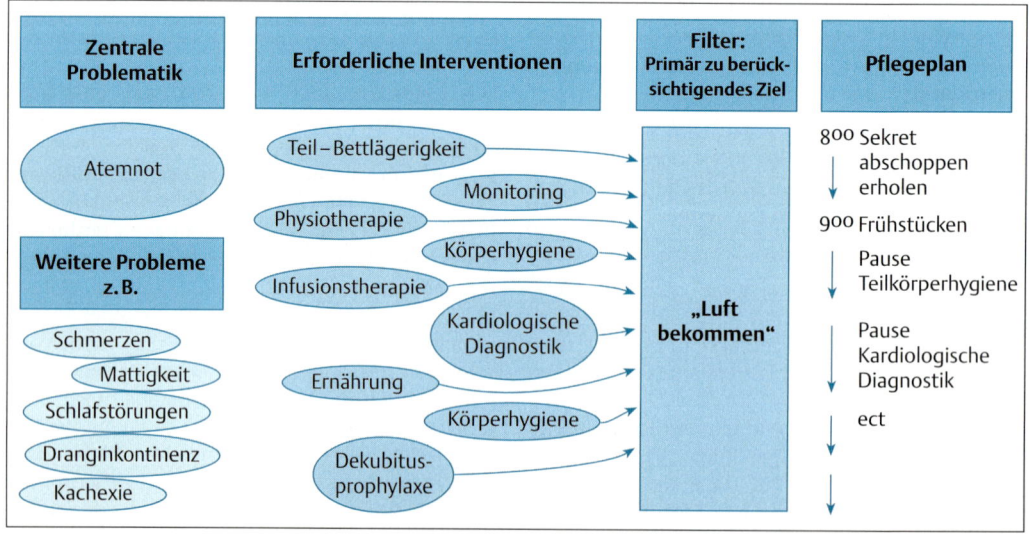

Abb. 20.**3** Darstellung des Pflegeprozesses am Beispiel eines Patienten mit Lungenemphysem, der mit der Diagnose „Herzinfarkt" ins Krankenhaus eingeliefert wird

Nach Rückfrage steht die Atemproblematik im Zentrum seiner Aufmerksamkeit, da seine Lebensaktivitäten von der Menge des zur Verfügung stehenden Sauerstoffes abhängen. So führt beispielsweise jeder Gang zur Toilette zu einer bedrohlichen Situation, da er nicht über ein mobiles Sauerstoffgerät verfügt. Das Aufnehmen von Mahlzeiten kann nur in kleinen Portionen erfolgen, da sonst ein Zwerchfellhochstand mit eingeschränktem Atemvermögen die Folge ist. Dies hat Auswirkungen auf die Durchführung der Pflege, der Therapie und Diagnostik. So darf nach dem Wecken nicht die Körperhygiene oder das Richten des Bettes an erster Stelle stehen, sondern die Befreiung der Lunge von nächtlich angesammeltem Sekret. Der Patient bedarf danach einer Erholungspause, dann ist das Frühstück wesentlich, damit er nun mit wiedergewonnener Kraft ausreichend Kalorien zu sich nehmen kann. Lagerungen, Mundpflege, Mobilisation, physiotherapeutische Übungen und diagnostische Maßnahmen (z. B. Belastungs-EKG) dürfen immer nur dann erfolgen, wenn das Ziel „ausreichend Luft zu haben" nicht unbeachtet bleibt oder gefährdet wird (Abb. 20.**3**).

Die Einführung eines jeweils zentralen Ziels hilft im Wesentlichen, näher an den Patientenbedürfnissen orientiert zu sein beziehungsweise die Versorgung des Betroffenen besser zu gestalten, und lässt wesentlich rascher Fortschritte mit dem Patienten erreichen. Letztendlich führt es zu dem immer gewünschten individuellen Pflegeplan ohne großen Aufwand.

20.4.3 Dokumentation

Bei besonders ausgeprägten Atembeeinträchtigungen sollte eine sorgfältige spezifische Dokumentation durchgeführt werden. Mittels eines separaten Fokus besteht weniger die Gefahr, dass der zentrale Pflegeschwerpunkt in den allgemeinen Daten untergehen kann.

Die Dokumentation kann entweder auf einem separaten Dokumentationsbogen (Abb. 20.**4**) erfolgen oder wird als Leitinformation allen anderen Informationen vorangestellt.

Computergestützte Programme können alle Eintragungen auf Kompatibilität mit dem zentralen Ziel hin überprüfen und unaufgefordert dieses immer wieder einbringen.

Die vorgenommenen Eintragungen sollten möglichst mit dem Patienten gemeinsam überprüft werden. So stellt Traub (1998) fest, dass die Einschätzung des Patienten über seinen momentanen Zustand von hoher Bedeutung ist, denn zuerst ist eine *klinische* Verschlechterung der Atemleistung erkennbar, dann ein *laborchemischer* Nachweis der Verschlechterung möglich und zuletzt ein *röntgenologischer* Nachweis der Verschlechterung sichtbar.

In gleicher Reihenfolge stellt sich eine Verbesserung der Situation dar. Zunächst ist eine *klinische* Verbesserung erfassbar, dann wird die Verbesserung mittels des *laborchemischen* Nachweises deutlich und erst jetzt wird die Verbesserung auch im *röntgenologischen* Nachweis sichtbar.

> **!** Eine dichte und exakte klinische Beobachtung, die dokumentiert wird und in der alle Informationen weitergegeben werden, sowie das Gespräch mit dem Patienten sind mit die wichtigsten Anteile des gesamten Pflegeprozesses.

Die Überprüfung, ob der gewählte Weg der pflegerischen Versorgung der richtige ist, muss kontinuierlich erfolgen. Dem Weg, den Patienten zu seiner Situation Stellung nehmen zu lassen, muss in Zukunft mehr Raum gegeben werden. Dabei ist es nicht wesentlich, ob der Betroffene in der Lage ist, seine Situation zu verbalisieren, oder ob er diese nur spürbar werden lassen kann. Pflegen heißt, die Situation eines anderen Menschen in ihrer Komplexität zu erfassen. Atemlose Menschen bedürfen einer besonders einfühlsamen, akzeptierenden und verstehenden Haltung der Pflegenden. Dieses muss sich in der Gestaltung der gesamten Versorgung und Förderung dieser Menschen ausdrücken.

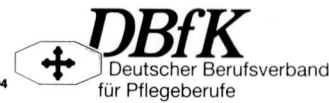

Erstellt von Teilnehmern des Pflegefachseminars 93/94
Bildungszentrum Essen/*DBfK*

DBfK
Deutscher Berufsverband
für Pflegeberufe

Pflegeplanungshinweise:

- Werden die Lungensegmente regelmäßig ausreichend belüftet?
- Werden aktive Übungen zur Atemerleichterung dem Patienten gezeigt?
- Wird ein atemfördernder Arbeitsablauf gewählt?

Atemskala
zur Erfassung der Atemsituation

Bewertung:

0 - 6 Punkte	=	nicht gefährdet
7 - 15 Punkte	=	gefährdet
16 - 45 Punkte	=	hochgradig gefährdet, bzw. Atemstörungen vorhanden

aktuelle Situation:

rot

Vorschäden:

blau

vorn

Schmerzen?

OP - Wunden?

grün

hinten

Kriterien Einstufung von 3 - 0 s. Legende	Bereitschaft zur Mitarbeit	vorliegende Lungenerkrankung	bereits durchgemachte Lungenerkrankungen	Immunabwehrschwäche	manipulative Maßnahmen	Raucher Passivraucher	Schmerzen	Schluckstörungen	Mobilitätseinschränkung	Lungengefährdender Beruf	Intubationsnarkose/ Beatmung	Bewußtseinslage	Atemtiefe	Atemfrequenz	Medikamente, die die Atmung sedieren	Gesamtergebnis:

Pflegeziel für die Woche von .... bis .... :

DATUM	ANALYSE		Stop	Hz

DATUM	Nr.	Pflegeplanung ↓	Häufigkeit Uhrzeit	Stop	Hz
		Krankengymnastik ↑ / sonstige Therapeuten			

DATUM	Nr.	Durchführungsnachweis	Pflegebericht / Therapieverlauf	Hz
		Uhrzeit		
		Hz		
		Uhrzeit		
		Hz		
		Uhrzeit		
		Hz		
		Uhrzeit		
		Hz		
		Uhrzeit		
		Hz		

Abb. 20.**4** Dokumentationsbogen Atmung (erstellt von den Teilnehmer/innen des Pflegefachseminars 1993/94 am Bildungszentrum des DBfK in Essen)

Literatur

Bienstein, C.: Darstellung der pflegerischen Bedeutung der Atmung in bundesdeutschen Kliniken und Vorstellung eines Meßinstrumentes zur Erfassung der Atemgefährdung oder -beeinträchtigung. Pflege. 2 (1988) 120

Carpenito, L.: Nursing Diagnosis. Philadelphia 1995

Doenges, M., M.F. Moorhouse: Pflegediagnosen und Maßnahme, 2. Aufl. Huber, Bern 1997

Gordon, M.: Pflegediagnosen. Ullstein, Berlin 1994

Kleve, G.R., et al.: Ademhalingsgerelateerde verpleegproblemen. Verpleegkunde. 1 (1997) 36

Konietzko, N., H. Fabel: Weißbuch Lunge. Stuttgart 1996

Schiemann, D.: Zur Qualitätssicherung in der Krankenpflege. In: Deutsche Krankenpflege-Zeitschrift 7/1990 S. 526–529

Schöninger, U., A. Zegelin-Abt: Hat der Pflegeprozeß ausgedient? Die Schwester/Der Pfleger. 4 (1998) 305

Stösser, A. von: Pflegestandards. Springer, Berlin 1994

Traub, M.: Erfassung der Atembeeinträchtigungsfaktoren. Ludwigshafen 1998. (unveröffentlicht)

Weitl, J.: Pflegestandards in der Anästhesie und Intensivpflege. Schlütersche Verlagsanstalt, Hannover 1994

Zegelin-Abt, A.: Pflegerituale. Wiesbaden 1997

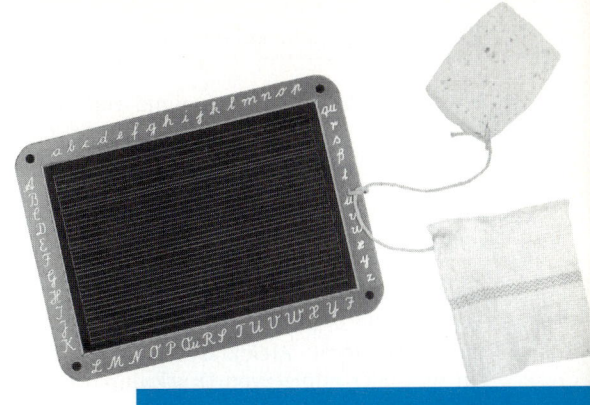

Franz Sitzmann

Zusammenfassung

Sie werden überrascht sein, wie viele physiologische und pathologische Phänomene Sie im Zusammenhang mit der Atmung beobachten können, wenn Sie das Alphabet zur Hilfe nehmen, wobei dieses kleine Lexikon keinen Anspruch auf Vollständigkeit erhebt.

A

Abhören. Untersuchung zur Feststellung von Schallphänomenen. Dies kann beispielsweise durch die Auskultation (Abhören mit dem Stethoskop) erfolgen. Dadurch wird ein direkter Eindruck vom Luftein- und -ausstrom in die Lungen vermittelt, der als normal, etwas oder deutlich vermindert, als seitengleich oder ungleich klassifiziert werden kann. Weiter lassen sich die Grundqualitäten der Atemgeräusche (Vesikulär- und Bronchialatmung) und deren Zwischenformen wie auch die Nebengeräusche (z. B. grob- und feinblasige Rasselgeräusche, Giemen, Bronchospasmus) unterscheiden. Beim Abhören der Verdauungstätigkeit ist zur Vermeidung einer Aspiration durch die Ernährung über Sonde wichtig, dass keine Nahrung verabreicht werden sollte, wenn bei der Auskultation des Abdomens keine Darmgeräusche zu hören sind.

Apnoe. → Atemstillstand.

ARDS. Abkürzung für adult respiratory distress syndrome, Schocklunge, Beatmungslunge, ein im Zusammenhang mit anderen schweren Erkrankungen stehendes akutes Lungenversagen (s. 11.1, S. 107) mit Hyperventilation und Tachypnoe, das von einer gesteigerten Durchlässigkeit der Lungenkapillaren, dem Austritt von Plasma in das Lungengewebe und einem Anstieg des Lungengefäßwiderstandes gekennzeichnet ist.

Areflexie beim Absaugen des Patienten. Fehlen von Reflexen beim endotrachealen Absaugen. Dies gilt als *ein* Kriterium für den Therapieabbruch. Die Verwendung von Scores als Therapieabbruchkriterium führt zur Limitierung der Therapie. Dies betrifft vor allem die Transplantationschirurgie bei der Frage der Intensivmedizin und Verteilung knapper Ressourcen. Dabei spielt die gezielte Beobachtung am Krankenbett eine große Rolle. Pflegenden kann vor Schreck um die Konsequenzen ihrer Beobachtung der Atem stehen bleiben. Es erfolgt ein Wechsel der Optik, wenn aus einem Patienten, der mit den anderen um sein Leben kämpft, ein Sterbender wird, dessen Organe anderen Hilfe bringen sollen (Sitzmann 1996).

Aspiration. Pulmonale Aufnahme von Flüssigkeiten oder festen Stoffen infolge fehlender Schutzreflexe. Folgen einer Aspiration können die Verlegung der Atemwege, eine Hypoxie, eine Aspirationspneumonie oder ein akutes Lungenversagen sein (→ Verschlucken).

Atelektasen. Nicht belüftete Lungenabschnitte, in denen die Wände der kollabierten Alveolen aneinander liegen. Atelektasen können angeboren sein oder infolge von Druck durch Ergüsse und Tumoren oder einen Kollaps der Lunge entstehen. Im Krankenhaus entstehen sie vor allem durch eine Minderbelüftung basaler Lungenpartien unter kontrollierter Beatmung in Rückenlage und durch die Resorption der Atemgase in schlecht belüfteten Alveolarbezirken bei Zufuhr hoher inspiratorischer Sauerstoffkonzentrationen. Atelektasen können beispielsweise durch adäquate Lagerungsmaßnahmen und hohe Atemhubvolumina verhindert werden.

Atembeobachtung. Gezieltes Wahrnehmen der Atmung. Eine normale Atmung ist bei Beobachtung nicht möglich, da ein bewusstes Lenken der Aufmerksamkeit auf die Atmung diese vertieft und beschleunigt . Das kann bis zur Hyperventilation führen. Da der Beobachtete sein Atemverhalten verändert, ist beim wachen Patienten eine direkte Beobachtung nicht angebracht, sondern in Verbindung mit anderen pflegerischen Tätigkeiten vorzunehmen (z.B. beim Pulszählen). Als Atemzüge pro Minute kann das Heben und Senken des Brustkorbes ermittelt werden. Bewusstlosen kann mit der flachen Hand auf dem Brustkorb des Patienten die Atmung bestimmt werden. Die Atemfunktion ist durch das Heben und Senken des Brustkorbes sichtbar, über Atemgeräusche hörbar und durch die Luftbewegung beispielsweise an der Wange, die dicht über Mund und Nase des zu Beobachtenden gebeugt wird, fühlbar. Diese Methoden zur Feststellung der Atmung sind besonders für Ersthelfer wichtig.
Außer der Frequenz sind auch die Atemtiefe, der Rhythmus und eventuell pathogene Geräusche und Gerüche zu beobachten.

Atemfrequenz. Anzahl der Atemzüge pro Minute. Ein Atemvorgang oder Atemzug (Respiration) besteht aus der Einatmung (Inspiration), der Ausatmung (Exspiration) und der Atempause.
Normalwerte sind für:
- Frühgeborene: 50 bis 60 Atemzüge pro Minute (bei 1 kg Körpergewicht).

- Neugeborenes: 30 bis 40 Atemzüge pro Minute (bei 3 kg Körpergewicht).
- Kleinkinder (1 Jahr): etwa 35 Atemzüge pro Minute.
- Kinder (10 Jahre): 22 Atemzüge pro Minute.
- Erwachsene: 12 bis 18 Atemzüge pro Minute in Ruhe

Physiologische Abweichungen der Atemfrequenz sind die
- beschleunigte Atmung *(Tachypnoe)* bei körperlicher Anstrengung (höherer Sauerstoffbedarf), Erregung, plötzlichem Schreck (heftiges Nach-Luft-Schnappen) oder in großer Höhe und die
- verlangsamte Atmung *(Bradypnoe)* in Ruhe, im Schlaf und bei körperlich gut Trainierten.

Beschleunigt und herabgesetzt wird die Atemfrequenz durch eine Reizerhöhung oder -minderung des Atemzentrums.

Atemgeräusch. Mit dem bloßen Ohr oder über ein Stethoskop hörbare Geräusche bei der Ein- oder Ausatmung. Die normale Atmung erfolgt ohne Anstrengung und ist geräuschlos. Atemgeräusche (s. 17.4, S. 357), die ihre Ursache im Nasen-Rachen-Raum haben (Schnarchen), können pathologische Bedeutung haben (→ Schlafapnoe). Bestimmte Störungen der Atemfunktion bewirken, dass der Mensch zum atmen mehr Kraft aufwenden muss. Die Überwindung der störenden Behinderungen ist für den Beobachter oft deutlich hörbar:

- Keuchen bei Anstrengung,
- Röcheln bei Atemnot,
- Rasseln bei Lungenödem,
- hartes, pfeifendes Geräusch (Stridor) beim Einziehen der Luft bei Ostruktionen (des Kehlkopfes und der oberen Luftwege (inspiratorische Dyspnoe),
- keuchendes atmen (Pressen) bei Asthma bronchiale, spastischer Bronchitis sowie Emphysem mit stark erschwerter und verlangsamter Ausatmung bei normaler Einatmungszeit. Es sind bisweilen recht laute Pfeiftöne oder ein Giemen hörbar, die durch die krampfartig verengten Bronchiolen verursacht werden (exspiratorische Dyspnoe).
- Schnappatmung bei Sterbenden.

Für die Beurteilung der Atembehinderung ist es wichtig, darauf zu achten, ob die Behinderung beim Einatmen (inspiratorisch) oder beim Ausatmen (exspiratorisch) vorliegt. Zur weiteren Differenzierung der mit bloßem Ohr zu hörenden Atemgeräusche kann mit dem Stethoskop gearbeitet werden.

Atemgeruch (Foetor ex ore). Übelriechender Atem. Er ist von Mundgeruch nicht immer klar zu unterscheiden. Unangenehmer Atemgeruch kann bei Patienten mit Infektionen der oberen Luftwege, ganz besonders bei Bronchiektasen und Lungenabszess, festgestellt werden. Das gleiche Phänomen kann auch bei infektiösen Veränderungen der Mundhöhle (z. B. Stomatitis, Gingivitis, ausgeprägte Karies) oder bei starken Rauchern auftreten. Weiter kann die Ausatemluft nach Erbrochenem riechen. Bei bestimmten Erkrankungen treten typische Atemgerüche auf (s. 17.4, S. 357).

Atemhilfsmuskulatur (auxiliäre Atmungsmuskulatur). Muskeln, die bei forcierter Atmung, besonders bei Atemnot die regulären Atmungsmuskeln unterstützen. Eine Hilfe bei der Unterstützung der Einatmung sind alle Muskeln, die am Schultergürtel, am Kopf oder an der Wirbelsäule ansetzen und die Rippen heben. In erster Linie zählen dazu der große und kleine Brustmuskel *(Mm. pectoralis major* und *minor)*, die Rippenheber der Halsmuskulatur *(Mm. Scaleni)* und der Kopfnicker *(M. sternocleidomastoideus)* sowie Teile des Sägemuskels *(Mm. serrati)* (Thews 1995).
Die Ausatmung wird vor allem unterstützt durch die Bauchmuskeln, welche die Rippen herabziehen und als Bauchpresse die Baucheingeweide mit dem Zwerchfell nach oben drängen. Bei Atemnot nimmt der Betroffene eine Haltung ein, die den verstärkten Einsatz der Atemhilfsmuskulatur ermöglicht (s. 11.4, S. 135).

Atemmechanik. Ausdehnung und Verkleinerung des Brustkorbes durch Muskeltätigkeit, um den Luftein- und -ausstrom zu ermöglichen. Die Mechanik der Lungenventilation läuft in zwei Phasen ab: der aktiven Einatmung und der überwiegend passiven Ausatmung (s. 15.1, S. 305).

Atemnot (Dyspnoe, respiratorische Insuffizienz). Subjektiv empfundener Zustand bedrohlichen Luftmangels. Ein Mensch mit Atemnot empfindet Raumenge. Eine gesunde Person ist sich der Atmung nicht bewusst. Auch bei Anstrengung stellt sich kein körperliches Unbehagen ein. Nur vorübergehend kann die Atmung während oder nach schwerer körperlicher Anstrengung unangenehm gespürt werden. So wird Dyspnoe als Hauptsymptom von Erkrankungen des Herzens und der Lungen als ein abnormales, unangenehmes, bewusstes atmen definiert. Dyspnoe kann nicht nur im direkten Zusammenhang mit körperlicher Anstrengung auftreten, sondern ist häufig ein Zeichen für eine Erkrankung:

- Plötzliche und unerwartete Anfälle von Atemnot in Ruhe können durch Lungenembolien oder Angstzustände hervorgerufen werden.
- Nächtliche Episoden von schwerer *paroxysmaler Dyspnoe* sind charakteristisch für das Linksherzversagen.
- Vor allem in liegender Position auftretende Dyspnoe *(Orthopnoe)* wird hauptsächlich als Symptom des Herzversagens angesehen, kann aber auch bei Patienten mit Asthma bronchiale auftreten.

Atemnot kann unterschieden werden nach:
- Unspezifischen Symptomen:
  - motorische Unruhe und Angst,
  - Zyanose (Lippen, Fingernägel, Haut, Schleimhäute), weist auf Sauerstoffmangel hin,
  - Schwitzen,
  - Blutdruckanstieg oder -abfall,
  - Tachykardie, in schweren Fällen Bradykardie,
  - Beklemmung,
  - bei Orthopnoe aufrechte Haltung und Zuhilfenahme der Atemhilfsmuskulatur, eventuell Einziehungen im Bereich des Brustkorbes (Drosselgrube, Zwischenrippenräume, untere seitliche Brustkorbabschnitte), mühsames Ringen nach Luft.
- Spezifische Symptome:
  - Schnarchen durch zurückgefallene Zunge oder erschlafftes Gaumensegel,
  - inspiratorischer Stridor bei Stenosen der oberen Luftwege,
  - exspiratorischer Stridor bei Verengung der tieferen Luftwege (z. B. spastischer Bronchitis),
  - Pfeifen und Giemen über der Lunge bei Asthma bronchiale,
  - Brodeln und Gurgeln bei Fremdkörpern,
  - Blubbern und Rasseln bei Sekretansammlung in Kehlkopf, Luftröhre und Bronchien.

Jede Form der Dyspnoe wird begleitet und verstärkt durch vitale Angst, die einen Circulus vitiosus mit zunehmender Atemnot auslöst.

Atemqualität. Beurteilung der Tiefe der Atmung. Sie wird als *flach* oder *tief* beschrieben. Liegen Atemgeräusche vor, werden sie als Atemqualität beschrieben. Eine normale Atmung erfolgt ohne Anstrengung und geräuschlos. Physiologische Abweichungen finden sich zum Teil parallel zu rhythmischen Abweichungen (z. B. das „Hecheln" eines untrainierten Läufers).

Atemrhythmus. Beurteilung der Regelmäßigkeit der Atmung. Die Atmung wird als *regelmäßig* oder *unregelmäßig* beschrieben. Der Atemrhythmus läuft selbständig (autonom) ab und stellt einen der stabilsten Rhythmen dar.
Der **biologische Rhythmus** (Roßlenbroich 1994), das Wechselspiel von Atmung und Herztätigkeit (Schad 1994), verändert sich im Verlaufe der Kindheit. Die recht rasche Atmung des Neugeborenen (bis zu 50 Atemzüge pro Minute) ist eng verbunden mit der Herzaktion und zwar in den Verhältnissen 1:3, 1:2 oder sogar 1:1. Im Laufe der Entwicklung steigen die Quotientenwerte, die Atmung vertieft und verlangsamt sich zunehmend. Am Tag können Durchschnittswerte von 1:4 bereits bei Sechsjährigen erreicht werden, sie liegen nachts aber bei 1:5. Im Alter von 10 bis 12 Jahren ist ein Verhältnis am Tag von 1:5 charakteristisch. Beim Erwachsenen kommt es nachts zu Normalisierungen im Verhältnis 1:4, tagsüber wird dieses Verhältnis meist verlassen. Begründet wird der Verlust der strengen Ordnung der Rhythmen im Laufe der Individualentwicklung mit der zunehmenden Leistungsfähigkeit. Erst bei Ruhe und Erholung erfolgt eine Wiederherstellung des strengen Rhythmus.
Wegen seiner vitalen Bedeutung kann der Atemrhythmus nur kurzfristig willkürlich variiert werden (z. B. bei der Phonation). Physiologische Abweichungen entstehen, zum Beispiel vereinzelte tiefe Atemzüge, bei bewusster Atmung (z. B. Seufzer). In körperlich extremen Leistungssituationen erfolgen starke Veränderungen der Atemfrequenz und Atemtiefe, um die Atmung dem jeweiligen Bedarf anzupassen. In Ruhe kehrt die Atmung zum *Grundrhythmus* zurück. Pathologische Atemrhythmen sind die → Bio-Atmung, die → Cheyne-Stokes-Atmung, die → Kußmaulsche Atmung und die → Schnappatmung.

Atemstillstand (Apnoe). Fehlen jeglicher Atemtätigkeit. Akute Atembeschwerden können Vorläufer sein oder direkt zum Atemstillstand führen. Er wird festgestellt an folgenden Zeichen:
- Fehlen sichtbarer Atembewegungen, kein rhythmisches Heben und Senken von Thorax und Abdomen,
- keine fühlbaren Atembewegungen,
- Atemgeräusch und Luftstrom an Mund und Nase weder fühl- noch hörbar,
- blasse oder zyanotische Haut (kann bei großem Blutverlust oder Kohlenmonoxidvergiftung fehlen).

Zeitraubende Prüfungen der Atemfunktion sollen bei einem Atemstillstand nicht durchgeführt werden, da der Mensch nur zirka drei Minuten leben kann, ohne zu atmen (s. 11.1, S. 107).
Das Fehlen jeglicher Atembewegungen muss nicht unbedingt eine irreversible Schädigung des Hirnstamms und damit den Hirntod anzeigen. Apnoen können durchaus reversibel und durch Reflexe oder endogen freigesetzte Neuromodulatoren (z. B. Adenosine, Endorphine) ausgelöst sein (Richter 1995).

Atemtypen. Von den überwiegend beteiligten Atemmuskeln abhängige Form der Atmung. Bei der **Bauchatmung** (Zwerchfellatmung, abdominaler Atmungstyp) werden durch die Abflachung und das Tiefertreten des Zwerchfells bei der Inspiration die Baucheingeweide nach unten verschoben. Daher tritt eine Vorwölbung der vorderen Bauchwand ein. Physiologisch tritt die Bauchatmung besonders bei Männern und Säuglingen auf, pathologisch als Schonatmung bei Brustkorbverletzungen und -operationen.
Die Erweiterung des Brustraumes bei der normalen Atmung durch die Hebung der Rippen durch die Interkostalmuskulatur bezeichnet man als **Brustatmung** (Rippenatmung, kostaler Atmungstyp). Physiologisch ist sie bei der Mehrzahl der Frauen, pathologisch bei Verletzungen oder Operationen des Bauchraums.
Gewöhnlich treten beide Atemformen in Erscheinung. Beengende Kleidungsstücke und enge Gürtel behindern die Bauchatmung; ebenso wird während der Schwangerschaft durch das Wachstum des Embryos und die Zunahme des Bauchdruckes die Bauchatmung eingeschränkt.

Atemvolumina. Luftmengen, die im Respirationstrakt beim atmen bewegt werden. Das Volumen des einzelnen Atemzugs bei der Ruheatmung ist gegenüber dem in der gesamten Lunge enthaltenen Gasvolumen verhältnismäßig klein. Erhebliche Zusatzvolumina können sowohl bei der Inspiration als auch bei der Exspiration aufgenommen oder abgegeben werden. Ein bestimmtes Restvolumen bleibt immer in den Alveolen und zuführenden Atemwegen zurück. Folgende Volumeneinteilung wird allgemein vorgenommen (Thews 1995):

- **Atemzugvolumen** (AZV): Luftvolumen, das bei einer In- oder Exspiration bewegt wird. Beim Erwachsenen beträgt das Atemzugvolumen in Ruhe etwa 0,5 l und nimmt bei Belastung zu.
- **Inspiratorisches Reservevolumen:** Volumen, das nach einer normalen Inspiration noch zusätzlich eingeatmet werden kann.
- **Exspiratorisches Reservevolumen:** Volumen, das nach der normalen Exspiration noch zusätzlich ausgeatmet werden kann.
- **Residualvolumen:** Volumen, das nach maximaler Exspiration noch in der Lunge zurückbleibt. Diese Größe kann nur indirekt ermittelt werden.
- **Vitalkapazität:** Volumen, das nach maximaler Inspiration maximal ausgeatmet werden kann (Summe aus Atemzugvolumen, inspiratorischem und exspiratorischem Reservevolumen).
- **Inspirationskapazität:** Volumen, das nach der normalen Exspiration maximal eingeatmet werden kann (Summe aus Atemzugvolumen und inspiratorischem Reservevolumen).
- **Funktionelle Residualkapazität:** Volumen, das nach der normalen Exspiration noch in der Lunge enthalten ist (Summe aus exspiratorischem Reservevolumen und Residualkapazität).
- **Totalkapazität:** Volumen, das nach maximaler Inspiration in der Lunge enthalten ist (Summe aus Residualvolumen und Vitalkapazität).

Von diesen Größen kommt neben dem Atemzugvolumen nur der Vitalkapazität und der funktionellen Residualkapazität eine größere Bedeutung zu.

Atmung. Rhythmischer Wechsel zwischen Luftaufnahme und -abgabe durch die Atemwege und die Lunge (äußere Atmung, Lungenatmung) und Gasaustausch zwischen Zellen und Blut (innere Atmung). Die Atmung dient der Versorgung der Zellen mit Sauerstoff und der Ausscheidung von Kohlendioxid und spielt eine wichtige Rolle im Säure-Basen-Haushalt des Blutes.
Die normale Atmung ist regelmäßig, schmerzlos und wird nicht bewusst wahrgenommen.
Jede Veränderung im Ablauf der mit der Atmung gekoppelten Herz-Kreislauf-Funktion beeinträchtigt die Atmung. Eine erschwerte Atmung kann nicht allein durch Störungen der Lungen oder der oberen Atemwege verursacht werden, denn die Atmung ist mit dem Herz-Kreislauf-System in einem rhythmischen Abhängigkeits-

verhältnis verbunden. Eine erschwerte Atmung hat immer Krankheitswert. → Atemfrequenz, → Atemrhythmus und Atemqualität können verändert sein. Bei Abweichungen der Frequenz ist immer auch gleichzeitig auf die Atemtiefe und den Atemrhythmus zu achten, da einer dieser Faktoren allein noch keine Beurteilung der Atmung zulässt.

Auswurf. Sekret der Atemwegsschleimhäute (→ Sputum).

B

Bauch- und Brustatmung. Nach der hauptsächlichen Muskelbeteiligung benannte Form der Atmung (→ Atemtypen).

Biot-Atmung. Pathologische Veränderung des Atemrhythmus. Es werden periodisch kräftige Atemzüge von gleicher Tiefe von apnoischen Pausen (Zustände von Atemstillstand) unterbrochen. Die Biot-Atmung entsteht durch eine Druckerhöhung im Gehirn und stellt eine ernste Störung des Atemzentrums dar. Sie tritt auf bei Hirnverletzungen (Trauma), Blutungen im Hirn, Hirnhautentzündung (Meningitis), Hirntumoren und bei unreifen Neugeborenen.

Blasiussegen. Am 3. Februar, am Blasiustag, wird in manchen Gegenden „der Hals gesegnet". Der Priester spendet mit zwei Kerzen, die zu einem Andreaskreuz gegabelt sind, mit den Worten „Durch die Anrufung des heiligen Bischofs und Märtyrers Blasius befreie und bewahre dich der Herr von allem Übel des Halses ..." den Segen (Dettmann u. Weber 1981).

blue bloater. Typ des Lungenemphysematikers, bei dem im Vordergrund die chronische Bronchitis mit Husten, Auswurf und Zyanose steht. Der Habitus dieser Patienten ist meist gedrungenadipös (→ pink puffer).

Bradypnoe. Tiefe, langsame Atmung. Es wird viel Luftvolumen bewegt, die Atemfrequenz sinkt. Eine Bradypnoe wird verursacht durch Druck auf das Atemzentrum (z. B. bei Kopfverletzungen, Hirntumoren, Entzündungen) oder chemische Beeinflussung des Atemzentrums (z. B. Vergiftungen, Schmerz- und Schlafmedikamente, komatöse Zustände). Physiologisch ist eine Bradypnoe in Ruhe, im Schlaf und bei Sportlern.

C

Cheyne-Stokes-Atmung. Pathologische Veränderung des Atemrhythmus. Bei der Cheyne-Stokes-Atmung tritt eine periodische Atmung auf, die durch abwechselnde Apnoe- und Hyperpnoeperioden charakterisiert ist. Zunächst atmet der Betroffene in kleinen, flachen, geräuschlosen Atemzügen, die im weiteren Verlauf immer tiefer (keuchender) werden, dann aber wieder abschwellen und in eine kurze Atempause übergehen. Nach 20 bis 30 Atemzügen kann eine Atempause von mehr als 10 Sekunden Dauer auftreten. Es liegt eine geringe Erregbarkeit und hochgradige Schädigung des Atemzentrums vor, hervorgerufen durch eine funktionelle Schädigung des Atemzentrums sowie durch Hirndruckerhöhung, bei Urämie, chronischem Sauerstoffmangel und bei unreifen Neugeborenen. Bei Gesunden tritt sie auch in großen (Berg-)Höhen und während des Schlafes auf.

COPD. Abkürzung für chronic obstructive pulmonary disease. Der Begriff COPD-Patienten umfasst Menschen mit chronischer Bronchitis und Lungenemphysem, wobei beide Erkrankungen mit einer Atemwegsobstruktion einhergehen, die fixiert oder nur partiell reversibel ist. Damit grenzt sie sich zum reversiblen Asthma bronchiale ab.

Dyspnoe. → Atemnot.

E

Erbrechen (Vomitus, Emesis). Forcierte Magenentleerung durch den Mund. Dabei stellt das Würgen eine angestrengte, rhythmische respiratorische Aktivität dar, die dem Erbrechen vorausgeht (Sitzmann 1996). Außer durch mechanische Reizung des Oropharynx, des Magens, des Darmes und auch des Labyrinths des Innenohres (z. B. bei Schwerelosigkeit, Seekrankheit) kann das Brechzentrum, ein Neuronenverband im *Nucleus tractus solitarii* in der Nähe von Atem- und Kreislaufzentrum, auch durch psychische Vorgänge (z. B. Ekelgefühle durch bestimmte Geruchs- und Geschmacksempfindungen) erregt werden.

Expektoration. → Sputum.

Exspiration. Ausatmung. Jede, im Wesentlichen passiv erfolgende Verkleinerung des Brustraumes bedingt eine Verkleinerung der Lungen und einen Luftausstrom.

F

Flüstern. Phonation, bei der die Stimmbänder nicht mitschwingen. Die Stimmbänder liegen dabei eng aneinander. Nur durch eine kleine dreieckige Öffnung, das sogenannte Flüsterdreieck, kann die Luft durchtreten. Dadurch entsteht ein Rauschen, das zur Artikulation genutzt wird. Bei einer Stimmbandlähmung ist nur noch diese Flüsterstimme möglich.

Frequenz. → Atemfrequenz.

Frühgeborene, Atemveränderungen des Frühgeborenen. Durch die physiologische Unreife bedingte Veränderungen des atmens. Stresssignale, also ein gestörter Lebenssinn, oder autonome Stabilität lässt sich bei Frühgeborenen an Veränderungen von Phänomenen der Atmung beobachten (Young 1997; s. 17.1, S. 333). Bei Stress und Stressabwehr können Würgen, Spucken, Schluckauf, Nach-Luft-Schnappen, Husten, Niesen, Gähnen, Seufzen, Zittern, Aufschrecken, Anstrengung (Pressen) wie beim Stuhlgang, Atempausen, eine unregelmäßige Atmung, das Einhalten des Atems und Veränderungen der Hautfarbe (gefleckt, wabenartig, zyanotisch, grau) auftreten. Eine autonome Stabilität des Frühgeborenen ist an folgenden Atemphänomenen festzustellen: gleichmäßige Atmung, rosafarbene, gleichbleibende Hautfarbe, Suchen nach einer Möglichkeit zum Saugen und rhythmisches kräftiges Schreien.

Aus Untersuchungen bei Frühgeborenen lässt sich erkennen, dass die Bauchlage im Vergleich zur Rückenlage zu einer verbesserten Sauerstoffversorgung führt (Young 1997). Darüber hinaus reagieren beatmete Kinder mit Atemnotsyndrom in Rückenlage häufiger mit Schreckreaktionen und Schlafstörungen sowie einer erhöhten Häufigkeit der Nackenüberstreckung und des Schulteranhebens. Es wird daher die Bauchlage u. a. zur Erleichterung der Lungenausdehnung und Oxygenierung auch unter assistierter Beatmung empfohlen (Young 1997). Dagegen haben Untersuchungen zur Schlafhaltung und zur Häufigkeit des plötzlichen Kindstods gezeigt, dass Verbindungen zur Pflege der Kinder in Bauchlage bestehen und Bauchlage zur häuslichen Pflege nicht empfohlen werden sollte (Young 1997). Sehr wichtig ist den Eltern zu vermitteln, dass wohl in der Klinik mit der häufigen pflegerischen und evtl. elektronischen Beobachtung der Atmung die Pflege des Kindes in Bauchlage zu empfehlen ist, jedoch zu Hause eine Gefährdung des Kindes in Bauchlage besteht. Die Gewöhnung der Kinder vor Entlassung an die Seiten- oder Rückenlage ist erforderlich.

G

Gähnen. Reflektorisch bedingte, krampfhafte Inspirationsbewegung bei weit geöffnetem Mund. Gähnen tritt beispielsweise bei schlechter Blutversorgung, Sauerstoffmangel und Müdigkeit auf. Die der Einatmung folgende Exspiration ist kürzer und oft mit Lautäußerungen, Strecken und Recken verbunden. Gähnen kann als Ausdruck von fehlender Aggression gedeutet werden.

Gefühle. Empfindungen und Gefühlsäußerungen wie Wut, Ärger, Freude und Liebe beeinflussen die Atmung wesentlich.

H

Hämoptyse. Blutiger Auswurf. Dieser Begriff schließt ein blutig gefärbtes Sputum genauso ein wie einen massiven Bluthusten. Hauptsächliche Ursachen sind Bronchiektasen und chronische Bronchitis. Weiter ist Bluthusten bei Tumoren der Lunge zu finden.

Hautatmung. Gibt es nicht. Die Haut atmet nicht (Schwegler 1998).

Höhenanpassung. Gewöhnung des Körpers an den Aufenthalt in großen Höhen. Langsamer Übergang und längerer Aufenthalt in großen Höhen führt zu einer Höhenanpassung, sodass Hypoxiesymptome erst in 5500 bis 6000 Meter Höhe und nicht bereits in 3000 Meter auftreten. Die kritische Schwelle der eigentlichen Höhenkrankheit, die sich ohne Training bei etwa 7000 bis 8000 Meter einstellt, kann mit langsamer Höhenanpassung auf 8500 Meter erhöht werden. Ernste Hypoxiesymptome sind neben Sauerstoffmangelerscheinungen Störungen der Funktion der Hirnrinde, die sich vor allem in Euphorie, Selbstüberschätzung und Nachlassen der Kritikfähigkeit äußern. Eine ausgeprägte Höhenkrankheit kann in Apathie und Bewusstlosigkeit mit Krampfzuständen übergehen und durch ein Hirn- oder Lungenödem zum Tod führen.

Husten. Explosivartige Ausatmung. Bei Reizung der Atemwege beispielsweise durch Entzündungen, Rauch, Gase, Staub oder dem Eindringen von Fremdkörpern entsteht ein Hustenreiz, ein willkürlicher und unwillkürlicher Schutzmechanismus des Körpers, um Sekrete und Fremdkörper aus den Atemwegen zu entfernen. Husten ist ein Fremdreflex, bei dem Reizempfänger (tussigene Zonen in Nase und tieferen Atemwegen) und Reizbeantworter (Atemzentrum) verschiedenen Organen angehören.

Bei Eindringen von Fremdkörpern oder Schleim in die unteren Luftwege mit einer Reizung von Mechanorezeptoren kommt es nach einer kräftigen Einatmung zum Verschluss der Glottis. Es erfolgt eine intensive Anspannung der Ausatmungsmuskulatur und Steigerung des Drucks in der Lunge. Mit einer raschen Öffnung (Sprengung) der Stimmbänder erfolgt nun ein Exspirationsstoß. Dabei kann die austretende Luft Geschwindigkeiten von bis zu 120 Meter pro Sekunde erreichen (Spornitz 1996). Mit der ruckartigen Luftströmung werden Fremdkörper und Sekret (feuchter oder *produktiver* Husten) mitgerissen und aus den Atemwegen entfernt. Oft ist der Husten aber trocken und *unproduktiv*. Gelegentlich löst Husten Attacken von Atemnot und Zyanose aus.

Husten kann ein Symptom für Erkrankungen der Atemwege und des Kreislaufs sein, aber auch psychogen bedingt sein *(nervöser Husten)*.

Husten kann den Menschen sehr belasten, ihn am Schlafen hindern. Postoperativ erfolgt durch Intensivierungsübungen der Ausatmung ein Anregen zum Husten. Schmerzlindernd wirkt dabei leichter Druck auf die Operationswunde mit der flachen Hand.

Die Flimmerzellen des respiratorischen Epithels in der Luftröhre gewährleisten durch den Flimmerschlag, dass kleine Staubpartikel bis zum Kehlkopf transportiert und dann ausgehustet werden (Spornitz 1996). Da bei starken Rauchern das Flimmerepithel weitgehend zerstört ist, können Fremdpartikel aus der Tiefe der Atemwege nur noch ausgehustet werden.

Hyperventilation. Übermäßige Steigerung der Atmung, vor allem verstärkte Ausatmung Eine Hyperventilation kann Krampfzustände *(Hyperventilationstetanie)* verursachen. Sie kann willkürlich herbeigeführt werden und ist im Allgemeinen nervös bedingt. Bei Hyperventilation während eines Angstzustandes beklagt sich der sehr besorgte Patient möglicherweise über Atemnot, Schwierigkeiten, einen tiefen Atemzug zu schöpfen, Engegefühl über dem Thorax und Erstickungsangst.

Hypothermie, postoperative. Herabgesetzte Körpertemperatur nach einer Operation. Forschungen (Vaughan 1981) zeigen, dass der Anteil hypothermischer Patienten bei operativen Eingriffen wesentlich höher ist, als bisher angenommen und durch eine vorbeugende Behandlung berücksichtigt wurde. Es werden Unterkühlungseffekte bei bis zu 70 % aller operierten Patienten beobachtet. Diese unbeabsichtigte Hypothermie kann folgende Erscheinungen auf die Atmung haben:

- Atemstörungen, die zu einer Verlängerung der Narkose und Aufwachphase postoperativ führen,
- Bradykardie und
- Kältezittern (Muskelzittern, sogenanntes shivering).

Gerade im Neugeborenen- und Säuglingsalter fehlt das Muskelzittern und kann somit als Kriterium für die Hypothermie nicht gewertet werden. Je nach Ausprägungsgrad führt das Muskelzittern zu einem erhöhten Sauerstoffverbrauch des Gewebes und muss besonders bei Patienten mit kardialen Problemen vermieden werden. Aber auch Patienten nach ausgedehnten und langdauernden abdominellen, zerebralen und thorakalen Eingriffen erleiden häufig Unterkühlung. Unterkühlung während einer Operation hat weiterhin zur Folge, dass der Grundumsatz reduziert ist. Dies wirkt sich unter anderem auf einen schlechteren Abbau der Narkosemedikamente mit der Gefahr einer Überdosierung aus.

I

Innervation der Bronchien. Versorgung der Bronchien mit Nerven. Die Atemwege (Bronchien und Trachea) besitzen nur wenige bis keine Schmerzrezeptoren (Hartmann 1989). Schmerzen treten daher bei Schädigungen der Bronchialschleimhaut selten auf. Lediglich Entzündungen der Luftröhre können brennende Schmerzen hinter dem Sternum verursachen. Die Weite der luftleitenden Atemwege wird durch das vegetative Nervensystem kontrolliert (Thews 1995). In der Inspirationsphase kommt es unter dem Einfluss des Sympathikus zu einer Erschlaffung der glatten Bronchialmuskulatur und damit zu einer Erweiterung der Bronchien (Bronchodilatation). Die Bronchokonstriktion, also die Verengung der Bronchien, wird durch den Parasympathikus in der späten Exspirationsphase ausgelöst. Bei vielen Atemwegserkrankungen stellt eine überstarke Aktivierung des Parasympathikus die Ursache für eine Einengung der Bronchien und damit für eine Zunahme des Strömungswiderstands in den Atemwegen dar.

Inspiration. Einatmung. Jede aktive Erweiterung des Brustraumes bedingt eine Erweiterung der Lungen und einen Einstrom von Luft.

K

Känguruhen von Frühgeborenen. Herstellen von Hautkontakt zwischen Frühgeborenem und Eltern, indem das Kind auf die nackte Brust oder den Bauch gelegt wird. Das Kind muss dabei gut zugedeckt sein, damit es nicht auskühlt. Das Känguruhen ateminsuffizienter Frühgeborenen ist ein Beispiel für die Bedeutung des Tastsinns für die Atmung. Durch den intensiven Hautkontakt, das Streicheln und Liebkosen werden die Kinder zu einem eigenen Atemrhythmus fähig. Oft ist dadurch eine Intubation und Beatmung zu vermeiden.

Kußmaulsche Atmung. Pathologische Veränderung des Atemrhythmus. Die Kußmaulsche Atmung zeigt tiefe, regelmäßige Atemzüge, die bei Patienten im Coma diabeticum, bei schweren Ernährungsstörungen (Toxikose) und Coma urämicum zu beobachten sind. Sie gilt als erstes Zeichen einer azidotischen Störung des Säure-Basen-Status. Bei Menschen mit diabetogener Stoffwechsellage kommt es zur Bildung von Ketonstoffen beziehungsweise Azetonstoffen, die sich im Blut ansammeln. Die Azetonstoffe vermindern die Alkalireserve des Blutes (Säurebindungsvermögen). In leichteren Fällen führt dies zu einer kompensierten Azidose. Binden jedoch die Azetonstoffe so viel Alkali, dass der Abtransport des Kohlendioxids aus den Geweben nicht mehr möglich ist, so kommt es wegen der Säureanhäufung zu einer nicht kompensierten Azidose und schließlich zum diabetischen Koma. Der Mensch ist somnolent oder bewusstlos.

L

Lachen. Kurze Exspirationsstöße bei bald genäherten, bald voneinander entfernten Stimmbändern. Humor und Lachen sind positive Zeichen. Sie haben eine atemfördernde Wirkung (Sitzmann 1999 b).

Lippenbremse. Nach einer normalen Einatmung erfolgt die Ausatmung bei fast geschlossenem Mund. Dadurch wird die Ausatmung verzögert (s. 11.12, S. 172). Als Atemübung „Ausatmen gegen Widerstand" ist sie gut geeignet, Sekret zu lösen, tiefe Lungenbezirke zu belüften und die Atemhilfsmuskulatur zu intensivieren.

Lungenödem. Austritt von Flüssigkeit in die Lungenbläschen. Beim Vollbild des Lungenödems mit bilateralen feuchten Rasselgeräuschen überflutet die in den Lungengefäßen gestaute Ödemflüssigkeit die Alveolen und erreicht die Luftwege. Der Patient ist ängstlich und schwitzt am ganzen Körper. Das Sputum ist schaumig und blutig verfärbt. Der Gasaustausch ist schwer beeinträchtigt und es besteht eine schwere Atemnot. Ohne Behandlung kommt es zum Atemstillstand.

Ein Aufenthalt in großer Höhe kann zusammen mit körperlichen Anstrengungen bei einer nicht eingewöhnten, aber ansonsten gesunden Person zum Lungenödem führen (→ Höhenanpassung).

M

Meditation. Methode zur kontemplativen Versenkung. Die Meditation stellt für viele Menschen eine wichtige Möglichkeit zur Entspannung und Angstlösung dar, die sich auch auf die Atmung beruhigend auswirken kann.

Mundgeruch. → Atemgeruch.

N

Nasenflügelatmen. Heftige Bewegung der Nasenflügel. Nasenflügelatmen tritt beispielsweise bei Atemnot und Lungenentzündung, vor allem bei bakterieller Pneumonie auf und fehlt bei Viruspneumonie.

Niesen. Explosionsartiges Ausstoßen von Atemluft durch die Nase. Das Niesen beginnt meist mit einer tiefen Inspiration. Dann werden Mundhöhle und Kehlkopf gegen die Nase durch das Gaumensegel verschlossen. Es erfolgt ein plötzlicher Exspirationsstoß unter Sprengung des Verschlusses.

Bekannt ist heute noch der Brauch, dem Niesenden „Gesundheit" oder „Helf Gott" zu wünschen. Er soll aus Pestzeiten stammen, wo das Niesen für ein Symptom der ausbrechenden Krankheit galt.

O

Oberflächliche Atmung. Kleine Atemzüge mit wenig Luftvolumen (verhaltene Atmung, Schonatmung). Zusammen mit einer Steigerung der Atemfrequenz ist sie eine natürliche Reaktion auf Schmerzen, die bei der normalen Atmung entstehen würden (z. B. bei Pleuritis), Pneumonie, Rippen(serien)brüchen oder Operationen

im Brust- oder Bauchbereich). Durch die oberflächliche Atmung entsteht ein Pneumonierisiko.

Ösophagussprache. Ersatzsprache für Menschen, denen der Kehlkopf operativ entfernt wird. Patienten mit bösartigen Larynxtumoren, die durch eine operative Entfernung des Kehlkopfes oder Strahlentherapie die Stimme verlieren, sollten präoperativ über die Möglichkeiten der Stimmrehabilitation aufgeklärt werden. Neben der unmittelbar postoperativ möglichen Zeichensprache ist der Patient eventuell im Erlernen der Ösophagus-Ersatzsprache anzuleiten. Bei dieser Methode wird das Sprechen durch Luft ermöglicht, die durch Ansaugen in die Speiseröhre befördert wird. Die Muskulatur der Speiseröhre wird durch intensive Übungen an der Tonbildung beteiligt.

Orthopnoe. → Atemnot.

Pickwick-Syndrom. Form des Schlafapnoesyndroms (→ Schlafapnoe). Es tritt bei hochgradig übergewichtigen Menschen auf (kadiopulmonales Syndrom der Adipösen) und kann durch eine Gewichtsreduktion behoben werden.

pink puffer. Typ des Lungenemphysematikers, bei dem eine blass-rosige Hautfarbe dominiert. Die Patienten sind meist schlank und klinisches Leitsymptom ist die Dyspnoe (→ blue bloater).

R

Reflexschutzmechanismus. → Husten.

Rippenbewegungen. Formänderungen des Thoraxraums werden durch Rippen- und Zwerchfellbewegungen erzeugt. Die Rippen sind jeweils mit dem Wirbelkörper und einem Processus transversalis des Brustbeins gelenkig verbunden. Unter der Einwirkung der Inspirationsmuskeln werden die Rippenbögen angehoben, wodurch sich der Thorax erweitert. Entsprechend führt die Senkung der Rippenbögen zur Verkleinerung des Brustraums (Thews 1995).

Rhythmus, biologischer der Atmung. → Atemrhythmus. Die Entwicklung des biologischen Rhythmus (Roßlenbroich 1994), des Wechselspiels von Atmung und Herztätigkeit (Schad 1994), kann man im Verlaufe der ganzen Kindheit beobachten. Die recht rasche Atmung des Neugeborenen (bis 50/Minute) ist eng verbunden mit der Herzaktion und zwar in den Verhältnissen 1:3, 1:2 oder sogar 1:1. Im Laufe der Entwicklung steigen die Quotientenwerte, die Atmung vertieft und verlangsamt sich dann zunehmend. Am Tag können Durchschnittswerte von 1:4 bereits beim Sechsjährigen erreicht werden, liegen aber des Nachts sogar bei 1:5. Hier ist also ein völlig anderes Bild als beim Erwachsenen zu beobachten, bei dem es nachts zu Normalisierungen im Verhältnis 1:4 kommt, das dann am Tag meist verlassen wird. Im Alter von 10–12 Jahren ist ein Verhältnis am Tag von 1:5 charakteristisch und erst nach der Pubertät stellt sich die nächtliche Normalisierung bei 1:4 ein. Ein zunehmender Verlust der strengen Ordnung der Rhythmen im Laufe der Individualentwicklung ist mit der zunehmenden Leistungsfähigkeit, dem Leistungsbezug begründet, erst bei Ruhe und Erholung erfolgt eine Wiederherstellung der strengen Ordnung.

S

Säuglingstod, Syndrom des plötzlichen. Unerwarteter Tod eines Kindes im ersten Lebensjahr ohne offensichtliche Ursache (s. 17.2, S. 344). Das *sudden infant death syndrome* (SIDS) ist die häufigste Todesursache im ersten Lebensjahr. Die Kinder sterben meist im Schlaf. Oft ist ein Infekt der oberen Luftwege anamnestisch zu finden.

Schlafapnoe. Schlafbezogene Störung der Atemregulation mit langen Atempausen (Bölcskei u. Höin 1990). Man spricht von einer Schlafapnoe, wenn die Atmung im Schlaf mehr als zehnmal pro Stunde für mindestens zehn Sekunden sistiert. Bei gesunden Menschen können bis zu zehn Apnoeanfälle pro Nacht auftreten, aber nur während der REM-Phasen. Folgen des Schlafapnoesyndroms (Anomym 1994) können nicht nur lautes, unregelmäßiges Schnarchen sowie bleierne Müdigkeit am nächsten Tag, sondern auch Herzkrankheiten und hoher Blutdruck sein. Dabei wirkt sich eine Blutdruck- und Schmerzmittelbehandlung verstärkend auf die Schlafapnoe aus. Der qualitativ unbefriedigende Schlaf ist durch die physiologische Alarmreaktion bei dem Heraufkatapultieren aus einem tieferen Schlafstadium bedingt. Der Mensch erlebt dies unbewusst, aber wirksam durch den zerstückelten Schlaf (s. 17.3, S. 350).
Charakteristisch für eine Schlafapnoe ist eine periodische Zu- und Abnahme der Herzfrequenz und ein abruptes Einsetzen der Schnarchlaute nach Wiedereröffnung des Hypopharynx.

Schluckauf (Singultus). Ruckartiges Einströmen von Luft in die Atemwege als Folge von unwillkürlichen Zwerchfellkontraktionen (Reizung des *N. phrenicus*). Dabei entsteht durch die Stimmbänder ein typisches Geräusch. Schluckauf tritt häufig nach Bauchoperationen, bei Peritonitis und chronischer Niereninsuffizienz auf.

Schlucken. Transport von Nahrung und Speichel vom Mund in den Magen. Während des Schluckens ist durch den Verschluss des Kehlkopfs keine Atmung möglich (→ Verschlucken).

Schnappatmung. Pathologische Veränderung des Atemrhythmus. Es treten nur noch vereinzelte, kurze Inspirationsbewegungen auf. Sie sind Zeichen einer gravierenden Störung der Respiration während der Agonie des Sterbenden. Die Atemzüge werden immer seltener, zunehmend schwächer, bis eine terminale Apnoe eintritt. So treten auch bei Patienten mit irreversiblem, nekrotisierendem Hirnversagen (Hirntod) noch flache, durch die Hypoxie ausgelöste respirationsähnliche Bewegungen auf.

Schnarchen. → Schlafapnoe.

Schonatmung. → Oberflächliche Atmung.

Sprechen. Artikulation von Sprache. Der Kehlkopf (Larynx) ist mit den schwingungsfähigen Stimmbändern und dem sogenannten Ansatzrohr (Rachen-, Mund- und Nasenhöhle) an der Stimmbildung beteiligt. Die Stimmbänder spannen sich zwischen dem Schildknorpel und den Aryknorpeln (Stellknorpel) des Kehlkopfs. Zum Sprechen und Singen wird zunächst eine Ausatmung eingeleitet. Während jedoch bei der normalen Atmung die Glottis geöffnet ist, schließt sie sich hier oder ist zumindest stark verengt. Es entsteht dadurch im Thorax ein höherer Druck als bei einer normalen Ausatmung, wodurch die Stimmbänder auseinander gepresst werden. Der nun entstehende Luftstrom bringt die Stimmbänder zum Schwingen. Die Tonhöhe hängt in erster Linie von der Zahl der Schwingungen, also der Spannung und Länge der Stimmbänder ab. Frauen und Kinder haben kürzere Stimmbänder als Männer und daher in der Regel höhere Stimmen. Die Klangfarbe des Tones ist bedingt durch Form und Größe des Ansatzrohres.
Sprechstörungen können peripher (Aphasie) oder zentral (z. B. Stimmbandlähmung der Zungenmuskulatur) bedingt sein. Eine Stimmbandlähmung (→ Flüstern) ist weniger gravierend als eine Lähmung der Zungenmuskulatur, bei der durch eine Einschränkung der Zungenbeweg-

lichkeit eine klosige Sprache entsteht. Die Sprachproduktion ist sehr schwierig bei der motorischen Aphasie, bei der das Sprachzentrum beeinträchtigt ist.

Sputum. Sekret der Atemwege und des Mund-Rachen-Raumes. Sekrete und Schleim bilden sich ständig in der Mundhöhle und im Nasen-Rachen-Raum. Dem normalen Sputum sind Schleim, Speichel, Leukozyten, Epithelien und eventuell Mikroorganismen beigemengt.

In Menge oder Beschaffenheit auffallendes Sputum ist ein Zeichen für eine Erkrankung der Luftwege. Den Vorgang der Absonderung nennt man die *Expektoration*. Die Menge kann beachtlich sein, bis zu 2 Liter bei Bronchiektasen (maulvolle Expektoration). Die Beschaffenheit wird in einer Konsistenzreihe von dünnflüssig-serös über dickflüssig-zäh bis klumpig dargestellt. Die Konsistenz des Auswurfs ist nicht eindeutig einem bestimmten Krankheitsbild zuzuordnen.

Aussehen und Farbe des Sputums ergeben sich aus seinen Hauptbestandteilen: schleimig, eitrig (grünlich-gelb), serös oder blutig (Haemoptysis, Hämoptoe). Daneben gibt es viele Mischformen. Normalerweise hat Sputum keinen Geruch. Ein fauliger, übler Geruch deutet auf ein Lungengangrän, Bronchiektasen oder einen Lungenabszess hin.

Alle vier Kriterien zusammen lassen Rückschlüsse auf die Erkrankung zu.

Sterben, Atemveränderungen beim Sterben. Beim Sterben können die Atemzüge an Intensität zu- und wieder abnehmen (→ Cheyne-Stokes-Atmung), sie beschleunigen sich, weisen Atemgeräusche wie Rasseln oder Gurgeln auf. Kurz vor dem Tod ist oft eine → Schnappatmung wahrzunehmen.

Stöhnen, exspiratorisches. Mit dem Ohr oder Stethoskop bei jedem Atemzug eines Neugeborenen mit Atemnotsyndrom in der Ausatemphase über einen längeren Zeitraum hörbares Geräusch. Das exspiratorische Stöhnen ist vom Jammern oder Wimmern des Neugeborenen zu unterscheiden.

Stridor. → Atemnot.

Surfactants (oberflächenaktive Substanzen). Lipoproteinfilm, der die Alveolen auskleidet und die Oberflächenspannung reduziert. Der Gasraum der Alveolen mit ihrer Gesamtfläche von etwa 140 Quadratmeter ist von einer sehr dünnen, der sogenannten alveolokapillären Membran vom Lungenkapillarblut getrennt. Durch die Dicke von nur etwa 1 μm stellt sie nur ein geringes Hindernis für die Diffusion der Atemgase dar. Der Flüssigkeitsfilm auf der Innenwand der Alveolen hat das Bestreben, deren Oberfläche zu verkleinern. Damit die Lunge sich durch die Oberflächenspannung der Alveolen nicht zusammenzieht, enthält der Flüssigkeitsfilm Substanzen, welche die Oberflächenspannung herabsetzen (Thews 1995).

T

Tachypnoe. Beschleunigte Atmung. Bei Sauerstoffmangel versucht der Organismus, durch schnelleres atmen einen Ausgleich zu schaffen. Die Tachypnoe kann verursacht sein durch

- eine Obstruktion, also eine Erhöhung der Atemwegwiderstände. Die Ausatmung ist stärker behindert als die Einatmung (z. B. bei chronischer Bronchitis, Lungenemphysem, Asthma bronchiale),
- eine Verminderung der Lungendehnbarkeit. Das maximale inspiratorische Volumen kann eingeschränkt sein durch Verletzungen, Verdickung der Pleura, narbige Veränderungen der Lunge, Störungen der Atemmuskulatur und der Nervenfunktion(z. B. bei Pneumothorax, Lungenfibrose, Poliomyelitis, Muskeldystrophie),
- Herz-Kreislauf-Erkrankungen (z. B. Herzinfarkt, Herzfehler),
- eine Verminderung des Hämoglobins (z. B. bei Anämie, Blutverlust),
- eine metabolische Störung, die zu Atemnot führt (z. B. diabetisches Koma, Hyperventilationstetanie),
- erhöhten Sauerstoffbedarf (z. B. bei Fieber, körperliche Anstrengung),
- einen verminderten Sauerstoffgehalt in der Luft (z. B. in großen Höhen).

Totraum. Der am Gasaustausch nicht teilnehmende Bereich der Atemwege. In den Zuleitungswegen der Atmung (Mundhöhle, Nasen-Rachen-Raum, Kehlkopf, Luftröhre und Bronchien) befinden sich ungefähr 140 Millimeter Luft, die am Gasaustausch nicht teilnimmt. Ihre Funktionen sind die Reinigung (Flimmerepithel), Befeuchtung und Erwärmung der Atemluft. Bei ruhiger Nasenatmung gleicht sich die Temperatur der Luft bis zur Lunge der Körperwärme fast an und sie wird mit Wasserdampf gesättigt. Hat die Atemluft im Nasen-Rachen-Raum 32 °C und 79 % relative Feuchtigkeit, sind es in der Luftröhre bereits 36 °C und 98 % relative Feuchtigkeit.

Trommelschlegelfinger. Blasige Vergrößerung des distalen Fingersegments durch eine Vermehrung der Weichteilmasse. Trommelschlegelfinger sind angeboren oder treten als Begleitsymptom verschiedener Erkrankungen, beispielsweise eines zyanotischen Herzleidens und Lungenerkrankungen (z. B. Karzinom, Bronchiektasen) auf. Es ist unklar, auf welche Weise Trommelschlegelfinger entstehen. Wahrscheinlich ist eine humorale Substanz für die Dilatation der Gefäße in den Fingerspitzen verantwortlich.

V

Verschlucken. Eindringen von Nahrung oder Flüssigkeit in Nase oder Kehlkopf durch mangelhaften Verschluss während des Schluckaktes. Durch den Schluckreflex werden normalerweise Nasenraum und der Kehlkopfeingang verschlossen. Schluckstörungen, die bei verschiedenen Krankheitsbildern auftreten (z. B. Schlaganfall, Verletzungen, Tumoren und Entzündungen im Mund- und Ösophagusbereich), können dazu führen, dass Nahrung oder Flüssigkeit in die Atemwege gelangt mit der Gefahr einer Aspirationspneumonie (→ Aspiration).

Z

Zwerchfell (Diaphragma). Wichtigster Inspirationsmuskel. Normalerweise wölbt sich das Zwerchfell kuppelförmig in den Thoraxraum hinein. Bei der Ausatmung liegt es mit Teilen der inneren Thoraxwand an. Bei der Einatmung kontrahieren sich die Muskelzüge des Zwerchfells und es kommt zu einer Abflachung.

Zyanose. Bläuliche Verfärbung der Haut und der Schleimhaut. Sie wird hervorgerufen durch einen erhöhten Anteil von reduziertem Hämoglobin oder von Hämoglobinderivaten in den kleinen Blutgefäßen. Dies setzt jedoch eine ausreichende Anzahl von Erythrozyten im Blut voraus. Bei Blutverlust ist dieses Symptom nicht zu finden. Am ausgeprägtesten ist die Zyanose in den Lippen, den Nagelbetten und über den Backenknochen. Das klinische Erkennen der Zyanose und die Beurteilung ihres Schweregrades ist schwierig, da sie durch die Qualität des Hautpigmentes, die Farbe des Blutplasmas, die Dicke der Haut und durch den Zustand der Hautkapillaren verändert wird.
Bei der *zentralen Zyanose* ist das arterielle Blut mit Sauerstoff untersättigt oder ein abnormes Hämoglobin ist vorhanden. die *periphere Zyanose* entsteht durch die Verlangsamung des Blutflusses in einem bestimmten Gebiet, etwa eine Vasokonstriktion bei Kälte.

Literatur

Die Bearbeitung dieses Kapitels erfolgte unter Nutzung von Sitzmann, F.: Mit wachen Sinnen wahrnehmen und beobachten. Teil 1 u. 2. RECOM, Basel 1995, 1996 sowie der Literatur, die dort verwendet wurde. Dank an den RECOM Verlag für die Verwendungsrechte.

Anonym: Wenn nachts die Atmung ruht. Frankfurter Allgemeine Zeitung. 130 (1994) N 1

Bölcske, P. L., S. Höin: Die Schlafapnoe. Deutsche Krankenpflegezeitschrift. 3 (1990) 190

Dettmann, R., M. Weber. Eifeler Bräuche im Jahreskreis und Lebenslauf. Bachem, Köln 1981

Hartmann, W.: Krankheiten der Atmungsorgane. In Mischo-Kelling, M., H. Zeidler: Innere Medizin und Krankenpflege. Urban & Schwarzenberg, München 1989

Klinke, R.: Hören und Sprachen. In Schmidt, R. F., G. Thews: Physiologie des Menschen. Springer, Berlin 1995

Richter, D. W.: Rhythmogenese der Atmung und Atmungsregulation. In Schmidt, R. F., G. Thews: Physiologie des Menschen. Springer, Berlin 1995

Roßlenbroich, B.: Die rhythmische Organisation des Menschen. Verlag Freies Geistesleben, Stuttgart 1994

Schad, W.: Die Zeitordnung im Menschen und ihre pädagogische Bedeutung. Erziehungskunst. 5 (1994) 393

Schwegler, J. S.: Der Mensch – Anatomie und Physiologie. Thieme, Stuttgart 1998

Sitzmann, F.: Hygiene – Ein Lehrbuch für die Fachberufe im Gesundheitswesen. Springer, Berlin 1999 a

Sitzmann, F.: Komplementäre pflegerische Unterstützung physiologischer Funktionen. In Ullrich, L.: Zu- und ableitende Systeme. Thieme, Stuttgart 1999 b [in Druck]

Spornitz, U. M.: Anatomie und Physiologie. Springer, Berlin 1996

Thews, G.: Lungenatmung. In Schmidt, R. F., G. Thews: Physiologie des Menschen. Springer, Berlin 1995

Vaughan, M. S. et al.: Postoperative Hypothermia in adults: Relationship of Age, Amesthesia and Shivering to Rewarming. Anesthesia and Analgesia. 60 (1981) 746

Young, J.: Frühgeborene – Fördern und pflegen. Ullstein, Berlin 1997

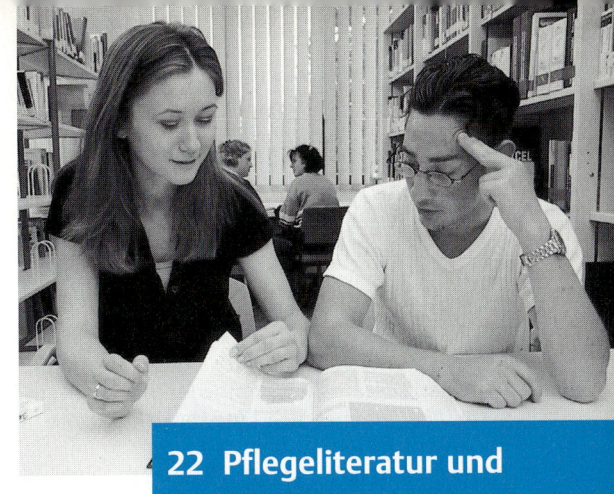

22 Pflegeliteratur und atmen

Andrea Besendorfer, Barbara Friesel

Zusammenfassung

Dieses Kapitel reflektiert die kritische Auseinandersetzung mit englisch- und deutschsprachiger Literatur zum Thema atmen. Durch die Erkenntnis, dass Patienten mit chronischen Atemwegserkrankungen spezielle Bedürfnisse haben, die ein breites Spektrum umfassen, entstand in den USA die Weiterbildung zur „Respiratory Nurse", die sich mit einem multidisziplinären Fokus der Betreuung dieser Patientengruppe widmet.

Am Beispiel der Asthmatherapie werden Strategien zur Pflege dieser Patientengruppe beschrieben, wobei Patienten aktiv in den Behandlungsprozess integriert und zu Co-Managern ihrer Erkrankung ausgebildet werden. Ziel ist es, dem Patienten einen selbständigen Umgang mit seiner Krankheit zu ermöglichen und dadurch die Lebensqualität zu steigern und Kosten im Gesundheitssystem sinnvoll zu reduzieren. Die notwendigen Schritte in diesem Prozess werden unter Bezugnahme auf die Aktivitäten des täglichen Lebens (ATL) ausführlich dargestellt.

Als pflegerische Maßnahme zur Sekretlockerung wird die mechanische Vibration hervorgehoben und diskutiert. Abschließend wird die Anwendung verschiedener Instrumente zur Einschätzung von Luftnot anhand einer Studie erläutert.

22.1   Methodisches Vorgehen

Die Basis dieser Literaturrecherche bildete ein Schlagwortkatalog aus den Kapiteln atmen der Pflegefachbücher *Pflege* (Juchli 1994) und *Pflege heute* (Schäffler et al. 1998). Unter folgenden Schlagwörtern wurde in der deutschen Datenbank *CareLit* gesucht: Atembeobachtung, Atemgeräusche, Atemgeruch, Atemmethode, Atemnot, Atemrhythmus, Atemschulung, Atemtiefe, Atemveränderung, atmen, Atmung, Entspannung, Husten, Lagerungsdrainagen, plötzlicher Kindstod, Einsatz von ätherischen Ölen, Pneumonieprophylaxe und Schnarchen. In der Datenbank wurden unter den genannten Schlagwörtern 250 Zeitschriftenartikel angeboten. Da der Intensivpflegebereich in diesem Buch unberücksichtigt bleiben soll, wurden zunächst die Artikel aus diesem Fachbereich aussortiert. Anschließend wurden die Artikel, die vor 1992 veröffentlicht wurden, herausgenommen, um möglichst aktuelle Artikel bearbeiten zu können. 52 Artikel blieben übrig, von denen zirka 28 % die Atmung im Rahmen einer Erkrankung (z. B. Aids, Apoplexie) und annähernd 23 % atempflegerische Interventionen (z. B. atemstimulierende Einreibung, Anwendung von ätherischen Ölen) beschrieben. Eine grobe Durchsicht dieser Artikel zeigte, dass die beschriebenen atempflegerischen Interventionen häufig *nicht auf der Basis von wissenschaftlichen Erkenntnissen* beruhen. Nur wenige Arbeiten (z. B. Bienstein 1988) zeigen Ergebnisse der Pflegeforschung.

Da für die Bearbeitung des Themas wissenschaftliche Veröffentlichungen zugrunde gelegt werden sollten, wurde die Recherche mit der englischsprachigen Datenbank *Cinahl* fortgesetzt. Dafür wurden die im deutschen Sprachraum gefundenen Schwerpunkte der Artikel über atempflegerische Interventionen in die englische Sprache übersetzt. Dass viele der im deutschen Sprachraum verbreiteten Informationen wie bei-

spielsweise die atemstimulierende Einreibung, das Abklopfen, das Abreiben und die Anwendung von ätherischen Ölen in der englischsprachigen Literatur nicht beschrieben wurden, wurde zunächst mit Hilfe der englischsprachigen Pflegebücher *Principles and practice of adult health nursing* (Beare u. Myers 1994) und *Fundamentals of Nursing* (Potter u. Perry 1993) eine Standortbestimmung der atempflegerischen Interventionen im englischsprachigen Raum vorgenommen. Folgende Themenschwerpunkte stellten sich dar: Breathing exercises, Lung disease and nursing, Dyspnoe and Nursing, Breathing and Patient education, Pneumonia prophylaxis, Postural drainage und Respiratory care practioner. Mit diesen Schlagworten wurde die Literaturrecherche fortgesetzt und zehn relevante Artikel ausgewählt.

Anhand der Literaturrecherche wurde ersichtlich, wie unterschiedlich das Thema „atempflegerische Interventionen" im deutsch- und englischsprachigen Raum diskutiert wird. Auffällig ist, dass viele Artikel von Physiotherapeuten verfasst sind und nur wenige Autoren aus dem Pflegebereich kommen. Die Artikel aus dem Pflegebereich orientieren sich an den Krankheitsbildern, wie obstruktive Lungenerkrankung und Dyspnoe bei Krebserkrankungen. Weitere Schwerpunkte sind die Assessments und die Beschreibung der Rolle der Pflegenden im Kontext der genannten Erkrankungen.

Die ausschließlich aus dem englischsprachigen Raum gewählten Beiträge wurden unter folgenden Fragestellungen bearbeitet:
- Wie wird die Rolle der Pflegenden bei Patienten mit Atemproblemen beschrieben?
- Weclhe atempflegerischen Handlungen werden im englischsprachigen Raum durchgeführt?
- Wie werden diese Handlungen durchgeführt?

22.2   Rolle der Pflegenden bei Patienten mit chronisch obstruktiven Lungenerkrankungen

Bei der Versorgung von Patienten mit chronisch obstruktiven Lungenerkrankungen (COPD) hat sich das Pflegepersonal bis Ende der 80er Jahre ausschließlich an dem medizinischen Behand-

lungsmodell orientiert. Diese Patienten galten als unheilbar krank. Die palliative Pflege stand im Vordergrund. Die Erkenntnis, dass Patienten mit chronisch obstruktiven Lungenerkrankungen spezielle Bedürfnisse haben und dass deren Berücksichtigung in der Pflege einen starken Einfluss auf die Lebensqualität und den Gesundheitszustand des Patienten hat, führte zu der Forderung nach einer sogenannten *Respiratory Nurse* (Margereson 1997), die sowohl medizinische als auch soziale und psychologische Faktoren in die Pflege einbezieht.

Die holistische (ganzheitliche) Sichtweise der Pflegenden und ihre besondere Rolle aufgrund des häufigen Kontaktes zu dem Patienten wird auch von Grey (1995) beschrieben. Werden die emotionalen und sensorischen Erfahrungen neben den physiologischen Mechanismen bei Patienten mit Dyspnoe berücksichtigt, so kann die Behandlung sich nicht auf Kategorien und Klassifikationen begrenzen. Die Patienten sollen im Kontext ihrer individuellen Lebenssituation, ihrer Krankheitserfahrung und ihrer Einstellung zur Krankheit betrachtet werden (Bailey 1995). Ebenso weisen Hay et al. (1996) auf die Multidimensionalität von Dyspnoe hin, die bei 74 % der terminalen Krebspatienten auftritt. Aufgrund dessen ist die Zusammenarbeit der Pflegenden mit verschiedenen Fachdisziplinen besonders wichtig.

22.2.1 Atempflegerische Interventionen

Patientenschulung

Ein Schwerpunkt der Asthmatherapie liegt auf der Schulung des Patienten (s. 23, S. 427). Nicht das Vermitteln strikter Verhaltensregeln bestimmen die Effektivität dieser Schulungen, sondern das Aufzeigen der Folgen, die aus bestimmten Verhaltensmustern resultieren.

> **!** Ziel der Schulungen ist es, mit dem Patienten zusammen Strategien zu entwickeln, die ihm helfen, sein Leben mit den Folgen seiner Erkrankung zu bewältigen.

Die Lebensqualität soll durch die Maximierung der Mobilität und durch einen selbstbewussten und kontrollierten Umgang mit der Erkrankung erhöht werden. Die Aufklärung des Patienten und die Behandlung der Erkrankungsursache und der Symptome sowie die Modifizierung des Lebensstils werden als Mittel zur Zielerreichung eingesetzt (Reinke u. Hoffman 1992; Margereson 1997; Grey 1995).

Bevor die Pflegenden den Patienten unterrichten, schätzen sie zusammen mit ihm seine persönlichen Bedürfnisse bezüglich der Atmung ein. Die Pflegenden sollen herausfinden, ob der Patient Sprach-, Entwicklungs- oder Bewältigungsprobleme hat und ob er in die Entscheidung über seinen Behandlungsplan einbezogen wurde. Die Pflegenden sollten sich dabei möglichst von dem Patienten demonstrieren lassen, ob er die erlernten Fähigkeiten beherrscht (Canales 1997). Der Patient lernt durch die Schulung seine täglichen Symptome selber zu behandeln. Diese Selbstpflege wird als *Co-Management* bezeichnet. Ein effektives Co-Management zeichnet sich dadurch aus, dass der Patient über seine Behandlungsmöglichkeiten informiert ist und weiß, bei welchen Symptomen er einen Arzt aufsuchen sollte.

Zu den Inhalten der Patientenschulung durch Pflegende gehören auch unterschiedliche Selbstpflegestrategien, beispielsweise das Verhalten bei Asthma, das durch Anstrengung oder Sport ausgelöst wird, Möglichkeiten zur Reduktion Asthma auslösender Stoffe (Reinke u. Hoffmann 1992; Canales 1997), eine Anleitung zur Benutzung von Inhaliergeräten und die Überwachung der Atemwegsobstruktion mittels eines Peak-Flow-Meters (Spitzenflussmessgerät). Letzteres dient dazu, dass der Patient selber Trends bezüglich seiner Atemsituation einschätzen kann. Der Peak-Flow wird als Instrument genutzt, um den Schweregrad des Asthmas einzuschätzen, was wiederum die Therapie beeinflusst. Durch die Messung des Peak-Flows erhält der Patient rechtzeitig Hinweise darauf, wann sich seine Atemsituation verschlechtert und wann er spätestens einen Arzt aufsuchen sollte (Reinke u. Hoffmann 1992). Bei folgenden Symptomen sollte der Patient einen Arzt zu Rate ziehen (Canales 1997):

- Mehr als zwei Asthmaanfälle pro Woche
- Bedarf an mehr als vier Dosen der lebenswichtigen Medikation pro Tag
- Differieren der Peak-Flow-Werte um mehr als 20 % vom Morgen bis zum Abend oder vor und nach der Einnahme der lebenswichtigen Medikamente

Darüber hinaus unterstützen die Pflegenden den Patienten bei der Identifikation der Triggersubstanzen. Zusammen erstellen sie einen Plan, wie sich der Patient dieser Substanzen möglichst entziehen beziehungsweise wie er sie minimieren kann.

Reinke u. Hoffman (1992) und Margereson (1997) kommen zu folgendem Schluss: Schulungen, die die Patienten kurz vor ihrer Entlassung bekommen haben, führten dazu, dass sie selbstsicher mit ihrer Erkrankung umgehen konnten und aufgrund dessen den Gesundheitsdienst weniger in Anspruch genommen haben. Somit ließen sich mit derartigen Schulungen die Gesundheitskosten reduzieren.

Wenn Pflegende Patienten in Asthma-Co-Management-Strategien schulen, die es ihnen ermöglichen, kontrolliert mit ihrer Erkrankung zu leben, dann trägt das zum einen dazu bei, unnötige Kosten, die durch die Morbidität entstehen, niedrig zu halten. Zum anderen hat der Patient die Chance, das Leben mit der Erkrankung aktiv nach seinen Bedürfnissen zu verändern. Beispielsweise kann der Patient durch dieses Co-Management möglicherweise wieder durchschlafen, ohne dass er durch Husten oder Kurzatmigkeit geweckt wird. Er kann vielleicht seinen beruflichen Verpflichtungen wieder regelmäßig nachkommen und vermindert notfallmäßige Krankenhausaufnahmen. Schließlich führt dieser verbesserte Gesundheitszustand auch sekundär zur Prävention von Nebenwirkungen der Asthmamedikamente, da der Patient die notfallmäßige Einnahme dieser Medikamente reduzieren kann (Reinke u. Hoffmann 1992).

Die Lebensaktivitäten als Orientierung für gezielte Maßnahmen

Sollen Patienten selbständig zu Hause mit einer chronischen Erkrankung leben, brauchen sie eine individuell geplante Pflege, die die physischen, emotionalen und sozialen Bedürfnisse einschließt. Um die individuellen Bedürfnisse des Menschen einschätzen zu können, wird das Modell von Roper zugrunde gelegt. Orientierend an den Lebensaktivitäten atmen, Essen und Trinken, sich bewegen und den emotionalen und psychischen Bedürfnissen des Patienten wird zuerst eingeschätzt, welchen Einfluss die Erkrankung auf die jeweilige Aktivität hat, und anschließend werden die Interventionen ermittelt. Im Bereich der Lebensaktivität *Essen und Trinken* stellen die Autoren fest, dass annähernd 25 % der Patienten mit chronisch obstruktiven Lungenerkrankungen mangelernährt sind. Die Erhebung des Ernährungszustandes und der Einstellung zur Ernährung gehören zum Assessment. Die Intervention umfasst auch hier wieder eine intensive Aufklärung über den Zusammenhang von Ernährung und der Erkrankung sowie individuelle Ernährungshinweise.

Da viele Patienten mit chronisch obstruktiven Lungenerkrankungen intuitiv ihre Mobilität aus Angst vor Atemnot einschränken, liegt das primäre Ziel der pflegerischen Maßnahmen bei der Lebensaktivität *Sich bewegen* in der Maximierung der Mobilität durch eine effektive Atmung und in dem maßvollen Gestalten der Aktivitäten (Margereson 1997; Grey 1995).

Atemeingeschränkte Patienten entwickeln, so wie Menschen mit vielen anderen chronischen Erkrankungen auch, Gefühle der Hoffnungslosigkeit und der Verzweiflung. Die Pflegenden unterstützen den Patienten gemeinsam mit den Angehörigen oder Freunden bei der Bewältigung der veränderten Lebenssituation (Margereson 1997). Mit dem Patienten und den Angehörigen werden Bewältigungsstrategien für Notfallsituationen, die zu Hause auftreten können, erarbeitet (Grey 1995).

Um die Aktivität atmen zu erfassen, wird ein Atemstatus erhoben, zu dem unter anderem die Zahl und Tiefe der Atemzüge, der Peak-Flow und der Zyanosegrad gehören. Der Einfluss der Atemeinschränkung auf alle Aktivitäten des Lebens wird erfasst. Ein psychologisches Assessment soll die Einstellung des Patienten zu seiner Erkrankung zeigen, seine Fähigkeit zur Verarbeitung von Informationen, die eventuelle Notwendigkeit einer Beschäftigungstherapie und die Rolle von Freunden und Verwandten bei der Pflege. Die Interventionen in diesem Bereich umfassen die Aufklärung des Patienten über seine Erkrankung, Atemübungen, die Aufklärung über Faktoren, die seine Erkrankung verschlimmern können, sowie die Unterstützung von Maßnahmen, die den Gesundheitszustand optimieren (Margereson 1997). Beim *Atemtraining* wird besonders auf ein bewusstes, kontrolliertes atmen geachtet. Ziel ist es, den Circulus vitiosus – Angst, Dyspnoe, Angst – zu unterbrechen beziehungsweise ihm vorzubeugen. Unterstützt wird das Atemtraining beispielsweise durch Meditation, therapeutische Berührung, Aromatherapie und Akupunktur.

Das Involvieren der Angehörigen in diese Maßnahmen hat einen hohen Stellenwert (Grey 1996). Bailey (1995) beschreibt in seiner Arbeit das Atemtraining als „Atemschulung". Ziel sei es, ein neues, effektives Atemmuster, nach Möglichkeit in einer praktischen Lebenssituation, zu trainieren.

Canales (1997) beschreibt, dass der Patient lernen sollte, während eines Asthmaanfalls eine langsame Bauchatmung durchzuführen, um Ruhe zu bewahren. Angst kann den Anfall verschlimmern, rhythmisches atmen, Imagination oder progressive Muskelentspannung dagegen helfen, die Angst zu vermindern. Ebenso wird der Patient im Umgang mit Verneblern und Sauerstoffgeräten geschult.

Eine besondere Rolle spielt die *Langzeitsauer-stofftherapie*. Um die Lebensqualität zu verbessern und das Risiko für Komplikationen zu verringern, kann eine Sauerstofflangzeittherapie notwendig sein. Diese Therapie über 15 Stunden pro Tag verlängert die Überlebensrate von Patienten mit chronisch obstruktiven Lungenerkrankungen. Der Patient und eventuell auch die Angehörigen müssen im Umgang und der Pflege mit dem Sauerstoffinstrumentarium umfassend geschult werden (Margereson 1997; Hanson 1997). Damit die Sauerstofftherapie einen therapeutischen Effekt hat, sollte der Sauerstoff in der niedrigsten Dosierung gegeben werden. Grey (1995) weist auf den möglichen Placeboeffekt der Sauerstofftherapie zur Angstreduktion hin.

Weitere Ziele bei einem Patienten mit chronisch obstruktiven Lungenerkrankungen sind die Erhöhung des Flows der Atemzüge, die Vorbeugung oder Behandlung von Komplikationen (z. B. Infektionen, Hypoxämie) und die Verbesserung der Lebensqualität des Patienten (Hanson 1997).

Das *Einstellen des Rauchens* ist ein wesentlicher Aspekt, der die Abnahme der Lungenfunktion verzögern würde. Die Patienten sollten zu der Einsicht gelangen, dass diese Entscheidung wesentlich zur Verbesserung ihrer pulmonalen Situation beiträgt.

Die *Gabe von Anästhetika, Morphinen und Bronchodilatatoren* bedarf einer intensiven Aufklärung des Patienten. Die effektivste Methode, Bronchodilatatoren zu verabreichen, ist die Gabe über den Inhalierer oder Vernebler. Morphium wird in hohen Dosen über zehn Minuten vernebelt (Grey 1995). Somit ist eine schnelle und effiziente Verabreichung möglich. Bei ambulanten Patienten wird dieser Verabreichungsform ein psychologischer Effekt zugeschrieben, wenn der Patient unfähig ist, gegen seine Atemnot anzukämpfen. Morphium sollte jedoch vorsichtig eingesetzt werden und ist bei Patienten mit Lungenkarzinom keine vollständige Antwort auf das Symptom Atemnot (Bailey 1995).

Hanson (1997) beschreibt wie Reinke und Hoffmann (1992), dass zur pulmonalen Rehabilitation Patientenschulungen, Anleitungen zur Atmung und Thoraxübungen notwendig sind und dass die Patienten Atem- und Konditionsübungen durchführen sollten. Des Weiteren beschreibt sie die Relevanz der Unterstützung im psychosozialen Bereich.

Eine Maßnahme, die es noch zu erwähnen gilt, ist die *Lungenteilresektion*. Diese Operationsme-thode kann bei Patienten im Endstadium eines Emphysems zur Anwendung kommen. Die Entfernung der überblähten Lungensegmente führt postoperativ zur leichteren Belüftung der gesunden Lungenanteile.

22.2.2 Effektivität der mechanischen Vibration zur Beseitigung von Bronchialsekret

Nicht nur im englischsprachigen Raum, auch in Deutschland hat die Anwendung der mechanischen Vibration einen beachtlichen Stellenwert in der Pflege erlangt. Dabei kommt diese Methode nicht nur bei Patienten mit Lungenerkrankungen zum Einsatz, auch im Bereich der Prävention greifen Pflegende vermehrt zu dieser Maßnahme. Über die Anwendung der mechanischen Vibration berichteten Thomas et al. (1995) in einer Literaturstudie. Um die Wirksamkeit dieser Anwendung zu beschreiben, ist es notwendig, die physiologischen Effekte der mechanischen Vibration darzulegen, bevor die Wirksamkeit in klinischen Überprüfungen getestet werden kann. Bei der Literaturrecherche zu den physiologischen Effekten kamen Thomas et al. zu dem Ergebnis, dass sich die Wirkungen in folgende Hauptkategorien einteilen lassen:

- erleichterter intrapulmonaler Gasaustausch,
- erleichterte Mobilisation des Sekrets durch eine Verbesserung der ziliaren Funktion und die veränderte rheologische Eigenschaft der Schleimhaut,
- Stimulation oder Hemmung der thorakalen Strukturen.

Die Autoren untersuchten die Literatur anhand dieser Kategorien und stießen sowohl auf Ergebnisse von Studien mit gesunden Probanden als auch auf Ergebnisse aus Tieruntersuchungen. Einige Schlussfolgerungen können aus der Literatur der Physiologie gezogen werden. Danach gibt es Beweise, dass die *Frequenz* der mechanischen Vibration ein wichtiger Gesichtspunkt für die Effektivität dieses Instruments darstellt. Es wurden Vibrationen von 100 Hertz (Hz) über der zweiten und dritten Rippe in der parasternalen Region durchgeführt, um die äußeren Interkostalmuskeln (Inspirationsmuskeln) zu stimulieren. Für die Stimulation der inneren Interkostalmuskeln (Exspirationsmuskeln) wurde über der siebten bis neunten Rippe vibriert. Die Anwendung einer hohen Vibrationsfrequenz (100 Hz) in der In-Phase (Vibration der Inspirationsmuskeln während der Inspiration und Vibration der Exspirationsmuskeln während der Exspiration) über einer spezifischen Muskelgruppe kann das Tidalvolumen erhöhen. Während sie während der Out-of-Phase (Vibration der Inspirationsmuskeln während der Exspiration und Vibration der Exspirationsmuskeln während der Inspiration oder während des gesamten Atemzyklus) ausgeführt die Atemnot verstärken, die Effektivität der Zwerchfellkontraktion und das Tidalvolumen verringern und beim Patienten das Gefühl des „Lufthungers" verstärken kann. Dadurch kann die Anwendung in der Out-of-Phase eine Gefahr für den Patienten darstellen. Allerdings ist die richtige praktische Anwendung schwierig. Ein genaues Training und eine präzise Lokalisation mit zwei Vibratoren wären notwendig, um sowohl die Inspirationsmuskeln als auch die Exspirationsmuskeln zu vibrieren.

Es gibt einige Belege dafür, dass eine niedrigere Frequenz (unter 60 Hz) der Vibration zu einer Verbesserung der Sekretentfernung führt. Weiter haben die Autoren recherchiert, ob sich diese Ergebnisse auch durch Untersuchungen aus der klinischen Praxis stützen lassen. Thomas et al. (1995) beschreiben sehr differenziert, nach welchen Kriterien sie die einzelnen Studien ausgewählt haben (wobei an dieser Stelle auf die methodologischen Aspekte nicht weiter eingegangen werden soll). Insgesamt kommen sie zu folgenden Ergebnissen: Die Belege bezüglich der klinischen Effekte durch die mechanische Vibration sind widersprüchlich. Dies liegt überwiegend an schlechten methodologischen Forschungsdesigns, der zu kleinen Stichproben der meisten Studien und daran, dass viele Studien statistisch nicht klar nachzuvollziehen sind. Aufgrund dieser Aspekte ist der klinische Gebrauch der mechanischen Vibration bisher wissenschaftlich nicht zu stützen und sollte weiter untersucht werden (Thomas et al. 1995).

22.3 Messinstrumente für die Einschätzung von Dyspnoe und ihre Anwendung bei Patienten mit fortschreitenden Krebserkrankungen

Viele Artikel beschäftigen sich mit der Dyspnoe bei chronisch obstruktiven Lungenerkrankungen. Darüber hinaus ist die Atemnot auch ein Problem, das sich bei Patienten mit fortschreitendem Krebs häufig in den letzten Tagen ihres Lebens einstellt. Van der Molen (1995) analysierte einige der Arbeiten zur Atemlosigkeit und ihren Einfluss auf die Pflege von Krebspatienten. Das Ziel der Pflege dieser Patienten ist es, die Wahrnehmung der Atemlosigkeit zu minimieren. Das hängt wiederum unmittelbar mit einem reliablen Einschätzungsinstrument zusammen. Van der Molen beschreibt zehn verschiedene Skalen zur Einschätzung der Atemlosigkeit und kommt zu dem Ergebnis, dass die verschiedenen Grundlagen des Verständnisses von Dyspnoe und Atemlosigkeit die Ergebnisse unvermeidlich beeinflussen und einen Vergleich zwischen den Studien schwierig machen.

Die endgültige Entscheidung, welches Instrument genommen wird, hängt von dem Ziel ab, so dass möglicherweise mehrere Instrumente genutzt werden müssen.

Die klinischen Mitarbeiter benötigen ein Einschätzungspaket, das leicht und schnell zu benutzen ist und für den Patienten keinen Stress bedeutet. Es ist wichtig, dass das Instrument das Phänomen Atemnot unter Beobachtung messen kann, und es sollte so sensitiv sein, dass Veränderungen erfasst werden können. Es sollte Informationen darüber geben können,

- wie der Patient seine Atemlosigkeit wahrnimmt,
- wie die Atemnot sein Leben beeinflusst,
- welche Faktoren die Situation verschärfen, was dem Patienten in dieser Situation hilft.

Einige der Messinstrumente sind nicht sensitiv genug, um kleine, aber signifikante Veränderungen zu messen. Bei der Entwicklung eines Messinstruments ist daher unter anderem die Sensitivität zu berücksichtigen, dann die multifaktoriellen Einflüsse von Krebserkrankungen, der Gebrauch von Patiententagebüchern und eine

> **!** Es gibt kein Einzelinstrument, das in der Lage ist, die verschiedenen Komponenten der Dyspnoe zu erfassen.

Verbesserung der Schulung der Patienten und der Pflegenden (van der Molen 1995).

Einige Assessments werden zwar vorgeschlagen, aber Forschungen und Schulungen zu dem subjektiven Problem Atemnot gibt es nur wenige. In einer Studie über Dyspnoe bei Krebspatienten im letzten Stadium berichteten 76 % der Betroffenen über Erfahrungen mit Atemnot. In der Pflegedokumentation fand sich nur bei 38 % der Patienten ein Hinweis auf Dyspnoe. Somit ist die Effektivität von pflegerischen und medizinischen Interventionen in Frage zu stellen (Hay et al. 1996).

Diese Erkenntnis veranlassten Hay et al., die Einschätzung der Dyspnoe durch den Patienten oder die Angehörigen mit der durch das Pflegepersonal und die Ärzte gemachten Einschätzung zu vergleichen. Die Daten wurden mit fünf validen Assessmentskalen erhoben. Zusätzlich wurden mit einem Fragebogen die Präsenz und der Schweregrad weiterer Symptome ermittelt. Das Ergebnis dieser Studie zeigt, dass nur die Assessmentinstrumente ein realistisches Bild der Dyspnoe vermitteln, die Atemnot in Belastungssituationen messen. Über 30 % der Patienten in dieser Studie hatten Erfahrungen mit zusätzlichen Symptomen wie Depression, Appetitlosig-

keit, Verwirrtheit und Müdigkeit gemacht. Über die Hälfte dieser Patienten stuften diese Symptome als schwerwiegend ein.

Die Wechselbeziehungen der unterschiedlichen Symptome sind für das Pflegepersonal und die Ärzte nicht immer klar erkennbar. Dies kann zu Behandlungsfehlern führen. Des Weiteren zeigte die Studie, dass sowohl das Pflegepersonal als auch die Ärzte dazu neigen, den Schweregrad der Dyspnoe stärker einzuschätzen als der Patient es selber tut.

> **!** Die Tatsache, dass Dyspnoe vor allem eine subjektive Erfahrung des Patienten ist, macht Kommunikation zwischen Pflegepersonal und Patient notwendig. Eine vollständige Einschätzung der Dyspnoe wird durch direkte Assessments und Assessments, die sich an den Aktivitäten des täglichen Lebens orientieren und hier die Atemnot messen, erzielt. Zudem sollte das Pflegepersonal die Begleitsymptome einschätzen und zuordnen können, um zu verhindern, dass durch eine Fehlinterpretation eine notwendige Dyspnoebehandlung ausbleibt.

22.4 Ergebnisse aus der deutschsprachigen Pflegeforschung

Bienstein hat bereits 1988 die pflegerische Bedeutung der Atmung in bundesdeutschen Kliniken dargestellt und gleichzeitig ein Messinstrument zur Erfassung der Atemgefährdung oder -beeinträchtigung vorgestellt. Die Ergebnisse der Untersuchung machten eine unzureichende Erfassung der Atmung deutlich und es wurde festgestellt, dass fragwürdige Prophylaxen betrieben werden. Das Messinstrument der Atemskala (s. 20, S. 397 f) soll Pflegende für den wichtigen Lebensbereich atmen sensibilisieren und dazu dienen, atemgefährdete Patienten zu erfassen. Bei der Untersuchung anhand der Atemskala konnte eine Korrelation zwischen der Ursache der Atemgefährdung oder -beeinträchtigung und der notwendigen pflegerischen

Interventionen aufgezeigt werden. Damals war es das Ziel, die Atemskala mit in das Stammblatt zu integrieren, da die Pflege von hochgradig Pflegebedürftigen deutlich zunehmen würde. An dieser Stelle kann sich der Leser fragen, ob er an seinem Arbeitsplatz bereits mit der Atemskala konfrontiert wurde oder ob über den Einsatz nachzudenken ist, um Patienten, die unter starken Atembeeinträchtigungen leiden, auch zu erkennen.

Inzwischen gibt es weitere, in Ansätzen auch wissenschaftliche Veröffentlichungen, die sich beispielsweise mit der Wirkung der atemstimulierenden Einreibung bei Patienten mit unterschiedlichsten Gesundheitszuständen beschäftigen.

22.5   Kritische Schlussbetrachtung

Wie unterschiedlich das Thema atmen in Deutschland und im englischsprachigen Raum diskutiert wird, zeigte sich schon zu Beginn der Recherche als das primäre Ziel, in Deutschland häufig eingesetzte atempflegerische Interventionen durch wissenschaftliche Veröffentlichungen aus dem englischsprachigen Raum bestätigen zu lassen, revidiert werden musste. Die unterschiedliche inhaltliche Ausrichtung des Themas in den verschiedenen Ländern wurde deutlich sichtbar.

Die Tatsache, dass die Atmung sehr vielschichtige Probleme aufwerfen kann und dass diese Störungen sehr unterschiedlich von den Patienten erlebt werden, setzt eine intensive Kommunikation mit dem Patienten zur Sammlung von Informationen voraus. Zur Erfassung dieser Informationen werden in der Literatur häufig Assessments beschrieben. Diese sind jedoch – gerade bei einem sehr subjektiv empfundenen Phänomen wie Atemnot – kritisch auszuwählen. Alle Veröffentlichungen beschreiben als weiteren Schwerpunkt die beratenden und unterstützenden Aufgaben der Pflegenden im sozialen und psychischen Bereich unter starker Einbeziehung der Angehörigen.

Die Veröffentlichungen, sowohl im deutsch- wie im englischsprachigen Raum, sind überwiegend nicht wissenschaftlich. Wie in den deutschen Pflegezeitschriften lassen sich auch in den englischsprachigen viele Artikel finden, die sich auf pflegerische Alltagserfahrungen beziehen. Die wissenschaftlichen Untersuchungen werden auch in Deutschland durch die Etablierung der Pflegewissenschaft in der Zukunft zunehmen, sodass sich der Leser auch im deutschsprachigen Raum sowohl der alltagspraktischen wie auch der wissenschaftlichen Literatur zuwenden kann, wobei eine kritische Betrachtung in beiden Fällen vonnöten ist. Gleiches gilt für die englischsprachige Literatur. Nicht schon allein dadurch, dass die anglo-amerikanische Pflegewelt manches Mal der deutschen als Vorbild dient, ist auch qualitativ wertvoller als in der deutschen Pflege.

Literatur

Bailey, C.: Nursing as therapy in the management of breathlessness in lung cancer. Europ. J. of Cancer Care. 4 (1995) 184

Beare, P., J. Myers: Principles and practice of adult health nursing, 2nd ed. Mosby, St. Louis 1994

Bienstein, C.: Darstellung der pflegerischen Bedeutung der Atmung in bundesdeutschen Kliniken und Vorstellung eines Meßinstrumentes zur Erfassung der Atemgefährdung oder -beeinträchtigung. Pflege. 2 (1988) 120

Canales, M.P.: Asthma Management: Putting Your Patient on the Team. SpringNet Nursing. 12 (1997)

Grey, A.: The nursing management of Dyspnoea in palliative care. Palliative Care. 46 (1995) 33

Hanson, M.J.S.: Caring for a patient with COPD. How to help him breath easier once the demage is done. Nursing. 10 (1997) 39

Hay, L., M. Farncombe, P. McKee: Patient, Nurse and Physician views of Dyspnea. The Canadian Nurse. (1996) 26

Juchli, L.: Pfleg. Praxis und Theorie der Gesundheits- und Krankenpflege, 7. neuüberarb. Aufl. Thieme, Stuttgart 1994

Margereson, C.: Chronic obstructive pulmonary disease. Nursing Times. 20 (1997) 67

Molen, B. van der: Dyspnoea: a study of measurement instruments for the assessment of dyspnoea and their application for patients with advanced cancer. J. of Advanced Nursing. 11 (1995) 948

Potter, P., A. Perry: Fundamentals of Nursing. 3rd ed. Mosby, St. Louis 1993

Reinke, L.F., L.A. Leslie: Breathing Space: How to teach Asthma Co-Management. Am. J. of Nursing. 10 (1992) 40

Schäffler, A., N. Menche, U. Bazlen, T. Kommerell: Pflege heute. Gustav Fischer, Stuttgart 1998

Thomas, J., A. DeHueck, M. Kleiner et al.: To vibrate or not to vibrate: Usefulness of the mechanical vibrator for clearing bronchial secretions. Physiotherapy Canada. 2 (1995) 120

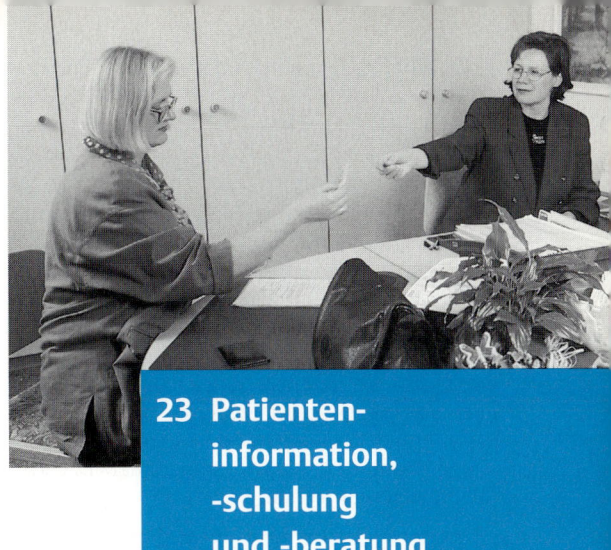

23 Patienten-information, -schulung und -beratung

Angelika Abt-Zegelin

Zusammenfassung

Das folgende Kapitel diskutiert die zunehmende Notwendigkeit, Menschen aktiv in die Behandlung ihrer Krankheiten durch Information, Beratung und Schulung zu integrieren. Der Hauptgrund für diese Maßnahmen liegt in der Selbstverantwortung des Menschen und hat zum Ziel, dem Betroffenen die Kontrolle über seine Erkrankung und sein Leben zurückzugeben. Neben rechtlichen Bestimmungen, die auf eine aktive Gesundheitsförderung hinweisen, sprechen auch ökonomische Faktoren für ein solches Vorgehen. Auf Patienten mit chronischen Krankheiten trifft diese Forderung im Besonderen zu. Die Autorin zieht einen Vergleich zu dem breiten Angebot an Schulungs- und Informationsprogrammen der anglo-amerikanischen Länder und informiert über einen ersten Ansatz, ein Patienteninformationscentrum (PIC) nach amerikanischem Vorbild in Deutschland zu eröffnen, das direkt an Pflegeeinrichtungen angegliedert ist und wissenschaftlich evaluiert werden soll.

Aus einer Vielzahl von deutschen Schulungsprogrammen für Menschen mit Atemwegserkrankungen werden exemplarisch zwei Beispiele vorgestellt.

23.1 Bedeutung einer umfassenden Aufklärung des Patienten

Die Notwendigkeit einer besseren Information und Beratung von Menschen bei Krankheiten wird immer deutlicher. Insbesondere bei chronischen Krankheiten ist die Mitarbeit des Patienten und seiner Familie unerlässlich.

Es gibt viele ökonomische Gründe, mehr Eigenverantwortung der Betroffenen zu fordern. Aufklärung und Schulung sind preiswerte Behandlungsstrategien. Unaufgeklärte Patienten gefährden sich schneller und unterbrechen eher die

Behandlung. Komplikationen kann mit Aufklärung besser vorgebeugt werden. „Drehtür-Effekte" bei der stationären Aufnahme sind die Folge fehlender Informationen. Nur der informierte Patient kann gezielte Fragen stellen und vieles deutet darauf hin, dass die Patienten heute an Entscheidungen beteiligt werden und zwischen Alternativen wählen *wollen*.

Der wichtigste Grund für mehr Information ist wohl, dass betroffenen Menschen die *Kontrolle über das eigene Leben* zurückgegeben werden kann. Durch das Verständnis der Zusammenhänge kann der Patient souveräner mit den Bedingungen umgehen.

> ❗ Die Erfahrung der Selbstwirksamkeit, das heißt nicht länger Opfer zu sein, sondern die Situation kontrollieren zu können, ist wichtig für jeden Menschen.

In manchen Fällen ist das medizinische Machbare ausgereizt und der mangelnde Erfolg der Behandlung liegt darin begründet, dass der Transfer auf die Betroffenen nicht gelingt. Langwierige moderne Therapieverfahren erfordern die Mitarbeit des Patienten. Die „Professionel-len" sind nicht länger die Experten für alle Fragen, viele chronisch Kranke wissen längst mehr über tägliches Symptommanagement. Diese Rollenänderung bereitet den professionell Pflegenden vielfach Probleme.

Auch wird häufig behauptet, die Patienten wollten nichts über ihre Erkrankungen wissen. Dagegen haben Studien immer wieder belegt, dass Patienten unzufrieden sind mit der Aufklärung durch die „Experten".

Viele rechtliche Bestimmungen weisen auf die Notwendigkeit einer umfassenden Information der Betroffenen hin. Das *Grundgesetz* garantiert die Achtung der Würde und die freie Entfaltung der Persönlichkeit. Rechte auf Information und Selbstbestimmung können daraus abgeleitet werden. Deutlich hervorgehoben wird dieser Anspruch in der *Charta des Krankenhauspatienten* (1979).

In zahlreichen Passagen der *Sozialgesetzgebung* (SGB V und XII) finden sich Textstellen, die die Prävention und Rehabilitation oder die gezielte Anleitung der Betroffenen zum Gegenstand haben. Aussagen des deutschen Krankenpflegegesetzes und Programme der Weltgesundheitsorganisation (WHO) betonen die Wichtigkeit der Gesundheitsförderung.

23.2 Patientenschulung und Pflege

In vielen Ländern, etwa im anglo-amerikanischen Bereich, nimmt die Patientenedukation seit etlichen Jahren einen wichtigen Platz ein. Es gibt kaum eine Krankheit, zu der es keine Patientenratgeber oder ausgeklügelte Schulungsprogramme gibt. Das amerikanische Versicherungswesen mit seinen knappen Mitteln und dem Vorrang der Selbstverantwortung kürzt die institutionalisierte Behandlung und Pflege immer weiter. Guidelines und Standards begleiten Information und Schulung, Evaluationsprogramme werten die verschiedenen Maßnahmen aus. Zahlreiche Forschungen und Publikationen widmen sich der Unterstützung der Patienten.

In der Bundesrepublik wächst nur langsam die Einsicht in die Notwendigkeit einer verstärkten Information, Schulung und Beratung von chronisch Kranken. Erfahrungen damit gibt es nur an wenigen Orten, in der Pflege wird nur zögernd diese wichtige Aufgabe übernommen. Erst allmählich tauchen Artikel in Fachzeitschriften und auch Bücher zur Patientenberatung in der Pflege auf.

Dabei könnte gerade die professionelle Pflege die Patienten und ihre Angehörigen alltagsnah beraten. Durch die Pflegeanamnese liegen Informationen über die Bedingungen vor, die Pflegenden begleiten die Patienten und genießen oft ein besonderes Vertrauen.

> ❗ Bei der Patientenschulung geht es nicht um eine Aufklärung über die Krankheit, sondern um eine individuelle Information oder Beratung über die täglichen Aktivitäten wie sich bewegen, ernähren, beschäftigen, arbeiten, ausscheiden – und um strukturierte Schulungsprogramme, die den Umgang mit Krankheit und Therapie erleichtern sollen.

Zur Rolle der Pflegenden in der Patientenaufklärung schreibt Richter (1992):

» Die Düsseldorfer Arbeitsgruppe ist zudem der Ansicht, daß sich für den eigentlichen Unterricht am besten speziell ausgebildete Krankenschwestern und -pfleger eignen. Auf der einen Seite ist diesem Personenkreis aus der klinischen Erfahrung das Leiden von Menschen mit Atemnot bestens bekannt. Auf der anderen Seite fällt es dem Patienten hier leichter, ein Vertrauensverhältnis aufzubauen und gelegentlich (berechtigterweise!) „Dampf abzulassen", über so manch unverständliches Verhalten.«

Zwar können auch Ärzte eine Patienten-Edukation durchführen, jedoch wirken diese durch evtl. tendenziell relativierende Äußerungen gegenüber dem Patienten (nach der Art „es ist noch nicht endgültig gesichert ...") eher verunsichernd. Ausnahmen bestätigen hier allerdings die Regel! Der/die Asthmaberater/in sollte für den Verlauf der Schulung ausschließlich mit der Betreuung dieser Patienten betraut sein. Wer sich schon einmal intensiv für eine Woche mit z. B. fünf Asthmatikern auseinandergesetzt hat, weiß warum (denn nicht der Kranke ist schwierig, sondern seine Erkrankung). Angemerkt sei, daß sich hier gänzlich neue Berufsperspektiven für den Krankenpflegeberuf ergeben. Verschiedene Modelle sind denkbar und werden auch in der Praxis durchgeführt.

Patienteninformationszentren

Im Institut für Pflegewissenschaft an der Universität Witten-Herdecke wird zur Zeit die Einrichtung von zwei *Patienteninformationszentren* (PIZ) vorbereitet. Vorbild dafür ist das *Patienten-Learning-Center* des Beth-Israel-Hospitals in Boston (USA). In dieser Einrichtung werden unter Federführung der Pflege alle Aktivitäten der Information, Schulung und Beratung von Patienten koordiniert. Kernstück ist eine offen zugängliche Biblio- und Mediothek, die auch von externen Interessierten genutzt wird.
In Westfalen wird ein Zentrum in einer großen Klinik und ein zweites Patienteninformationszentrum, das an einen ambulanten Pflegedienst angegliedert ist, entstehen.. Es ist abzusehen, dass diese Zentren Modellcharakter für ähnliche Einrichtungen haben werden. Zu den Zielen der Patienteninformationszentren gehören:
- Vermittlung von Informationen über Gesundheit und Krankheit
- Unterstützung von Selbstpflege und Eigenverantwortlichkeit
- Verknüpfung von professioneller und informeller Pflege

- Qualitätssicherung moderner Therapiekonzepte
- Bündelung und Verbreitung von Laienwissen und -erfahrung
- Vernetzung und Kooperation aller Akteure
- Entwicklung fehlender Materialien und Einsatz neuer Medien
- Nachweis des gesundheitspolitischen Nutzens der Patientenschulung

Hilfe zur Selbsthilfe

Menschen mit chronischen Atemeinschränkungen können besonders von der Erweiterung ihres Wissens über ihre Erkrankung profitieren. Dadurch, dass die Atmung eine Körperfunktion ist, die teilweise willkürlich zu beeinflussen ist, und durch die vielfältigen Ursachen von Atemstörungen entsteht ein weites Feld für Maßnahmen, die von dem Betroffenen selbst in die Wege geleitet werden können. Techniken des Abhustens oder Absaugens, Lagerungsdrainagen und der Umgang mit Sauerstoffgeräten oder Ultraschallverneblern lassen sich ebenso erlernen wie das Achten auf eine reichliche Flüssigkeitszufuhr und eine ausgewogene Ernährung. Gerade in diesem Bereich existieren zahlreiche Informationsmaterialien, die von Interessen- oder Selbsthilfegruppen oder auch von der Medical-Industrie herausgegeben werden. Die Pflegenden sollten diese Informationen sichten und für die Patienten und ihre Angehörigen bereitlegen.
Zur Behandlung chronischer Atemwegserkrankungen sind eine Reihe von hochwirksamen Medikamenten entwickelt worden, deren Wirkung sich jedoch nicht voll entfalten kann, wenn der Patient nicht mitarbeitet. Hier ist die Kooperation mit dem Patienten besonders wichtig, um einen optimalen Behandlungserfolg zu erzielen.
Es gibt zahlreiche Erfahrungen mit Schulungsprogrammen für Patienten mit Asthma, chronischer Bronchitis oder Emphysem, zum Teil auch differenziert nach Zielgruppen wie Kinder und Jugendliche. Im Vordergrund steht dabei zunächst die „maßgeschneiderte" Information und Beratung, etwa bei der pflegerischen Anamnese, der ärztlichen Beratung oder im Entlassungsgespräch.
Bei Asthma sollte der Patient die Anfallsauslöser kennen und das sinnvolle Verhalten im Anfall trainieren. Kenntnisse über Medikamente und ihre Nebenwirkungen sollen dazu führen, dass der Patient die medikamentöse Therapie selbst anpassen kann. In Schulungen sollte der Umgang

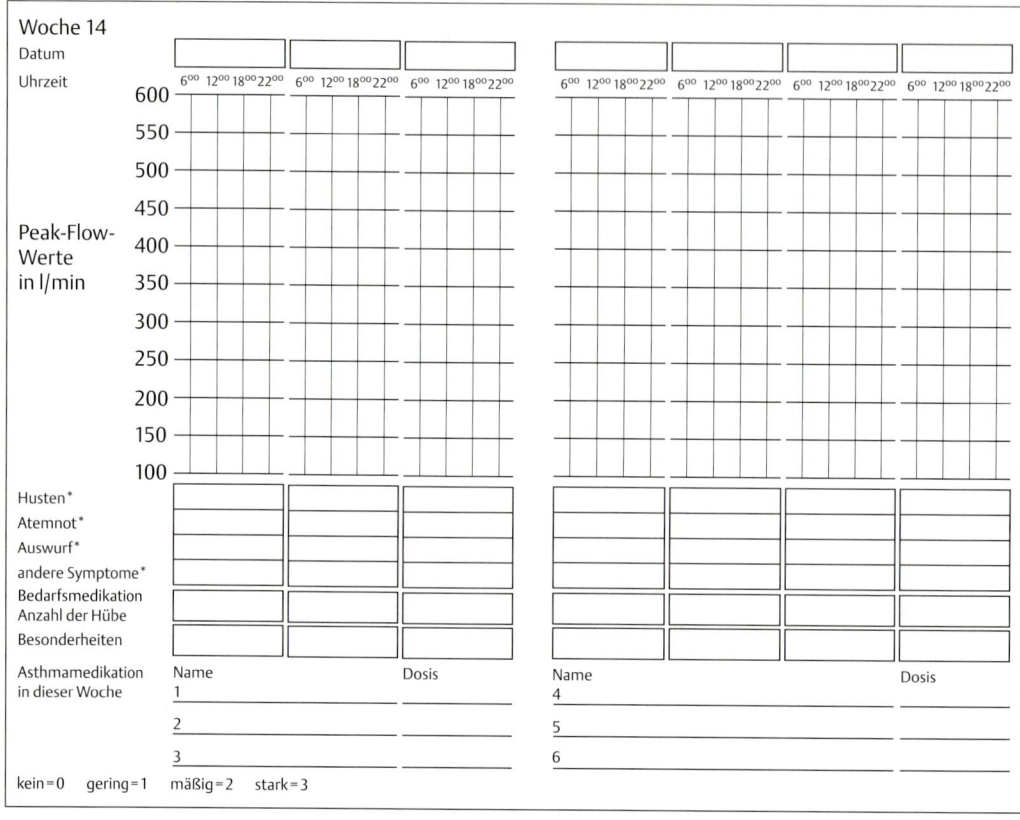

Abb. 23.**1**   Patiententagebuch für Asthmakranke

mit Inhalatoren und die Dokumentation des Krankheits- und Behandlungsverlaufes geübt werden. Als sehr effektiv hat sich die tägliche Peak-Flow-Messung erwiesen. Dadurch können die Kranken das Ausmaß der Einengung der Luftwege selbst kontrollieren. Die regelmäßige Dokumentation in speziellen Tagebüchern (Abb. 23.**1**) hilft dem Patienten, besser mit seiner Krankheit zu leben.

Aufregung und Angst verstärken die Symptome eines Asthmaanfalles. Aus diesem Grund sollten Betroffene Entspannungsverfahren, geeignete Haltungen oder Lagerungen und Techniken wie etwa die Lippenbremse kennen lernen.

Strukturierte Schulungsmaßnahmen in Kleingruppen stellen noch eine andere Qualität der Information oder Instruktion dar. Die Gruppenmitglieder nehmen aufeinander Einfluss, dienen sich gegenseitig als Modell und profitieren von den Erfahrungen der anderen. In kurzen Lehrgängen können weitere Erfolge in der Selbstpflege oder im Co-Management erzielt werden.

23.3 Programme zur Patientenschulung

Von verschiedenen Programmen sollen hier zwei exemplarisch vorgestellt werden. Mehrere Pharma-Firmen haben Konzepte zur Schulung von Patienten mit chronischen Atemerkrankungen entwickelt.

23.3.1 Lebensrhythmus atmen

Das Programm wurde von der Firma Klinge Pharma in München entwickelt und wendet sich an Menschen mit Asthma, Bronchitis oder Emphysem. Es besteht aus einem Foliensatz für den Unterricht und einem Asthmatagebuch der Deutsche Atemwegsliga. Hinzu kommt eine Patientenbroschüre, die viele Ratschläge und Adressen enthält.

Das Programm wird hauptsächlich von Ärzten durchgeführt, die in mehreren etwa 90-minütigen Sitzungen Patientengruppen unterweisen. Im Mittelpunkt des Lehrmaterials stehen die 35 hervorragend gestalteten Folien zur Overhead-Projektion. Themen sind unter anderem der Atemvorgang, Krankheitsdarstellungen, Behandlungsprinzipien, Selbstkontrolle, Medikamente und Atemtechniken (Abb. 23.**2**).

Schulungsmaßnahmen für Patienten sollten sich an den Prinzipien des Erwachsenen-gerechten Lernens orientieren. Dabei sollten die Erfahrungen der Teilnehmer einbezogen und der Kurs gemeinsam geplant werden. Eine Vorstellungsrunde dient dem gegenseitigen Kennenlernen, ein angenehmes Klima fördert den Austausch untereinander.

Von den Dozenten wird zugewandtes und ermutigendes Verhalten erwartet. Folgende Anregungen können dabei helfen, den Unterricht erfolgreich zu gestalten:

- Das Thema deutlich strukturieren.
- Die Methoden wechseln (z.B. Einzellesearbeit, Arbeit zu zweit oder in Kleingruppen, Kurzvortrag).
- Beispiele geben und den Nutzen und die Anwendung aufzeigen.
- Ausreichend Zeit für Pausen einplanen. Nach maximal 60 Minuten schwindet die Aufmerksamkeit.
- Laut und deutlich sprechen und Blickkontakt aufnehmen.
- Fragen klar formulieren und Aufgaben präzise stellen.
- Ergebnisse sichern, das heißt, das Wesentliche eines Abschnittes zusammenfassen.
- Mehrere Sinneskanäle ansprechen, also Hören, Sehen und Handeln.
- Medien gezielt einsetzen (z.B. Broschüren, Ton- oder Videokassetten).

Wichtig ist, dass Schulungsprogramme auf ihre Wirksamkeit hin evaluiert werden. Dazu gehört beispielsweise die Erwartungen und das Wissen vor der Schulungsmaßnahme zu erheben und nach dem Lehrgang die Selbstpflegefähigkeiten zu erfragen.

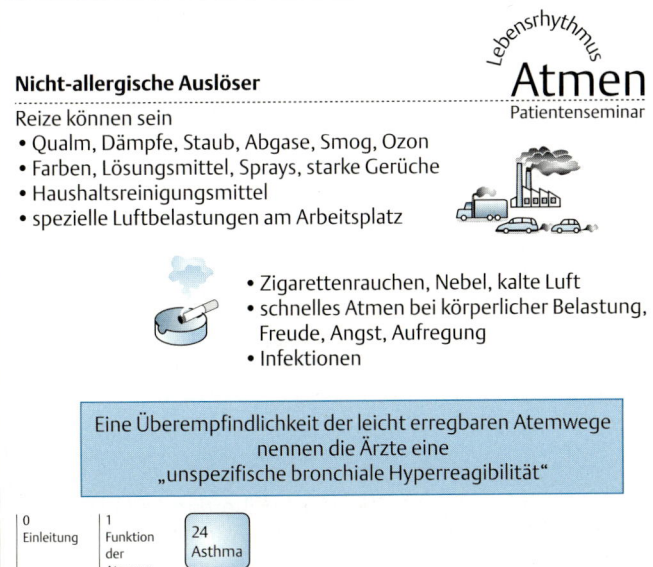

Abb. 23.**2** Overhead-Folie des Schulungsprogramms „Lebensrhythmus atmen" zu den Auslösern von Asthmaanfällen

Asthmatiker-Schulung: Stundenplan Medizinische Klinik der Heinrich-Heine-Universität, Düsseldorf					
Zeit/Tag	**Montag**	**Dienstag**	**Mittwoch**	**Donnerstag**	**Freitag**
8^{00}		Lungenfunktions-prüfung	$9^{00} - 10^{00}$ Betamimetikum	$9^{00} - 12^{00}$ Kortison	$10^{30} - 11^{30}$ Der akute Asthmaanfall
10^{30}	$10^{30} - 12^{30}$ Was ist Asthma?	Theophyllin			$10^{30} - 11^{30}$ Der Bronchial-infekt
11^{30}			Visite		
$14^{00} - 15^{00}$	Die Atmung Das Peakflow-meter Das Dosieraerosol	Vorbeugende Behandlung – DNCG – Ketotifen	Sport	Nächtliche Atemnot	Abschließende Diskussion
$15^{00} - 16^{00}$			Asthma und Psyche	Besondere Situationen	

Abb. 23.**3** Wochenübersicht des Asthma-Bera-tungs- und -Schulungsprogramms der Universität Düsseldorf

23.3.2 Asthma-Behandlungs- und -Schulungsprogramm (ABUS)

Wissenschaftlich untersucht hinsichtlich der Effizienz ist ein Programm der Klinik für Stoff-wechselkrankheiten und Ernährung an der Hein-rich-Heine-Universität Düsseldorf. Dieses Pro-gramm wird seit 1985 durchgeführt und wurde immer weiter verbessert. Vier bis sechs erwach-sene Patienten werden hier eine Woche lang zu verschiedenen Themen (Abb. 23.**3**) geschult.

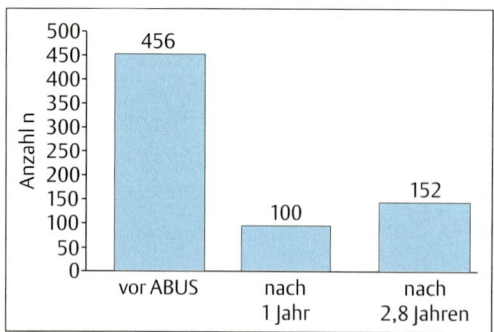

Abb. 23.**4** Summe der akuten, schweren Asth-maanfälle vor und nach dem Besuch des Asthma-Behandlungs- und -Schulungsprogramms (ABUS) bei insgesamt 100 Patienten

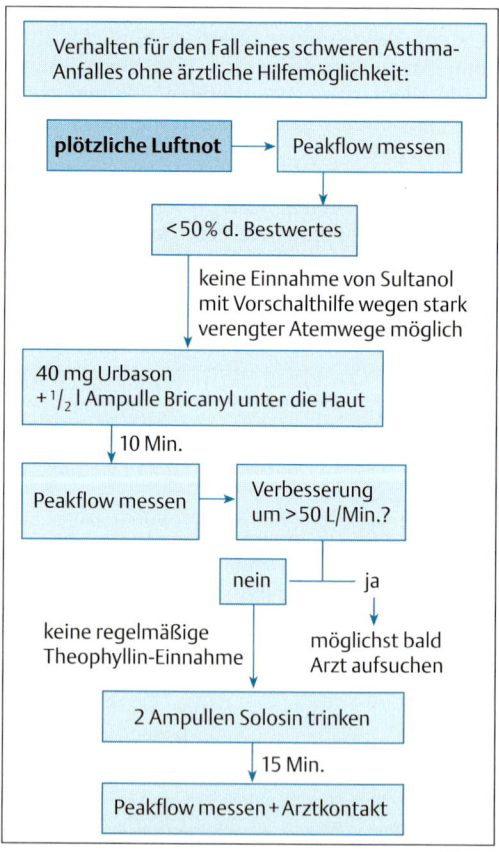

Abb. 23.**5** Notfallpfad für Asthmakranke (aus Richter, B., R. Grötzinger: Asthma ohne Angst. Kirchheim, Mainz 1998)

Für den Lehrgang sind Unterrichtskarten mit den wesentlichsten Informationen und spezielle Materialien für die Teilnehmer entwickelt worden. So werden beispielsweise Listen, Abbildungen, Luftballons, Strohhalme, Peak-Flow-Meter mit Tabellen und Blätter mit Richtlinien im Kurs ausgehändigt.

1997 besuchten 828 Teilnehmer die Schulung (Lamparter-Lang 1997). Die Seminare werden nach verschiedenen Aspekte ausgewertet. Besonders deutlich zeigt sich der Wert der Schulungen beim Rückgang der schweren Asthmaanfälle (Abb. 23.**4**).

Um Multiplikatoren auszubilden, wurde in Düsseldorf Mitte der 90er Jahre das Train-the-Trainer-Seminar entwickelt. Zahlreiche Mediziner, Pflegende, Physiotherapeuten und Gesundheitspädagogen haben bisher daran teilgenommen.

Das Programm wird durch das Buch *Asthma ohne Angst* (Richter u. Götzinger 1998) gestützt. Dieses gut verständliche Buch wendet sich gleichermaßen an Patienten und an Profis wie Pflegepersonal oder Mediziner und enthält Informationen unter anderem zum Krankheitsverständnis, zur Diagnostik, Selbstmessung, Atemnot, Anfallsauslöser, Medikamenten, Komplikationen (Abb. 23.**5**), alternativen Heilmethoden, sozialmedizinische Aspekte und Physio- und Psychotherapie.

Der Bereich der chronischen Atembeeinträchtigungen ist ein gutes Beispiel für die Zweckmäßigkeit einer besseren Patienteninformation und -schulung. Studien haben deren Effizienz längst bewiesen. Es ist sehr zu wünschen, dass auch in Deutschland der Patientenschulung zukünftig mehr Bedeutung beigemessen wird.

Literatur

Abt-Zegelin, A.: Patientenedukation als Pflegeaufgabe. Forum Sozialstation. 2 (1999)

Arbeitsgemeinschaft Patientenschulung: Lebensrhythmus Atmen.. Klinge-Pharma, München

Canobbio, M.M.: Praxishandbuch Patientenschulung. Ullstein, Wiesbaden 1998

Klug-Redman, B.: Patientenschulung und -beratung. Ullstein, Wiesbaden 1996

Lamparter-Lang, R.: Patientenschulung bei chronischen Erkrankungen. Huber, Bern 1997

Mahler, D.A., J.A. Scott: Exercising with lung disease: Why and how. The J. of Respir. Dis. 6 (1996) 541

Reinkel, L.F., L.A. Hoffman: How to teach Asthma Co-Management. Am. J. of Nursing. (1992) 40

Richter, B.: Welche Vorteile bringt die Patientenschulung bei Asthma-Patienten? Krankenpflege-Journal. 30 (1992) 338

Richter, B., R. Götzinger: Asthma ohne Angst, 2., überarb. Aufl. Kirchheim, Mainz 1998

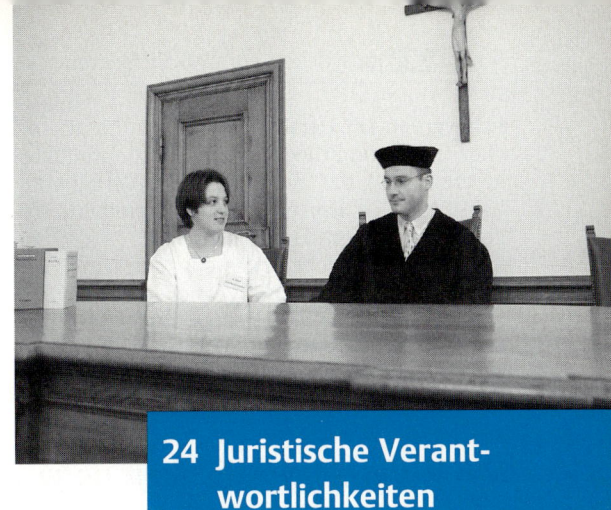

24 Juristische Verantwortlichkeiten

Ulrich Steffen, Katarina Barley

Zusammenfassung

Arzt, Krankenhausträger und Pflegekraft sind gegenüber dem Patienten für eine ordnungsgemäße Behandlung bei Atemstörungen verantwortlich. Werden bei der Prophylaxe oder Behandlung des Patienten Fehler begangen, so haftet der Schädiger für entstandene Schäden materieller und immaterieller Art. Als Vertragspartner aus dem Behandlungsvertrag haftet außerdem der Arzt oder Krankenhausträger für eigenes Verschulden und für das Verschulden seiner Hilfspersonen.

Der Beitrag zeigt auf, für welche Maßnahmen Arzt und Pflegekraft verantwortlich sind und welche Konsequenzen sich – zivil- und strafrechtlich – aus ihren Fehlern ergeben. Es wird außerdem auf die Notwendigkeit der Aufklärung und der Dokumentation bei medizinischer Behandlung eingegangen. Des Weiteren wird die Problematik der Sterbehilfe, der Einsatz medizinisch-technischer Geräte und die Erstattungspflicht der Krankenkassen gegenüber dem Patienten behandelt.

Die juristische Verantwortlichkeit gegenüber einem anderen Menschen kann auf unterschiedlichen Beziehungen beruhen. Verantwortlichkeiten entstehen, wenn eine Person Sorge für die Atemfunktion eines anderen Menschen zu tragen hat. In Bezug auf das atmen besteht insbesondere eine Verantwortlichkeit des Arztes und der Pflegekraft gegenüber dem Patienten aufgrund des Behandlungsvertrages. Sie betrifft die Befugnisse zur Vornahme von Behandlungsmaßnahmen, den Bereich der künstlichen Beatmung sowie die Haftung für Schäden, die bei Prophylaxe oder Behandlung entstanden sind.

Im Zusammenhang mit Störungen der Atemtätigkeit kann der Einsatz technischer Geräte, zum Beispiel von Inhalationsgeräten, erforderlich werden. Die Herstellung und der Einsatz solcher Geräte unterliegen dem Medizinproduktegesetz (MPG), das auch juristische Verantwortlichkeiten von Herstellern und Betreibern solcher Medizinprodukte festschreibt.

Eine Verantwortlichkeit besteht auch seitens der Krankenkassen für ihre Versicherten. Für die gesetzlichen Krankenversicherungen bestimmt § 1 Sozialgesetzbuch Fünftes Buch (SGB V), dass die Krankenversicherung als Solidargemeinschaft die Aufgabe hat, die Gesundheit der Versicherten zu erhalten, wiederherzustellen oder ihren Gesundheitszustand zu bessern. Dies verdeutlicht eine Verantwortlichkeit der Krankenkassen auch im Hinblick auf die Kostenerstattung für Prophylaxen und Behandlungen von Atem(wegs)störungen.

24.1 Verantwortlichkeit gegenüber dem Patienten

Im Rahmen einer medizinischen Behandlung entstehen Verantwortlichkeiten des Arztes und der Pflegekräfte gegenüber dem Patienten (Abb. 24.**1**). Sie betreffen vor allem die Prophylaxe oder Behandlung von Atemstörungen und Atemwegserkrankungen. Ein Sonderproblem stellt die juristische Verantwortlichkeit für Einleitung, Durchführung und möglicherweise Abbruch einer künstlichen Beatmung dar.

24.1.2 Verantwortungsbereiche von Arzt und Pflegekraft

Grundlage des medizinischen Tätigwerdens ist in aller Regel ein **Behandlungsvertrag**. Er umfasst das Recht des Patienten auf ordnungsgemäße Behandlung durch den Arzt und fachgerechte Betreuung durch die Pflegekraft. Die Verantwortlichkeit beider Berufsgruppen richtet sich nach der *Kompetenzverteilung*. Sie ist für den Bereich der Prophylaxe und der Behandlung unterschiedlich ausgestaltet.

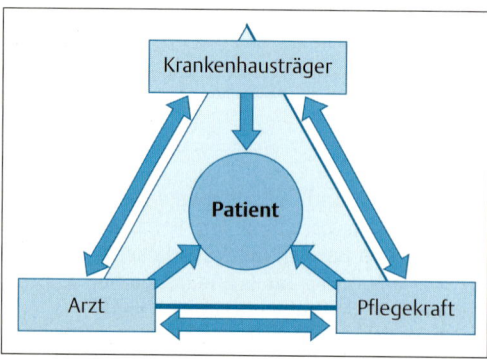

Abb. 24.**1**   Verantwortlichkeiten im Krankenhaus

Bei der ambulanten Versorgung schließt der Patient mit einem Pflegedienst oder einer Pflegekraft einen **Pflegevertrag** ab, der die Grundlage der Rechte und Pflichten der Vertragspartner bildet.

Prophylaxe bei Störungen des atmens

Bei der Prophylaxe von Atemstörungen und Atemwegserkrankungen kommt es zunächst darauf an, zu erkennen, dass eine solche Prophylaxe angezeigt ist. Anschließend muss die für den konkreten Patienten richtige Prophylaxeform ausgewählt werden. Der Patient muss vor Einleitung der Maßnahme über mögliche Folgen aufgeklärt werden. Die Maßnahmen müssen kunstgerecht ausgeführt und dokumentiert werden.

Bei jedem dieser Schritte muss darauf geachtet werden, wer zur Vornahme berechtigt ist, insbesondere, ob ein Arzt Maßnahmen an Pflegekräfte delegieren muss oder die Maßnahme selbständig von der Pflegekraft durchgeführt werden kann. Kommt es zu Schäden bei der Prophylaxe, stellt sich die Frage, wer in welchem Umfang hierfür haftet.

Erkennen der Notwendigkeit

Die Notwendigkeit, prophylaktisch tätig zu werden, kann in den unterschiedlichsten Situationen auftreten. In erster Linie handelt es sich um Patienten, bei denen ein einzelner ärztlicher Befund vorliegt, der Anlass für eine Beobachtung der Atemwege bietet oder um Menschen, die unter ständiger medizinischer Überwachung stehen (z.B. im Rahmen häuslicher Pflege). Denkbar ist aber auch eine Prophylaxe aufgrund einer ungünstigen individuellen Prognose (z.B. bei Rauchern, genetischer Vorbelastung).

Maßnahmen der Prophylaxe sind grundsätzlich dem pflegerischen und dem ärztlichen Bereich gleichermaßen zuzuordnen. Der Patient hat gegenüber dem Arzt und den Pflegekräften einen Anspruch aus dem zugrunde liegenden Vertragsverhältnis, dem Behandlungs- oder dem Pflegevertrag.

Soweit sich bei einer ärztlichen Untersuchung konkrete Anzeichen für die Notwendigkeit einer Prophylaxe von Atemwegsstörungen ergeben, etwa Anzeichen einer bevorstehenden Lungenembolie, ist der untersuchende Arzt für die Erkennung, Einleitung und Durchführung der Prophylaxe verantwortlich. Das Gleiche gilt, wenn eine Situation typischerweise die Gefahr einer Atemstörung birgt (z. B. eine Operation, die die Atemwege betrifft). Diese Gefahrenpotentiale zu kennen und zu erkennen gehört zu den ärztlichen Aufgaben.

Das Erkennen von Gefahrenpotentialen ist aber auch Teil der Krankenbeobachtung. Die Krankenbeobachtung fällt in erster Linie in den Verantwortungsbereich der Pflegekraft (z. B. Krankenschwester, Altenpflegerin). Dazu gehört unter anderem, Gefahren für die Atmung des Patienten zu erkennen und dem Arzt mitzuteilen.

> **!** Es besteht also eine parallele Verantwortlichkeit von Ärzten und Pflegekräften beim Erkennen einer Notwendigkeit zur Prophylaxe.

Auswahl und Durchführung

Wem die Auswahl der Methode der Prophylaxe obliegt, kann nicht für alle Prophylaxeformen gleichermaßen beurteilt werden. Es kommt darauf an, ob für die Durchführung einer prophylaktischen Maßnahme eine ärztliche Anordnung erforderlich ist. Zu unterscheiden sind Prophylaxemethoden, die von den Pflegenden selbständig ausgewählt und durchgeführt werden können, und solche, die ohne ärztliche Anordnung und gegebenenfalls Überwachung nicht von den Pflegekräften vorgenommen werden dürfen.

Beim Aufsuchen eines niedergelassenen Arztes oder bei einem Krankenhausaufenthalt fallen Maßnahmen zur Prophylaxe von Atemwegsstörungen grundsätzlich dem Arzt zu. Der Behandlungsvertrag, der der Maßnahme zugrunde liegt, verpflichtet in erster Linie zum ärztlichen Tätigwerden.

Eine *selbständige* Auswahl der Prophylaxemaßnahmen durch Pflegekräfte ist möglich und notwendig, wenn es sich um Maßnahmen handelt, die für den Patienten nicht risikobehaftet sind und deren Durchführung die Pflegekraft sicher beherrscht, wie die Hochlagerung des Oberkörpers oder die mechanische Hilfe beim Abhusten. Diese Angaben können nur beispielhaft sein und ohne Berücksichtigung des Einzelfalls aufzeigen, welche Maßnahmen der Pflegekraft als eigenständige Prophylaxe überantwortet werden können.

Dies gilt nur insoweit, als keine besonderen Umstände beim Patienten oder beim Krankheitsbild eine ärztliche Anordnung notwendig erscheinen lassen. Ist dies der Fall, muss die Pflegekraft mit dem Arzt Rücksprache halten, ehe sie die Maßnahme durchführt.

Bei der ambulanten Pflege richtet sich der Pflegevertrag auf die Leistung durch Pflegekräfte. Die Pflegekräfte sind aus dem Vertrag berechtigt und verpflichtet, alle Maßnahmen zu ergreifen, die nicht aufgrund ihrer Schwierigkeit oder des Risikos der Durchführung einem Arzt vorbehalten sind. Hierunter fallen als eigenständige Leistungen auch Atemwegsprophylaxen nach den oben genannten Kriterien. Im Zweifel sollte die Pflegekraft einen Arzt hinzuziehen, ehe sie Prophylaxemaßnahmen durchführt, die mit einem Risiko für den Patienten verbunden sind.

Behandlung von Atemwegserkrankungen

Während der Bereich der Prophylaxen in Maßnahmen aufgeteilt werden kann, die von den Pflegekräften selbständig bestimmt und durchgeführt werden können und solchen, die der Anordnung des Arztes unterliegen, obliegt die Behandlung von Atemwegserkrankungen und Atemstörungen immer dem Arzt. Die Pflegekraft ist aber auch im Behandlungsstadium verpflichtet, beim Erkennen von Anzeichen einer Störung oder Verschlechterung den Arzt zu informieren. Sie muss dessen Anordnungen abwarten und ausführen. Die Pflegekraft ist nicht befugt, selbständig Behandlungsschritte einzuleiten. Etwaige parallel dazu notwendige Prophylaxen sind nach den oben genannten Grundsätzen vorzunehmen.

Es ist Aufgabe des Arztes, auf entsprechenden Hinweis der Pflegekraft zu klären, ob eine Behandlungsmaßnahme ergriffen werden muss (z. B. die Einleitung einer künstlichen Beatmung oder ein Luftröhrenschnitt). Bejaht der Arzt dies, hat er die notwendigen Maßnahmen einzuleiten.

Bei der Durchführung der Maßnahmen kann er sich der Unterstützung durch eine Pflegekraft bedienen. Sie hat bei der Behandlung von Atemstörungen allerdings nur eine *Assistenzfunktion*.

> **!** Die Pflegekraft ist für die sorgfältige Aus-
> führung ihrer unterstützenden Tätigkeit
> allein verantwortlich. Die Verantwortlichkeit
> für Anordnung und Durchführung der Be-
> handlungsmaßnahme obliegt dem Arzt.

24.1.1 Aufklärung des Patienten

Die Einwilligung des Patienten zu einer medizinischen Maßnahme muss grundsätzlich ausdrücklich erklärt werden, bei leichteren Maßnahmen (z. B. Hilfe beim Abhusten) genügt eine
sogenannte **konkludente Einwilligung**. Diese
liegt im zustimmenden Verhalten des Patienten,
also etwa darin, dass er sich von der Pflegekraft
beim Abhusten helfen lässt, nachdem sie ihm
erklärt hat, dass sich Sekret in den Atemwegen
angesammelt habe. Bei gravierenderen Eingriffen, insbesondere vor Operationen, ist dringend
anzuraten, die Aufklärung schriftlich zu dokumentieren und die Einwilligung des Patienten
auf dem Aufklärungsformular durch Unterschrift
bestätigen zu lassen.

> **!** Jede medizinische Maßnahme bedarf der
> Einwilligung des Patienten, um recht-
> mäßig zu sein.

Eine **wirksame Einwilligung** setzt voraus, dass
der Patient über die vorzunehmende Prophylaxe
oder Behandlungsmaßnahme aufgeklärt worden
ist. Er muss wissen, *welche Maßnahme* vorgenommen werden soll und *welche Risiken* damit
verbunden sind. Auch in diesem Zusammenhang
gilt die Regel, dass die Anforderungen umso
höher anzusetzen sind, je gravierender der Eingriff und die damit verbundenen Risiken sind.
Besonders bei Maßnahmen, die nur geringe
Erfolgsaussichten haben, mit Nebenwirkungen
einhergehen können oder andere Risiken bergen,
muss der Patient hierüber aufgeklärt werden.
Stehen Behandlungsalternativen zur Verfügung,
bei denen Risiken in dieser Form nicht auftreten,
ist der Patient auch darüber aufzuklären. Der
Arzt muss dem Patienten dann erläutern, weshalb er eine Maßnahme der anderen vorzieht.
Gerade im Bereich der Atemstörungen können
Fälle auftreten, in denen der Patient nicht in der
Lage ist, einzuwilligen (z. B. weil er unter Schock
steht oder bewusstlos ist), oder eine Maßnahme
so dringend ergriffen werden muss, dass eine
Aufklärung nicht mehr möglich ist, ohne den
Patienten zu gefährden. In diesen Fällen kommt

es, wenn der Wille des Patienten nur aus Begleit-
umständen geschlossen werden kann, auf dessen
mutmaßlichen Willen an. In aller Regel wird ein
Wille des Patienten dahingehend zu vermuten
sein, dass er die Maßnahmen vorgenommen
haben möchte, die erforderlich sind, um sein
Leben und seine Gesundheit zu retten. Insbesondere im Rahmen der sogenannten Sterbehilfe ist
es aber denkbar, dass der mutmaßliche Wille
eines Patienten einer Behandlung entgegensteht.
Auf diesen Problembereich wird weiter unten im
Rahmen der künstlichen Beatmung näher eingegangen.
Unterbleibt eine hinreichende Aufklärung des
einwilligungsfähigen Patienten, ist dessen Einwilligung nicht wirksam erteilt worden. Kommt
es zu Schäden bei dem Patienten, kann er Schadensersatz und Schmerzensgeld verlangen. Dies
setzt allerdings voraus, dass er darlegen kann,
dass er sich bei zureichender Aufklärung in
einem Entscheidungskonflikt, ob er die Maßnahme vornehmen lassen solle, befunden hätte.

24.1.3 Dokumentation

Bei Prophylaxemaßnahmen ist eine Dokumentation wichtig, weil sie häufig von Pflegekräften
durchgeführt werden und ein Informationsaustausch mit dem behandelnden Arzt gewährleistet werden muss. Arzt und Pflegende müssen
stets in der Lage sein, anhand der Krankenunterlagen zu erkennen, ob bei dem Patienten bereits
Bedarf an Prophylaxe bezüglich Störungen der
Atemwege gesehen wurde und welche Maßnahmen daraufhin ergriffen wurden.
Bezüglich der Behandlung von Atemstörungen
ist eine sorgfältige Dokumentation unverzichtbar. Sie ist Voraussetzung für eine kontinuierliche Behandlung oder eine Weiterbehandlung
durch andere Ärzte. Zudem erlaubt sie Ärzten,
Pflegekräften, Patient und Gerichten im Nachhinein, den Behandlungsverlauf nachzuvollziehen.

> **!** Alle Maßnahmen, die an einem Patienten
> vorgenommen werden, sind in den Kran-
> kenunterlagen zu dokumentieren. Die Doku-
> mentation sollte möglichst zeitnah erfolgen.

Mangelnde Dokumentation hat – ebenso wie
unzureichende Aufklärung – gravierende Auswirkungen auf die Haftung bei Behandlungsfehlern. Vermutet der Patient, dass ein Behandlungsfehler begangen wurde, muss er die Mög-

lichkeit haben, dies rechtlich überprüfen zu lassen. Da ihm in aller Regel der medizinische Sachverstand fehlt und der Behandlungsverlauf ansonsten nicht zu rekonstruieren ist, ist er auf die Dokumentation durch den Arzt und die Pflegekräfte angewiesen. Nach neuester Rechtsprechung darf deshalb an Krankenunterlagen, nachdem der Patient sie angefordert oder einen Behandlungsfehler geltend gemacht hat, keine nachträgliche Veränderung vorgenommen werden.

Kann aufgrund unvollständiger Dokumentation nicht mehr nachvollzogen werden, welche Behandlungsperson welche Maßnahme aufgrund welcher Indikation durchgeführt hat, erfolgt eine Beweislastumkehr: Während grundsätzlich der Patient nachweisen muss, dass der behandelnden Person ein Fehler unterlaufen ist, ist dies bei mangelhafter Dokumentation nicht der Fall. Der Arzt oder die Pflegekraft müssen dann den Nachweis erbringen, dass ihr Vorgehen ordnungsgemäß war.

24.1.4 Fehler bei Prophylaxe oder Behandlung

Auch in Deutschland ist verstärkt die Tendenz zu beobachten, dass Zwischenfälle bei der medizinischen Behandlung immer weniger auf eine schicksalhafte Wendung oder die individuelle Reaktion des einzelnen Körpers zurückgeführt werden. Vielmehr werden hinter dem Misserfolg einer Behandlung, dem Eintritt unerwünschter Nebenwirkungen oder anderen negativen Behandlungsverläufen Fehler der behandelnden Personen vermutet.

Unterläuft einem Arzt oder einer Pflegekraft bei der Prophylaxe oder der Behandlung ein Fehler, kann dies in verschiedener Hinsicht Konsequenzen nach sich ziehen. Zum einen kann ein Haftungsanspruch des Patienten entstehen, der sich auf den Ausgleich ihm entstandener Schäden richtet. Zum anderen kann die handelnde Person unter bestimmten Umständen strafrechtlich belangt werden.

Zivilrechtliche Verantwortlichkeit

Wird die Notwendigkeit zur Einleitung einer Prophylaxe oder Behandlungsmaßnahme nicht erkannt, die falsche Maßnahme ausgewählt oder die angezeigte Maßnahme nicht korrekt durchgeführt, kann es zu Schäden bei dem Patienten kommen.

Zu unterscheiden sind dabei *materielle* und *immaterielle Schäden*. Zu den materiellen zählen etwa Verdienstausfälle wegen längerer Krankheitsdauer, Behandlungskosten oder Renten bei Erwerbsunfähigkeit. Unter immaterielle Schäden fallen beispielsweise durch den Fehler erlittene, zusätzliche Schmerzen des Patienten.

> **!** Für entstandene Schäden kann der Patient Ersatz verlangen, wenn einer behandelnden Person schuldhaft ein Behandlungsfehler unterlaufen ist.

Grundlage kann zum einen die Verletzung eines Behandlungsvertrages sein, zum anderen eine allgemein unerlaubte Handlung dessen, der die Behandlung vorgenommen hat.

Vertragliche Haftung

Grundlage für diese Haftung ist ein Vertragsverhältnis, das in der Regel in dem Behandlungsvertrag mit einem niedergelassenen Arzt oder einem Krankenhaus oder in dem Pflegevertrag mit einem Pflegedienst besteht (Abb. 24.**2**). Aus diesem Vertragsverhältnis entsteht die Verpflichtung zur ordnungsgemäßen Behandlung des Patienten.

Die Verpflichtung betrifft unmittelbar nur den Vertragspartner selbst. Liegt der Behandlung ein Vertrag des Patienten mit dem Krankenhaus zugrunde, ist nur der Krankenhausträger Haftungsgegner. Wird eine angestellte Pflegekraft für einen ambulanten Pflegedienst tätig, haftet vertraglich nur der Arbeitgeber. Gleiches gilt auch in anderen Vertragsverhältnissen, beispielsweise wenn eine Arzthelferin eine Behandlungsmaßnahme in der Praxis eines niedergelassenen Arztes durchführt.

Der angestellte behandelnde Arzt oder die Pflegekraft werden nur als sogenannte *Erfüllungsgehilfen* des Krankenhausträgers oder des Pflegedienstes tätig und können im Rahmen der vertraglichen Haftung grundsätzlich nicht selbst in Anspruch genommen werden. Das fehlerhafte Handeln und das Verschulden der behandelnden Person wird dem Arbeitgeber „zugerechnet". Der Arbeitgeber kann allerdings unter gewissen Einschränkungen die handelnde Person im internen Verhältnis in Regress nehmen, wenn er aufgrund eines Behandlungsfehlers dem Patienten gegenüber Schadensersatz leisten muss.

Eine Haftungspflicht gegenüber dem Patienten besteht, wenn die Person, die die Prophylaxe oder Behandlung durchgeführt hat, *schuldhaft*

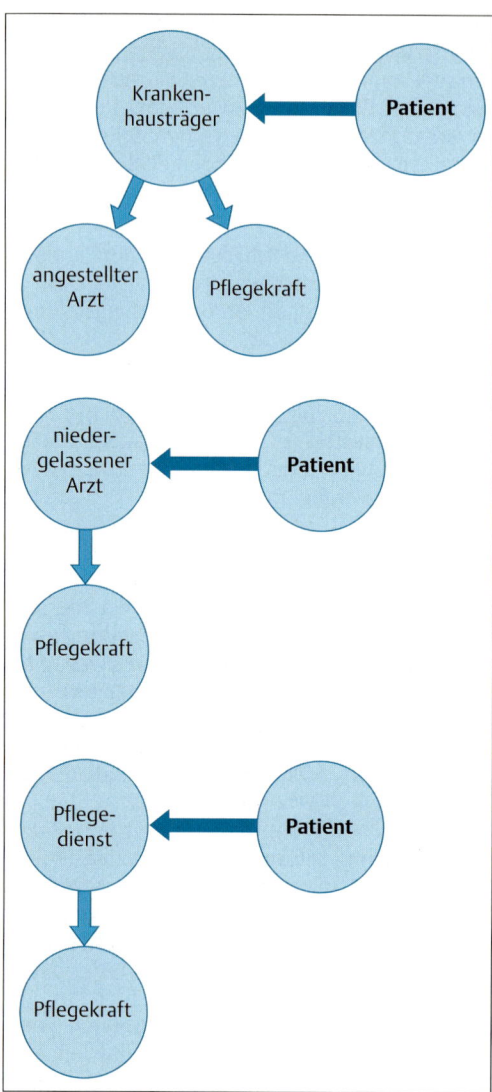

Abb. 24.**2** Vertragliche Haftung auf Grundlage des Vertragsverhältnisses mit dem Patienten

> **!** Schuldhaft ist ein Verhalten dann, wenn es entweder vorsätzlich oder fahrlässig erfolgt.

Ein vorsätzliches, das heißt ein wissentliches und willentliches Fehlverhalten ist in der medizinischen Versorgung fast auszuschließen. In der Regel wird der Pflegekraft oder dem Arzt ein fahrlässiges Handeln vorgeworfen. Hierbei hat der Patient zu beweisen, dass die Pflegekraft oder der Arzt die „im Verkehr erforderliche Sorgfalt" (§ 276 BGB) nicht eingehalten hat. Was der jeweils notwendige und übliche Sorgfaltsstandard ist, wird von den Gerichten für den Zeitpunkt der Schädigung bestimmt. Hierzu bedient sich das Gericht eines Sachverständigen, der für den Zeitpunkt der Schädigung beurteilt, ob die Maßnahmen dem medizinischen Standard entsprochen haben. Diese Einschätzung erfolgt im Gerichtsverfahren individuell und auf den jeweiligen Zeitpunkt bezogen. Deshalb kann auch nicht von einem durch das Gericht „festgesetzten Standard" gesprochen werden, der Gültigkeit für andere Situationen beansprucht. Vielmehr müssen sich die Pflegekräfte und der Arzt nach dem medizinischen „Standard" richten. Was zur Zeit der Behandlung aufgrund der medizinischen Forschung im jeweiligen Fachgebiet als „Standard" anzusehen ist, wird in Leit- und Richtlinien festgehalten.

Die vertragliche Haftung beschränkt sich auf den Ersatz der materiellen Schäden. Einen Anspruch auf Schmerzensgeld kann der Patient wegen der Verletzung vertraglicher Pflichten nicht geltend machen (Tab. 24.**1**).

vertragliche Pflichten verletzt hat und dadurch ein Schaden bei dem Patienten eingetreten ist.

Ist ein Schadenseintritt zu verneinen, hat der Patient keinen Anspruch auf Schadensersatz. Für den Eintritt des Schadens ist grundsätzlich der Patient beweispflichtig. Er muss beweisen, dass bei ihm ein Schaden (z. B. eine Beeinträchtigung der Lungenfunktion) eingetreten ist, und dieser auf ein Handeln oder Unterlassen eines Arztes oder einer Pflegekraft zurückzuführen ist. Schadensersatzpflichtig ist die behandelnde Person nur, wenn sie schuldhaft gehandelt hat.

Tab. 24.**1** Haftung bei schuldhaftem Behandlungsfehler

	Vertragliche Haftung	Deliktische Haftung
Haftungsgegner	Nur der Vertragspartner haftet	Jeder Schädiger haftet
Haftungsumfang	Auch für Verschulden von Gehilfen	Nur für eigenes Verschulden (auch für Organisations- und Überwachungsverschulden)
Schadensausgleich	Nur Schadensersatz	Schadensersatz und Schmerzensgeld

Deliktische Haftung

Neben die vertragliche tritt die deliktische Haftung. Im Gegensatz zur vertraglichen Haftung verpflichtet sie den Schädiger nicht nur zum Ersatz für materielle Schäden, sondern zusätzlich zum Ausgleich der immateriellen Schäden, dem sogenannten Schmerzensgeld.

Grundlage der deliktischen Haftung ist eine *generell unerlaubte Handlung gegenüber dem Patienten*. Sie trifft alle Personen, die *rechtswidrig* und *schuldhaft* den Körper oder die Gesundheit des Patienten geschädigt haben.

Haftungsgegner ist in erster Linie die Person, die den Behandlungsfehler begangen hat. Wurde eine Maßnahme nicht durchgeführt, obwohl es erforderlich gewesen wäre, so haftet der Arzt oder die Pflegekraft, der/die dies hätte erkennen können und müssen. Das Gleiche gilt, wenn die falsche Maßnahme durchgeführt wurde oder bei Ausführung der richtigen Maßnahme vorwerfbare Fehler unterlaufen sind. Im Gegensatz zur Verantwortung bei der Prophylaxe, die sich auch beim Pflegepersonal auf die Auswahl der richtigen Maßnahme erstreckt, haftet das Pflegepersonal bei der Behandlung von Atemstörungen nur für die *richtige Durchführung der ärztlichen Anordnung*. Der Arzt ist demgegenüber auch bei der Behandlung für die richtige Diagnose, die Auswahl der angezeigten Maßnahmen und die Durchführung oder die Kontrolle der Durchführung durch die Pflegekräfte verantwortlich.

Auch der Arbeitgeber der Person, die einen Fehler bei der Prophylaxe oder Behandlung begangen hat (in der Regel ein Krankenhausträger, niedergelassener Arzt oder Pflegedienst), kann wegen unerlaubter Handlung zur deliktischen Haftung herangezogen werden (Abb. 24.3). Ihm muss dafür aber ein eigenes Verschulden zur Last gelegt werden können, eine Zurechnung fremden Verschuldens – wie bei der vertraglichen Haftung – erfolgt nicht. Ein eigenes Verschulden des Arbeitgebers kann insbesondere darin liegen, dass er den Betriebsablauf nicht ordnungsgemäß organisiert oder seine Arbeitnehmer nicht hinreichend überwacht hat. Dies ist zum Beispiel der Fall, wenn zu wenig Ärzte oder Pflegekräfte beschäftigt werden, sodass infolge dieses Organisationsmangels die einzelnen Personen bei der Ausübung ihrer Tätigkeit übermüdet oder überfordert sind. Übersieht eine angestellte Kraft unter solchen Umständen beispielsweise die Notwendigkeit einer Prophylaxe gegen eine Lungenembolie, muss auch der Arbeitgeber für entstandene Schäden aufkommen.

Ein Organisationsverschulden des Arbeitgebers befreit denjenigen, der den Fehler begangen hat, aber nicht automatisch von der Haftung. Vom einzelnen Arbeitnehmer wird verlangt, dass er den Arbeitgeber auf Missstände aufmerksam macht, sich dagegen zur Wehr setzt und sich notfalls weigert, unter derartigen Bedingungen Patienten zu betreuen. Um eine eigene Haftung zu vermeiden, die durch Überforderung oder Übermüdung entstanden ist, kann und muss eine derartige Gegenvorstellung von dem Arzt oder der Pflegekraft verlangt werden. Es darf jedoch nicht dazu führen, dass Patienten vernachlässigt werden, etwa weil ein Arzt seinen Dienst vorzeitig beendet oder ihn gar nicht antritt. Die behandelnde Person darf ihre Rechte gegenüber dem Arbeitgeber nur insoweit geltend machen, als Patienten dadurch nicht in Mitleidenschaft gezogen werden.

Strafrechtliche Verantwortlichkeit

Sind *gravierende Fehler* bei der Prophylaxe oder der Behandlung unterlaufen, stellt sich auch die Frage nach der strafrechtlichen Verantwortlichkeit. Insbesondere kommt eine unterlassene Hilfeleistung, eine fahrlässige Körperverletzung und eine fahrlässige Tötung in Betracht.

Der **unterlassenen Hilfeleistung** (§ 323 c StGB) macht sich strafbar, wer bei einem Unglücksfall, gemeiner Gefahr oder Not nicht Hilfe leistet, obwohl es erforderlich und zumutbar wäre. Dies muss *vorsätzlich*, das heißt *bewusst* und *gewollt*, geschehen, etwa wenn ein Unfall geschieht und ein Arzt oder eine Pflegekraft nicht zu Hilfe kommt, obwohl es den Umständen nach möglich war und keine Gründe erkennbar sind, weshalb eine Hilfeleistung nicht erfolgte.

Eine **fahrlässige Körperverletzung** (§ 229 StGB) ist einem Arzt oder einer Pflegekraft darüber

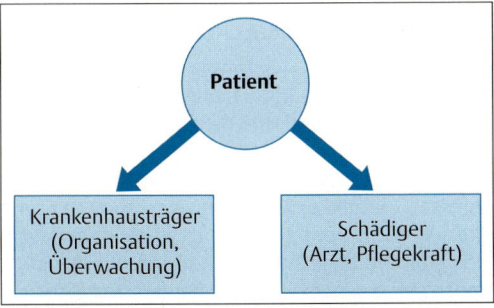

Abb. 24.**3** Deliktische Haftung auf Grundlage einer unerlaubten Handlung gegenüber dem Patienten

hinaus anzulasten, wenn der Patient durch eine Maßnahme zu Schaden kommt, die bei Beachtung der erforderlichen Sorgfalt nicht hätte getan werden dürfen. Das betrifft etwa den Fall, dass eine Pflegekraft die Atemnot eines Patienten nicht erkennt, weil sie in zu großen Abständen das Befinden kontrolliert, oder ein Arzt eine nicht angezeigte Maßnahme ergreift, obwohl er hätte wissen müssen, dass dies bei dem Patienten einen Gesundheitsschaden verursacht.

Eine fahrlässige Körperverletzung kann nicht nur durch *fehlerhaftes Tun* begangen werden, sondern auch durch *schuldhaftes Unterlassen*. Das ist der Fall, wenn ein Arzt oder eine Pflegekraft eine Handlung nicht vornimmt, die bei sorgfältigem Vorgehen hätte vorgenommen werden können und müssen. Beispiele für eine fahrlässige Körperverletzung durch Unterlassen sind zu seltene Kontrolluntersuchungen, obwohl eine Verschlimmerung des Zustandes zu erwarten ist, oder das Versäumnis, notwendige Medikamente zu verabreichen. Im Bereich des atmens liegt eine fahrlässige Körperverletzung insbesondere vor, wenn die notwendigen Prophylaxen oder Behandlungsmaßnahmen (z. B. künstliche Beatmung) nicht eingeleitet werden.

Kommt es unter den oben genannten Umständen zum Tod eines Patienten, hat sich der Arzt oder die Pflegekraft einer **fahrlässigen Tötung** (§ 222 StGB) strafbar gemacht.

24.1.5 Künstliche Beatmung

Ein besonders problematischer Bereich der juristischen Verantwortlichkeit in Bezug auf das atmen ist die künstliche Beatmung. Das hängt damit zusammen, dass die künstliche Beatmung den Grenzbereich zwischen Leben und Tod betrifft und hier Medizin, Religion und Ethik, Ängste und Hoffnungen zusammentreffen.

Die Entscheidung, bei einem Patienten eine künstliche Beatmung einzuleiten oder abzubrechen, trifft allein der Arzt. Auch die Durchführung obliegt ausschließlich dem Arzt. Insoweit gelten die oben geschilderten allgemeinen Grundsätze, insbesondere zur Dokumentation und Haftung. Das Konfliktpotential im Zusammenhang mit der künstlichen Beatmung liegt – vor allem in den letzten Jahren – bei der Beendigung der Maßnahme, der sogenannten Sterbehilfe. Die Positionen sind auch in juristischer Hinsicht kontrovers, eine Klärung durch den Gesetzgeber steht noch aus.

Problemfeld „Sterbehilfe"

Bei der Sterbehilfe wird unterschieden zwischen der Hilfe beim Sterben und der Hilfe zum Sterben. Unter **Hilfe beim Sterben** ist Hilfe für den Sterbenden zu verstehen. Die einzige gesetzliche Festlegung zu diesem Problemkreis findet sich in § 216 StGB, der die *Tötung auf Verlangen* zum Gegenstand hat. Danach macht sich strafbar, wer einen Menschen auf dessen ausdrücklichen und ernsthaften Willen hin tötet. Lebensverkürzende Maßnahmen im Sinne eines aktiven Tuns darf der Arzt also in keinem Fall anordnen oder durchführen. Die Beihilfe zum Suizid, den der Patient selbst vornimmt, ist hingegen straflos.

Das Beenden der künstlichen Beatmung fällt unter die **Hilfe zum Sterben**, die unter gewissen Voraussetzungen als zulässig betrachtet wird. Bei einer Hilfe zum Sterben ist das *Selbstbestimmungsrecht des Patienten* als Ausdruck seiner allgemeinen Entscheidungsfreiheit und seines Rechts auf körperliche Unversehrtheit anzuerkennen.

Ausgangspunkt ist die grundsätzliche Pflicht des Arztes, das Leben zu erhalten, die Gesundheit zu schützen und Leiden zu lindern. Für die Entscheidung, ob eine künstliche Beatmung abgebrochen wird, ist allein der Arzt verantwortlich, diese Entscheidung darf nicht von einer Pflegekraft getroffen werden. Die Pflegekraft, die angewiesen wird, die Beatmung abzubrechen, kann ihrerseits darauf vertrauen, dass der Arzt die Voraussetzungen für diese Maßnahme geprüft hat.

Auf der Grundlage der genannten ärztlichen Pflichten hat die Bundesärztekammer eine Richtlinie zur Sterbehilfe verabschiedet. Danach ist der Arzt verpflichtet, dem Sterbenden bis zu seinem Tod durch Behandlung, Beistand und Pflege zu helfen, sodass dieser in Würde zu sterben vermag. Als Sterbender ist ein Kranker oder Verletzter mit irreversiblem Versagen einer oder mehrerer vitaler Funktionen anzusehen, bei dem der Eintritt des Todes in Kürze zu erwarten ist.

> **!** Grundsätzlich muss der Arzt die Maßnahmen einleiten, die der Lebenserhaltung und/oder Leidensminderung dienen. Vorrang hat aber der Wille des urteilsfähigen, angemessen aufgeklärten Patienten, auch wenn dieser Wille sich nicht mit den von dem Arzt für geboten angesehenen Maßnahmen deckt.

Patientenwille

Hat ein Patient also seinen Willen bekundet, eine künstliche Beatmung nicht an sich vornehmen lassen zu wollen, muss der Arzt dies respektieren. Eine solche Willensäußerung kann gegenüber dem Arzt selbst erfolgen oder in Form eines sogenannten Patiententestaments, in dem die Person ihren Willen für den Fall schriftlich festgehalten hat, dass sie zu einer Willensbildung oder -äußerung nicht mehr in der Lage sein wird.

Ist eine Willensäußerung des Patienten nicht zu erhalten, sind die Maßnahmen durchzuführen, die seinem mutmaßlichen Willen entsprechen. An einen mutmaßlichen Willen sind erhöhte Anforderungen zu stellen, um der Gefahr entgegenzuwirken, dass Arzt, Angehörige oder Betreuer ein nach eigenen Vorstellungen für sinnlos gehaltenes Leben des Betroffenen beenden wollen.

Bei der Ermittlung des mutmaßlichen Willens sind frühere schriftliche Äußerungen gegenüber nahe stehenden Personen Anhaltspunkte, ebenso die religiöse Einstellung, Schmerzen und die Lebenserwartung. Hat der Patient zu einem früheren Zeitpunkt einen Dritten legitimiert, für ihn zu entscheiden, muss dieser bei der Ermittlung des mutmaßlichen Patientenwillens einbezogen werden. All dies sind jedoch nur Indizien, die den Arzt in seiner Entscheidung nicht binden.

> **!** Bei nicht aufklärbarem mutmaßlichem Willen des Betroffenen ist der Lebenserhaltung Vorrang zu geben.

Eine Entscheidung des Oberlandesgerichts Frankfurt/M. (Urteil vom 15. Juli 1998, Az. 20 W 224/98) hat die Diskussion um die Sterbehilfe neu belebt. Der Fall betraf eine 85-jährige Patientin, die im Koma lag und künstlich ernährt wurde. Eine Besserung ihres Zustands war nach ärztlichen Gutachten nicht zu erwarten. Die Betreuerin der Patientin, ihre Tochter, hatte eine vormundschaftsgerichtliche Genehmigung für die Einstellung der Sondennahrung beantragt. Eine künstliche Beatmung erfolgte in diesem Fall nicht, das Urteil ist jedoch auch auf die lebenserhaltende Maßnahme der künstlichen Beatmung übertragbar.

Das Gericht vertrat in dieser Entscheidung die Auffassung, dass die Hilfe zum Sterben durch das Einstellen lebenserhaltender Maßnahmen bei betreuten Personen der Genehmigung des Vormundschaftsgerichts bedarf. Es hat dafür § 1904 BGB analog angewandt, der eine solche Genehmigung für lebensgefährdende medizinische Eingriffe beim Betreuten fordert. Das Gericht meinte, wenn eine solche Genehmigung schon bei derartigen Eingriffen erforderlich sei, dann erst recht, wenn eine lebenserhaltende Maßnahme eingestellt werde.

Für den Arzt folgt daraus, dass er, ehe er bei einem unter Betreuung stehenden Patienten die künstliche Beatmung einstellt, die Genehmigung des Vormundschaftsgerichts abwarten muss. Diese kann nur durch den Betreuer eingeholt werden, sein Einverständnis ist ebenfalls erforderlich. Wenn eine solche Genehmigung vorliegt, ist der Arzt jedoch nicht verpflichtet, die künstliche Beatmung zu beenden. Ist er der Auffassung, dass auch eine solche Genehmigung einen Behandlungsabbruch nicht legitimiert, hat er den Behandlungsvertrag zu kündigen. In diesem Fall sollte er sich um die Weiterbehandlung durch einen anderen Arzt bemühen.

Das Urteil des Oberlandesgerichts Frankfurt/M. hat heftige Reaktionen in der Öffentlichkeit und der Fachwelt ausgelöst. Eine höchstrichterliche Klärung der Frage steht bislang aus. Sie wird zu diesem konkreten Fall auch nicht erfolgen, da die Tochter unter dem öffentlichen Druck von der Beendigung der lebenserhaltenden Maßnahmen abgesehen hat.

24.2 Verantwortlichkeit beim Einsatz technischer Geräte (Medizinproduktegesetz)

Im Zusammenhang mit Atemstörungen kann es zum Einsatz sogenannter Medizinprodukte kommen, etwa bei der Einleitung einer künstlichen Beatmung oder bei der Verabreichung von Inhalationen. Die rechtlichen Rahmenbedingungen für die Herstellung und Verwendung von Medizinprodukten sind im Medizinproduktegesetz (MPG) geregelt.

Ziel und Zweck des Medizinproduktegesetzes ist es, für die Sicherheit, Eignung und Leistung der

Medizinprodukte sowie für die Gesundheit und den erforderlichen Schutz der Patienten, Anwender und Dritter Sorge zu tragen. Es richtet sich an Hersteller, Händler und Anwender von Medizinprodukten, also auch Krankenhausträger, Ärzte und Pflegekräfte, die Patienten mit Medizinprodukten versorgen. Sie haben darauf zu achten, dass beispielsweise Inhalationsgeräte nicht angewandt werden, wenn sie technisch nicht einwandfrei sind, und dass sie nur von Personal bedient werden, das die Gewähr für eine ordnungsgemäße Handhabung bietet.

Der Begriff der Medizinprodukte im Sinne des § 3 MPG ist sehr weit gefasst. Medizinprodukte können technische Vorrichtungen, Stoffe, Zubereitungen oder sonstige, vorwiegend auf physikalischem Wege wirkende Gegenstände sein. Ob ein Produkt unter das Medizinproduktegesetz fällt, hängt davon ab, welche Zweckbestimmung ihm der Hersteller gibt. Von Arzneimitteln sind Medizinprodukte dahingehend abzugrenzen, dass erstere auf pharmakologischem, Medizinprodukte hingegen auf physikalischem Wege wirken. Im Bereich der Beatmung fallen insbesondere Inhalationsgeräte und Atemschläuche unter den Begriff der Medizinprodukte.

Nach § 4 MPG ist es verboten, Medizinprodukte in den Verkehr zu bringen, zu errichten, in Betrieb zu nehmen oder zu verwenden, wenn ein begründeter Verdacht besteht, dass sie die Sicherheit und die Gesundheit des Patienten, des Anwenders oder Dritter bei sachgemäßer Anwendung, Instandhaltung und ihrer Zweckbe-

stimmung entsprechender Verwendung über ein nach Erkenntnissen der medizinischen Wissenschaft hinausgehendes Maß gefährden. Gleiches gilt, wenn das Verfalldatum des Medizinprodukts abgelaufen ist.

Inhalationsgeräte dürfen nur ihrer Zweckbestimmung entsprechend verwandt werden. Weist ein Gerät Mängel auf, durch die Patienten, medizinisches Personal oder Dritte gefährdet werden können, ist die Inbetriebnahme untersagt.

Das Betreiben oder Anwenden von Inhalationsgeräten ist nur solchen Personen gestattet, die an diesen Geräten ausgebildet sind und deren Kenntnis die Gewähr für eine sachgerechte Behandlung bietet. Es dürfen keine Krankenpflegeschülerinnen und -schüler mit der Verwendung von Inhalationsgeräten betraut werden, die nicht über die notwendige Ausbildung und Sachkenntnis verfügen.

Wer ein Medizinprodukt vorsätzlich in Verkehr bringt, in Betrieb nimmt, betreibt oder anwendet, obwohl es die Sicherheit von Personen gefährdet oder das Verfallsdatum abgelaufen ist, kann mit bis zu drei Jahren Freiheitsstrafe oder mit Geldstrafe bestraft werden. Geschieht dies fahrlässig, kann es als Ordnungswidrigkeit mit einer Geldbuße bis zu 50 000 Mark geahndet werden. Eine Ordnungswidrigkeit begeht auch, wer ein Medizinprodukt in Betrieb nimmt oder anwendet, obwohl er nicht über die erforderliche Ausbildung, Kenntnis oder Erfahrung verfügt.

24.3 Verantwortlichkeit der Krankenkassen gegenüber ihren Versicherten

Bei der Prophylaxe oder der Behandlung von Störungen der Atemfunktion entstehen Kosten, die zu einem großen Teil, aber nicht immer vollständig von den Krankenkassen übernommen werden. Eine grundsätzliche Unterscheidung ist dabei zwischen gesetzlichen und privaten Krankenversicherern zu treffen (Tab. 24.**2**).

Tab. 24.**2**   Erstattungspflicht der Krankenkassen

	Gesetzliche Krankenkasse	Private Krankenkasse
Leistungspflicht	Nach Sozialgesetzbuch Fünftes Buch (SGB V)	Nach Vereinbarung
Leistungsanspruch	Vorbehalt Wirtschaftlichkeit	Im Versicherungsvertrag festgelegt

24.3.1 Gesetzliche Krankenversicherung

Die Leistungspflichten der gesetzlichen Krankenversicherung richten sich in erster Linie nach dem Sozialgesetzbuch Fünftes Buch (SGB V). Für die Erstattung verschiedener Leistungsarten bestehen unterschiedliche gesetzliche Regelungen. Allen gemeinsam ist, dass sie unter dem sogenannten *Wirtschaftlichkeitsgebot* (§ 12 SGB V) stehen. Danach müssen Leistungen der gesetzlichen Krankenkassen ausreichend, zweckmäßig und wirtschaftlich sein und dürfen das Maß des Notwendigen nicht überschreiten. Leistungen, die nicht notwendig oder nicht wirtschaftlich sind, können die Versicherten nicht beanspruchen und dürfen die Krankenkassen nicht bewilligen.

Vorsorgeleistungen

Nach § 23 Absatz 1 SGB V haben die Versicherten der gesetzlichen Krankenkassen Anspruch auf ärztliche Behandlung und Versorgung mit Arznei-, Verband-, Heil- und Hilfsmitteln, wenn diese notwendig sind, um eine Schwächung der Gesundheit, die in absehbarer Zeit voraussichtlich zu einer Krankheit führen würde, zu vermeiden. Ein Anspruch besteht außerdem zur Vermeidung einer Pflegebedürftigkeit.

Ist also bei einem Patienten die Gefahr erkennbar, dass eine Störung der Atemwege auftreten und zum Beispiel zu einer Unterversorgung des Gehirns mit Sauerstoff führen könnte, müssen Vorsorgemaßnahmen von den gesetzlichen Krankenkassen übernommen werden.

Medizinische Behandlung

Der Anspruch gegenüber der gesetzlichen Krankenversicherung auf Krankenbehandlung ist in § 27 SGB V geregelt. Danach hat der Versicherte Anspruch auf Behandlung, wenn sie notwendig ist, um eine Krankheit zu erkennen, zu heilen, ihre Verschlimmerung zu verhindern oder Krankheitsbeschwerden zu lindern. Gemäß § 27 Absatz 1 Satz 3 SGB V umfasst die Krankenbehandlung die ärztliche Behandlung ebenso wie die häusliche Krankenpflege und Haushaltshilfe, die Krankenhausbehandlung und die Versorgung mit Arznei-, Verband-, Heil- und Hilfsmitteln.

Hierunter fallen zum Beispiel diagnostische Maßnahmen zur Erkennung einer verminderten Lungenfunktion, Behandlungsmaßnahmen wie das Absaugen von Sekret oder die Verabreichung von Antibiotika und Schmerzmitteln.

Arzneimittel

Versicherte haben gemäß § 31 SGB V Anspruch auf Versorgung mit ärztlich verordneten Arzneimitteln. Zu den Kosten müssen sie einen Eigenbeitrag je nach Packungsgröße leisten.

Verschiedene Arzneimittel sind gemäß § 34 SGB V von der Erstattungspflicht ausgenommen. Dazu gehören beispielsweise Medikamente zur Anwendung bei Erkältungskrankheiten und grippalen Infekten einschließlich der bei diesen Krankheiten anzuwendenden Schnupfenmittel, Schmerzmittel, hustendämpfenden und -lösenden Mittel. Dasselbe gilt für Mund- und Rachentherapeutika, ausgenommen bei Pilzinfektionen.

Heil- und Hilfsmittel

Zu den Heilmitteln gehören vor allem Dienstleistungen (z. B. Massagen, Bewegungstherapie). Nicht zu den Heil- oder Hilfsmitteln gehört eine krankheitsbedingte besondere Ernährung, beispielsweise für Allergiker zur Verhinderung von Asthmaanfällen. Sie gelten als Lebensmittel und werden von der gesetzlichen Krankenkasse nicht erstattet.

Auf die Versorgung mit Heilmitteln haben die Versicherten der gesetzlichen Krankenversicherung gemäß § 32 SGB V einen Anspruch. Allerdings legt das Gesetz fest, dass volljährige Versicherte einen Kostenanteil von 15 % selbst übernehmen müssen. Mit dieser Einschränkung haben Versicherte einen Anspruch (z. B. auf Gymnastik zur Stärkung der Lungenfunktion), wenn diese ärztlich verordnet ist und dem oben erwähnten Wirtschaftlichkeitsgebot entspricht.

Bei Hilfsmitteln handelt es sich um Sachmittel oder technische Produkte, die nicht als allgemeine Gebrauchsgegenstände des täglichen Lebens anzusehen sind, sondern im Einzelfall erforderlich sind, um den Erfolg der Krankenbehandlung zu sichern oder eine Behinderung auszugleichen. Für den Bereich des atmens trifft dies etwa auf Inhalationsgeräte zu.

Der Versicherte hat Anspruch auf die Kostenübernahme durch die gesetzliche Krankenversicherung, wenn eine ärztliche Verordnung des Hilfsmittels vorliegt, das konkrete Hilfsmittel im Hilfsmittelverzeichnis enthalten ist und die Anforderungen des Wirtschaftlichkeitsgebots aus § 12 SGB V gewahrt sind.

24.3.2 Private Krankenversicherung

Die Leistungspflichten der privaten Krankenkassen sind nicht gesetzlich geregelt. Maßgeblich ist der Versicherungsvertrag, den der Patient mit dem Versicherer abgeschlossen hat. Auf welche Leistungen der Patient Anspruch erheben kann, ist jeweils dem konkreten Vertrag und den allgemeinen Vertragsbedingungen des Versicherers zu entnehmen. In aller Regel ist auch hier die Grundvoraussetzung die Verordnung einer Leistung durch einen Arzt.

Sachverzeichnis

A